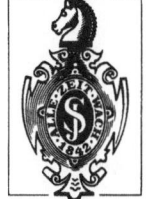

G. H. Schneider   E. Vogler   (Hrsg.)

Digitale bildgebende Verfahren
Interventionelle Verfahren
Integrierte digitale Radiologie

5. Grazer Radiologisches Symposium
8.-10. Oktober 1987

Mit 455 Abbildungen und 122 Tabellen

Springer-Verlag Berlin Heidelberg New York
London Paris Tokyo

Univ.-Doz. Dr. G. H. Schneider
Universitätsklinik für Radiologie
Auenbruggerplatz 9, A-8036 Graz

Prof. Dr. E. Vogler
Universitätsklinik für Radiologie
Auenbruggerplatz 9, A-8036 Graz

ISBN-13:978-3-642-73136-5   e-ISBN-13:978-3-642-73134-1
DOI: 10.1007/978-3-642-73134-1

Gesamtherstellung: Brühlsche Universitätsdruckerei, Gießen
2121/3020-543210

Vorwort

Das Programm des „5. Grazer Radiologischen Symposiums" sollte einen aktuellen und möglichst umfassenden Überblick über 3 Themenkreise anbieten:

Das 1. Hauptthema war traditionellerweise Einsatz, Stellenwert und Aussage moderner bildgebender Verfahren. Wie bereits in den Jahren 1983 und 1985 war der neueste Stand der Kernspintomographie von besonderem Interesse.

Das 2. Hauptthema behandelte die therapeutischen Aspekte der interventionellen Radiologie.

Das 3. Hauptthema betraf das Gebiet der Dokumentation, Archivierung und Kommunikation von Befunden und Bilddaten.

Die große Zahl von über 600 Teilnehmern und die rege Diskussion haben uns gezeigt, daß die gewählten Themen dieser Veranstaltung das allgemeine Interesse angesprochen haben. Der intensive Meinungsaustausch zwischen Teilnehmern und Referenten aus 17 Nationen hat sicher zu neuen, fruchtbaren Anregungen geführt. Um die Ergebnisse dieses Symposiums wieder einem großen Kreis zugänglich zu machen, entschlossen wir uns, die Vorträge in einem Tagungsband zu publizieren.

Unser Dank gilt der Firma Schering AG, Berlin, für die großzügige Unterstützung und für das Zustandekommen dieses Buches, insbesondere Herrn Dr. O. Burian für die ausgezeichnete Zusammenarbeit. Weiters danken wir den Herren K. Kocever und D. Pöltl für die Mitarbeit bei der Gestaltung dieses Kongreßbandes.

G. H. Schneider
E. Vogler

Mitarbeiterverzeichnis

Allgayer, B., Dr.,
TU München, Klinikum rechts der Isar, Institut für Röntgendiagnostik,
Ismaninger Straße 22, D-8000 München 80

Baierl, P., Dr.,
Universität München, Radiologische Klinik Innenstadt, Abteilung
Nuklearmedizin, Ziemssenstraße 1, D-8000 München 2

Basche, St., Doz. Dr.,
Medizinische Akademie, Radiologische Klinik, Nordhäuser Straße 74,
DDR-5010 Erfurt

Baum, H., Dr.,
Radiologische Gemeinschaftspraxis, Babenhäuser Straße 33,
D-6057 Dietzenbach

Bautz, W., Dr.,
Universität Tübingen, Radiologische Klinik, Röntgenweg 11, D-7400 Tübingen

Beck, A. H., Dr.,
Universitätsklinik Freiburg, Zentrum Radiologie, Hugstetterstraße 49,
D-7800 Freiburg

Beitzke, A., Prof. Dr.,
Universitäts-Kinderklinik, Auenbruggerplatz, A-8036 Graz

Bösiger, P., PD Dr.,
Institut für biomedizinische Technik der Universität Zürich und ETHZ,
Moussonstraße 18, CH-8044 Zürich

Boijsen, E., Prof. Dr.,
University Hospital, Dept. of Diagnostic Radiology, S-22185 Lund 5

Bone, G., Dr.,
Landesnervenklinik, Ignaz-Harrer-Straße 79, A-5020 Salzburg

Bongartz, G., Dr.,
Universität Münster, Zentrum für Strahlenmedizin, Albert-Schweitzer-Straße 33,
D-4400 Münster

Brix, F., PD Dr.,
Christian-Albrechts-Universität, Abteilung Radiologie, Arnold-Heller-Straße 9,
D-2300 Kiel

Busch, D., Dr.,
Medizinische Universität, Institut für Radiologie, Ratzeburger Allee 160,
D-2400 Lübeck 1

Claussen, C., Prof. Dr.,
Freie Universität Berlin, Universitätsklinikum Charlottenburg, Strahlenklinik
und Poliklinik, Spandauer Damm 130, D-1000 Berlin 19

Dalla Palma, L., Prof. Dr.,
Università di Trieste, Ospedale di Cattinara, Istituto di Radiologia,
I-34149 Trieste

Dewes, W., Dr.,
Universität Bonn, Radiologische Klinik, Sigmund-Freud-Straße,
D-5300 Bonn-Venusberg

Dillon, W. P., Prof. Dr.,
University of California, School of Medicine, Department of Radiology,
505 Parnassus Avenue, USA-San Francisco, CA 94143-0628

Dinkhauser, L., Dr.,
Krankenhaus Wels, Abteilung Radiologie II, Grieskirchener Straße 42,
A-4600 Wels

Eber, B., Dr.,
Medizinische Universitätsklinik, Auenbruggerplatz 15, A-8036 Graz

Ebner, F., Dr.,
Universitätsklinik für Radiologie, Auenbruggerplatz 9, A-8036 Graz

Ernsting, M., Dr.,
Klinikum Nürnberg, Radiologisches Zentrum, Abteilung Diagnostik,
Flurstraße 17, D-8500 Nürnberg 90

Feuerbach, St., Doz. Dr.,
TU München, Klinikum rechts der Isar, Institut für Röntgendiagnostik,
Ismaninger Straße 22, D-8000 München 80

Fiegler, W., Prof. Dr.,
Freie Universität Berlin, Universitätsklinikum Charlottenburg,
Strahlenabteilung Krankenhaus Spandau, Lynarstraße 12, D-1000 Berlin 20

Friedmann, G., Prof. Dr.,
Radiologisches Institut und Poliklinik der Universität zu Köln,
Joseph-Stelzmann-Straße 9, D-5000 Köln 41

Gademann, G., Dr.,
Universitäts-Strahlenklinik, Voßstraße 3, D-6900 Heidelberg 1

Gaines, P. A., Dr.,
Northern General Hospital, Dept. of Radiology, GB-Sheffield S5 7AU

Gell, G., Prof. Dr.,
Universitätsklinik für Radiologie, Auenbruggerplatz 9, A-8036 Graz

Gerlach, A., Dr.,
Katharinenhospital, Zentrum für Radiologie, Radiologisches Institut,
Postfach 310, D-7000 Stuttgart 1

Golder, W., Dr.,
TU München, Klinikum rechts der Isar, Institut für Röntgendiagnostik,
Ismaninger Straße 22, D-8000 München 80

Gross-Fengels, W., Dr.,
Radiologisches Institut und Poliklinik der Universität zu Köln,
Joseph-Stelzmann-Straße 9, D-5000 Köln 41

Günther, R. W., Prof. Dr.,
Klinikum der RWTH Aachen, Abteilung Radiologische Diagnostik,
Pauwelsstraße, D-5100 Aachen

Haaker, P.,
Philips GmbH, Forschungslaboratorium, Vogt-Kölln-Straße 30,
D-2000 Hamburg 54

Hahn, D., PD Dr.,
Universität München, Radiologische Klinik, Zentrale Röntgenabteilung der
Poliklinik, Pettenkofer Straße 8a, D-8000 München 2

Hajek, P. Ch., Dr.,
Universität Wien, Zentrales Institut für Radiodiagnostik, Alser Straße 4,
A-1090 Wien

Heindel, W., Dr.,
Radiologisches Institut und Poliklinik der Universität zu Köln,
Joseph-Stelzmann-Straße 9, D-5000 Köln 41

Heintz, P., Dr.,
Medizinische Hochschule, Abteilung Nuklearmedizin und spezielle Biophysik,
Konstanty-Gutschow-Straße 8, D-3000 Hannover 61

Held, P., Dr.,
Städtisches Krankenhaus, Radiologische Abteilung, Bischof-Piligrim-Straße 1,
D-8390 Passau

Heller, M., Prof. Dr.,
Universitätskrankenhaus Eppendorf, Radiologische Klinik und Strahleninstitut,
Martinistraße 52, D-2000 Hamburg 20

Hendrickx, Ph., Dr.,
Medizinische Hochschule, Diagnostische Radiologie I,
Konstanty-Gutschow-Straße 8, D-3000 Hannover 61

Henkes, H., Dr.,
Freie Universität Berlin, Universitätsklinikum Charlottenburg, Radiologische
Klinik und Poliklinik, Spandauer Damm 130, D-1000 Berlin 19

Higer, H. P., Dr.,
Deutsche Klinik für Diagnostik, Postfach 2149, Aukammallee 33,
D-6200 Wiesbaden 1

Holl, K., Dr.,
Medizinische Hochschule, Neurochirurgische Klinik,
Konstanty-Gutschow-Straße 8, D-3000 Hannover 61

Hruby, W., Dr.,
Krankenanstalt Rudolfstiftung, Zentralröntgeninstitut, Juchgasse 25,
A-1030 Wien

Hübsch, Th., Dr.,
Universität München, Klinikum Großhadern, Radiologische Klinik,
Marchioninistraße 15, D-8000 München 70

Hunsdiek, F.-W., Dr.,
Freie Universität Berlin, Klinikum Steglitz, Radiologische Klinik,
Hindenburgdamm 30, D-1000 Berlin 45

Imhof, H., Prof. Dr.,
Universität Wien, Zentrales Institut für Radiodiagnostik, Alser Straße 4,
A-1090 Wien

Imme, M., Dr.,
Philips GmbH, Forschungslaboratorium, Vogt-Kölln-Straße 30,
D-2000 Hamburg 54

Justich, E., Doz. Dr.,
Universitätsklinik für Radiologie, Auenbruggerplatz 9, A-8036 Graz

Kachel, R., Dr.,
Medizinische Akademie, Klinik und Poliklinik für Radiologie,
Nordhäuser Straße 74, DDR-5010 Erfurt

Kainberger, F., Dr.,
II. Medizinische Universitätsklinik, Abteilung für diagnostische Radiologie,
Garnisongasse 13, A-1090 Wien

Kaiser, W., Dr.,
Klinikum Nürnberg, Radiologisches Zentrum, Flurstraße 17,
D-8500 Nürnberg 90

Kappos, L., Dr.,
Max-Planck-Gesellschaft, Klinische Forschungsgruppe für MS,
Josef-Schneider-Straße 11, D-8700 Würzburg 1

Karnel, F., Dr.,
Universität Wien, Zentrales Institut für Radiodiagnostik, Alser Straße 4,
A-1090 Wien

Katayama, H., Prof. Dr.,
Juntendo University, School of Medicine, Dept. of Radiology,
1–3 hongo 3-chome, Bunkyo-ku, Japan-Tokyo

Kehler, M., Dr.,
University Hospital, Dept. of Diagnostic Radiology, S-221 85 Lund

Kendall, B., Prof. Dr.,
The National Hospital, Lysholm Radiological Dept., Queen Square,
GB-London WC1N3BG

Klose, U., Dr.,
Universität Tübingen, Radiologische Klinik, Röntgenweg 11, D-7400 Tübingen

Köhler, K., Prof. Dr.,
Medizinische Akademie Dresden, Klinik für Radiologie, Fetscherstraße 74,
DDR-8019 Dresden

Köster, O., PD Dr.,
Universität Bonn, Radiologische Klinik, Sigmund-Freud-Straße,
D-5300 Bonn-Venusberg

Kornmesser, W., Dr.,
Freie Universität Berlin, Universitätsklinikum Charlottenburg, Radiologische
Klinik und Poliklinik, Spandauer Damm 130, D-1000 Berlin 19

Koschorek, F., Dr.,
Universität Kiel, Abteilung Radiologie, Arnold-Heller-Straße 9, D-2300 Kiel 1

Krestin, G. P., Dr.,
Universität Köln, Radiologische Klinik, Joseph-Stelzmann-Straße 9,
D-5000 Köln 41

Küper, K., Dr.,
Universität Tübingen, Radiologische Klinik, Röntgenweg 11, D-7400 Tübingen

De Laat, F. L. M. A. H., Dr.,
Philips International B.V. Medical Systems Division, Postfach 10000,
NL-5680 Da Best

Lackner, K., Prof. Dr.,
Institut für Röntgendiagnostik der Universität Würzburg, Medizinische Klinik,
Josef-Schneider-Straße 2, D-8700 Würzburg

Lammer, J., Doz. Dr.,
Universitätsklinik für Radiologie, Auenbruggerplatz 9, A-8036 Graz

Lang, E. K., Prof. Dr.,
Louisiana State University, Dept. of Radiology, Medical Center,
1542 Tulane Avenue, USA-New Orleans, LA 70112-2822

Langkowski, J. H., Dr., Dipl.-Phys.,
Universitätskrankenhaus Eppendorf, Radiologische Klinik und Strahleninstitut,
Martinistraße 52, D-2000 Hamburg 20

Laub, G., Dr.,
Fa. Siemens AG, UB-Med. STME 6, Henkestraße 127, D-8520 Erlangen

Lechner, H., Prof. Dr.,
Psychiatrisch-Neurologische Universitätsklinik, Auenbruggerplatz, A-8036 Graz

Lehner, K., Dr.,
TU München, Klinikum rechts der Isar, Institut für Röntgendiagnostik,
Ismaninger Straße 22, D-8000 München 80

Linden, A., Dr.,
Universität Köln, Institut für Klinische und Experimentelle Nuklearmedizin,
Joseph-Stelzmann-Straße 9, D-5000 Köln 41

Lovrenčić, M., Prof. Dr.,
Universitätsklinik „Dr. M. Stojanovic", Abteilung Radiologie und Onkologie,
Vinogradska 29, YU-41000 Zagreb

Lüning, M., Prof. Dr.,
Humboldt-Universität, Bereich Medizin (Charite), Schumannstraße 20/21,
DDR-1040 Berlin

Lukas, P., Dr.,
Institut für Strahlentherapie und Radiologische Onkologie der TU München,
Ismaninger Straße 15, D-8000 München 80

Magnaldi, S., Dr.,
Università di Trieste, Ospedale di Cattinara, Istituto di Radiologia,
I-34149 Trieste

Maier, W., PD Dr.,
Universität Ulm, Abteilung Röntgendiagnostik, Postfach 3880, D-7900 Ulm

Mansfield, P., Prof. Dr.,
University of Nottingham, Dept. of Physics, University Park,
GB-Nottingham NG 72 RD

Markl, A. F., Dr.,
Universität München, Klinikum Großhadern, Radiologische Klinik,
Marchioninistraße 15, D-8000 München 70

Matthaei, D., Dr.,
Max-Planck-Institut für biophysikalische Chemie, Am Faßberg,
D-3400 Göttingen

Menhardt, W., Dr.,
Philips GmbH, Forschungslaboratorium, Vogt-Kölln-Straße 30,
D-2000 Hamburg 54

Mildenberger, P., Dr.,
Johannes-Gutenberg-Universität, Institut für Klinische Strahlenkunde,
Postfach 3960, Langenbeckstraße 1, D-6500 Mainz

Moodie, D. S., Prof. Dr.,
Cleveland Clinic Foundation, 9500 Euclid Avenue, USA-Cleveland, OH 44106

Mooyaart, E. L., Dr.,
Universitätskrankenhaus, Abteilung MR, Oostersingel 59, NL-9713 Groningen

Nadjmi, M., Prof. Dr.,
Universität Würzburg, Abteilung für Neuroradiologie,
Josef-Schneider-Straße 11, D-8700 Würzburg

Newton, T. H., Prof. Dr.,
University of California, School of Medicine, Department of Radiology,
505 Parnassus Avenue, USA-San Francisco, CA 94143-0628

Obletter, N., Dr.,
Städtisches Krankenhaus, Radiologische Abteilung, Bischof-Piligrim-Straße 1,
D-8390 Passau

Obrez, I., Prof. Dr.,
University Medical Center, Institute of Roentgenology, Zaloska c. 7,
YU-61000 Ljubljana

Oswald, H., Dr.,
Deutsches Herzzentrum, Augustenburger Platz 1, D-1000 Berlin 65

Ozdoba, Ch., Dr.,
Universität Tübingen, Radiologische Klinik, Röntgenweg 11, D-7400 Tübingen

Perry, J. H.,
2000 Nuclear Drive, USA-Des Plaines, Illinois 60018

Pfeifer, K. J., Prof. Dr.,
Universität München, Chirurgische Klinik Innenstadt, Röntgenabteilung,
Nußbaumstraße 20, D-8000 München 2

Pirschel, J., PD Dr.,
Universität Tübingen, Radiologische Klinik, Röntgenweg 11, D-7400 Tübingen

Platzbecker, H., Doz. Dr.,
Medizinische Akademie Dresden, Radiologische Klinik, Fetscherstraße 74,
DDR-8019 Dresden

Reimer, P., Dr.,
Medizinische Hochschule, Abteilung Diagnostische Radiologie I,
Konstanty-Gutschow-Straße 8, D-3000 Hannover 61

Reinbold, W. D., Dr.,
Universität Freiburg, Zentrum Radiologie, Abteilung Röntgendiagnostik,
Hugstetter Straße 55, D-7800 Freiburg

Reuther, G., Dr.,
Universitätsklinik Ulm, Zentrum für Radiologie, Steinhövelstraße 9, D-7900 Ulm

Richling, B., Doz. Dr.,
Allgemeines Krankenhaus, Neurochirurgische Universitätsklinik,
Währinger Gürtel 18–20, A-1090 Wien

Richter, K., Prof. Dr.,
Akademie der Wissenschaften, Zentralinstitut für Herz-Kreislauf-Forschung,
Wiltbergstraße 50, DDR-1115 Berlin

Roosen, N., Dr.,
Universitätsklinik für Neurochirurgie, Moorenstraße 5, D-4000 Düsseldorf

Rosenbloom, S. A., Dr.,
The Cleveland Clinic Foundation, Division of Radiology, 9500 Euclid Avenue,
USA-Cleveland, OH 44106

Rotte, K.-H., Dr.,
Zentralinstitut für Krebsforschung der AdW, Lindenberger Weg 80,
DDR-1115 Berlin-Buch

Schad, N., Prof. Dr.,
Städtisches Krankenhaus, Radiologische Abteilung, Bischof-Piligrim-Straße 1,
D-8390 Passau

Schöpke, W., Dr.,
Humboldt-Universität Berlin, Institut für Kardiovaskuläre Diagnostik,
Schumannstraße 20/21, DDR-1040 Berlin

Schörner, W., Dr.,
Freie Universität Berlin, Universitätsklinikum Charlottenburg, Radiologische
Klinik und Poliklinik, Spandauer Damm 130, D-1000 Berlin 19

Schreyer, H., Prof. Dr.,
Universitätsklinik für Radiologie, Auenbruggerplatz 9, A-8036 Graz

Schüller, H., Dr.,
Universität Bonn, Radiologische Klinik, Sigmund-Freud-Straße, D-3500 Bonn 1

Schuler, M., Dr.,
Universität München, Klinikum Großhadern, Radiologische Klinik,
Marchioninistraße 15, D-8000 München 70

Segebarth, C., Dr.,
Cliniques Universitaires, Hopital Erasme, Route de Lennik 808, B-1070 Brüssel

Sehlen, S., Dr.,
St.-Vincenz-Krankenhaus, Abteilung für Radiologie, Am Busdorf 2–4a,
D-4790 Paderborn

Seiderer, M., Dr.,
Universität München, Klinikum Großhadern, Radiologische Klinik,
Marchioninistraße 15, D-8000 München 70

Semmler, W., Dr.,
Deutsches Krebsforschungszentrum, Institut für Nuklearmedizin,
Im Neuenheimer Feld 280, D-6900 Heidelberg 1

Skalej, M., Dr.,
Universität Tübingen, Radiologische Klinik, Röntgenweg 11, D-7400 Tübingen

Städt, D., Dr.,
Max-Planck-Gesellschaft, Klinische Forschungsgruppe für MS,
Josef-Schneider-Straße 11, D-8700 Würzburg 1

Steiner, R. E., Prof. Dr.,
University of London, Dept. of Diagnostic Radiology, Royal Postgraduate Med.
School, Hammersmith Hospital, Du Cane Road, GB-London W'12 OHS

Stöffler, G., Doz. Dr.,
Universitätsklinik für Radiologie, Auenbruggerplatz 9, A-8036 Graz

Strecker, E. P., Prof. Dr.,
Diakonissen-Krankenhaus Rüpurr, Abteilung Röntgendiagnostik und
Nuklearmedizin, Diakonissenstraße 28, D-7500 Karlsruhe 51

Timmermann, J., Dr.,
Akademisches Lehrkrankenhaus des Universitätsklinikums der
Gesamthochschule Essen, Marienhospital Essen-Altenessen,
Radiologische Abteilung, Hospitalstraße 24, D-4300 Essen 12

Träber, F., Dr.,
Universität Bonn, Radiologische Klinik, Sigmund-Freud-Straße,
D-5300 Bonn-Venusberg

Triller, J., Prof. Dr.,
Universität Bern, Inselspital, Institut für Diagnostische Radiologie,
CH-3010 Bern

Tscholakoff, D., Doz. Dr.,
Universität Wien, Zentrales Institut für Radiodiagnostik, Alser Straße 4,
A-1090 Wien

Uhlenbrock, D., Dr.,
St.-Vincenz-Krankenhaus, Abteilung für Radiologie, Am Busdorf 2–4a,
D-4790 Paderborn

Vogl, Th., Dr.,
Universität München, Klinikum Großhadern, Radiologische Klinik und
Poliklinik, Marchioninistraße 15, D-8000 München 70

Weisser, G. W., Dr.,
Universität Tübingen, Radiologische Klinik, Röntgenweg 11, D-7400 Tübingen

Wholey, M. H., Prof. Dr.,
Dept. of Radiology, Shadyside Hospital, 5230 Centre Avenue, USA-Pittsburgh,
PA 15232

Wiesmann, W., Dr.,
Universität Münster, Institut für Klinische Radiologie,
Albert-Schweitzer-Straße 44, D-4400 Münster

Wittmann, A., Dr.,
Gesellschaft für Umwelt- und Strahlenforschung mbH, Institut für Strahlenschutz,
Ingolstädter Landstraße 1, D-8042 Neuherberg

Zeitler, E., Prof. Dr.,
Klinikum Nürnberg, Radiologisches Zentrum, Flurstraße 17,
D-8500 Nürnberg 90

Zenker, G., Dr.,
2. Medizinische Abteilung, Auenbruggerplatz, A-8036 Graz

Inhaltsverzeichnis

Magnetic Resonance Imaging – The Present and the Future
R. E. Steiner 1

Phosphor-NMR-Spektroskopie bei Hirntumoren
W. Heindel, W. Steinbrich 3

Natrium Imaging
P. Bösiger, M. Scheidegger, M. Saner, G. McKinnon, P. Röschmann . . . 7

Observation of Fructose Metabolism in the Human Liver by Means of
^{1}H Image-Guided Localized ^{31}P MR Spectroscopy
C. Segebarth, A. Grivegnee, P. R. Luyten, J. A. den Hollander 11

Therapieverlaufskontrolle nach Chemotherapie an Tumoren des Menschen
mit Hilfe der In-vivo-^{31}P-Spektroskopie
W. Semmler, G. Gademann, P. Bachert-Baumann, H.-J. Zabel,
W.-J. Lorenz, G. van Kaick 15

Magnetic Resonance Imaging in Paediatric Neurology
R. E. Steiner 24

Magnetic Resonance Imaging (MRI) in Neuroradiology
W. P. Dillon, T. H. Newton 25

Magnetic Resonance Imaging and Computed Tomography of the Hind-Brain
and Upper Cervical Cord: Normal Variation and the Chiari Malformations
B. E. Kendall, J. M. Stevens 28

Tumoren der hinteren Schädelgrube – Vergleich von MRT und CT
W. Fiegler, I. Wibbels, M. Laniado, W. Schörner, R. Felix 32

Kleinhirnbrückenwinkel: Kernspintomographie mit GD-DTPA und
schnellen Sequenzen im Vergleich zur CT
Th. Vogl, M. Bauer, G. Grevers, K. Mees, J. Lissner 37

Vergleich der hochauflösenden Computertomographie (HR-CT) und
Magnetresonanztomographie (MRT) bei Raumforderungen im Bereich
der Schädelbasis
O. Köster, Th. Krahe, L. Solymosi 43

Imaging of Central Intrinsic Tumours
B. E. Kendall, J. V. Byrne, D. H. Miller, D. P. E. Kingsley 50

Magnetic Resonance Imaging of Pituitary Adenomas
T. H. Newton, D. Norman, W. Kucharczyk 54

Magnetic Resonance Imaging of Intracranial Meningiomas:
A Comparative Analysis of Histological and Magnetic Resonance Features
N. Roosen, J. C. W. Kiwit, V. Kallen, E. Lins, W. Wechsler, W. Stork,
and D. Gahlen 63

Eine Mehrschichtgradientenechosequenz für die Gd-DTPA
verstärkte MRT intrakranieller Tumoren
W. Kornmesser, M. Laniado, B. Sander, W. Schörner, R. Felix 69

Intrakranielle Tumoren im Xenon-CT-Bild
K. Holl, M. N. Nemati, H. Dietz, A. Majewski 74

Kernspintomographie der Orbita bei endokriner Ophthalmopathie.
Vergleich mit computertomographischen Befunden
A. F. Markl, K. Mann, R. Hörmann, R. C. Pickardt, J. Lissner 81

The Clinical Impact of Magnetic Resonance Imaging in the Diagnosis
of Brain Stem Lesions
G. Bone, L. Dinkhauser, W. Artmann, G. Ladurner 89

Hochauflösende Computertomographie und ihre Rekonstruktionsmöglichkeiten, einschließlich 3-D-Imaging in der Otorhinologie
und der Traumatologie
M. Ernsting, E. Zeitler, H.-W. Stedtfeldt, J. Theissing 95

Magnetic Resonance Imaging of Intracranial Hemorrhage
S. A. Rosenbloom 102

Vergleich von KST und CT in der Diagnostik zerebraler Infektionen
H. Henkes, W. Schörner, B. Sander, R. Felix 104

Differentialdiagnose der Enzephalitis im MR
S. Sehlen, D. Uhlenbrock, E. Herbe 110

Läsionen des Zentralnervensystems bei Borreliose
L. Dinkhauser, E. Deisenhammer, R. Kramar, S. Allinger 117

Neuroradiologische Veränderungen bei AIDS
F.-W. Hunsdiek, A. Rolfs, S. Trittmacher, B. Hamm, J. Winter 119

Die Rolle der Kernspintomographie bei der diagnostischen Abklärung
isolierter Optikusneuritiden
D. Städt, L. Kappos, E. Rohrbach, U. Mann, B. Pfeuffer 126

Erlaubt die magnetische Resonanztomographie Aussagen zur
Krankheitsaktivität bei multipler Sklerose?
Erfahrungen mit der paramagnetischen Substanz Gadolinium-DTPA
L. Kappos, D. Städt, E. Rohrbach, W. Keil 130

Laserangioplastie und dynamische PTA im Vergleich zur Ballondilatation
E. Zeitler, E.-I. Richter, G. Feng, W. Ritter, M. Klepzig, K. R. Kensey . . 136

Recanalization Devices for Totally Obstructed Vessels:
Atherolytic Wire and Kensey Recanalization Catheter
M. H. Wholey 144

Neue perkutan einführbare und durch den Ballon aufdehnbare
Endoprothese – Experimente und erste klinische Ergebnisse
E. P. Strecker, G. Berg, H. Weber, M. Bohl, B. Schneider, H. Wolf . . . 149

Die Katheterlyse und Dilatation unter angioskopischer und
radiologischer Kontrolle. Ein angiographischer und angioskopischer
Vergleich bei 9 Patienten
A. H. Beck 154

Cavaschirmfilter: Möglichkeiten und Indikationen
R. W. Günther, D. Vorwerk 162

Laserrekanalisation arterieller Obstruktionen.
Experimentelle Grundlagen, technische Entwicklung, klinische Ergebnisse
J. Lammer, E. Pilger, H. Schreyer, P. W. Ascher 168

Percutaneous Laser-Assisted Peripheral Angioplasty
P. A. Gaines, D. C. Cumberland 175

Langzeitergebnisse der PTA bei 4750 Patienten.
Eine Studie über die Effektivität der PTA und Katheterlyse
im Zeitraum von 8 Jahren
A. H. Beck, G. Grosser, W. Ostheim-Dzerowycz, X. Papacharalampous,
U. Blum, G. Richter 177

Früh- und Spätergebnisse der renalen PTA:
Angiographische und klinische Befunde
W. Gross-Fengels, S. Degenhardt, W. Steinbrich 185

Die perkutane transluminale Angioplastik (PTA) von Hirngefäßstenosen
(Indikation, Technik, Ergebnisse)
R. Kachel, St. Basche 192

Die PTA der A. carotis mit einem Carotisschirm.
Eine Studie über 8 Patienten
A. H. Beck, St. Milic 200

Ballonvalvulo- und Ballonangioplastik angeborener und erworbener
obstruktiver Herzfehler im Kindesalter
A. Beitzke, J. Lammer, Ch. Suppan, J. I. Stein, K. Neumayer,
G. Zenker, K. Hudabiunigg 207

Ballondilatation von verkalkten Aortenstenosen
B. Eber, W. Klein, D. Brandt, N. Fluch, G. Tschech 217

Percutaneous Drainage of Abdominal Abscesses and Fluid Collections
I. Obrez, M. Surlan, D. Pavcnik, J. Klancar 219

Drainagerouten zur Bursa omentalis und peripankreatischer Raum
F. Karnel, G. Wittich, E. van Sonnenberg, H. Schurawitzki,
P. C. Hajek, N. Gritzmann 226

Radiologisch geführte Abszeßdrainage im Retroperitonealraum
H. Platzbecker, K. Köhler, R. Schottmann, S. Geißler, H. Tellkamp . . . 231

CT-gesteuerte Biopsieverfahren – Methoden, Resultate und Komplikationen
S. Feuerbach, P. Gerhardt 240

Untersuchungen zur Binnenstruktur zervikaler Lymphknoten und ihre
Bedeutung bei der Erkennung kleiner Metastasen:
CT, Ultraschall und MR im Vergleich
H. Bongers, G. W. Weisser, M. Lenz, M. Skalej, Ch. Ozdoba 247

Vorteile der hochauflösenden Kernspintomographie bei 1,5 Tesla
in der Diagnostik kleiner orofazialer Läsionen
M. Skalej, M. Lenz, H. Bongers, Ch. Ozdoba, K. Küper 253

Magnetresonanztomographie (MRT) und Sonographie (US) zur
Lokalisation von Parathyreoideaadenomen
D. Tscholakoff, H. Imhof, P. C. Hajek, B. Niederle, N. Gritzmann, A. Neuhold 260

Tumors of the Nasopharynx: A CT Evaluation of 52 Patients
M. Lovrenčić, M. Kalousek, M. Marotti, V. Petric, M. Virag 265

Viszerale Angiographie mit intraarterieller DSA
und programmierter 100-mm-Technik
J. Triller, H. Jung 270

Ultrasound Examination of Fluid Complex Abdominal Lesions
and Correlation with Computed Tomography
S. Magnaldi, R. S. Pozzi-Mucelli, F. Pozzi-Mucelli, F. Stacul,
L. Dalla-Palma 275

Experimentelle Untersuchungen zur computertomographischen Beurteilung
der Pankreasparenchymperfusion bei akuter Frühpankreatitis
W. Maier 282

Indikationen bildgebender Verfahren zum Nachweis zerebraler
Durchblutungsstörungen
G. Friedmann, W.-D. Heiß 289

Magnetic Resonance Imaging of CNS Vascular Lesions
S. A. Rosenbloom 298

Die Bedeutung des Magnetic-Resonance-Imaging im Rahmen
des zerebrovaskulären Risikoprofils
H. Lechner, R. Schmidt, G. Bertha, E. Justich, H. Offenbacher 300

Fast Field Echo Imaging and Dynamic Gadolinium-DTPA Enhanced
Magnetic Resonance Imaging in Vascular Malformations
F. Koschorek, H. Gremmel, G. Brinkmann, W. Braunsdorf 305

Semiautomatische Segmentierung von MR-Tomogrammen beim
kommunizierenden chronischen Hydrozephalus
M. Imme, J. Langkowski, S. Palmie 311

Die Kernspintomographie bei der Diagnostik des Hydrozephalus
P. Baierl, W. M. Bauer 318

Fortschritte der interventionellen Neuroradiologie durch DSA
M. Nadjmi 324

Embolisation extrazerebraler Läsionen im Kopf-Hals-Bereich
mit Mikropartikeln
H. Schreyer, J. Lammer, K. Neumayer 330

Dynamische Parameter der Durchströmung hirnversorgender Arterien
bei der DSA
H. Schüller, T. Harder, N. Leipner 337

Peroperative Digital Subtraction Angiography with Band Pass Filtration
M. Kehler, U. Albrechtsson, G. Svahn, A. Alwmark 343

Ein führungsdrahtgesteuertes Kathetersystem zur Begehung und
Embolisation intrazerebraler Arterien
B. Richling, E. Knosp 348

MRI of Intraspinal Pathology
T. H. Newton, A. S. Mark, J. Sanches 352

Computed Tomography of the Spine in Multiple Myeloma
L. Dalla-Palma, R. S. Pozzi-Mucelli, G. Gozzi, P. Morassi 365

Wertigkeit der prä- und postmyelographischen Computertomographie
im Vergleich zur zervikalen Myelographie
W. Wiesmann, B. Lösing, R. Mewe, M. Reiser, R. Erlemann,
G. Bongartz, P. E. Peters 371

Snapshot Magnetic Resonance Imaging in Adults
P. Mansfield, B. Chapman, A. Howseman, R. Turner, R. J. Ordidge,
R. Coxon, P. Glover, M. Stehling, G. Jaroszkiewicz 377

Linksventrikuläre Funktion – Vergleich der Darstellung von
parametrischen Radionuklidventrikulographien mit MR-Cine-Aufnahmen
N. Schad, H. Kett, F. W. Baumgartl, N. Obletter, A. Maccio 378

Pathomorphologie des Herzens, dargestellt mit der MR als Alternative
zu konventionellen, invasiven Untersuchungsmethoden
H. Baum, A. Kühnert, K. Herbert, R. Sundermeyer 381

Die farbkodierte Dopplerechokardiographie in der kardiologischen
Diagnostik
G. Zenker, B. Kandlhofer, J. Lammer, G. Forche, K. Harnoncourt 387

The Use of Intravenous Digital Subtraction Angiography
in the Evaluation of Tetralogy of Fallot
D. S. Moodie, T. A. Gordon, P. H. Keyser, R. Sterba, C. C. Gill, J. Yiannikas 391

Vascular Imaging by Magnetic Resonance
F. L. M. A. H. de Laat 398

Kernspintomographische Analyse von Pulsationen mit getriggerten
FLASH-Sequenzen
U. Klose, G. Schroth, G. Varallyay, J. Gawehn, D. Petersen 402

Hochauflösende MR-Angiographie mit bipolaren Gradienten
zur separaten Darstellung von Arterien und Venen
M. Seiderer, G. Laub, A. Staebler, T. Yousry, J. Lissner 408

Gefäßdiagnostik mit schnellen Sequenzen
B. Allgayer, P. Lukas, P. Kohl, H. Kett 419

Kernspintomographische Blutflußmessung. Vergleich
mit Ultraschalldoppler
P. Bösiger, D. Meier, S. Maier, U. Moser, A. Vieli 424

Der peripher-arterielle Verschluß und seine Darstellbarkeit
in der nichtinvasiven MR-Angiographie
P. Heintz, A. Korfel, M. Emter, K. Alexander, H. Hundeshagen 429

Vergleich von DSA und konventionellen Angiographien mit MRI durch
schnelle Sequenzen – Pilotstudie vor und nach Angiographie, bzw. PTA
bei arteriellen Verschlußkrankheiten an den Becken-Bein-Arterien
P. Held, H. Schepke, H. Kett, N. Obletter, A. Breit 437

Magnetic Resonance Angiography of Carotid Arteries
G. Laub, W. Loeffler 439

Die MR-Tomographie als entscheidende therapierelevante Maßnahme
bei Erkrankungen im kleinen Becken
P. Lukas, A. Breit 443

Nachweis und Differenzierung von Sakralhöhlenrezidiven
mit der Kernspintomographie: Vergleich mit CT
G. Gademann, M. Flentje, W. Semmler 450

Rezidivdiagnostik nach Rektumkarzinomoperationen:
Gegenüberstellung CT/MRT
G. P. Krestin, W. Steinbrich 457

Differenzierung von Tumorrezidiv und Fibrose im weiblichen Becken
durch MRI bei 1,5 Tesla
F. Ebner 465

Wertigkeit der Kernspintomographie bei Prostataerkrankungen
K. Küper, J. Griebel, M. Skalej, M. Strähler 471

MRT-Verlaufsstudie des Prostatakarzinoms unter Radiatio
J. H. Langkowski, P. Eggers, M. Heller, R. Maas, H. Kooijman,
K. H. Hübener 477

MRT des Skrotums – Anatomie, Pathologie und Vergleich
mit der Sonographie
P. C. Hajek, H. Imhof, D. Tscholakoff, R. F. Mattrey 484

Kernspintomographie von Muskelerkrankungen
W. Kaiser, E. Zeitler 490

MR- und CT-Morphologie in der Rezidivdiagnostik maligner
mesenchymaler Neoplasmen
G. Reuther, W. Mutschler 497

SE- und STE-Sequenzen und Gd-DTPA bei Tumoren
des Muskel- und Skelettsystems
M. Heller, R. Maas, J. H. Langkowski, H.-H. Jend, H. Kooijman 502

Sonographie und Computertomographie in der Diagnostik peripherer
Weichteiltumoren: Möglichkeiten, Grenzen, Ergebnisse
K.-H. Rotte, H. Kleinau, E. Kriedemann, P. Schmidt-Peter 506

Integrierte Diagnostik von Knochentumoren – Röntgen,
Nuklearmedizin, CT und MRT
*H. Imhof, P. Hajek, M. Schratter, D. Tscholakoff, A. Neuhold, E. Fellinger,
N. Pongratz, P. Ritschl, J. Wickenhauser* 512

Kernspintomographische und szintigraphische Knochenmark-
untersuchungen bei malignen Lymphomen
*A. Linden, A. Widding, J. Smolorz, M. Franke, W. Waters, V. Diehl,
H. Schicha* 522

Diagnostische Strategie in der Stadieneinteilung maligner Lymphome
(Computertomographie, schnelle Sequenz-CT und Kernspintomographie)
J. Pirschel 531

Rationelle Knorpeldiagnostik mit 3D-MR und
Sekundärrekonstruktionstechniken
K. Küper, U. Klose, M. Skalej, H. König 536

Stellenwert der Kernspintomographie in der Kniegelenkdiagnostik
im Vergleich zu CT, Sonographie und Arthroskopie
M. Skalej, H. König, M. Lenz, K. Küper 542

Magnetresonanz (MR) des Kniegelenks
E. Justich, F. Ebner 549

Hochauflösende Real-time-Sonographie des Kniegelenkes
F. Kainberger, G. Seidl, A. Engel, R. Windhager, P. Hübsch, P. Barton . . 555

Computertomographie, CT-Arthrographie und magnetische
Resonanztomographie (MR) des Schultergelenkes
G. Bongartz, M. Reiser, R. Erlemann, K. Lehner, W. Wiesmann, P. E. Peters . 562

Ultraschalluntersuchung des Schultergelenkes: Untersuchungstechnik
und erste Erfahrungen
A. Gerlach, R. Schneider, R. Weiske 572

Magnetresonanztomographie (MRT) der Osteochondrosis dissecans
K. Lehner, G. Rodammer, A. Heuck, P. Lukas, E. Pasquay 577

Osteochondrosis dissecans tali sowie andere Sprunggelenksläsionen –
Rekonstruktion von beliebigen Schichtorientierungen aus
3D-MR-Datensätzen
N. Obletter, K. Glas, P. Held, H. Kett, K. Mayerhofer, A. Breit 583

An Image Display System Architecture for PACS
J. H. Perry 589

PACS: Erfahrungen beim Einsatz in der Klinik
G. Gell, G. H. Schneider, M. Wiltgen, M. Becker, G. Seufert,
C. Greinacher, H. Gnoyke 594

Erste Erfahrungen mit dem Radiologie-Informationssystem RADOS
im Kommunikationssystem eines Klinikums
W. Bautz, C. Heinsohn, W. Mayer 601

Computerunterstützte radiologische Nierendiagnostik –
Anwendung eines Expertensystems
H. Imhof, W. Horn, B. Pfahringer 605

Wissensbasierte Interpretation kranialer MR-Bilder
W. Menhardt, K.-H. Schmidt 609

Perorale Kontrastmittel für die MRT des Abdomens
C. D. Claussen, W. Kornmesser, M. Laniado, S. Kaminsky, B. Hamm, R. Felix 617

Fast Field Echo Imaging of Head and Neck Masses
E. L. Mooyaart, R. L. Kamman, L. te Strake 623

Bedeutung schneller Meßsequenzen für die MR-Diagnostik
zerebraler Erkrankungen.
Ein Vergleich kontrastmittelunterstützter Spinechoaufnahmen mit
Einzelschicht- und Mehrschicht-FLASH-Aufnahmen
W. Schörner, B. Sander, W. Kornmesser, M. Laniado, H. Henkes, R. Felix . 626

Klinische Ergebnisse vergleichender MR-tomographischer Untersuchungen
des ZNS mit konventioneller und schneller Bildgebung
W. Dewes, F. Träber, J. Gieseke, Th. Harder, P. Thurn 631

Ergänzung neurodiagnostischer Untersuchungen mit Hilfe einer
erweiterten MR-Tomographie-Methodik, die eine Rekonstruktion
von Schichten in beliebiger Orientierung erlaubt
N. Obletter, H. Kett, H. Böhm-Jurkovic, B. Hammer, A. Breit 636

Weiterentwicklungen der Kernspintomographie auf der Grundlage
der FLASH-MR-Sequenz
D. Matthaei, A. Haase 643

Gadolinium-Dimeglumin-Gadopentetat im Vergleich mit der
CPMG-Sequenz und der Bildsynthese
H. P. Higer, M. Just, M. Grigat, S. Meindl, M. Jungke, G. Bielke,
S. Kunze, D. Voth, P. Pfannenstiel 652

Computed Imaging with Stimulated Luminescence Technique
E. Boijsen 659

Computerunterstützte Beurteilung der Bildparameter von CT-Bildern
G. Stöffler, G. Gell, G. H. Schneider 661

Modellbau als neues Angebot der Radiologie für die operative Planung
F. Brix, J. Th. Lambrecht, W. Zenker 668

Erstellung T1- und T2-gewichteter MR-Tomogramme mit schnellen
Bildsequenzen
F. Träber, J. Gieseke, W. Dewes, A. Steudel, Th. Harder, P. Thurn . . . 676

Multivariate MR-Bildsynthese zur Tumorkontrastierung
A. Wittmann, G. Burger, P. Lukas, P. Kohl 682

Radiology in Japan
H. Katayama 690

Future Trends of New Modalities
H. Katayama 696

Klinische Anwendung der 2-Spektren-Radiographie
W. Bautz, H. Bongers 699

Bone Densitometry: Accuracy of Dual-Energy Quantitative Computed
Tomography with Basis Material Decomposition
W. D. Reinbold, W. A. Kalender, R. Lente 703

Untersuchungen zur Diagnostik der Stammskelettosteoporose mit der
Zwei-Spektren-Computertomographie
G. W. Weisser, W. Bautz, H. Bongers 709

2-Spektren-CT in der Schilddrüsendiagnostik – Erste Ergebnisse
eines neuen Verfahrens
Chr. Ozdoba, G. W. Weisser, M. Jauch, W. Bautz 713

Studies of Respiratory Disease in Children and Adults
Using Echo-Planar Imaging
P. Mansfield, C. O'Callaghan, B. Chapman, R. Coxon, P. Glover,
A. Howseman, G. Jaroszkiewicz, M. Stehling, J. Britton, D. J. Shale,
A. E. Tattersfield, R. E. Coupland 718

Computertomographische Untersuchungen zur Erfassung der radiogenen
Pneumopathie im Tierexperiment
K. Köhler, H. Tellkamp, Th. Herrmann 719

Wertigkeit der Anwendung von Gd-DTPA bei mediastinalen
Raumforderungen
D. Hahn, M. Nägele, K. Seelos, J. Lissner 725

Die lokalregionale Chemotherapie des Mammakarzinoms T 4
J. Timmermann, O. Mahmalat, R. L. A. Neumann, R. de Dycker,
A. E. Schindler, H. Wever 727

Digitale Radiographie mit Speicherleuchtstoffplatten
in der Thoraxdiagnostik
Th. Hübsch, M. Schuler 731

DS-1000 – Ein digitales BV-FS-Radiographiesystem in der Thoraxdiagnostik
M. Schuler, Th. Hübsch 738

Intensiv-Thoraxröntgenaufnahmen mit digitaler Aufnahmetechnik:
Vergleich konventioneller und digitaler Projektionsradiogramme
P. Reimer, M. Prokop, M. Galanski, W. Döhring 745

Digitale Subtraktionsangiographie des Herzens – Ein kritischer Vergleich
mit der nichtdigitalen Methodik
K. Richter, F. Uhlich, J. Waigand, G. Schröder, V. Boewer, W. Rehfeld,
Christine Richter, G. Strähmel 752

Digital Subtraction Angiography in the Diagnosis of Vascular Rings
D. S. Moodie, M. Otero-Cagide, R. Sterba, C. C. Gill 754

Postoperative Follow-up of Acute Type A Aortic Dissections:
Comparison of Noninvasive Methods
P. Hendrickx, J. Laas, G. Schlüter, W. Daniel 759

Three-Dimensional Coronary Angiography with
Digital Flashing Tomosynthesis
P. Haaker, E. Klotz, R. Koppe, R. Linde, D. G. Mathey, L. C. Stiel, G. M. Stiel 765

Densitometric Correction of Vessel Diameter from Digital Arteriograms
H. Oswald, E. Fleck, J. Beier 774

Diagnostik und Verlaufskontrolle bei lokaler Lysetherapie
von Lungenembolien mittels DSA
D. Busch, E. Gmelin, H.-D. Weiss 779

Overview of Interventional Uroradiologic Techniques
E. K. Lang 785

Perkutane Manipulationen im oberen Harntrakt in Kombination
mit Lithotriptoren der zweiten Generation
W. Hruby, Ch. Türk, M. Marberger 796

Perkutane diagnostische und therapeutische Maßnahmen
bei Harntransportstörungen an transplantierten Nieren
W. Schöpke, W. Münster, P. Althaus 801

Die Bedeutung der Embolisationstherapie für die Prognose
des Nierenzellkarzinoms (NZK)
S. Basche, W. Leisering, R. Kachel 808

Differentialdiagnose der fokalen Raumforderung der Niere
in der Kernspintomographie
D. Uhlenbrock, S. Sehlen, C. Fischer 814

Radiologic Triage Examinations to Determine Conservative Versus
Interventional Management of Renal Trauma Patients
E. K. Lang 822

Diagnostic and Interventional Radiology of Liver Tumors
E. Boijsen 832

Interobserverstudie zur diagnostischen Treffsicherheit der CT
bei Leberraumforderungen
M. Lüning, A. Mühler 835

Transhepatische Behandlung benigner Gallenwegsstenosen
J. Lammer, E. Deu, K. Neumayer, H. Steiner 844

Ultraschall-Cholelithotripsie: Erste experimentelle Ergebnisse
W. Golder, K. Knyrim, H. Reichenberger, W. Erhardt, P. Gerhardt 849

Ergebnisse der perkutanen transhepatischen Embolisation
varizenversorgender Gefäße bei portaler Hypertonie
K. Lackner, B. Schneider, V. Nikolas, P. Landwehr 856

Mikroembolisation von Lebermetastasen
K. J. Pfeifer, B. Eibl-Eibesfeldt, R. M. Huber, R.-W. Kenn,
E. Mangel, B. Mayr 864

Lumbale Sympathektomie und Plexus-coeliacus-Blockade:
Perkutane Technik und Ergebnisse
P. Mildenberger, H. H. Schild, K.-J. Klose, M. Thelen 870

XXX

Magnetic Resonance Imaging – The Present and the Future

R. E. Steiner

It is now more than 5 years since the first clinical reports of the use of magnetic resonance imaging (MRI) were published. A great deal of worldwide clinical experience has by now accumulated permitting us to take stock and assess the diagnostic impact of this new diagnostic technique. At present, there are probably more than 600 magnetic resonance (MR) whole-body scanners in worldwide operation.

The following crucial question now has to be asked: Are MR images of greater diagnostic value than those obtained by well-established non-invasive techniques, such as computerized tomography (CT) scanning, ultrasound or isotope imaging? Since there is some similarity between MR and CT images, a comparison of the effectiveness of these two different methods is appropriate.

There are a number of established advantages of MRI in the study of the central nervous system compared with CT. The high level of grey-white matter contrast is particularly helpful in the diagnosis of white matter diseases. The lack of bone artefacts is of great importance when imaging the posterior fossa, craniocervical junction or neural canal. The variety of imaging options provides scope for the diagnosis of many clinical problems and makes the technique sensitive to pathological change. The lack of known hazards is important generally, but particularly in the investigation of neurological disorders in infants and children. This lack of hazards also makes MRI very suitable for monitoring disease progress and treatment as often as necessary.

The indications and usefulness of MRI in the rest of the body have not yet been as well worked out as in the central nervous system. The most important problems in body imaging are motion artefacts due to the heart beat and respiration. To overcome the effects of cardiac motion, ECG gating has already been developed, with considerable improvement to image quality of the heart and great vessels. On the other hand, artefacts due to respiratory motion have not yet been totally eradicated. One method called respiratory phase encoding (ROPE) is a technique which to some extent has overcome the problem; an alternative approach is fast imaging. There are, however, still many technical problems which have not yet been resolved. Image quality is still inferior and of less diagnostic value than that obtained by other non-invasive techniques.

To date, quite satisfactory images can be obtained of mediastinal structures and the lung hila. They do not, however, add significantly to information already obtained by CT scanning. Adequate images of the heart can also be produced, demonstrating myocardial pathology such as infarcts or aneurysms and various types of myopathies or congenital abnormalities, as well as pericardial pathology.

1

These images are certainly better than those obtainable by standard CT techniques. But whether or not these images provide more detailed information than those obtainable by ultrasound or a new rapid CT scanning technique is still uncertain. Vascular studies, including flow measurements within large vessels and cardiac chambers, are possible, and important developments are taking place in this field. This particular aspect of MRI can be applied to functional and physiological studies of the circulation, an important future development.

MR image quality of the liver, the kidneys and other retroperitoneal structures has improved significantly in the past 2 years. This is mainly due to new technical developments. Different types of focal liver pathology can be demonstrated satisfactorily, but this is not yet possible in diffuse disease. The question whether or not these images provide additional or better information than those obtained by CT or ultrasound still remains open. The use of the paramagnetic contrast medium gadolinium DTPA in abdominal organs has so far not added significantly to the diagnostic advantage of MRI over other techniques.

The quality of MR images of the pelvis, limbs and large joints which can now be obtained is already very encouraging. This is mainly due to the lack of motion artefacts in these anatomical sites. In some forms of pelvic pathology, MRI studies are at least equal if not already superior to CT and also to ultrasound. For example, in disorders of the prostate or bladder and in the investigation of the normal uterus and its pathology, data presented to date are quite convincing. Recent studies of the pregnant uterus demonstrating the placenta and also tumours show considerable promise.

In musculoskeletal pathology, too, the ability of MRI to produce detailed soft-tissue images of various structures has already been accepted as a significant advance. For example, articular cartilage is well seen, as are ligaments and menisci of the knee joint. Since bone pathology frequently expresses itself in soft-tissue abnormalities, tumour spread into soft tissues or within bone, particularly bone marrow, is better demonstrated with MRI than with other techniques. On the other hand, bone itself is not shown, in contrast to CT.

What about the future of MRI? With such a rapidly developing technology, it is difficult to predict how fast body imaging will develop and reach the high standard already achieved in the central nervous system. It is quite likely that once image quality has reached such a standard, MRI will replace some of the other non-invasive methods of diagnosis in some types of pathology. A further consideration must be the cost-effectiveness of MRI in comparison with CT and ultrasound. The economy and cost consequences of MRI have been well analysed by Evens. Unquestionably, MRI is still very expensive, particularly when high-field magnets of 1.5–2.0 T are used, but experience has already demonstrated that for imaging purposes alone, low-field systems of 0.1–0.5 T provide satisfactory results. Hopefully, with low-field systems, costs may come down in the future. Rapid imaging will also be of importance in improving the throughput of patients and thus affect cost-effectiveness.

Phosphor-NMR-Spektroskopie bei Hirntumoren

W. Heindel, W. Steinbrich

Einleitung

Die Kernspintomographie hat sich in der Neuroradiologie als Untersuchungsverfahren etabliert. Die Bildgebung mit Protonen (^{1}H MRI) erlaubt, pathologische Veränderungen des Gehirns mit hoher Sicherheit zu erkennen. Andererseits bleibt die artdiagnostische Wertung einer krankhaften Läsion oft schwierig. Ein weiteres Problem stellen Verlaufskontrollen von tumorösen Prozessen unter Therapie dar.

Auf diesen Gebieten erhofft man sich weitergehende diagnostische Aussagen durch die NMR-Spektroskopie (MRS). Die vielversprechendste Anwendung dieser Technik liegt in der Kombination mit der Bildgebung: Mittels MRI wird das interessierende Gewebevolumen bestimmt, um dann mit Hilfe lokalisierter In-vivo-MRS Aussagen über dessen chemische Zusammensetzung und Metabolismus zu gewinnen. Durch die Verfügbarkeit ausreichend dimensionierter Magnete und neuer Lokalisierungstechniken steht dieses Vorgehen an der Schwelle zur klinischen Anwendung.

In diesem Beitrag soll über erste eigene Erfahrungen mit bildgesteuerter lokalisierter Phosphorspektroskopie (^{31}P MRS) des menschlichen Gehirns berichtet werden.

Untersuchungstechnisches Vorgehen

Bei einer Feldstärke von 1,5 Tesla wurden mit Hilfe eines Ganzkörper-MR-Systems (Gyroscan S15, Philips) lokalisierte Phosphorspektren im gesunden Hirngewebe und in Hirntumoren gemessen. Die Lokalisierung des örtlich beliebig wählbaren Meßvolumens und die makroskopische Beurteilung von Tumoren unter Therapie erfolgte anhand von Spinechobildern. Als Volumenselektionstechnik für die Phosphorspektroskopie wurde eine Modifikation [4, 5] des ISIS-Verfahrens ("image-selected in vivo spectroscopy" – 7) benutzt. Die gesamte Untersuchungszeit bei diesem Vorgehen liegt zwischen 60 und 90 min.

Ergebnisse und Diskussion

Um die Verläßlichkeit der Messungen zu prüfen, wurden anfänglich Phantommessungen durchgeführt und später 18 gesunde Freiwillige, zum Teil mehrfach untersucht.

3

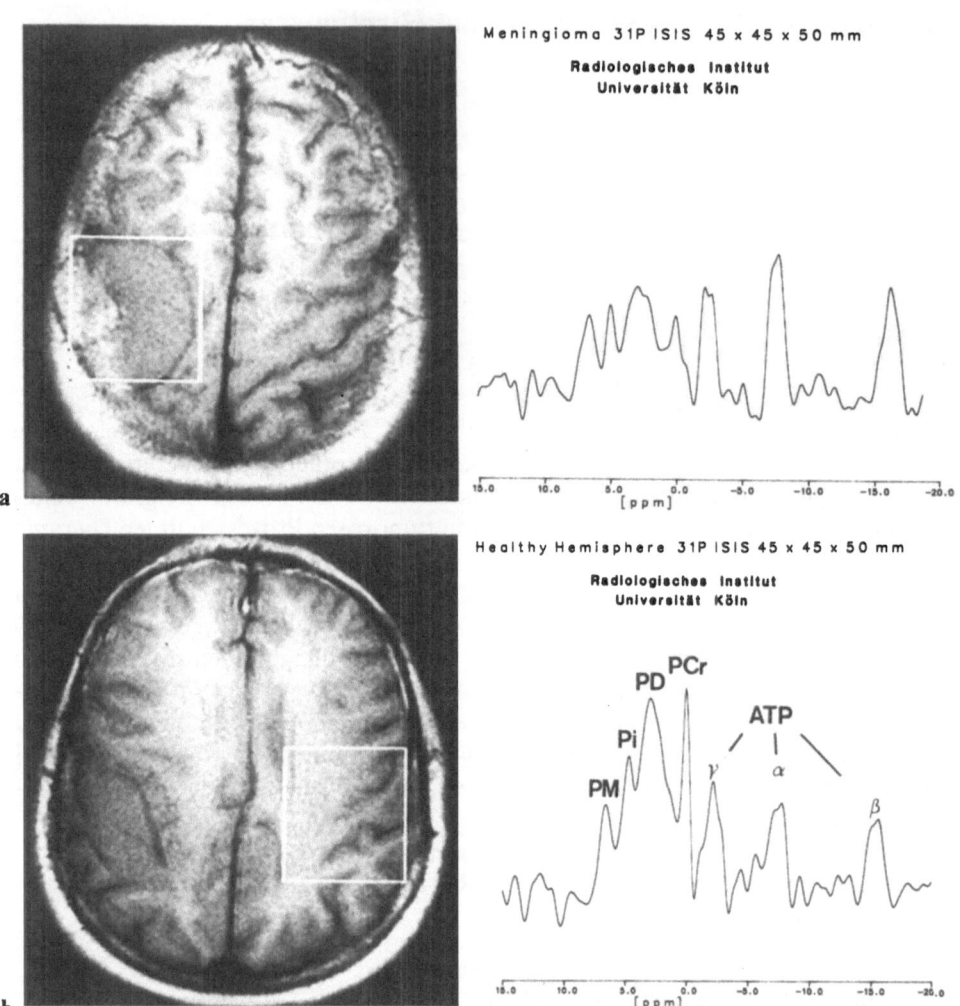

Abb. 1. a Links-parietales Konvexitätsmeningeom mit Hyperostose (SE 250/30). ^{31}P NMR Spektrum aus dem Tumorgewebe (Meßvolumen $45 \times 45 \times 50$ mm, 512 Akquisitionen, 3 s Pulsintervall). **b** Vergleichsmessung in der gesunden Hemisphäre. Kräftige Gefäße in der Tumorperipherie kontralateral. ^{31}P NMR Spektrum aus normalen Hirngewebe (identische Meßparameter). *PM* Phosphomonoester, *Pi* anorganisches Phosphat, *PD* Phosphodiester, *ATP* Adenosintriphosphat (γ-, α-, β-Peak)

Die „Normalspektren" aus einem würfelförmigen Volumen von 125 cm^3 im Bereich der Radiatio thalamooccipitalis zeigten gute Reproduzierbarkeit (vgl. Abb. 1 b). Insbesondere die Konzentration des Beta-ATP erwies sich als relativ konstant, während vor allem die Peaks der Phosphomonoester Schwankungen zeigten. Es erscheinen deshalb weitere Untersuchungen notwendig, um die physiologische Variabilität der Resonanzen zu bestimmen. In Verbindung mit Untersuchungen bei Neugeborenen [2, 8] ist von einer Altersabhängigkeit des Phosphorspektrums auszugehen.

Bei 15 Patienten mit Hirntumoren (4 Meningiome, 3 Metastasen, 8 Gliome) wurden aus einem Volumen innerhalb der Geschwulst Spektren gemessen und mit den Normalbefunden verglichen. Drei Patienten mit inoperablen Tumoren erklärten sich mit mehrfachen Kontrolluntersuchungen unter Chemo- und/oder Strahlentherapie einverstanden.

Die Tumorspektren zeigten im Vergleich mit dem Spektrum des gesunden Hirngewebes Veränderungen:

Meistens konnte eine Intensitätsabnahme des Phosphokreatin- und eine Zunahme des Phosphomonoester-Peaks beobachtet werden. Dabei konnte bisher keine Korrelation der spektralen Veränderungen mit der Tumorhistologie festgestellt werden.

Abbildung 1a zeigt als Beispiel ein großes Konvexitätsmeningeom mit Hyperostose der Schädelkalotte. Das abgebildete Spektrum wurde im eingezeichneten Volumen (45 × 45 × 50 mm) gemessen. Abbildung 1b gibt die Vergleichsmessung in der gesunden Hemisphäre wieder. Auffallend ist vor allem die erniedrigte Konzentration des Phosphokreatins im Tumorgewebe.

Im Gegensatz zum gezeigten Beispiel erwiesen sich nekrotische oder zystische Tumoren als problematisch: Trotz ausreichendem Meßvolumen war die Beurteilung der spektralen Veränderungen infolge des schlechten Signal-zu-Rausch-Verhältnisses erschwert.

Interessant erwies sich die ^{31}P MRS bei Verlaufskontrollen unter Therapie:

Bei einer Patientin mit einem Astrozytom Grad II ließen sich unter Bestrahlung mit insgesamt 56 Gy eindeutige spektrale Veränderungen nachweisen, während die ^{1}H-MRI keine Änderungen der Tumorgröße oder -binnenstruktur erkennen ließ. Spektroskopisch war eine Abnahme der Phosphodiester, hingegen eine Zunahme der Phosphomonoester und eine Erholung des Phosphokreatin-Peaks zu erkennen. Im Gegensatz dazu waren bei einem Patienten mit gliomatösem Mischtumor weder mit der Bildgebung noch mittels Phosphorspektroskopie Veränderungen unter Radiatio faßbar.

Die klinische Bedeutung dieser Beobachtungen kann noch nicht beurteilt werden. Ausgehend von den Ergebnissen tierexperimenteller Untersuchungen anderer Arbeitsgruppen (z. B. [1, 3, 6]) wird weiter untersucht, ob aus spektroskopischen Untersuchungen Parameter für ein Ansprechen auf Therapie abgeleitet werden können, die die Bildgebung nicht liefern kann.

Literatur

1. Bhujwalla Z, Maxell RJ, Tozer GM, Griffiths JR (1986) 31P MRS monitoring of radiotherapy in mouse tumours. SMRM; 5th Annual meeting – Book of Abstracts 161–162
2. Cady EB, Costello AM deL, Dawson MJ et al. (1983) Non-invasive investigation of cerebral metabolism in newborn infants by phosphorus nuclear magnetic resonance spectroscopy. Lancet I:1059–1062
3. Evanochko WT, Ng TC, Glickson JD (1984) Application of in vivo NMR spectroscopy to cancer. Magn Reson Med 1:508–534
4. Hollander JA den (1986) Image-guided localized 1H and 31P NMR spectroscopy of humans: application to brain tumors. XIIth Conference on Magnetic Resonance in Biological Systems – Todtmoos

5. Luyten PR, Groen JP, Arnold DA et al. (1986) 31P localized spectroscopy of the human brain in situ at 1.5 tesla. SMRM, 5th Annual Meeting – Book of Abstracts 1083–1084
6. Naruse S, Horikawa Y, Tanaka C et al. (1986) Evaluation of the effects of photoradiation therapy on brain tumors with in vivo P-31 MR spectroscopy. Radiology 160:827–830
7. Ordidge RJ, Conelly A, Lohman JAB (1986) Image-selected in vivo spectroscopy (ISIS). A new technique for spatially se lective NMR spectroscopy. J Magn Reson 66:283–294
8. Younkin DP, Delivoria-Papadopoulos M, Leonard JC et al. (1984) Unique aspects of human newborn cerebral metabolism evaluated with phosphorus nuclear magnetic resonance spectroscopy. Annals of Neurology 5:581–586

Natrium Imaging

P. Bösiger, M. Scheidegger, M. Saner, G. McKinnon, P. Röschmann

Konventionelle Magnetresonanzbilder werden aufgrund der Signale von ^{1}H-Kernen erzeugt und heute hauptsächlich bezüglich struktureller oder morphologischer Kriterien beurteilt. Funktionelle Information läßt sich beispielsweise ableiten aus der Analyse der Relaxationszeiten der Kerne, die durch die biochemische Umgebung bestimmt werden, aus statischen oder dynamischen Untersuchungen nach der Applikation von Kontrastmitteln sowie aus der Analyse der Bewegung von Strukturen, insbesondere des Herzens oder des Blutflusses. Weitere funktionelle Informationen wird auch die lokale Kernresonanzspektroskopie liefern.

Zu diesen Ergebnissen komplementäre Information ist von Bildern zu erwarten, die auf den Signalen von ^{23}Na-Kernen basieren. Im gesunden Gewebe des Gehirns ist ^{23}Na hauptsächlich im extrazellulären Raum vorzufinden, wobei die Konzentration etwa 150 mM/l beträgt [1]. Im intrazellulären Raum dagegen liegt eine Konzentration von nur etwa 15 mM/l vor, was zu einer mittleren Konzentration von etwa 45 mM/l im Gehirngewebe führt. Bei Erweiterung des extrazellulären Raumes, also etwa bei der Bildung von vasogenen Ödemen, steigt die mittlere Konzentration im Gewebe erheblich an. Beim Auftreten von Infarkten dringt ^{23}Na infolge der entstehenden Unwirksamkeit der Zellmembran in die Zelle ein, was ebenfalls zu einer Erhöhung der Konzentration im Gewebe um bis zu einem Faktor 3 führt. In rasch wachsenden Zellverbänden, insbesondere bei malignen Tumoren, wurden Konzentrationszunahmen des intrazellulären ^{23}Na um Faktoren 2 bis 4 nachgewiesen [2, 3]. Die entsprechenden Veränderungen der ^{1}H-Konzentrationen betragen bei all diesen Erkrankungen lediglich einige Prozent.

Die Erzeugung von ^{23}Na-Bildern stößt insofern auf Probleme, als die durchschnittliche Konzentration von ^{23}Na im Gewebe mit weniger als 50 mM/l etwa 2 000mal geringer ist als die Konzentration von ^{1}H. Überdies sind die MR-Sensitivität der ^{23}Na-Kerne geringer und die Relaxationszeiten wesentlich kürzer als die entsprechenden Werte der ^{1}H-Kerne. Bei Anwendung der heute für ^{1}H-Bildgebung am häufigsten eingesetzten Pulssequenzen für zweidimensionales Fourierimaging resultiert daraus eine rund 50 000mal geringere Signalstärke.

Um innerhalb zumutbarer Untersuchungszeiten ^{23}Na-Bilder zu erzeugen, müssen schnellere Abbildungsverfahren entwickelt werden. Im weiteren ist es für klinische Anwendungen von großer Bedeutung, die intrazelluläre und die extrazelluläre ^{23}Na-Konzentration zu unterscheiden und getrennt quantifizieren zu können. Diese Unterscheidung dürfte zumindest partiell aufgrund der Relaxationszeiten möglich sein, da die Relaxationszeiten T_2 des intrazellulären und des extrazellulären ^{23}Na etwa 10 ms bzw. 20 ms betragen.

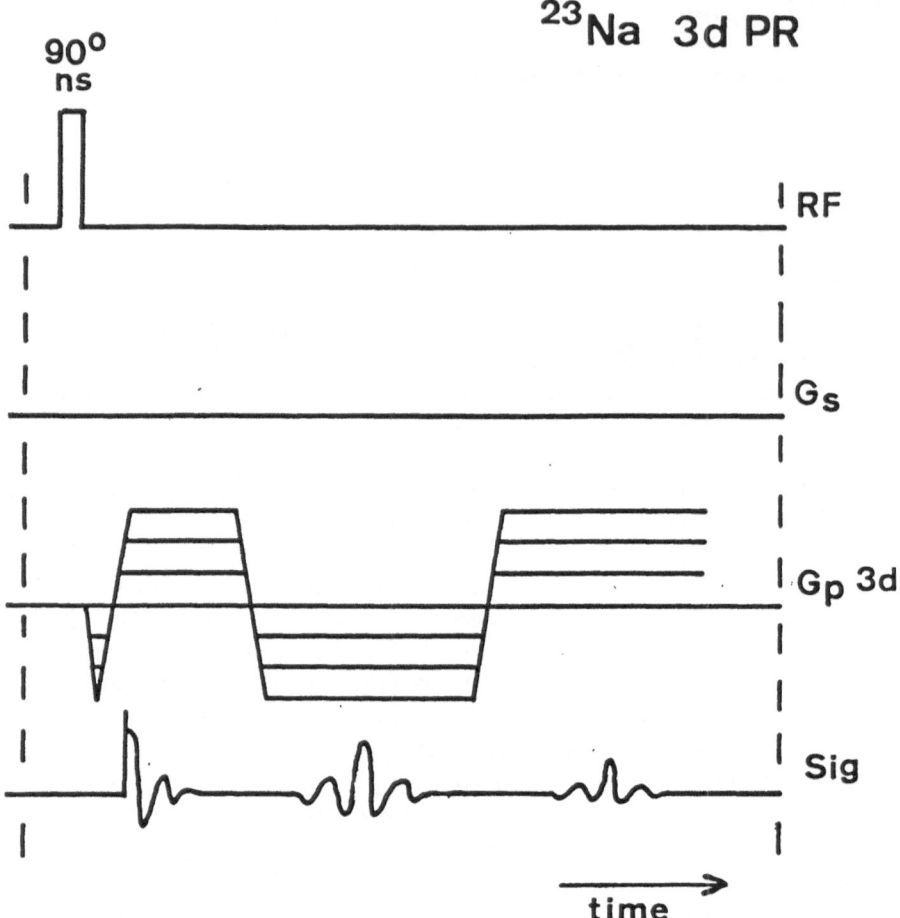

Abb. 1. Pulssequenz für 3d-Projektions-Rekonstruktions-Abbildung

Aus diesen Fakten läßt sich ableiten, daß eine Pulssequenz für die ^{23}Na-Bilderzeugung eine Datenabtastung möglichst unmittelbar nach dem Anregungspuls zulassen soll. Nur damit können die rasch zerfallenden Signalkomponenten des intrazellulären ^{23}Na erfaßt werden. Diese Anforderungen werden durch dreidimensionale Projektions-Rekonstruktions-Abbildungsverfahren erfüllt (Abb. 1). Da zur Anregung der Spins keine schichtselektiven Pulse benötigt werden, ist die Anregungsphase sehr kurz. Unmittelbar anschließend kann nach dem Einschalten der Projektionsgradienten das freie Induktionszerfallssignal beobachtet werden, das die Signalanteile des intrazellulären und des extrazellulären ^{23}Na enthält. Werden zu einem oder mehreren späteren Zeitpunkten in der Sequenz weitere Spinecho- oder Gradientenechobilder erzeugt, die immer weniger Signalanteile des intrazellulären ^{23}Na enthalten, lassen sich die Signalanteile mindestens teilweise separieren.

Dreidimensionale Abbildungsverfahren bieten außerdem den Vorteil eines auf die Meßzeit bezogenen optimalen Signal-Rausch-Verhältnisses. Die Nachtei-

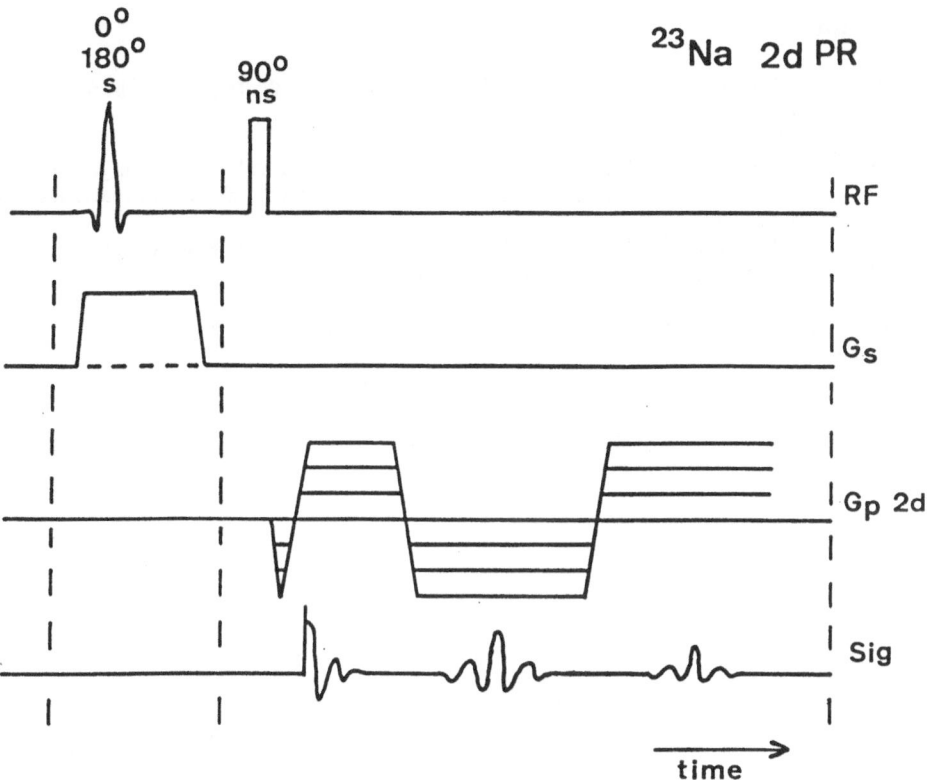

Abb. 2. Pulssequenz für 2d-Projektions-Rekonstruktions-Abbildung. Für jede Projektion wird die Sequenz einmal mit und einmal ohne den initialen 180°-Puls eingesetzt (Phase cycling)

le sind die mathematisch aufwendige und damit rechenzeitintensive Bildrekonstruktion und die relativ lange Untersuchungszeit von mindestens etwa 30 min.

Eine Pulssequenz, die ohne schichtselektiven 90°-Anregungspuls zweidimensionale Projektionsdaten einer ausgewählten Schicht erzeugt, ist in Abb. 2 wiedergegeben [4]. Die Schichtselektion erfordert 2 Meßzyklen: Im ersten Zyklus wird unter der Wirkung eines Gradienten ein schichtselektiver 180°-Puls eingesetzt. Er invertiert die Magnetisierung der ausgewählten Schicht. Der anschließende nichtselektive 90°-Anregungspuls regt die Magnetisierung der gesamten Probe im Spulenvolumen zur Präzession an. Infolge des vorangegangenen Inversionspulses sind die Signalanteile der Schicht in ihrer Phase um 180° gedreht (invertiert) im Vergleich zu den Signalanteilen außerhalb der Schicht. Wird das Experiment ohne den schichtselektiven Inversionspuls wiederholt, läßt sich durch Subtraktion der beiden Signale der Signalanteil der Schicht separieren. Der ganze Zyklus ist mit einer der gewünschten Auflösung entsprechenden Zahl von verschiedenen Projektionsgradienten zu wiederholen. Durch ein erweitertes Phase cycling kann die Schichtselektion noch verbessert werden. Die Sequenz erlaubt es, in etwa 10 min Bilder einer Schicht zu erzeugen, deren Signal-Rausch-Verhältnis etwa dem der dreidimensionalen Projektion entspricht. Die Separation von intrazellulärem und extrazellulärem ^{23}Na ist auf die gleiche Weise möglich.

Literatur

1. Hilal SK, Maudsley AA, Ra JB, Simon HE, Roschmann P, Wittekoek S, Cho ZH, Mun SK (1985) In vivo NMR imaging of sodium-23 in the human head. J Comp Assisted Tomogr 9(1):1–7
2. Hilal SK, Ra JB, Oh CH, Mun IK, Roschmann P (1987) Clinical sodium imaging: quantitation of extra and intracellular compartments in tumors. Sixth Annual Meeting SMRM, New York, p 243
3. Cameron IL, Smith NKR, Pool TB, Sparks TL (1980) Intracellular concentration of sodium and other elements as related to mitogenesis and oncogenesis in vivo. Cancer Res 40:1493
4. McKinnon G, Bösiger P (1987) Subtractive slice selection for sodium imaging. Patent angemeldet

Observation of Fructose Metabolism in the Human Liver by Means of ^{1}H Image-Guided Localized ^{31}P MR Spectroscopy

C. Segebarth, A. Grivegnee, P. R. Luyten, and J. A. den Hollander

Introduction

When comparing ^{31}P magnetic resonance (MR) spectra from biological tissues of one particular type, variations in the spectral patterns may be observed. These can be due to biological variability but also to instrumental factors such as magnetic field homogeneity and the experimental protocol applied. Therefore, tissue characterization by means of ^{31}P MR spectroscopy is often ambiguous.

Temporal changes induced in the ^{31}P MR spectrum by a metabolic perturbation are usually much more informative. This is taken advantage of in ^{31}P MR spectroscopy studies on muscle metabolism. Indeed, many of the clinical protocols established so far rely upon the observation of temporal changes induced under aerobic or ischemic exercise.

It has recently been suggested that a similar approach could be followed for the investigation of human liver metabolism. It was demonstrated that iv fructose injections (250 mg/kg) led to changes of the high-energy phosphates in the human liver that could be monitored by ^{31}P MR spectroscopy, with adequate time resolution [4]. These results raised the hope that this type of measurement might provide the basis for tests of liver function.

The clinical potential of the fructose load test will critically depend upon the ease and speed with which localized ^{31}P MR spectra of the human liver can be obtained. We therefore implemented and applied a new ^{1}H image-guided localized ^{31}P MR spectroscopy technique that satisfies the requirements imposed by routine clinical applications of the fructose load test. The method has been tested on the liver of healthy volunteers [6].

Methods

Localized ^{31}P MR spectra were obtained on a 1.5 T Philips whole-body imager installed at Erasme Hospital [3]. Volunteers were positioned prone upon a 15-cm circular surface coil tuned to the ^{31}P resonance frequency. The regular body coil was used for ^{1}H imaging. Both imaging and spectroscopy coils remained in place during the complete examination session so that switching times between ^{1}H imaging and ^{31}P spectroscopy could be kept to a minimum. Volumes of interest (VOI), centered within the liver, were identified on a set of ^{1}H images and chosen as large as possible (up to 1000 cc). The magnetic field was shimmed over the VOI. Localized ^{31}P MR spectra were acquired, with adequate signal-to-noise ratio, in 1.5 min total acquisition time.

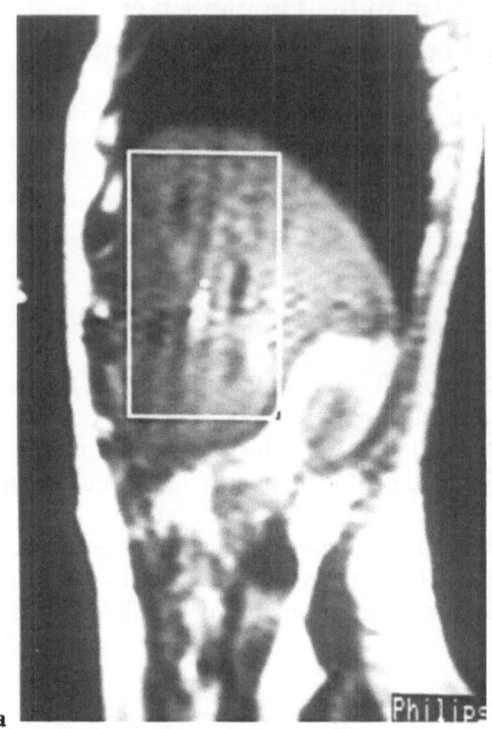

Fig. 1. a VOI (1100 cc) from which the
^{31}P MR spectrum of Fig. 1b has been
extracted. **b** ^{31}P MR human liver
spectrum from the VOI displaeyd in
Fig. 1a. Total measurement time:
32 min (with permission from *Magnetic
Resonance in Medicine and Biology*)

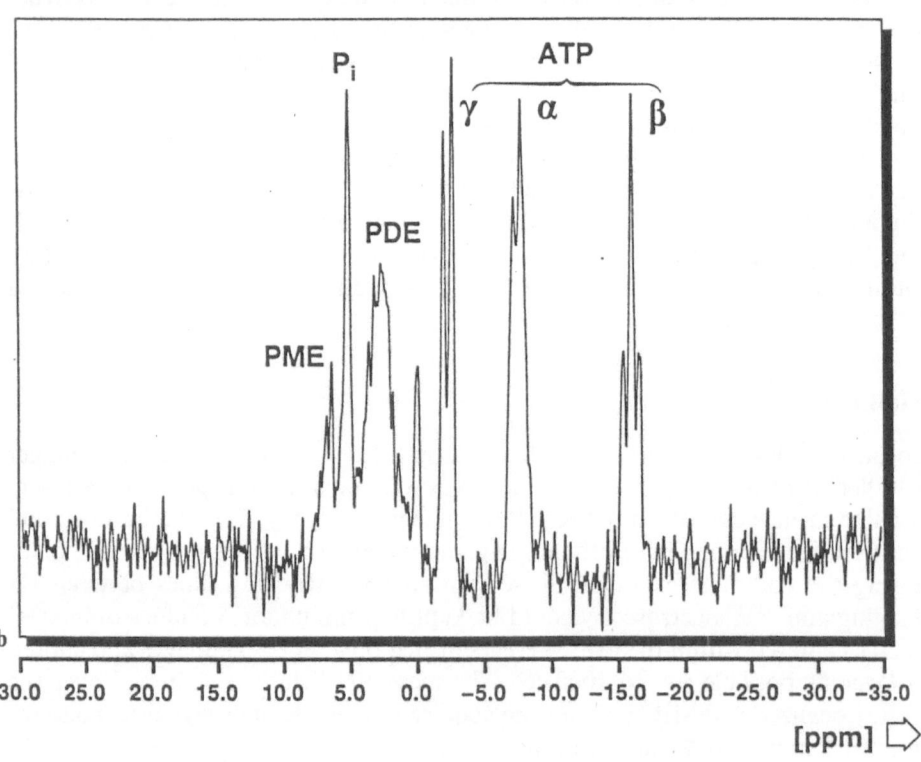

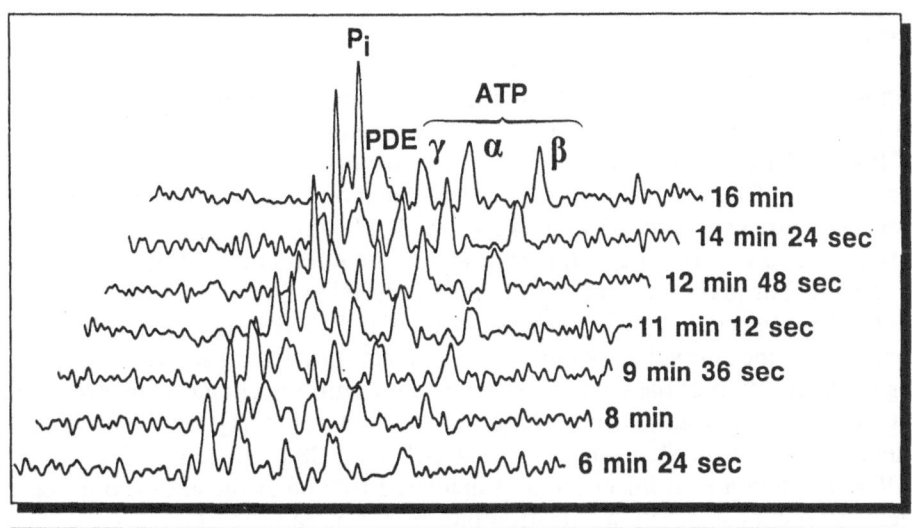

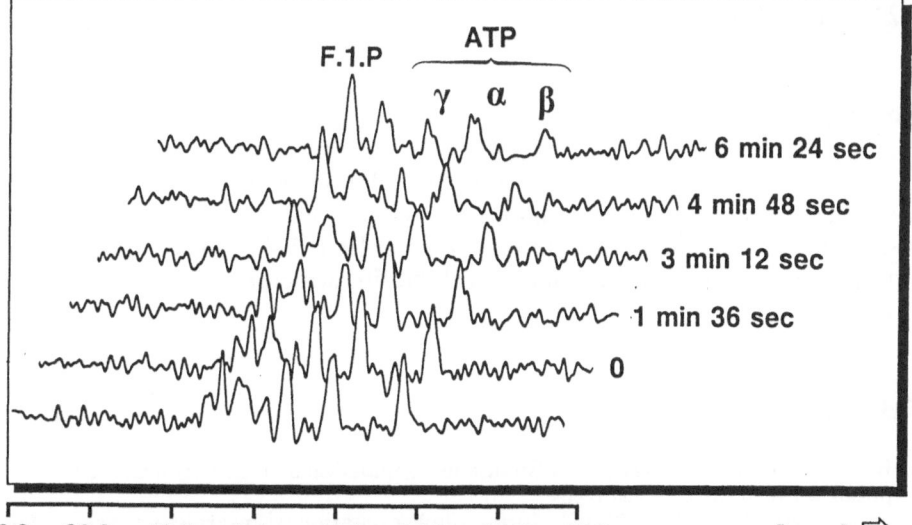

Fig. 2. Temporal changes induced in the ^{31}P MR liver spectrum after iv fructose injection (250 mg/kg). Acquisition time: 1.6 min/spectrum. Fructose was injected during acquisition of the second spectrum (with permission from *Magnetic Resonance in Medicine and Biology*)

Localization was performed by a technique derived from image-selective in vivo spectroscopy (ISIS) [5]. Inversion pulses were frequency-modulated hyperbolic secant pulses [1]. Read pulse was an adiabatic rapid half-passage pulse [2]. Hence, we achieved uniform excitation over the sensitive volume of the surface coil.

Results

Figure 1 a displays a sagittal ^{1}H image of the liver of a normal volunteer, measured immediately before the ^{31}P MR measurements that generated the spectrum of Fig. 1 b. The high-resolution ^{31}P MR spectrum displayed in Fig. 1 b originates from a VOI of 1100 cc, which has been indicated on the ^{1}H image. The spectrum (total measurement time: 32 min) shows the J-splittings of the ATP peaks. In addition, some fine structure is apparent within the PME and PDE lines.

Figure 2 displays the temporal changes induced in the ^{31}P MR liver spectrum by fructose injected iv (250 mg/kg). Sequential ^{31}P MR spectra are displayed, spanning a time interval of 19 min (1.6 min/spectrum). Fructose was injected during the acquisition of the second spectrum. The temporal changes observed agree qualitatively with what has been reported in the literature [1]. On the basis of the chemical shift of the P_i resonance, tissue pH was 7.38 preinjection, decreased to 7.06 about 6 min post injection, and increased to 7.66 at the end of our experiment, 80 min post injection (titration parameters used were $pK_a = 6.77$, $delta_a = 3.29$, $delta_b = 5.68$).

Conclusion

Our results demonstrate that excellent-quality ^{1}H image localized ^{31}P MR spectra of the human liver can be obtained on a clinical imager, at 1.5 T, with a time resolution of about 1 min. In addition, the liver ^{31}P MR spectra accumulated during longer examination times (30 min) exhibit fine structure within the PME and PDE spectral regions.

References

1. Baum J, Tycko R, Pines A (1983) Broadband population inversion by phase modulated pulses. J Chem Phys 79:4643–4644
2. Bendall MR, Pegg DT (1986) Uniform sample excitation with surface coils for in-vivo spectroscopy by adiabatic rapid half passage. J Magn Reson 67:376–381
3. Luyten PR, den Hollander JA (1987) Image-guided localized ^{31}P NMR spectroscopy by means of surface coils: measurement of different human organs in situ at 1.5 tesla. Soc Magn Reson Medic, 6th Ann Meet Abstract
4. Oberhaensli RD, Galloway GJ, Taylor DJ, Bore PJ, Rajagopalan B, Radda GK (1986) Assessment of human liver metabolism by phosphorous-31 magnetic resonance spectroscopy. Br J Radiol 59:695–699
5. Ordidge RJ, Connelly A, Lohman JAB (1986) Image-selective in-vivo spectroscopy (ISIS). A new technique for spatially selective NMR spectroscopy. J Magn Reson 66:283–294
6. Segebarth C, Grivegnee A, Luyten PR, den Hollander JA (in press) ^{1}H image-guided localized ^{31}P MR spectroscopy of the human liver. Magnetic Resonance in Medicine and Biology 1 (1)

Therapieverlaufskontrolle nach Chemotherapie an Tumoren des Menschen mit Hilfe der In-vivo-^{31}P-Spektroskopie *

W. Semmler, G. Gademann, P. Bachert-Baumann, H.-J. Zabel,
W.-J. Lorenz, G. van Kaick

Einleitung

Die Therapieverlaufskontrolle ist eine Routineaufgabe in der onkologischen Praxis und wird vorwiegend mit bildgebenden Verfahren durchgeführt. Der Kontrollparameter ist im allgemeinen die Tumorgröße. Die Größenreduktion des Tumors setzt im allgemeinen erst in einem Zeitraum von mehreren Tagen – meist Wochen – nach Beginn der Therapie ein. Eine Therapieresistenz kann daher erst relativ spät festgestellt und das revidierte Therapieregime verzögert eingeleitet werden. Die MR-Spektroskopie erlaubt, nichtinvasiv und in-vivo Informationen über den Zellmetabolismus zu erhalten. In tierexperimentellen Studien wurde nachgewiesen [2, 5], daß Chemotherapie, Radiatio und Hyperthermie im Zeitraum von einigen Stunden bis wenigen Tagen Veränderungen im ^{31}P-Spektrum der Tumorzellen hervorrufen. Nach Hochdosisbehandlung mit Cyclophosphamid tritt sogar bereits ca. 30 min nach Behandlungsbeginn eine deutliche Veränderung der In-vivo-^{31}P-Spektren auf [4]. Es sollte somit auch am Patienten möglich sein, mit Hilfe der ^{31}P-Spektroskopie Effekte der Tumortherapie festzustellen [6, 7, 3] und den Therapieverlauf zu verfolgen.

Material und Methode

Bei 8 Patienten wurden Verlaufskontrollen mit mehr als insgesamt je 4 Untersuchungen durchgeführt (1 Basisuntersuchung vor Therapie, 3 Kontrolluntersuchungen nach Therapie). Die Verlaufskontrolle wurde unter *Chemotherapie* und unter *Chemotherapie und Radiatio* durchgeführt. Alle Patienten hatten oberflächlich gelegene Tumoren mit keiner oder nur dünner Muskeldeckschicht.

Die Untersuchungen wurden mit einem 1,5-Tesla-Ganzkörpertomographen durchgeführt. Selbstgefertigte Oberflächenspulen verschiedenen Windungsdurchmessers dienten als Sende- und Empfangsspulen.

Zur Optimierung der Tiefenlokalisation wurde das Tiefenprofil der Spulen in Phantommessungen bestimmt. Die optimierten Pulssequenzen ermöglichten eine Reduktion des Anteils der Signalintensität (SI) der Oberflächenschicht im Vergleich zu den tiefer liegenden Tumoranteilen um mindestens den Faktor 3. Die

* Wir danken Herrn PD Dr. Brandeis von der Universitätskinderklinik, Herrn Dr. Haels von der Hals-Nasen-Ohrenklinik und Herrn Prof. Dr. Schlag von der chirurgischen Universitätsklinik Heidelberg für ihre Unterstützung und für die Bereitstellung und Betreuung der Patienten.

Homogenität des B_o-Feldes wurde mit Hilfe der Protonenresonanz des Gewebswassers auf $\leq 0{,}5$ ppm (FWHM) eingestellt. Die Pulsbreite betrug bei den In-vivo-Messungen am Patienten $t_p = 130$ μs, die Pulswiederholzeit $TR = 1\,000$ ms bzw. $TR = 3\,000$ ms. Die Meßzeit lag im allgemeinen zwischen 8 und 15 min, die Gesamtuntersuchungszeit ohne Bildgebung bei ca. 45 bis max. 60 min.

Die Spektren wurden mit Hilfe eines Least-square-fit-Programms quantifiziert. Integral, Linienbreite und Linienlage des anorganischen Phosphats (P_i), des Phosphokreatin (PCr) und der Nukleosidtriphosphate (NTP) wurden angepaßt.

Die Therapieverlaufskontrollen teilen wir in Kurz- und Langzeituntersuchungen ein. *Kurzzeituntersuchungen* sind Verlaufskontrollen im Zeitbereich von Beginn der Applikation der Therapie bis zu einigen Stunden, maximal 1–2 Tagen nach Therapiebeginn und zeigen den unmittelbaren Effekt des Therapeutikums auf den Zellmetabolismus. *Langzeitkontrollen* sind Therapieverlaufskontrollen über den Zeitraum von Tagen bis Wochen und Monate. In diesen Studien sollten nach Ablauf des 1. Zellzyklus (ca. 1–2 Tage) die veränderten Anteile der verschiedenen Zellpopulationen in der Tumormasse beobachtet werden können.

Resultate

Unsere Erfahrungen beziehen sich auf 8 Einzelfälle mit Verlaufskontrollen bei unterschiedlichen Tumoren und weitere Einzelfälle, bei denen keine oder weniger als 3 Nachuntersuchungen durchgeführt wurden. 3 Fälle sollen hier exemplarisch beschrieben werden.

Fall 1: Bei einem 59jährigen Patienten mit einem rechts temporal gelegenen Lokalrezidiv eines malignen Melanoms (Abb. 1 a) wurde eine spektroskopische Untersuchung durchgeführt. Das ^{31}P-Spektrum wurde nach Subtraktion des durch die immobilen Phosphoratome erzeugten breiten Anteils mit einem Least-square-fit angepaßt (Abb. 1 b). Im Vergleich zu Muskelspektren werden in ^{31}P-Tumorspektren hohe Phosphomonoester (PME) – und Phosphodiester (PDE) – SI (Linien VII und V in Abb. 1 b) beobachtet. Der Patient wurde einer operativen Therapie zugeführt und eine Verlaufskontrolle war daher nicht möglich.

Fall 2: Bei einer 17 Jahre alten Patientin mit einem Osteosarkom des Beckens wurde eine Verlaufskontrolle über mehr als 260 Tage nach Chemotherapie und adjuvanter Strahlentherapie mit insgesamt 10 Kontrolluntersuchungen durchgeführt. In den ersten 100 Tagen konnte eine Tumorremission beobachtet werden, danach eine erneute Tumorprogres-

→

Abb. 1 a, b. Fall 1: 56jähriger Patient mit einem rechts temporal gelegenen Lokalrezidiv eines malignen Melanoms. **a** Frontales (li.) und transversales (re.) MR-Tomogramm des Kopfes (SE (2100/22,35)). Die Ausdehnung des Tumors ist durch Pfeile gekennzeichnet. **b** ^{31}P-MR-Spektrum des in *a* dargestellten Tumors. Das Spektrum wurde mit einer Oberflächenspule von 5 cm Durchmesser aufgenommen ($TR = 1\,000$ ms, Aufnahmezeit $= 8$ min). Es werden reduzierte PCr und erhöhte P_i, PME und PDE-Resonanzen beobachtet. Die Zuordnung der Linien erfolgte in Analogie zu Spektren experimenteller Tumoren [2,5]: *I* β-NTP; *II* α-NTP, α-NDP, and NAD$^+$/NADH; *III* γ-NTP und β-NDP; *IV* Phosphokreatin (PCr); *V* Phosphodiester (PDE); *VI* anorganisches Phosphat (P_i); *VII* Phosphomonoester (PME). Zur Unterscheidung sind die Anpassungskurven im Vektormode, die Datenpunkte im Histogrammode dargestellt. Eine Anpassung der unaufgelösten Linie der PME und der PDE wurde nicht durchgeführt, da weder die Anzahl der Linien noch die Linienlage im Einzelfall bekannt sind. Die Linienintegrale dieser Phosphormetabolite wurden daher durch Subtraktion der Lorenz-Anpassung von den Datenpunkten bestimmt

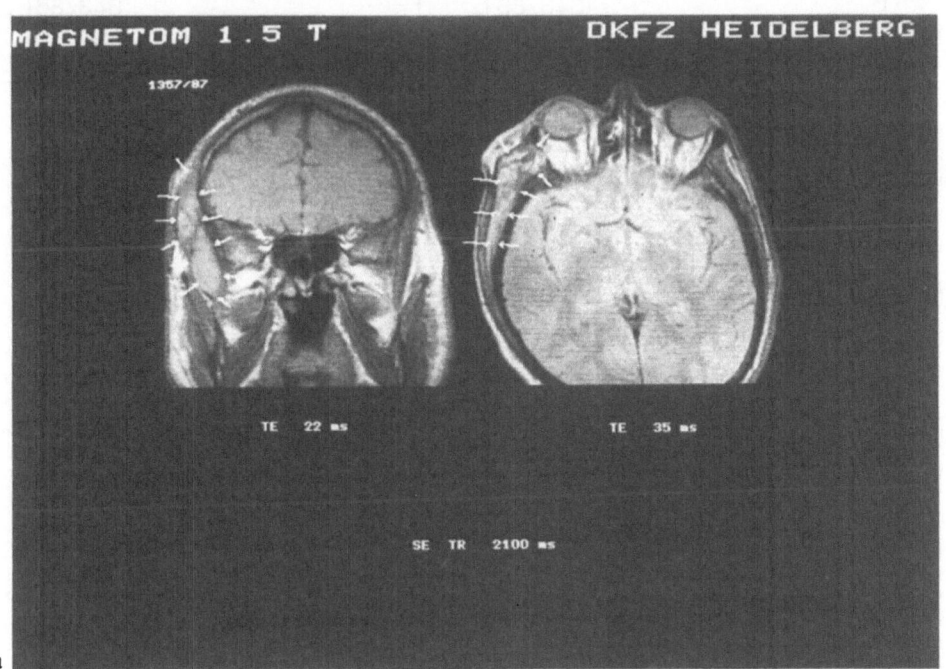

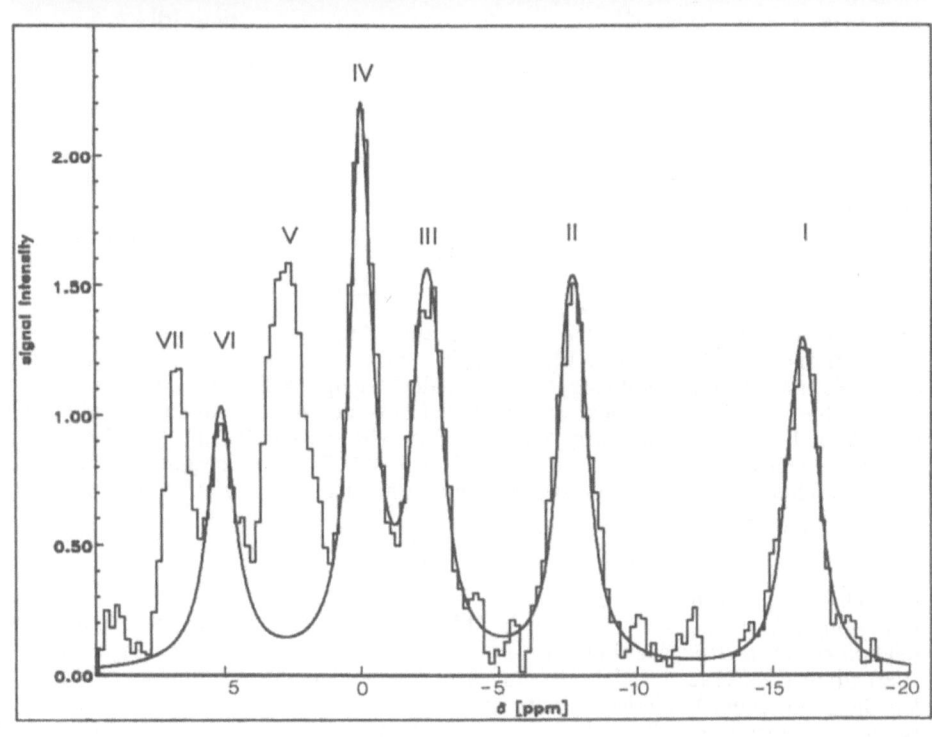

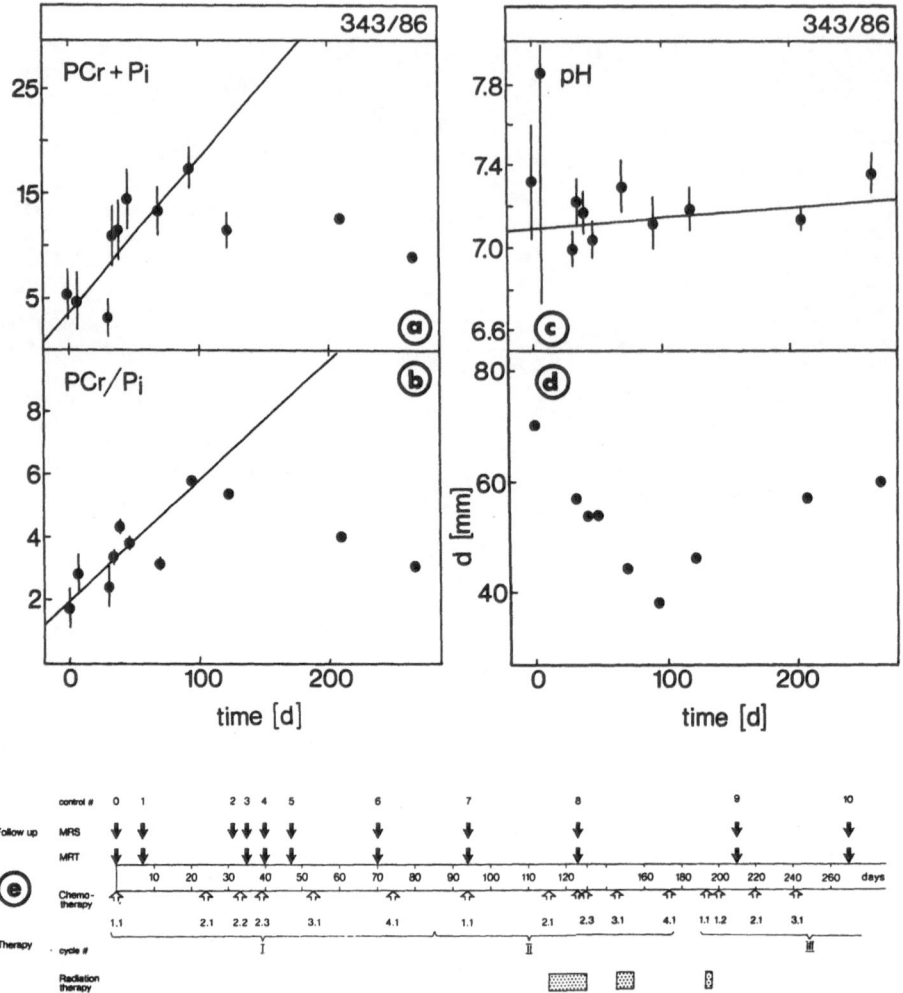

Abb. 2 a–e. Fall 2, Langzeitkontrolle: Quantitative Auswertung der ^{31}P-Spektren eines Osteosarkoms des Beckens einer 17jährigen Patientin. Die Geraden stellen Least-square-fits an die ersten 8 Datenpunkte (**a, b**) bzw. an alle Datenpunkte (**c**) dar. Die Geraden sind eingezeichnet, um den Trend der Veränderungen zu verdeutlichen. **a** Summe von PCr- und P_i-SI, **b** die PCr-P_i-SI-Verhältnisse, **c** die aus dem Abstand von P_i- und PCr-Resonanzen berechneten intrazellulären pH-Werte und **d** der in den MR-Bildern bestimmte transversale Tumordurchmesser als Funktion der Zeit nach Therapiebeginn. **e** Untersuchungsprotokoll

sion. Dies spiegelt sich in den transversalen Tumordurchmessern wider, die in Abb. 2d als Funktion der Zeit dargestellt sind. Wie in Abb. 2a und Abb. 2b zu sehen, besteht eine Korrelation zwischen Größenveränderung des Tumors (Abb. 2d) und von PCr-P_i-Summe und -Verhältnis. Die Geraden sind Anpassungen an die ersten 8 Untersuchungen und sollen allein die Tendenz der Veränderung zum Ausdruck bringen. PME und PDE-SI unterliegen bei diesen Messungen großen Schwankungen und sind daher nicht aussagekräftig. Der pH-Wert (Abb. 2c) ist während der gesamten Verlaufskontrolle nahezu konstant.

Fall 3: Kurzzeit- und Langzeitkontrollen wurden bei einem 59 Jahre alten Patienten mit einer zervikalen Lymphknotenmetastase eines Plattenepithelkarzinoms der Lunge durch-

18

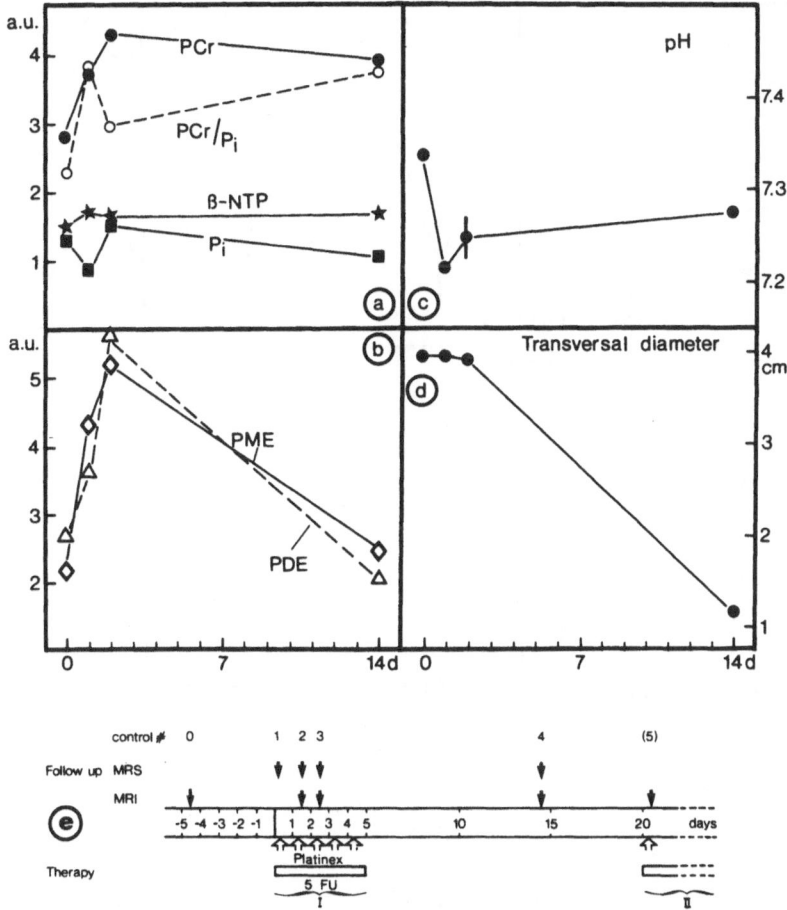

Abb. 3 a–e. Fall 3, Langzeitkontrolle: Spektren einer zervikalen Lymphknotenmetastase eines Plattenepithelkarzinoms der Lunge eines 59jährigen Patienten. **a** PCr-, β-NTP und P_i-SI und PCr-P_i-SI-Verhältnisse, **b** PME- und PDE-SI, **c** pH-Werte und **d** der in den MR-Bildern bestimmte transversale Tumordurchmesser als Funktion der Zeit nach Therapiebeginn. **e** Untersuchungsprotokoll

geführt. An 5 folgenden Tagen wurde täglich eine kontinuierliche 5-Fluoruracil (5-FU) Infusion (1 000 mg/m²) und eine 1stündige Cisplatininfusion (20 mg/m²) verabreicht.

Die Langzeitkontrolle am 1., 2., 3. und 14. Tag nach Therapiebeginn zeigt einen konsistenten Verlauf der SI von P_i, PCr und β-NTP und für das Verhältnis von PCr/P_i (vgl. Abb. 3), obwohl zu jeder Messung eine neue Positionierung der Spulen vorgenommen werden mußte. Ein signifikanter Anstieg in der PCr- und ein Abfall in P_i-SI wird bei der 1. bzw. 2. Kontrolle beobachtet. PME und PDE-SI steigen nach Therapiebeginn an (Abb. 3 b) und gleichzeitig wird eine Absenkung des pH beobachtet. Die Remission des Tumors unter Therapie führt nach 14 Tagen zu einem Abfall der PME- und PDE-SI auf die Ausgangskonzentration. PCr bleibt erhöht und die anderen Spektrenparameter erreichen etwa wieder die Ausgangswerte.

Die Anwendung der initialen Therapie wurde im MR-Tomographen über 80 min verfolgt (Abb. 4). Neben den Ausgangsspektren vor Therapiebeginn konnten 4 Spektren 10 min, 34 min, 63 min und 80 min nach Therapie in einer Kurzzeitverlaufskontrolle gewonnen werden. Zu Beginn der Cisplatininfusion (vgl. Abb. 4 e) bewegte sich der Patient,

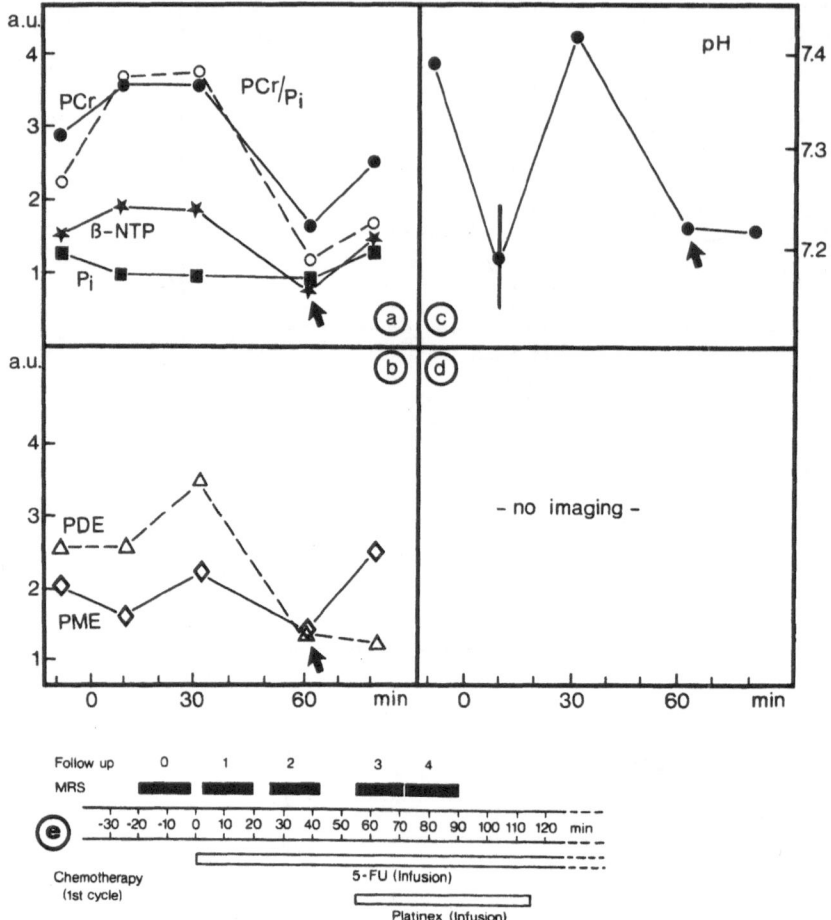

Abb. 4a–e. Fall 3, Kurzzeitkontrolle: Spektrenparameter der Kurzzeitkontrolle desselben Patienten wie in Abb. 3. Die Spektren wurden im MR-Tomographen während der Infusion der Chemotherapeutika über ca. 90 min aufgenommen. Der Pfeil markiert den Zeitpunkt, zu dem der Patient eine Lageveränderung während der Untersuchung vornahm. **a** PCr-, β-NTP und P_i-SI und PCr-P_i-SI-Verhältnisse, **b** PME- und PDE-SI und **c** pH-Werte als Funktion der Zeit nach Therapiebeginn. **d** Während der Kurzzeitkontrolle wurden keine MR-Tomogramme aufgenommen, es kann jedoch davon ausgegangen werden, daß innerhalb von 90 min keine Größenveränderungen des Tumors auftritt. **e** Untersuchungsprotokoll

so daß deutliche systematische Fehler in den folgenden Spektren (63 bzw. 80 min) auftreten. Bereits 10 min nach Therapiebeginn wird eine Erhöhung des PCr-SI und des PCr-P_i-Verhältnisses beobachtet (Abb. 4a). Auch die β-NTP-SI zeigen einen Anstieg, während die Konzentration des P_i abfällt (Abb. 4a). Die PDE-SI steigt erst nach 34 min an (Abb. 4b). Bei den pH-Werten ist die Schwankung zu groß, um definitive Schlüsse ziehen zu können.

Diskussion

In der onkologischen Therapie ist die möglichst frühzeitige Unterscheidung von "Respondern" und "Non-Respondern" für die Optimierung der Therapie von entscheidender Bedeutung. Insbesondere kann dadurch Patienten, die auf die Therapie nicht ansprechen, eine unnötige Belastung erspart bleiben. Bevor klinische Zeichen einer Tumorregression nach Therapie auftreten, sind Veränderungen im Stoffwechsel anzunehmen, die zu einer irreversiblen Schädigung der Zelle führen. Das kürzeste Zeitintervall zwischen Therapie und dem Auftreten des Zelltodes wird im allgemeinen mit 1–2 Zellzyklen angegeben (etwa 1–2 Tage). Die metabolischen Prozesse, die zum Zelltod führen, sind von komplexer Natur und vom Zytostatikum, der Therapieart und den Modalitäten der Therapie abhängig. Es kann jedoch erwartet werden, daß die ersten metabolischen Veränderungen bereits wenige Minuten nach Applikation des Zytostatikums einsetzen (vgl. [4]). Die Langzeitkontrollen ab 2 Tagen nach Therapiebeginn sind dazu geeignet, die Veränderungen in den Anteilen verschiedener Zellpopulation (z. B. oxisch, anoxisch) nachzuweisen. So werden bekanntlich bei der Strahlentherapie gut mit Sauerstoff versorgte Zellen 1–2 Tage nach Therapiebeginn stark geschädigt, dagegen haben die anoxischen Zellen eine höhere Überlebenswahrscheinlichkeit.

Das ^{31}P-Spektrum in Abb. 1 b ist typisch für alle in dieser Arbeit gemessenen Tumorspektren. Die erhöhten PME- und PDE-SI werden auch in den Spektren experimenteller Tumoren beobachtet. Mit zunehmender Tumorgröße steigen sowohl die Konzentrationen der PME, der PDE als auch die des P_i. Erhöhten PME-SI werden nicht nur Tumorspektren, sondern auch in Spektren von gesundem Gewebe (Leber, Hirn) beobachtet. Glukosebelastungstests weisen darauf hin, daß in der Leber die PME-Linie zu einem großen Anteil aus Zuckerphosphaten besteht [8], während den hochauflösenden Spektren die von Aufschlüssen von Tumoren gewonnen wurden, einen großen Anteil von Phosphoäthanolamin und Phosphocholin im Bereich der PME aufweisen [1, 8].

Langzeitverlaufskontrolle

In der Langzeitverlaufskontrolle der 17jährigen Patientin (Fall 2) wird in den ersten 100 Tagen ein Anstieg der PCr-P_i-Summe und des PCr-P_i-Verhältnisses beobachtet; dies korrespondiert mit einer Verkleinerung des Tumors (Abb. 2 d). Die Tumorprogression nach diesem Zeitraum korreliert mit einem Abfall der obengenannten Spektrenparametern. Der Anstieg der PCr-P_i-Konzentration muß bei Berücksichtigung der beobachteten Volumenverkleinerung des Tumors als eine Vergrößerung des Anteils der aeroben Zellpopulation angesehen werden. Mit der Größenzunahme nimmt dieser Anteil im Verhältnis zu den anaeroben Zellpopulationen ab und das Verhältnis und die Summe beider Parameter werden kleiner.

Bei deutlicher Volumenabnahme des Tumors im Beobachtungszeitraum kann bei allen Lokalisationstechniken ein größerer Anteil von Nichttumorgewebe in das Beobachtungsvolumen geraten und dadurch eine Veränderung des ^{31}P-Spektrums verursachen. Der Anstieg der PCr-SI bzw. des PCr-P_i-Verhältnisses bei der

Lmyphknotenmetastase unmittelbar nach Therapiebeginn (Fall 3) kann jedoch nicht auf eine Größenveränderung des Tumors zurückgeführt werden, da dieser bei den ersten 3 Untersuchungen konstant blieb (Abb. 3 d). Die oben gegebene Interpretation für den Anstieg der Parameter bei einer Tumorregression kann zumindestens für diesen Fall als gesichert angesehen werden und gilt wahrscheinlich auch für den Fall 2.

Der Anstieg der PME-Werte in den ersten Tagen nach Beginn der Therapie (Fall 3, Abb. 3 b) kann durch ein einfaches pathophysiologisches Modell erklärt werden: Die Hauptkomponenten der PME-SI im Tumor, Phosphoäthanolamin und Phosphocholin, sind notwendige Bausteine der Zellmembransynthese, die bei einer durch die Zytostatika gestörten Teilung der Zelle nicht benötigt werden und vorübergehend vermehrt auftreten. Die PDE-Linie besteht im wesentlichen aus Resonanzen von Phosphogliceriden, den wichtigsten Membranphospholipiden. Der gegenüber den PME am 2. Tage deutliche Anstieg der PDE kann somit als Folge eines Zellzerfalls interpretiert werden. Die SI der Resonanzen von PME und PDE erreichen spätestens nach 14 Tagen wieder ihre Ausgangswerte, so daß von einer Normalisierung des Membranstoffwechsels ausgegangen werden kann. Ein nahezu gleicher Verlauf der PME- und PDE-SI wurde nach einer lokoregionalen Perfusionstherapie beobachtet. PME- und PDE-SI erreichten ein Maximum 1 bzw. 2 Tage nach Therapiebeginn und normalisierten sich bereits am 3. Tage [9]. Die Untersuchungen in dem hier vorgestellten Fall schließen einen Rückgang auf die Ausgangswerte der PME- und PDE-SI zu einem früheren Zeitpunkt nicht aus und sind daher mit den Beobachtungen von Semmler et al. [9] vereinbar.

Wenn auch das einfache pathophysiologische Modell die Meßergebnisse konsistent erklären kann, ist zu berücksichtigen, daß die PME-Resonanz auch Signale von Zuckerphosphaten enthält, die verstärkt im anaeroben Metabolismus auftreten. Ein Anstieg der PME kann wenigstens zum Teil auch durch einen solchen Mechanismus erklärt werden.

Kurzzeitverlaufskontrolle

Die quantitative Auswertung der ^{31}P-Spektren, die während der 5-FU und Cisplatininfusionen gewonnen worden, ist in Abb. 4 wiedergegeben. Bereits 10 min nach Applikation von 5-FU wird eine signifikante Änderung der PCr-Werte beobachtet, während für die PDE-Werte ein Anstieg nach 34 min auftritt. Zu Beginn der Cisplatininfusion bewegte sich der Patient, so daß bei der 4. und 5. Messung (63 bzw. 80 min) geänderte Aufnahmebedingungen vorlagen. Es ist nicht möglich zu entscheiden, ob die beobachteten spektralen Änderungen eine Folge der Cisplatininfusion und/oder der Lageveränderung waren. Die Datenpunkte 10 min und 34 min nach Therapiebeginn legen jedoch nahe, daß ein Effekt infolge der Infusion des Therapeutikums vorliegt. Eine Kurzzeitkontrolle in einem anderen Fall zeigte, daß unter Infusion von Chemotherapeutika eine Veränderung der Spektrenparameter erfolgt [10]. Ob diese Veränderung Ausdruck einer therapeutischen Wirkung oder nur eine physiologische Reaktion auf das Therapeutikum ist, kann beim jetzigen Stand der Studie nicht entschieden werden.

Zusammenfassend können wir feststellen, daß die ^{31}P-Spektroskopie in der Lage ist, Tumorprogression und Tumorregression zu verfolgen (Fall 2). Weiter ist es möglich, einen Effekt der Therapie auf den Zellmetabolismus bereits innerhalb von 2 Tagen nachzuweisen (Fall Nr. 3, Langzeitkontrolle). Die beobachteten Änderungen der Spektrenparameter lassen sich anhand eines einfachen pathophysiologischen Modells erklären. Effekte auf den Tumormetabolismus werden bereits 15–30 min nach Beginn einer Infusion von Chemotherapeutika beobachtet (Fall 3, Kurzzeitkontrolle). Es muß jedoch festgehalten werden, daß die bisher vorliegenden geringen Erfahrungen noch nicht gesichert sind und durch größere Fallzahlen erhärtet werden müssen.

Literatur

1. Bárány M, Glonek T (1984) Identification of diseased states by phosphorus-31 NMR. In: Gohrenstein DG (ed) Phosphorus-31 NMR, principles and applications. Academic Press, London, pp 511–545
2. Evanochko WT, Ng TC, Lilly MB, Lawson AJ, Corbett TH, Durant JR, Glickson JD (1983) In vivo ^{31}P NMR study of the metabolism of murine mamary 16/C adenocarcinoma and its response to chemotherapy, x-radiation, and hyperthermia. Proc Natl Acad Sci USA 80:334–338
3. Just M, Gutjahr P, Juretschke HP, Dittrich N, Higer HP, Klose KJ, Ritter G (1987) ^{31}Phosphor-Spektroskopie bei osteogenem Sarkom. Fortschr Röntgenstr 146:144–148
4. Naruse S, Horikawa Y, Tanaka C, Higuchi T, Ueda S, Hirakawa K, Nishikawa H, Watari H (1985) Observations of energy metabolism in neuroectodermal tumors using in vivo ^{31}P-NMR. Magn Reson Imag 3:117–123
5. Ng TC, Evanochko WT, Hiramoto RN, Ghanta VK, Lilly MB, Lawson AJ, Corbett TH, Durant JR, Glickson JD (1982) ^{31}P-NMR spectroscopy of in vivo tumors. J Magn Reson 49:271–286
6. Ng TC, Majors AW, Meany TF (1986) In vivo MR spectroscopy of human subjects with a 1.4-T whole body MR imager. Radiology 158:517–520
7. Nidecker AC, Müller S, Aue WP, Seelig J, Fridrich R, Remagen W, Hartweg H, Benz UF (1985) Extremity bone tumors: evaluation by P-31 MR spectroscopy. Radiology 157:167–174
8. Oberhaensli RD, Gallowy GJ, Talor DJ, Bore PJ, Rajagopalan B, Radda GK (1986) First year of experience with ^{31} magnetic resonance studies of human liver. Magn Res Imag 4:413–416
   Oberhaensli RD, Bore PJ, Rampling RP, Hilton-Jones D, Hands LJ, Radda GK (1986) Biochemical investigation of human tumours in-vivo with phosphorus-31 magnetic resonance spectroscopy. Lancet II:8–11
9. Semmler W, Gademann G, Schlag P, Bachert-Baumann P, Zabel H-J, Lorenz WJ, van Kaick G (to be published) Impact of hyperthermic regional perfusion therapy on cell metabolism of malignant melanoma monitored by ^{31}P-MR spectroscopy. Mag Res Imag (to be published)
10. Semmler W, Gademann G, Bachert-Baumann P, Zabel H-J, Lorenz WJ, van Kaick G (to be published) Monitoring of human tumor response to therapy by means of ^{31}P-MR spectroscopy. Radiology (to be published)

Magnetic Resonance Imaging in Paediatric Neurology

R. E. Steiner

The lack of ionizing radiation hazards and the high level of grey-white matter contrast available with magnetic resonance imaging (MRI) are the two most important indications for its use in the investigation of the central nervous system in infants and children. Magnetic resonance image quality has been improved by the use of spherical receiver coils and age-adjusted sequences allowing for the use of a high-resolution (256×256) image reconstruction matrix. This increased resolution allows for a more satisfactory demonstration of the cortex and details of sulci, as well as the demonstration of pathological processes. The inversion recovery sequence provides the best information for visualizing the normal process of myelination, in addition to the possibility of recognizing delays or deficits.

Much of what is seen in children is parallel to what we note in adults, but there are several basic differences. In the neonatal brain, T_1 and T_2 are very much longer than in adults due to the high water content in the former. This difference also has the following effects relative to the adult brain: the latter normally has an increased T_2 with a haematoma, but this will be reduced relative to neonatal brain. The reduced myelination also means that fewer grey and white matter interfaces are available for assessment of mass effects in the first 1–2 years of life. Furthermore, the spectrum of disease also differs from that in adults.

Intracerebral and intraventricular haemorrhage is well displayed in MRI, and its evolution parallels that in adults. The recognition of ischaemic anoxic encephalopathy (IAE) is difficult since the normal neonatal brain shows an increased T_1 and T_2 in periventricular regions which are similar to the changes seen in IAE. Periventricular leukomalacia, on the other hand, is well demonstrated, although in the neonatal period ultrasound has distinct advantages over MRI in terms of ease of operation and convenience. Ventricular dilatation is well seen. Tumours are recognized on MRI using the same general criteria as for adults.

Bibliography

1. Bydder GM (1984) Nuclear magnetic resonance imaging of the brain. Br Med Bull 40(2):170–174
2. Johnson MA, Bydder GM (1984) Nuclear magnetic resonance imaging of the brain in children. Br Med Bull 40(2):175–178
3. Johnson MA, Pennock JM, Bydder GM et al. (1983) Clinical NMR imaging of the brain in children: normal and neurologic disease. AJNR 4:1013–1026
4. Peterman SB, Steiner RE, Bydder GM (1984) Nuclear magnetic resonance imaging of intracranial tumours in children and adolescents. AJNR 5(6):703–709

Magnetic Resonance Imaging (MRI) in Neuroradiology

W. P. Dillon, T. H. Newton

The rapid development of high quality MR images of the brain and cord as well as an increased understanding of the potential of magnetic resonance in providing both anatomic and physiologic information would indicate that, in the future, MR will be the primary diagnostic technique for imaging the central nervous system. Exceptions to this statement will include evaluation of the traumatized and/or uncooperative patient, as well as a very small number of patients who are unable to tolerate the claustrophobic atmosphere of an MR imager.

A substantial number of manufacturers are now generating images of varying appearance and quality using both resistive and superconducting magnets. If we are to better understand MR during this period of both basic and clinical research, then we must require the following information about a particular image:

1. The imaging technique used must be clearly identified. The techniques most commonly used today are spin-echo, inversion recovery, saturation recovery, and partial saturation.
2. Within any imaging sequence, the imaging parameter(s) used in that sequence including the pulse sequence intervals, recovery time, and echo delay, should be stated. If 3D imaging is used, it should be so stated.
3. The number of slices, the number of averages, and the total time required for obtaining a specific number of slices provide information concerning the efficiency of a particular imaging sequence, as well as the signal-to noise ratio in a particular sequence.
4. Field strength utilized will reflect both the quality of the image and the time required to obtain a particular number of images.
5. The matrix size and slice thickness will affect the spatial resolution of the image.

Information which can be obtained form an MRI image can be maximized by the ability to derive T1 and T2 relaxation times from that image, as well as spectral analysis (i.e., phosphorus). Currently, multiple imaging parameters are required to calculate T1 and T2 relaxation times. In order to derive absolute T1 and T2 relaxation times, two spin-echo imaging sequences with differing repetition times (TR) and two echo delays (TE) are required. It should be remembered that T1 and T2 relaxation times are specific for a particular imaging sequence in a magnet of a particular field strength. It is also important to remember that MRI intensity values are relative and cannot be compared from patient to patient until such time as a standardization technique is developed. Images obtained in any imaging sequence should not be identified as either T1 or T2 images. Images in any sequence are influenced more heavily by either T1 or T2 parameters. Absolute T1 or T2 values are values, or images, which are derived from varying the parameters within the imaging sequence.

In comparing anatomic information obtained with MR versus CT, it should be remembered that contrast detail obtained with the CT images is primarily based on electron density as well as photon flux, while spatial detail is influenced by the size and accuracy of the detector, matrix size, photon flux, and algorithm used. In magnetic resonance, the contrast detail is influenced not only be hydrogen ion density, but the molecular environment within which that hydrogen molecule is situated, as well as the temperature and state of motion of hydrogen ions in or around the imaging field. Contrast detail available with MR far exceeds that of CT. Spatial detail is influenced by the strength of the magnetic field, the matrix, size, the field gradient, the stability of the gradient coils, and the sensitivity of the RF coils. The planes in which the CT image are formed are restricted by the geometry of the gantry. All sagittal, and a significant number of coronal images must be obtained by reformatting of the axila data. The resolution of these reformatted images is limited by the slice thickness and the pixel size. In MR, images can be generated in any plane depending on the orientation of the gradients in the x, y, z plane. This means that there is no compromise of contrast or spatial detail in any imaging plane. Because bone contains a relatively small amount of mobile hydrogen, the MR signal is extremely low. Although this precludes the imaging of cortical bone, it also eliminates the high spatial frequency artifacts associated with the presence of bone on CT. MR detail of the brainstem is therefore equivalent, or superior to that obtained on higher cortical cuts. Although cortical bone cannot be imaged, cancellous bone can because of the iron and fat within the marrow to which MR is extremely sensitive.

The anatomic information available on the MR image will be quite familiar to those who work with CT, with the following exceptions:
1. The grey-white differentiation is far more distinct.
2. The normally "white" calvarium appears "black". The white rim around the vault represents fat within the scalp and should not be confused with the calvarium. Since blood moves rapidly through vessels, no single blood element remains in the field long enough to provide a strong signal. Therefore blood vessels appear black, or as areas of very low signal intensity. It is possible, by varying the image parameters, to take advantage of the fact that the blood is in motion and thereby either qualitatively or quantitatively assess blood flow. Using the spin-echo imaging technique, the signal from venous structures can be increased by increasing the echo delay and pulse sequence interval. These observations can be expanded, and the phenomena used to arrive at a diagnosis of carotid occlusion. In the case of a carotid which is either occluded or has marked impairment of flow, one will see either a vessel which is of similar intensity to a clot (i.e., and occluded vessel) or one which provides an increased signal, as in slowly moving blood.

In addition to a markedly varied and complex molecular structure and environment, the brain is best characterized by variations in brain water and fat. Grey matter contains ten to fifteen percent more water than white matter, and white contains significantly more lipid within the myelin than does grey matter.

There is a difference of approximately ten percent in fat content between white and grey matter. It is these two chemical differences which account for much of the contrast differences between grey and white matter in MRI. The appearances vary with the imaging sequence and imaging parameters. In sequences which are more T1 dependent, one would expect to see a greater signal emanating from white matter, since T1 relaxation is more sensitive to the presence of fat and less sensitive to the presence of water. In sequences which are more T2 dependent, one would anticipate a greater signal arising from grey matter or pathologic processes containing increased water, since T2 relaxation is more sensitive to the presence of water. In the imaging parameters which can be applied in the spin-echo sequence, we have found that the longer repetition times (TR) and echo delay periods (TE) are more sensitive to the presence of pathology in which either decreased myelin or increased water content is a major component. This is best seen in the edematous, demyelinated plaques of multiple sclerosis.

In deciding which imaging sequence or parameters are optimal for MR imaging, several factors must be considered.

1. An imaging sequence which is relatively efficient in terms of providing a large number of slices with minimal noise would be desirable.
2. An imaging sequence which enhances the presence of pathology is desirable. If this could be done with a minimal sacrifice of anatomic detail, it would be even more attractive.
3. It is likely that appropriate imaging sequences will have to be defined by those basic pathophysiological responses the brain makes to a variety of insults. Since most ischemic and traumatic events are associated with increased edema, those sequences in which T2 is a major contributor will probably be most sensitive. A significant number of tumors also are associated with edema fluid, however, a number of slow growing benign lesions may not be visualized in those sequences which are T2 weighted, but rather an alternative sequence may be more desirable. A significant amount of basic and animal research is required to further expand these concepts.

Magnetic Resonance Imaging and Computed Tomography of the Hind-Brain and Upper Cervical Cord: Normal Variation and the Chiari Malformations

B. E. Kendall and J. M. Stevens

Introduction

Precise imaging of the neuraxis in the region of the craniocervical junction is a reliable practical routine using computed myelography and magnetic resonance imaging (MRI). Morphological features, including variation in the flexed and extended positions, CSF bulk flow, abnormalities in tissue density or signal-reflecting pathological changes in brain and the cord substance and any abnormal permeability and structure of the neuraxis resulting in accumulation of fluid in communication with the extracellular spaces can be outlined.

Despite excellent recent radiological descriptions of Chiari I and II malformations, difficulties persist in classification on the basis of individual features, sufficient to warrant reappraisal of classification to include these variations. Our experience, and that of many others, indicates that the descent of cerebellum below the foramen magnum is not uncommon; sometimes this is manifestly an incidental anomaly, the patients' symptoms being clearly explained by another significant pathology also shown on the study.

Material and Methods

The material used in this presentation is from an ongoing clinico-radiological study concerned with:
1. Morphological features of the brainstem in patients with normal cerebellar anatomy and in the Chiari malformations
2. Clinical correlations between individual morphological features of Chiari I malformations and their influence on the outcome of some types of surgical intervention

Patients without abnormality of the rhomboencephalon were used as controls. They were assessed with supine MRI and with the neck in both flexion and extension on computed myelography. Linear and cross-sectional measurements were made to categorise the size and position relative to the clivus and foramen magnum of the midbrain, pons and medulla, the position of the dorsal column nuclei, the fastigium, the lower poles of the cerebellar tonsils and the biventral lobules. Similar measurements were made on 50 patients diagnosed as having Chiari malformations on MRI and 52 diagnosed on myelocisternography.

Results

Normals. In normals, the cerebellar tonsils were by definition above the plane of the lower border of the foramen magnum. In about 80% the biventral lobules could be clearly identified by recognition of the secondary fissure and were shown to reach the plane of the lower margin of the foramen magnum and occasionally to descend below it lateral to the medulla. In 3% the tonsils descended as low as and in 2% beyond the level of the biventral lobules, extending close to the plane of the foramen magnum and virtually obliterating the cranial part of the cisterna magna.

The obex and dorsal column nuclei always lay above the plane of the foramen magnum. In 10 normals, a cross-sectional area of the neuraxis perpendicular to the long axis was computed at the level of the cervical flexure, which was taken to be opposite to apex of the dens. Similar sectional areas were also measured at supraolivary, midolivary and cuneiform tubercle levels. The area decreased by 10%–15% between extension and flexion of the head, the maximum change occurring in relation to the pivot point at the level of the covering of the apex of the dens.

Chiari I Malformations. In patients classified as having Chiari I malformations, the cerebellar tonsils lay below the plane of the foramen magnum and lower than the biventral lobules when these could be distinguished. Vermian lobulation and the height of the fastigium from the floor of the fourth ventricle was within the normal range in all cases. In over 50% the obex and dorsal column nuclei lay below the plane of the foramen magnum, and this was due to elongation of the medulla oblongata only; in about 20% the tubercles considered to represent the dorsal column nuclei were abnormally prominent. In 7% over cervicomedullary kinking was shown on MRI; in some cases prominent dorsal tubercles were shown on computed cisternography to be due to a kink also. The cross-sectional area of the medulla was significantly reduced at the level of the apex of the dens and in those patients in which the medulla was elongated at higher levels also. The maximum percentage change in cross-sectional area between flexion and extension was consistently at a considerably higher level than in the normals, in the supraolivary region just below the pontomedullary junction.

Chiari II Malformations. In patients with Chiari type II malformation, the single characteristic feature was downward herniation of the inferior vermis with the nodulus at its leading edge and the fourth ventricle tending to be reduced to a coronal cleft. The medulla was always elongated and kinked and the pontomedullary junction ill-defined. Other features are discussed in a recent detailed MRI study by Wolpert et al. [10].

Clinical Correlation. Minor degrees of descent of cerebellar tissue into the upper cervical canal are present in about 15% of MRI investigations of the craniocervical junction, though frequently the secondary fissure cannot be identified and therefore it is not always possible to be sure whether it is the tonsils and/or biventral lobules that are depressed. Certainly, the tonsils were depressed more than 5 mm below the foramen magnum in 5 of 63 consecutive patients with rheumatoid arthritis (8.1%) on whom computed myelography was performed, and in all these cases appeared to be an incidental finding.

Contrast accumulation occurred in the spinal cord in 56% of adults with Chiari malformations (100% with enlarged, 15% normal and 70% of small-sized cords). This had a significant positive correlation ($p < 0.001$) with peripheral sensory disturbances but not with other clinical features.

The level of the cerebellar tonsils provided the next best clinical correlation. Tonsillar descent of 10–15 mm, that is well above C2 arch, was associated with the highest incidence of peripheral sensory disturbance ($p < 0.001$), and descent beyond C2 arch with a significant increase in disturbance of the vestibulospinal and vestibulo-ocular reflexes, and peripheral motor and medullary cranial nerve disorders ($p < 0.002$).

The outcome after conventional surgery of posterior decompression was also significantly worse in patients in whom the tonsils lay below C2 arch: 50% improved and 15% deteriorated with 10–15 mm descent, whereas only 12% improved and 80% deteriorated when the tonsils lay below C2. Headache and neck pain showed the greatest incidence of improvement (63%), but were present significantly more frequently in patients with only 10–15 mm of tonsillar descent ($p < 0.002$).

Discussion and Conclusions

Flow effects can cause diagnostic difficult by masking anatomy and occasionally could result in a false-positive diagnosis of cerebellar depression. This is easily avoidable by using short repetition times.

In the subarachnoid space CSF flow is greater anterior than posterior to the neuraxis, with relative stasis causing a higher signal on T_2-weighted sequences posteriorly. The degree of flow-related signal loss within cord substance varies considerably even when cavitation has been established. Well circumscribed regions of high signals may or may not be cavitated. Diffuse high-signals on T_2-weighted sequences sometimes extend beyond cavitated regions and their significance is currently uncertain.

The significance of the change in position of cross-sectional area variation to the region of the pontomedullary junction could be a factor in persistent central vestibular dysfunction.

A confusingly large variety of clinical features have been described in relation to Chiari I malformation. The situation is complicated by the recognition that minor degrees of cerebellar descent are a common incidental finding during imaging of the craniovertebral junction. To our knowledge there are no studies such as we have attempted here which relate particular morphological features in Chiari malformation to specific clinical features. Elongation of the medulla, with the fourth ventricle descending into the spinal canal, has been observed surgically in patients diagnosed preoperatively as having Chiari I malformation [7, 8], and kinking of a depressed medulla was described in 4 of 31 operated patients with primary cerebellar ectopia, but some regard these features as indicating a Chiari II malformation [4].

The results of surgery have been variable, headache being the symptom most likely to improve, but many have claimed good results for other features as well. From the literature, in seven large surgical series [1–3, 5–7, 9] since 1965 ($n = 20$–75 cases), the mean number improved was 52.6% and deteriorated 28.1%. It is conspicuous that the best results are reported in the smallest series with the shortest follow-up periods. In largest series, reported by Logue and Edwards [5], only 29.3% improved; in our series of 61 cases, 34% improved, 37% were made worse and the remainder remained unchanged.

Compressive deformity of the medulla occurred in 75% of patients, being severe in 25%. It was most severe from the anterior aspect and typically from the region of the coverings of the dens (81%). In 19% the compression was posterior and from the depressed tonsils and correlated significantly with peripheral motor disturbance but not with any other clinical features of Chiari malformation. In the absence of compression deformity, posterior decompression did not significantly influence the clinical features; when compression was present, posterior decompression tended to cause clinical deterioration.

We conclude that current surgical approaches are generally unsatisfactory. Patients with the most severe malformation generally have the worse disability, but are often made worse after operation. Those who have the best outcome are patients with the most mild malformation; they happen, also, to be the group most likely to have syringomyelia (70%), although the features improved are not necessarily those directly related to the syrinx.

References

1. Banerji NK, Millar JHD (1974) Chiari malformation presenting in adult life. Its relationship to syringomyelia. Brain 97:157–168
2. Di Lorenzo N, Fortuna A, Guidetti B (1982) Craniovertebral junction malformations. Clinico-radiological findings, long-term results and surgical indications in 63 cases. J Neurosurg 57:603–608
3. Garcia-Uria J, Leunda G, Carrillo R, Bravo G (1981) Syringomyelia: long-term results after posterior fossa decompression. J Neurosurg 54:380–383
4. Greenfield's Neuropathology, 4th edn (1984) Hume Adams J, Corsellis JAN, Duchen LW (eds). Edward Arnold, London
5. Logue V (1971) Syringomyelia: a radio-diagnostic and radiotherapeutic saga. Clin Radiol 22:2–16
6. Logue V, Edwards MR (1981) Syringomyelia and its surgical treatment: an analysis of 75 patients. J Neurol Neurosurg Psychiatr 44:273–284
7. Mohr PD, Strang FA, Sambrook MA, Boddie HG (1977) The clinical and surgical features in 40 patients with primary cerebellar ectopia (adult Chiari malformation). Q J Med 181:85–96
8. Rhoton AL (1976) Microsurgery of Arnold-Chiari malformation in adults with and without hydromyelia. J Neurosurg 45:473–483
9. Saez R, Onofrio B, Yanagihara T (1976) Experience with Arnold-Chiari malformation. Arch Surg 63:783–798
10. Wolpert SM, Anderson M, Scott RM, Kwan ESK, Runge VM (1987) Chiari malformation: MR imaging evaluation. AJNR 8:783–792

Tumoren der hinteren Schädelgrube – Vergleich von MRT und CT

W. Fiegler, I. Wibbels, M. Laniado, W. Schörner, R. Felix

Bei der Diagnostik pathologischer Prozesse in der hinteren Schädelgrube stellt das computertomographische Verfahren häufig vor diagnostische Probleme, bedingt durch Aufhärtungsartefakte, die an den Grenzflächen von Knochen- und Weichteilgewebe entstehen.

Patientengut und Methoden

Bis Oktober 1986 wurden vergleichend 190 Patienten mit Verdacht auf pathologische Prozesse in der hinteren Schädelgrube mit einem 0,5 Tesla Ganzkörpertomographen (Magnetom, Siemens) kernspintomographisch und computertomographisch untersucht. Bei 31 Patienten wurde eine Untersuchung mit dem Kontrastmittel Gadolinium-DTPA angeschlossen.

MR-tomographisch waren 101 pathologische Befunde nachweisbar, von denen 60 operativ und histologisch verifiziert werden konnten (Tabelle 1). Neben der Inversion-Recovery (TI = 400 ms, TR = 1 500 ms, TE 35 ms) wurde bevorzugt das Spine-Echoverfahren zur Erzeugung T1- (TR = 400 ms, TE = 35 ms), Protonendichte- (TR = 1 600 ms, TE = 35 ms) und T2-betonter (TR = 1 600 ms, TE = 70 ms) Aufnahmen angewandt.

Die computertomographischen Aufnahmen wurden an Geräten der 2. und 3. Generation vor und nach KM-Gabe durchgeführt.

Tabelle 1. Anzahl der diagnostizierten Fälle. Die Zahlen in Klammern entsprechen den histologisch gesicherten Befunden

Tumoröse Raumforderungen		Nichttumoröse Raumforderungen	
Akustikneurinome	26 (24)	Zystische Läsionen:	
Astrozytome	9 (3)	Arachnoidalzysten	6 (2)
Hämangioblastome	8 (6)		
Metastasen	8 (5)		
Epidermoide	7 (6)	Vaskuläre Läsionen:	
Meningeome	6 (5)	Infarkt	14 (1)
Medulloblastome	3 (2)	Angiome	4 (–)
osteogene Tumoren	2 (2)	Blutungen	3 (1)
Hirnstammtumoren	2 (2)	Aneurysma	1 (1)
(Glioblastom; Gangliogliom)			
Lipom	1 (–)		
Zylindrom	1 (–)		

Ergebnisse

Sensitivität der Verfahren MRT und CT (Tabelle 2)

MRT und CT waren nahezu gleich sensitiv bei der Diagnostik sowohl extra- als auch intraaxialer tumoröser Läsionen. Dies galt auch für die Erfassung extraaxialer, nicht-tumoröser Raumforderungen.

Unterschiedlich hohe Sensitivitäten waren jedoch erkennbar in der Rubrik der intraaxialen, nicht-tumorösen Prozesse. Hier waren kernspintomographisch 12 Läsionen nachweisbar, während mit der Computertomographie nur 6 pathologische Befunde erhoben werden konnten. Alle 6 kernspintomographisch nachgewiesenen Läsionen, zu denen es kein Korrelat mit der CT gab, wurden als Hirnstamminfarkte diagnostiziert.

Ätiologische Zuordnung der Befunde mit der MRT und CT (Tabelle 3)

Beide Verfahren zeigten sich trotz jeweiliger methodenspezifischer Vorteile gleichwertig bei der artdiagnostischen Einordnung der 60 histologisch verifizierten Befunde.

Mit Vorbehalten – aufgrund der geringen Anzahl intraaxialer Läsionen – ist festzustellen, daß MRT und CT bei der ätiologischen Wertung extraaxialer, tumoröser Raumforderungen mit über 70% richtiger Diagnosen eine höhere Zuverlässigkeit aufweisen verglichen mit der ätiologischen Wertung intraaxialer, tumoröser Läsionen.

Begrenzung anatomischer Strukturen (Tabelle 4)

Die MR-Tomographie erwies sich als das der CT überlegene Verfahren bei der artefaktfreien Abbildung des Hirnstamms und der Darstellung der gesamten Zirkumferenz der basalen Zisternen.

Tabelle 2. Sensitivität MRT-CT

	Tumoröse Raumforderungen		Nichttumoröse Läsionen	
	Extraaxial	Intraaxial	Extraaxial	Intraaxial
MRT	62/62	11/11	16/16	12/12
CT	61/62 (98,4%)	10/11 (90,9%)	16/16	6/12 (50%)

Tabelle 3. Artdiagnose MRT-CT (histologisch gesicherte Befunde)

	Tumoröse Raumforderungen		Nichttumoröse Läsionen	
	Extraaxial	Intraaxial	Extraaxial	Intraaxial
MRT	38/50 (76,0%)	1/5 (20%)	3/4 (75%)	1/1
CT	37/50 (74,0%)	1/5 (20%)	3/4 (75%)	1/1

Tabelle 4. Vergleich von MRT und CT

Abgrenzung anatomischer Strukturen	MRT	CT
Abgrenzbarkeit des Hirnstamms ($n=101$)	100 (99,0%)	45 (44,6%)
Abgrenzbarkeit der basalen Zisternen ($n=101$)	72 (71,3%)	26 (25,7%)
Erkennung indirekter Raumforderungszeichen		
Verlagerung des Hirnstammes ($n=101$)	67 (66,3%)	47 (46,2%)
Verlagerung u./o. Kompression des 4. Ventrikels ($n=101$)	68 (67,3%)	63 (62,4%)
Erweiterung des supratentoriellen Ventrikelsystems ($n=101$)	49 (48,5%)	50 (49,5%)
Infiltratives Wachstum (operativ verifiziert)		
Infiltration des Hirnstamms ($n=10$)	9 (90%)	4 (40%)
Einbruch in das Ventrikelsystem ($n=8$)	6 (75%)	3 (37,5%)
Differenzierung gegenüber anderen Läsionen		
DD Tumor/Ödem ($n=73$ Tumoren)	41 (56,2%) bei 30 Pat. KM-Gabe	62 (84,9%) bei 62 Pat. KM-Gabe

Indirekte Raumforderungszeichen (Tabelle 4)

Vorteile waren für die Kernspintomographie auch erkennbar bei der Diagnose einer Hirnstamm-Verlagerung. Die Verlagerung und/oder Kompression des 4. Ventrikels sowie die Erweiterung des supratentoriellen Ventrikelsystems waren mit beiden diagnostischen Methoden annähernd gleich häufig zu erfassen.

Infiltratives Wachstum (Tabelle 4)

Die Auswertung von neun operativ gesicherten Hirnstamminfiltrationen und acht Ventrikeleinbrüchen ließ eine höhere Sensitivität der MR-Tomographie erkennen bei der Beurteilung dieser Kriterien.

Differentialdiagnose Tumor/Ödem (Tabelle 4)

Das computertomographische Verfahren wies Vorteile gegenüber der nativen MRT auf bei der Differenzierung zwischen Tumor und ödematösem Gewebe. Jedoch ist nach KM-Gabe mit der MRT ein vergleichbares Resultat zu erzielen.

Knochenarrosion

Drei Patienten wiesen einen operativ gesicherten, knochendestruierend wachsenden Tumor auf mit Knochenarrosionen im Bereich des Clivus, des Felsenbeins, der Kalotte und des Dens axis.

Computertomographisch waren diese Knochenveränderungen aufgrund der Hypersensität des Knochens direkt sichtbar.

Mit der MRT war eine direkte Erfassung der Knochenarrosionen lediglich im Clivus-Bereich möglich; hier war eine Signalreduktion des fetthaltigen Knochenmarks durch signaldifferentes Tumorgewebe erkennbar.

Die Knochenveränderungen außerhalb des markreichen Knochens waren in allen Fällen indirekt zu erschließen, da Weichteilgewebe im Bereich des normalerweise signalfreien Knochens dargestellt wurde.

Dreizehn von zwanzig Akustikusneurinomen mit operativ gesichertem intrameatalem Tumorwachstum wiesen computertomographisch eine Aufweitung des Porus acusticus internus auf. MR-tomographisch und computertomographisch waren diese Knochenveränderungen in den 11 der 13 Fälle zu diagnostizieren, bei denen Tumorgewebe im inneren Gehörgang nachgewiesen werden konnte.

Ausdehnung und Lokalisation der Raumforderungen

Die methodenspezifischen Vorteile der MRT (artefaktfreie Darstellung der anatomischen Strukturen; multiplanare Bildgebung) ermöglichten eine genauere Beurteilung der Ausdehnung und Lokalisation der RF verglichen mit der Computertomographie.

Die wurde z. B. deutlich durch die höhere Sensitivität der MRT bei der Erfassung intrameataler Tumorausläufer der Akustikusneurinome. Mit der Kernspintomographie konnten 17 der 20 (85%) operativ gesicherten intrakanalikulären Tumorausläufer, mit der CT dagegen nur 12/60 (60%) dargestellt werden.

Mit der sagittalen Schnittebene war eine exakte Darstellung der kraniokaudalen Ausdehnung von Hirnstammläsionen und deren Beziehung zum 4. Ventrikels möglich. Die koronare Bildebene ermöglichte die Erkennung einer Ausdehnung in infra- und/oder supratentorieller Richtung sowie eine gute Beurteilung der Lagebeziehung der Raumforderung zum Tentorium cerebelli.

Diskussion

Unterschiedlich hohe Sensitivitäten von MRT und CT waren festzustellen bei der Diagnostik nicht-tumoröser, intraaxialer Raumforderungen. Die mit der CT nicht diagnostizierbaren Läsionen entsprachen kernspintomographisch Infarktarealen im Hirnstammbereich. Die Diagnostik von Infarkten wird gerade in diesem Bereich durch die computertomographisch entstehenden streifigen Artefakte erheblich erschwert [1].

Die Kernspintomographie wird von einigen Autoren zudem als das sensitivere Verfahren angesehen, da diskrete Ödeme zu Relaxationszeitveränderungen führen können, ohne die CT-Absorptionswerte zu verändern [2].

MRT und CT waren gleichwertig bei der ätiologischen Einordnung der erhobenen Befunde. Es war jedoch festzustellen, daß die Diagnose extraaxialer, tumoröser RF sowohl mit CT und MR mit höherer Genauigkeit gestellt werden konnte als die intraaxialer, tumoröser Läsionen. Dieses Ergebnis ist wahrscheinlich darauf zurückzuführen, daß die Einordnung extraaxialer Tumoren schon aufgrund ihrer Lokalisation (z. B. CPA) und Ausdehnung sowie einiger morphologischer Charakteristika (Verkalkungen, Tumorkapsel) erleichtert wird, während die intraaxialen Tumoren relativ unspezifisch zur Darstellung kamen. Eine Artdiagnose von Tumoren allein aufgrund der Signalintensitäten konnte, wie schon vielfach beschrieben, mit der MRT nicht getroffen werden [3]. Das kernspintomographische Verfahren zeigte sich der CT überlegen bei der Darstellung der anatomischen Strukturen in der hinteren Schädelgrube, der Verlagerung des Hirnstamms und infiltrativen Wachstums.

Die Diagnose von Infiltrationen im Hirnstammbereich und in das Ventrikelsystem beeinflussen erheblich die Entscheidung für oder gegen eine Operation bzw. die weitere Therapieplanung und sind daher von entscheidender diagnostischer Bedeutung [4].

Die Differenzierung zwischen Tumorgewebe und perifokalem Ödem war mit der CT besser zu treffen als mit der MRT. Dieses Ergebnis ist jedoch bedingt durch die routinemäßige Anwendung von Kontrastmittel in der Computertomographie. Die Erfahrungen mit dem paramagnetischen Kontrastmittel Gadolinium-DTPA haben jedoch gezeigt, daß nach Applikation von Gd-DTPA mit der CT vergleichbare Resultate erzielt werden können.

Die fehlende direkte Darstellung von Knochenveränderungen wird häufig als ein großer diagnostischer Nachteil der Kernspintomographie angesehen. In diesem Kollektiv konnten nahezu alle operativ gesicherten Knochendestruktionen indirekt erfaßt werden, da Tumorgewebe innerhalb des arrodierten Knochenareals nachweisbar war.

Literatur

1. Brant-Zawadzki M, Solomon M, Newton TH, Weinstein P, Schmidley J, Norman D (1985) Basic principles of magnetic resonance imaging in cerebral ischemia and initial clinical experience. Neuroradiology 27:517–520
2. Bryan RN, Willcott MR, Schneiders NJ, Ford JJ, Derman HS (1983) Nuclear magnetic resonance evaluation of stroke. Radiology 149:189–192
3. Bydder GM, Steiner RE, Young IR, Hall AS, Thomas DJ, Marshall J, Pallis CA, Legg NJ (1982) Clinical NMR imaging of the brain: 140 cases. AJR 139:215–236
4. Schörner W, Treisch J, Felix R, Kazner E (1986) Indikationen der magnetischen Resonanztomographie in der Diagnostik zerebraler Erkrankungen. Fortschr Röntgenstr. 144, 2:210–220

Kleinhirnbrückenwinkel: Kernspintomographie mit GD-DTPA und schnellen Sequenzen im Vergleich zur CT

Th. Vogl, M. Bauer, G. Grevers, K. Mees, J. Lissner

Die diagnostische Wertigkeit der Kernspintomographie nativ und mit dem Kontrastmittel Gd-DTPA im Kleinhirnbrückenwinkel wird vorgestellt anhand der Ergebnisse von 120 untersuchten Patienten. Bei sämtlichen Patienten wurde die Kernspintomographie prospektiv bei Verdacht auf eine Kleinhirnbrückenwinkel-Läsion eingesetzt.

Methode

Alle kernspintomographischen Untersuchungen wurden unter Verwendung eines 1,5 Tesla supraleitenden Magneten durchgeführt, der zunächst bei 0,35 Tesla und dann bei 1,0 Tesla betrieben wurde. Bei 40 Patienten kam eine speziell adaptierte Oberflächenspule zur Anwendung, die ein optimales Signal-Rausch-Verhältnis ermöglichte. In allen Fällen kam eine Spinechosequenz mit unterschiedlich gewichteten T1- und T2-Zeiten (TR = 400, TR = 1 600) zum Einsatz. Die Messung der Spinechosequenzen erfolgte in transversaler und frontaler Schichtorientierung. Während und nach der Applikation des paramagnetischen Kontrastmittels Gd-DTPA (Dosis 0,1 mmol/kg) wurden unmittelbar aneinanderfolgend FLASH-Sequenzen mit einer TR von 30 und einer TE von 12 ° und 20 ° Blickwinkel eingesetzt. Diese Messungen erfolgten über einen Zeitraum von 7 min. Mit Hilfe dieser Fast-imaging-Technik konnte die Signalintensität für den gesamten Zeitverlauf vor, während und nach der Gadolinium-Gabe gemessen werden.

Ergebnisse

Bei der differentialdiagnostischen Analyse von Raumforderungen in der Kleinhirnbrückenwinkelregion kommen verschiedene Geschwulstarten in Frage. Tumoren in dieser Region können dabei ausgehen von der Schuppe, dem Mastoid, dem Felsenbein sowie angrenzenden Strukturen wie der V. jugularis, den Hirnnerven und Meningen. Bei der häufigsten tumorösen Raumforderung, dem Akustikusneurinom, können kernspintomographisch drei verschiedene Wachstumsstadien differenziert werden, je nach Lokalisation der Raumforderung von intrameatal bis extrameatal reichend. Von wesentlichem diagnostischen Interesse ist die intrakanalikuläre Wachstumsform, die von der Ganglienscheide des N. vestibulocochlearis im inneren Gehörgang den Ursprung nimmt. Die weitere tumoröse Ausdehnung führt dann zur extra-intrakanalikulären Wachstumsform des Akustikusneurinoms.

Beim Vergleich der verschiedenen Untersuchungsmodalitäten erwiesen sich die Kernspintomographie und die Computertomographie als gleichwertig mit einer Sensitivität von 100% bei extrameatalen Neurinomen mit einem Durchmesser >7 mm. Bei allen extrameatalen Tumoren <7 mm im Durchmesser erwies sich die Kernspintomographie mit dem Kontrastmittel Gd-DTPA der Computertomographie als überlegen. Diese Tumoren zeigten in der Kernspintomographie nativ verlängerte T1- wie normale oder gering verminderte T2-Werte. Bei 20% der Patienten mit intrakanalikulären Neurinomen zeigte die Kernspintomographie in allen Fällen ein richtig positives Resultat, wohingegen die Computertomographie zu 3 falsch-positiven sowie 3 falsch-negativen Befunden führte. Die Kernspintomographie nach Applikation von Gadolinium erwies sich als die Methode mit der höchsten Treffsicherheit für die Primärdiagnostik von kleinen Akustikusneurinomen >3 mm.

Beim Vergleich der Signalintensitäten vor und nach Gabe des paramagnetischen Kontrastmittels Gd-DTPA fand sich beim Akustikusneurinom ein Anstieg der Signalintensität von 1,65, während die Werte für Muskulatur und Fett einen Wert von 1,2 aufwiesen. Die zeitliche Analyse des Signalintensitätsverlaufs über 7 min nach Gabe von Gd-DTPA mit schnellen Sequenzen zeigte bei allen Akustikusneurinomen einen raschen Signalintensitätsanstieg während der ersten 200 s nach Gd-DTPA. Der Maximalwert der Signalintensität wurde nach 400 s er-

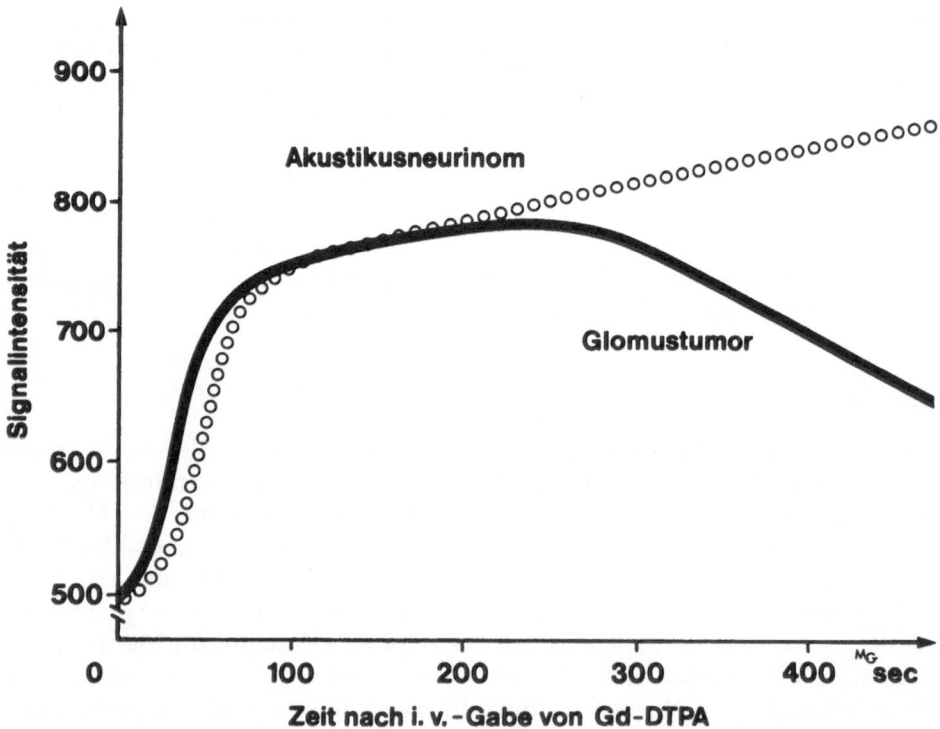

Abb. 1. Signalintensitätsverlauf beim Akustikusneurinom im Vergleich zum Glomus jugulare Tumor. Analyse mit Gradientenechosequenzen über 7 min vor und nach Applikation von Gd-DTPA

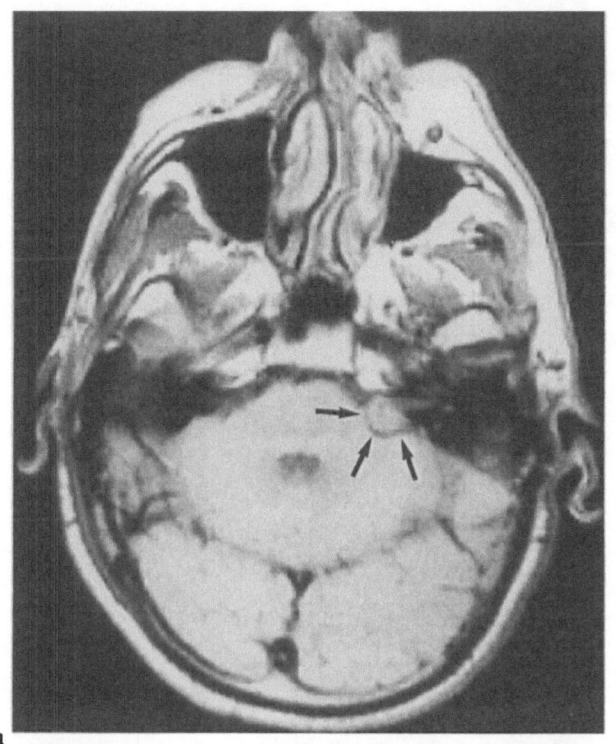

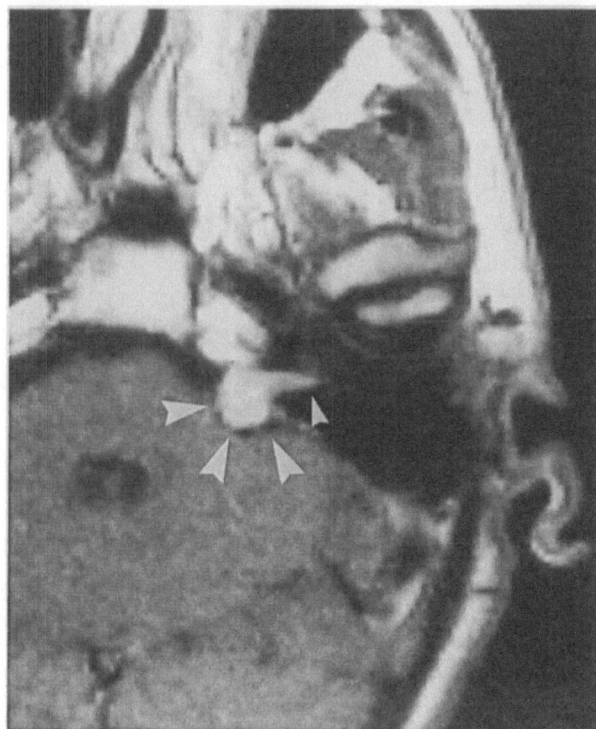

Abb. 2 a, b. Extra-intrameatales Akustikusneurinom (AKN) links. **a** TR/TE = 500/28, transversal, nativ. In Nativdiagnostik Verdacht auf extrameatales AKN links mit fraglicher Infiltration nach intrameatal. **b** TR/TE = 500/28, transversal, Gd-DTPA. Nach Gd-DTPA-Gabe homogene Kontrastmittelaufnahme des extra-intrameatalen Akustikusneurinoms

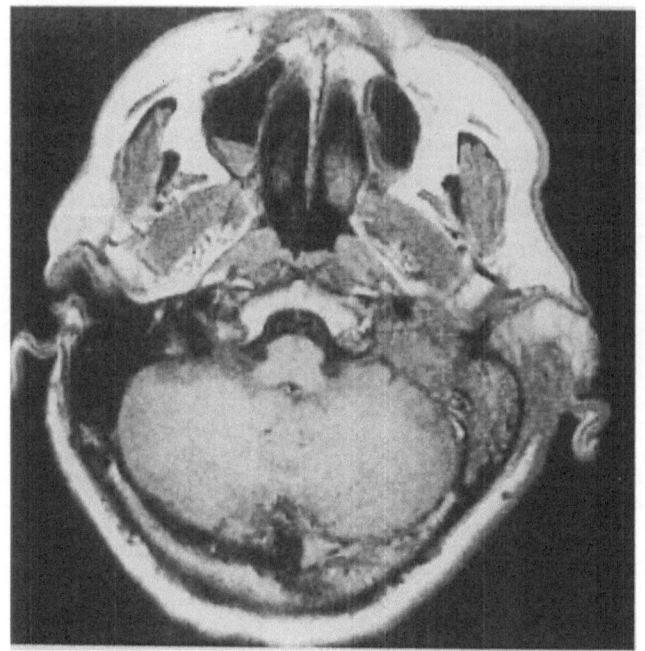

a

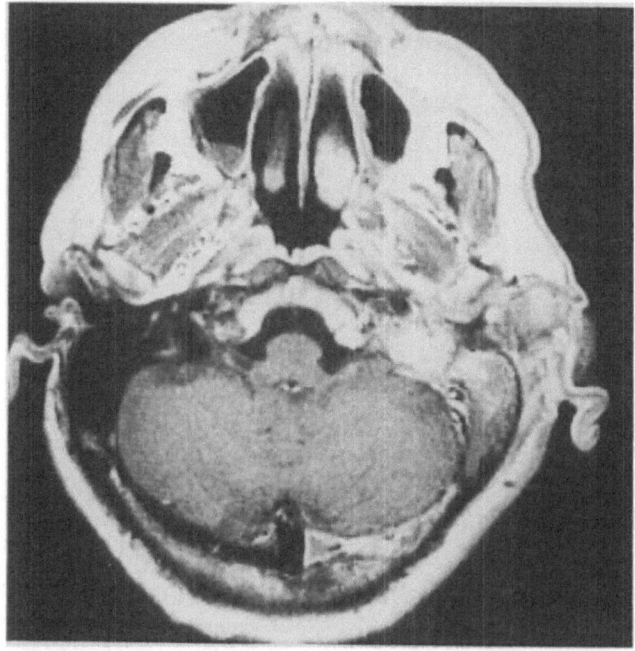

b

Abb. 3a, b. Glomus-jugulare-Tumor links mit begleitender Mastoiditis. **a** TR/TE = 500/28, transversal, nativ. In Nativdiagnostik weichteildichte Raumforderung, 2 × 2 cm messend im linken Kleinhirnbrückenwinkel und Fossa jugularis. Begleitende Verschattung im Mastoid links. **b** TR/TE = 500/28, transversal, Gd-DTPA. Nach Gd-DTPA-Gabe deutliches KM-Enhancement der Raumforderung und Nachweis einer Infiltration des Mastoids nach lateral reicht, blieb hier konstant. Alle Glomus-jugulare-Tumoren (n = 25) mit Beteiligung des Kleinhirnbrückenwinkels, zeigten einen sehr raschen Anstieg der Signalintensität in den ersten 200 s. In allen Fällen fand sich eine schnelle Abnahme der Signalintensität nach 200 s, bedingt durch den hohen Grad der Vaskularisation bei diesen Tumoren. Der Verlauf der Signalintensität erlaubt bei topographischen Schwierigkeiten eine Differenzierung von Neurinomen und Glomustumoren.

Als Charakteristika für den Glomustumor gelten die Lokalisation im Kleinhirnbrückenwinkel, die gelappte Kontur sowie der hohe Vaskularisationsgrad (Abb. 1–3).

Neben selteneren Prozessen sind die dritthäufigste tumoröse Raumforderung im Kleinhirnbrückenwinkel die Meningeome. Hier erweist sich die Kernspintomographie mit Gd-DTPA der computertomographischen Darstellung als annähernd gleichwertig, für das Meningeom sind eine verlängerte T1-Zeit sowie eine starke und konstantbleibende Signalintensitätszunahme nach Gd-Gabe von differentialdiagnostischem Interesse. Die selten die Zisterne mitbetreffenden Cholesteatome wiesen kernspintomographisch die höchsten T2-Werte auf. Bei dieser Fragestellung muß jedoch zur Beurteilung der ossären Strukturen stets eine computertomographische Darstellung gefordert werden.

Zusammenfassung

Die Sensitivität der Kernspintomographie für die Diagnostik von Tumoren im Kleinhirnbrückenwinkel ist der CT und auch der invasiven Luftzisternographie weit überlegen. Bei Verdacht auf intrameatale Beteiligung bei Akustikusneurinomen ist die Kernspintomographie mit Gd-DTPA Methode der Wahl. Auch bei Neurinomen Grad 2 und 3 weist die Kernspintomographie gegenüber der CT Vorteile auf. Die Wertigkeit des Kontrastmittels Gd-DTPA in der Kernspintomographie ist bedingt durch die der CT entsprechenden Kontrastmitteldynamik tumoröser Läsionen. Aufgrund einer Blut-Hirn-Schrankenstörung können so vitale Tumoranteile sicher differenziert werden.

Die Einführung der Fast-imaging-Technik mit Sequenzen wie FISP und FLASH ermöglichen aufgrund einer Kontrolle des Signalintensitätsverlaufs nach Gd-DTPA eine Differenzierung von Neurinomen und anderen pathologischen Prozessen wie Glomustumoren, Meningeomen und seltenen Prozessen.

Literatur

1. Hildmann H, Tiedjen KV (1983) Zur Differentialdiagnose des Glomustumors. Laryng Rhinol Otol 62:502–504
2. Lenz M, König H, Sauter R, Schrader M (1985) Kernspintomographie des Felsenbeins und des Kleinhirnbrückenwinkels. RÖFO 143:1–8
3. Nidecker A, Wehrle T, Elke M (1985) Effizienz der Radiodiagnostik von Akustikusneurinomen. RÖFO 142:56–63
4. Reddy EK, Mansfield CM, Hartmann G (1983) Chemodectoma of the Glomus jugulare. Cancer 52:337–340

5. Valavanis A, Dabiv K, Hamdi R, Oquz M (1982) The current state of the radiological diagnosis of acoustic neuroma. Neuroradiology 23:7–13
6. Vogl T (1986) Kernspintomographie des Felsenbeins. In: Lissner J, Seiderer M (Hrsg) Klinische Kernspintomographie. Enke, S 134–148
7. Vogl T (1986) Kernspintomographische Untersuchungen bei Verdacht auf Akustikusneurinom. RÖFO 145:631–638
8. Young JR, Bydder GM, Hall AS et al. (1983) The role of NMR imaging in the diagnosis and management of acoustic neuroma. AJNR 4:223–224

Vergleich der hochauflösenden Computertomographie (HR-CT) und Magnetresonanztomographie (MRT) bei Raumforderungen im Bereich der Schädelbasis

O. Köster, Th. Krahe, L. Solymosi

Raumforderungen im Bereich der Schädelbasis werden im hochauflösenden CT in einem hohen Maße exakt diagnostiziert. Probleme ergeben sich beim Vorliegen von Knochenartefakten z. B. im Bereich der hinteren Schädelgrube oder bei Tumoren, die trotz einer i.v. KM-Gabe vom Hirnparenchym nicht oder kaum zu trennen sind. Mit der MRT steht ein Verfahren zur Verfügung, bei dem infolge fehlender Knochenartefakte diesbezüglich die Bildgüte bei gleichzeitig höherer Kontrastauflösung nicht beeinträchtigt wird. Anhand eines Krankengutes von Patienten mit Raumforderungen im Bereich der Schädelbasis sollte daher untersucht werden, ob hinsichtlich knöcherner Beteiligung, Ausdehnung des Weichteilprozesses und der Artdiagnose über den CT-Befund hinaus eine genauere Aussage möglich ist.

Material und Methode

Bei 33 Patienten wurden CT-Untersuchungen der Schädelbasisregion an modernen Fächerstrahlganzkörpertomographen (Tomoscan 350, Fa. Philips, n = 24, Schichtdicke 1,5, 3 und 6 mm, 482 mAs und Somatom DR H, Fa. Siemens, n = 9, Schichtdicke 2, 4 und 8 mm, 410 bzw. 550 mAs) durchgeführt. In der Regel folgte auf eine Nativserie eine zweite Untersuchung nach KM-Injektion. Zur besseren Beurteilung ossärer Veränderungen wurden Rekonstruktionsalgorithmen zur Erhöhung der räumlichen Auflösung angewandt. Die MRT-Untersuchungen erfolgten an einem supraleitenden Magneten (Gyroscan S 15, Fa. Philips) unter Anwendung folgender Parameter: Schichtdicke 2,8, 5 und 8 mm, Feldstärke 0,5 bzw. 1,5 T, SE-Sequenz, TR 1 000–2 250 ms, TE 50/100 ms, Kopf- und/oder Oberflächenspule. Paramagnetische Kontrastmittel wurden nicht injiziert. In der Regel wurde in axialer und koronarer Ebene gescant, im MRT wurden z. T. zusätzlich Schnitte in der Sagittalebene angefertigt. Im CT kamen im Einzelfall sagittale Sekundärrekonstruktionen zur Anwendung.

Ergebnisse

Die Art der Raumforderungen bei 33 Patienten ist in Tabelle 1 aufgeführt, dabei wurde im hochauflösenden CT ein pathologischer Knochenbefund bei 20 Patienten diagnostiziert (Tabelle 2). 12mal lag der Ursprung des pathologischen Prozesses extrakraniell wie z. B. bei den Epipharynxkarzinomen (Abb. 1) und 2mal in-

Tabelle 1. Verteilung der Tumoren bei den untersuchten Patienten

Art der Raumforderung	Anzahl	Art der Raumforderung	Anzahl
Meningeom	4	Granulomatöser Prozeß	1
Cholesteatom	2	Hämangioperizytom	1
Metastasen	2	Neurinom	1
Akustikusneurinom	5	Ponsgliom	1
Epipharynxkarzinom	7	Melanom	1
Glomustumor	2	Nasenrachenfibrom	1
Vaskuläre Malformation im Felsenbein	1	Clivuschordom	1
Plasmozytom	1	Arachnoidalsarkom	1
Zylindrom	1		
Gesamt	$n = 33$		

Tabelle 2. Vergleich der Knochenbeteiligung im HR-CT und MRT

HR-CT > MRT	$n = 20$	Akustikusneurinom (2), Epipharynxkarzinom (3), Meningeom (3), Metastasen (2), Cholesteatom (2), granulomatöser Prozeß, vaskuläre Malformation, Arachnoidalsarkom, Hämangioperizytom, Glomustumor, Plasmozytom, Melanom, Nasenrachenfibrom
MRT > HR-CT	$n = 0$	
MRT = HR-CT	$n = 13$	

Tabelle 3. Vergleich der Weichteilausdehnung im HR-CT und MRT

HR-CT > MRT	$n = 7$	Vaskuläre Malformation, Akustikusneurinom, Epipharynxkarzinom, Hämangioperizytom, Metastase, Neurinom, Meningeom
MRT > HR-CT	$n = 14$	Epipharynxkarzinom (5), Cholesteatom, Ponsgliom, Zylindrom, Clivuschordom, Meningeom, Akustikusneurinom, Arachnoidalsarkom, Plasmozytom, granulomatöser Prozeß
MRT = HR-CT	$n = 12$	

tratemporal wie z. B. bei der vaskulären Malformation (Abb. 2), während bei 1 Patienten mit Glomustumor über den Ausgangspunkt keine Aussage möglich war. In keinem Fall gelang mit der MRT eine genauere Aussage bezüglich der Knochendestruktionen, lediglich 13mal (9mal richtig-negativ, 4mal richtig-positiv) wurde der CT-Befund bestätigt.

Hinsichtlich der Weichteilausdehnung (Tabelle 3) zeigte sich die hochauflösende CT der MRT in 7 Fällen überlegen, wobei es sich ohne Ausnahme um Tumoren mit gutem Enhancement nach KM-Injektion (z. B. bei einem Meningeom) bzw. einen sehr kleinen Prozeß (Abb. 2) handelte. Bei 14 Patienten konnte die Raumforderung im MRT eindeutig besser abgegrenzt werden, entweder wegen des geringen oder fehlenden Dichteanstiegs nach KM-Gabe im CT wie z. B. bei

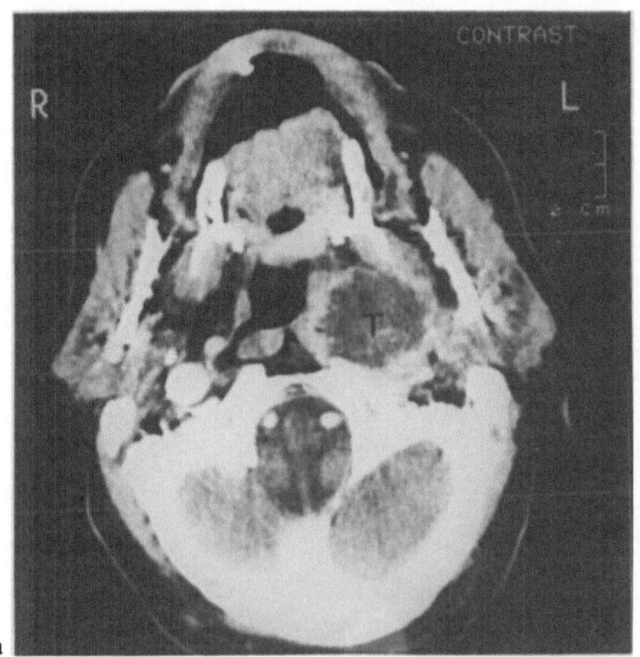

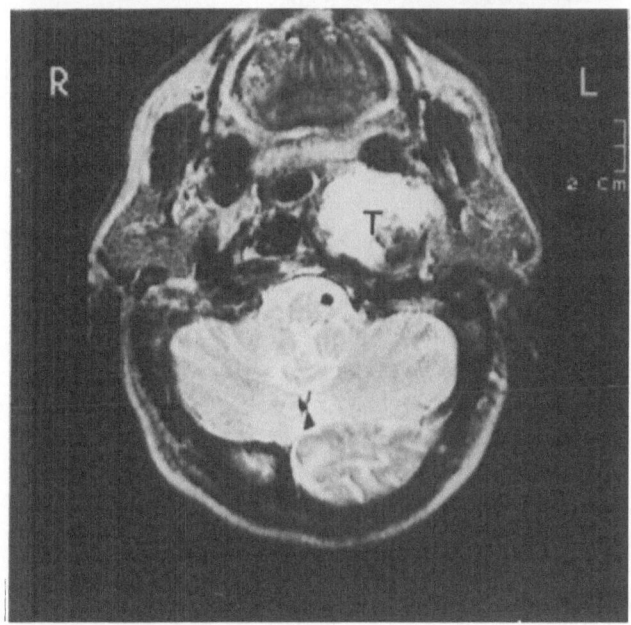

Abb. 1a, b. Epipharynxkarzinom (*T*), histologisch gesichert. **a** CT, 6 mm, i. v. KM-Injektion. **b** MRT, 5 mm, SE 1500/100, 0,5 T

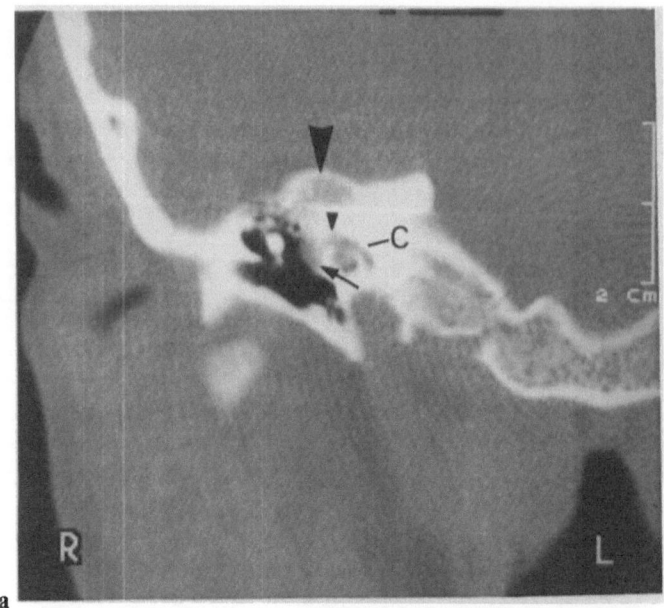

a

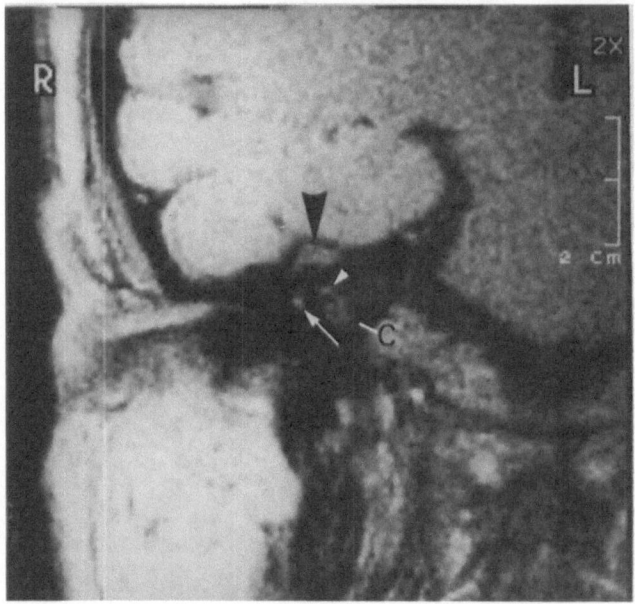

b

Abb. 2a, b. Vaskuläre Malformation im Felsenbein, operativ gesichert. Tumoranteile an der vorderen oberen Felsenbeinkante (▶) sowie im Bereich des tympanalen (→) und labyrinthären (▶) Fazialiskanals, die im MRT lediglich anhand fraglich erhöhter Signalintensitäten (→, ▶) zu vermuten sind. *C*=Cochlea. **a** CT, 1,5 mm, nativ. **b** MRT, 2,8 mm, SE 1000/30, 0,5 T

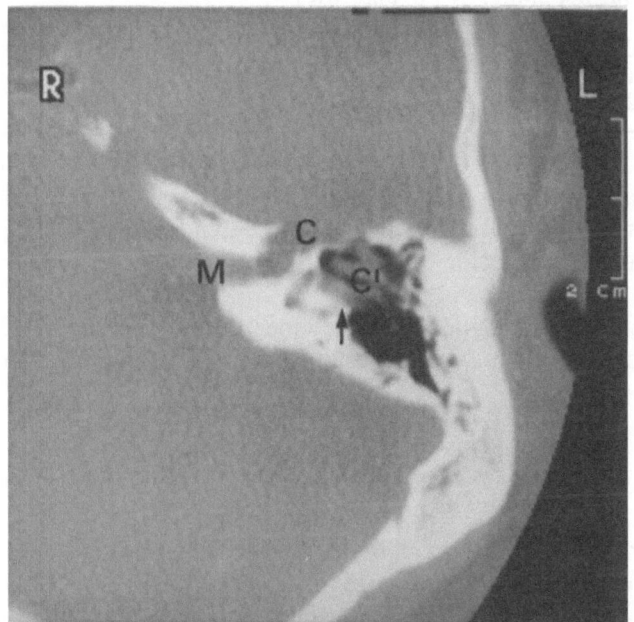

a

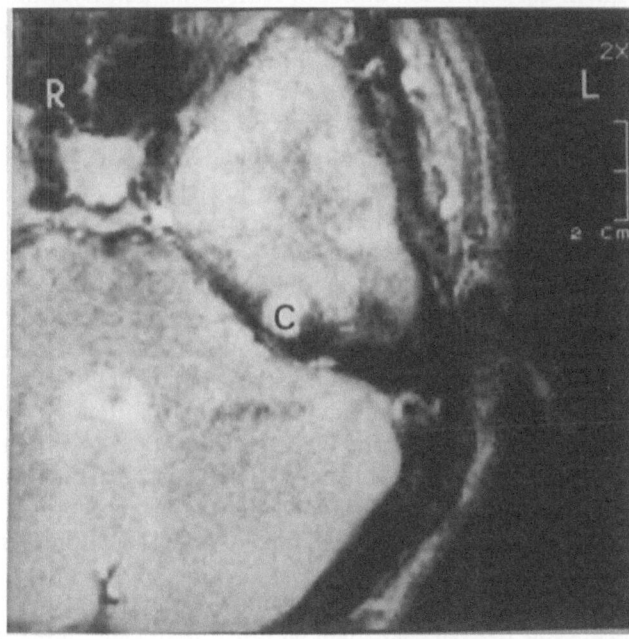

b

Abb. 3a, b. Okkultes Cholesteatom (*C*), operativ gesichert. Einbruch des Cholesteatoms in den Meatus acusticus internus (*M*). Cholesteatomanteile (*C'*) auch im Mittelohr mit lateraler Bogengangsfistel (→). In der CT-Weichteileinstellung Cholesteatom extrapetrosal nicht abgrenzbar (o. Abb.), exakte Abgrenzung des Prozesses im MRT. **a** CT, 1,5 mm, nativ. **b** MRT. 8 mm, SE 1 500/100, 0,5 T

Tabelle 4. Vergleich der Artdiagnosen im HR-CT und MRT

HR-CT > MRT	$n = 0$	
MRT > HR-CT	$n = 1$	Ponsgliom
MRT = HR-CT	$n = 32$	

einem okkulten Cholesteatom (Abb. 3) oder wegen Artefakten wie bei dem Patienten mit Clivuschordom-Rezidiv. Bei den übrigen Patienten fand sich bezüglich der Weichteilausdehnung für beide Verfahren kein signifikanter Unterschied.

In der Artdiagnose zeigte sich lediglich im Falle eines Ponsglioms die MRT der CT überlegen, ansonsten ergaben sich diesbezüglich keine unterschiedlichen Aussagen (Tabelle 4).

Diskussion

Wie in anderen Publikationen ergab sich auch in der Auswertung unserer Untersuchung eine deutliche Überlegenheit der CT gegenüber der MRT in der Abklärung knöcherner Arrosionen der Schädelbasis [4]. Dies ist neben der höheren Ortsauflösung im CT vor allem der fehlenden direkten Darstellbarkeit des kompakten Knochens im MRT infolge der Protonenarmut zuzuschreiben. Insbesondere bei kleinen knochendestruierenden Prozessen des Felsenbeines ist die Überlegenheit der CT evident. Dennoch ist auch mit der MRT eine Aussage zur Knochenarrosion, die jedoch z. Z. noch auf größere Defekte beschränkt bleibt, möglich. Dies betrifft vor allem die Destruktionen der Schädelbasis bei Epipharynxkarzinomen bei Wahl der koronaren oder sagittalen Projektionsebene. Lediglich bei 2 Akustikusneurinomen und 2 Epipharynxkarzinomen ließ sich mit der MRT eine der CT entsprechende Ausdehnung der Knochendestruktionen nachweisen. Vor allem bei Akustikusneurinomen, die sich nicht mit der typischen Signalintensität im MRT darstellen, läßt die MRT auch durch Nachweis des erweiterten bzw. destruierten inneren Gehörganges die Diagnose dieses Tumors zu [2]. Infolge der höheren Kontrastauflösung ist eine bessere Abgrenzung der Tumorweichteilmasse im MRT zu erwarten [5]. Dennoch konnte bei 7 Patienten der Tumor – allerdings erst nach KM-Injektion – im CT besser dargestellt werden. Eine Präferenz einer bestimmten Tumorart konnte dabei nicht festgestellt werden, 6 dieser Raumforderungen zeichneten sich jedoch durch ein ausgeprägtes Enhancement aus, wobei insbesondere bei einem Meningeom die Diskrepanz in der Weichteilabgrenzung sehr deutlich war. Da mit der CT in der Regel eine geringere Schichtdicke gewählt werden kann, ergeben sich Vorteile in der Abgrenzung des Tumors im CT, wenn der Prozeß sehr klein ist und somit Teilvolumeneffekte die Abgrenzung erschweren können. In den meisten Fällen gelingt die Abgrenzung des Tumors jedoch besser mit der MRT, dies trifft sowohl für die intrakraniellen Prozesse [1, 3, 7] als auch für die extrakraniellen Raumforderungen [8, 9] zu. Dies gilt z. B. auch für die Epipharynxkarzinome, die sich im MRT leichter von der normalen Rachen- und Halsmuskulatur abgrenzen lassen als im CT [8, 9]. Eine signifikant bessere Abgrenzbarkeit von Akustikusneurinomen im MRT konnten wir an unserem kleinen Kollektiv bei allerdings ausschließlich extrameataler Lage nicht bestätigen.

Beim Vergleich der Artdiagnosen ergab sich ebenfalls kein signifikanter Unterschied, wenngleich in einem Fall ein Ponsgliom im CT nicht sicher erkannt, im MRT jedoch artspezifisch richtig diagnostiziert wurde. In den übrigen Fällen ergaben sich keine wesentlichen Aussagedifferenzen, wobei im MRT ebenso wie im CT Größe, Begrenzung und Lokalisation von größerer differentialdiagnostischer Bedeutung waren als die Relaxationszeiten [3]. Dennoch ergaben sich in einzelnen Fällen aufgrund eines typischen Signalverhaltens differentialdiagnostische Gesichtspunkte wie z. B. bei einem Cholesteatom mit fettähnlichen $T_{1/2}$-Zeiten oder bei den Glomustumoren mit hirngewebeähnlichen $T_{1/2}$-Zeiten und den typischen „Gefäßbändern" [6].

Zusammenfassung

Beim Verdacht auf eine an die Schädelbasis grenzende Raumforderung sollte die hochauflösende CT weiterhin die Methode der Wahl bleiben, da sie z. Z. auch kleinere knöcherne Destruktionen der Schädelbasis besser zur Darstellung bringt als die MRT und nach KM-Injektion in der Mehrzahl der Fälle eine genaue Aussage zur Tumorausdehnung ermöglicht. Die MRT sollte der CT in den Fällen folgen, in denen kein sicher pathologischer Befund erhoben werden kann bzw. beim Nachweis eines Tumors dessen Ausdehnung nicht exakt zu erfassen ist. Artdiagnostisch sind zum jetzigen Zeitpunkt von der MRT keine sicheren Vorteile zu erwarten.

Literatur

1. Bradley WG, Waluch V, Yadley RA, Wycoff RR (1984) Comparison of CT and MR in 400 patients with suspected disease of the brain and cervical spinal cord. Radiology 152:695–702
2. Daniels DL, Miller SJ, Meyer GA, Pojunas KW, Kilgore DP, Shaffer KA, Williams AL, Haughton VM (1987) MR detection of tumor in the internal auditory canal. Amer J Roentgenol 148:1219–1222
3. Gentry LR, Jacoby CG, Turski PA, Houston LW, Strother CM, Sackett JF (1987) Cerebellopontine Angle-Petromastoid mass lesions: comparative study of diagnosis with MR imaging and CT. Radiology 162:513–520
4. Han JS, Huss RG, Benson JE, Kaufman B, Yoon YS, Morrison SC, Alfidi RJ, Rekate HL, Ratcheson RA (1984) MR imaging of the skull base. J Comput Ass Tomogr 8:944–952
5. Lee BCP, Kneeland JB, Deck MDF, Cahill PT (1984) Posterior fossa lesions: magnetic resonance imaging. Radiology 153:137–143
6. Lenz M, König H, Sauter R, Schrader M (1985) Kernspintomographie bei Erkrankungen im Bereich des Felsenbeines. Fortschr Röntgenstr 143:623–634
7. Mikhael MA, Ciric IS, Wolff AP (1987) MR diagnosis of acoustic neuromas. J Comput Ass Tomogr 11:232–235
8. Schaefer SD, Maravilla KR, Suss RA (1985) Magnetic resonance imaging versus computed tomography: comparison in imaging oral cavity and pharyngeal carcinomas. Arch Otolaryngol 111:730–734
9. Steudel A, Leipner N, Köster O, Rösing C, Straehler-Pohl HJ (1987) Malignome der Mundhöhle und des Pharynx-MR-Tomographie mit Oberflächenspulen. Fortschr Röntgenstr 146:273–278

Imaging of Central Intrinsic Tumours

B. E. Kendall, J. V. Byrne, D. H. Miller, and D. P. E. Kingsley

Introduction

Gliomas originating in the brain stem are a significant minority of posterior fossa tumours; they are more common in childhood where they form about a quarter of the total [1]. Treatment is generally by chemotherapy or radiotherapy, surgery being reserved for the drainage of large cysts or for the removal of large exophytic components. Biopsy of tumours causing diffuse enlargement of the brain stem is sufficiently hazardous to encourage empirical therapy in cases in which the clinicoradiological diagnosis appears virtually certain. The importance of recognising and excluding non-tumorous intra-axial lesions and surgically amenable extra-axial tumours is evident.

Though brain stem gliomas are usually centred on the pons, they may originate in any part of the brain stem, and localisation and delineation of the extent of spread is required for the planning of radiotherapy fields.

Computed tomography (CT) has been shown to be a sensitive method for the detection of brain stem tumours [2, 6]; however, beam hardening artefacts interfere at the level of the petrous bone and lower medulla, so that computed myelography has been advocated for early diagnosis and precise delineation of extent of a lesion [3] and angiography is frequently employed for exclusion of the relatively uncommon angiomatous malformation.

The advantages of magnetic resonance imaging (MRI) in the diagnosis of brain stem lesions has been previously discussed [4, 6]. The lack of bone-induced artefact and the facility for sagittal and coronal in addition to axial imaging, the clear delineation of surface anatomy contrasted against cerebrospinal fluid, and the exquisite sensitivity to variations in tissue composition serve to make it a procedure of choice for demonstration of posterior fossa lesions.

We have reviewed the MR images of patients referred to us with a clinical diagnosis of isolated brain stem pathology, or in whom a brain stem lesion has been shown, in order to further define its use in the differentiation of brain stem gliomas from other intrinsic and extra-axial lesions.

Material and Method

The material to be presented was examined on Picker superconducting machines operating at 0.26 and 0.5 T respectively, but the sequences performed and the imaging planes used varied with the anticipated diagnosis. For mass lesions, coronal, axial and sagittal images were made using T_1-weighted (IR2100-500), T_2-

weighted (SE2000-80) and intermediate sequences (SE500-40). In most cases CT scans performed before and after intravenous contrast medium on modern machines were available for comparison. An ongoing study is looking at the correlation with histopathology and results of other available investigations.

The cases have been grouped as follows:
1. Extra-axial masses deforming the brain stem
2. Intra-axial lesions
    a) with increase in both T_1 and T_2 values
        i) with mass effect
        ii) with no mass effect
        iii) multifocal
    b) with reduced T_1 values
    c) with signal void within the brain stem

Results

Group 1. The 45 extra-axial lesions were sufficiently large to be appreciated equally well on high-resolution CT and MRI, but their extent and precise relationships to the brain stem and adjacent blood vessels was best shown with MRI. In most of the masses, both T_1 and T_2 were elevated. However, T_1 was reduced within thrombosed blood in aneurysms, angiomatous malformations, and within clots within tumours, most commonly shown in pituitary adenomas. Diminution of T_1 was also shown in triglyceride fat within dermoids, and in one case globules were evident within the subarachnoid space following rupture of a dermoid. Diminution in T_2 related to iron deposition following haemorrhage and marked increase in T_2 in epidermoids and arachnoid cysts were helpful in suggesting a more specific diagnosis.

Group 2a(i). The expanding intrinsic masses with increased T_1 and T_2 were all diagnosed as brain stem gliomas. There were 43 patients in the group, of whom about half were male and half female; the average age was 19 years, with two-thirds of the group under 15 years of age. Hydrocephalus was present in 50%. The pons was swollen in almost all cases, the medulla in 80%, the midbrain in 60%, with extension above in just under 20% and below in just over 20%; there were exophytic elements in 40%. Biopsies were performed in 45% and glioma was confirmed in all but two cases. There was one medulloblastoma and in the other the tissue obtained showed nonspecific changes.

In 80% of the patients in this group, contemporary CT scans had shown the lesion. Thirty three of the CT scans, including six of the negative scans, were available for review. None of the negative lesions enhanced after intravenous contrast medium, and most were located in the lower brain stem. There was complete concordance between the two modalities in detection of hydrocephalus. Three out of eight exophytic extensions shown on MRI were not visible on CT. However, calcification shown on six CT scans was not evident in any case on MRI.

Localisation of the tumour limits was always better on MRI and best on inversion recovery sequences. Caudal extensions, in particular, were poorly shown by CT.

Group 2a(ii). Clinical presentation was acute and the diagnosis, based largely on clinical evidence, was infarction (7), central pontine myelinolysis (3) or possible multiple sclerosis (3). This group is best considered in association with the next group.

Group 2a(iii). This group of 30 patients, who presented with acute brain-stem dysfunction, has been extensively studied and reported previously [5]. Clinically silent lesions, indistinguishable from plaques of multiple sclerosis, were present in the periventricular regions or within the white matter of the cerebral hemispheres in 75%, emphasising the significance of MRI in the recognition of this type of pathology.

Group 2b. This group consisted of eight patients in which haemorrhage was diagnosed on the basis of short T_1 values at some time in their evolution. In over 80%, high attenuation values were shown within the haematomas on CT. The presence of calcification or persisting mass effect was proved to be due to underlying glioma or ependymoma in three of these cases. In the others haemorrhage showed progressive resolution and there was no evidence of abnormal vascularity on MRI or angiography so that the haematomas were considered to be spontaneous. Reduced T_1 values were evident in the earliest MRI scan performed, at 72 h in one patient, but not in another patient examined at a similar interval after the ictus. T_1 depression was shown in scans taken up to 6 months after onset, but had returned to normal in a scan made at 12 months in one of these patients.

Group 2c. The patients in this group all presented with an acute brain stem syndrome, consistent with a stroke or multiple sclerosis. Two of the six examined by CT showed high-attenuation enhancing lesions without mass effect. MRI in all six patients showed curvilinear regions of low signal, suggesting blood vessels with rapid flow, diagnostic of angiomatous malformations. Only four patients had been subjected to angiography, which showed angioma in two and was normal in the other two; the other two are being managed expectantly. Thus, although the diagnosis is considered highly probable in all these patients, there is not at present confirmatory evidence in four of them.

Discussion

The contours of the neuraxis are very well delineated using MR sequences with short repetition times. The extent of any brain stem enlargement, focal expansion or distortion is uniformly well shown. This is of particular importance in diagnosis of brain stem lesions, which often have CT density and enhancement characteristics similar to those of normal brain substance and present at a time when they have little mass effect. In a region particularly affected by beam hardening artefacts such lesions may fail to be detected by CT, as in 20% of our series.

The prolonged T_2 recovery time common to most pathologies is responsible for the contrast with normal tissue and for showing the full extent of an abnormality on MRI. Spin-echo sequences with differing echo times and inversion recovery sequences allow deductions regarding T_1 and T_2 relaxation times, mobile proton concentration, susceptibility and flow effects, which allow distinction between different pathologies, variations such as cyst formation and haemorrhage within a tumour and between some tumours and surrounding edema. In our experience, tumour cysts are well-defined regions with high intensity on spin-echo sequences made with long repetition times and, generally, low intensity on spin-echo sequences made with short repetition times and on inversion recovery sequences; haemorrhage within a cyst would cause high intensity in these sequences. Gadolinium DPTA was not used in this series, but has been useful in defining the boundary between tumour tissue and oedema when this is poorly demonstrated on non-enhanced MRI or contrast-enhanced CT scans. Calcification within tumours, which may be helpful in indicating a relatively benign lesion, is shown more reliably and to better advantage using CT.

The signal changes that occur after haemorrhage are complex and partly dependent on the field strength of the imager. Acute haemorrhage is visible as a high-density lesion on CT. However, in the brain stem it may be masked by beam hardening or, if small, by partial volume effects. The reduced T_1 of subacute and chronic haematomas reveals their presence at a time when they are evolving through isodense and low-density phases on CT. By using sequences designed to show susceptibility effect, haematomas can be shown over prolonged periods of time, including early acute lesions, though such sequences were not used in this series.

Serial studies showing resolution of mass effects and of abnormal signals may provide a valuable indicator of the response to deep X-ray therapy or chemotherapy. The distinction between tumour- and radiation-induced changes on the basis of a continued or recurrent mass effect and/or signal abnormality has not yet been proved to be reliable.

References

1. Albright AL, Price RA, Guthkeich AN (1983) Brain stem gliomas of children. Cancer 52:2313–2319
2. Bilaniuk LT, Zimmerman RA, Littman P, Gallo E, Rorke LB, Bruce DA, Schut L (1980) Computed tomography of brain stem gliomas in children. Radiology 134:89–95
3. Glanz S, Geehr RB, Duncan CC, Piepmeier JM (1980) Metrizamide-enhanced CT for evaluation of brainstem tumors. AM J Radiol 134:821–824
4. Lee BCP, Kneeland JB, Walker RW, Posner JB, Cahill PT, Deck MDF (1985) MR imaging of brainstem tumors. AJNR 6:159–163
5. Ormerod IEC, Bronstein A, Rudge P, Johnson G, MacManus D, Halliday AM, du Boulay EPGH, Kendall BE, Moseley IF, Jones SJ, Kriss A, Perringer E (1986) Nuclear magnetic resonance imaging in clinically isolated lesions of the brain stem. J Neurol Neurosurg Psychiatry 49:737–743
6. Peterman SB, Steiner RE, Bydder GM, Thomas DJ, Tobias JS, Young IR (1985) Nuclear magnetic resonance imaging (NMR), (MRI) of brain stem tumours. Neuroradiology 27:202–207
7. Segall HD, Zee C-S, Naidich TP, Ahmadi J, Becker TS (1982) Computed tomography in neoplasm of the posterior fossa in children. Radiol Clin North Am 20:237–253

Magnetic Resonance Imaging of Pituitary Adenomas

Th. H. Newton, D. Norman, and W. Kucharczyk

Pituitary adenomas are common, histologically benign tumors. They represent approximately 10% of intracranial neoplasms. Symptoms are caused by virtue of their hormonal activity or by compression of adjacent structures. However, many are asymptomatic and are only discovered incidentally at autopsy.

Classification

Pituitary adenomas can be classified according to size, endocrine function, or radiographic appearance. Radiologists and neurosurgeons most frequently classify adenomas according to their size: those less than 10 mm in size are considered microadenomas, while those larger than 10 mm are considered macroadenomas. Adenomas have been further graded according to the presence or absence of other radiographic features: confinement to the sella turcica, enlargement of the sella turcica, and localized or diffuse bony erosion.

Classification on the basis of endocrine function is clinically important. Radioimmunoassay and immunocytologic procedures allow the detection of minute quantities of plasma and tissue hormones, which facilitate this classification system.

Imaging

The investigation of pituitary pathology has undergone significant changes over the past 10 to 15 years. In the 1970's, high-resolution computed tomography (CT) replaced pluridirectional tomography, pneumoencephalography, and angiography because it permitted direct visualization of the sella turcica and its contents in an essentially noninvasive manner. However, magnetic resonance imaging (MRI) offers significant advantages over CT. The soft tissue contrast is substantially greater, the use of intravenous contrast agents is usually obviated, and radiation exposure is avoided. Furthermore, the direct multiplaner capability of MRI considerably improves comfortable patient positioning during the examination. Finally, streak artifacts from dense bone and from dental fillings are eliminated.

These well recognized advantages resulted in widespread acceptance of MRI for the investigation of intracranial disease from the moment of its introduction to clinical medicine. However, spatial resolution comparable to CT only recently has been achieved. This factor initially delayed the use of MRI for the investigation of small lesions such as pituitary tumors, which require both high spatial and high contrast resolution.

We have evaluated approximately 300 patients with pituitary adenomas using a 1.5 Tesla superconducting magnetic resonance imager and a multislice, high-resolution technique. We have found that MRI is an accurate method of evaluating the pituitary gland and detecting the presence and extent of most adenomas.

Technique

Fine spatial resolution is of utmost importance for the evaluation of these tumors. To accomplish such resolution, thin sections and small pixel dimensions are required. We routinely use 3-mm thick sections and a 256×256 acquisition matrix in a 20-cm field of view. Using these parameters, voxel dimensions of $3 \times 0.8 \times 0.8$ mm are achieved.

Imaging in two planes is advised: sagittal and coronal. The coronal images are most useful diagnostically because they allow optimal assessment of asymmetry of the gland and also because they avoid the partial volume averaging artifact of the carotid artery.

In our initial experience, T1 and T2-weighted sequences were obtained in all cases. Subsequent analysis of our data showed T1-weighted sequences to be more useful in terms of sensitivity of detection, display of gland morphology and image quality. In no case was an adenoma seen on T2-weighted images that could not be seen on the T1-weighted portion of the study. For this reason, a T2-weighted sequence is not considered to be an essential part of the protocol unless a screening examination of the head also is required.

Normal Pituitary Gland and Sella Turcica

The normal pituitary gland is of intermediate intensity in both T1- and T2-weighted sequences (Fig. 1). It closely parallels the intensity of the cerebral white matter. The gland occupies a variable volume of the inferior portion of the sella turcica. Its height may vary considerably from individual to individual; 3 to 8 mm is considered normal. The superior surface of the gland is usually flat or concave inferiorly. In pregnant and/or young adult women, the superior surface may be convex and the gland may enlarge to as much as 9 to 10 mm in height. Symmetry, however, is maintained.

Occasionally, the upper margin of the gland may be convex superiorly. This finding is considered normal only if the upward convexity is in the midline. It is a frequent finding at the insertion of the infundibulum into the pituitary gland. Asymmetric (nonmidline) convexity always should be suspect.

In normal patients, the pituitary stalk (infundibulum) always can be identified. It is easily seen within the suprasellar cistern and lies in the midline. Normally, the diameter of the stalk is 1 mm. It slopes downward and anteriorly from the median eminence of the hypothalamus to insert posteriorly on the superior surface of the pituitary gland.

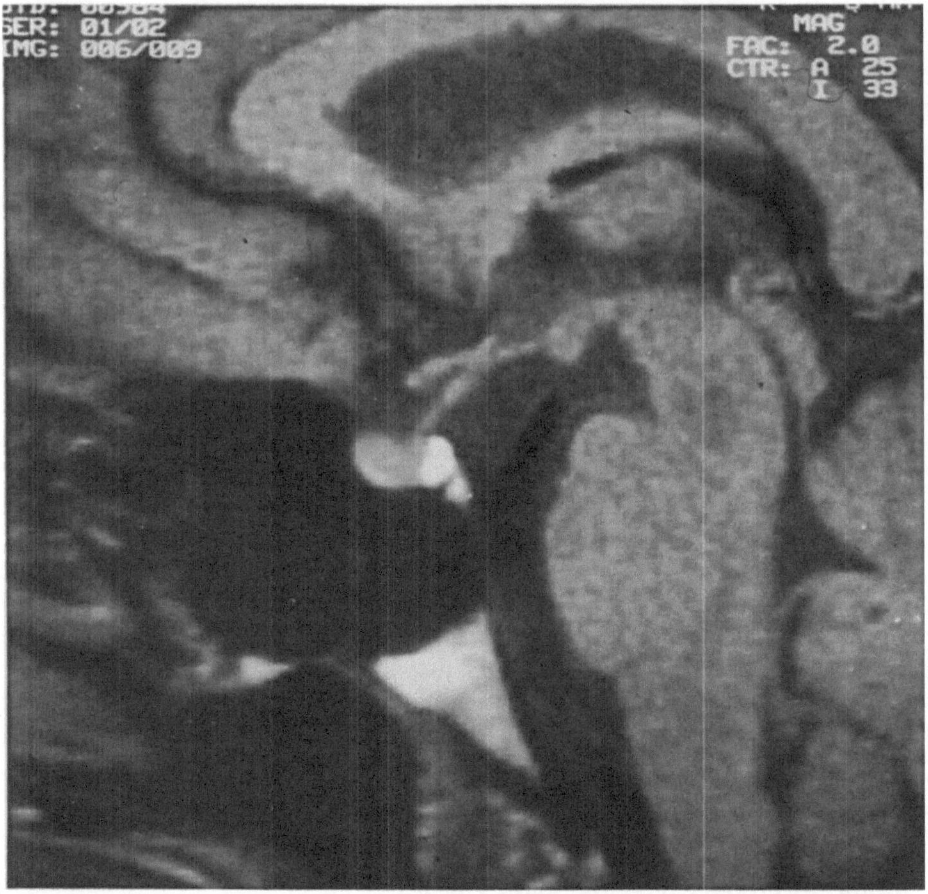

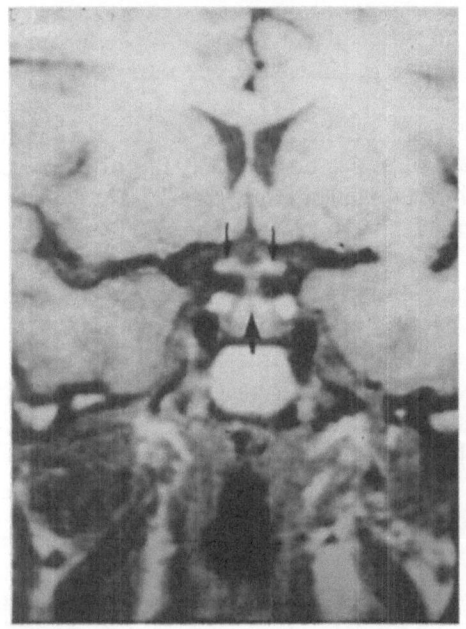
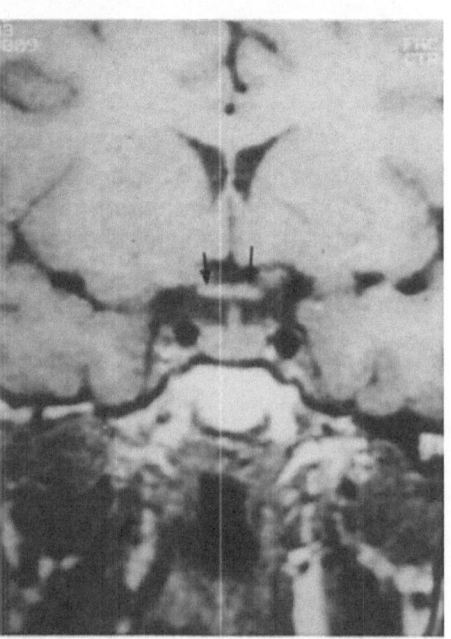

Posteroinferiorly in the sella turcica, a crescent-shaped region of high intensity is identified in most patients. The high signal most probably represents lipoproteins within the posterior lobe of the pituitary.

Microadenomas

Microadenomas are, by definition, tumors less than 10 mm in size. On MRI, they usually appear as focal lesions of hypointensity (relative to normal pituitary) on T1-weighted sections (Figs. 2 and 3). On T2-weighted sections, their appearance is variable, and they are generally less well seen. In many instances, a clearly defined adenoma on T1-weighted sections cannot be distinguished on T2-weighted sections.

Most microadenomas are situated laterally within the pituitary gland. They may cause local asymmetric expansion of one side of the gland, with asymmetric bulges of the gland surface superiorly and displacement of the stalk to the opposite side. Other microadenomas are evident solely by virtue of their hypointensity. These do not appear to be any characteristic features, either in terms of intensity or morphology, to allow differentiation between secreting and nonsecreting microadenomas or between different secretory types.

Macroadenomas

The extrasellar extent of macroadenomas is readily evident on MRI (Fig. 4). Relationships to important parasellar structures, such as the optic nerve/chiasm, cavernous sinuses, and carotid arteries, is well displayed. Elevation and compression of the optic pathways is particularly well seen.

Invasion of the cavernous sinuses can be difficult to determine, as it is on CT. This difficulty is primarily related to the inability to distinguish the medial wall of the cavernous sinuses as a distinct structure. Cavernous sinus invasion should be suspected when the lateral wall of the cavernous sinus is bowed laterally or when neoplastic tissue surrounds the carotid artery.

Involvement of the carotid arteries is more easily determined by MRI than by CT because of the high contrast afforded by the signal void in the high flow vessels. Large adenomas may encircle the carotid artery, but rarely (in contrast to parasellar meningiomas) cause any reduction in cross-sectional diameter (Fig. 5).

Fig. 1 a, b. Normal pituitary gland. **a** Sagittal MR scan. The anterior lobe of the pituitary gland is isointense to brain. Its upper surface is flat. The posterior lobe of the pituitary gland has a high signal intensity. The pituitary stalk and suprasellar cisterns are well shown. **b** Coronal MR scans. The high signal intensity of the posterior lobe (large arrow) is well shown. The pituitary stalk is in midline. The anterior lobe has a signal intensity similar to that of brain. The optic chiasm (small arrows) is well shown. The internal carotid artery within the cavernous sinuses appears as a negative shadow. The lateral dural reflection of the cavernous sinuses is clearly shown

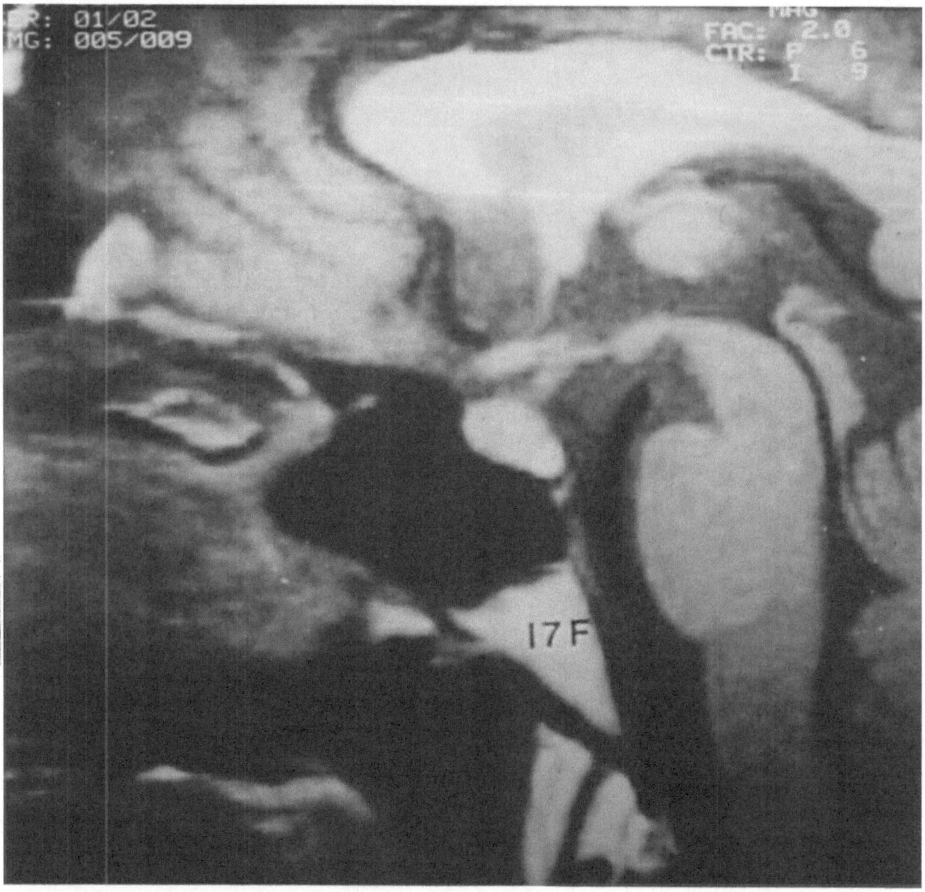

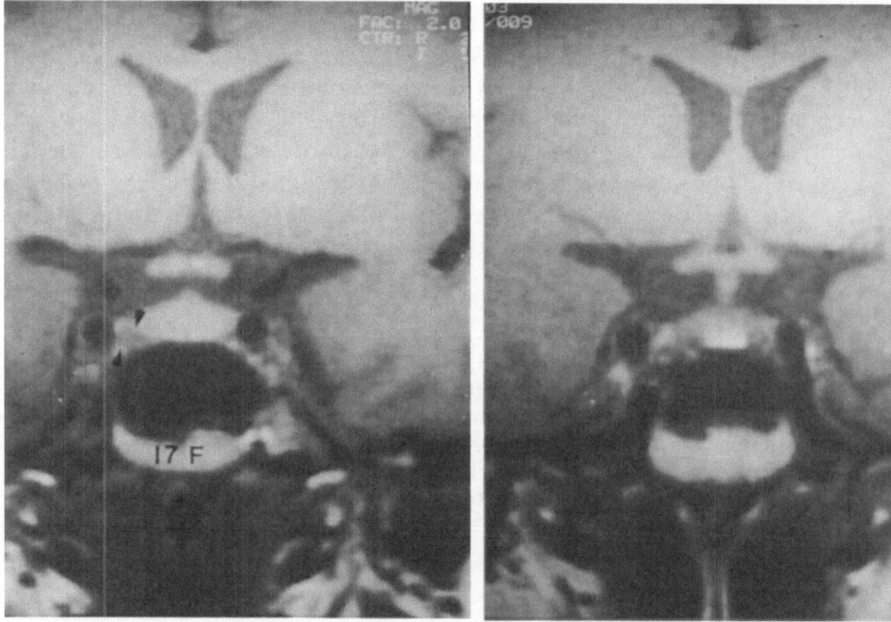

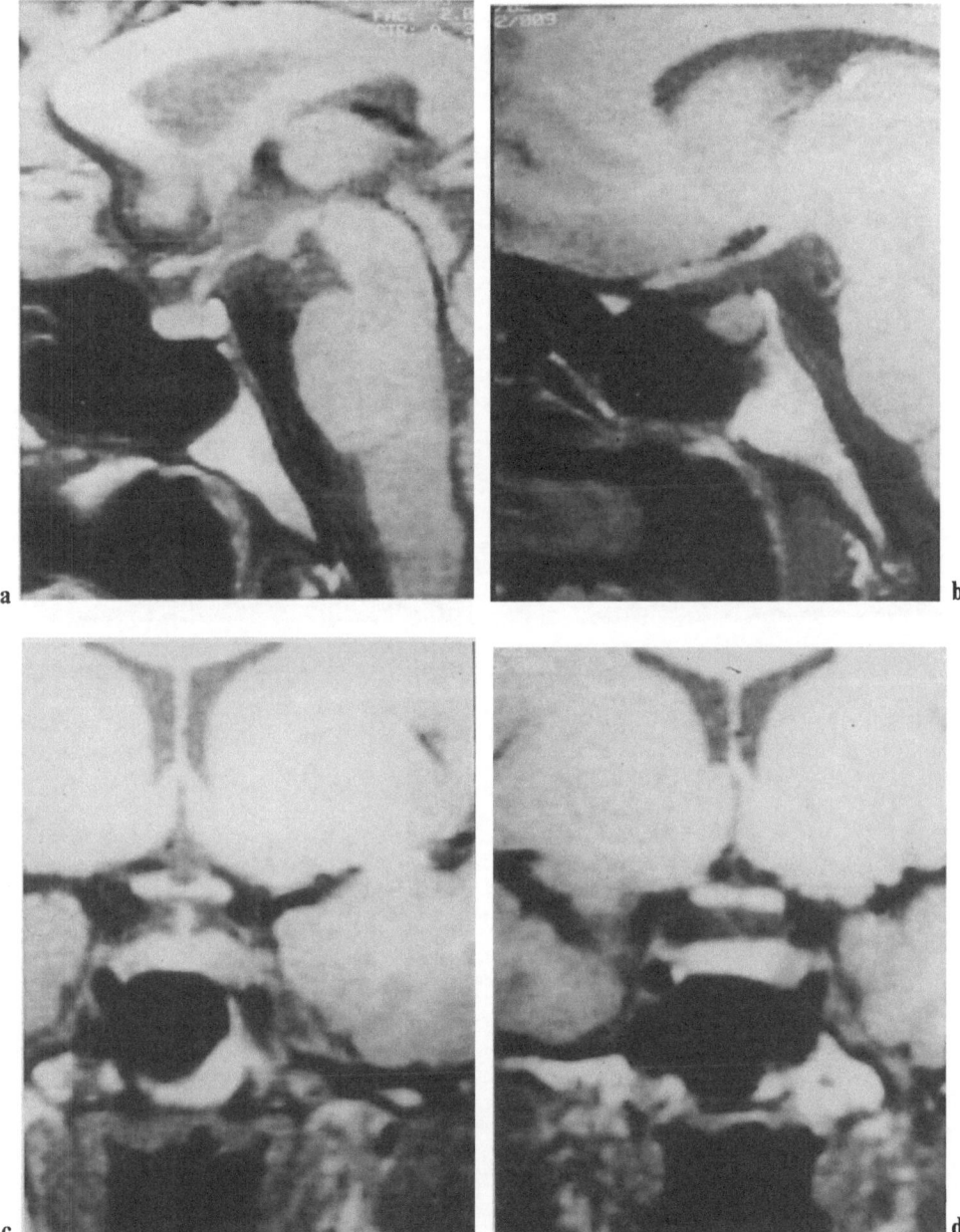

Fig. 3 a–d. Pituitary microadenoma. Midsagittal (**a**) and parasagittal (**b**) MR scan. The midsagittal scan (**a**) shows normal pituitary gland. The scan obtained to the left of midline (**b**) shows a mass lesion with a signal intensity slightly lower than that of normal pituitary gland. **c, d** Coronal scans. The left lobe of the pituitary gland is slightly expanded by a low density mass

◄

Fig. 2 a, b. Cushing's disease. **a** Midsagittal MR scan. The anterior lobe of pituitary gland has a superiorly convex border. This finding is probably normal in this young girl. The normal high intensity of the posterior lobe is noted. **b** Coronal MR scans. A 3 mm nodule of lower signal intensity is noted in the right lobe of the pituitary gland (arrows). The remainder of the gland appears normal. The pituitary stalk is not displaced. The optic chiasm is normal

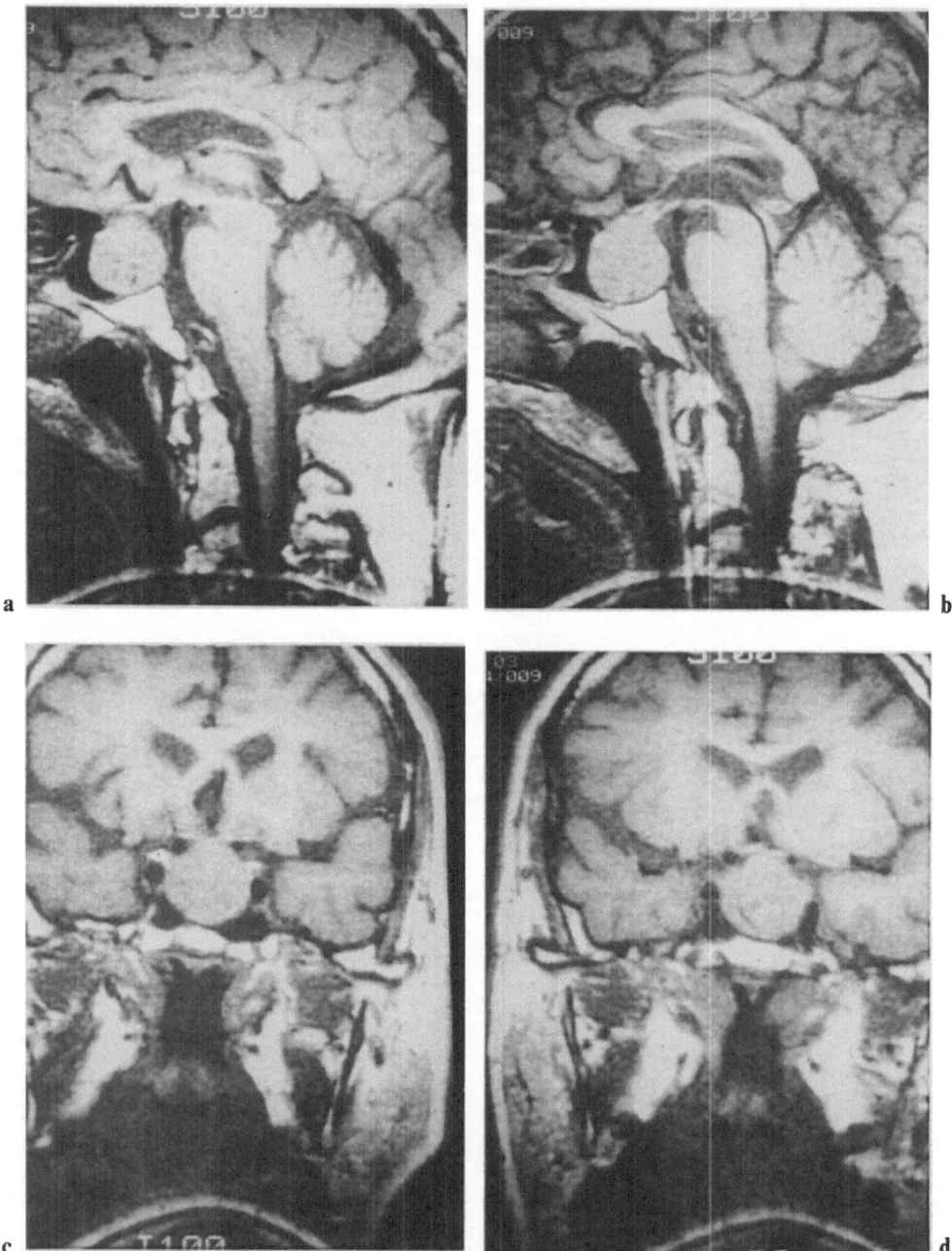

Fig. 4 a–d. Pituitary macroadenoma. Parasagittal (**a**) and midsagittal (**b**) sections. A large pituitary tumor extends into the suprasellar compartment. The tumor has come in contact with the optic chiasm. The anterior third ventricle, however, remains normal in appearance. **c, d** Coronal sections. The relationships of the pituitary macroadenoma to the carotid arteries and optic chiasm are well shown

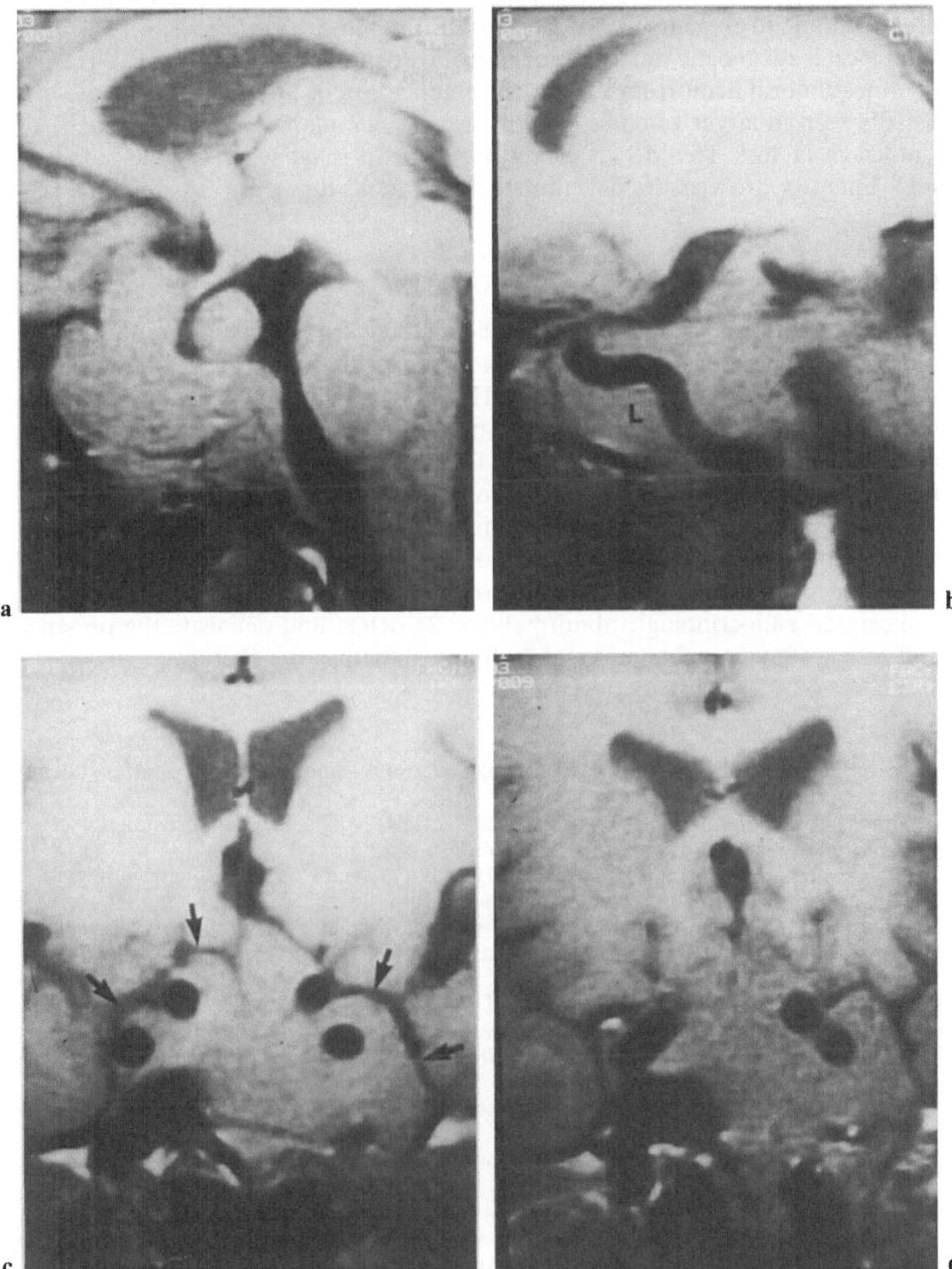

Fig. 5 a–d. Pituitary macroadenoma with extensive suprasellar and lateral extension. **a, b** Sagittal sections. The tumor has completely surrounded the internal carotid artery. Note that the lumen of the vessel remains normal. **c, d** Coronal sections. The tumor has extended laterally, particularly on the left displacing the dural reflection of the cavernous sinus laterally (arrows). Note the encasement of the carotid arteries which maintain a normal lumen

Cystic degeneration or necrosis within an adenoma is suspected when focal areas of long T1 or long T2 are seen within the tumor. Visualization of a fluid-fluid level is diagnostic of a cystic or necrotic adenoma.

Intratumoral hemorrhage is a rare complication of pituitary adenomas. It is usually seen in larger tumors. Patients usually complain of severe headache or sudden visual loss. The MRI is diagnostic of hemorrhage when irregular areas of high intensity are visualized within the soft-tissue tumor on T1-weighted sections.

Recommendations

Pituitary adenomas can be evaluated adequately with either high-resolution CT or MRI. However, MRI offers several advantages that make it the preferable investigative modality. If high quality MR is not available, CT is the preferable modality. While these advantages have been discussed, appropriate clinical evaluation must not be circumvented. Prior to imaging, patients must have a detailed history, physical examination and appropriate hormonal assays.

The diagnostic evaluation of patients with suspected adenomas must remain a joint effort based on clinical, endocrinologic and imaging data. The role of MRI should be to: 1) localize small tumors preoperatively in patients with appropriate clinical and endocrinologic abnormalities, 2) detect and delineate the presence and extent of macroadenomas and 3) follow patients after therapy.

Bibliography

Ahmadi J, North CM, Segall HD et al. (1985) Cavernous sinus invasion by pituitary adenomas. AJNR 6:893–898

Bilaniuk LT, Zimmerman RA, Wehrli FW et al. (1984) Magnetic resonance imaging of pituitary lesions using 1.0 to 1.5 T field strength. Radiology 153:415–418

Brant-Zawadzki M, Norman D, Newton TH et al. (1984) Magnetic resonance imaging of the brain: the optimal screening technique. Radiology 152:71–77

Burrow GN, Wortzman G, Rawcastle WB et al. (1981) Microadenomas of the pituitary and abnormal sellar tomograms in an unselected autopsy series. N Engl J Med 304:156–158

Chambers EF, Turski PA, LaMasters D et al. (1982) Regions of low density in the contrast-enhanced pituitary gland: normal and pathologic processes. Radiology 144:109–113

Davis PC, Hoffman JC, Tindall GT et al. (1985) CT-surgical correlation in pituitary adenomas: evaluation in 113 patients. AJNR 6:711–716

Lee BCP, Deck MDF (1985) Sellar and juxtasellar lesion detection with MR. Radiology 157:143–147

Mark L, Pech P, Davis D et al. (1984) The pituitary fossa: a correlative anatomic and MR study. Radiology 153:453–457

Oot R, New PFJ, Buonanno FS et al. (1984) MR imaging of pituitary adenomas using a prototype resistive magnet: preliminary assessment. AJNR 131–137

Parent AD, Bebin J, Smith RR (1981) Incidental pituitary adenomas. J Neurosurg (54):228–231

Roppolo HMN, Latchaw RE, Mayer JD et al. (1983) Normal pituitary gland: Microscopic anatomy-CT correlation. AJNR 4:927–935

Syversten A, Haughton VM, Williams AL et al. (1979) The computed tomographic appearance of the normal pituitary gland and pituitary microadenomas. Radiology 133:385–391

Weiner SN, Rzeszotarski MS, Droege RT et al. (1985) Measurement of pituitary gland height with MR imaging. AJNR 6:717–722

Magnetic Resonance Imaging of Intracranial Meningiomas: A Comparative Analysis of Histological and Magnetic Resonance Features

N. Roosen, J. C. W. Kiwit, V. Kallen, E. Lins, W. Wechsler, W. Stork, and D. Gahlen

Introduction

Significant progress in diagnosis of intracranial tumors has been made during the past decade. In the late 1970s, computed tomography (CT) became an established technique in neuroimaging, which had proven its diagnostic potential especially in regard to intracranial tumors [5]. In the early 1980s, magnetic resonance (MR) imaging was introduced into clinical practice [1]. Although MR is widely used nowadays and advances have been tremendous, a lot of difficulties still remain in interpreting MR data [1]. The correlation between histological diagnoses and tissue dignity on the one hand and ϱ, T_1, and T_2 parameters on the other hand is one area in which knowledge is limited [3, 4]: first results seem to be less promising than was hoped for at the beginning of the MR period [3, 4]. For these reasons, we reviewed some of our meningioma cases that were studied with MR and compared the very variable histological pattern of these tumors with their heterogeneous MR characteristics.

MR Methods

All MR studies were performed with a DIASONICS MT/S imager. The magnetic field strength was 0.35 T and was generated with a supraconductive magnet. This device is operated at the Institute of Roentgenology "Grafenberger Allee" in Düsseldorf, which is a private practice institute.

The spin-echo (SE) pulse sequence was used routinely. Repetition times (TR) and echo-delay times (TE) were variously selected (500–2000 ms or 28–200 ms). In all cases, axial, sagittal, and coronal slices were obtained. At the end of 1986, the paramagnetic contrast agent Gadolinium-DTPA became available to us and was administered to some of our patients.

The MR studies were analyzed retrospectively with regard to the tumor topography, T_1 and T_2 characteristics, peritumoral edema, cerebrospinal fluid (CSF) spaces, and osseous infiltration. These findings were compared with the histological type of meningioma.

Patients

Because the Institute of Roentgenology "Grafenberger Allee" serves a large population regarding MR, several hospitals and a large number of practicing physicians refer patients for these examinations. In the present investigation, only patients who were treated at the Department of Neurosurgery of the University Hospital Düsseldorf were included. All these patients had one or more histological proved meningiomas that were examined by MR. These meningiomas were classified according to histological type as endotheliomatous, fibromatous, psammomatous, or angioblastic-hemangiopericytic.

A total of 20 histologically studied meningiomas are included. The tumors presented here were randomly selected from the whole meningioma population cared for at the Department of Neurosurgery of the University Hospital Düsseldorf during the years 1984–1987.

Results

The histological classification of the meningiomas studied comprised 1 heavily calcified, 1 hemangiopericytic, 3 psammomatous, 4 fibromatous, and 11 endotheliomatous tumors. Some of these neoplasms showed mixed characteristics, but they could be classified unequivocally into the aforementioned types according to the predominant features.

The endotheliomatous meningiomas (Fig. 1) were generally isointense on T_1-weighted imaging (T_1WI), as was the case in 8 of 11 tumors. Three of the endotheliomatous meningiomas showed a slight hyperintensity. All of these meningiomas were hyperintense on T_2-weighted imaging (T_2WI). The fibromatous meningiomas were isointense on T_1WI in three instances and hypointense in one case. T_2WI revealed an increase in intensity in three cases, resulting in two hyperintense and two isointense neoplasms. All three psammomatous meningiomas showed a hypointense aspect on T_1WI, which changed to isointensity on T_2WI. A significant tumor signal was not seen in the heavily calcified meningioma, either on T_1WI or on T_2WI. An isointense tumor was found on T_1WI in the case of hemangiopericytic meningioma (Fig. 2). T_2WI resulted in a clear hyperintensity in this instance. All meningiomas showed at least a slight, discrete heterogeneity in signal intensity, which was attributed to tumor vascularity, cysts, or calcification.

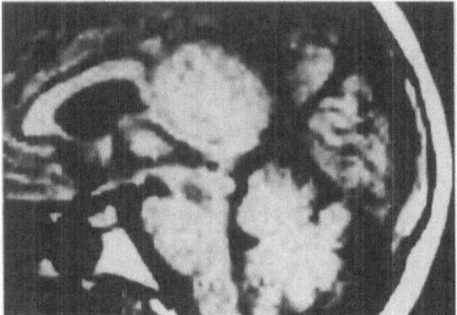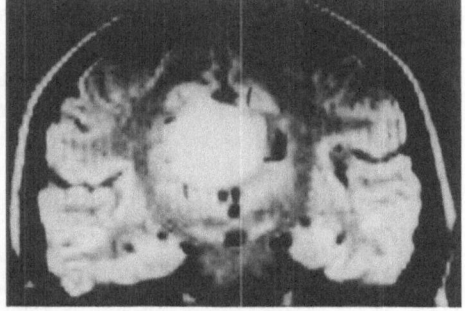

Fig. 1. Endotheliomatous meningioma localized in the pineal region. On T_1WI (*left*), it is somewhat heterogeneous, but grossly isointense to the brain parenchyma (SE 500/28). The tumor becomes brightly hyperintense on T_2WI (*right*), using SE 2000/56. These MR scans do not show any peritumoral edema

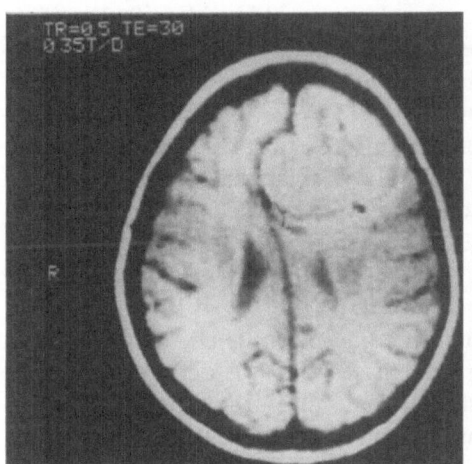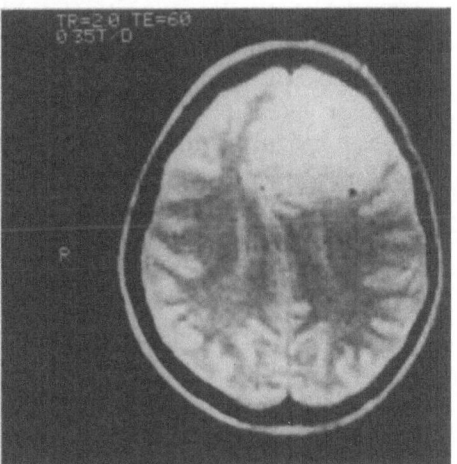

Fig. 2. A case of hemangiopericytic meningioma. T_1WI (*left*) shows a largely isointense tumor with small hypointense inclusions (SE 500/30). On T_2WI (*right*), the meningioma increases in intensity and becomes hyperintense with regard to the white matter of the brain, although it still appears isointense as compared with the cortical gray matter (SE 2000/60)

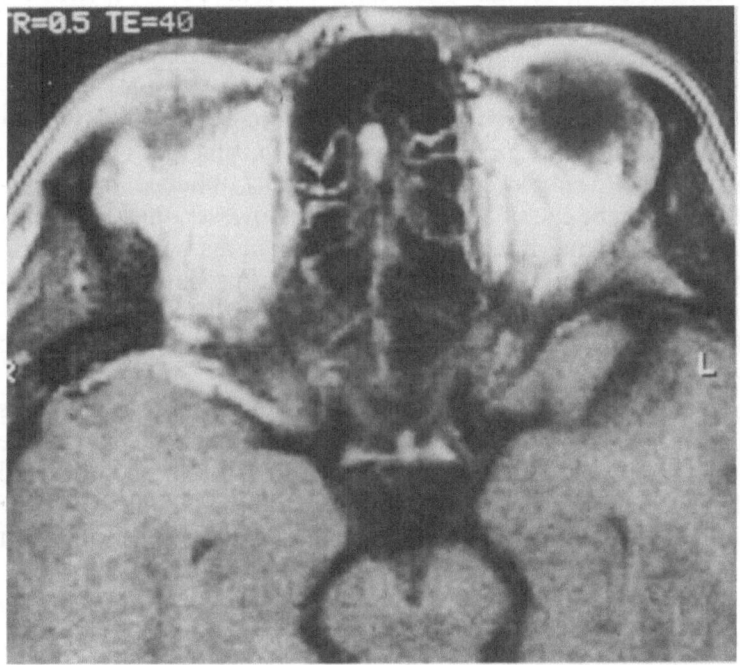

Fig. 3. T_1WI of this intraorbital endotheliomatous meningioma shows en plaque extension into the middle cranial fossa, which is easily seen due to the contrast enhancement by the paramagnetic Gadolinium-DTPA (SE 500/40)

The tumor border towards the brain parenchyma could be identified easily in 14 out of 20 meningiomas. The presence of small amounts of CSF in the peritumoral space was often helpful: these CSF collections probably represented extensions, or isolated areas, of the subarachnoid space. T_1WI was particularly advantageous for identification of the brain-tumor border in the presence of these CSF collections. In the absence of such "cysts", T_2WI was somewhat better than T_1WI in the delineation of the brain-tumor interface. A very marked amount of peritumoral edema was present in just one case, although minor perifocal edema could be seen in five further cases. The other meningiomas were not surrounded by brain edema.

Osseous infiltration by the meningiomas could be evaluated well using MR, in all but two tumors. It was present in three cases and was definitely not seen in the remaining instances. The correlation of these findings with the intraoperative situation was very good. In the case of an endotheliomatous meningioma en plaque, the neoplastic tissue could be identified on T_1WI and separated from the brain substance due to its contrast enhancement after intravenous administration of Gadolinium-DTPA (Fig. 3).

Discussion

Reports on the MR findings in intracranial meningiomas have usually been included in general reviews of intracranial pathology, but some papers specifically focusing on meningiomas are available too [2, 6–8].

The difference in signal intensity between tumor tissue and cerebral tissue on SE pulse sequences has been described variously as poor [7, 8] or fair [6]. This discrepancy was attributed at least partly to the different magnetic field strengths used in these studies, low-field (i.e. <0.5 T) giving less satisfactory results than high-field (i.e. >1.5 T) MR imaging [6]. Our own results, obtained at the low-field strength of 0.35 T, can be classified as rather poor; however, this is true only for T_1WI. On T_2WI, the signal intensity of the meningiomas was usually increased markedly and resulted in good differentiation because it differed significantly from the brain tissue signal intensity in most instances. This increase in signal intensity with longer TR and TE had already been noted before [2, 6–8] and was confirmed in this investigation.

Identification of the tumor-brain interface was possible in most of our cases both on T_1WI and on T_2WI. On T_1WI, the reasons for this phenomenon are the presence of CSF clefts or cysts, displaced vascular and/or dural structures, and exact anatomic demonstration of the cerebral cortex [6, 7], whereas on T_2WI, the signal intensity differences between tumor and brain tissue seem to be somewhat more important.

The problem of histological specificity of MR findings has been addressed only briefly in the literature. The existence of a good correlation was denied [6], although some suggestive evidence was presented for a relatively constant pattern in cases with a psammomatous component [6]. The determination of T_1 and T_2 relaxation times in differing histological types of meningiomas has been performed [3, 4]. Fibromatous meningiomas had T_1 relaxation times between 400 and 700 ms, whereas those of endotheliomatous meningiomas varied between 550 and 900 ms [3]. According to our findings, including the relatively rare literature data, the following remarks can be made on the suggestive evidence of particular SE MR features with regard to the histological type of a meningioma. Hypointense tumors on T_1WI are likely to be psammomatous and rather unlikely to be fibromatous, and it would be even more unlikely for such a meningioma to be endotheliomatous. Both these latter meningioma types would be suspected in case of an isointense lesion on T_1WI. Isointense meningiomas on T_2WI are not endotheliomatous, but rather fibromatous or psammomatous. The link between the histological type of meningioma and its MR features lies in the T_1 and T_2 relaxation times, which seem to depend upon the cellularity of the tumor, the presence or absence of a dense collageneous stroma and of calcifications, and the amount of intracellular and interstitial edema. The T_1 relaxation time, for example, is progressively prolonged from fibromatous to endotheliomatous meningiomas [3]. However, further studies on an experimental basis are necessary because different histochemical features of the various components of meningioma tissue are important for the individual relaxation times that determine image contrast. Therefore, bearing in mind that relaxation times of different tumor types overlap considerably, our results cannot be more than a tentative clinical guideline, which will be confirmed or modified by future studies [3].

Conclusions

Summarizing our results, some correlation between histological type and MR findings was established for meningeal tumors. Present knowledge, however, does not allow further generalization because the absolute values of the T_1 and T_2 relaxation times of different meningioma types overlap to some extent. It is conceivable that the use of more complex MR pulse sequences than SE, or further technical advances in MR imaging, may result in more specific MR features of these various meningeal tumors. Undoubtedly, future research will help to clarify some of these problems.

References

1. Brant-Zawadzki M, Norman D (1987) Magnetic resonance imaging of the central nervous system. Raven Press, New York
2. Bydder GM, Kingsley DPE, Brown J, Niendorf HP, Young IR (1985) MR imaging of meningiomas including studies with and without Gadolinium-DTPA. J Comput Assist Tomogr 9:690–697
3. Chatel M, Darcel F, de Certaines J, Benoist L, Bernard AM (1986) T_1 and T_2 proton nuclear magnetic resonance (NMR) relaxation times in vitro and human intracranial tumours. Results from 98 patients. J Neuro-Oncol 3:315–321
4. Englund E, Brun A, Larsson EM, Györffy-Wagner Z, Persson B (1986) Tumours of the central nervous system. Proton magnetic resonance relaxation times T_1 an T_2 and histopathologic correlates. Acta Radiol Diagn 27:653–659

5. Lanksch W, Kazner E (1976) Cranial computerized tomography. Springer, Berlin Heidelberg New York
6. Spagnoli MV, Goldberg HI, Grossman RI, Bilaniuk LT, Gomori JM, Hackney DB, Zimmerman RA (1986) Intracranial meningiomas: high-field MR imaging. Radiology 161:369–375
7. Treisch J, Schörner W, Laniado M, Felix R (1987) Charakteristika intrakranieller Meningeome in der magnetischen Resonanztomographie. RÖFO 146:207–214
8. Zimmerman RD, Fleming CA, Saint-Louis LA, Lee BC, Manning JJ, Deck MD (1985) Magnetic resonance imaging of meningiomas. AJNR 6:149–157

Eine Mehrschichtgradientenechosequenz für die Gd-DTPA verstärkte MRT intrakranieller Tumoren

W. Kornmesser, M. Laniado, B. Sander, W. Schörner, R. Felix

Einleitung

Die Magnetische Resonanz Tomographie (MRT) gewinnt als bildgebendes Verfahren für Untersuchungen des Zentralen Nervensystems (ZNS) zunehmende Bedeutung [2, 10]. Bei der Diagnostik intrakranieller Tumoren hat sich die intravenöse Gabe von Gadolinium (Gd)-DTPA als zusätzlicher Vorteil erwiesen [1, 3–6, 9].

Zur Therapieplanung ist bei intrakraniellen Tumoren eine möglichst genaue Bestimmung der Tumorausdehnung in allen 3 Raumebenen vorteilhaft. Bei klinischem Verdacht auf eine intrakranielle Metastasierung ist die lückenlose Abbildung des gesamten Gehirns erforderlich. Werden hierzu native und Gd-DTPA verstärkte konventionelle T1-betonte Spinecho (SE)-Sequenzen verwendet, so erfordert dies relativ lange Untersuchungszeiten.

In unserem Hause wurden bei intrakraniellen Tumoren seit 1985 „schnelle Meßsequenzen" in Einzelschichttechnik vor und nach Injektion von Gd-DTPA verwendet. Die Aufnahmen zeigten jedoch nicht in allen Fällen die pathologischen Strukturen mit der diagnostisch erforderlichen Qualität [11]. Durch Software- und Hardwareweiterentwicklungen stehen nun Mehrschichtgradientenechosequenzen zur Verfügung, die in weniger als 2 min die Darstellung des gesamten Gehirns mit ausgezeichneter Qualität ermöglichen [8].

Das Ziel der vorliegenden Studie bei Patienten mit intrakraniellen Tumoren war, die diagnostische Wertigkeit einer neuen Mehrschichtgradientenechosequenz vor und nach Gd-DTPA-Injektion mit herkömmlichen T1-betonten SE-Verfahren zu vergleichen.

Material und Methode

36 Patienten mit intrakraniellen Raumforderungen (14 Meningeome, 8 Gliome, 3 Metastasen, 3 Hypophysenadenome, 4 Parasitosen, 4 verschiedene Tumoren) wurden vor und nach intravenöser Injektion von Gd-DTPA (0,1 mmol/kg Körpergewicht; Firma Schering AG, Berlin) untersucht. Die Untersuchungen erfolgten am Siemens Magnetom (0,5 T.) mit einer Standardkopfspule (Durchmesser 25 cm). Eine herkömmliche SE-Sequenz (TR 400 ms, TE 30 ms) und eine kürzlich entwickelte Mehrschichtgradientenechosequenz (TR 315 ms, TE 14 ms, Anregungswinkel 90°) wurden intraindividuell verglichen. Mit der SE-Technik betrug die Meßzeit bei 2 Datenacquisitionen 3,4 min, wobei maximal 4 Schichten/Mes-

sung möglich waren. Mit dem Mehrschichtgradientenechoverfahren konnten 15 benachbarte Schichten in einer Meßzeit von 83 s abgebildet werden (1 Datenacquisition). Mit beiden Techniken betrug die Schichtdicke bei 256 × 256 Bildpunkten nominell 10 mm.

Prinzip der Mehrschichtgradientenechosequenz

Die von uns entwickelte Meßsequenz ist eine Modifizierung der FLASH-Technik [7]. Bei der Gradientenechotechnik wird die Refokussierung der Spins im Gegensatz zum SE-Verfahren (180°-Puls) durch die Umkehr der Richtung des Auslesegradienten bewirkt. Obwohl die Gradientenumkehr nicht schichtselektiv wirkt, ist die Methode nicht auf die Einzelschichttechnik beschränkt. Bedingt durch das kurze TR (21 ms pro Einzelschichtmessung) können in einer Messung mehrere Schichten hintereinander abgebildet werden. Die Anzahl der Schichten erhöht linear die Repetitionszeit TR (21 ms × 15 Schichten = 315 ms). Bei zunehmendem TR (315 ms) ist die "steady-state-Sättigung" erniedrigt und eine höhere Signalintensität wird gewonnen. Das kurze TE (14 ms) erhöht ebenfalls die Signalintensität und reduziert Suszeptibilitätsartefakte. Die einzelnen Schichten werden durch selektive Anregungspulse angewählt. Bei unserer Mehrschichtgradientenechosequenz wurde ein Anregungswinkel von 90° gewählt, um für die Gd-DTPA-Studien eine starke T1-Wichtung zu erzielen.

Ergebnis

Die mit der Mehrschichtgradientenechotechnik erstellten Aufnahmen zeigten bei allen Patienten eine gute Bildqualität. Im visuellen intraindividuellen Vergleich zeigte sich, daß der Kontrast zwischen Hirnrinde und Hirnmark sowie der Kontrast zwischen Hirngewebe und perifokalem Ödem auf den nativen Gradientenechoaufnahmen höher war als auf den entsprechenden T1-gewichteten SE-Aufnahmen (Abb. 1). Nach Injektion von Gd-DTPA stellten beide Techniken Kontrastmittel anreicherndes Gewebe in Größe und Form identisch dar (Abb. 2). Im visuellen Vergleich zeigte sich bei 19 von 36 Patienten auf den Gradientenechoaufnahmen ein höherer Kontrast zwischen Kontrastmittel anreicherndem Gewebe und Hirngewebe. In 11 Fällen war der Kontrast auf den SE-Aufnahmen höher und in 6 Fällen war der Kontrast zwischen kontrastierter Raumforderung und Hirngewebe mit beiden Methoden gleich hoch. Die Mehrschichtgradientenechosequenz war für Metallartefakte (Zahnfüllungen, Ventilimplantate, Metallsplitter) anfälliger als die SE-Sequenz (Abb. 3), jedoch wurde die diagnostische Aussage dadurch in keiner unserer Untersuchungen eingeschränkt. Mit beiden Techniken war die diagnostische Information identisch.

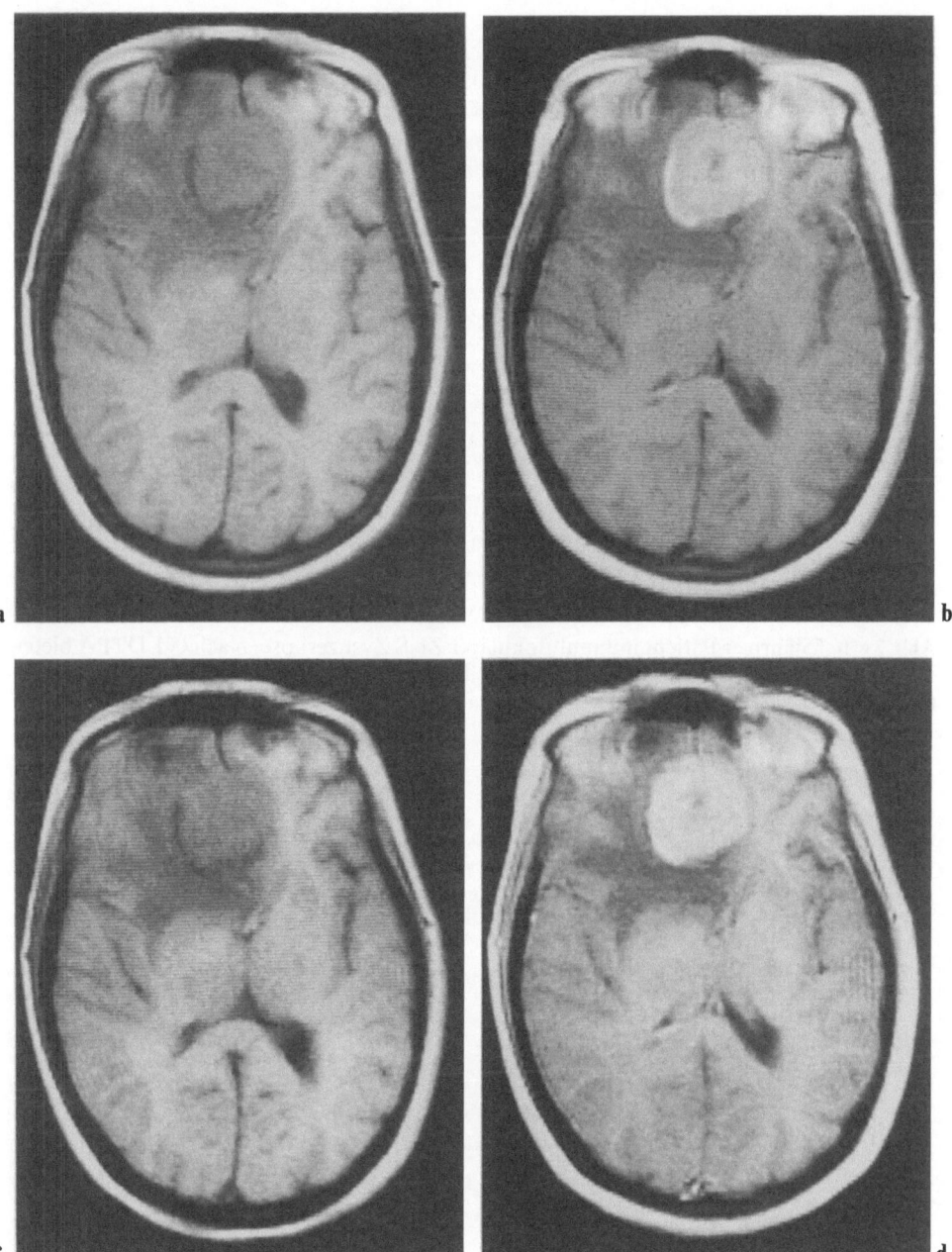

Abb. 1 a–d. 46jährige Patientin mit frontalem Meningeom. Herkömmliche T1-betonte SE-Aufnahmen (TR 400 ms, TE 30 ms, 3,4 min Meßzeit) **a** vor und **b** nach Gd-DTPA-Injektion. Mehrschichtgradientenechoaufnahmen (TR 314 ms, TE 14 ms, 83 s Meßzeit) der gleichen Region vor (**c**) und nach (**d**) Gd-DTPA-Injektion. Die Gradientenechoaufnahmen zeigen höhere Kontraste als die SE-Aufnahmen

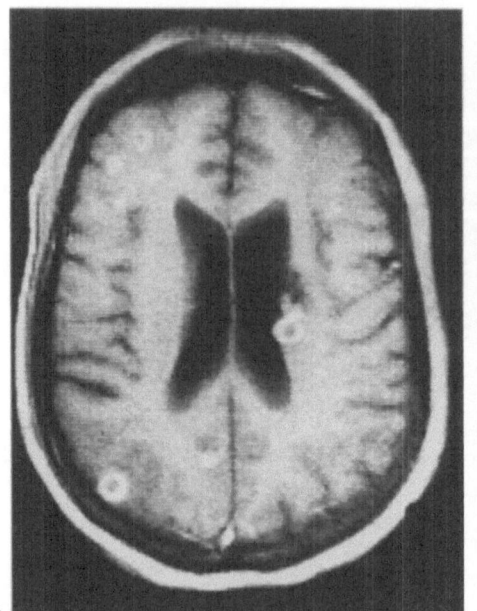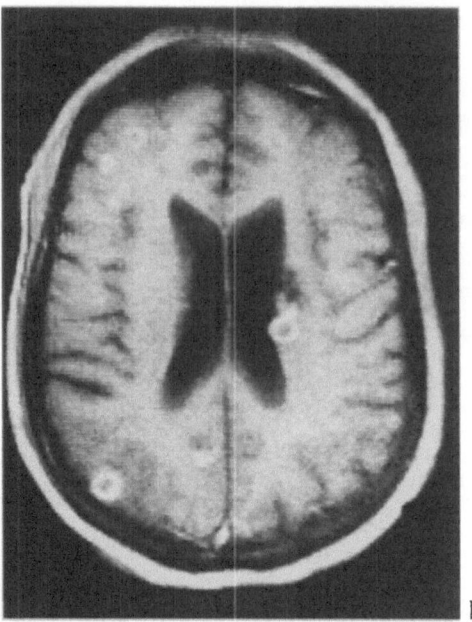

a

b

Abb. 2 a, b. 55jähriger Patient mit multilokulärer ZNS Zystizerkose. Nach Gd-DTPA bietet die SE-Aufnahme **a** die gleiche diagnostische Information wie die Gradientenechoaufnahme **b**. Beide Techniken zeigen multiple anreichernde Läsionen in beiden Hemispheren

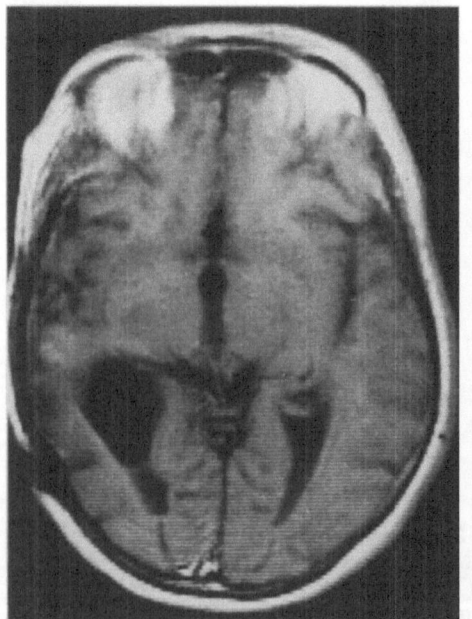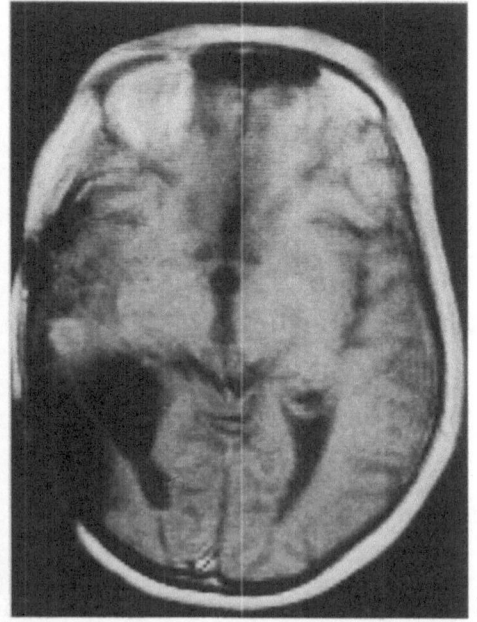

a

b

Abb. 3 a, b. 56jährige Patientin mit einem Rezidiv eines Astrozytoms im rechten Temporalhirn. Aufnahmen nach Gd-DTPA-Injektion mit der herkömmlichen SE-Technik (TR 400 ms, TE 30 ms) **a** und mit der Gradientenechotechnik (TR 315 ms, TE 14 ms) **b**. Der Metallartefakt wird in der Gradientenechoaufnahme größer abgebildet. Die Bildqualität ist ansonsten mit beiden Techniken gleich gut. Der Kontrast zwischen anreicherndem Tumorgewebe und Hirngewebe ist höher auf der Gradientenechosequenz

Schlußfolgerung

Mehrschichtgradientenechosequenzen zeigen vor und nach Gd-DTPA-Injektion die gleiche diagnostische Wertigkeit wie herkömmliche T1-betonte SE-Sequenzen vor und nach Kontrastmittelgabe. Da 15 benachbarte Schichtaufnahmen mit hervorragender Bildqualität in nur 83 s Meßzeit erstellt werden, ist dieses neue Verfahren vor allem in Gd-DTPA-verstärkter Technik eine vielversprechende Möglichkeit zur Verkürzung von Untersuchungszeiten in der MRT.

Literatur

1. Berry I, Brant-Zawadzki M, Osaki L, Brasch R, Murovic J, Newton TH (1986) Gd-DTPA in clinical MR of the brain: 2. Extraaxial lesions and normal structures. Am J Neuroradiol 5:789–794
2. Bradley WG, Waluch V, Yadley RA, Wycoff RR (1984) Comparison of CT and MR in 400 patients with suspected diseases of the brain and spinal cord. Radiology 152:695–702
3. Brant-Zawadzki M, Berry I, Osaki L, Brasch R, Murovic J, Norman D (1986) Gd-DTPA in clinical MR of the brain: 1. Intraaxial lesions. Am J Neuroradiol 5:781–789
4. Carr DH, Brown J, Bydder GM, Weinmann HJ, Speck U, Thomas DJ, Young IR (1984) Intravenous chelated gadolinium as a contrast agent in NMR imaging of cerebral tumors. Lancet II:484–486
5. Claussen C, Laniado M, Schörner W, Niendorf H-P, Weinmann HJ, Fiegler W, Felix R (1985) The use of Gadolinium-DTPA in magnetic resonance imaging of glioblastomas and intracranial metastases. Am J Neuroradiol 6:669–674
6. Felix R, Schörner W, Laniado M, Niendorf HP, Claussen C, Fiegler W, Speck U (1985) Brain tumors: MR imaging with gadolinium-DTPA. Radiology 156:681–688
7. Frahm J, Merboldt KD, Hänicke W, Haase A (1985) FLASH-Tomographie. J Magn Reson 64:81–93
8. Sander B, Kornmesser W, Felix R (1987) Improved clinical application of FLASH imaging using multi slice technique. Topical Conference on Fast Magnetic Resonance Techniques. 15–17. 5. 1987, Cleveland
9. Schörner W, Felix R, Claussen C, Fiegler W, Kazner E, Speck U, Niendorf HP (1984) Kernspintomographische Diagnostik von Hirntumoren mit dem Kontrastmittel Gadolinium-DTPA. Fortschr Röntgenstr 141:511–516
10. Schörner W, Treisch J, Felix R, Kazner E (1986) Indikationen in der Diagnostik cerebraler Erkrankungen: Ein Erfahrungsbericht nach 1 200 Untersuchungen. Fortschr Röntgenstr 144:210–220
11. Weiss Th, Mitsch E, Laniado M, Sander B, Kornmesser W, Deimling M, Felix R (1987) Schnelle Kernspintomographie: Erste Untersuchungsergebnisse mit der neuen Gradientenechosequenz. Fortschr Röntgenstr 146:214–222

Intrakranielle Tumoren im Xenon-CT-Bild

K. Holl, M. N. Nemati, H. Dietz, A. Majewski

Material und Methode

Xenon-(Xe-) CT-Methode

Die Xe-CT-Methode ist eine transmissionstomographische Methode zur Hirndurchblutungsmessung. Bis zu 3 parallel gelegene Schichten können gleichzeitig untersucht werden. Da es sich um eine Röntgen-CT-Methode handelt, entspricht die anatomische Korrelation der Meßwerte grundsätzlich dem Auflösungsvermögen des CT-Gerätes. Ein weiterer besonderer Vorteil der Methode ist die Berechnung des lokalen Blut-Gewebe-Verteilungskoeffizienten (λ) für jedes Voxel [3]. Es muß davon ausgegangen werden, daß in Tumoren und deren Umgebung extreme Blut-Gewebe-Verteilungskoeffizienten für Xe auftreten, so daß deren Berechnung eine Voraussetzung für die Glaubwürdigkeit der gemessenen Durchblutungswerte darstellt.

Xenon-CT-Untersuchungen an 13 Patienten mit intrakraniellen Tumoren (s. Tabelle 1)

Es wurden bei 13 Patienten (7 Frauen, 6 Männer; mittleres Alter 54 ± 12 Jahre) mit intrakraniellen Tumoren präoperativ 16 Xe-CT-Hirndurchblutungsuntersuchungen durchgeführt. Die histologische Aufarbeitung der Operationspräparate ergab die Diagnose Meningeom (3 Patienten), Metastase eines Plattenepithelkarzinoms (2 Patienten) und maligner hirneigener Tumor (8 Patienten). Bei 2 Patienten mußte auf eine konventionelle CT-Untersuchung mit Kontrastmittel wegen bekannter Kontrastmittelunverträglichkeit verzichtet werden. Man war bestrebt, die Schnittebene der jeweiligen Xe-CT-Untersuchung parallel zur kanthomeatalen Ebene durch die Hauptmasse des Tumors zu legen. Eine gleichzeitige Untersuchung zweier parallel gelegener Schichten war in einigen Fällen wegen der Ausdehnung des Tumor notwendig (Abb. 1 a, b). Bei 3 Patienten wurde etwa 10 min nach der Erstuntersuchung 1 g Diamox langsam intravenös (5 min) verabreicht. Der zeitliche Abstand zwischen der Diamox-Injektion und einer zweiten Xe-CT-Untersuchung betrug 9, 10 bzw. 14 min.

Die Auswertung des CT analogen Durchblutungsbildes erfolgte sowohl deskriptiv als auch quantitativ. Die Messungen innerhalb der einzelnen Kompartimente (untersuchte Schicht, Tumorgewebe, ischämisches Tumorzentrum und perifokales Ödem) wurde mittels der üblichen ROI-Technik vorgenommen.

Tabelle 1. Untersuchungsergebnisse. Alle Durchblutungswerte werden in ml/100 g/min angegeben. Die prozentuale Abweichung der Tumorgewebedurchblutung von der mittleren Durchblutung der untersuchten Schicht wird in Klammern angegeben. + = nachweisbar, − = nicht nachweisbar, * = die mit Stern gekennzeichneten Durchblutungswerte beziehen sich auf die Zweituntersuchungen unter Diamox-Belastung

Pat.-Nr.	Alter Jahre	Geschlecht	Histolog. Befunde	Tumorlokalisat.	Ringförm. Aufbau der Flowmap nachweisbar	Kontrast mittelaufnahme	Untersuchte Schicht/mittl. Durchblutung (Ø Tumor, Ø Ödem)	Tumorgewebe mittlere Durchblutung	Ischämisches Tumorzentrum mittlere Durchblutung	Perifokales Ödem/ mittlere Durchblutung
1	62	w	Meningeom	Parietal links	−	+	20, 38*	45 (+125%) 55*	−	13, 15*
2	65	w	Meningeom	Fronto-basal li.	−	+	27	42 (+56%)	−	13
3	70	w	Meningeom	Frontal rechts	−	+	27	52 (+93%)	−	5
4	43	w	Metastase Platten-epithel-Ca	Parieto-occipital links	+	+	37	27 (−27%)	4	13
5	58	m	Metastase Plattel-epithel-Ca	Parietal rechts	+	+	28, 48*	24 (−14%) 43*	4, 4*	14, 15*
6	38	w	Astrocytom Grad II	Frontal links	−	−	59	30 (−49%)	−	−
7	51	m	Astrocytom Grad II	Temporo-medial li.	−	−	45	45 (± 0%)	−	−
8	34	m	Astrocytom Grad III	Fronto-temporal links	+	+	49	39 (−21%)	9	Nicht sicher abgrenzbar
9	43	m	Astrocytom Grad III	Fronto-parietal rechts	+	−	25	30 (+20%)	6	10
10	67	w	Astrocytom Grad III	Parietal rechts	+	+	42	20 (−52%)	3	Nicht sicher abgrenzbar
11	40	m	Glioblastom	Temporal links	+	+	43	49 (+14%)	6	Nicht sicher abgrenzbar
12	61	w	Glioblastom	Temporal links	+	+	46, 57*	32 (−30%) 37*	4, 5*	10, 12*
13	67	m	Glioblastom	Temporal rechts	−	+	25	40 (+60%)	−	−

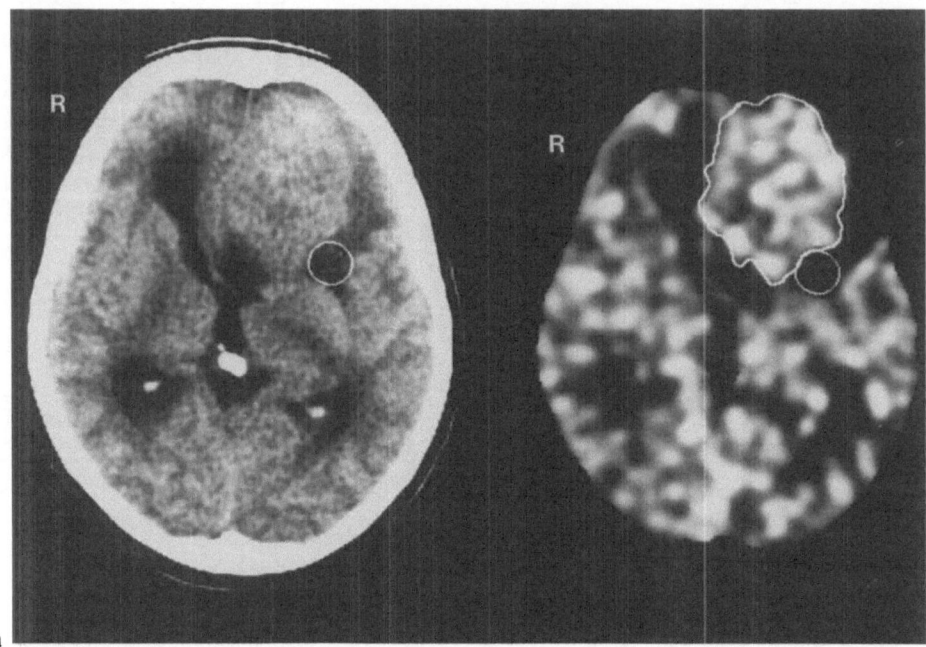

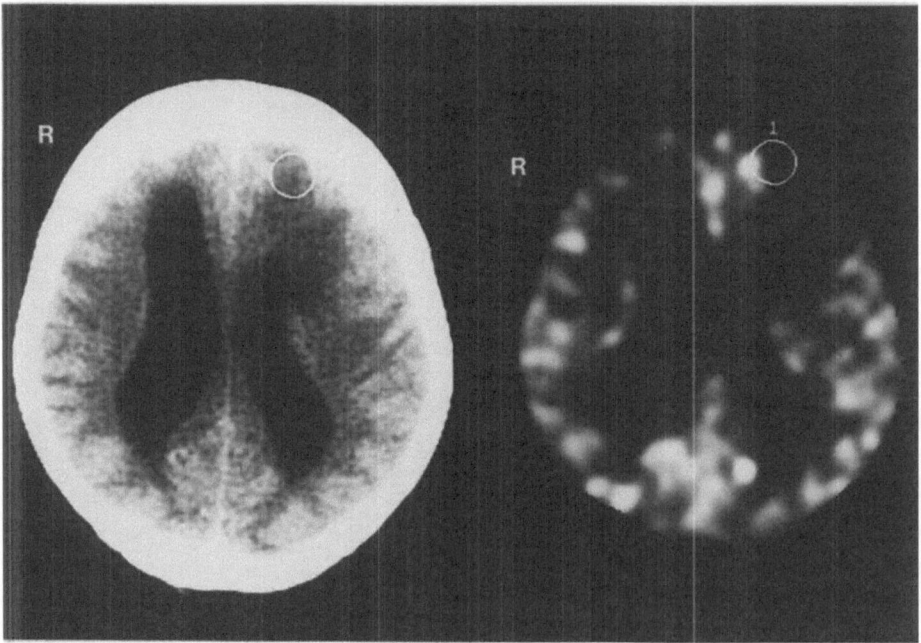

Abb. 1 a, b. Pat. Nr. 2. Die in **b** dargestellte Schicht liegt zu der in der **a** abgebildeten parallel. Der Abstand zwischen beiden Schichten beträgt 2 cm (level +35, window +100 für beide Schichten)

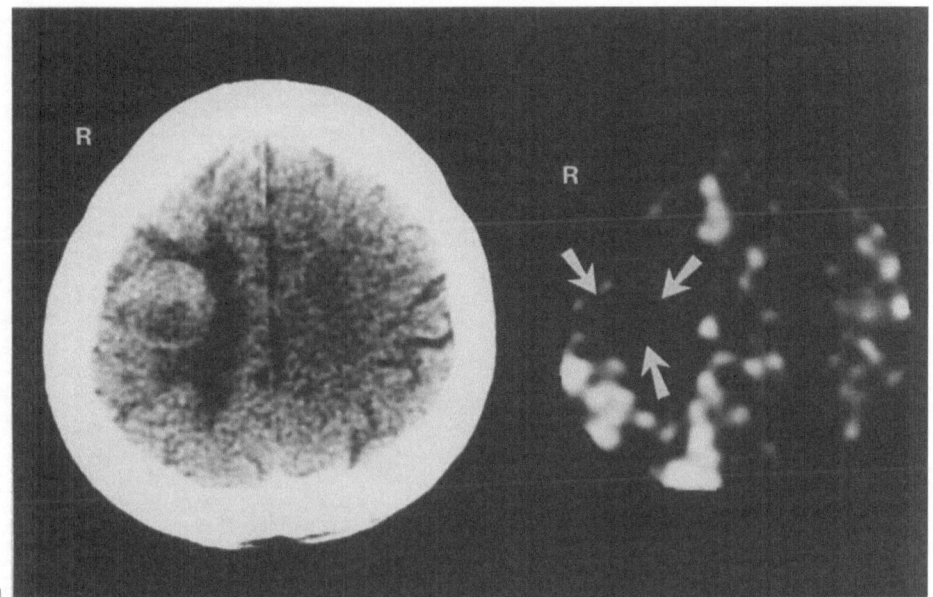

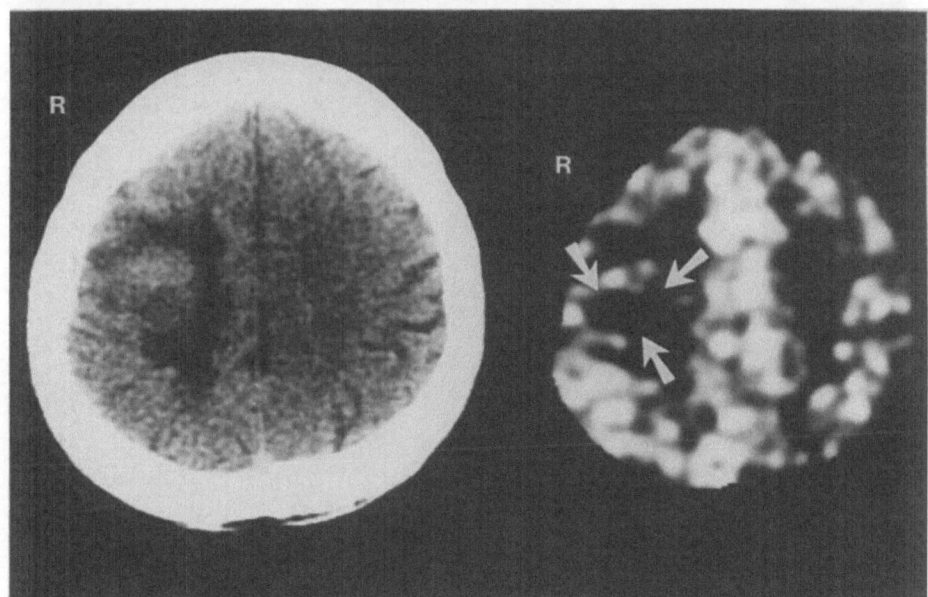

Abb. 2 a, b. Pat. Nr. 5. Die ringförmige Tumorformation (*Pfeile*) kommt in **a** wegen der relativ geringen Durchblutung kaum zur Darstellung. Nach Diamox-Verabreichung (**b**) deutliche Durchblutungssteigerung erkennbar (*Pfeile*). (Level + 50, window + 100)

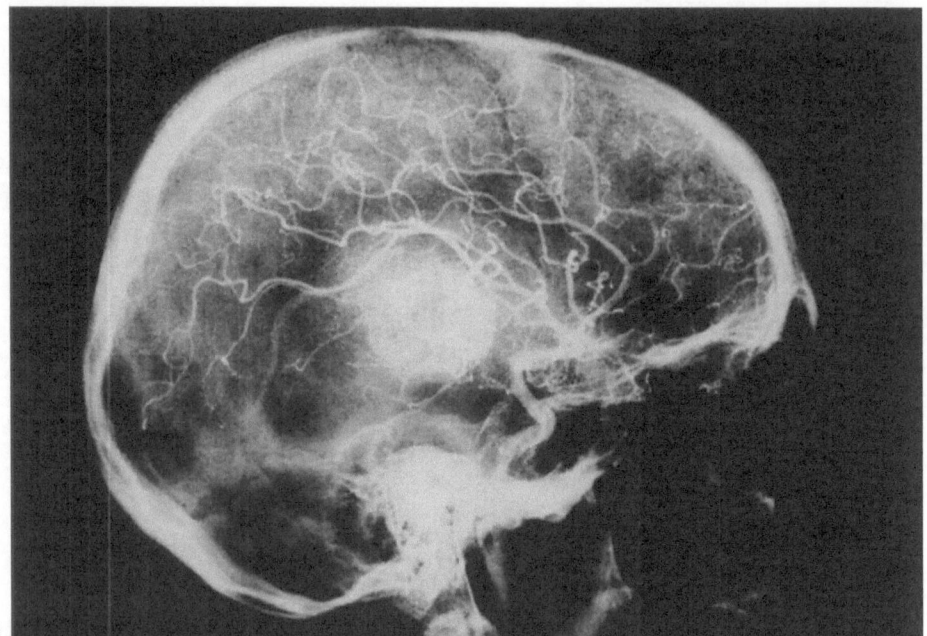

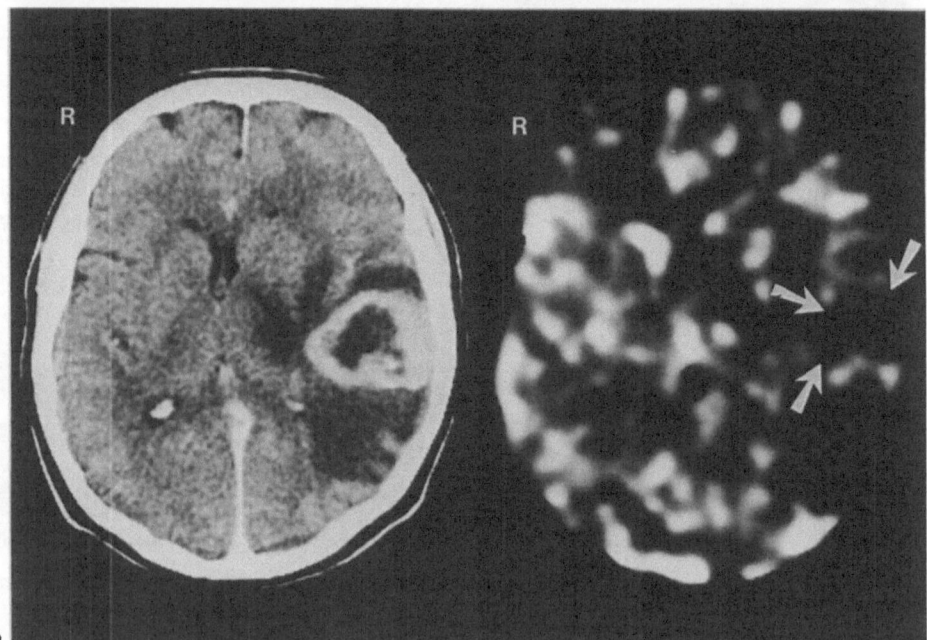

Abb. 3 a, b. Pat. Nr. 12. Angiographisch ist ein reichlich vaskularisierter Tumor nachweisbar (**a**). Obwohl im Kontrast-CT (**b**) eine deutliche Anreicherung erkennbar wird, zeigt das Durchblutungsbild (**b**) nur schlecht durchblutete Tumorformationen (*Pfeile*). (Level + 50, window + 100)

Ergebnisse

Durchblutung des Tumorgewebes

Bei den hirneigenen Tumoren wurde eine mittlere Durchblutung von 36 ± 9 ml/100 g/min gemessen. Dieser Wert liegt deutlich unter der mittleren Durchblutung der dargestellten Schicht (42 ± 11 ml/100 g/min) [2, 4]. Metastasen scheinen sich diesbezüglich wie hirneigene Tumoren zu verhalten. Dagegen sind die untersuchten Meningeome verglichen mit dem Mittelwert der dargestellten Schicht deutlich höher durchblutet. Ein eindeutiger Zusammenhang zwischen dem Malignitätsgrad eines Tumors und seiner Durchblutung kann nicht festgestellt werden. Dagegen scheint ein dreischichtiger kokardenförmiger Durchblutungsaufbau, bestehend aus einem unter dem "ischemia threshold" durchbluteten Zentrum, einen im Schnittbild ringförmig dargestellten Tumorgewebsanteil sowie einer äußeren Ödemschale nur mit höherer Malignität des Tumors vereinbar.

Der Mittelwert des Tumorödem beträgt in unserer Serie 11 ± 3 ml/100 g/min [1].

Diamox-Belastung

Bei 3 Patienten (Diagnosen: Meningeom, Metastase, Glioblastom) wurde die Xe-CT-Untersuchung unter Diamox-Belastung wiederholt. Es kommt unter Diamox-Belastung in der untersuchten Schicht zu einem 24–90%igen Durchblutungsanstieg. Überraschenderweise konnte die durchblutungssteigernde Wirkung von Diamox auch im Tumorgewebe nachgewiesen werden (Meningeom 22%, Metastase 79%, Glioblastom 16%) (Abb. 2 a, b). In den kokardenförmig aufgebauten Tumorformationen war im Zentrum – wie erwartet – keine Anhebung der Durchblutung feststellbar. Auch im Tumorödem kommt es, wenn überhaupt, nur zu ganz geringem Anstieg [5].

Zusammenhang zwischen Kontrastmittel (KM)-Anreicherung und Durchblutung

Obwohl in der konventionellen Computertomographie eine deutliche KM-Anreicherung nachweisbar ist (2 Metastasen, 2 Astrozytome Grad III, 1 Glioblastom), zeigt die Flow-map eine unter dem mittleren Durchblutungsniveau der untersuchten Schicht gelegene Durchblutung des Tumorgewebes (Abb. 3 a, b).

Literatur

1. Aritake K, Segawa H, Yoshimasu N, Nakamura O, Kimura K, Takakura K, Brock M (1985) Cerebral blood flow study in patients with intra-cranial tumors by CT with stable Xenon enhancement. In: Hartmann/Hoyer (eds) Cerebral blood flow and metabolism measurement. Springer, Berlin Heidelberg New York, pp 350–355
2. Blasberg RG, Molnar P, Horowitz M, Kornblith P, Pleasants R, Fenstermacher J (1983) Regional blood flow in RT-9 brain tumors. J Neurosurg 58:863–873

3. Gur D, Wolfson SK, Yonas H, Good WF, Shabason L, Latchaw RE, Miller DM, Cook EE (1982) Progress in cerebrovascular disease: local cerebral blood flow by Xenon enhanced CT. Stroke 13:750–758
4. Nakamura O, Nomura K, Segawa H, Takakura K, Nakagome T, Yoshimasu N, Ueda Y, Kimura K, Nagai M (1985) rCBF in brain tumors as measured by Xenon enhanced CT. No Shinkei Geka 13:37–43
5. Reulen HJ, Hadjidimos A, Schürmann K (1972) The effect of dexamethasone on water and electrolyte content and on rCBF in perifocal brain edema in man. In: Reulen HJ, Schürmann K (eds) Steroids and brain edema. Springer, Berlin Heidelberg New York, pp 239–252

Kernspintomographie der Orbita bei endokriner Ophthalmopathie. Vergleich mit computertomographischen Befunden

A. F. Markl, K. Mann, R. Hörmann, R. C. Pickardt, J. Lissner

Einleitung

Klinische Frühzeichen der endokrinen Ophthalmopathie können eine Schwellung der Oberlider und deren Retraktion sein, die durch eine Infiltration des M. levator palpebrae bedingt ist.

Zusätzlich nehmen die geraden Augenmuskeln an Volumen zu, was zu einer Proptosis führt.

Durch Infiltration lymphatischer Zellen und Vermehrung saurer Mukopolysaccharide im retroorbitalen Fettgewebe kann ein ausgeprägter Exophthalmus auftreten.

Präzise morphologische Informationen in vivo können durch die Ultraschallechographie erhalten werden, die die Muskelverdickungen in den ersten beiden Dritteln der Orbita genau dokumentiert.

Die Darstellung des Orbitatrichters und eine Beeinträchtigung des N. opticus durch verdickte gerade Augenmuskeln in diesem Bereich war in unserer Klinik bis 1984 nur durch die Computertomographie (CT) möglich.

Die ungewollte Bestrahlung der Augenlinse mußte in Kauf genommen werden, um eine genaue Differentialdiagnose zwischen einem retroorbitalen Tumor und einer einseitigen Proptosis bei endokriner Ophthalmopathie zu erhalten.

In neuerer Zeit ist die Kernspintomographie (MR) als alternatives bildgebendes Verfahren verfügbar.

Das Ziel dieser Studie war ein Vergleich der Bildqualität und der Genauigkeit der Muskeldickenbestimmung von CT und MR. Zusätzlich sollte geprüft werden, ob eine Unterscheidung der akuten entzündlichen Muskelinfiltration von der fettigen Degeneration und der Muskelfibrose möglich ist.

Patienten und Methode

42 Patienten mit einer endokrinen Ophthalmopathie (28 Frauen, Durchschnittsalter 52 Jahre; 14 Männer, Durchschnittsalter 50 Jahre) der Stadien II–V nach den Kriterien der American Thyroid Association [7] wurden untersucht. Die Stadieneinteilung erfolgte nach klinisch-ophthalmologischer Untersuchung einschließlich Hertel-Exophthalmometrie sowie Schilddrüsenfunktionstests (Gesamtthyroxin, Gesamttrijodthyronin, Thyroxinbindungsindex, TRH-Test), Bestimmung der Thyreoglobulin-, mikrosomalen und schilddrüsenstimulierenden Antikörper und 99 m-Technetium-Szintigraphie.

Bei 11 Patienten existierten die Symptome weniger als ein Jahr. Die Proptosis, gemessen mit der Hertel-Exophthalmometrie, lag zwischen 21 und 26 mm (obere Normgrenze: 20 mm), einseitig bei 10, beidseitig bei 22 Patienten. Normalwerte wurden bei 10 Patienten (Stadium II) gefunden.

Die kernspintomographischen Untersuchungen wurden an einem Magnetom (Siemens AG/Erlangen) 1,5 Tesla mit supraleitendem Magneten durchgeführt, das mit 0,35 Tesla (27 Patienten) und 1,0 Tesla Feldstärke (15 Patienten) betrieben wurde.

Bei 10 Patienten kam eine Kopfspule, bei 32 Patienten verschiedene selbstkonstruierte Oberflächenspulen zur Anwendung.

Die räumliche Auflösung der Kopfspule war $1 \times 1 \times 5$ mm, die der Oberflächenspulen $0,5 \times 0,5 \times 5$ mm (Bildmatrix 256×256 Pixel, Schichtdicke 5 mm, Hardware-Zoom-Faktor 1.4).

Bei allen Patienten wurden Spinechosequenzen mit T1- und T2-gewichteten Pulssequenzen angewendet.

Routinemäßig wurden die Patienten in transversaler und frontaler Schichtrichtung untersucht.

Bei 10 Patienten erfolgte eine Applikation des paramagnetischen Kontrastmittels Gadolinium-DTPA (Gadolinium-DTPA-Dimeglumin, Schering AG/Berlin) in einer Dosierung von 0,1 mmol/kg Körpergewicht.

Die computertomographischen Untersuchungen wurden mit hochauflösenden Computertomographen der 3. Generation SOMATOM DR3 und SOMATOM DRH (Siemens AG/Erlangen) durchgeführt. Die Bestimmung der Muskeldicken erfolgte in frontalen Schichten und wurde nach der Cosinusformel korrigiert [5].

Ergebnisse

Eine Verdickung der extraokulären Augenmuskeln konnte mit beiden Methoden bei allen Patienten im Erkrankungsstadium III–V und bei 4/7 Patienten im Erkrankungsstadium II gefunden werden.

Die Bildqualität der Kernspintomogramme und die räumliche Auflösung konnte durch die Anwendung von Oberflächenspulen und den Einsatz einer Feldstärke von 1,0 Tesla derjenigen der Computertomogramme angeglichen werden.

Mit beiden Methoden kann die Dicke der extraokulären Augenmuskeln exakt in frontaler und die Proptosis in transversaler Schichtorientierung gemessen werden.

Beispiele beider bildgebender Verfahren für die Darstellung einer einseitigen endokrinen Ophthalmopathie in frontaler Schichtorientierung zeigt Abb. 1, für eine beidseitige Erkrankung Abb. 2.

Darüber hinaus kann eine Schwellung der geraden Augenmuskeln im Bereich der Orbitaspitze mit einer Beeinträchtigung des N. opticus, das sog. Konussyndrom, einwandfrei dargestellt werden. Bei 21 Patienten wurde eine Bestimmung der Muskelquerschnittsflächen vergleichend im Kernspin- und Computertomogramm durchgeführt mit dem Ergebnis einer hochsignifikanten Korrelation ($r = 0,97$; $p < 0,01$; $n = 42$; Student-T-Test) beider Methoden (Abb. 3). Eine weitere gu-

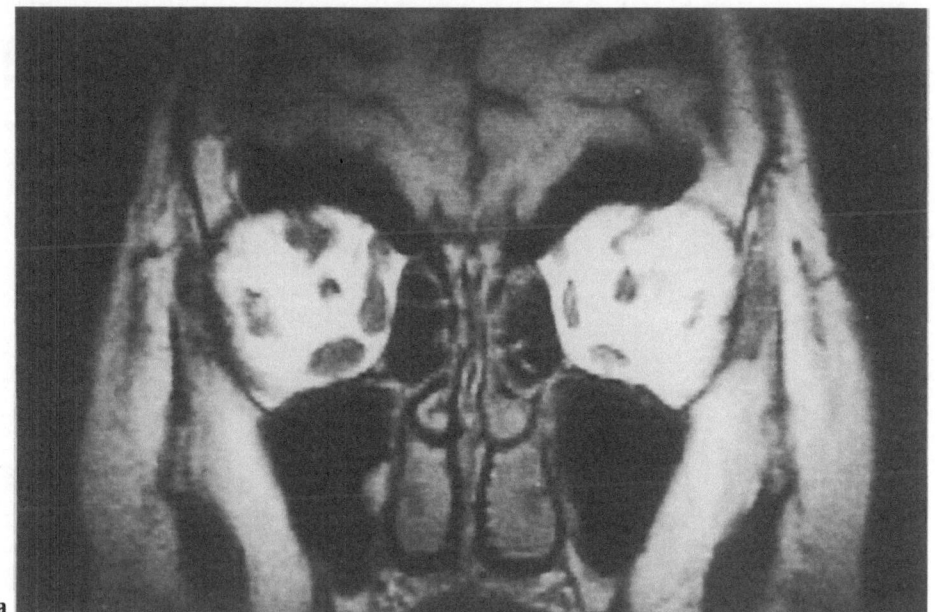

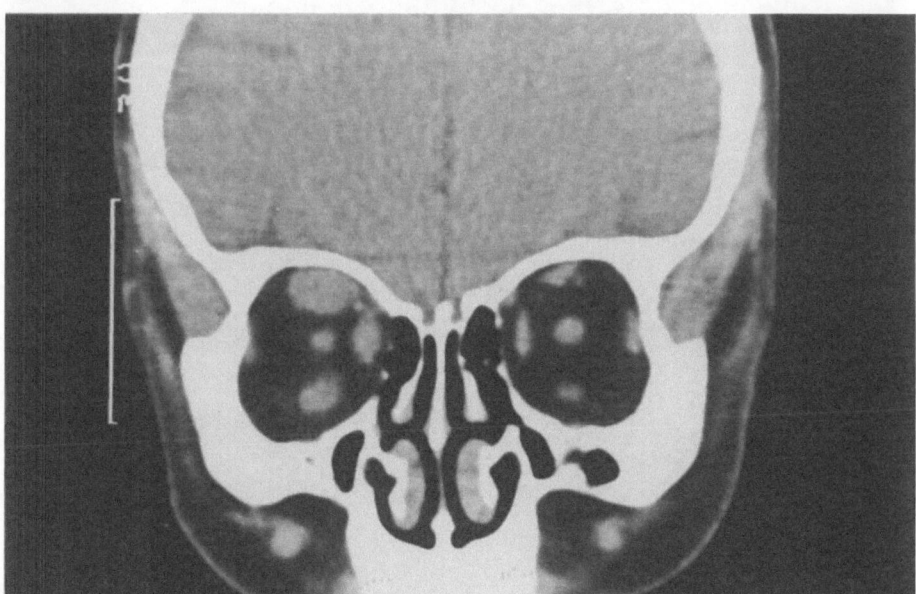

Abb. 1 a, b. Einseitige endokrine Ophthalmopathie rechts mit Verdickung des oberen, medialen und unteren geraden Augenmuskels. Frontale Schichtorientierung. **a** MR; Oberflächenspule; SE-Sequenz (TR/TE 600/30). **b** CT

83

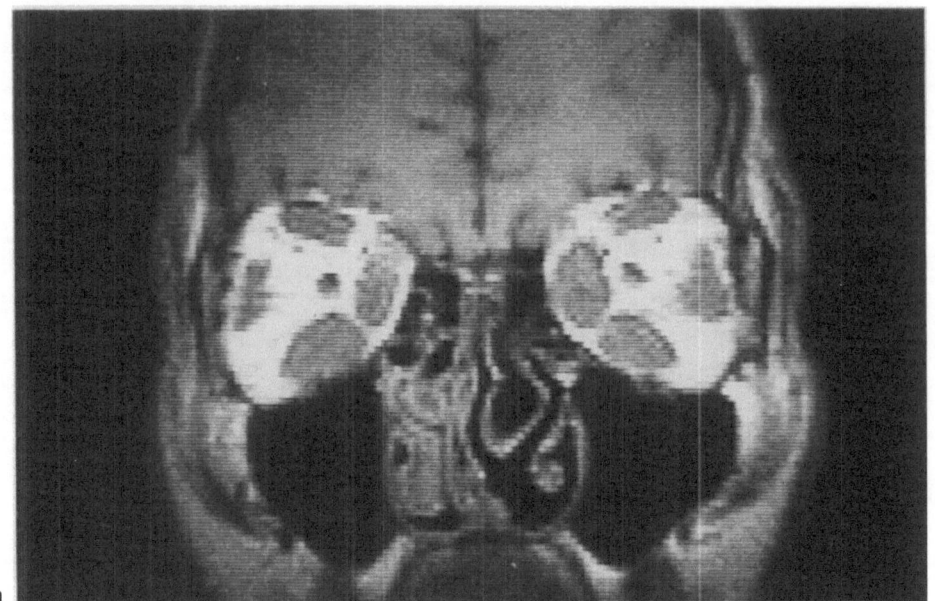

a

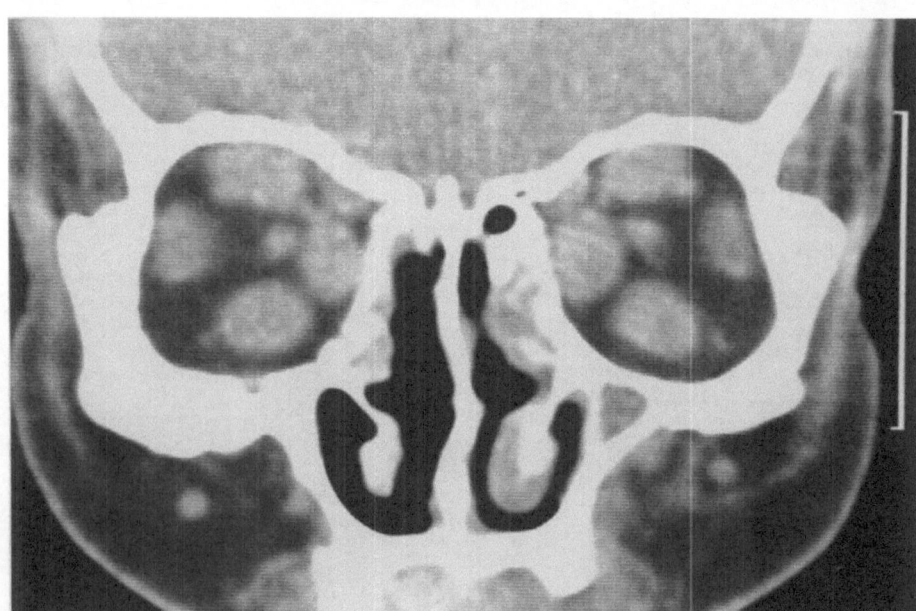

b

Abb. 2 a, b. Beidseitige endokrine Ophthalmopathie mit Verdickung aller geraden und der oberen obliquen Augenmuskeln in beiden Orbitae. Frontale Schichtorientierung. **a** MR; Oberflächenspule; SE-Sequenz (TR/TE 600/30). **b** CT

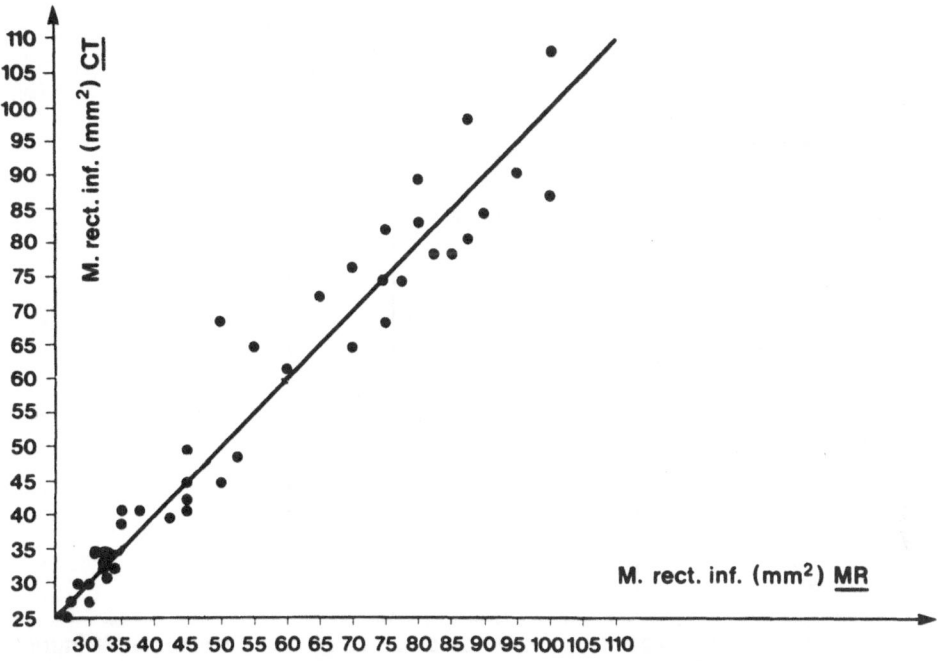

Abb. 3. Vergleich der Muskelquerschnittsflächen des unteren geraden Augenmuskels, gemessen im Computer- und Kernspintomogramm

te Korrelation wurde beim Vergleich der Proptosis, gemessen im Kernspintomogramm und mit dem Hertel-Exophthalmometer, gefunden (r = 0,94; p < 0,01; n = 42).

Nur bei einem Patienten der Klasse III a und b war die in der Kernspintomographie gemessene Proptosis geringer als die mit dem Hertel-Exophthalmometer ermittelte; ein Patient wurde radiologisch in Stadium III c und durch die Exophthalmometrie in Stadium III b klassifiziert (Abb. 4).

Bei 3 Patienten imponierte eine ausgeprägte Vermehrung des intraorbitalen Fettgewebes ohne Muskelverdickungen (Abb. 5), die zu einer signifikanten Proptosis (Stadium III) führte.

In allen diesen Fällen zeigte sich ein gestreckter N. opticus bei schlanken Augenmuskeln.

Bei einem Patienten konnte mit beiden Methoden zusätzlich zu der Fettgewebsvermehrung ein verdickter M. rectus inferior dargestellt werden (Proptosis 25/24; Stadium IV).

Für den Vergleich des klinisch ermittelten Aktivitätsstadiums der endokrinen Ophthalmopathie mit den meßtechnisch ermittelten Werten für Muskelquerschnitt und Proptosis im kernspintomographischen und computertomographischen Bild ergab sich keine Korrelation.

Auch ein Zusammenhang mit Titern für thyreoidale Antikörper oder mit der Schilddrüsenfunktion konnte nicht hergestellt werden.

Eine fettige Degeneration der Augenmuskeln konnte bei insgesamt 13 Muskeln von 3 männlichen und 1 weiblichen Patienten durch die Dichtemessung von

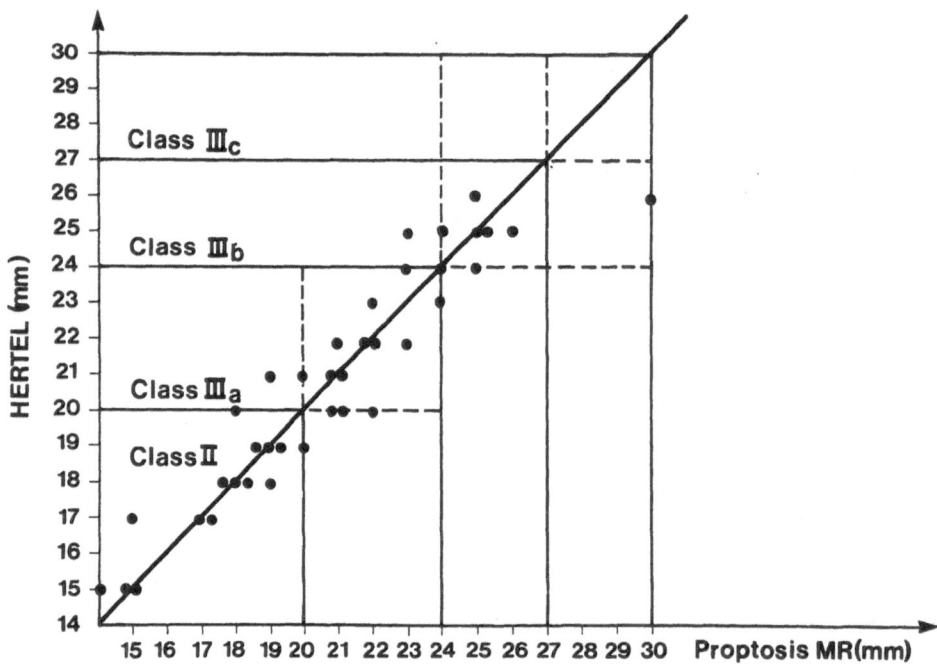

Abb. 4. Vergleich der Proptosis, gemessen mit der Hertel-Exophthalmometrie und im Kernspintomogramm

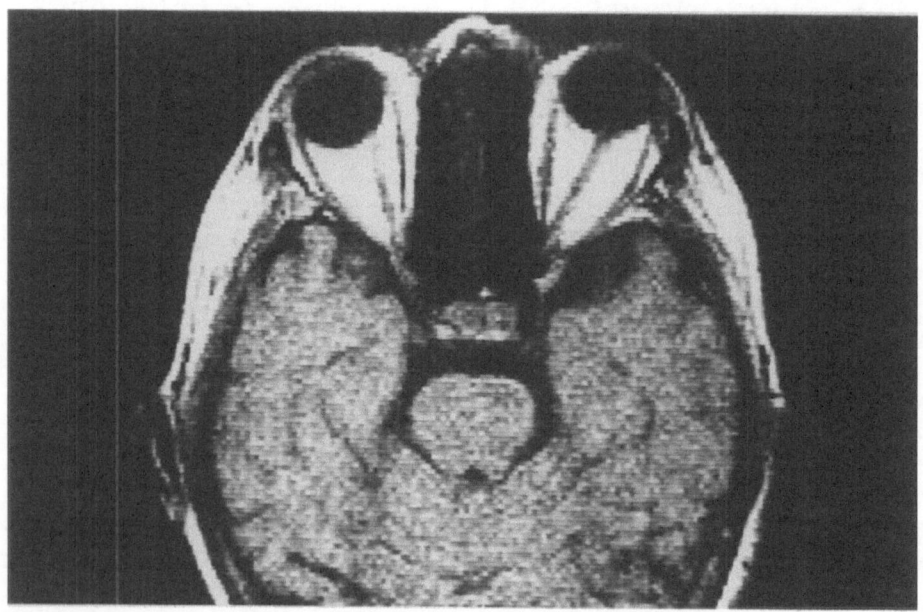

Abb. 5. Beidseitige Proptosis durch Vermehrung des retrobulbären Fettgewebes ohne Muskelverdickung. Gestreckter N. opticus. Transversale Schichtorientierung. MR; Kopfspule; SE-Sequenz (TR/TE 600/35)

weniger als 45 Houndsfield-Einheiten im Computertomogramm ermittelt werden (Normalwert 55 ± 12 H.E., $n = 20$). Bei Berechnung der Augenmuskelrelaxationszeiten wurde hier eine Verkürzung der T1- und T2-Zeit gefunden.

Von 10 Patienten, bei denen die kernspintomographischen Untersuchungen vor und nach Applikation des paramagnetischen Kontrastmittels Gadolinium-DTPA durchgeführt wurden, konnten bei 3 keine Augenmuskelverdickungen festgestellt werden.

Die Nativmessungen der Muskelrelaxationszeiten und der Signalintensität ergaben Normalwerte, ohne Änderung nach KM-Gabe.

Bei 2 Patienten mit fettiger Degeneration wurde eine Verkürzung der Relaxationszeiten und eine höhere Signalintensität im T1-gewichteten im Vergleich zum T2-gewichteten Bild gefunden.

Bei relativ kurzer Krankheitsdauer wurde eine eher ödematöse Veränderung der verdickten Augenmuskeln bei 3 Patienten angenommen. Hier erfolgte keine Anhebung der Signalintensität nach Gadolinium-DTPA im T1-gewichteten Bild, jedoch im T2-gewichteten Nativbild.

Bei 2 Patienten mit vermuteten fibrotischen Augenmuskelveränderungen – eine fettige Degeneration konnte bei schon länger bestehender Erkrankung im CT- und MR-Bild ausgeschlossen werden – zeigte sich eine geringe Signalintensitätserhöhung nach KM-Gabe, bei weitgehend unveränderter Signalintensität im T1- und T2-betonten Nativbild. Die Berechnung der Relaxationszeiten ergab hier keine signifikanten Werte.

Diskussion

Die Darstellung der endokrinen Ophthalmopathie mit der Kernspintomographie wurde von Hawkes [1], Li [2], Mahlstedt [3] und Morrice [6] in Einzelfällen berichtet, wobei den Autoren in den meisten Fällen nur eine Feldstärke von 0,04–0,2 Tesla zur Verfügung stand.

Durch die Anhebung der Feldstärke auf 0,35 bzw. 1,0 Tesla und die Kombination von Oberflächenspule, Multiplanar- und Hardware-Zoom-Technik gelingt es, Bilder zu erhalten, die mit denen der Computertomographie vergleichbar sind.

Vorteile der Kernspintomographie sind die fehlende Strahlenbelastung der Linse und eine gute Darstellung des Muskelkonus ohne störende Partialvolumeneffekte.

Nachteil ist die lange Untersuchungszeit bis zu 60 min, die insbesondere bei hyperthyreoten und motorisch unruhigen Patienten zu Bewegungsartefakten führen kann.

Das therapeutische Vorgehen des Klinikers wird durch die Differenzierung zwischen frisch infiltrierten Muskeln, fibrotischen Veränderungen und fettiger Degeneration beeinflußt. Diese Unterscheidung ist mit der Computertomographie nur für den Fall der fettigen Degeneration möglich.

Nach der vorläufigen Erfahrung bei den Untersuchungen von 10 Patienten mit Gadolinium-DTPA könnte eine Differenzierung zwischen ödematösen und fibrotischen Muskelveränderungen im Rahmen einer endokrinen Ophthalmopathie durch die Anwendung des paramagnetischen Kontrastmittels, Relaxationszeitenbestimmung und Bewertung der Signalintensitäten in T1- und T2-gewichteten MR-Bildern möglich sein. Dies muß jedoch durch eine Studie an einem größeren Patientengut bestätigt werden.

Literatur

1. Hawkes RC, Holland GN, Moore WS, Rizk S, Worthington BS, Kean DM (1983) NMR imaging in the evaluation of orbital tumors. Am J Neur Radiol 4:254–256
2. Li KC, Poon RY, Hinton P et al. (1984) MR imaging of orbital tumors with CT and ultrasound correlations. J Comput Assist Tomogr 8:1039–1047
3. Mahlstedt J, Wolf F (1983) Aussagemöglichkeiten durch die Kernspintomographie bei Schilddrüsenerkrankungen und endokriner Orbitopathie – Diskussionsbeitrag. Akt Endokr Stoffw 4:42–46
4. Mann K, Schöner W, Maier-Hauff K, Rothe R, Jüngst D, Karl HJ (1979) Vergleichende Untersuchung der endokrinen Ophthalmopathie mittels Ultrasonographie, Computertomographie und Fischbioassay. Klin Wochenschr 57:831–837
5. Markl AF, Hilbertz T, Pickardt CR, Mayr B, Lissner J (1986) Computertomographie bei endokriner Orbitopathie: Auswirkungen unterschiedlicher Gantry-Kippung und Patientenlagerung auf die Messung der Augenmuskeldicken und Möglichkeit der Korrektur. Digit Bilddiagn 6:81–85
6. Morrice GD, Smith FW (1983) Early experience with nuclear magnetic resonance (NMR) imaging in the investigation of ocular proptosis. Trans Ophthal Soc UK 103:143
7. Werner SC (1977) Modification of the classification of the eye changes of Graves' disease. Am J Ophthalmol 83:725–727

The Clinical Impact of Magnetic Resonance Imaging in the Diagnosis of Brain Stem Lesions

G. Bone, L. Dinkhauser, W. Artmann, and G. Ladurner

Magnetic resonance imaging (MRI) as a new imaging modality rapidly achieved an important role in evaluating pathologies of the central nervous system. Its diagnostic potential, advantages, and limitations have been well documented [3, 5, 8, 9]. In particular MRI has been reported as being highly sensitive in assesment of demyelinating diseases as well as in visualization of intracranial and spinal cord tumors [3, 7, 8]. Furthermore MRI is particularly good in evaluation of abnormalities related to the brain stem [1, 6]. In the following, MRI findings in patients with brain stem lesions are described and MRI data are compared with computed tomography (CT) findings in the context of the clinical picture.

Patients and methods

A total of 93 patients (54 female, 39 male; mean age 42 years, range 7–81) with clinical evidence of brain stem dysfunction and with lesions of the brain stem confirmed by MRI were investigated. MRI studies were carried out in all patients using a superconducting magnet (Magnetom, Siemens) operating at 1.0 T at the Department of Radiology, Wels. Spin echo (SE) pulse sequences with different repetition times (TR 0.7–3 ms) and different echo delay times (TE 20–120 ms) were used. Axial images were obtained using 5-mm sections. Additionally, coronal and/or sagittal images were obtained. MRI investigations were carried out between 1 week and 3 months after the onset of neurological syptoms. All patients were examined using CT and the findings were compared with those of MRI.

Results

The diagnoses of the 93 patients with brain stem lesions confirmed by MRI are listed in Table 1. The most common diagnosis was of multiple sclerosis (MS), seen in 55 patients. This was based on clinical findings, including laboratory and electrophysiological results, as well as on MRI results. MRI showed definite single or multiple lesions of the brain stem with abnormal signal intensities in these 55 patients, whilst CT scans of the brain stem in all patients revealed no abnormalities. In only three patients did MRI demonstrate isolated lesions of the brain stem. In all other patients MRI also demonstrated supratentorial, multiple, patchy, periventricular lesions. In 23% of these 55 patients CT scan revealed supratentorial hypodense regions. Acute brain stem infarctions were diagnosed in

Table 1. MRI and CT in the diagnosis of brain stem lesions

Pathologic entities	No. of patients	Diagnosis	
		MRI	CT + MRI
Demyelination/MS	55	55	
Infarct	21	19	2
Tumor	12	6	6
Syringobulbia	1	1	
Inflammation	1	1	
Trauma	1	1	
Miscellaneous	2	2	
Total	93	85	8

MRI, CT normal, MRI diagnostic.
CT + MRI, CT and MRI abnormal, MRI provides additional diagnostic information.

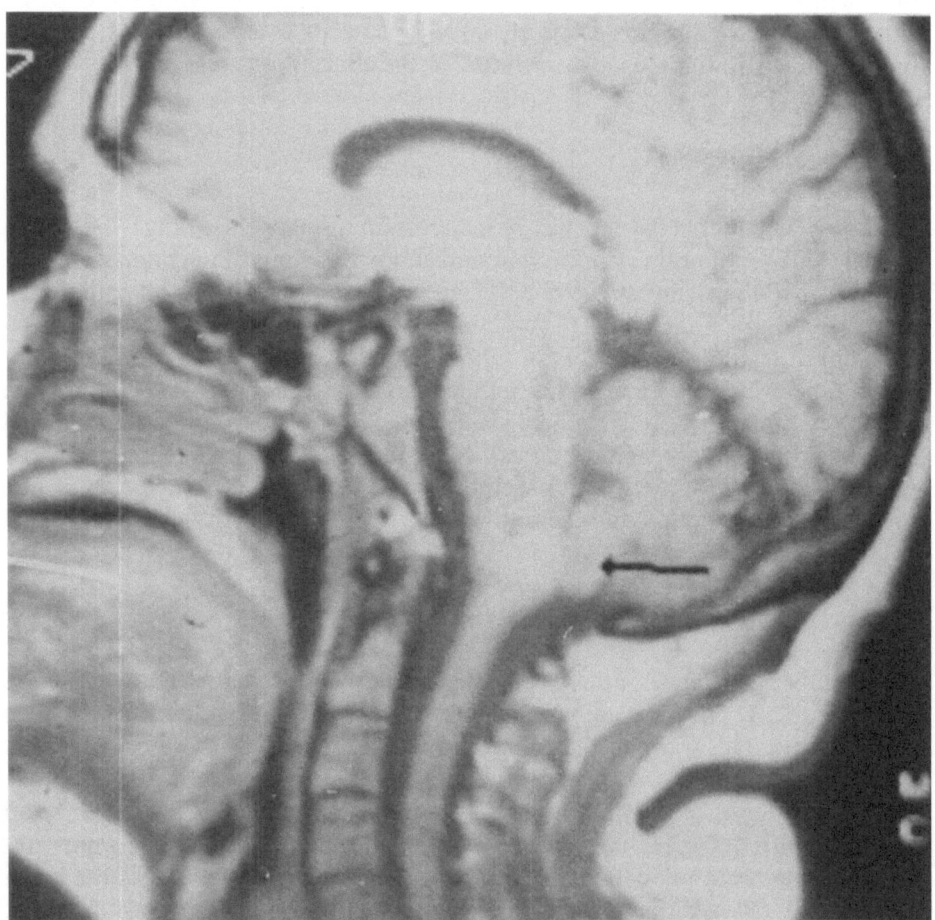

Fig. 1. Acute brain stem infarction. Sagittal section through medulla shows lesions with increased signal intensity

21 patients, with a normal CT scan being obtained in 19 of them (Fig. 1). MRI delineated clearly these lesions as areas of high signal intensity in T2 weighted images. In the two patients where results of CT scanning were positive, MRI improved definition of the area of low attenuation seen on CT. One case of syringobulbia was diagnosed on the basis of a structure with CSF intensity within the brain stem. Contrast-enhanced CT was nondiagnostic. In one patient who appeared normal on CT scan, clinical evidence of encephalitis lesions due to inflammation could be found. Posttraumatic lesions of the brain stem were clearly shown in one patient by MRI although CT revealed no abnormalities. In two patients with a history of radiation therapy white matter lesions of the brain stem were clearly identified by MRI although CT showed no abnormalities.

In 12 patients tumors could be verified by MRI. In six of these patients previous CT scans had shown no abnormalities, and in the other six patients MRI provided additional information (Table 1). In two patients with brain stem glioma and normal CT findings, MRI showed clearly altered signal intensities (Fig. 2). In one case an arteriavenous malformation could be easily demonstrated, whilst CT findings were normal (Fig. 3). Astrocytoma was diagnosed in two patients (CT results normal in one patient) and medulloblastoma in one patient (CT results normal). Furthermore, metastases were confirmed by MRI in two patients. Extraaxial lesions could be seen in four patients, three of whom had an acoustic neuroma and in one of whom an arachnoid cyst was identified (Fig. 4); pathologic tissue alteration was in all these cases better depicted with MRI than with CT.

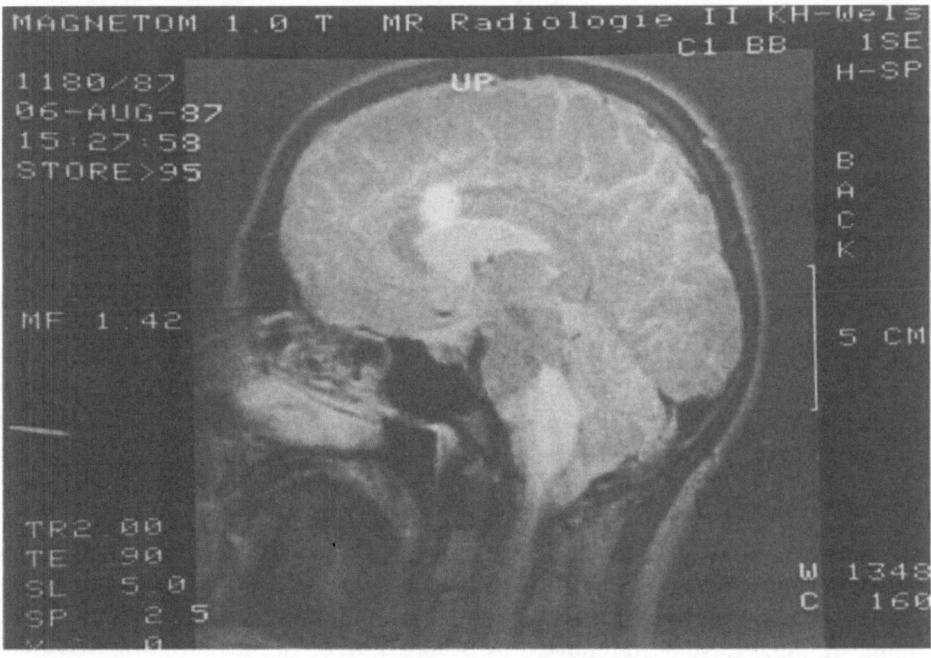

Fig. 2. Glioma of the brain stem. Sagittal view shows intrinsic lesion with high signal intensity

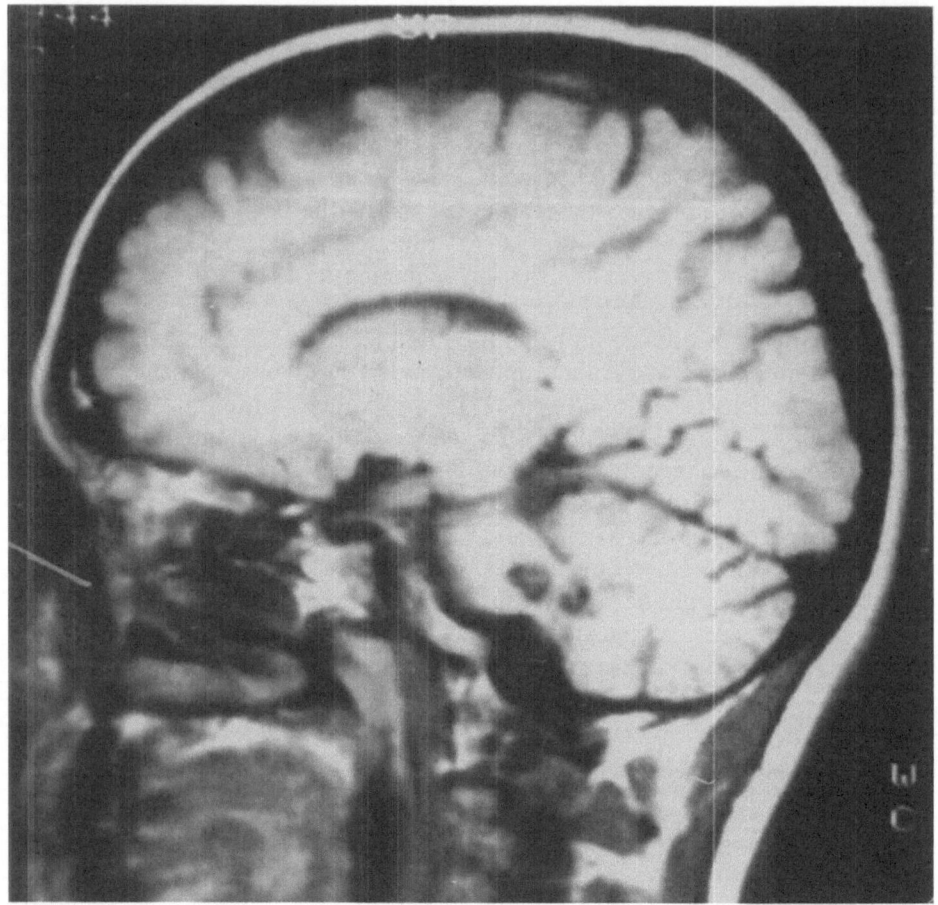

Fig. 3. Arteriovenous malformation of the brain stem. Sagittal view delineates vascular malformation with characteristic low-signal areas

Discussion

The high sensivity of MRI in the evaluation of brain stem lesions has been well documented [2–6]. Particularly in this region MRI is diagnostically superior to CT due to the lack of bone artifacts, the facility for multiplanar imaging, and the availability of different sequences.

Comparison of the results in our patients with brain stem lesions showed the clear advantage of MRI over CT. The superiority of MRI was evident from the large number of lesions delineated by MRI but for which CT findings were normal. MRI was particularly sensitive in the detection of brain stem demyelination. Of the 55 patients with MRI-verified plaques, none showed abnormalities in CT. Similar findings have been reported by others [2–4, 6, 7]. Furthermore, MRI has been shown to be a sensitive indicator of infarctions [1, 3, 4]. In only two of our 21 patients did CT scan identify lesions. MRI was also highly sensitive to changes

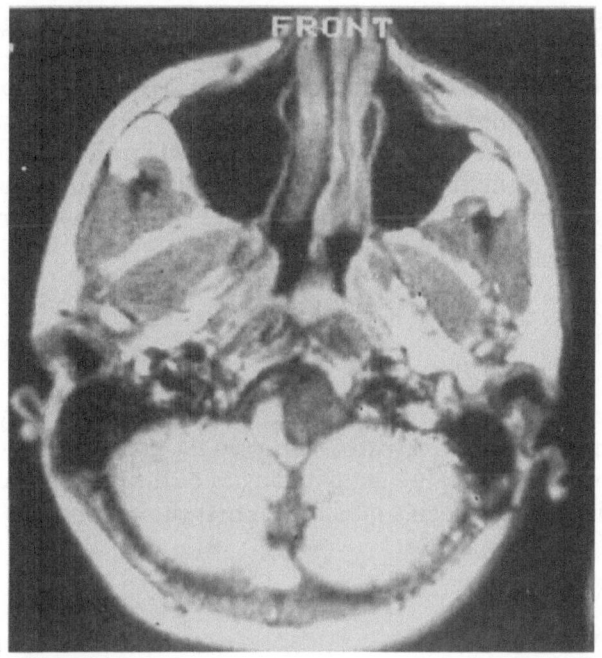

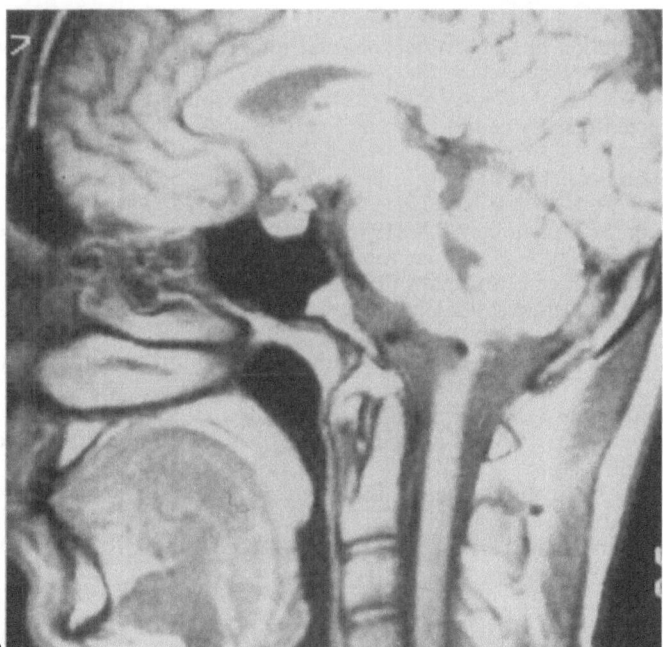

Fig. 4a, b. Arachnoid cyst. **a** Axial and **b** sagittal views show large extrinsic mass lesion with displacement and bowing of the brain stem and the vertebral artery at the level of the medulla

due to trauma, radiation, or inflammation. In all these cases white matter lesions could be visualized by MRI whilst CT scans were interpreted as normal. Moreover, the superiority of MRI in the visualization of tumors has been established [2, 3, 5, 6, 9]. In 12 patients tumors could be visualized by MRI, but in six of these patients CT findings were normal. Differentiation between cystic and solid lesions could be done easily, as could distinguishing between intra- and extraaxial lesions. Tumor extent and infiltration were also well defined. In summary, therefore, MRI can be considered the imaging modality of first choice in the assessment of the brain stem and related structures.

Summary

A total of 93 patients with clinical evidence of brain stem lesions confirmed by MRI were investigated. Comparison of MRI with CT showed the great accuracy of MRI and its superiority over CT in evaluating pathologies of the brain stem. Therefore, MRI can be considered the imaging modality of first choice for the assessment of abnormalities of the brain stem.

References

1. Bogousslavsky J, Fox AJ, Barnett JM, Hachinski VC, Vinitski S, Carey S (1986) Clinico-tomographic correlation of small vertebrobasilar infarct using magnetic resonance imaging. Stroke 17:929–938
2. Bradley WG, Waluch V, Yadley R, Wycoff RR (1984) Comparison of CT and MR in 400 patients with suspected disease of the brain and cervical spinal cord. Radiology 152:695–702
3. Brant-Zawadzki M, Norman D (1987) Magnetic resonance imaging of the central nervous system. Raven, New York
4. Buckley JH, Worthington S, Mawhinney RR (1986) The role of magnetic resonance imaging in the brainstem. In: Kunze K, Zangemeister WH, Arlt A (eds) Clinical problems of brainstem disorders. Thieme, Stuttgart, pp 50–62
5. Bydder GM, Steiner RE (1982) NMR imaging of the brain. Neuroradiology 23:231–240
6. Han JS et al. (1984) Magnetic resonance imaging in the evaluation of the brainstem. Radiology 150:705–712
7. Kinkel WR, Jacobs L, Polachini I, Kinkel RP (1984) Computerized tomography (CT) and nuclear magnetic resonance (NMR) in multiple sklerosis (MS): a comparative study. Neurology 34 (suppl. 1):136
8. Newton TH, Potts DG (1983) Advanced imaging techniques. Clavadel, San Aselmo CA (Modern neuroradiology vol 2)
9. Young JR (1984) Nuclear magnetic resonance imaging: basic principles. Raven, New York

Hochauflösende Computertomographie und ihre Rekonstruktionsmöglichkeiten, einschließlich 3-D-Imaging in der Otorhinologie und der Traumatologie

M. Ernsting, E. Zeitler, H.-W. Stedtfeldt, J. Theissing

Die HR-CT hat in den letzten Jahren den Untersuchungsgang in der Radiologie, insbesondere in der traumatologischen Radiologie entscheidend beeinflußt.

Nicht immer war es mit den konventionellen Röntgenaufnahmen und deren begrenzter Detailauflösung und den störenden Überlagerungen möglich, ossäre Verletzungen exakt zu diagnostizieren.

Mit der HR-CT besteht heute die Möglichkeit einer raschen und exakten Diagnosestellung. Dabei müssen polytraumatisierte Patienten nicht mehrmals umgelagert und belastet werden. Die CT bringt vor allem in „unübersichtlichen" Gebieten, wie z. B. im Rhinobasisbereich, im Bereich der Wirbelsäule und des Kreuzbeins sowie den Hüftgelenken besondere Vorteile.

Notwendig dazu war zunächst die Weiterentwicklung der CT, um knöcherne Strukturen anatomisch korrekt darstellen zu können.

Dies beinhaltet:

a) dünne Schichten von 1–2 mm mit entsprechendem Tischvorschub,
b) eine exakte Einblendungsmöglichkeit, sowohl auf der Strahler- als auch auf der Detektorseite,
c) eine variable Dosis und die Möglichkeit der hohen mAS-Wahl,
d) die Erweiterung der HE auf $+4000$,
e) ein Hochauflösungsalgorithmus, um Teilvolumeneffekte durch hohe Dichtesprünge und das Quantenrauschen zu reduzieren sowie Bewegungsartefakte auf das mindestmögliche zu reduzieren.

Wichtig ist heute vor allem neben den Rekonstruktionsmöglichkeiten in sagittaler und koronarer Schnittführung das 3-D-Display-Rechenprogramm in verschiedenen Blickrichtungen, das für den Patienten keine weitere und zusätzliche Strahlenbelastung bringt [8].

Dieses 3-D-Rechenprogramm verspricht heute
– bei kosmetischen Operationen im Gesichtsbereich
– bei operativen Rekonstruktionen von Gesichtsschädel- und Rhinobasisfrakturen sowie
– bei endoprothetischem Ersatz im Hüftgelenksbereich
zusätzliche Informationen und Hilfen für eine gute präoperative Planung.

Anhand einiger ausgewählter Beispiele sollen Indikationen und Ergebnisse der HR-CT mit ihren Rekonstruktionen vorgestellt werden.

Felsenbeinfrakturen

Von allen traumatischen Verletzungen machen diejenigen des Ohres nur 2–3% aus. Von den Schädelbasisfrakturen weisen jedoch 45% einen Schläfenbeinbruch auf, welcher Mittel- und/oder Innenohr in Mitleidenschaft zieht. Man unterscheidet zwischen Pyramidenlängsfrakturen, ausstrahlend ins Mittelohr, längs der Pyramide verlaufend und Pyramidenquerfrakturen, einstrahlend ins knöcherne Labyrinth und in den inneren Gehörgang, quer zur Pyramidenachse verlaufend. Zusätzlich besteht bei Liquoraustritt, Fazialisparese und Gehörverlust eine dringende Indikation zur CT.

Beispiele

Nach einem schweren Verkehrsunfall hatte der junge Patient neben einem schweren Schädelhirntrauma einen Gehörverlust beidseits sowie eine ausgeprägte Gleichgewichtsstörung. Bei der HR-CT fand sich eine Berstungsfraktur der hinteren Schädelgrube mit ausgedehnten Einblutungen und knöchernen Zerreißungen.

Gesichtsschädel- und Rhinobasisfrakturen

Mit Zunahme des Verkehrsaufkommens sind diese Art der Frakturen eine typische Hochgeschwindigkeitsverletzung. Das CT wird in axialer und koronarer Schnittrichtung durchgeführt, um das Ausmaß der Frakturen exakt darstellen zu können und um evtl. eingedrungene Fremdkörper oder dislozierte Fragmente zu lokalisieren. Hier ist das 3-D-Display-Programm wichtig, da Skelettasymmetrien bzw. Deformierungen durch die meist schnell auftretende Weichteilschwellung und/oder durch Hämatome sehr oft verdeckt werden können [6].

Beispiel

Die 17jährige Patientin hatte als Beifahrerin einen Autounfall. Neben den Gesichtsschädelfrakturen war es zum Verlust des linken Auges durch eingedrungene Fremdkörper gekommen. Bei der axialen und semikoronaren CT fanden sich die ausgedehnten Frakturen vor allem im Bereich des Orbitatrichters. Besonders gut kam in der multiplanaren Rekonstruktion die Erweiterung der Fissura infraorbitalis und die noch verbliebenen Sekuritglassplitter zur Darstellung [2] (Abb. 1).

Verletzungen der Stirnhöhlenhinterwand

Der 19jährige Patient erlitt einen Sportunfall. Er zog sich neben der Stirnhöhlenvorderwandimpressionsfraktur auch eine Stirnhöhlenhinterwandfraktur mit Schleimhauteinklemmung zu (Abb. 2).

96

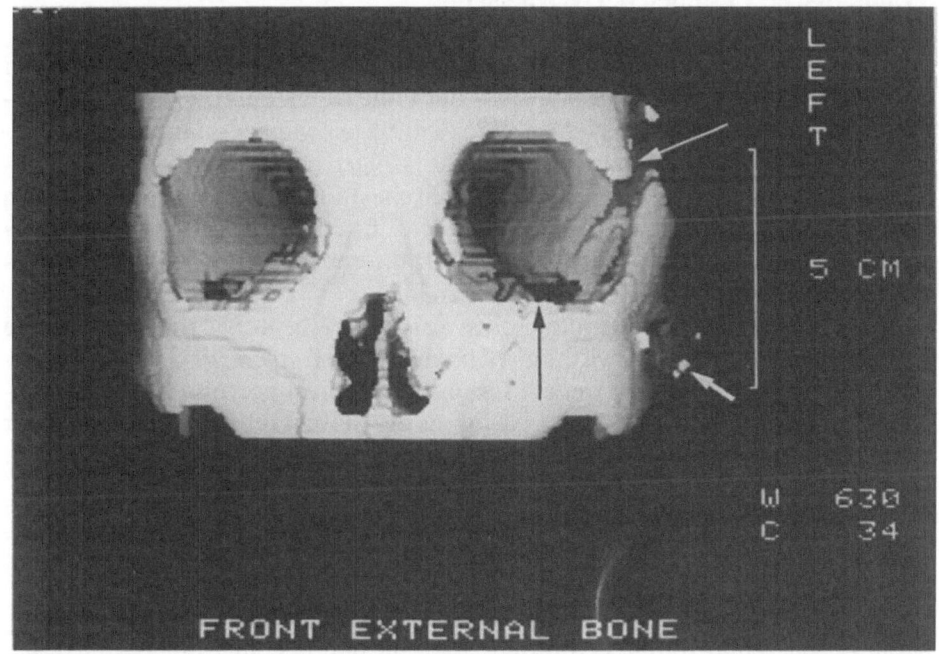

Abb. 1. Gute räumliche Darstellung der Orbitabodenfraktur links, der Erweiterung der Fissura infraorbitalis sowie der Sprengung der Sutura cycomatico frontalis. Die verbliebenen Sekuritglassplitter sind räumlich gut abzugrenzen

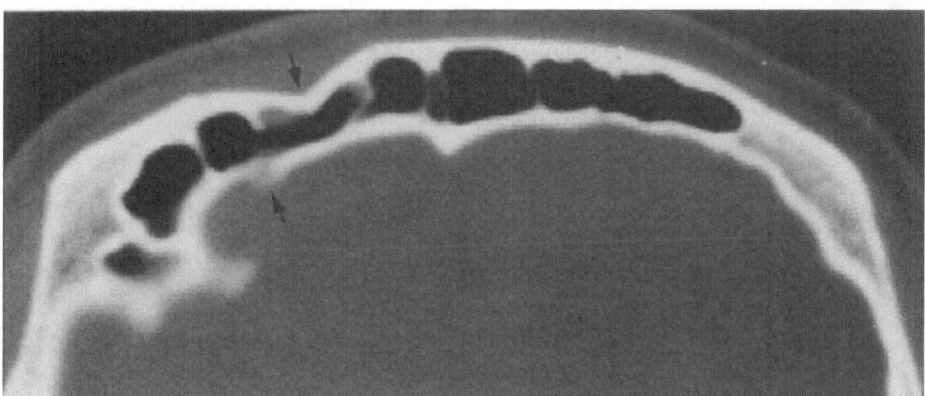

Abb. 2. Bei der HR-CT erkennt man gut die Stirnhöhlenvorderwandimpressionsfraktur sowie die Fraktur der Stirnhöhlenhinterwand

Traumatische Läsionen der Wirbelsäule

Die Mehrzahl der Wirbelsäulenverletzungen gehen ohne Rückenmarks- oder Caudabeteiligung einher. Nur in 6–30% der Fälle ist mit neurologischen Störungen zu rechnen. Andererseits fehlen in 25% der Rückenmarks- und Caudaverletzungen nativ röntgenologisch faßbare Traumafolgen [3]. Jedes auf die Wirbelsäule einwirkende stärkere Trauma ist prinzipiell eine Indikation zur konventionellen Röntgenuntersuchung. Die CT bietet hier den Vorteil, Wirbelkörperstückfrakturen, Wirbelbogen-, Quer- und Dornfortsatzfrakturen, ein- oder beidseitige Luxationen oder Luxationsfrakturen zu erfassen [5].

Bei Verletzungen mit neurologischen Ausfallserscheinungen ist die CT eine unbedingte Indikation. Sie wird ohne Umlagerung oft in einem Untersuchungsgang durchgeführt, um z. B. weitere Läsionen bei einem polytraumatisierten Patienten zu vermeiden. Dabei ist der Nachweis der Stabilität bzw. Instabilität einer Wirbelkörperfraktur für eine rasche Therapieentscheidung dringend erforderlich.

Traumatische Verletzungen des Beckens und des Beckenrings

Hier reicht der Schweregrad der Verletzung vom Bagatelltrauma bis zur unmittelbaren Lebensgefahr durch Verblutung. Sie geht häufig einher mit Begleitverletzungen der Blase und der Urethra, des Zwerchfells, der Beckenstammgefäße sowie des Plexus sacralis und des Rektums.

Neben Verletzungen des dorsalen Acetabulumpfeilers ist auch der hintere Beckenring mit dem Os sacrum und den beiden Iliosakralgelenkspalten auf den Summationsaufnahmen wegen der Überlagerung und der mangelnden Detailerkennbarkeit der Diagnostik nur schwer zugänglich. Bei den Kreuzbeinfrakturen kommt es durch sagittale oder laterale Krafteinwirkung zu Frakturen und Bandzerreißungen des kompletten Beckenrings, zu Trümmerfrakturen, Vertikal- und/oder Schrägfrakturen des Os sacrum mit und ohne Beteiligung der Foramina sacralia [4].

Beispiel

Der Patient stürzte aus 4 m Höhe und erlitt eine komplette instabile Beckenringfraktur (Abb. 3).

Der zweite Patient zog sich nach einem Sturz aus dem Fenster eine Beckentrümmerfraktur mit Zerreißung des kompletten Beckenrings zu [7] (Abb. 4).

Zusammenfassung

1. Die HR-CT ist in der Traumatologie eine gute Methode zur exakten und anatomisch korrekten Abbildung knöcherner Strukturen.
2. In Zukunft werden bei speziellen Fragestellungen auch 3-D-Rechenverfahren bei verbesserter Auflösung eine unverzichtbare Methode für Operationsplanungen bei rekonstruktiven und kosmetischen Operationsverfahren werden.

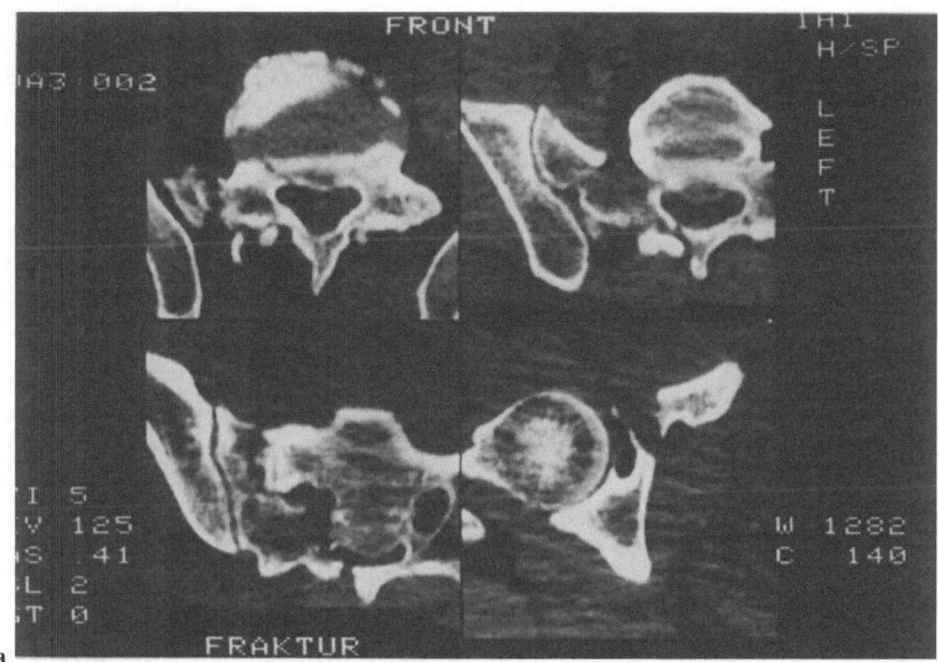

a

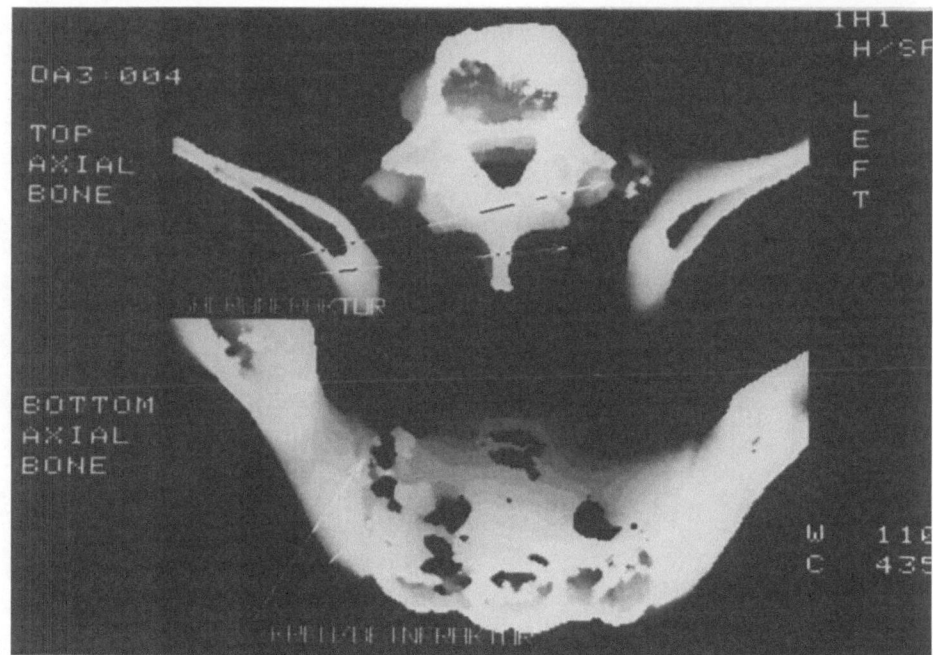

b

Abb. 3. a Darstellung einer kompletten instabilen Beckenringfraktur mit Beteiligung der Foramina sacralia links. **b** Bei der 3-D- Nachrekonstruktion erkennt man die stabile Bekkenringfraktur ebenfalls sehr gut

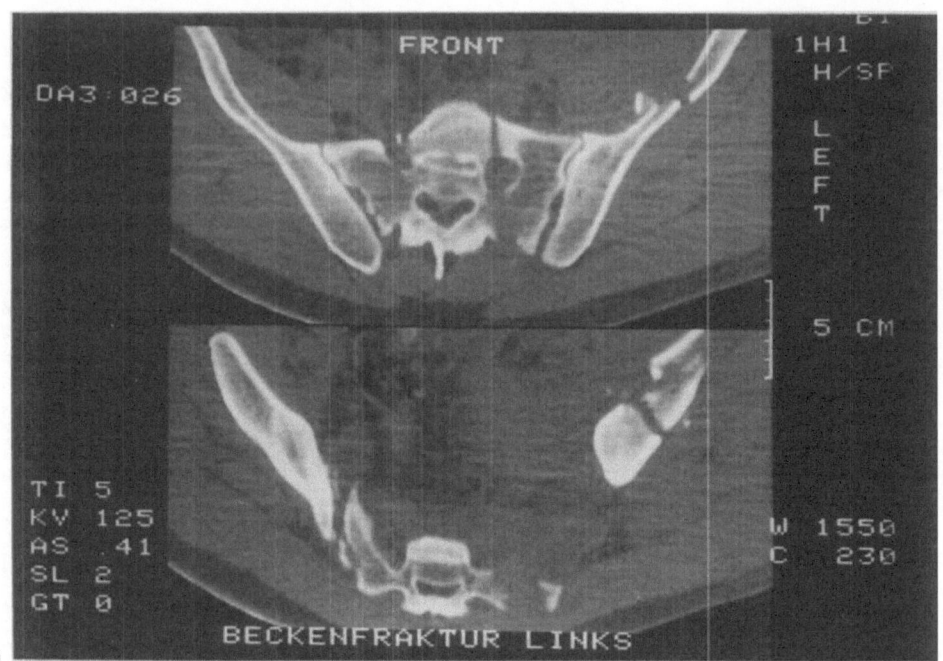

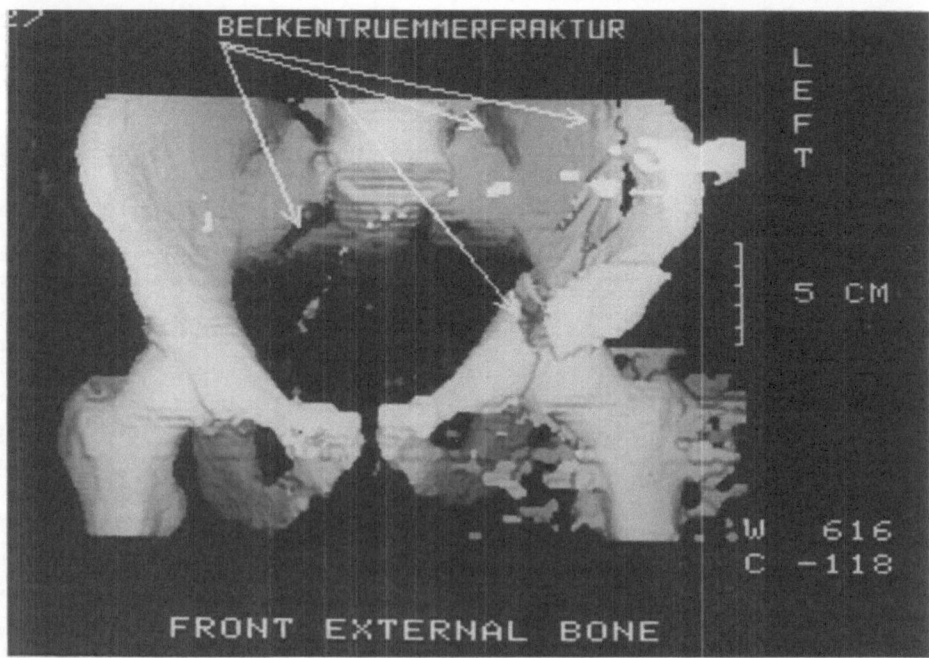

Abb. 4. a Instabile Beckenringfraktur sowie Beckentrümmerfraktur links. **b** Bei der 3-D-Rekonstruktion gute räumliche Darstellung der kompletten instabilen Beckenringfraktur sowie der Beckentrümmerfraktur links

100

Literatur

1. Aichner F, Mayr V, Degenhart G (1985) Eine neue dreidimensionale Bilddarstellung in der Computertomographie. RÖFO 142:395–398
2. Ernsting M, Zeitler E, Theissing J, Imhof K (1987) Technik und Ergebnis der Computertomographie der Rhinobasis und der Orbita mit multiplanaren Rekonstruktionen. RÖFO 146:376–380
3. Imhof H, Hajek P, Kumpan W, Schratter M, Wagner M (1986) CT in der Akutdiagnostik von Wirbelsäulentraumen. Radiologe 26:242–247
4. Kleinsorge F, Berg-Schlosser V, Maroske D (1985) Vorteile der Computertomographiediagnostik bei Acetabulumfrakturen. Chirurg 56:449–453
5. Köster O (1985) Die „hochauflösende" CT in der Wirbelsäulen- und Rückenmarksdiagnostik. Röntgenpraxis 38:165–172
6. Nahser HC, Löhr E (1986) Möglichkeiten der hochauflösenden Computertomographie in der Diagnostik von Gesichtsschädelverletzungen. Radiologe 26:412–415
7. Pozzi Mucelli RS, Muner G, Pozzi Mucelli F, Pozzi Mucelli M, Marotti F, Dalla Palma L (1986) Three-dimensional computed tomography of the acetabulum. Europ J Radiol 6:168–177
8. Rieden K, Weber M, Kober B, Flentje M (1986) Diagnostik von Läsionen im Gesichtsschädelbereich: Indikation und Leistungsfähigkeit der konventionellen Röntgentechnik im Vergleich zur Computertomographie. Röntgen-Blätter 39:102–109

Magnetic Resonance Imaging of Intracranial Hemorrhage

S. A. Rosenbloom

Magnetic resonance imaging (MRI) is the optimal way to identify and characterize intracerebral hematomas. While the varying manifestations of intraparenchymal hemorrhage on MR are at first confusing, they become quite logical when one understands the underlying pathophysiology. Acutely, the oxygenated intracellular hemoglobin is converted into deoxyhemoglobin. This has paramagnetic qualities, which result in a marked hypointensity on T_2-weighted images. In a subacute hematoma, intracellular methemoglobin appears, first in the periphery. This causes a shortening of T_1 relaxation and thus a bright signal on the T_1-weighted image. Subsequently, the red cells lyse, and the methemoglobin that has been formed is now extracellular. This extracellular methemoglobin causes a prolongation of T_2 and thus a bright signal on T_2-weighted images. In the subacute to chronic stages of an intraparenchymal hemorrhage, macrophages deposit hemosiderin in the periphery of the hematoma. This also has a paramagnetic effect, like deoxyhemoglobin, and results in a markedly hypointense signal on T_2-weighted images. A bright signal may be seen on T_2-weighted images surrounding the hematoma and represents vasogenic edema.

Thus, an acute intraparenchymal hematoma will be markedly hypointense on T_2-weighted images. A subacute hematoma will be hyperintense (first at the periphery), initially on T_1 and subsequently on T_2. In its chronic stage, the hematoma will have an increasingly thick rim of hypointense hemosiderin surrounding it on the T_2-weighted pulse sequence.

Hemorrhagic infarcts are somewhat different in their MR appearance from intraparenchymal hematomas. In the acute stage, there is less hypointensity on the T_2-weighted images due to a higher local oxygen concentration, which lowers the percentage of deoxyhemoglobin in the red blood cells. Other than this, however, the same general changes occur. A subacute hemorrhagic infarct becomes hyperintense, first on T_1 and then on T_2. Markedly decreased signal intensity on the T_2-weighted images characterizes a chronic hemorrhagic infarct due to hemosiderin deposition.

Hemorrhagic neoplasms can show significant signal heterogeneity, less hemosiderin deposition, delayed evolution of the hematoma, and marked edema. Some of these differences from nonmalignant intraparenchymal hemorrhages may be due to intratumoral hypoxia, which slows the formation of methemoglobin.

Acute subarachnoid hemorrhage does not cause a signal alteration on T_1- or T_2-weighted images, possibly due to the same mechanism as described for hemorrhagic cortical infarctions. Subacutely, however, subarachnoid blood will be hyperintense on MR, presumably due to methemoglobin formation. Chronic subarachnoid blood will be hypointense on T_2-weighted images due to hemosiderin deposition.

Bibliography

1. Gomori JM, Grossman RI, Goldberg HI, Zimmerman RA, Bilaniuk LT (1985) Intracranial hematoma: imaging by high field MR. Radiology 157:87–93
2. Hecht-Leavitt C, Gomori JM, Grossman RI, Goldberg HI, Hackney DB, Zimmerman RA, Bilaniuk LT (1986) High-field MRI of hemorrhagic cortical infarction. AJNR 7:581–585
3. Atlas SW, Grossman RI, Gomori JM, Hackney DB, Goldberg HI, Zimmerman RA, Bilaniuk LT (1987) Hemorrhagic intracranial malignant neoplasms: spin-echo MR imaging. Radiology 164:71–77
4. Bradley WG Jr., Schmidt PG (1985) Effective methemoglobin formation on the MR appearance of subarachnoid hemorrhage. Radiology 156:99–103
5. Gomori JM, Grossman RI, Bilaniuk LT, Zimmerman RA, Goldberg HI (1985) High-field imaging of superficial siderosis of the central nervous system. J Comput Assist Tomogr 9:972–973

Vergleich von KST und CT
in der Diagnostik zerebraler Infektionen

H. Henkes, W. Schörner, B. Sander, R. Felix

Während die Kernspintomographie (KST) als das überlegende bildgebende Verfahren in der zerebralen Diagnostik von tumorösen, demyelisierenden und infarziellen Prozessen zunehmend Anerkennung findet, liegen Erfahrungen über den kerspintomographischen Nachweis von entzündlichen Erkrankungen des Gehirns bisher nur für kleine Patientenkollektive vor [9]. Der relativ geringe Stellenwert der Computertomographie (CT) in der Diagnostik entzündlicher Gehirnerkrankungen (z. B. im Vergleich zu klinischen Befunden und Ergebnissen der Liquordiagnostik) war für uns Anlaß, die Bedeutung der KST für die Darstellung von Meningitiden und Enzephalitiden zu überprüfen. Wir berichten nachfolgend über 66 Patienten mit entzündlichen Gehirnerkrankungen, bei denen die Ergebnisse einer CT- und KST-Untersuchung miteinander verglichen wurden.

Patienten und Methode

Es wurden 66 Patienten (52 Männer, 14 Frauen) untersucht, bei denen aufgrund klinischer Befunde und/oder Ergebnissen der Liquordiagnostik der Verdacht einer entzündlichen Gehirnerkrankung vorlag. Hierbei handelt es sich in 29 Fällen

Tabelle 1. Patienten. Das Kollektiv umfaßt 66 Patienten mit klinischem Verdacht auf eine entzündliche Gehirnerkrankung. In der detaillierten Aufstellung werden nur Patienten mit positiven CT- und/oder MR-Befunden (47/66) zahlenmäßig erfaßt

I Immunkompetente Patienten ($n=24/29$)	
Enzephalitis	18
Meningitis	2
Creutzfeld-Jacob-Erkrankung	1
Andere Ätiologien	3
II Patienten mit erworbenem Immunschwäche-syndrom (AIDS) oder mit Vorstufen der manifesten AIDS-Erkrankung ($n=23/37$)	
Toxoplasmose	7
Progressive Leukenzephalopathie	3
Zytomegalievirusenzephalitis	1
Meningitis	2
Unbekannte Ätiologien	10

um immunkompetente Patienten und in 37 Fällen um Patienten mit erworbenem Immunschwächesyndrom (AIDS) bzw. Vorstufen der manifesten AIDS-Erkrankung (ARC) (Tabelle 1).

Bei allen Patienten wurde eine CT-Untersuchung an einem Scanner der 3. Generation durchgeführt. Regelmäßig wurde eine native und eine kontrastmittelunterstützte Untersuchung des Gehirns vorgenommen. Die MR-Untersuchungen erfolgten an einer 0,5 Tesla-KST-Anlage (Magnetom, Siemens). Regelmäßig wurde eine Darstellung des gesamten Gehirns in Protondichte- und T2-betonten-Spinecho (SE)-Aufnahmen (SE 1600/35 + 70) durchgeführt. Bei dem Nachweis eines pathologischen Befundes wurden ergänzend weitere Aufnahmen in T1- oder stark T2-betonter Sequenz (SE 400/30, IR 1500/400, SE 1600/30–240) erstellt. Bei 10 Patienten wurde eine i. v.-Applikation von 0,1 mmol Gadolinium-DTPA/kg Körpergewicht (Schering AG, Berlin) vorgenommen.

Die Auswertung von CT- und KST-Aufnahmen erfolgte im Hinblick auf den Nachweis fokaler und flächenhafter zerebraler Prozesse sowie dem Nachweis meningealer Läsionen.

Ergebnisse

Fokale zerebrale Läsionen

Bei 39 Patienten lagen fokale Läsionen vor. Eine Gleichwertigkeit von CT und MR zeigte sich bei 17 Patienten. Bei 18 Patienten war die KST der CT, obwohl die CT-Untersuchung einen pathologischen Befund erbrachte, überlegen. In der Mehrzahl der Fälle war hierfür der Nachweis einer größeren Anzahl fokaler Läsionen verantwortlich, in einzelnen Fällen war die eindeutig bessere Darstellung der zerebralen Läsion in der KST maßgebliches Kriterium für die höherwertige Einstufung der KST. Bei 4 Patienten konnte allein durch die KST ein pathologischer Befund erhoben werden (Tabelle 2, Abb. 1).

Tabelle 2. Ergebnisvergleich von CT und MR bei Patienten mit entzündlichen Gehirnerkrankungen (MR = CT bedeutet Gleichwertigkeit beider Verfahren, MR > CT steht für eine Überlegenheit der MR im Vergleich zur CT, s. Text)

I	Fokale zerebrale Läsionen ($n = 39$)	
	MR = CT	17
	MR > CT (CT positiv)	18
	MR > CT (CT negativ)	4
II	Flächenhafte zerebrale Läsionen ($n = 4$)	
	MR = CT	3
	MR > CT (CT positiv)	0
	MR > CT (CT negativ)	1
III	Meningeale Läsion ($n = 4$)	
	MR = CT	0
	MR > CT (CT positiv)	0
	MR > CT (CT negativ)	4

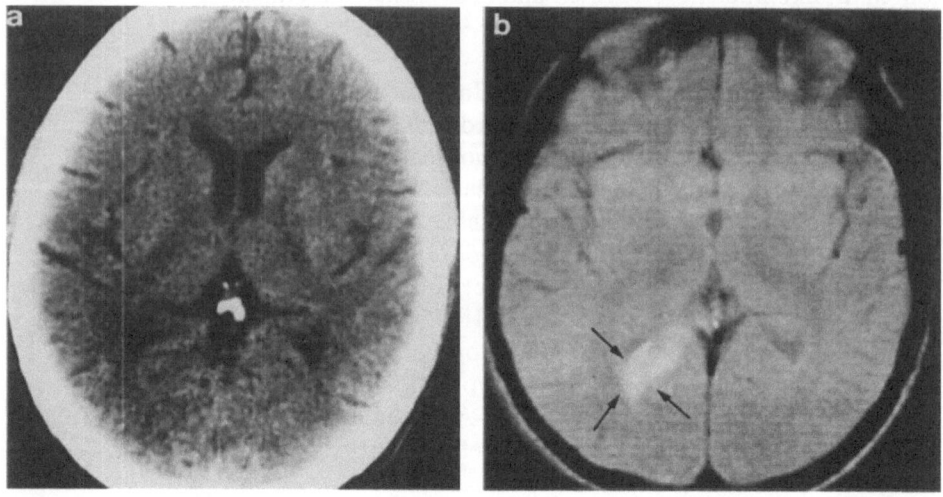

a
b

Abb. 1 a, b. Vergleich von CT (**a**) und KST (**b**) bei einem Patienten mit Toxoplasmoseenzephatilitis (Grunderkrankung: erworbenes Immunschwächesyndrom, Autopsiediagnose: Gliaknötchenenzephalitis). Der Vergleich beider Verfahren zeigt die höhere Sensivität der Kernspintomographie gegenüber der Computertomographie. **a**) Axiales Computertomogramm auf ventrikulärem Niveau: Normalbefund. **b**) Axiales T_2-betontes Kernspintomogramm (SE 1600/70): Nachweis einer kommaförmigen Läsion von ca. $2 \cdot 3$ cm paramedial links von erhöhter Signalintensität (*Pfeile*)

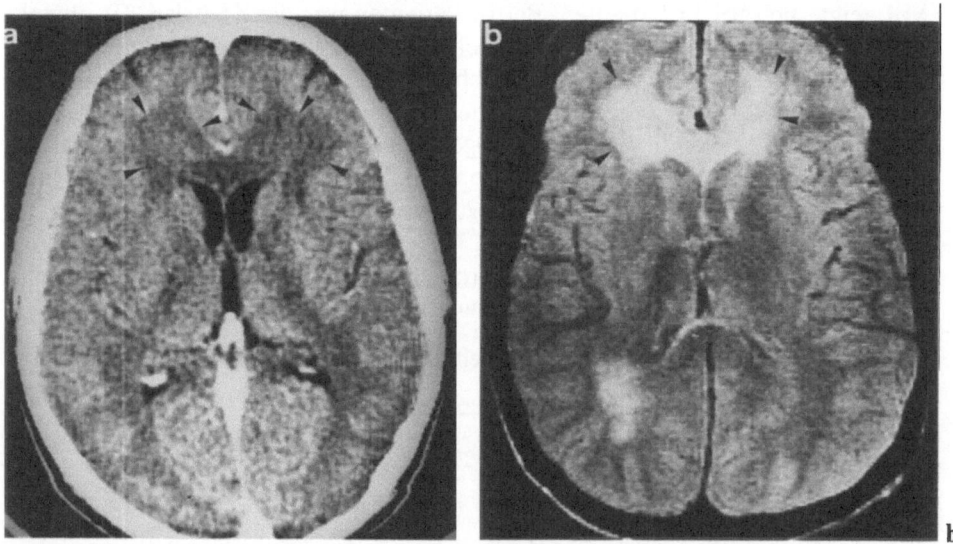

a
b

Abb. 2 a, b. Vergleich von CT (**a**) und KST (**b**) bei einem Patienten mit diffuser progressiver Leukenzephalopathie. Die bildgebenden Verfahren liefern relativ typische morphologische Befunde im Sinne einer Leukenzephalopathie. **a**) Axiales Computertomogramm auf ventrikulärem Niveau (nach Kontrastmittelinfusion): Nachweis einer vornehmlich bifrontal gelegenen Minderdichte des Marklagers (*Pfeilspitzen*). **b**) Axiales T_2-betontes Kernspintomogramm (SE 1600/70): Nachweis von 2 homogen strukturierten Zonen erhöhter Signalintensität bifrontal, die sich jeweils an die Grenzen des Marklagers halten (*Pfeilspitzen*). (Bei dem guten Kontrastauflösungsvermögen der Kernspintomographie ist ebenfalls eine Signalintensitätsvermehrung im Bereich des linksokzipitalen Marklagers erkennbar.

106

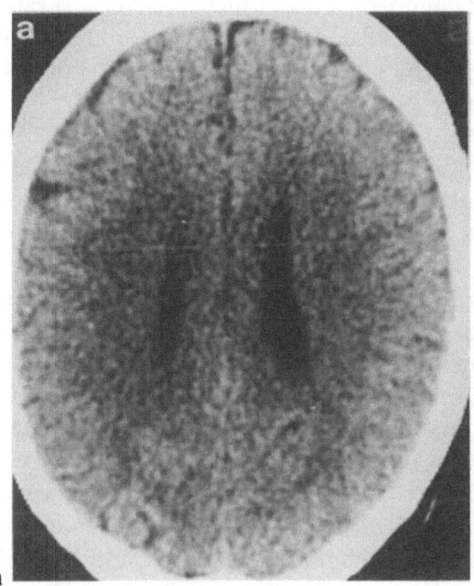
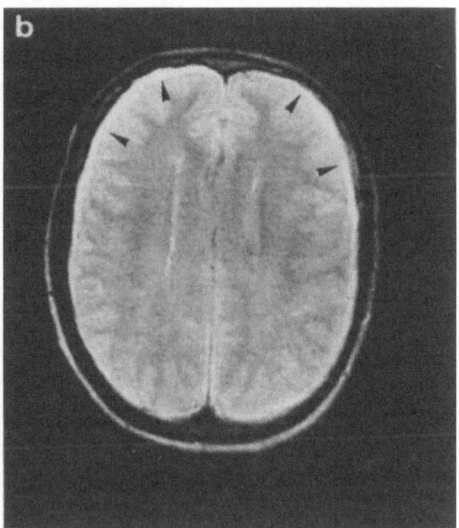

Abb. 3 a, b. CT (**a**) und KST (**b**) bei einem Patienten mit Meningitis (Grunderkrankung: erworbenes Immunschwächesyndrom). Höhere Sensivität der KST im Vergleich zur CT. **a)** Axiales Computertomogramm auf hochventrikulärem Niveau: Normalbefund. **b)** Axiales T_2-betontes Kernspintomogramm (SE 1600/70): Signalintensiver Saum beidseits frontopolar und frontolateral (*Pfeilspitzen*)

Flächenhafte zerebrale Läsionen

Bei 4 Patienten wurden flächenhafte zerebrale Läsionen festgestellt. Wegen der relativ groben Einteilung von CT- und KST-Befunden, ergab sich zahlenmäßig nur eine geringe Überlegenheit der KST gegenüber der CT (Tabelle 2). Der deutlich höhere Bildkontrast in der KST erlaubte jedoch in der Regel eine wesentlich sicherere Diagnosefindung (Abb. 2).

Meningeale Läsionen

In diesem Kollektiv ergab sich eine eindeutige Überlegenheit der KST gegenüber der CT (Tabelle 2). Bei allen 4 Patienten konnte die entzündliche meningeale Beteiligung nur mit der KST diagnostiziert werden (Abb. 3).

Bewertung und Zusammenfassung

Die steigende Inzidenz entzündlicher Gehirnerkrankungen kann durch die zunehmende Ausbreitung des erworbenen Immunschwächesyndroms (AIDS) erklärt werden. Bei den betroffenen Patienten finden sich Erkrankungen, die bisher bei immunkompetenten Patienten selten (z. B. Toxoplasmose [2], Zytomegalievirusenzephalitis [3]) oder nicht beobachtet wurden (progressive diffuse Leukenzephalopathie [5]). Für die bildgebende Diagnostik entzündlicher Gehirnerkrankungen stehen die Computertomographie (CT) und die Kernspintomographie (KST) vorzugsweise zur Verfügung [7–9]. In Übereinstimmung mit den Erfahrungen anderer Untersucher war eine höhere Nachweisrate (Sensitivität) für entzündliche Gehirnerkrankungen mit der KST im Vergleich zur CT festzustellen [6, 7]. Das hohe Kontrastauflösungsvermögen für Weichteilgewebe in der KST ist für den empfindlicheren Nachweis von fokalen und flächenhaften zerebralen Prozessen verantwortlich. Für die eindeutige Überlegenheit der KST in der Diagnostik einer entzündlichen Beteiligung der Meningen ist die qualitativ bessere Darstellung kalottennaher Strukturen in der KST ausschlaggebend. In der CT treten an Knochen/Weichteilgrenzen Aufhärtungsartefakte auf, die die sichere diagnostische Bewertung des subduralen Raumes erschweren.

Als problematisch ist die artdiagnostische Wertung zerebraler Läsionen in der CT und KST zu betrachten. Beiden Methoden gemeinsam ist eine relativ niedrige Spezifität. In der nativen Diagnostik besitzt die CT den methodischen Vorteil einer großen Nachweisempfindlichkeit für Verkalkungen. Hierdurch können insbesondere parasitäre Erkrankungen des Gehirns, die mit Verkalkungen einhergehen (z. B. Zystizerkose [4, 10]), durch die CT nachgewiesen werden. Ein Vorteil der CT, der bisher in der routinemäßigen Verfügbarkeit eines Röntgenkontrastmittels bestand, wird durch Einführung des paramagnetischen KST-Kontrastmittels Gadolinium-DTPA aufgehoben. In Analogie zu der kontrastmittelunterstützten CT kann durch die intravenöse Applikation von Gadolinium-DTPA der Nachweis florider entzündlicher zerebraler Prozesse in der KST verbessert werden.

Literatur

1. Boné G, Ladurner G, Grobovschek M, Schneider GH (1986) Computertomographie bei entzündlichen Erkrankungen des Zentralnervensystems. In: Vogler E, Schneider GH (Hrsg) Digitale bildgebende Verfahren, Integrierte digitale Radiologie. Schering, Berlin, S 190–195
2. Delaney P, Neeley S, Schwartz R (1983) Fatal CNS toxoplasmosis in a homosexual man. Neurology 33:926–927
3. Edwards RH, Messing R, McKendall RR (1985) Cytomegalovirus meningoencephalitis in a homosexual man with Kaposi's sarcoma: Isolation of CMV from CSF cells. Neurology 35:560–562
4. Gerken G, Müller J, Roth R, Manns M, Poralla T, Hütteroth TH, Meyer zum Büschenfelde K-H (1986) Neurozystizerkose: Diagnostische und therapeutische Fortschritte. DMW 111.23:899–902
5. Kleihues P, Lang W, Burger PC, Budka H, Vogt M, Maurer R, Lüthy R, Siegenthaler W (1985) Progressive diffuse leukoencephalopathy in patients with acquired immune deficiency syndrome (AIDS). Acta Neuropathol (Berl) 68:333–339
6. Krestin GP, Jürgens R, Steinbrich W, Diederich N (1986) Zerebrale Beteiligung bei erworbenem Immunmangelsyndrom (AIDS): Computertomographie (CT) und Kernspintomographie (MR). Fortschr Röntgenstr 145.6:625–630
7. Levy RM, Bredesen DE, Rosenblum ML (1985) Neurological manifestations of the acquired immunodeficiency syndrome (AIDS): Experience at UCSF and review of the literature. J Neurosurg 62:475–495

8. Post MJD, Sheldon JJ, Hensley GT, Soila K, Tobias JA, Chan JC, Quencer RM, Moskowitz LB (1986) Central nervous system disease in acquired immunodeficiency sydrome: prospective correlation using CT, MR imaging, and pathologic studies. Radiology 158:141–148
9. Schroth G, Kretzschmar K, Gawehn J, Voigt K (1987) Advantage of magnetic resonance imaging in the diagnosis of cerebral infections. Neuroradiology 29:120–126
10. Torrealba G, Del Villar S, Tagle P, Arriagada P, Kase CS (1984) Cysticercosis of the central nervous system: clinical and therapeutic considerations. J Neurol Neurosurg Psychiat 47:784–790

Differentialdiagnose der Enzephalitis im MR

S. Sehlen, D. Uhlenbrock, E. Herbe

Einleitung

Die Überlegenheit der MR gegenüber der Computertomographie bei der Diagnosestellung der multiplen Sklerose ist schon seit einiger Zeit bekannt [3, 7]. Erst wenige Autoren haben sich mit der Diagnosestellung von zerebralen Infektionskrankheiten im MR befaßt [1, 2, 4, 5, 6]. Ein Vorteil der MR gegenüber der CT beim Nachweis von Infektionsherden wurde auch hier beschrieben [6]. Dabei wurden in den meisten Arbeiten nur geringe Fallzahlen behandelt. Uns war daran gelegen, anhand eines großen Patientenkollektivs morphologische Kriterien zur Unterscheidung zwischen den entzündlichen Veränderungen einer MS und einer Enzephalitis anderer Genese im MR festzulegen.

Material und Methode

Von 150 Patienten wurden 14 Patienten wegen verschiedener Begleiterkrankungen (z. B. Vitamin-B-Mangel, vaskulär-embolisches Geschehen) von der Studie ausgeschlossen. 66% waren Frauen, 34% Männer. 114 Patienten wurden zu der in Schüben auftretenden, 22 zu der primär chronischen Form gezählt.

Die Einteilung der Enzephalitiden anderer Genese kann aus Tabelle 1 entnommen werden. Die Diagnose wurde teilweise durch Erregernachweis im Liquor oder durch die Klinik gesichert.

Die Messungen wurden mit MR-Geräten unterschiedlicher Feldstärken (0,35, 0,5 und 1,5 Tesla) durchgeführt. Die axialen, T2-gewichteten Aufnahmen wurden mit einem TR zwischen 1600 und 2000 ms und einem TE von 20–30 und 90–120 ms angefertigt. Die Schichtdicke betrug 8 bzw. 10 mm, die Matrixgröße

Tabelle 1. Aufteilung der Enzephalitiden mit einer anderen Genese als MS ($n=15$)

n	
1	Herpes-simplex-Enzephalitis
1	Masern-Enzephalitis
1	Toxoplasmose-Enzephalitis
1	Morbus-Boeck-Enzephalitis
1	Lupus-erythematodus-Enzephalitis
1	Bakterielle Enzephalitis
9	Virusenzephalitiden

256 × 256 Pixels. Bei der Auswertung wurde besonderer Wert auf Veränderungen im Bereich der periventrikulären Region, der Kleinhirnhemisphären und des Hirnstamms gelegt.

Ergebnisse

Bei 5 der 136 untersuchten MS-Patienten wurden keine Veränderungen beobachtet. 96% aller Patienten wiesen periventrikuläre Läsionen und 95% Veränderungen im Bereich der Großhirnhemisphären auf. Nur bei 2 Patienten konnten keine periventrikulären Läsionen nachgewiesen werden, sie zeigten jedoch Läsionen in anderen Bereichen. Bei 34% konnten Plaques im Bereich des Kleinhirns und bei 13% im Bereich des Hirnstamms erkannt werden.

Bei 22 Patienten wurden Verlaufsuntersuchungen im akuten Schub der Erkrankung, nach 4–6 Wochen unter Kortisontherapie und ein Jahr nach der Erstuntersuchung durchgeführt. Dabei wurden herdförmige Veränderungen zu etwa 66% in der Periventrikulärregion festgestellt, zu 30% in den peripheren Abschnitten der weißen Substanz beider Hemisphären, 2% waren jeweils Kleinhirn- bzw. Hirnstammherde. Die Läsionen waren in den meisten Fällen kleiner als 2 cm und konfluierten im Bereich der Vorder- und Hinterhörner. Es bot sich das Bild von mindestens 5 kleinen Läsionen. Raumforderungszeichen konnten nicht erkannt werden. Bei den Verlaufskontrollen zeigten sich in den meisten Fällen keine wesentlichen Größenveränderungen (s. Tabelle 2 und Abb. 1).

Bei den Enzephalitiden anderer Genese konnten wir eine variable Größe von Plaques nachweisen, sie reichten von kleinen bis zu ausgedehnten Konfluenzen. Im Gegensatz zum typischen Bild bei MS-Patienten waren es nur wenige Plaques. Es traten nur geringe Raumforderungszeichen auf. Die Läsionen lagen nicht wie bei der MS periventrikulär, sondern tief im Marklager und subkortikal. Bei Verlaufsbeobachtungen war es möglich, deutliche Größenabnahmen zu beobachten (s. Tabelle 3 und Abb. 2–5).

Tabelle 2. Typische morphologische Zeichen einer MS

1. Herdgröße < 2 cm mit Konfluenzen im Bereich der Vorder- und Hinterhörner
2. > 5 Läsionen
3. Keine Raumforderungszeichen
4. Bevorzugte Lage periventrikulär
5. Keine wesentlichen Größenveränderungen bei Kontrollen

Tabelle 3. Typische morphologische Zeichen einer Enzephalitis anderer Genese

1. Herdgröße variabel
2. Wenige Läsionen, teilweise nur eine
3. Geringe Raumforderungszeichen
4. Bevorzugte Lage in der grauen und weißen Substanz, aber nicht periventrikulär
5. Wesentliche Größenveränderungen bei Kontrollen

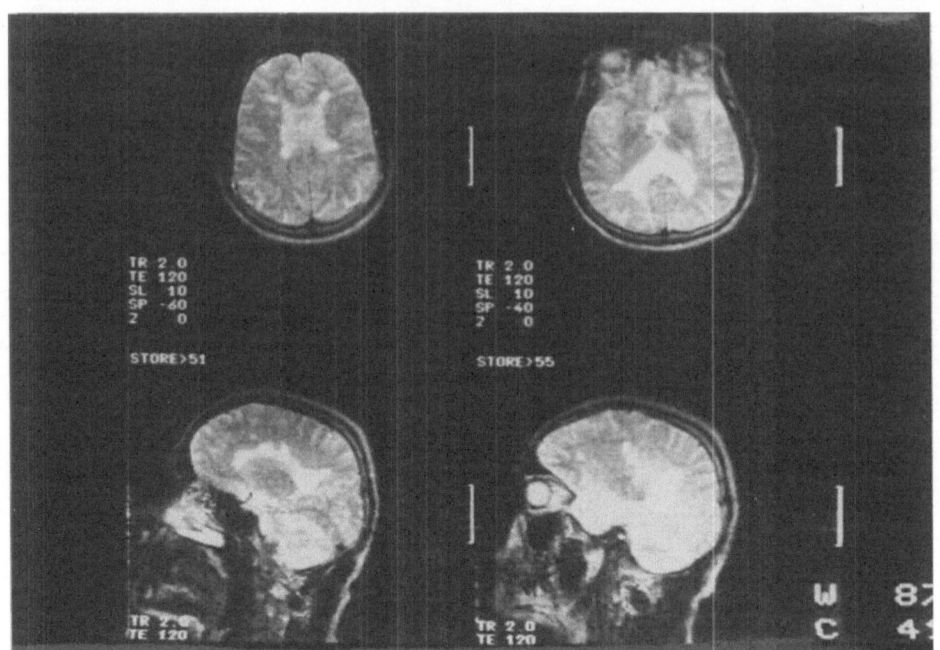

Abb. 1. MS-typische, multiple kleine Herde, die periventrikulär liegen und stellenweise konfluieren

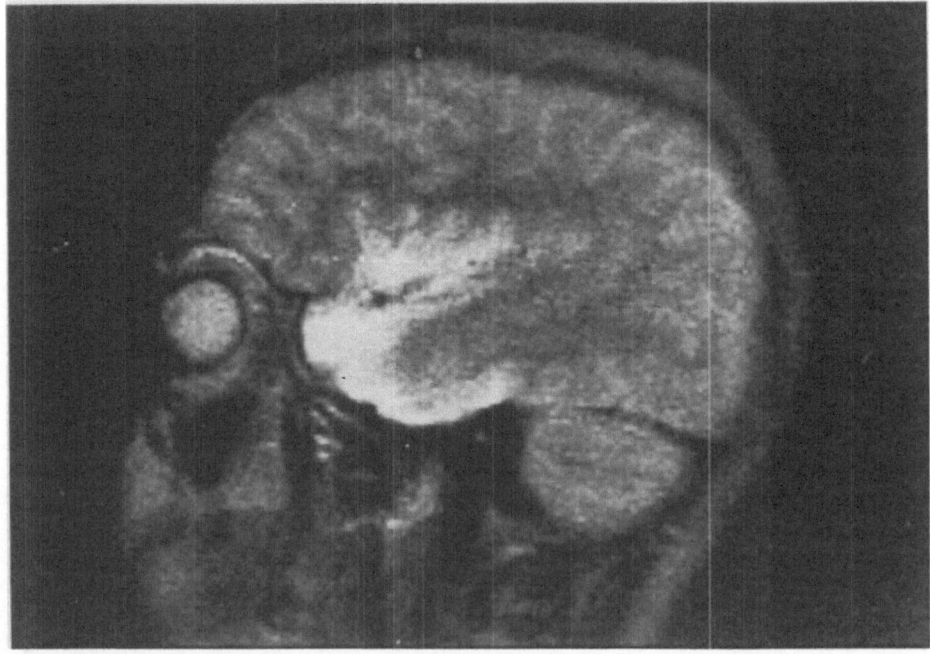

Abb. 2. 18jähriger Patient mit einer Varizellenenzephalitis. Deutliche Signalanhebung im Bereich des Temporallappens

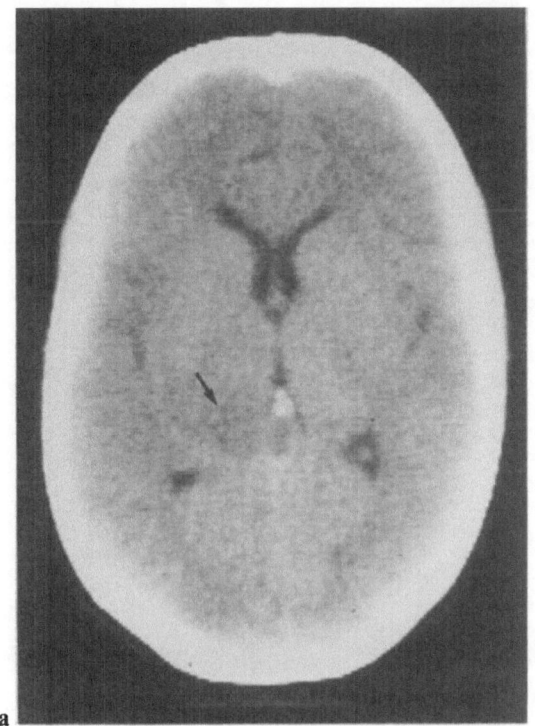

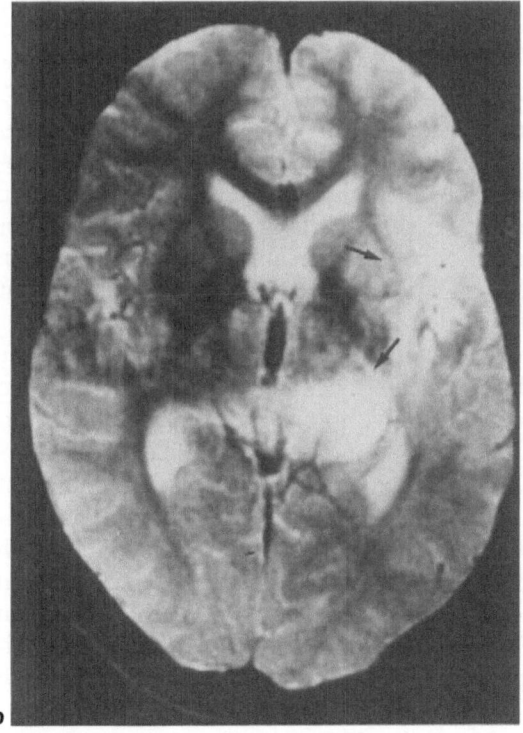

Abb. 3a, b. 18jährige Patientin mit
einer Virusmeningoenzephalitis.
a CT: hypodenses Areal im Bereich
des linken Thalamus (←). **b** MR:
Signalanhebung im Bereich des
rechten Thalamus (←). Zusätzliche
Läsion parietotemporal links (←)

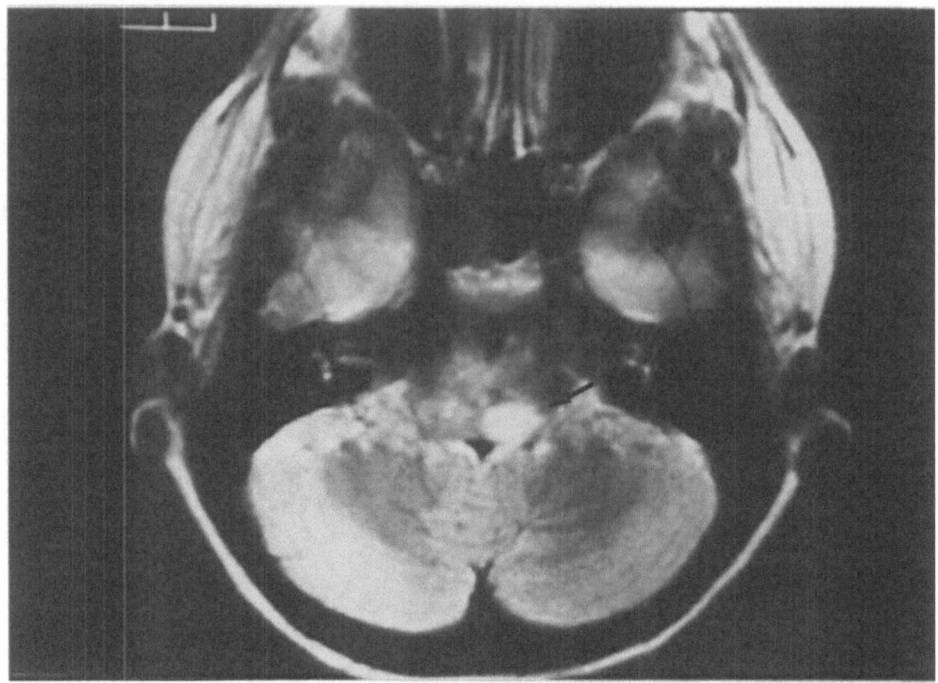

Abb. 4. 14jährige Patientin mit einer Virusenzephalitis. Signalanhebung im Bereich des Hirnstammes links (←)

Diskussion

Da die Therapie z. B. einer Herpes-simplex-Enzephalitis so früh wie möglich beginnen sollte [9], ist es von entscheidender Bedeutung, schnell zu einer Diagnosestellung zu gelangen und differentialdiagnostisch z. B. eine akute multiple Sklerose auszuschließen. Die MS wie auch eine Enzephalitis anderer Genese führen durch eine Zunahme des Wassergehalts zu einer Verlängerung der T1- und der T2-Relaxationszeit [2]. Die charakteristischen Veränderungen bei beiden Formen der Enzephalitis sind signalintensive, auf den T2-betonten Schnittbildern zur Darstellung kommende Areale. Oft wurden bei Enzephalitiden im Bereich des Hirnstamms keine Veränderungen im CT gesehen [3]. Konnten pathologische Veränderungen nachgewiesen werden, zeigten sie sich als hypodense Areale. Im MR war es möglich, eine größere Anzahl von pathologischen Signalveränderungen als mit dem CT aufzudecken [7]. Auch traten die pathologischen Signalveränderungen im MR wesentlich früher nach dem Ausbruch der Erkrankung auf als im CT [6, 10]. Signalintensive Veränderungen im Bereich des Marklagers, beider Kleinhirnhemisphären und des Hirnstamms sind nicht krankheitsspezifisch für eine Enzephalitis. Auch bei vaskulären Erkrankungen, so bei der vaskulären Gliose oder der subkortikalen arteriosklerotischen Enzephalopathie, kommen multiple signalintensive Areale auf den T2-betonten Schnittbildern zur Darstellung. Jedoch ist es in der Regel möglich, mit Hilfe der Klinik und labortechnisch den entzündlichen Prozeß zu beweisen.

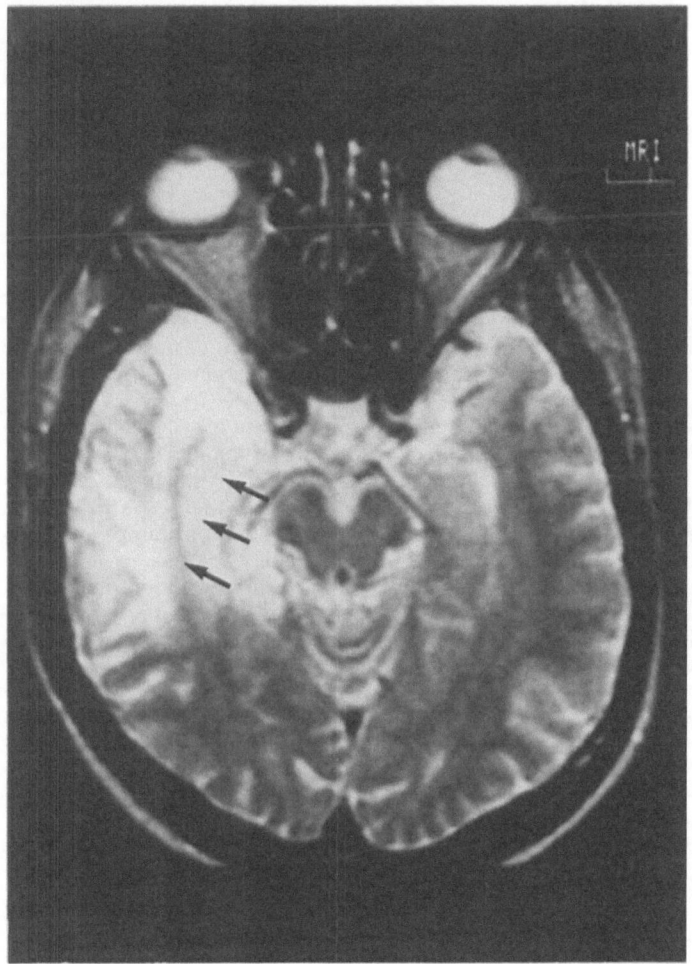

Abb. 5. 27jähriger Patient mit einer Herpes-simplex-Enzephalitis. Signalanhebung im Bereich des Temporallappens (←)

Wir wollten mit unserer Arbeit morphologische Kriterien zur Differentialdiagnose zwischen einer MS und einer Enzephalitis anderer Genese vorlegen. Es gelang uns anhand eines großen Patientenkollektivs, eindeutige Differenzierungsmerkmale herauszuarbeiten. Die Patienten mit einer MS wiesen im Gegensatz zu Patienten mit einer Enzephalitis anderer Genese hauptsächlich Läsionen auf, die kleiner waren als 2 cm und im Bereich der Vorder- und Hinterhörner konfluierten. Es wurden im typischen Fall mehrere (5 und mehr) gezählt, die in den meisten Fällen periventrikulär angeordnet waren. Bei Verlaufsuntersuchungen zeigte sich ein nahezu konstantes Bild oder eine Progredienz. Bei den Enzephalitiden anderer Genese waren die herdförmigen Veränderungen überwiegend größer, teilweise flächenhaft und weniger periventrikulär angeordnet. Sie lagen typischerweise tief im Marklager oder subkortikal. Nicht selten handelte es sich nur um wenige Veränderungen. Kontrolluntersuchungen zeigten raschere Veränderungen als bei der MS. Unterschiede im Verteilungsmuster der entzündlichen Veränderungen innerhalb der Gruppe mit verschiedenen Enzephalitiden anderer Genese konnten nicht festgestellt werden (s. Tabellen 2 und 3).

Literatur

1. Davidson HD, Steiner RE (1985) Magnetic resonance imaging in infections of the central nervous system. AJNR 6:499–504
2. Furman JM, Brownstone PK, Baloh RW (1985) Atypical brainstem encephalitis: magnetic resonance imaging and oculographic features. Neurology 35:438–440
3. Jacobs C, Kinkel WR, Polachini I, Kinkel RP (1986) Correlations of nuclear magnetic resonance imaging, computerized tomography and clinical profiles in multiple sclerosis. Neurology 36:27–34
4. Schroth G, Kretzschmar U, Gawehn J, Voigt K (1987) Advantage of magnetic resonance imaging in the diagnosis of cerebral infections. Neuroradiology 29:120–126
5. Schroth G, Gawehn J, Thron A, Vallbrecht A, Voigt K (1987) Early diagnosis of herpes simplex encephalitis by MRI. Neurology 37:179–183
6. Tarr RW, Edwards KM, Kessler RM, Kulkarni MV (1987) MRI of mumps encephalitis: comparision with CT evaluation. Pediatr Radiol 17:59–62
7. Uhlenbrock D, Diekmann E, Beyer HK, Gehlen W (1985) Kernspintomographie bei gesicherter Multipler Sklerose: Auswertung von 22 Fällen. Digit Bilddiagn 5:1–7
8. Whitley RJ, Soong SJ, Hirsch MS (1981) Herpes simplex encephalitis: vidarabine therapy and diagnostic problems. N Engl J Med 304:313
9. Zimmermann RD, Russel EJ, Leeds NE, Kaufmann D (1980) CT in the early diagnosis of herpes simplex encephalitis. AJR 134:61

Läsionen des Zentralnervensystems bei Borreliose

L. Dinkhauser, E. Deisenhammer, R. Kramar, S. Allinger

Einleitung

Bei der Borreliose entwickeln sich die neurologischen Manifestationen mit einer Latenz von Wochen bis Monaten und sind in etwa 15% der Fälle anzutreffen. Die charakteristischen Zeichen der neurologischen Beteiligung sind Meningitis, kranielle Neuritis und schmerzhafte Radikulitis. Eine Beteiligung des ZNS wurde in einer größeren Anzahl der Fälle beschrieben. Wir berichten hier über 2 Patienten, bei denen zentralnervöse Symptome auftraten und die kernspintomographisch untersucht wurden.

Fallbesprechungen

Fall 1: 26jähriger Mann. In der Vorgeschichte gewöhnliche Migräne. 2 Tage vor der Aufnahme plötzlich einsetzende, heftige Kopfschmerzen, gefolgt von rechtsseitiger Parese, Dystonie und motorischer sowie sensorischer Aphasie, Somnolenz und Amnesie. Vollständige Remission nach 3 Tagen.

BSR unauffällig, leichte Lymphozytose.

Liquor: Pleozytose, Eiweißerhöhung mit Normalisierung innerhalb von 2 Wochen.

EEG: Massive, linksseitige Herdzeichen, Rückbildung innerhalb von Tagen.

CT: Unauffällig.

MR: Kleine, subkortikale, parietale Läsion rechts mit hoher Signalintensität im T2-gewichteten Bild. Unverändert nach Monaten. Kein virologischer Erregernachweis.

Positive IgG Antikörper auf Borrelia Burgdorferi mit signifikantem Titeranstieg deuteten auf eine Borrelienenzephalitis hin.

Fall 2: 48jährige Frau. Wochen vor der Aufnahme zunehmende Kopfschmerzen und amnestisches Syndrom. Schließlich diskrete, neurologische Symptome sowie Gedächtnisstörung.

Liquor: Geringe Zell- und Proteinerhöhung, Normalisierung nach einigen Wochen.

CT: Diskrete Veränderungen, die an vaskuläre Läsionen erinnerten.

MR: Multiple, kleine, bilaterale, unter anderem thalamische Läsionen mit hoher Signalintensität im T2-gewichteten Bild. Bei der Kontrolluntersuchung unverändert.

Kein virologischer Erregernachweis.

Mehrere, serologische Tests zeigten positive IgG-Antikörper gegen Borrelia Burgdorferi mit deutlichem Titeranstieg.

Diskussion

Die kernspintomographische Untersuchung erfolgte an unserem Institut an einem Siemens-1 Tesla-Magnetom. Es wurden T1- und T2-gewichtete Sequenzen mit 5 mm Schichtdicke gewählt. Es wurde in sagittaler und axialer Ebene untersucht.

Beide Patienten zeigten eine Infektion des ZNS. Die Serologie wies auf Borrelia Burgdorferi als Verursacher hin. Aber bei keinem der Patienten war ein Zeckenbiß mit Erythema migrans anamnestisch erhebbar.

Gleichlautend mit anderen berichteten Fällen traten die Symptome im Frühsommer auf.

Keiner der Patienten zeigte Zeichen einer schmerzhaften Meningopolyneuritis, welche das Bannwarth-Syndrom charakterisiert.

Die Differentialdiagnose zeigt ein weites Spektrum von primär myelinoklastischen Erkrankungen wie der multiplen Sklerose zu sekundären Erkrankungen wie bei Infektionen oder bei toxisch-anoxischen Reaktionen. Aus der Bildgebung allein kann hier keine Unterscheidung getroffen werden. Nur das klinische Zustandsbild sowie die serologischen Untersuchungen erlaubten die Diagnose.

Mittels der Kernspintomographie können wir diskrete Veränderungen in der weißen Hirnsubstanz nachweisen. Trotz der klinischen Besserung und vollständigen Rückbildung der neurologischen Symptome können die Läsionen auch nach Monaten in der Kernspintomographie noch nachgewiesen werden.

Jüngere Untersuchungen legen – übereinstimmend mit unseren Beobachtungen – nahe, daß das klinische Syndrom dieser Erkrankung über die klassische Triade Meningitis, kranielle Neuritis und Radikulitis hinaus erweitert werden soll.

Literatur

1. Ackermann R, Gollmer E, Rehse-Küpper B (1985) Progressive Borrelien-Encephalomyelitis. Dtsch Med Wochenschr 110:1089–1142
2. Hänny PE, Häuselmann HJ (1985) Die Lyme – Krankheit aus der Sicht des Neurologen. Schw Med Wochenschr 110:1039–1042
3. Holland BA (1987) Diseases of white matter. In: Brant-Zawadzki M, Norman D (eds) Magnetic resonance imaging of the central nervous system. Raven Press
4. Kohler J, Kasper J, Kern U, Thoden U, Rhese-Küpper B (1986) Borrelia Encephalomyelitis. Lancet II:35
5. Pachner AR, Steere AC (1985) The triad of neurologie manifestation of Lyme disease. Neurology 35:47–53
6. Reik L, Smith L, Khan A, Nelson W (1985) Demyelinating encephalopathy in Lyme disease. Neurology 35:267–269
7. Weder P, Wiedersheim P, Matter L, Steck A, Otto F (1987) Chronic progressive neurological involvement in Borrelia burgdorferi infection. J Neurol 234:40–43
8. Wörth WD (1985) Diagnostik der Erythema-migrans-Krankheit (Lyme-Krankheit). Dtsch Med Wochenschr 110:1377–1379

Neuroradiologische Veränderungen bei AIDS

F.-W. Hunsdiek, A. Rolfs, S. Trittmacher, B. Hamm, J. Winter

Einleitung

Die beim erworbenen Immundefektsyndrom auftretenden neurologischen Komplikationen gewinnen unter Berücksichtigung der in den letzten beiden Jahren steigenden Patientenzahlen eine zunehmende klinische Relevanz. Nach bisherigen Erfahrungen muß bei mehr als einem Drittel der HIV-Infizierten intra vitam mit neurologischen Komplikationen gerechnet werden, die bei etwa 10% als Initialsymptome auftreten. Größere Autopsieserien weisen sogar bei etwa 80% der AIDS-Patienten neuropathologische Veränderungen nach [5].

Die zunehmenden Kenntnisse über das AIDS verursachende Retrovirus HIV zeigen die nicht nur primär lymphotrope, sondern gleichzeitig auch neurotrope Wirkung des Virus. Psychische und neurologische Symptome können sowohl als Folge der sich im Laufe der Erkrankung entwickelnden Immunschwäche, aber auch ohne eine konditionierende Immunsuppression auftreten und sind in erster Linie als Primärinfektion des ZNS durch das HIV selbst anzusehen [1]. Eine große Zahl verschiedener Affektionen betrifft das Gehirn: u. a. Toxoplasmose-Enzephalitis, primäres Lymphon des ZNS, CMV-Meningoenzephalitis, Kryptokokkus-Meningitis, Tuberkulose, progressive multifokale Leukenzephalopathie (PML) und Gehirnatrophie als direkte Folge der HIV-Infektion [1].

Symptome von seiten des zentralen und peripheren Nervensystems finden sich mitunter schon in frühen Stadien der HIV-Infektion [9]. Daher stellt sich die Frage nach dem Stellenwert der neuroradiologischen Diagnostik mittels CT und MRT bei der Früherkennung zerebraler Komplikationen.

Patienten und Methode

Seit dem Auftreten des ersten Krankheitsfalls im Jahre 1982 haben wir in der Neuroradiologischen Klinik im Klinikum Steglitz Berlin bei bisher 21 Patienten je nach klinischer Indikation eine oder mehrere Computertomographien und bei einigen Erkrankten auch Kernspintomographien (MRT) zur Abklärung der psychischen oder neurologischen Symptomatik bzw. zur Verlaufsbeurteilung durchgeführt. Die meisten Patienten waren der homosexuellen Risikogruppe zuzuordnen. Das Alter rangierte zum Zeitpunkt der Erstuntersuchung zwischen dem 23. und 59. Lebensjahr, durchschnittlich 39 Jahre. Alle Untersuchungen erfolgten zunächst nativ und wurden nach Applikation von 100 ml eines nichtionischen Kontrastmittels (CT) bzw. von 15–20 ml einer seltenen Erde mit paramagnetischer

119

Wirkung (Gd-DTPA) (MRT) wiederholt. Bei klinischem Verdacht auf Toxoplasmose wurde die doppelte Dosis des nichtionischen Kontrastmittels (200 ml) bei der CT appliziert und die CT-Kontrolle mit einer zeitlichen Verzögerung von etwa einer Stunde veranlaßt. Mit dieser Technik wollten wir ein besseres Enhancement möglicher zerebraler Läsionen erreichen.

Die Auswertung der Untersuchungen zeigte bei 5 Patienten unterschiedliche Grade einer zerebralen Atrophie. 5 Patienten hatten fokale Läsionen ohne Atrophiezeichen. 2 Untersuchte ließen sowohl atrophische als auch fokale Veränderungen erkennen. Bei 4 Patienten bestand der Verdacht auf eine Toxoplasmose. Nur 5 von 21 Untersuchten waren unauffällig.

Atrophie

Die subakute HIV-Encephalitis, verursacht durch eine primäre, direkte Infektion des ZNS, auch "AIDS-related dementia complex" (ARDC) genannt, gewinnt bei den neurologischen Erkrankungen viraler Genese eine zunehmende Bedeutung.

Die neuropathologischen Veränderungen umfassen neben einer Marklageratrophie perivaskuläre Infiltrate und gehäuft multinukleäre Riesenzellen, in denen elektronenmikroskopisch das HIV nachgewiesen werden konnte [1].

Die klinische Symptomatik der subakuten Encephalitis äußert sich vor allem in Wesensveränderungen und gelegentlich auftretenden fokal-motorischen Störungen [7].

Die Diagnostik im konventionellen CT zeigt eine unspezifische Hirnatrophie, die dem Lebensalter nicht adäquat ist. Typische CT-Befunde sind eine Erweiterung der inneren und äußeren Liquorräume (Abb. 1), der basalen Zisternen sowie der Sulci. Das MRT zeigt eine vorwiegende Markatrophie (T2-gewichtetes Bild).

Das Auftreten atrophischer Veränderungen ist keineswegs an das Vollbild von AIDS gebunden, sondern häufig auch in früheren Stadien der HIV-Infektion zu finden. Der Verlauf ist langsam progredient, nur selten remittierend. Verläßliche Aussagen, inwieweit die HIV-Enzephalitis die Prognose quoad vitam beeinflußt, sind noch nicht möglich.

Progressive multifokale Leukenzephalopathie (PML)

Diese progredient verlaufende, markante multifokale Läsionen der weißen Substanz mit teils deutlichem Entmarkungscharakter aufweisende Erkrankung des ZNS, wurde bis vor wenigen Jahren nahezu ausschließlich bei immunsupprimierten Patienten beobachtet. Ätiologisch konnten Viren der Papova-Gruppe identifiziert werden. Inzwischen tritt diese Infektionskrankheit auch bei AIDS-Patienten immer häufiger auf. Die Krankheitsverläufe und das histopathologische Bild unterscheiden sich ebensowenig wie das diagnostische Bild von Patienten mit anderen immunsuppressiven Erkrankungen. Auch AIDS-Patienten sind bereits klinisch-neurologisch auffällig und weisen überwiegend psychische Veränderungen,

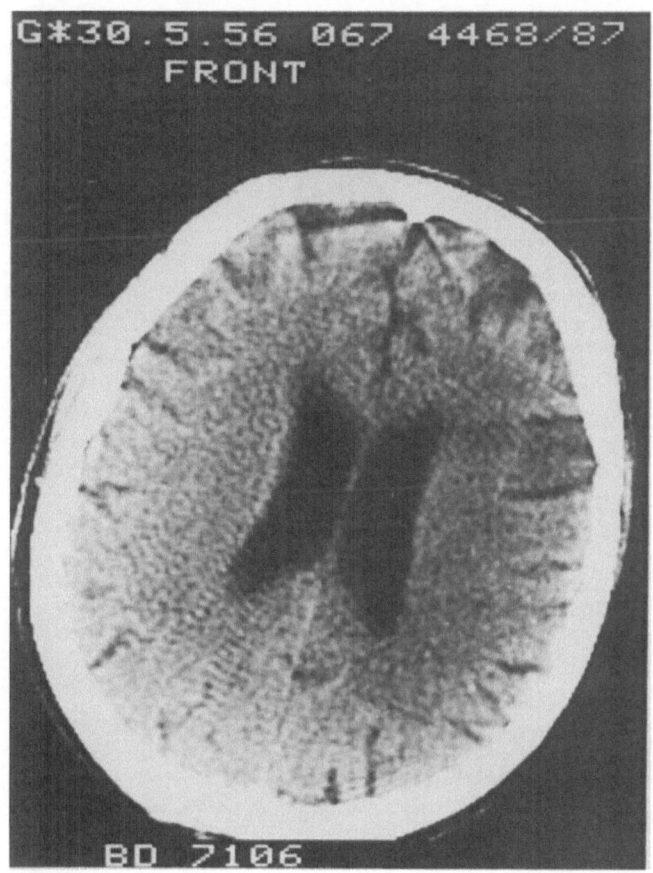

Abb. 1. Über das Altersmaß deutlich hinausgehende erweiterte innere und äußere Liquorräume

geistigen Zerfall und alle Arten fokal-neurologischer Ausfälle auf. Die Erkrankung verläuft rasch letal. Eine wirksame Therapie ist nicht bekannt [5].

Im CT zeigen sich die Läsionen als umschriebene, periventrikulär, im Zerebellum und vorwiegend in der Parietookzipitalregion gelegene Hypodensitäten der weißen Substanz. Typischerweise finden sich weder Kontrastmittelanreicherung, Ödem noch Massenverschiebung. Auch nach Gabe einer doppelten KM-Dosis (200 ml) und zeitlicher Verzögerung der Untersuchung konnte im CT kein Enhancement beobachtet werden. Im MRT sind im T2-gewichteten Bild ebenfalls multiple, meist asymmetrische Areale erhöhter Signalintensität mit überwiegend typischer Lokalisation erkennbar (Abb. 2).

Toxoplasmose-Enzephalitis

Die Toxoplasmose-Enzephalitis spielt in der BRD im Gegensatz zu den USA unter den nichtviralen Infektionen des ZNS bei AIDS-Patienten eine weitaus größe-

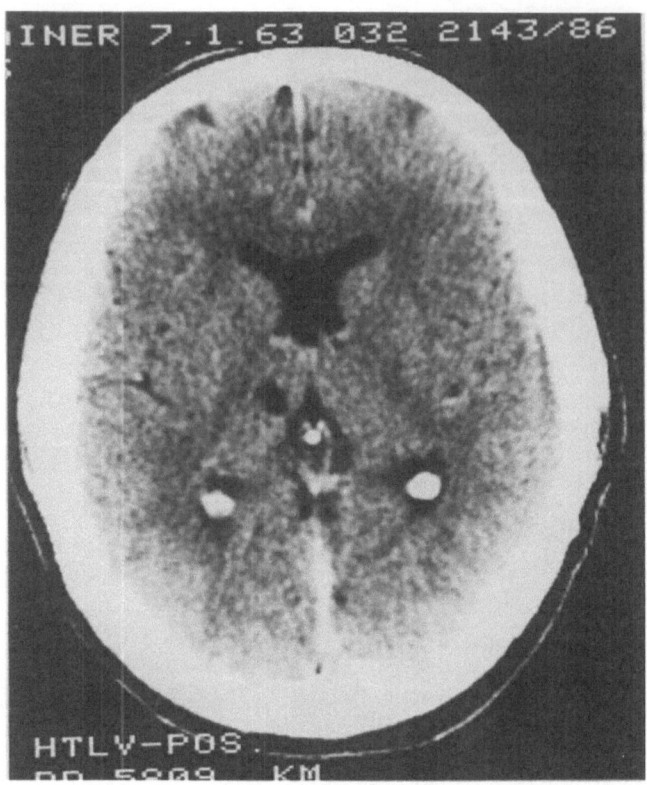

Abb. 2. Umschriebener, nicht anreichernder Hirnparenchymdefekt im Thalamus

re Rolle [7]. Ursache der höheren Inzidenz ist der stärkere Durchseuchungsgrad unserer Bevölkerung. Die bei AIDS auftretende Toxoplasmose ist nach den bisherigen Beobachtungen eine Exazerbation einer latent vorliegenden Infektion. Ursache ist die Störung des immunologischen Gleichgewichts.

Neben der allgemeinen neurologischen Symptomatik bilden CT und Kernspintomographie die wichtigsten diagnostischen Hilfsmittel. Serologische und immunologische Nachweismethoden (KBR, Sabin-Feldmann-Test, IgM-Nachweis), die bisher als zuverlässige Parameter anzusehen waren, haben bei immunologisch stark reduzierten bzw. inkompetenten AIDS-Kranken praktisch keinen Aussagewert [5]. Nur in seltenen Fällen konnten die Toxoplasmen direkt im Liquor nachgewiesen werden. Auch die klinische Symptomatik ist unspezifisch und hängt von der Lokalisation, Größe und Zahl der Herde ab. Die Diagnose der Gehirntoxoplasmose bleibt daher bei AIDS-Kranken eine Verdachtsdiagnose. Sie stützt sich u. a. auf den Nachweis zerebraler Herdläsionen durch moderne bildgebende Verfahren [5], wobei die CT-Morphologie dieser infektiösen Veränderung unspezifisch ist und keine Früh- sondern nur eine Spätdiagnose darstellt. Je nach Struktur und Verlauf des Nekroseprozesses zeigen sich randständige oder auch zentrale, häufig auch ringförmig im umgebenden Ödem gelegene, überwiegend kontrastmittelanreichernde Läsionen. Charakteristischerweise sind meist multi-

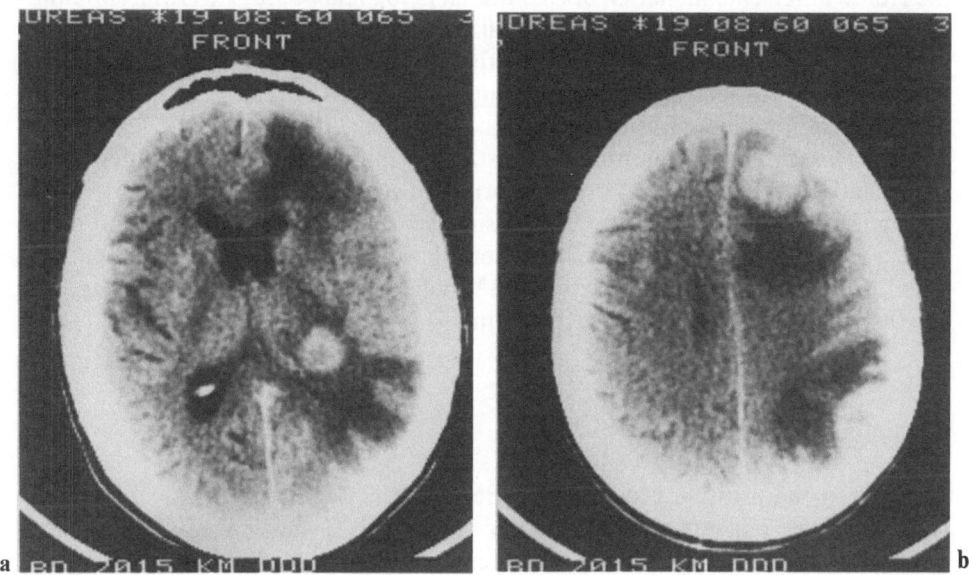

Abb. 3 a, b. Multiple, kontrastanreichernde, ubiquitär in der rechten Hemisphäre lokalisierte, teilweise zentral nekrotische Läsionen mit ausgedehntem perifokalem Begleitödem. Unter Toxoplasmosetherapie Rückbildung

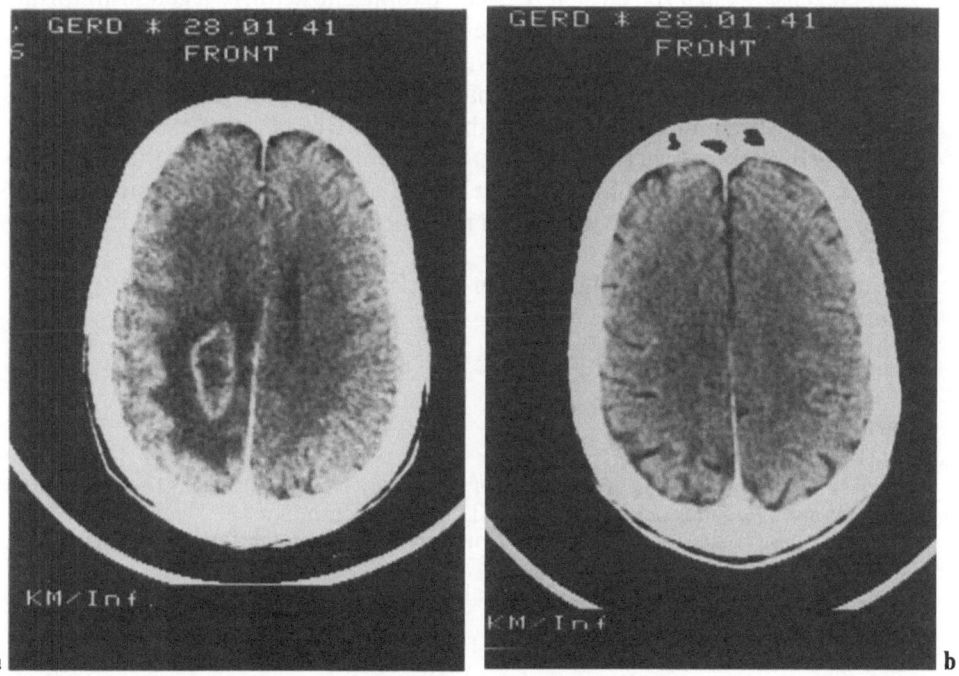

Abb. 4 a, b. Ringförmig kontrastanreichernde Läsion mit zentraler Nekrose und perifokalem Begleitödem links parietookzipital vor und nach spezifischer Toxoplasmosetherapie

ple Herde unterschiedlicher Größe zu finden [3–6]. Als wichtigste Differentialdiagnose sind neben den bakteriellen und Pilzinfektionen (z. B. CMV-fokal abszedierende Form, Kryptokokkus) das primäre ZNS-Lymphom und die zerebrale Manifestation des Kaposi-Sarkoms zu diskutieren [8, 9]. Ihre relative Häufigkeit und die Lokalisation dieser Läsionen am Mark-Rinden-Übergang sowie stammganglennah lassen eine differentialdiagnostische Gewichtung zu. Sie findet in der therapeutischen Effizienz einer probatorischen spezifischen Therapie ihre Bestätigung [8]. Bei der Verlaufsbeurteilung sind beide diagnostischen Verfahren von großer Bedeutung. Bei erfolgreicher Therapie sind Besserung bzw. Rückbildung des Ödems und der Abszesse in etwa 2–3 Wochen zu erwarten. Mitunter zeigt sich eine Kalzifizierung der Läsion (Abb. 3 und 4).

Zusammenfassung

Der weitaus häufigste CT- und MRT-Befund bei AIDS ist die dem Lebensalter nicht adäquate allgemeine Hirnatrophie. Typische CT-Befunde sind eine Erweiterung der Liquorräume, der basalen Zisternen sowie der Sulci. Im MRT zeigt sich eine überwiegende Markatrophie.

Hypodense, umschriebene, vorwiegend subkortikal oder auch in den Stammganglien gelegene Läsionen ohne KM-Anreicherung, Ödem oder Massenverschiebung, im MRT als multiple, meist asymmetrische Areale erhöhter Signalintensität, lassen in erster Linie an die PML denken (T2-Bild).

Im Gegensatz dazu zeigen sich bei der Toxoplasmose überwiegend ringförmige Läsionen mit KM-Anreicherung, die von einem perifokalen Ödem umgeben sind. In der Regel lassen sich multiple Areale unterschiedlicher Größe am Mark-Rinden-Übergang und stammganglennah nachweisen. Tuberkulome sind differential-diagnostisch im CT nur schwer abgrenzbar. Umschriebene, eher homogene Kontrastmittelanreicherungen im Subarachnoidalraum weisen meist auf ein primäres ZNS-Lymphom hin. Bei einzelnen Herden in der grauen und weißen Substanz sind neben Toxoplasmose und malignem Lymphom auch andere Infektionen zu erwägen.

Auf jeden Fall muß bei AIDS immer mit der Möglichkeit multipler ZNS-Infektionen gerechnet werden.

Literatur

1. Anders K, Steinsapir KD, Iverso DJ, et al. (1986) Neuropathologic findings in the aquired immunodeficiency syndrome (AIDS). Clin Neuropath 5:1–20
2. Budka H (1987) Neuropathologische Korrelate der HIV-Infektion des Gehirns. Berl. Symp. HIV und Nervensystem, Febr. 1987
3. Danziger A, Leibmann AJ (1983) Cerebral toxoplasmosis in a patient with AIDS. Surg Neurol 20:332–4
4. Farkash AE, Maccabee PJ, Sher J, et al. (1986) CNS toxoplasmosis in AIDS. JNNP 49: 744–748
5. Kesselring J (1986) Neurologische Manifestationen beim erworbenen Immundefektsyndrom (AIDS). Dtsch Med Wochenschr 111:1068

6. Levy RM, Rosenbloom S, Perrett LV (1986) Neuroradiologic findings in AIDS: review of 200 cases. AJR 147:977–983
7. Pohle HD, Eichenlaub D (1985) Infektionen des ZNS bei AIDS. MMW 127:756
8. Pohle HD, Eichenlaub D (1986) ZNS-Toxoplasmose und generalisierte Kryptokokkose bei AIDS. In: Helm EB, Stille W, Vanek E (Hrsg) AIDS II. Zuckschwerdt München, S 136–143
9. Pulst SM (1984) Neurologische Komplikationen bei erworbenem Immundefekt-Syndrom. Nervenarzt 55:407–417

Die Rolle der Kernspintomographie bei der diagnostischen Abklärung isolierter Optikusneuritiden

D. Städt, L. Kappos, E. Rohrbach, U. Mann, B. Pfeuffer

Die Diagnose einer Optikusneuritis (synonym ON, Retrobulbärneuritis) wird in der Regel klinisch unter Berücksichtigung der Anamnese gestellt. Subjektive Symptome sind erhebliche Sehstörungen bis zur Erblindung, die meist einseitig, aber auch doppelseitig auftreten können. Sie werden vom Patienten als Nebel- oder Schleiersehen, Verschwommen-, teilweise Verzerrtsehen geschildert. Häufig wird ein dumpfes, retrobulbäres Druckgefühl oder ein periorbitaler Schmerz angegeben. Bei okulärer Lokalisation der Entzündung kann bei Spiegelung des Augenhintergrundes eine Trübung oder Rötung des Gewebes mit unscharfer Papillengrenze gesehen werden, nach Abklingen der akuten Phase kann die Papille atrophisch werden und sich weißlich abgeblaßt darstellen. Bei der retrobulbär lokalisierten Neuritis ist der Augenhintergrundsbefund in der Regel während der akuten Phase unauffällig („Der Arzt sieht nichts und der Patient sieht auch nichts"). Im typischen Fall zeigt sich erst nach einigen Wochen eine vorwiegend temporale Papillenabblassung.

Die Prognose ist im allgemeinen gut, in der Regel wird eine völlige Rückbildung der Symptome gesehen. Bei ca. 75% der Patienten soll eine Besserung auch ohne Medikation eintreten [3]. Die Ursachen einer Retrobulbärneuritis können vielgestaltig sein. Klinisch oft schwer gegen diese Erkrankung abzugrenzen sind orbitale und Hypophysentumoren, Ischämien, die Tabak-Alkohol-Amblyopie, Vitaminmangelzustände und die erbliche Leber-Optikusatrophie. Das gemeinsame Vorkommen einer Retrobulbärneuritis mit Iridozyklitis und Uveitis ist bekannt. Sie kann parainfektiös und bakteriell/viral auftreten, aber auch bei M. Behçet, der Sarkoidose, dem Lupus erythematodes und anderen Kollagenosen. Die Retrobulbärneuritis wird ebenso beim Devic-Syndrom und der multiplen Sklerose, aber auch „idiopatisch" beobachtet. Am häufigsten tritt eine Retrobulbärneuritis sicherlich im Rahmen einer multiplen Sklerose auf. Sie kann sich im späteren Verlauf der MS, aber auch als Frühsymptom zeigen. Umstritten ist, wie häufig eine isolierte Retrobulbärneuritis in eine multiple Sklerose übergeht [2, 6] und ob es überhaupt eine idiopathische Form gibt. Angaben aus Verlaufsbeobachtungen reichen in der Literatur von 13–85% der Fälle, bei denen später eine multiple Sklerose gesichert diagnostiziert werden kann [1, 6]. Individuell läßt sich eine Prognose des Übergangs in eine MS aufgrund der Anamnese und der klinischen Untersuchung nicht stellen. Auch die Liquoruntersuchung ist nur insoweit weiterführend, als sie die entzündliche von der nichtentzündlichen Retrobulbärneuritis unterscheiden hilft. Pathologische Befunde kommen sowohl bei der „idiopathisch" genannten wie auch bei der MS-bedingten Retrobulbärneuritis vor. Dies betrifft Zellzahl und IgG-Erhöhung wie auch den Nachweis oligoklonaler Banden in der isoelektrischen Fokussierung. Am ehesten sind noch die Ableitungen der evozierten Potentiale (AEP, SSEP) brauchbar, die Hinweise auf (enzephalomyelitische) Läsionen im Rückenmark, Hirnstamm und Cerebrum liefern können. Die Computertomographie hat sich zum Nachweis von Plaques als wenig sensitiv herausgestellt.

Wir untersuchten, wie weit durch die magnetische Resonanztomographie stumme zerebrale enzephalomyelitische Läsionen bei isolierter Retrobulbärneuritis nachgewiesen werden können und somit die Diagnose einer multiplen Sklerose [8, 9] wahrscheinlich gemacht werden kann. Dieser Informationsgewinn kann für den Patienten therapeutische Konsequenzen haben und möglicherweise auch zur weiteren Klärung des noch unzureichend bekannten Krankheitsbildes beitragen.

Patienten, Material und Methode

Wir untersuchten 16 Patienten (12 Frauen, 4 Männer) im Alter von 18–51 Jahren, (Median 25 Jahre) mit klinisch isolierter Retrobulbärneuritis. Anamnestisch und klinisch lagen keine Hinweise auf andere neurologische Symptome zum Untersuchungszeitpunkt und in der Vergangenheit vor. 10 Patienten hatten eine linksseitige, 5 Patienten eine rechtsseitige, 1 Patientin eine doppelseitige Retrobulbärneuritis. Vom ersten Auftreten der Symptome bis zur Kernspintomographie-Untersuchung vergingen 2 Tage bis 2 Jahre, im Mittel 31 Wochen. Für die Untersuchungen wurde ein Siemens Magnetom 1.0 Tesla (axiale 6-mm-Schichten mit 10%iger Überlappung, TR 2900 ms, TE 40 und 120 ms) benutzt. Bei einer Patientin wurde außerdem eine T1-gewichtete Sequenz, (TR 700 ms, TE 40 ms) nativ und nach der Gabe des paramagnetischen Kontrastmittels Gadolinium^{+++}-DTPA (0,4 ml/kg KG) durchgeführt. Bewertet wurde die Anzahl der Läsionen, außerdem deren Verteilung und Volumen.

Ergebnisse

Die Liquoruntersuchung zeigte bei 12 Patienten einen pathologischen und bei 3 Patienten einen unauffälligen Befund. Eine Patientin verweigerte die Punktion. Oligoklonale Banden waren in der isoelektrischen Fokussierung bei 11 der 15 untersuchten Liquorproben nachweisbar. Die visuell evozierten Potentiale (VEP) waren bei allen Patienten auf der entsprechenden Seite pathologisch (Latenzverzögerung und/oder veränderte Kurvenform mit fehlender Reizantwort oder verminderter Amplitude). Die Patientin mit der doppelseitigen Retrobulbärneuritis hatte nur einseitig ein pathologisches VEP. Bei 5 Patienten zeigten sich zusätzlich VEP-Veränderungen der nicht als betroffen angegebenen Seite.

Bei nur 3 der 16 Patienten erbrachte die Kernspintomographie einen unauffälligen Befund. Bei 3 Patienten waren je 1 Läsion zu sehen, bei 2 Patienten 2 Läsionen und 7 Patienten hatten 3 oder mehr Läsionen. Die Anzahl der Läsionen reichte von 0–38 (Median 7) Läsionen. Das planimetrisch gemessene Gesamtläsionsvolumen betrug 0–7056 mm^3 (Mittelwert 1137 mm^3). Bevorzugt waren das fron-

Tabelle 1. Liquorbefunde und Anzahl der im MR nachgewiesenen Läsionen

Anzahl der Läsionen im MR	Anzahl der Patienten mit	
	pathologischem Liquor	normalem Liquor
0	1	2
1	3	0
2	2	1
>2	7	0

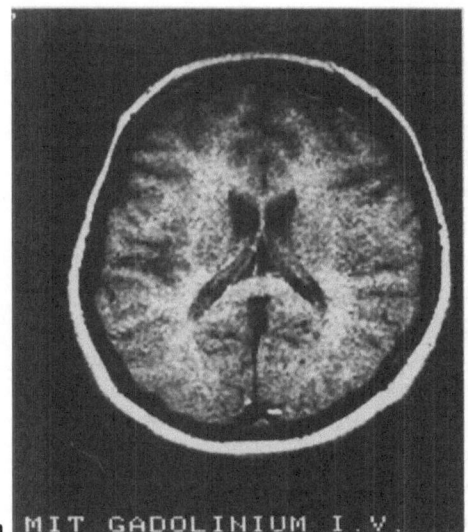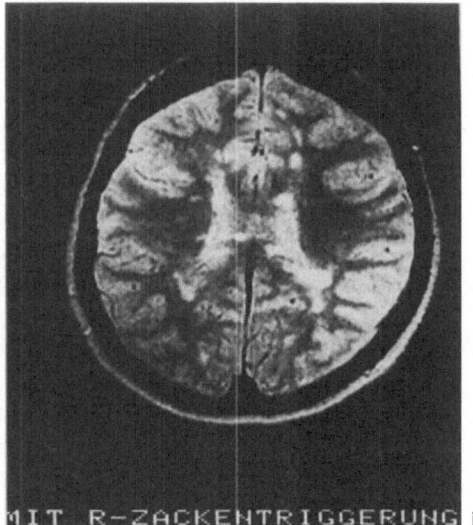

a MIT GADOLINIUM I.V.　MIT R-ZACKENTRIGGERUNG b

Abb. 1 a, b. T1- (a) und T2-gewichtete (b) Aufnahmen derselben Patientin

tale und parietale Marklager betroffen, seltener das temporale und okzipitale
Marklager. Eine Patientin hatte beidseits jeweils 2 Herde im Stammganglienbe-
reich. Seitenunterschiede zeigten sich nicht. Patienten mit unauffälligem Liquor
hatten weniger Läsionen als Patienten mit pathologischem Liquor (Tabelle 1).
Umgekehrt hatten Patienten mit vielen Läsionen häufiger als Patienten mit wenigen Läsionen einen pathologischen Liquor. Das Alter der Patienten zeigte ebenso
wie das Geschlecht keine Korrelation mit der Anzahl oder der Verteilung der Herde. Die kleine Fallzahl läßt aber keine statistisch gesicherten Aussagen zu. Bei der
Patientin, bei der zusätzlich eine T1-gewichtete Kernspintomographie-Untersuchung mit und ohne Gadolinium gemacht wurde, zeigte sich kein pathologisches
Enhancement (Abb. 1 a). Bei dieser Patientin waren in der T2-gewichteten Aufnahme 38 Herde zur Darstellung gekommen (Abb. 1 b).

Diskussion

Unsere Untersuchungen zeigten, daß bei 13 von 16 Patienten (81%) mit isolierter Retrobulbärneuritis mit Hilfe der kranialen Kernspintomographie MS-typische, klinisch stumme Läsionen außerhalb des Sehnervs darstellbar waren. Dabei war deren Anzahl teilweise erheblich. Die Kernspintomographie hat sich damit als ein wichtiges diagnostisches Verfahren bei isolierter Retrobulbärneuritis herausgestellt. Unsere Ergebnisse bestätigen einige der durch Verlaufsbeobachtungen gewonnenen Erkenntnisse [1, 6]. Sie gehen allerdings über die in [4, 5, 7] beschriebenen Erfahrungen, daß bei 50 bzw. 60% aller Patienten Läsionen nachweisbar waren, hinaus. Dies könnte daran liegen, daß es sich bei unseren Patienten um ein besonders selektiertes Kollektiv handelt. Möglicherweise sind unsere Resultate auch ein Hinweis dafür, daß die bisher angenommene Inzidenz der multiplen Sklerose zu niedrig eingeschätzt wird. Dafür spricht, daß alle dargestellten Läsionen, die dringend verdächtig für das Bestehen einer multiplen Sklerose sind, klinisch stumm waren.

Literatur

1. Cohen M, Lessell S, Wolf PA (1979) A prospective study of the risk of devoloping multiple sclerosis in uncomplicated optic neuritis. Neurology 29:208–213
2. Ebers GC (1985) Optic neuritis and multiple sclerosis. Arch Neurol 42:702–704
3. Fleet WS, Watson RT (1986) Autoimmune optic neuritis: A potentially treatable form of visual loss. Ann Ophthalmol 18:144–146
4. Jacobs L, Kinkel PR, Kinkel WR (1986) Silent brain lesion in patients with isolated idiopathic optic neuritis. Arch Neurol 43:452–455
5. Johns K, Lavin P, Elliot JH, Partain L (1986) Magnetic resonance imaging of the brain in isolated optic neuritis. Arch Ophthalmol 104:1486–1488
6. Kurtzke JF (1985) Optic neuritis or multiple sclerosis. Arch Neurol 42:704–710
7. Ormerod I, McDonald WI, Du Boulay GH, Kendall BE, Moseley IF, Halliday AM, Kakigi R, Kriss A, Peringer E (1986) Disseminated lesions at presentation in patients with optic neuritis. Neurol Neurosurg Psychiat 49:124–127
8. Poser CM, Paty DW, Scheinberg L, McDonald WI, Davis FA, Ebers GC, Johnsen KP, Sibley WA, Silberberg DH, Tourtellotte WW (1983) Immune diagnostic criteria for multiple sclerosis: guidelines for research protocols. Ann Neurol 13:227–231
9. Schumacher GA, Berbe G, Kibler RF, Kurland LT et al (1965) Problems of experimental trials of therapy in multiple sclerosis: report by the panel on the evaluation of experimental trials of therapy in multiple sclerosis. Ann NY Acad Sci 552–568

Erlaubt die magnetische Resonanztomographie Aussagen zur Krankheitsaktivität bei multipler Sklerose? Erfahrungen mit der paramagnetischen Substanz Gadolinium-DTPA

L. Kappos, D. Städt, E. Rohrbach, W. Keil

Einleitung

Die magnetische Resonanztomographie (MRT) gilt zu Recht als das bildgebende Verfahren, das die höchste Aussagekraft bei der Diagnose der multiplen Sklerose hat [8]. Ein Nachteil besteht darin, daß es bisher anhand der MRT-Nativaufnahmen, selbst bei Einsatz von Multiechosequenzen, nicht zuverlässig gelingt, ältere von frischeren Plaques zu unterscheiden. Aus der Neuropathologie ist bekannt, daß aktive MS-Plaques, im Gegensatz zu chronisch-inaktiven, mit Ödem verbunden sind. Elektronenmikroskopisch findet sich sowohl eine Erweiterung der Extrazellulärräume als auch eine Schwellung der perivaskulären Astrozytenfortsätze [9]. Aus den Untersuchungen mit der Computertomographie unter Einsatz von doppelter Kontrastmittelmenge und verzögerten Aufnahmen ist bekannt, daß für einen relativ umschriebenen Zeitraum eine Kontrastmittelaufnahme in MS-Herden als Hinweis auf eine passagere Schrankenstörung erkennbar wird [2]. Ähnlich den konventionellen CT-Kontrastmitteln ist auch die paramagnetische Substanz Gadolinium-DTPA (GD^{+++}) beim Gesunden nicht Blut-Hirn-Schranken(BHS)-gängig. Insofern verändert sie auch nicht die T1- bzw. T2-Relaxationszeiten der normalen Hirnsubstanz [6]. In Bereichen gestörter BHS-Permeabilität reichert sich jedoch Gd^{+++} an und verursacht über sein lokales magnetisches Feld eine Verkürzung der T1-, teilweise auch T2-Zeit der umgebenden Wasserstoffkerne. In T1-gewichteten Sequenzen ist diese Veränderung in Form einer vermehrten Signalintensität zu erkennen. In den üblichen T2-gewichteten Sequenzen hat sich in Voruntersuchungen keine nennenswerte Beeinflussung der Darstellung durch Gd^{+++} nachweisen lassen [4]. Die multiple Sklerose ist durch ihren sehr variablen Verlauf und die wechselnde Lokalisation der entstehenden Läsionen eine äußerst unberechenbare Erkrankung, deren Verlauf auch durch noch so sorgfältige klinische Untersuchungen nur unzureichend zu verfolgen ist. Dies ist mit dem Nachweis von sog. klinisch „stummen" MS-Herden sowohl durch neuropathologische Studien als auch in den letzten Jahren durch die Anwendung der konventionellen MRT eindrücklich dokumentiert worden [2]. Es lag deshalb nahe, sich die gegenüber dem CT wesentlich höhere Sensivität der MRT verbunden mit den Vorteilen einer Aussage über die BHS-Funktion für die Identifizierung einzelner Krankheitsphasen nutzbar zu machen.

Methodik

45 Patienten mit klinisch gesicherter multipler Sklerose wurden mit einem 1,0-Tesla-Siemens-Magnetom in standardisierter Schichtführung (axial 6-mm-Schichten mit 10%iger Überlappung; sagittal 4 mm mit 10%iger Überlappung) vor und nach intravenöser Gabe von Gd^{+++} (0,4 ml/kg KG) untersucht, 14 davon mehr als einmal. Vor Gd^{+++}-Applikation wurde mit zwei jeweils mäßig und stark T2-gewichteten Sequenzen (TR 2,5 s, TE 40 und 120 ms) sowie einer T1-gewichteten Sequenz (TR 0,7 s, TE 40 ms), unmittelbar nach Gd^{+++}-Applikation nur mit der T1-Sequenz untersucht. Die ausreichende Dosierung von Gd^{+++} wurde anhand des typischen Signalverstärkungseffektes am Hypophysenstiel sowie im Plexus chorioideus [6] überprüft. Für die vorliegende Auswertung wurde die Anzahl der Herde mit Gd^{+++}-Enhancement gezählt. Parallel dazu wurde der klinische Status mit Hilfe zweier klinischer Skalen (EDSS nach Kurtzke [7] und ein quantifizierter neurologischer Befund „Neurostatus") erfaßt sowie vom jeweiligen Untersucher die Krankheitsaktivität innerhalb der letzten Tage qualitativ beurteilt. Als „aktiv" wurden Patienten mit nachgewiesener Verschlechterung des neurologischen Befundes und/oder anamnestisch geschilderter neuer Symptomatik bzw. Verstärkung bereits bestehender Beschwerden innerhalb der letzten 10 Tage eingestuft. Als „fraglich aktiv" bezeichneten wir Patienten mit anamnestischen Hinweisen auf Verschlechterungen, die sich jedoch im Befund nicht objektivieren ließen oder von peristatisch bedingten Verschlechterungen nicht abzugrenzen waren. Als „klinisch inaktiv" galten Patienten mit gleichbleibendem oder gebessertem neurologischen Befund und fehlenden anamnestischen Hinweisen auf Progredienz innerhalb der letzten 10 Tage. Der klinische Verlauf zum Zeitpunkt der MRT wurde eingeteilt in schubförmig ohne Residuen (Kurtzke EDSS 2,0 im Intervall), schubförmig mit Residuen (EDSS 2,0 im Intervall) schubförmig-progredient (Patienten mit Progredienz und überlagerten Schüben), sekundär chronisch-progredient (keine Hinweise auf schubförmige Verschlechterungen in der letzten Zeit, jedoch stetige Progredienz) und primar chronisch-progredient (d. h. in der gesamten Krankengeschichte keine Hinweise auf schubförmige Verschlechterungen). 11 der Patienten wurden sowohl vor Beginn einer Behandlung mit Kortison als auch innerhalb eines Zeitraumes von 7–15 Tagen nach Beginn einer Kortisonbehandlung untersucht. Dabei kamen zwei Therapieschemen zur Anwendung: entweder 100 mg Prednisonäquivalent täglich oral für die Dauer von 7 Tagen, danach kontinuierliche Verminderung der Dosis, oder hochdosierte Gabe von 1 000 mg Prednisonäquivalent pro Tag intravenös für 3–5 Tage, danach rasches Ausschleichen.

Die statistischen Berechnungen erfolgten mit dem Programm SPSS, wobei durchweg nichtparametrische Verfahren zur Anwendung kamen.

Ergebnisse

Die mittlere Anzahl der gefundenen Herde mit Gd^{+++}-Enhancement betrug 6,4 für die Gesamtgruppe, die entsprechenden Zahlen für die einzelnen Verlaufsformen finden sich in Tabelle 1a. Es zeigte sich, daß Patienten mit schubförmigem

Tabelle 1. Anzahl der Herde mit Gd^{+++}-Enhancement

a) Nach Verlaufsform

Verlaufsform	n	Mittelwert	SD	Mittl. Rang
Schubf. o. Res.	10	0,9	1,5	15,7
Schubf. m. Res.	9	13,8	15,6	34,7
Schubf. progr.	12	10,8	15,2	29,4
Sek. chron. progr.	6	3,7	5,4	20,4
Prim. chron. progr.	8	0,3	0,7	11,3
Alle	45	6,4	11,7	

p (Kruskal-Wallis) = 0,0003.

b) Nach Aktivitätsgrad (klinisch geschätzt)

Aktivität	n	Mittelwert	SD	Mittl. Rang
Aktiv	14	14,1	17,1	31,1
Fraglich aktiv	22	3,1	7,0	17,9
Nicht aktiv	9	2,1	1,8	22,8

p (Kruskal-Wallis) = 0,0099.

Tabelle 2. Häufigkeit des Nachweises von Gd^{+++}-Enhancement, aufgegliedert nach Krankheitsverlauf und Aktivität

	Gd^{+++}-Enhancement	
	Vorhanden	Nicht vorhanden
Verlauf		
Schubf. o. Res.	4	6[b]
Schubf. m. Res.	9	0[b]
Schubf. progr.	10	2[b]
Sek. chron. progr.	3	3[b]
Prim. chron. progr.	1	7[b]
Alle	27	18
Aktivität		
Aktiv	11	3[a]
Fraglich aktiv	9	13[a]
Nicht aktiv	7	2[a]

[a] p (chi^2) = 0.04.
[b] p (chi^2) = 0.001.

Tabelle 3. Anzahl der Herde mit Gd^{+++}-Aufnahme vor und nach Kortisontherapie

Untersuchung	n	Mittelwert	MD
Vor Kortison	11	15,6	12,0
Nach Kortison	11	4,5	3,0

p (Wilcoxon-Paar-Differenz-Test) = 0,005.

Verlauf ohne Residuen ebenso wie Patienten mit primär chronisch-progredientem Verlauf in der Regel kein oder nur ein sehr gering ausgeprägtes Enhancement nach Gd^{+++}-Gabe zeigen. Die Patienten mit schubförmigem Verlauf mit Residuen und die mit schubförmig-progredientem Verlauf zeigten das ausgeprägteste Gd^{+++}-Enhancement.

Tabelle 1 b zeigt die Anzahl der Herde, aufgeteilt nach klinisch geschätztem Aktivitätsgrad. Es findet sich eine statistisch signifikant erhöhte Anzahl von Herden bei Patienten mit klinisch vorhandener Aktivität. Wie Tabelle 2 zu entnehmen ist, können auch Patienten mit klinisch inaktivem oder fraglich aktivem Geschehen durchaus Gd^{+++}-Enhancement zeigen. Tabelle 3 zeigt eindrücklich den Effekt von Kortison auf die Schrankenstörung. Bei allen Patienten, bis auf eine

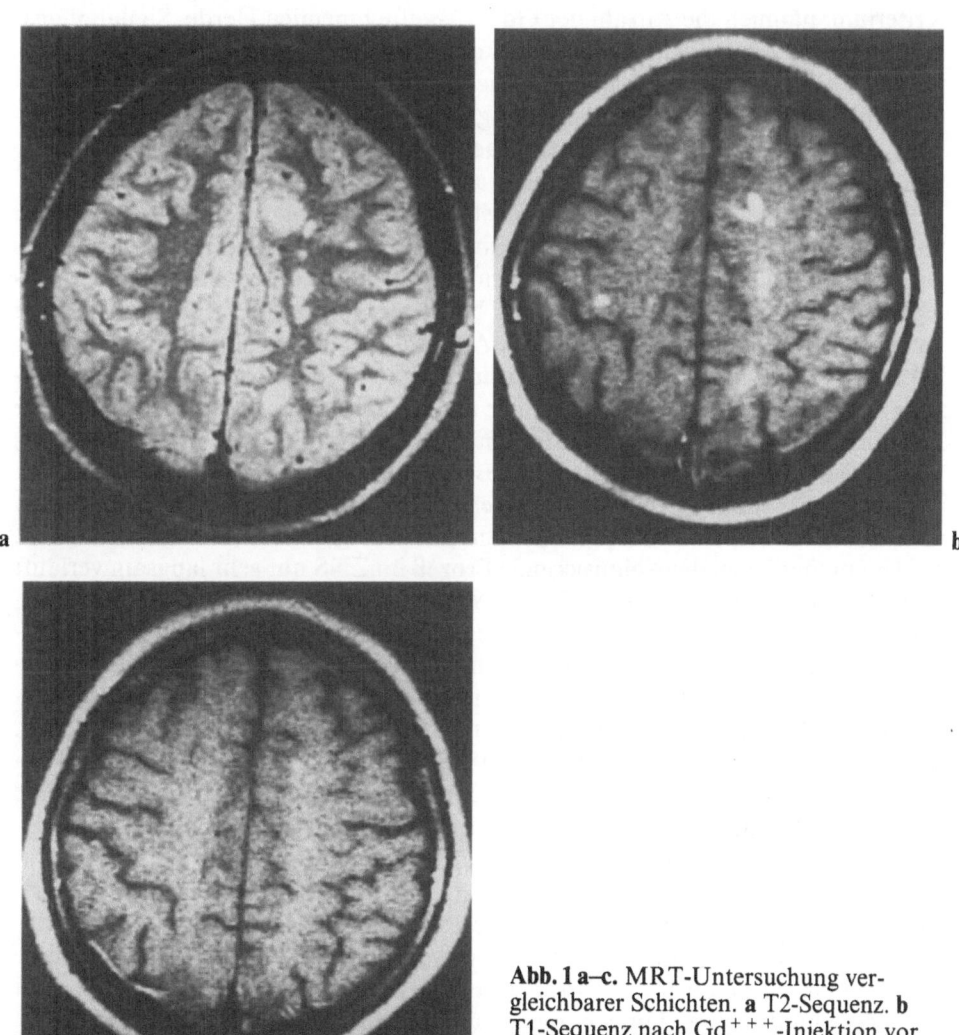

a
b
c

Abb. 1 a–c. MRT-Untersuchung vergleichbarer Schichten. **a** T2-Sequenz. **b** T1-Sequenz nach Gd^{+++}-Injektion vor Kortikosteroidgabe, **c** nach Kortikosteroidgabe

Patientin, die von Anfang an kein Enhancement zeigte, bildeten sich die Gd^{+++}-speichernden Herde zurück oder verschwanden vollständig. Auf den T1-gewichteten Bildern nach Gd^{+++}-Applikation waren durchweg weniger Herde zu sehen als in den vergleichbaren T2-gewichteten Aufnahmen. Die mit Gd^{+++} dargestellten Herde waren jedoch trotzdem in T2-gewichteten Sequenzen teilweise nicht oder kaum erkennbar. Abbildung 1 zeigt vergleichbare Schichten in der T2-Sequenz sowie in der T1-Sequenz nach Gd^{+++}-Injektion vor und nach Kortikosteroidgabe.

Diskussion

Unsere Auswertung stützte sich auf ein relativ einfaches und wenig verfälschbares Kriterium, nämlich die Anzahl der Gd^{+++}-aufnehmenden Herde. Signalintensität und Größe der aufnehmenden Bezirke blieben, im Gegensatz zu einer jetzt laufenden Untersuchung, noch unberücksichtigt. Trotzdem ließ sich in diesem relativ großen Kollektiv eine statistisch signifikante Beziehung zwischen Gd^{+++}-Aufnahme und Krankheitsaktivität nachweisen. Dieses Ergebnis bestätigt die von Grossman et al. [4] und Kappes et al. [5] getroffenen Aussagen, die sich auf wesentlich kleinere Patientengruppen stützten. Die negativen Stellungnahmen von Beyer u. Uhlenbrock [1] sowie Gowin et al. [3] könnten damit zusammenhängen, daß die Autoren nicht klar zwischen den Verläufen der von ihnen untersuchten Patienten unterschieden haben. Der Nachweis von Gd^{+++}-Enhancement bei 7 von 9 Patienten ohne klinisch faßbare Aktivität und 9 von 22 Patienten mit fraglicher Aktivität spricht für die Bedeutung dieser Methode als wertvolle Ergänzung der klinischen Beurteilung. Bisher nicht beschrieben ist der hier gefundene Zusammenhang zwischen Verlaufsform der Erkrankung und Möglichkeit des Nachweises einer Gd^{+++}-Aufnahme. Besonders auffällig ist dies bei Patienten mit primär chronisch-progredientem Verlauf, wo lediglich einer von 8 Patienten zwei Herde mit relativ schwachem Enhancement zeigte. Hier wäre zu diskutieren, ob der entzündliche, demyelinisierende Prozeß im ZNS nur sehr langsam verläuft und zu keiner oder einer unterhalb der Nachweisgrenze verbleibenden BHS-Störung führt. Die sichere Erkennung solcher Patienten könnte eine Hilfe bei der Differenzierung der zugrundeliegenden Mechanismen durch immunologische Untersuchungen sein. Auch Patienten mit schubförmigem Verlauf ohne Residuen zeigten zwar in 4 von 10 Fällen ein Enhancement, jedoch mit meist wenigen Herden. Möglicherweise ist die relative Stabilität der BHS bei diesen Patienten eine Voraussetzung für die Selbstlimitierung des Krankheitsprozesses und damit für eine erfolgreiche Wiederherstellung der Funktion. So gesehen gewinnt die therapeutische Beeinflussung der BHS eine stärkere Bedeutung: In weiteren Untersuchungen müßte geklärt werden, inwiefern die „frühzeitige" Behandlung der BHS-Störung die klinische Prognose zu verbessern vermag und möglicherweise die Bildung von bleibenden Läsionen im T2-gewichteten Bild verhindert. Für diese Möglichkeit würde auch die Tatsache sprechen, daß das Gd^{+++}-Enhancement oft in der unmittelbaren Umgebung, aber nicht in identischer Lokalisation mit im T2-Bild dargestellten Läsionen stattfindet. Bei allen Patienten konnten wir unter laufender Kortikosteroidtherapie eine meist recht deutliche oder gar vollständige

Rückbildung der Gd^{+++}-Aufnahme beobachten. Wie Grossman et al. 1986 [4] zeigen konnten, ist die hoch auflösende, Gd^{+++}-verstärkte MRT in der Lage, deutlich mehr Herde nachzuweisen als vergleichbare computertomographische Aufnahmen nach hochdosierter Kontrastmittelapplikation. Trotzdem sind die für eine optimale Darstellung des Gd^{+++}-Effektes notwendigen T1-gewichteten Sequenzen wiederum den T2-gewichteten Aufnahmen in der Anzahl der nachweisbaren Läsionen deutlich unterlegen. Für die diagnostische Abklärung und Beurteilung der Gesamtheit der im Laufe der Erkrankung sich ansammelnden strukturellen Veränderungen ist die übliche hochauflösende T2-gewichtete Nativ-MRT allerdings noch unverzichtbar. Insofern liegt die Bedeutung der Gd^{+++}-Untersuchung mehr in der Beurteilung der Aktivität des Geschehens und evtl. der damit verbundenen prognostischen Aussage sowie in der Hilfe bei der Entscheidung über therapeutische Maßnahmen. In Verbindung mit verfeinerten immunologischen diagnostischen Verfahren und sich jetzt andeutenden Möglichkeiten zur phasenspezifischen, differentiellen immunmodulierenden Therapie könnten sich hier ganz neue erfolgversprechende Wege öffnen.

Literatur

1. Beyer HK, Uhlenbrock D (1986) Use of GD-DTPA-enhanced MRI in MS. In: Runge VM, Claussen C, Felix R, James AE (eds) Contrast agents in magnetic resonance imaging. Excerpta Medica, Amsterdam, pp 141–143
2. Drayer BP, Barrett L (1984) Magnetic resonance imaging and CT scanning in multiple sclerosis. Ann NY Acad Sci 436:294–314
3. Gowin W, Weihe W, Appel C, Mariss G (1986) Die magnetische Resonanztomographie bei der nichtakuten Multiplen Sklerose vor und nach Konstrastmittelgabe (Gd-DTPA). Röntgenpraxis 39367–39377
4. Grossmann RI, Gonzales-Scarano F, Atlas SW, Galetta S, Silberberg DH (1986) Multiple sclerosis: gadolinium enhancement in MR imaging. Radiology 161:721–725
5. Kappos L, Städt D, Keil W (1987) Magnetische Resonanztomographie mit Gadolinium – eine Möglichkeit zur Erkennung aktiver Plaques bei Multipler Sklerose. Psycho 13:386–389
6. Kilgore DP, Breger RK, Daniels DL, Pojunas KW, Williams AL, Haughton VM (1986) Cranial tissues: normal MR appearance after intravenous injection of Gd-DTPA. Radiology 160:757–761
7. Kurtzke JF (1983) Rating neurologic impairment in multiple sclerosis: an expanded disability status scale (EDSS) Neurology 33:1444–1452
8. Paty DW, Asbury AK, Herndon RM, McFarland HF, McDonald WI, McIlroy WJ, Prineas JW, Scheinberg LC, Wolinsky JS (1986) Use of magnetic resonance imaging in the diagnosis of multiple sclerosis: policy statement. Neurology 36:1575
9. Powell HC, Lampert PW (1983) Pathology of multiple sclerosis. Neurol Clin 1:631–644

Laserangioplastie und dynamische PTA im Vergleich zur Ballondilatation

E. Zeitler, E.-I. Richter, G. Feng, W. Ritter, M. Klepzig †, K. R. Kensey

Wenn von der Laserangioplastie und der dynamischen Angioplastie berichtet wird, muß man die Frage nach ihrer Erfordernis an den Ergebnissen mit der Ballon-Katheter-Angioplastie prüfen.

Die Entwicklung hat gezeigt, daß arteriosklerotische Obliterationen und Gefäßverschlüsse nicht nur durch chirurgische Maßnahmen, sondern auch mit anderen Methoden beseitigt werden können. Auf perkutanem Wege bestehen heute Ansätze, obliterierte Arterien und Venen durchgängig zu machen. Die Prinzipien, verschlossene Gefäße ohne Operation wieder durchgängig zu machen, sind vielfältig:

1. mechanische Techniken mit Katheter, die durch Dehnung, Intima- und Mediaruptur sowie Überdehnung des Gefäßes wirksam werden,
2. die systemische und lokale Thrombolyse [5]
3. die Laservaporisation und
4. die Zerkleinerung des arteriosklerotischen Materials mit einem Bohrer,
5. sind Ansätze einer chemischen Atherolyse des arteriosklerotischen Materials selbst erkennbar.

Im Jahr 1987 muß man die Frage stellen: „Was ist möglich mit dem Ballon und welches sind die Ergebnisse im peripheren arteriellen System bis heute?"

In Nürnberg führten wir seit 1976 4 556 Angioplastien in verschiedenen Lokalisationen des arteriellen Systems aus.

Isolierte und multiple Stenosen der A. iliaca können erfolgreich behandelt werden, wenn die Sondierung der Stenose von der ipsi- oder kontralateralen Seite aus möglich ist. In 90% ist die Passage und eine hämodynamisch wirksame Dilatation möglich. Femoralisstenosen und Verschlüsse im femoropoplitealen Bereich bis 10 cm Länge können in 85–90% sondiert und erfolgreich behandelt werden. Der Primärerfolg bei der Rekanalisation von Okklusionen der A. femoralis superficialis, die länger als 12 cm sind, war jedoch nur in 60% gut. Wenn sie möglich war, konnte dadurch eine Beinamputation in 70% vermieden werden. Diese beinerhaltende PTA mit einer Nachbeobachtung von 2 Jahren konnte bei 40% erzielt werden [2, 3, 5, 6, 9, 11, 12].

Die simultane Dilatation von beiden Seiten aus ist ebenso möglich und Voraussetzung für die „Kissing balloon"-Technik in der Bifurkation, der Aorta und anderen bifurkalen Situationen.

Das Ergebnis ist hämodynamisch primär durch direkte Messung des arteriellen Druckgradienten und im Verlauf durch die Bestimmung des Druckgradienten zwischen Knöchel und Arm mit der Dopplermethode nachweisbar.

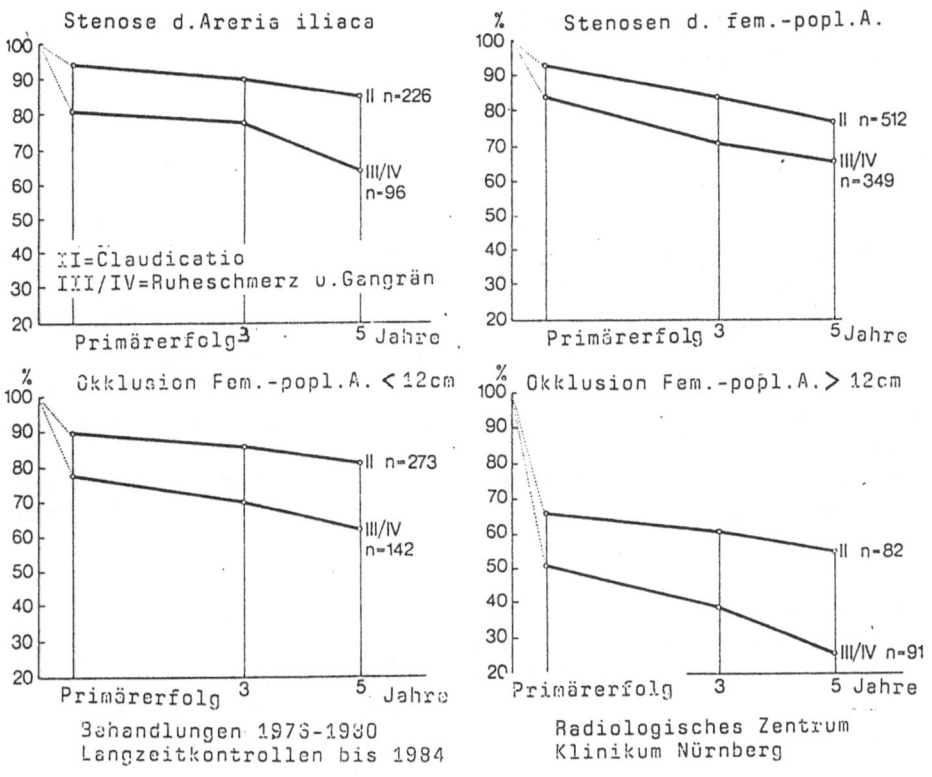

Abb. 1. Langzeitergebnisse nach PTA

Ebenso kann im Rahmen der digitalen Subtraktionsangiographie (DSA) sowohl mit densitometrischer Technik als auch mit geometrischen Verfahren der Grad der Stenose vor und nach der Dilatation gemessen werden.

Der anhaltende Erfolg nach PTA ganz allgemein, insbesondere in den ersten 6 Monaten ist zusätzlich von der sicherern Einnahme eines Aggregationshemmers (Acetylsalicylsäure) oder der Antikoagulation mit abhängig.

Bei multiplen stenotischen Läsionen oder langstreckigen Stenosen ist die innere Oberfläche der Arterie oft so unregelmäßig, daß Rethrombosen häufiger auftreten als nach PTA von lokalisierten Stenosen oder Okklusionen. Nach einer ersten Rezidivstenose kann die zweite Dilatation die gleiche Erfolgsrate wie die erste Angioplastie haben. Tritt danach wiederum ein Rezidiv auf, so sind die Ergebnisse der PTA deutlich schlechter.

Die Ergebnisse [3] von Nachuntersuchungen bei 1 093 Patienten mit Claudicatio intermittens und 678 Patienten mit Ruheschmerz und Gangrän, ermittelt mit der Dopplertechnik (AAPG) und mit der konventionellen oder digitalen Subtraktionsangiographie haben gezeigt, daß die Langzeitergebnisse von der Lokalisation der arteriellen Obliteration, von ihrer Ausdehnung und von ihrem klinischen Stadium abhängen (Abb. 1).

In diesem Zusammenhang werden die Grenzen der Ballondilatation deutlich: Sie bestehen besonders bei langstreckigen Stenosen, bei stärkeren Verkalkungen, bei Rezidivstenosen und bei Patienten über 80 Jahren.

137

Im folgenden werden unsere ersten Ergebnisse mit der Laserangioplastie und der dynamischen Angioplastie dargestellt.

Laserangioplastie

Bis heute haben mehrere Forschungsteams ihre Erfahrungen mit dem Argon-und dem Neodym-YAG-Laser veröffentlicht [1, 4, 10].

Der Vorteil der kurz gepulsten Laserstrahlen besteht darin, daß in vitro die subintimale Wand der Arterie nur wenig verletzt wird. Die fibrozellulare Hyperplasie, die manchmal nach der Ballondilatation beobachtet werden kann, zeigt sich bei den Tests mit dem Laser wesentlich seltener. Endothelläsionen sind nach 10 Tagen normalerweise mit dem Rasterelektronenmikroskop nicht mehr nachweisbar.

Zusammen mit Klepzig haben wir die ersten klinischen Erfahrungen bei der Anwendung des gepulsten Neodym-YAG-Lasers mit einem Spezialkatheter sammeln können.

Das von uns benutzte System beruht auf einer Kombination von:
– gepulster Lasertechnik mit dem Neodym-YAG-Laser (Medilas 40 MBB München), mit einer Wellenlänge von Lambda = 1 064 µm und 40 W, auf den Pulse mit einer Frequenz von 2 Hertz gegeben werden,
– einem speziellen Laser-Katheter-System (Klepzig und Neubauer), das aus einem 6,3-French-Superflow-Katheter mit einem distalen „metal marker" besteht,
– einer Glasfaser mit einem Durchmesser von 0,4 mm mit einer Metallspitze am Ende, und
– einem Führungsdraht von 0,014 inch mit einer langen, weichen Führungsspitze.

Experimentelle Versuche an 200 Gefäßen waren vorausgegangen, bei denen eine Reduzierung der Stenose von 98% auf 50% nur durch die Anwendung des gepulsten Lasers erreicht werden konnte. Für die Rekanalisation von 1 mm verschlossener Arterie waren im Durchschnitt 220 Pulse mit einer Energie von 909 Joules erforderlich [7, 8].

Die sorgfältig berechnete Anwendung der Laserpulse wurde während permanenter Spülung mit einer Heparin-Blut-Kochsalzlösung durchgeführt, mit einer Spülgeschwindigkeit von 17 cm^3/min. Die Lenkung des Laserpulses fand unter fluoroskopischer Kontrolle durch die Metallmarkierungen an der Katheterspitze und der Faserspitze statt. Der Spezialkatheter wurde nach einer ersten sicheren Passage mit dem Führungsdraht und einem einzelnen Teflonkatheter plaziert.

Auf diese Weise konnte eine Perforation vermieden werden. Außerdem wurde die gepulste Laserstrahlung immer für kurze Zeit unterbrochen, wenn der Patient ein Hitzegefühl oder Schmerzen hatte. Abhängig von der Länge der Obliterationen wurden zwischen 300 und 950 Laserpulse appliziert.

Zwischen November 1986 und April 1987 behandelten wir 19 Beine mit femoropoplitealen Obliterationen. In 18 von 19 konnte eine primäre Reduktion der Obliteration erzielt werden. Anschließend wurde die Ballondilatation mit einem Grüntzig- oder Olbert-Ballonkatheter durchgeführt [10].

Das angiographische Ergebnis zeigte, daß ein Teil des okklusiven Materials beseitigt wurde und danach die freie arterielle Ausstrombahn mit der Ballondilatation erzielt werden konnte.

Im Durchschnitt konnte der Ankle-Arm-Pressure-Gradient von 0,45 auf 0,86 verbessert werden, und nach 3 Monaten betrug er immer noch 0,81. Die DSA Kontrolluntersuchungen zeigten ein Rezidiv nach 3 Monaten. Ein Patient starb in der Zwischenzeit an Herzschwäche.

Das Krankheitsstadium nach Fontaine verbesserte sich nach 3–8 Monaten in 16 von 18 Nachbeobachtungen.

Einige der Patienten hatten mehr als eine Obliteration. Insgesamt wurden 20 von 27 Obliterationen der femoropoplitealen und Unterschenkelarterien mit Laserpulsen behandelt und danach mit der Ballondilatation.

In 2 Fällen kam es zu einer Unterschenkelembolie. Die spontane Thrombolyse konnte angiographisch dokumentiert werden.

Unsere experimentellen und klinischen Ergebnisse zeigten, daß mit dem gepulsten Neodym-YAG-Laser die Vaporisation der arteriosklerotischen Stenosen und Okklusionen möglich ist, daß mit diesem speziellen Kathetertyp kein Intimadefekt auftrat und Perforationen vermieden werden konnten. Nach der Laserapplizierung, allerdings, zeigten sich bei der Ballonangioplastie Unterschenkelembolisationen.

Zweifellos kann die Laser-PAT folgendes nicht erreichen: Einen Ersatz der Ballonangioplastie, eine Verkürzung der Behandlungszeit, eine definitive Vermeidung von Thromboembolien.

Möglicherweise wird eine neue Technik mit einer Saphirspitze oder mit dem Excimerlaser diesen Stand der Entwicklung vorwärtsbringen.

Dynamische Angioplastie mit dem "Rotating tip"-Katheter nach Kensey

Mit dem Begriff „dynamische Angioplastie" wird die mechanische Mikropartikularisierung mit einem speziellen, perkutan eingeführten Kathetersystem bezeichnet.

Dieses System umfaßt einen flexiblen Katheter mit einer Spitze, die sich bei hoher Geschwindigkeit dreht und die von einem elektrischen Motor angetrieben wird (40000–100000 Umdrehungen/min) (Tabelle 1). Die Spitze wird durch ständige Zuführung einer sterilen Mixtur gekühlt (Tabelle 2). Das arteriosklerotische Material kann zu sehr kleinen Teilen zertrümmert werden, die kleiner sind als Thrombozyten und die mit dem Blutstrom und einer zusätzlichen Hochgeschwindigkeitsinfusion aus dem behandelten Segment hinaus in die arterielle Peripherie zum Kapillarsystem gespült werden.

Tabelle 1. Dynamische Angioplastie
Technik

Rotationsgeschwindigkeit	40– 80 Krm
Rotationszeit	40–180 ms
Infusionsrate (ml/s)	1,0
Infusionsvolumen	30–200 ml

Tabelle 2. Spülflüssigkeit

---

330 cm³ Haes steril
150 cm³ Nichtionisches Kontrastmittel
5000 I.U.-Heparin
100 000 I.U.-Urokinase

Um Perforation und Blutgerinnsel zu vermeiden, werden Kontrastmittel und Heparin der Flüssigkeit beigemischt. Kontrastmittelaustritt würde sofort bemerkt.

Histologische Untersuchungen (Kensey) zeigten eine Zersplitterung der Intima in 31%, einen Verlust von Endothelzellen in 38% und eine Nekrose des inneren Drittels der Media.

Das Kensey-Kathetersystem besteht aus einem von außen kontrollierbaren Rotator und aus dem Katheter mit seiner propellerartigen Metallspitze, die durch eine 8-French-Schleuse eingeführt wird.

Material

In 2 Serien haben wir Obliterationen an 15 Beinen von 15 Patienten der A. femoralis superficialis, poplitea und des Unterschenkels behandelt, und bei 2 Patienten an der A. iliaca (Tabelle 3).

In 6 Fällen zeigte die klinische Situation eine Claudicatio intermittens mit einer schmerzfreien Gehstrecke von weniger als 200 m, und bei 10 Patienten lagen zusätzlich Ruheschmerz und eine Gangrän am Fuß vor.

Mit 100 mm Spot-Film-Technik und mit digitaler Subtraktionsangiographie war es möglich, zu beobachten, daß der Kensey-Katheter der Führung der Arterie folgte. Bei 2 Patienten konnte auch eine Extravasation von Kontrastmittel be-

Tabelle 3. Dynamische Angioplastie mit Kensey Rotating Katheter. (9. 12. 1986–8. 5. 1987)

Obliterationen der Beine: 16 bei 15 Patienten
        8 Männer: a = 71,6 Jahre (45–85 Jahre)
        7 Frauen: a = 74,2 Jahre (62 –93 Jahre)
Obliterationen der Iliaca: 2 Männer (45, 72 Jahre)

Tabelle 4. Dynamische Angioplastie (n = 18)

Primäre Erfolgsrate: 15 von 18 (83%) (14 Tage nach PTA)

1 Tod am 2. Tag nach PTA
– Herzschwäche

1 intraperitoneale Blutung
– Operation – kontrolliert

1 popliteale Embolie
– Clot Lyse – Durchgängigkeit

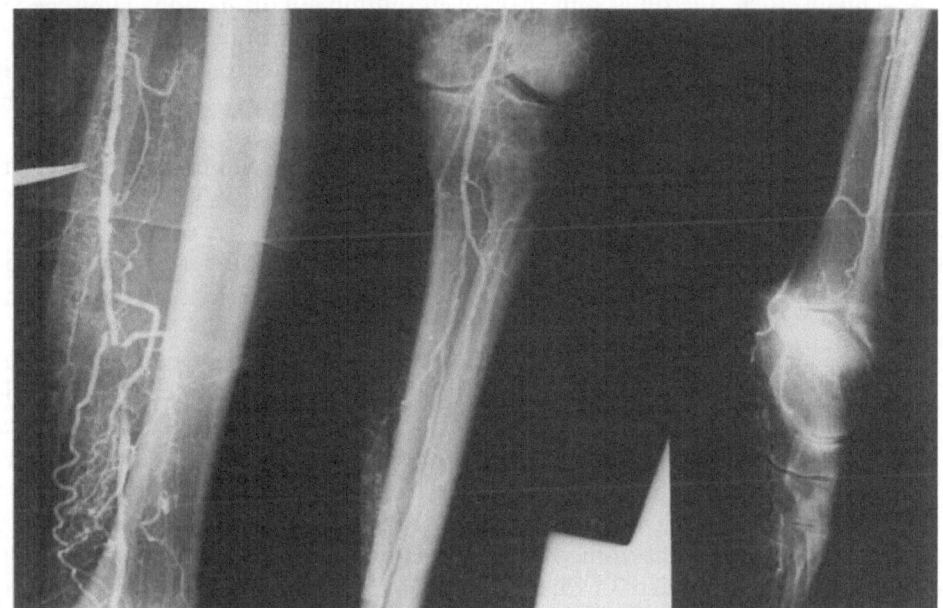

a

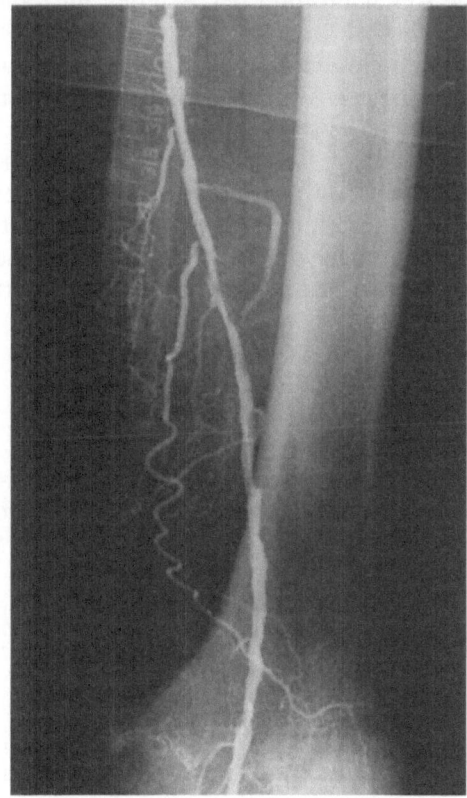

b

Abb. 2a. Antegrade Femoralis-Angiographie bei 68jähriger Patientin mit Ruheschmerzen. Es besteht ein Femoralisverschluß und multiple Femoralisstenosen bei nur einer durchgängigen Unterschenkelarterie. **b** Angiographie nach alleiniger Rekanalisation mit Laser-Technik

141

obachtet werden, allerdings ohne negativen Einfluß auf die hämodynamische Situation der Arterien. Eine lokale arterielle Perforation wurde nicht beobachtet.

Der Vorgang der Rekanalisation konnte nach einer überraschend kurzen Zeit beendet werden. Die Anwendung der Spülflüssigkeit führt zu einer Hyperämie des Unterschenkels am Fuß (Tabelle 4).

Bei einem Patienten trat eine embolische Komplikation der poplitealen Trifurkation auf, die mit einer intraarteriellen Thrombolyse (300 000 I. U. Urokinase) kontrolliert werden konnte.

In einem Fall war aufgrund einer intraperitonealen Blutung nach der Behandlung ein chirurgischer Eingriff nötig, aber die periphere Arterie war durchgängig.

Bei einem Patienten war die Amputation des Oberschenkels bereits entschieden worden, und dann wurde eine dynamische Angioplastie mit einer Rekanalisation eine langstreckigen Obliteration der A. femoralis superficialis und poplitea durchgeführt. Trotz einiger ausgedehnter Obliterationen am Unterschenkel konnte der Blutstrom mit Ausnahme der Außenbereiche des Fußes verbessert werden. Eine langsame Besserung der Gangrän war die Folge. Der Patient hatte wesentlich weniger Ruheschmerz, aber seine klinische Situation war von Anfang an nicht gut und er starb 3 Monate nach der Behandlung an Herzschwäche im Alter von 86 Jahren.

Mit dem 8-French-Katheter war eine Rekanalisation der Arterien im Falle von lang- und kurzstreckigen Stenosen möglich.

Das primäre Ergebnis konnte durch die Ballondilatation verbessert werden, wenn keine ausgedehnten Kalzifikationen vorlagen. Angiographische Kontrollen 2 und 6 Monate später zeigten die andauernd verbesserte Situation.

Es war beeindruckend, die sichere intravaskuläre Rekanalisation zu beobachten, auch bei Okklusionen (Abb. 2 a, b). Der weiche Katheter wurde sicher in der Arterie geführt durch die hohe Drehgeschwindigkeit und durch die Flüssigkeit, die aus mehreren Löchern herausströmt. Änderungen der Richtung oder seitliche Ausweichungen in die subintimale Region oder in die Kollateralen wurden sofort bemerkt.

Klinische Ergebnisse

Die klinischen Ergebnisse vor und nach der dynamischen Angioplastie (8 bis 14 Tage) und die Ergebnisse der Nachuntersuchungen (bei 6 Patienten 8 Monate und bei 9 Patienten 4 Monate später; durchschnittlich 5 Monate) werden in Tabelle 5 gezeigt.

Die hämodynamische Situation, mit der Dopplermethode kontrolliert und mit Definition des Ankle-Arm-Pressure-Gradient (AAPG) zeigte ein wesentlich verbessertes Ergebnis.

Wir benutzten nur Kensey-Katheter mit einem Durchmesser von 8 French und es war nötig, zusätzlich nach der dynamischen Angioplastie einen Ballondilatationskatheter von 6 oder 8 mm zu benutzen. Zukünftige Möglichkeiten mit 5-French-Kensey-Katheters lassen auf seine Anwendung im Bereich der arteriellen Obstruktionen am Unterschenkel hoffen.

Tabelle 5. Klinische Ergebnisse

Klinisches Stadium	I	IIa	IIb	IIb/III	III/IV
Vor	–	–	6	6	4
Nach	–	8	3	1	3
Nachuntersuchung (5 Monate)	3	7	4	–	2

Die erfolgreiche Anwendung des Tip-rotating-Katheter hängt entscheidend von der gleichzeitigen Infusion mit einer Geschwindigkeit von 0,5–1 cc/s ab.

Die dynamische Angioplastie ist in der Lage, verschlossene Arterien zu rekanalisieren und hochgradige Stenosen zu dilatieren.

Weitere Nachuntersuchungsergebnisse beider Techniken – Laser- und dynamische Angioplastie – sind notwendig.

Im Gegensatz zu den neuen Technologien ist der Ballonkatheter billiger und die Strahlenexposition für den Untersucher ist geringer. Dennoch bedeuten die neuen Technologien eine Chance, die Indikationen zu erweitern, insbesondere im Fall von Restenosen, Kalzifikationen, langstreckigen Okklusionen und Stenosen an den Unterschenkelarterien.

Literatur

1. Cumberland DC, Sanborn TA, Tayler DI, Moore DJ, Welsh CL, Greenfield AJ, Guben JK, Ryan TJ (1986) Percutaneous laser thermal angioplasty: initial clinical results with a laser probe in total peripheral artery occlusions, Lancet, I:1457
2. Dotter CT, Judkins MP (1964) Transluminal treatment of arteriosclerotic obstruction: description of a new technique and a preliminary report of its application, Circulation 30 654–670
3. Dotter CT, Grüntzig AR, Schoop W, Zeitler E (ed) (1983) Percutaneous transluminal angioplasty, technique, early and late results. Berlin, New York
4. Geschwind HJ, Boussignac G, Teisseire B et al. (1984) Conditions for effective Nd-YAG-laser. Br Heart J 52:484
5. Hess H, Mietaschk A, Brückl R (1987) Peripheral arterial occlusions: a 6-year experience with local low-dose thrombolytic therapy. Radiology 163:753–758
6. Jang D (ed) (1986) Angioplasty. McGrawHill, New York
7. Klepzig M, Neubaur T, Stellwaag M, Strauer BE (1986) Nd-Laserangioplasty: vascular effects, catheter development and in vivo application. Circulation 74[Suppl]:811
8. Klepzig M, Neubaur T, Strauer BE, Richter E-I, Zeitler E (1987) Transfemorale periphere Laserangioplastie. Dtsch Med Wochenschr 112:324
9. Olbert F, Muzika N, Schlegl A (1985) Transluminale Dilatation und Rekanalisation im Gefäßbereich. Nürnberg
10. Richter E-I, Zeitler E, Klepzig M, Neubauer T, Strauer BE (1987) Perkutane transluminale Laser-Angioplastie bei peripherer arterieller Verschlußkrankheit. Röntgenberichte, Bd 16/2
11. Romaniuk P, Wierny L, Münster W (1985) Langzeiteffektivität der angioplastischen Therapie iliakaler und femoro-poplitealer Obstruktionen im Vergleich zur Operation. In: Oeser H (ed) Angiologisches Symposium. Berlin 39–49
12. Zeitler E, Grüntzig A, Schoop W (ed) (1984) Percutaneous vascular recanalization. Berlin New York, S. 105–114

Recanalization Devices for Totally Obstructed Vessels: Atherolytic Wire and Kensey Recanalization Catheter

M. H. Wholey

At present, approximately 400 000 patients per year are treated using some form of reconstructive vascular procedure. Although it is true that 200 000 of these patients are treated with an aortocoronary bypass procedure for coronary artery disease, the other 200 000 are treated for peripheral vascular occlusive disease. This includes 50 000 patients per year in whom an amputation is performed. Further analysis indicates that 216 000 patients will undergo transluminal coronary artery angioplasty in 1988. This is up sharply from the 3 000 percutaneous transluminal coronary angioplasties (PTCAs) done in 1981 and a considerable increasely from 1983 when approximately 20 000 patients had PTCA. The 200 000 patients undergoing aortocoronary bypass procedures seems to be a plateau, with the number of anticipated PTCA procedures approaching as high as 400 000 per year by 1992. Approximately 85 000 patients per year are treated using peripheral angioplasty procedures with an increase of 12% occurring annually, and consequently a plateau of 100 000 patients per year should be achieved. This is obviously considerably less than the number of coronary nonsurgical interventional procedures and if the number of people who have a peripheral angioplasty is to increase significantly, then obviously those patients with totally occluded vessels must be included. For example, 100 000–150 000 patients are treated with peripheral vascular reconstructive procedures while an additional 200 000 patients are managed medically either because of inoperable disease or because earlier surgical treatment failed. If these patients could be managed by a nonsurgical interventional approach, then the numbers of peripheral procedures would certainly equal the number of procedures in the coronary circulation. For these reasons, a considerable amount of interest has developed in the design of devices for recanalization of totally obstructed vessels.

The atherolytic wire is one of our own developments. In the early prototype stage it is a 0.035 wire with a distal "lip" at the tip of the wire. Flexibility options of 2 and 3 cm are available. The proximal end of the wire is attached to a 50-cm^3 syringe that incorporates a high-precision high-speed rotational motor powered by a battery power pack. The wire's rotation is activated by pressure on the piston of the syringe. The wire passes easily through a conventional angioplasty balloon or a conventional 0.035 end-hole catheter. Consequently, the initial phase of the recanalization procedure may include appropriate puncture and positioning of a 5-F catheter near the obstruction site followed by passage of the atherolytic wire. Once the atherolytic wire is beyond the occlusion, the 5-F catheter is positioned over the wire and subsequently exchanged for an angioplasty balloon. Maintaining a central position within the true lumen of the occluded vessel is a problem

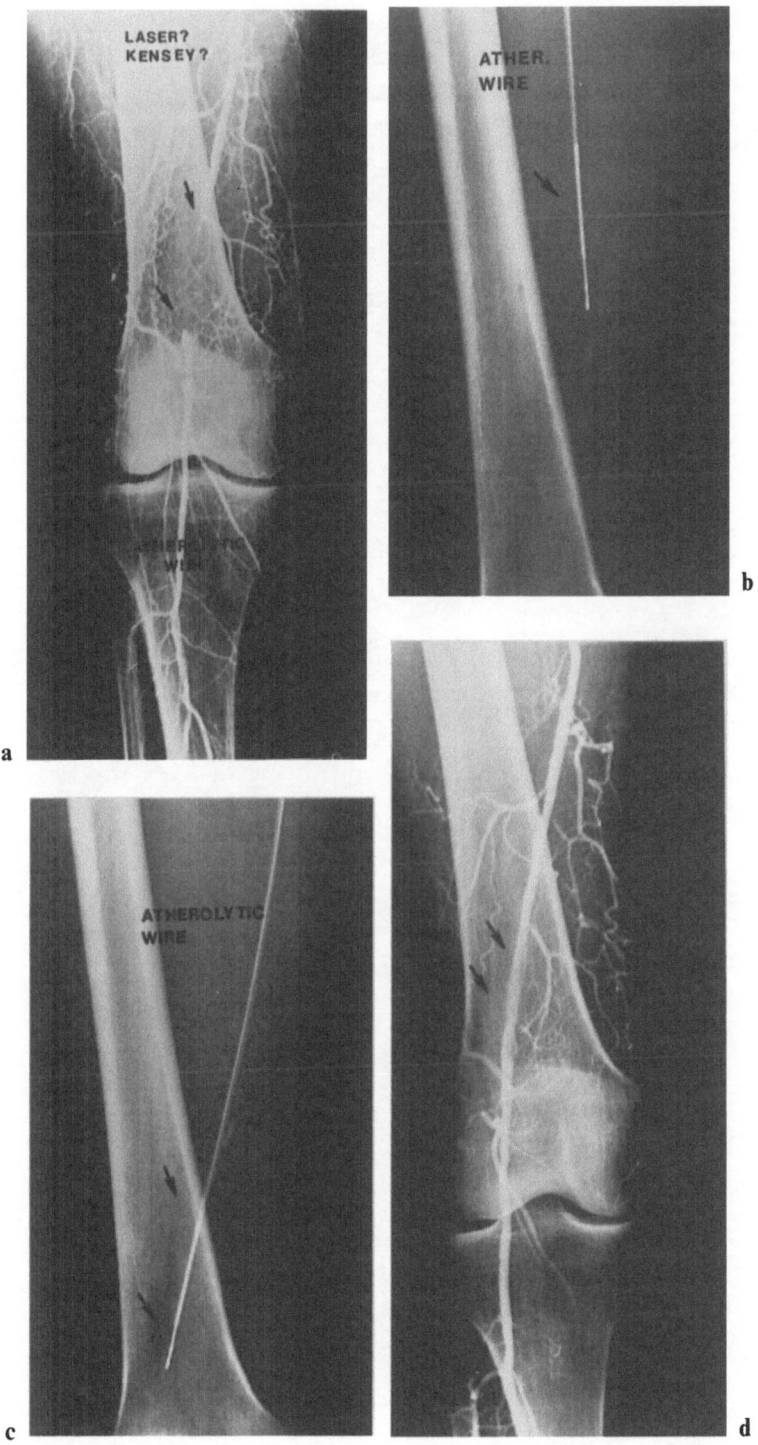

Fig. 1 a–d. Recanalization using the atherolytic wire. *Arrows*

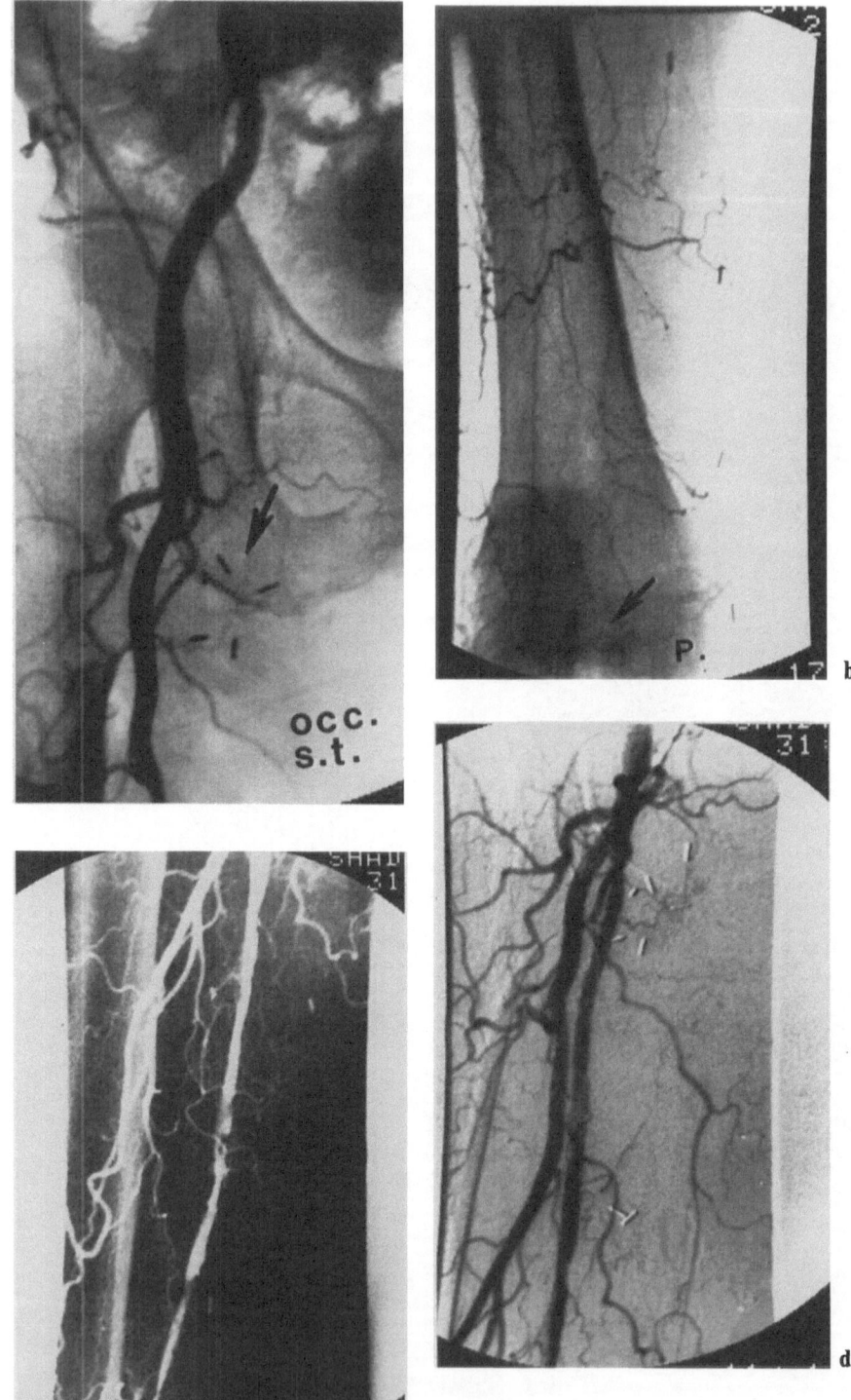

Fig. 2a–d

occ.
s.t.

P.

a

b

c

d

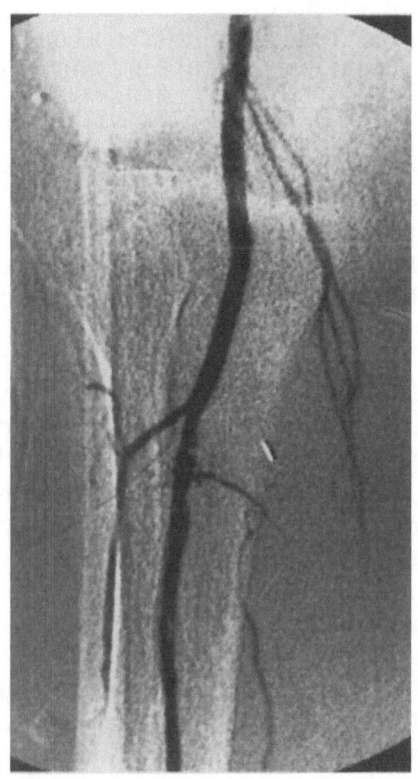

e

Fig. 2e

Fig. 2 a–e. Recanalization using the Kensey recanalization catheter

for all recanalization devices. Should perforation occur with the atherolytic wire (Fig. 1) however, it merely represents perforation with a 0.035 wire and consequently major hemorrhagic complications have not occured in the series of approximately 20 patients treated to date. Ultimately, the intention is to develop a similar 0.014 atherolytic wire for recanalization of totally occluded coronary vessels.

An additional recanalization device with a similar purpose is the Kensey dynamic angioplasty catheter. The Kensey catheter functions quite independently with the atheromatous material being effectively pulverized. The particulate matter presumably is reduced to as small as 5–10 µm and consequently distal embolization may not be clinically relevant. Initially, conventional puncture techniques are utilized and after positioning an 8-F sheath within the desired vessel, the Kensey catheter is then applied. It can also be used with totally obstructed vessels. To date we have utilized the Kensey dynamic angioplasty catheter in approximately 20 patients (Fig. 2). Effective recanalization has occurred in 77% with failure to completely recanalize in 23%. The use of both the atherolytic wire and the Kensey recanalization catheter has been limited to those patients with failed femoral-popliteal bypass grafts and those with significant long superficial or iliac occlusions. Ordinarily this type of patient also has severe tibial outflow limitations and in many of the clinical situations impending gangrene existed. Two of the patients in this particular subset were spared amputation.

147

The Kensey catheter for dynamic angioplasty includes a high-speed rotating cam capable of speeds of 150 000 rpm. At the distal end of the catheter a combination of nonionic contrast medium (30%), physiologic saline, and 40 000 U urokinase can be injected at rates of 30 cm^3/min. The contrast medium identifies the lumen and acts as a map for the recanalization procedure. The high-speed rotation creates a vortex and results in pulverization of the atheromatous obstruction. In addition, the vortex helps to cool the rotating cam. Furter experimental evaluation is obviously necessary to determine the effects should distal embolization occur following recanalization of a totally occluded vessel. At present, the catheter is available in 8-F and 5-F sizes. A 3-F version is being constructed that should allow recanalization of smaller-sized tibial vessels and ultimately allow recanalization of the coronary circulation.

Although recanalization is a primary use of the Kensey dynamic angioplasty catheter, we have also observed its use for active thrombolysis of a totally occluded femoral-popliteal bypass graft. Experimentally, clots can be reduced to a minimal white fibrin fragment. In one of our patients in whom total thrombotic occlusion of the aorta existed, and in whom thrombectomy was not effective, we positioned the Kensey catheter rotating at about 150 000 rpm, in the abdominal aorta. The clot was effectively pulverized and the major residual thrombotic material was reduced to a sandlike deposit. Following recanalization of each iliac artery and removal of the residual thrombotic debris, an effective femoral-femoral graft was established. A further patient had a totally occluded femoral-popliteal-tibial graft, and the entire graft was recanalized from the inguinal proximal anastomotic site to the distal anastomotic site at the proximal tibial level. Distal anastomotic regions were then effectively dilated with a 5-mm angioplasty balloon.

This provides some indication of the investigational protocol and of the types of patients in whom the Kensey catheter is presently being utilized. The method for recanalization with the Kensey catheter is quite simple and includes a femoral puncture and positioning of an 8-F sheath. Subsequently, the catheter is passed through the sheath, with contrast medium being injected at a low flow rate of 30 cm^3/min to identify the obstruction. The catheter may be activated at approximately 40 000 rpm, and, depending on the rigidity of the lesion on passage of the catheter, the speed can be increased to 100 000 rpm. The entire procedure is monitored fluoroscopically and if residual stenosis is present angioplasty can be performed. Complications in earlier clinical application included localized dissection but in our series there were no perforations. Localized dissection is normally visible as contrast medium extravasing through the media and proximally. In most situations the procedure is terminated. For these reasons, we frequently precede the Kensey dynamic angioplasty procedure by establishing a nubbin with either a 0.035 steerable wire and a 5-F catheter or the atherolytic wire.

At this point in time, both the atherolytic wire and the Kensey dynamic angioplasty catheter are considerably less cumbersome and in our experience have been significantly more effective than thermal tip laser probes for recanalizing totally obstructed vessels. Ongoing investigations, however, will hopefully provide more data on the optimal system for treating these complex totally occluded arteries.

148

Neue perkutan einführbare und durch den Ballon aufdehnbare Endoprothese – Experimente und erste klinische Ergebnisse

E. P. Strecker, G. Berg, H. Weber, M. Bohl, B. Schneider, H. Wolf

Die meisten Stenosen der Becken- und Beinarterien können mit einem Ballonkatheter sondiert und dilatiert werden, es gibt jedoch vorher nicht absehbare Schwierigkeiten, wie unmittelbar nach Ballonaufdehnung eintretender Kollaps der Arterie mit restlicher Einengung, frische Thrombose und später Rezidivstenose aufgrund einer Intimahyperplasie [5, 9].

Um die so entstandene Schmälerung des Therapieerfolges der Angioplastie zu vermeiden, sind von mehreren Arbeitsgruppen perkutan Gefäßendoprothesen über Katheter in die betroffenen Gefäßabschnitte eingeführt worden [1–4]. Diese weiten sich entweder aufgrund ihrer Elastizität von selbst auf oder werden durch einen Ballonkatheter auf das gewünschte Maß im Gefäß aufgedehnt. Bei der zweiten Ballonkathetermethode handelt es sich jedoch um eine Prothese aus einem starren Metallrohr, das sich den anatomischen Gegebenheiten einer Arterie wie z. B. einer Kurve nicht anpassen kann [6, 7]. Wir haben deshalb eine ballonaufdehnbare Gefäßendoprothese entwickelt, die diesen Nachteil überwindet und statt aus einem Metallrohr aus einem Drahtgeflecht gefertigt ist.

Beschreibung der Gefäßendoprothese

Die Gefäßendoprothese besteht aus einem aus Draht gewebten Schlauch, der sich auf einen Ballon beliebiger Dimension eines Angioplastiekatheters in zusammengestauchtem Zustand aufsetzen läßt, und der auf diesem durch seine radiäre Vorspannung gehalten wird.

Als Material ist eine nichtrostende Stahllegierung oder Tantaldraht gewählt worden, wobei sich das letztere wegen seiner guten Abbildbarkeit durch Röntgen und seine ausgezeichnete Gewebsverträglichkeit auszeichnet. Der so bestückte Ballonkatheter wird durch eine Gefäßschleuse in die Arterie eingebracht, wobei das Schleusenlumen 2F weiter sein sollte als der gewählte Ballon (z. B. ein 7F-Ballonkatheter mit Gefäßendoprothese wird durch eine 9F-Schleuse eingeführt). Die Prothese verkürzt sich durch die Aufdehnung leicht, sie schmiegt sich der Arterie des Empfängergefäßes gut an, sie ist also durch geschlängelt verlaufende Gefäße einführbar und auch hier einsetzbar. Weiterhin gibt eine so behandelte Arterie wegen der Elastizität der Endoprothese äußerem Druck nach und richtet sich danach ohne Verformung wieder auf.

Tierexperimente

Bei 12 Hunden mit einem Körpergewicht von 15–25 kg wurden in Narkose (25–30 mg/kg Körpergewicht Pentobarbital i. v.) perkutan oder nach chirurgischer Freilegung der Aa. femoralis, carotis communis und V. jugularis die beschriebenen Endoprothesen in die Aorta abdominalis infrarenalis, die Beckenarterien, die Femoralarterien und die supraaortalen Äste sowie die Beckenvenen und die V. cava inferior implantiert, wobei im aufgedehnten Zustand die Länge und Weite in den kleineren Arterien 2–4 cm und 4–5 mm, in der Aorta und der V. cava 3–6 cm und 12–14 mm betrugen (Abb. 1).

Zur Vermeidung einer frühzeitigen Thrombose sind 5000 I. E. Heparin i. a. während des Eingriffes und weitere 5000 I. E. Heparin nach Abschluß des Eingriffes subkutan verabreicht worden. Nach der Implantation wurden in 10wöchigen Abständen Kontrollangiogramme durchgeführt. Weiterhin sind die Femoralarterien zur pathologischen, makroskopischen und histologischen Untersuchung 2–15 Wochen nach Implantation operativ entfernt worden oder das Tier wurde durch überdosierte Narkose getötet.

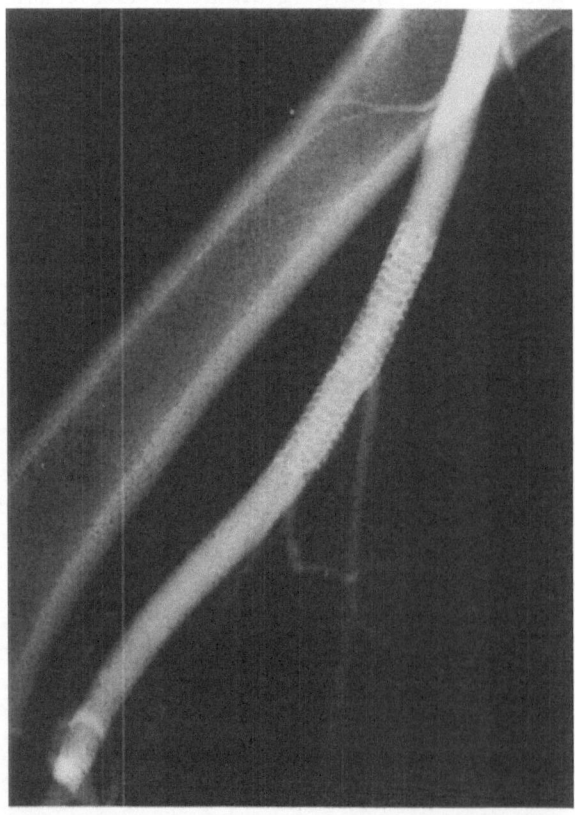

Abb. 1. Über die A. carotis in die A. femoralis eingeführte und mit dem Ballonkatheter aufgedehnte Gefäßendoprothese beim Hund. Kontrollangiogramm 1 Monat nach Implantation

Patientenbehandlung

1. Fall: 45jähriger Patient, Zustand nach Katheterdilatation der rechten A. iliaca communis wegen Stenose vor 1 Jahr, jetzt wieder hochgradige sanduhrförmigen Restenose dieses Gefäßes und Engstellung der gesamten rechten A. iliaca externa, vollständiger Verschluß der rechten A. femoralis superficialis (Abb. 2a). Maximale Gehstrecke 100 m.

Zunächst Versuch der erneuten Katheterdilatation der rechten A. iliaca communis mit einem 7-mm-Ballonkatheter, die jedoch nur unvollständig gelingt (Abb. 2b). Deswegen Implantation einer 4 cm langen Gefäßendoprothese über 9F-Schleuse in den noch stenosierten Anteil der A. iliaca communis. Die Kontrollangiographie zeigt jetzt ein weiteres Lumen als unmittelbar nach Dilatation des Gefäßes (Abb. 2c).

2. Fall: 70jähriger Patient mit arterieller Verschlußerkrankung Stadium II B mit Stenose am Abgang der linken A. iliaca externa. Katheterdilatation ergibt keine vollständige Erweiterung, obwohl bis an die Schmerzgrenze gedehnt wird und bei der sklerosierenden Atherosklerose ein Paravasat im Sinne einer Dissektion auftritt. Deswegen Einführung einer Gefäßendoprothese in den noch stenosierenden Anteil und Dilatation derselben, distal des Abganges der linken A. iliaca interna. Die Angiographie zeigt jetzt ein deutlich weiteres Lumen.

Während der beschriebenen Eingriffe wurde zur Thromboseprophylaxe 10 000 I. E. Heparin i. a. verabreicht, dann systemisch Heparinisierung über 48 h mit über 1 000 I. E. Heparin/h. Der erste Patient wird mit Dicumarin über ein halbes Jahr weiterbehandelt, der zweite mit einem Thrombozytenaggregationshemmer. Bei beiden Patienten Kontrollangiographie eine Woche nach Implantation sowie Kontrolldopplersonographie.

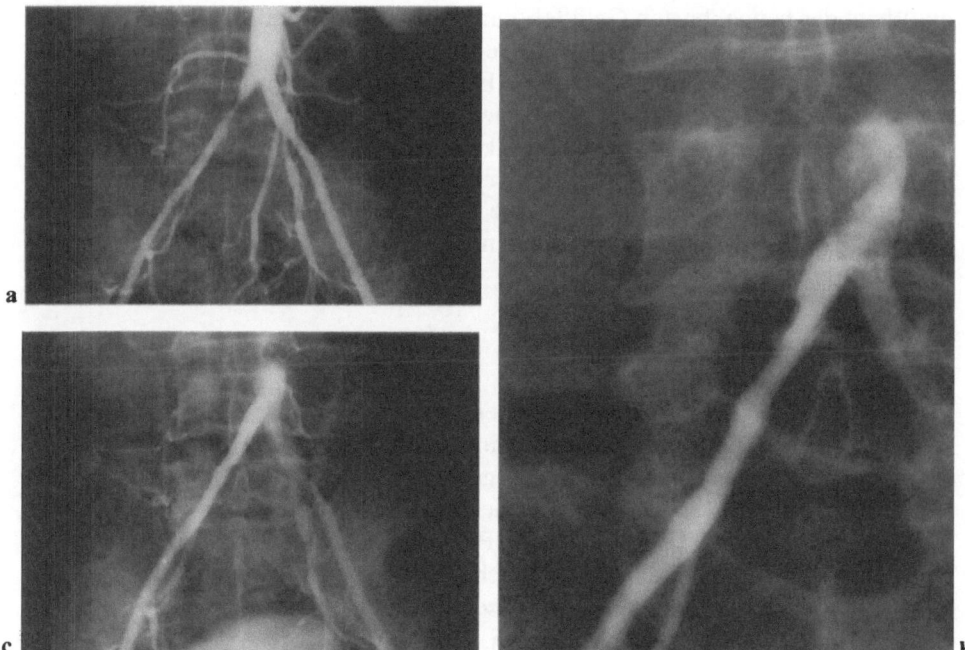

Abb. 2.a 45jähriger Patient mit Rezidivstenose der A. iliaca communis rechts 1 Jahr nach Angioplastie. **b** Nach erneuter Angioplastie kein genügender Therapieerfolg erzielbar, da sich das Gefäß nicht vollständig aufdehnen läßt. **c** Nach perkutanem Einsetzen einer Gefäßendoprothese regelrecht weites Lumen

Ergebnisse

Tierexperimente

Die in die Oberschenkelarterien implantierten Tantalendoprothesen sind bei einer maximalen Beobachtungszeit von über 4 Monaten alle offen geblieben, jedoch hat sich der mittlere Anteil des Implantates zirkulär eingeengt, was histologisch als eine Intimahyperplasie erklärbar ist.

Die zuerst eingeführte Aortenprothese ist über 1 Jahr Beobachtungszeit ohne Komplikation, eine weitere Aortenprothese konnte wegen technischer Schwierigkeiten im mittleren Abschnitt und eine zweite wegen Überlänge im distalen Ende nicht erweitert werden, deswegen entstand bei diesen Tieren eine Thrombose.

Das Implantat in der V. cava inferior ist in seinem Lumen nicht eingeengt worden, dagegen hat sich ein über die V. femoralis in die Beckenvene eingeführte Prothese teilweise thrombotisch verschlossen, offensichtlich hat hier der venöse Rückstrom gefehlt.

Patienten

Bei beiden Patienten ließ sich das Gefäßimplantat ohne Schwierigkeiten einführen und an die zu behandelnde Stelle einsetzen. Bemerkenswert ist, daß durch den aufgedehnten Metallschlauch das Lumen weiter eröffnet wird, als durch die Angioplastie allein. Obwohl die zu behandelnden Arterien zuvor geringgradig über die Weite der benachbarten Gefäßabschnitte durch den Ballonkatheter erweitert wurden, kollabierten die Arterienwände unmittelbar nach Aspiration des Kontrastmittelgemisches aus dem Ballon. Erst durch die Prothese konnte die gewünschte Weite erzielt werden. Der bisherige klinische Verlauf ist unter der angegebenen medikamentösen Behandlung komplikationslos. Auch die Kontrollangiogramme zeigten keine Einengung der Implantate oder der benachbarten Abschnitte, bei beiden Patienten war eine klinische Besserung mit vollständigem Rückgang der Symptome zu verzeichnen.

Diskussion

Das Einsetzen der beschriebenen Gefäßendoprothese in Arterien und Venen verschiedener Größe ist technisch einfach und schnell durchführbar. Wenn die Endoprothese auf ein größeres Lumen aufgeweitet wird, muß zur korrekten Plazierung berücksichtigt werden, daß sich die Prothese verkürzt, z. B. bei Aufdehnen auf 14 mm um 50%. Da die entwickelte Prothese aus einem sich in allen Richtungen biegbaren und verwindbaren Schlauch besteht und trotzdem ihr Lumen beibehält, kann sie für alle Gefäßareale eingesetzt werden, z. B. in die Gelenknähe und wahrscheinlich auch in Koronararterien.

Abgesehen von den anfänglich durchgeführten Tierexperimenten, ist es bei ausgereifter Technik zu keinem thrombotischen Verschluß des behandelten Gefäßes gekommen, allerdings ließen sich bei dünnlumigen Arterien Einengungen nachweisen, die durch eine Intimahyperplasie bedingt sind.

Bei der Behandlung von Beckenarterienstenosen bei Patienten mit einer Restenose nach vor einem Jahr durchgeführter Angioplastie und Stenose nach vergeblicher Ballonkatheterdilatation bei sklerosierender Atherosklerose scheint sich die Implantation der Gefäßendoprothese zu bewähren. Bei beiden Fällen konnte nämlich so eine vollständige Erweiterung des Gefäßlumens erzielt werden, die durch die Ballondilatation allein nicht zu erreichen gewesen ist. Somit ist das Ergebnis der Angioplastie wesentlich verbessert worden, vielleicht lassen sich auch eine akute Thrombose mit Reverschluß des behandelten Gefäßes und Spätfolgen wie eine Intimahyperplasie mit dieser Methode vermeiden. Hierzu werden jedoch noch weitere technische Verbesserungen der eigenen wie auch von anderen Autoren angegebenen Methoden notwendig sein [7–9]. Langzeitergebnisse liegen bis jetzt leider noch nicht vor.

Literatur

1. Charnsangavej C, Carrasco CH, Wallace S, et al (1986) Stenosis of the vena cava: preliminary assessment of treatment with expandable matallic stents. Radiology 161:295–298
2. Cragg AH, Lund G, Salomonowitz E, Castaneda-Zuniga WR, Amplatz K (1984) Percutaneous arterial grafting. Radiology 150:45–49
3. Duprat G Jr, Wright KC, Charnsangavej C, Wallace S, Gianturco C (1987) Self-expanding metallic stents for small vessels: an experimental evaluation. Radiology 162:469–472
4. Maass D, Zollikofer CL, Largadier F, Senning A (1984) Radiological follow-up of transluminally inserted vascular endoprostheses: an experimental study using expanding spirals. Radiology 152:659–663
5. Leimgruber PP, Roubin GS, Hollmann J, et al. (1986) Restenosis after successful coronary angioplasty in patients with single-vessel disease. Circulation 73:710–7
6. Palmaz JC, Sibbit RR, Reuter R, Tio FO, Rice WJ (1985) Expandable intraluminal graft: preliminary study. Work in progress. Radiology 156:73–77
7. Palmaz JC, Windeler SA, Garcia F, Tio FO, Sibbit RR, Reuter SR (1986) Atherosclerotic rabbit aorta: expandable intraluminal grafting. Radiology 160:723–726
8. Rollins N, MD, Wright KC, PhD, Charnsangavej C, MD, Wallace S, MD, Gianturco C, MD (1987) Self-expanding metallic stents: preliminary evalution in an atherosclerotic model. Radiology 163:739–742
9. Sigwart U, MD, Puel J, MD, Mirkovitch V, MD, Joffre F, MD, Kappenberger L, MD (1987) Intravascular stents to prevent occlusion and restenosis after transluminal angioplasty. N Engl J Med 316:701–6

Die Katheterlyse und Dilatation unter angioskopischer und radiologischer Kontrolle.
Ein angiographischer und angioskopischer Vergleich bei 9 Patienten

A. H. Beck

Schlüsselwörter

Gefäßendoskopie, lokale Lyse, Thromboembolie, lokale Thrombose, perkutane transluminale Angioplastie (PTA).

Einführung

Die Endoskopie mit starren, großlumigen Instrumenten ist seit 30 Jahren bekannt. Erst seit der Einführung von beweglichen, ultradünnen Fiberglasoptiken ist es möglich geworden, auch Gefäße zu endoskopieren. Der bisher beschriebene Zugang für die Gefäßendoskopie geschieht überwiegend intraoperativ durch Freilegen eines Gefäßabschnitts. Ziel unserer Arbeit war es, über einen herkömmlichen, angiographischen, transfemoralen Zugang eine Gefäßendoskopie zu ermöglichen, die für den Patienten nicht belastender ist als die herkömmliche lokale Katheterlyse oder eine Katheterdilatation. Ein weiteres Interesse galt der Differenzierung von Thromboembolie und lokaler Thrombose, die angiographisch oft nicht zu erreichen ist. Ziel war auch die Darstellung des Zustandes eines Gefäßes nach lokaler Lyse und eventuell anfallender Restdilatation.

Material und Methode

Zur Verfügung stand ein ultradünnes Fiberendoskop[1] mit einem Außendurchmesser von 2,4 mm und einem Arbeitskanal von 0,35 mm, durch den sowohl dünne Führungsdrähte als auch Heparin und Lysematerialien wie Urokinase oder Streptokinase appliziert werden konnten. Über einen transfemoralen Zugang erfolgt zunächst das Legen einer F9,5-Schleuse in antegrader Richtung. Danach wird in üblicher Seldinger-Technik ein weicher, gerader F5-Lysekatheter über einen Führungsdraht in das Gefäß eingebracht und der Thrombus sondiert (Abb. 1 und 2). In Seldinger-Technik wird der Lysekatheter gegen das Endoskop über den Arbeitskanal ausgetauscht, wobei der Führungsdraht vor dem Thrombus verbleibt (Abb. 3). Über den Arbeitskanal wird physiologische Kochsalzlösung mit einem Druck von 300 mm Hg genau dosiert über eine Kompressionsmanschette

---

[1] Wir danken der Fa. Olympus Optical Hamburg für die freundliche Überlassung eines Prototyps.

154

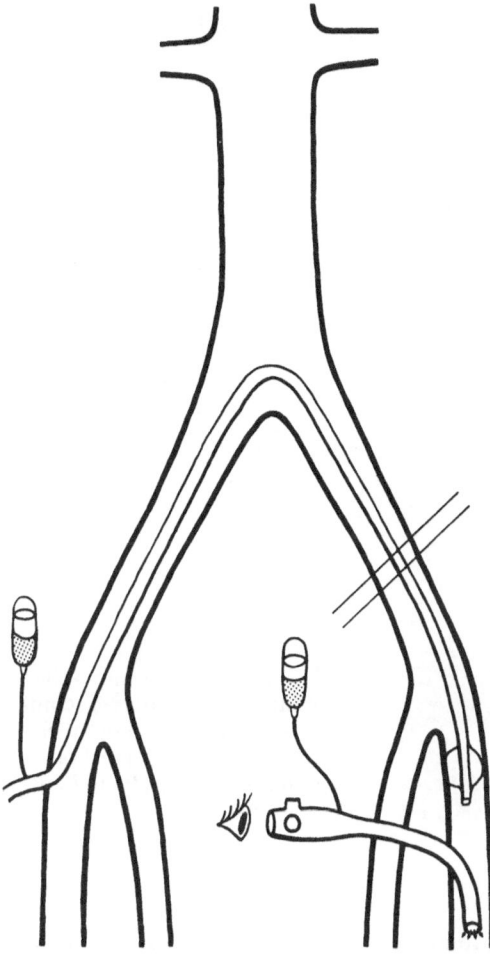

Abb. 1. Technische Durchführung der Angioskopie: Die erforderliche Blutleere wird durch eine von der Gegenseite in Cross-over-Technik eingeführte Ballonblockade erreicht

oder eine Rollenpumpe eingegeben und somit eine Sichtmöglichkeit geschaffen. Mit einer Schnellschußkamera oder über eine Videoeinrichtung wird der Befund dokumentiert (Abb. 4). Danach wird unter endoskopischer und röntgenologischer Kontrolle der Führungsdraht durch den Thrombus hindurchgeschoben.

Die lokale Lyse erfolgt danach mit einer Dosis von 25 000 U Streptokinase oder 100 000 U Urokinase pro Stunde bei stündlicher Kontrolle des Fibrinogenwerts, der Prothrombinzeit und der Reptilasezeit. Die Urokinase und die Streptokinase werden via Perfuser über den Arbeitskanal gegeben, wobei das Endoskop während der Lyse nach proximal in die Nähe des Schleuseneinganges gelegt wird. Die stündliche Lysekontrolle erfolgt endoskopisch wie angiographisch (Abb. 5 und 6).

Im Tierversuch werden unter Sicht über die A. femoralis via Selektivkatheter 2% Äthoxysklerol in die A. iliaca als lokales Thrombotikum eingespritzt und somit nach zusätzlicher lokaler Kompression eine Thrombose künstlich erzeugt. In einem Fall wird das thrombotische Material über einen F9-Katheter in die A. iliaca direkt eingebracht und dort manuell komprimiert, womit ebenfalls eine lokale Thrombose simuliert werden konnte.

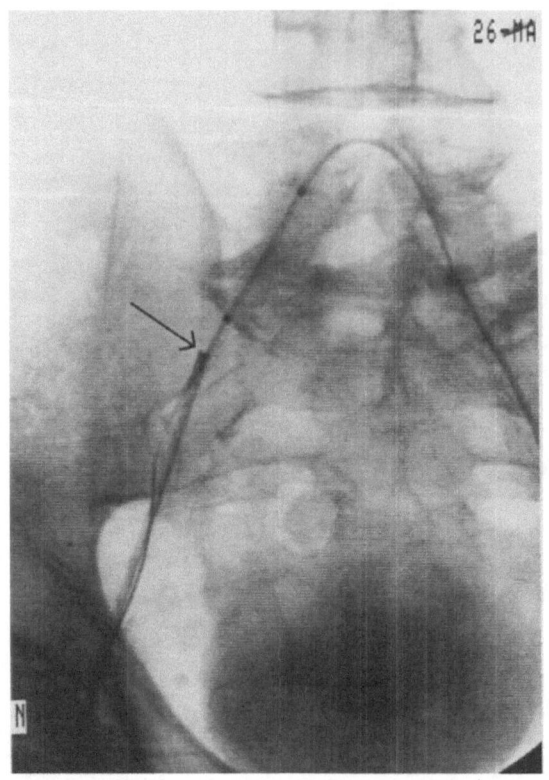

Abb. 2. Das Angiogramm zeigt von links in Cross-over-Technik den Ballonkatheter in der rechten A. iliaca. Das Angioskop liegt mit der Spitze (*Pfeil*) in der A. iliaca externa

Ergebnisse

Die Gefäßendoskopie verlief in allen 9 Fällen komplikationslos. Die Bildausbeute und die Dokumentationsqualität der Endoskopie waren unterschiedlich. Sämtliche Angioendoskopiebilder werden durch eine Kochsalzvorlaufstrecke aufgenommen, sind also „Wasserbilder", so daß Ergebnisse wie in der Gastroenterologie, die ihre endoskopische Bildqualität durch Luftinsufflation optimiert, nicht zustande kommen können. Die Gefäßendoskopie ist im Falle eines intravasalen Thrombus zusätzlich durch sich auflösende Thrombosepartikel permanent beeinträchtigt. Auffallend ist die Tatsache, daß die Oberfläche von intravasalen Thromben relativ hart und glänzend erscheint. Auch mit Kochsalzspülungen läßt sich ein solcher Thrombus in seiner Oberflächenbeschaffenheit nicht verändern, so daß die initiale Perforation mit dem Führungsdraht, bei dem die Oberfläche mechanisch irritiert wird, als eine wesentliche Voraussetzung für das Gelingen einer Lyse gilt. Diese Tatsache spricht auch dafür, daß eine lokale Lyse im Thrombus und nicht von seiner proximalen Oberfläche her ausgeführt werden sollte, da hier das Lysematerial ungenutzt über Kollateralen am Thrombus vorbei versikkert.

Eine lokale Thrombose, die sich aufgrund einer hochgradigen arteriosklerotischen Stenose, verbunden mit einer nachfolgenden Blutstromverlangsamung oder Stase entwickelt, ist endoskopisch von einem Embolus verschieden: Der Ap-

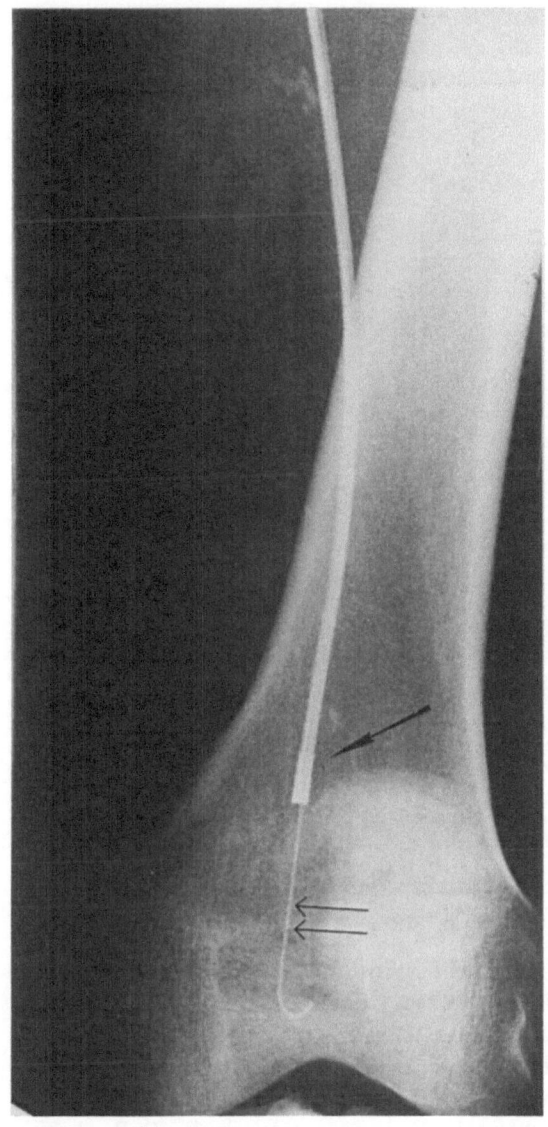

Abb. 3. Das Angioskop (*Pfeil*) in situ mit dem Führungsdraht (*Doppelpfeil*) in der distalen A. femoralis superficialis

positionsthrombus zeigt eine regelmäßige, wandständig ausgerichtete Struktur mit homogenem Aussehen der Oberfläche, während ein Embolus an der Oberfläche inhomogen, farblich uneinheitlich und vor allem im Lyseverhalten unterschiedlich ist. Ein kontinuierlich aufgebauter Appositionsthrombus läßt sich von proximal nach distal auflösen, während ein vorbestehender Embolus eine unregelmäßige Konsistenz und somit ein anderes, langwierigeres Lyseverhalten zeigt. Im Vergleich zum angiographischen Kontrollbild einer Lyse findet man unter endoskopischer Sicht einen vergleichsweise gravierenderen pathologischen Zustand der Arterienwand, vor allem, wenn nach Beendigung der Lyse eine Restdilatation

157

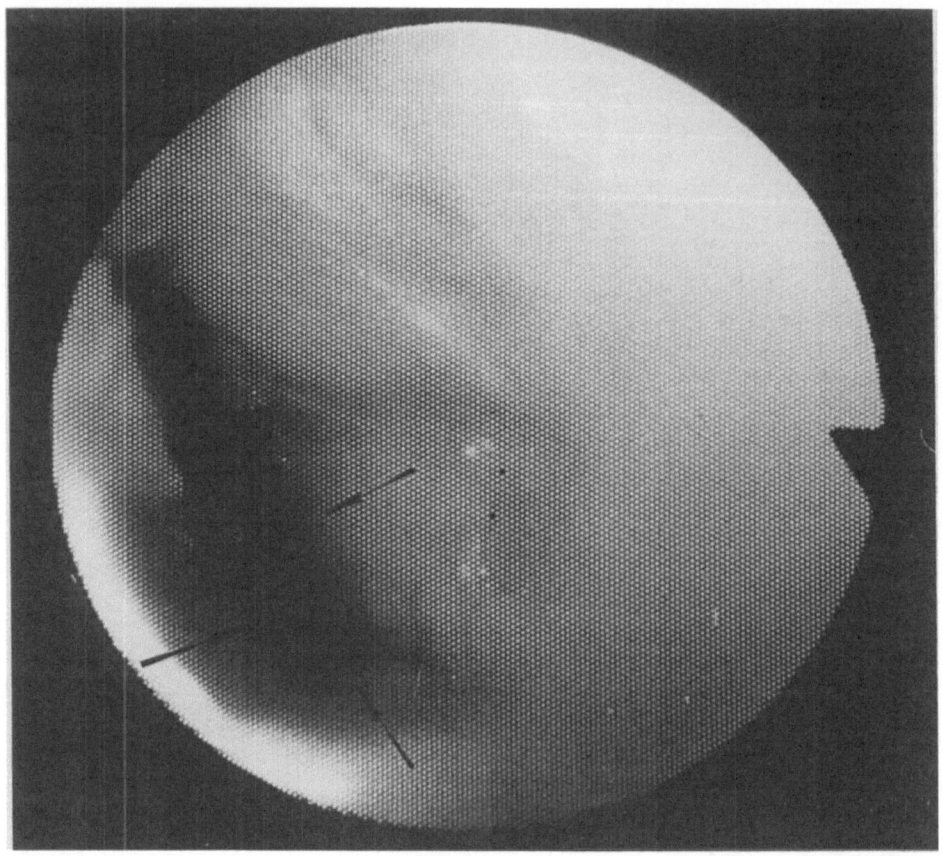

Abb. 4. Endoskopisch findet sich ein thrombotischer Verschluß der A. femoralis (*Pfeile*)

durchgeführt werden mußte: Ulzerationen der Intima, Restplaques und fibrinoide Auflagerungen begünstigen die Entstehung eines Thrombozytenbeets, das den Rezidivverschluß oder die Rezidivstenose begünstigt. Bei solchen pathologischen Gefäßwandveränderungen besonders im Bereich der A. femoralis und A. poplitea erscheint vom angioskopischen Bild her die Einlage einer Gefäßendoprothese sinnvoll, besonders dann, wenn die Reststenose durch eine Ballonkatheterdilatation nur unwesentlich erweitert werden konnte und das unregelmäßig begrenzte Lumen nur etwa 2–3 mm offen ist. In Zusammenhang mit der Endoskopie traten bei der arteriellen Lyse keine zusätzlichen Komplikationen auf. Es galt die Regel, daß dort, wo ein Katheter plaziert wurde, auch ein Endoskop gelegt werden konnte, ohne einen Gefäßschaden verursacht zu haben.

Diskussion

Die Durchführung der Thrombolyse unter endoskopischer Sicht im peripheren Bereich wurde bisher noch nicht beschrieben. Die Gefäßendoskopie ist bisher bei

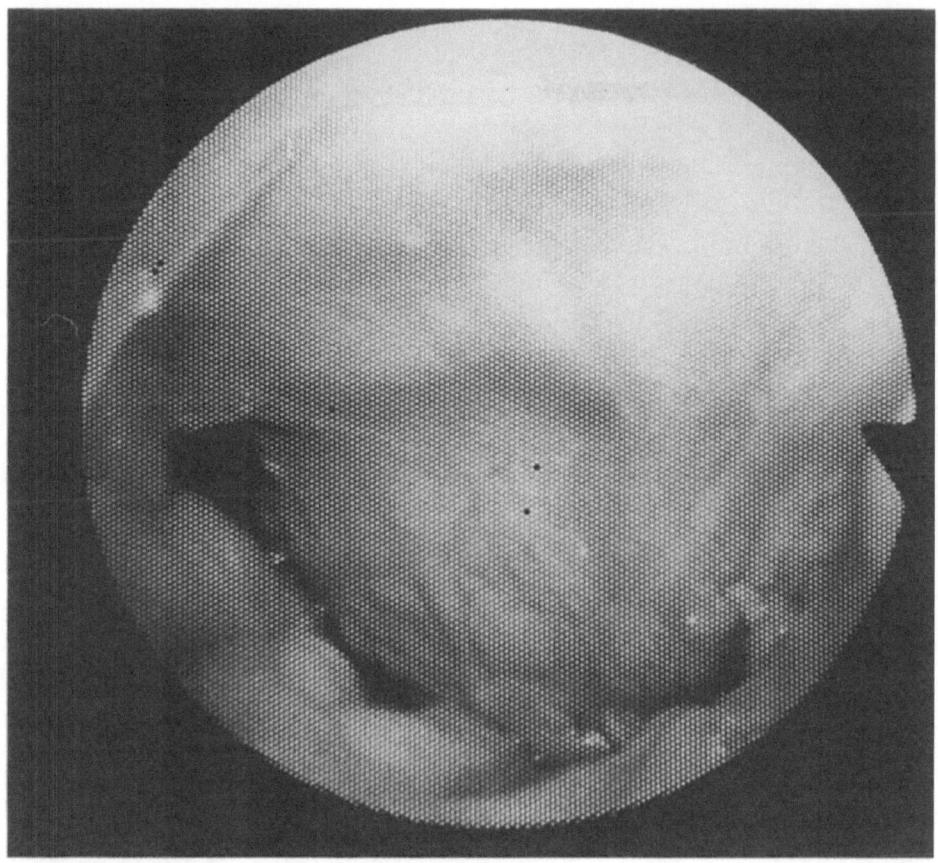

Abb. 5. Nach 400 000 U Urokinase Darstellung einer hochgradigen arteriosklerotisch bedingten Stenose

wenigen Autoren als eine intraoperative Zusatzmaßnahme unter Blutleere beschrieben worden [2, 4, 5, 7], während die transfemorale Angioskopie unter angiographischen Bedingungen bisher nur von wenigen Autoren versucht wurde [1, 3]. Die angiographisch kontrollierte lokale Lyse wurde, sowohl was die Dosierung als auch was die konkrete Durchführung betrifft, in der von Roth [8] angegebenen Weise durchgeführt. Auch andere Autoren sind in der Durchführung der lokalen Lyse ähnlicher Auffassung [9]. Eine Änderung oder gar ein größerer Aufwand des Procedere durch die Endoskopie war nicht notwendig. Das angioskopische Procedere ist mit dem angiographischen bis auf Details identisch, so daß eine zusätzliche Gefährdung des Patienten nicht besteht. Die Gabe von 0,9% NaCl-Lösung zur Erlangung der endoskopischen Sicht stellt keine zusätzliche Belastung des Patienten dar, da die Menge an physiologischer Kochsalzlösung pro Angioskopie auf 250 ml beschränkt bleibt. Auch wird während einer angiographisch gesteuerten lokalen Lyse Kochsalzlösung zu Katheterspülung verabreicht, welche den Patienten jedoch nicht wesentlich belastet. Das angioskopische Ver-

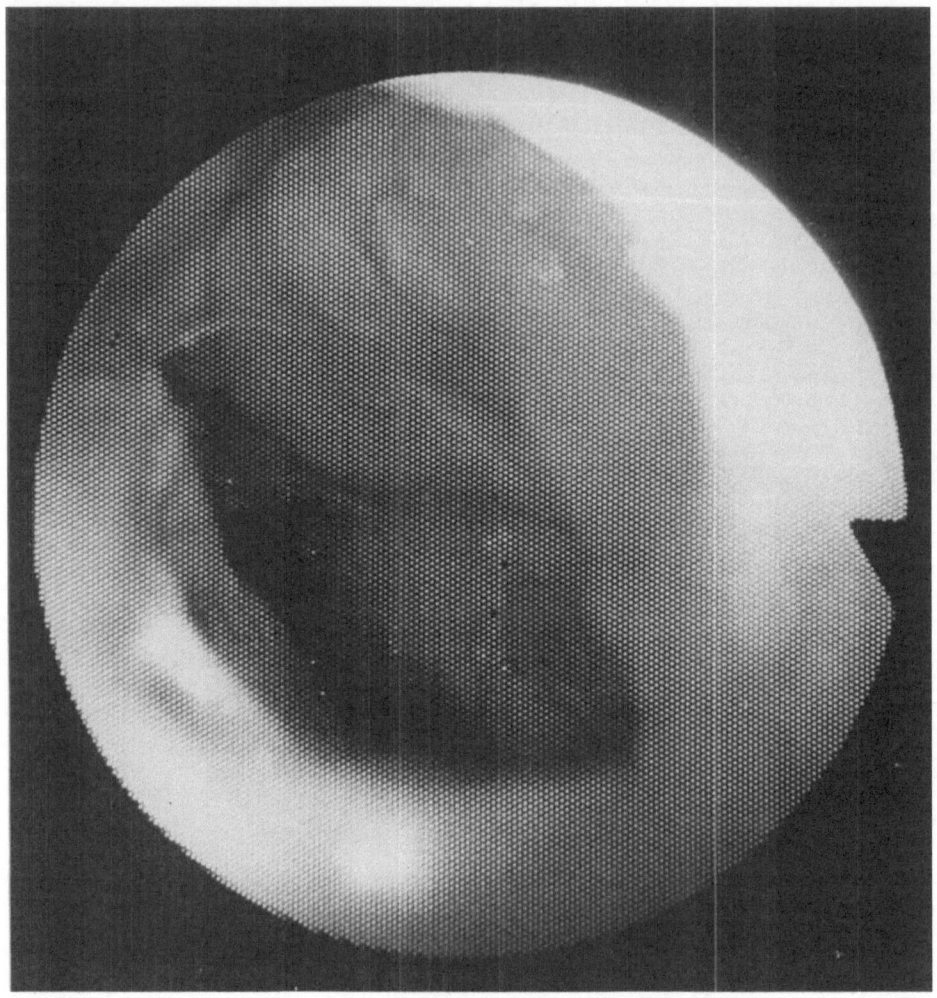

Abb. 6. Nach Dilatation deutliche Aufweitung des Lumens mit Reststenose

fahren mittels transfemoralem nichtoperativem Zugang ist mit Modifikationen bei wenigen Autoren nahezu ausschließlich im Tierversuch beschrieben worden [2, 3, 6], lediglich Cortis [1], Litvack [6] und Ferris [3] berichten von einer vergleichbaren Durchführung. Die transfemorale Angioskopie wird bisher meistens als intraoperative Zusatzmaßnahme unter Blutleere und bei einem operativen und damit problemlosen Gefäßzugang durchgeführt [1, 2, 4, 6]. Über ein transfemorales Lyseverfahren unter endoskopischer Sicht ist bisher noch nicht berichtet worden. Dem angioskopischen Lyseverfahren dürfte zum jetzigen Zeitpunkt ein berechtigtes, wissenschaftliches Interesse eingeräumt werden. Es können im Vergleich zur Angiographie zusätzliche Aussagen bezüglich der Differenzierung zwischen Thrombus und Embolus gemacht werden. Außerdem liefert die Angioskopie neue Erkenntnisse über das Lyseverhalten der lokalen Thrombose. Ganz wesentlich scheint die Aussage über die arterielle Wandbeschaffenheit, die dem angiographischen Nachweis häufig entgeht. Eine Implantation von Gefäßendoprothesen nach erfolgter Angioplastie könnte künftig ebenfalls eine wesentliche Aufgabe der Gefäßendoskopie darstellen. Sie ist ohne die angiographische Überwachung derzeit nicht ersetzbar und kann, wie es scheint, auch die Angiographie nicht ersetzen. Eine primäre Lyse via Angioskop ist derzeit noch verfrüht: Sowohl die distale Ausflußbahn als auch das Blutflußverhalten nach lokaler Lyse und die periphere Embolisation in ein kleines Unterschenkelgefäß sind angioskopisch noch nicht befriedigend gelöst. Dieses Problem scheitert bisher an den uns zur Verfügung stehenden Angioskopen mit den noch zu großen Außendurchmessern von über 2 mm. Bei der lokalen Lyse kann die Angioskopie schon derzeit als nützliches Diagnostikinstrument und als Optimierung der Therapie bei arteriellen Thrombosen ihre Berechtigung haben.

Literatur

1. Cortis BS, Hussein H, Khandekar CS, Principe J, Tkaczuk RN (1984) Angioscopy in vivo. Cath Cardiovasc Diagn 10:493–500
2. Fleisher HL, Thompson BW, Mc Cowan TC, Ferris EJ (1986) Angioscopically monitored saphenous vein valvulotomy. J Vasc Surg 4:360–364
3. Ferris EJ, Ledor K, Ben Avi DD, Baker LL, Robins KV (1985) Percutaneous angioscopy. Work in progress. Radiology 157:319–322
4. Grundfest WS, Litvack L, Shermann T (1985) Delineation of peripheral and coronary detail by intraoperative angioscopy. Ann Surg 202:394–400
5. Lee G, Garcia JM, Corso PJ, Chan MC, Rink JL, Pichard A (1986) Correlation of coronary angioscopic to angiographic findings in coronary artery diseases. Am J Cardiol 58:238–241
6. Litvack F, Grundfest WS, Lee ME, Carroll RM, Foran R, Chaux A (1985) Angioscopic visualization of blood vessel interior in animals and in humans. Clin Cardiol 8:65–70
7. Mehigan JT, Olcott C (1986) Video angioscopy as an alternative to intraoperative arteriography. Am J Surg 12:139–145
8. Roth FJ (1984) Systemische oder lokale Lyse? Indikation und Durchführung. In: Tilsner V. Fibrinolytische Therapie mit Streptokinase. Schattauer, Stuttgart, S 9–14
9. Tilsner V (1984) Fibrinolytische Therapie mit Urokinase. Schattauer, Stuttgart
10. Uchida Y, Masuo M, Tomaru T, Kato A, Sugimoto T (1986) Fiberoptic observations of thrombosis and thrombolysis in isolated human coronary arteries. Am Heart J 4:691–696

Cavaschirmfilter: Möglichkeiten und Indikationen

R. W. Günther, D. Vorwerk

Obwohl durch Einführung der systemischen Antikoagulation die Inzidenz von Lungenembolien infolge tiefer Becken- und Beinvenenthrombosen abgenommen hat, bleibt eine Anzahl von Problempatienten, bei denen entweder eine Antikoagulation kontraindiziert ist oder bei denen trotz adäquater medikamentöser Prophylaxe rezidivierende Lungenembolien auftreten. Als zusätzliche Maßnahme muß in solchen Fällen eine Sperrung der V. cava inferior erwogen werden.

Während die früheren Verfahren mit Ligatur oder Clippung der unteren Hohlvene mittlerweile verlassen wurden, sind Cavaschirmfilter heute klinisch akzeptiert. Von den verschiedenen Filtermodellen liegen beim Mobin-Uddin-Filter (MUF) und beim Kimray-Greenfield-Filter (Abb. 1 a) breite klinische Erfahrun-

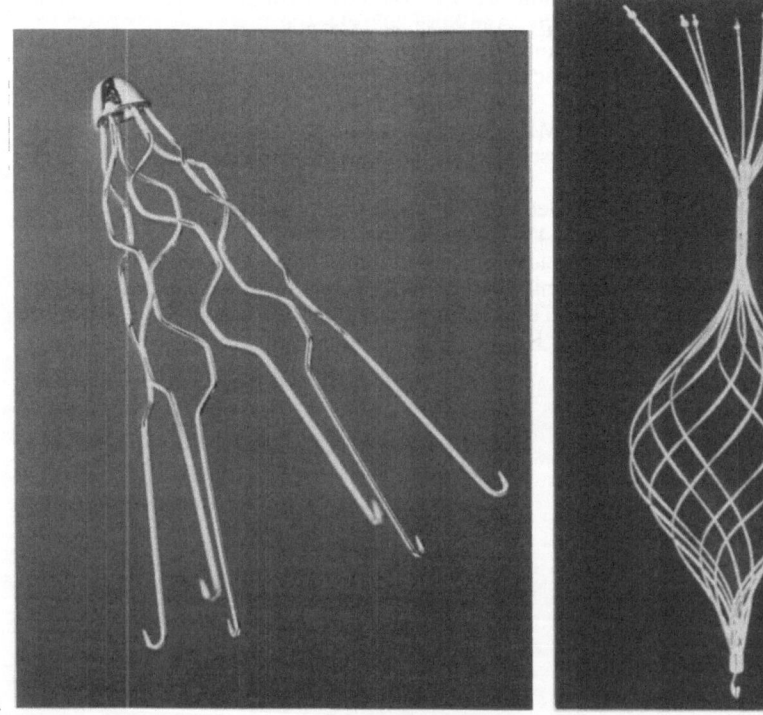

a   b

Abb. 1. a Kimray-Greenfield-Filter. **b** Günther-Filter

gen vor [2, 5, 6]. Aufgrund ihrer Konfiguration müssen beide Filter entweder operativ über eine Venotomie oder perkutan unter Zuhilfenahme großlumiger Schleusen implantiert werden, so daß verschiedene Cavafiltermodelle entwickelt wurden, bei denen eine Plazierung auch durch kleinlumige Katheter möglich ist. Erste klinische Erfahrungen konnten dabei mit dem Günther-Filter (Abb. 1 b), dem Amplatz-Filter und dem Birds-Nest-Filter gewonnen werden [4, 7].

Material und Methode

Bei einem Krankengut von 33 Patienten (15 Frauen, 18 Männer) wurden im Verlauf von zwei Jahren 25 Günther-Filter (GF), 7 Kimray-Greenfield-Filter (KGF) und 1 Amplatz-Filter perkutan implantiert. Die Patienten waren 25–82 Jahre alt (im Mittel 51 Jahre), bei 28 Patienten mußte der Filter wegen rezidivierender Lungenembolien implantiert werden, bei 5 Patienten war eine systemische Antikoagulation kontraindiziert.

Nach der Implantierung wurde bei 26 Patienten eine Kurzzeitantikoagulation mit Heparin bis zu 6 Wochen durchgeführt; 2 Patienten erhalten Marcumar als Dauertherapie. Bei den übrigen Patienten wurde keine medikamentöse Thromboseprophylaxe durchgeführt.

Bei 23 Patienten wurde eine Langzeitkontrolle von 8 Wochen bis zu 26 Monaten mit Nativaufnahmen, Sonographie und teilweise mit CT und Dopplersonographie durchgeführt (Abb. 2).

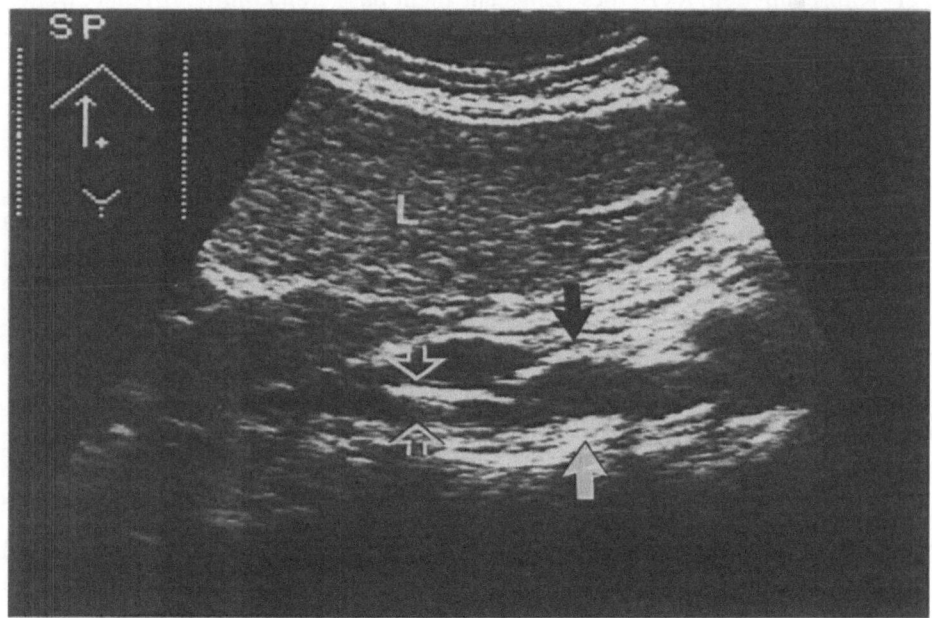

Abb. 2. Sonographische Darstellung des Günther-Filters mit Unterscheidung des Verankerungsteils (*offene Pfeile*) und des Filterkorbs (*geschlossene Pfeile*). *L* Leber

Ergebnisse

Indikationen zur Filterwahl

Bei 25 Patienten wurde ein GF von transfemoral in der üblichen Technik über ein 10F-Einführungsbesteck unterhalb der Nierenvenen implantiert. Voraussetzung war ein cavographisch nachgewiesener ausreichend großer Abstand zwischem iliakalem Zusammenfluß und Nierenvenenmündung, der aufgrund der Filterlänge von bisher 7,5 cm notwendig war, um eine exakt axiale Lage des Filters distal der Nierenvenenmündung zu gewährleisten. Technische Probleme bei der Insertion traten in keinem Falle auf.

In 10 Fällen wurde primär die Implantation eines KGF versucht; diese war in 7 Fällen erfolgreich. Nach Dilatation der Punktionsstelle mit einem 8 mm-Ballonkatheter wurde über ein 22F-Besteck der KGF in die untere Hohlvene eingebracht. Eine Entscheidung zugunsten des KGF war dann gegeben, wenn der Abstand zwischen Nierenvenenmündung und iliakalem Zusammenfluß zu gering war, um eine axiale Lage des GF zu ermöglichen.

In 3 Fällen wurde die Einführung eines KGF versucht, war aber technisch nicht durchführbar. Im ersten Fall scheiterte die Einführung von links transfemoral bei rechtsseitigem Verschluß, im zweiten Fall lag eine ungewöhnliche Ausbiegung der V. iliaca vor, die eine Passage der relativ steifen Kapsel nicht zuließ. Im dritten Fall handelte es sich um einen Patienten mit rezidivierenden Lungenembolien bei multiplen Voroperationen. Das Cavalumen wurde durch einen zwar insuffizienten, aber in situ verbliebenen Adam-De Weese-Clip so eingeengt, daß die Implantierung eines GF aufgrund der fehlenden Länge nicht möglich war und die 22F-Kapsel mit dem KGF diese Engstelle nicht passieren konnte. In einer zweiten Sitzung wurde erfolgreich ein Amplatz-Filter von transfemoral über ein 12F-System eingeführt.

Verlauf und Komplikationen

Von 33 Patienten starben 3 Patienten in der Frühphase nach Implantation an ihrem Grundleiden. 2 weitere Patienten, beide mit GF, starben frühzeitig aufgrund von Filterkomplikationen. Eine 64jährige Patientin mit Osteomyelosklerose und extremer extramedullärer Blutbildung erlitt einen kompletten V.-cava-Verschluß mit letaler Embolie trotz Antikoagulation. Ein 29jähriger Patient mit Glioblastoma multiforme starb nach 2 Wochen infolge einer Phlegmasia coerulea dolens trotz Antikoagulation und Lyseversuch. Eine operative Intervention wurde wegen des Grundleidens nicht durchgeführt.

Bei 3 Patienten (2 GF, 1 Amplatz-Filter) fanden sich frühzeitig kleine Thromben im Filter selbst (Abb. 3). Ohne klinisch manifest zu werden, waren die Gerinnsel bei der Kontrolluntersuchung spontan lysiert.

23 Patienten wurden einer Langzeitkontrolle nach 1–26 Monaten (im Mittel 12 Monaten) unterzogen. Die Untersuchung erfolgte klinisch, sonographisch und teilweise mit Dopplersonographie und CT. Bei keinem Patienten war eine Embolie oder Thrombose aufgetreten. Alle Patienten waren in einer ihrem Alter und Grundleiden entsprechenden Verfassung, ein Patient starb 18 Monate nach Im-

164

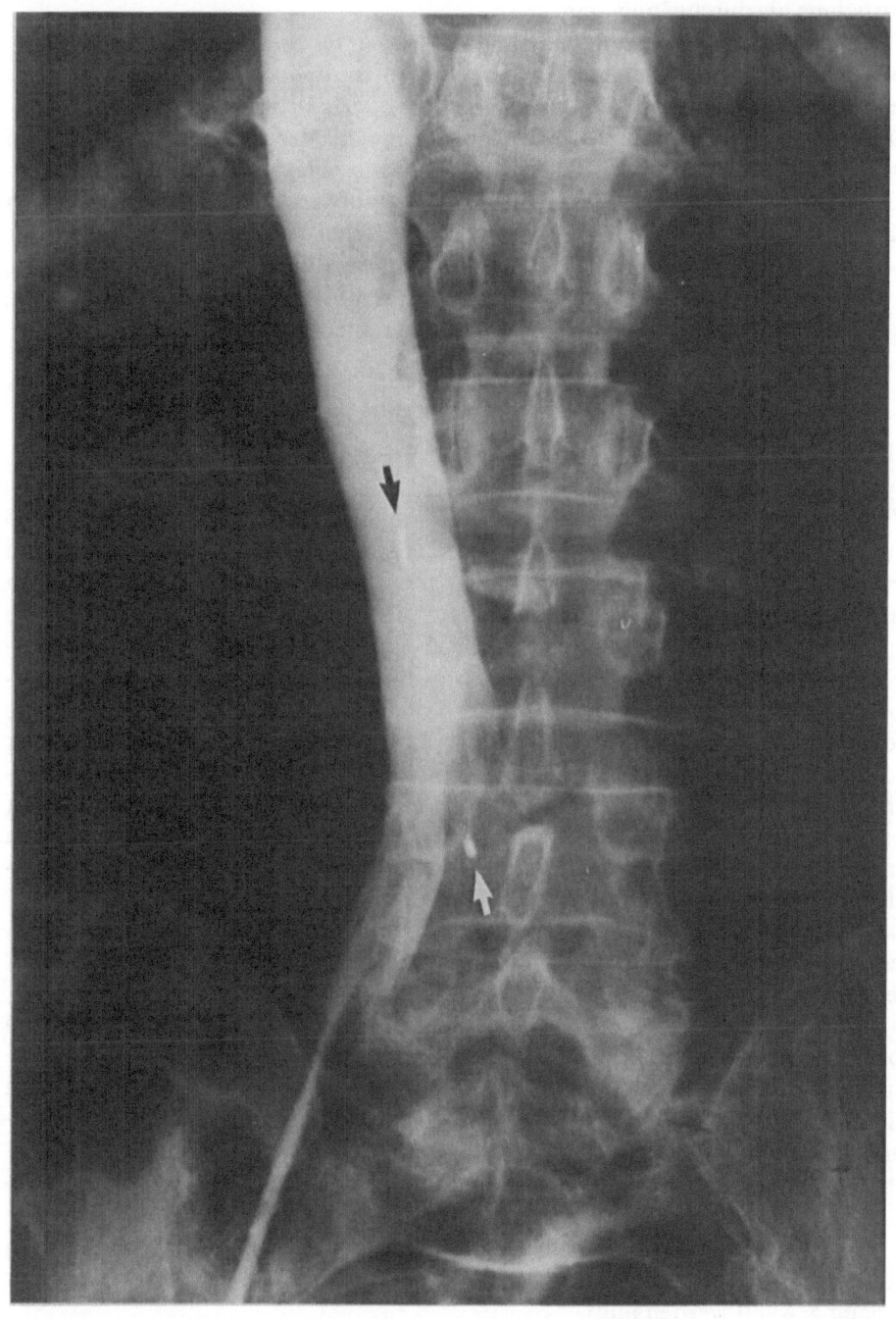

Abb. 3. Cavographie eines Günther-Filters mit Lage der distalen Spitze in der linken Ilia-kalvene (*Pfeile*)

plantation vor einer weiteren Kontrolle. Die V. cava inferior stellte sich mit einer Ausnahme als durchgängig dar.

Eine diskrete Wanderung des Filters um einen halben bis ganzen Wirbelkörper nach distal fand sich beim GF bei 9 Patienten; und zwar bei denjenigen, bei denen der Filter mit einem deutlichen Abstand oberhalb des iliakalen Zusammenflusses implantiert worden war. Ein Ausweichen aus der axialen Lage wurde bei 6 GF beobachtet, wobei in 3 Fällen der Filter schon bei der Implantation ein Abweichen der distalen Spitze in eine Iliakalvene aufwies (Abb. 3); in den übrigen Fällen trat die Filterverziehung während der distalen Wanderung auf.

Bei 2 Patienten mit KGF fand sich eine geringe Kippung aus der Längsachse.

Alle Positionsänderungen waren ohne klinische Manifestation, insbesondere traten keine Perforationen oder Dislokationen nach proximal-kardial auf.

Diskussion

Während der MUF aufgrund der hohen Komplikationsrate mit Filterverschluß und rezidivierenden Lungenembolien zurückhaltend aufgenommen wurde, sind bei den neueren Filtertypen nur in einem geringen Prozentsatz Komplikationen zu befürchten [4, 5]. Hierbei ergeben sich für die einzelnen Typen unterschiedliche Komplikationsarten. Typisch für den KGF ist eine Verkippung aus der Längsachse mit eventueller Perforation der Cavawand durch die Ankerstreben und herabgesetzter Effektivität [3, 5]. Ebenfalls besteht schon bei der Implantation die Gefahr einer Verkippung, wenn sich die starre Kapsel aufgrund anatomischer Gegebenheiten nicht ideal axial ausrichten läßt. Wie für den KGF sind auch bereits für den Bird's-Nest-Filter eine kraniale Dislokation in den rechten Vorhof beschrieben worden [1]. Thrombotische Verschlüsse können bei allen Filterarten auftreten, wobei eine 4- bis 6wöchige Antikoagulation in der frühen Postimplantationsphase das Risiko vermindert.

In vitro bestehen für die verschiedenen Filter Unterschiede in der Effektivität des Thrombenfangs und der Strömungsveränderungen, wobei sich der KGF als weniger günstig erwies [3].

Die Wahl der einzelnen Filtertypen hängt damit von individuellen Faktoren ab. Die Verwendung des GF ist immer dann möglich, wenn die vor der Implantation obligate Cavographie einen ausreichenden Abstand (8–10 cm) zwischen Nierenvenenmündung und Bifurkation nachweist. Wegen des flexiblen Einführungssystems kann der GF von beidseits transfemoral und transjugular implantiert werden. Bei nicht ausreichender iliakorenaler Distanz wäre ein KGF zu bevorzugen, da er zwar distal der Nierenvenen fixiert wird, aber sein proximales Ende über diese hinausreichen kann. Bei komplizierten anatomischen Verhältnissen kann allerdings eine Implantierung schwierig sein, so daß eventuell ein jugularer Zugang gewählt werden muß.

Die Implantierung des Amplatz-Filters mittels eines 12F-Bestecks erscheint unkompliziert. Da der Filter im europäischen Raum nicht regulär erhältlich ist, wird, wie im vorliegenden Falle, eine Anwendung nur in besonders gelagerten Fällen zu erwägen sein. Zusammenfassend sind die bisherigen Ergebnisse auch

Tabelle 1. Indikationen zur Cavafilterimplantation

1. Rezidiv einer Lungenarterienembolie
   a) Unter Antikoagulanzientherapie
   b) Bei kontraindizierter Antikoagulanzientherapie
2. Patienten mit hohem Risiko nach einer Lungenembolie oder bei drohender Lungenembolie, z. B. mit Cor pulmonale, Verschluß von mehr als 50% des pulmonalen Gefäßbetts, frei flottierenden iliofemoralen Thromben
3. Prophylaktische Filterplazierung nach erfolgreicher pulmonaler Thrombektomie

mit den neueren Filtertypen zufriedenstellend, wenngleich sich die bisher nur kleinen Serien noch nicht mit der großen Zahl von KGF-Patienten vergleichen lassen. Neben den beschriebenen anatomischen Voraussetzungen im Einzelfall hängt die Wahl des Filters auch von der Erfahrung des Untersuchers ab. Unabhängig von der Wahl des Filters gelten für die Insertion von Cavafiltern die in Tabelle 1 genannten Indikationen.

Literatur

1. Castaneda F, Herrera M, Cragg A, Salomonowitz E, Lund G et al. (1983) Migration of a Kimray-Greenfield filter to the right ventricle. Radiology 149:690
2. Greenfield L, McCurdy J, Brown P, Elkin R (1973) A new intracaval filter permitting continued flow and resolution of emboli. Surgery 73:599–606
3. Günther R, Schild H, Fries A, Störkel S (1985) Vena caval filter to prevent pulmonary embolism: experimental study. Radiology 156:315–320
4. Günther R, Schild H, Hollmann P, Vorwerk D (1987) First clinical results with a new caval filter. Cardiovasc Intervent Radiol 10:104–108
5. Messmer J, Greenfild L (1985) Greenfield caval filters: long term radiographic follow-up study. Radiology 156:613–616
6. Mobin-Uddin K, McLean R, Jude J (1969) A new catheter technique of interruption of inferior vena cava for prevention of pulmonary embolism. Am J Surg 35:889–892
7. Roehm J (1984) The bird's nest filter: a new percutaneous transcatheter inferior vena cava filter. J Vasc Surg 1:498–501

Laserrekanalisation arterieller Obstruktionen. Experimentelle Grundlagen, technische Entwicklung, klinische Ergebnisse

J. Lammer, E. Pilger, H. Schreyer, P. W. Ascher

Erste experimentelle Arbeiten zur Laserrekanalisation verschlossener Arterien wurden zu Beginn der 1980er Jahre von Choy und Lee [1, 9] veröffentlicht. Klinische Pilotstudien demonstrierten die Durchführbarkeit der perkutanen Laserrekanalisation im Bereich der Beinarterien [4], der Koronararterien [2] und der A. carotis [7]. An der Univ.-Klinik für Radiologie Graz läuft seit 1984 ein Forschungsprogramm bezüglich Laser-Angioplastie.

Experimentelle Grundlagen

Wenn Laserlicht auf Gewebe trifft, so wird dieses an der Oberfläche vornehmlich absorbiert, in geringerem Maße reflektiert und gestreut. Wird die absorbierte Energie in Hitze umgewandelt, so spricht man vom *fotothermischen Effekt*. Bei zunehmender Erhitzung des Gewebes kommt es primär zur Koagulation der Zellproteine. Bei 100 °C beginnt das Zellwasser zu verdampfen. Dies führt zur Zellruptur und Dehydrierung des Gewebes. Über 250 °C beginnen die soliden organischen Zellbestandteile zu verdampfen. Die anorganischen Kalziumsalze verdampfen erst bei Temperaturen über 1 000 °C. *Nichtthermische Effekte*, die zur Gewebsabtragung führen, können durch gepulste Laser mit hoher Pulsenergie und kurzer Pulsdauer (weniger als 50 ns) ausgelöst werden. Der *fotoablative Effekt* wird bei den kurzen ultravioletten Wellenlängen des Excimer-Lasers beobachtet. Dabei werden chemische Brücken in den Molekülen aufgebrochen, ohne daß es zu einer Hitzeentwicklung kommt [6]. *Fotoakustischer Effekt:* Bei hohen Pulsenergien kommt es zur Entwicklung eines Plasmas freier Elektronen. Das sich rasch ausdehnende Elektronenplasma erzeugt akustische Schockwellen, die Gewebe ohne thermische Begleitreaktionen zerstören können.

Die derzeit für die intravasale Laserrekanalisation eingesetzten Laserarten Argon-Ionen- und Neodym:YAG-Laser führen im Continuous-wave-Verfahren in erster Linie zu einer thermischen Abtragung des Gewebes.

Die *histologische Gewebsreaktion* ist uniform. Um den zentralen Laserkrater, der der Verdampfungszone bei Temperaturen über 250 °C entspricht, besteht eine thermische Nekrosezone. Diese entsteht einerseits durch Laserenergie, die in die Tiefe des Gewebes gestreut wurde und dort durch Absorption zur Erhitzung geführt hat. Andererseits kommt es zu einer kontinuierlichen Hitzefortleitung in die Tiefe. Entsprechend der Hitzeverteilung können eine oberflächliche Verkohlungszone, gefolgt von Zellrupturen und Zelldehydradation, eine Koagulationsnekrose und ein perifokales Ödem beobachtet werden (Abb. 1). Die Tiefe dieser

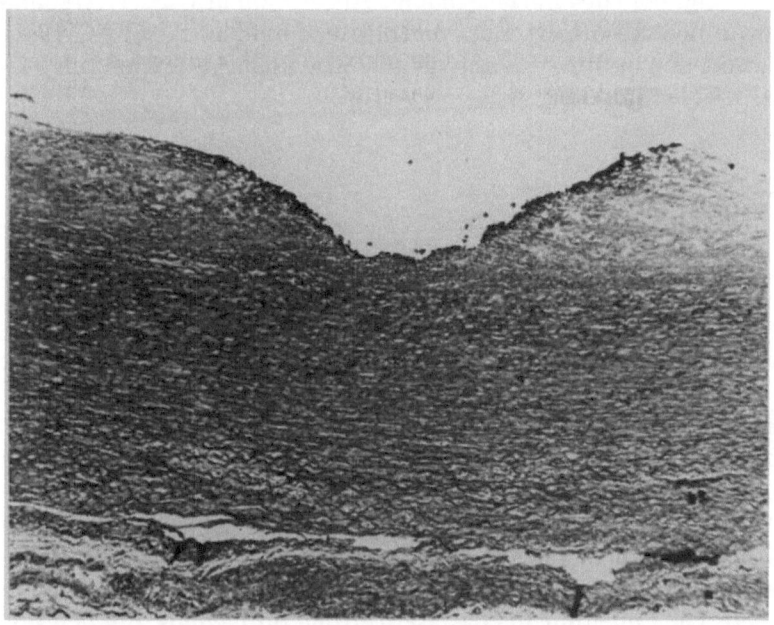

Abb. 1. Histologischer Schnitt eines Laserkraters in atheromatösem Plaque mit thermischer Randnekrose

Nekrosezone ist abhängig von der Dauer der Lasereinstrahlung und von der Wellenlänge. Lange Einstrahlungszeiten führen zu einer Hitzeakkumulation unter der Gewebsoberfläche und damit zu einer tieferen Nekrosezone [8].

Die *Absorptionscharakteristika atheromatöser Plaques* sind abhängig von deren Zusammensetzung. Die Lipide in den Plaques absorbieren durch ihre Gelbfärbung die Wellenlängen des Argon-Lasers. Oberflächliche thrombotische Auflagerungen sowie eine blutige Imbibierung der Plaques erhöht ebenfalls die Absorption von Argon-Laser. Neodym:YAG-Laser wird in atheromatösen Plaques schlecht absorbiert. Mehr als 30% der Energie werden in die Tiefe gestreut. Excimer-Laser zeigen eine sehr hohe Oberflächenabsorption. Eine thermische Belastung angrenzender Gewebsschichten wird nur bei den langen UV-Wellenlängen des Excimer-Lasers von 308 nm und 351 nm beobachtet. Die Breite der thermischen Nekrosezone beträgt nach Lasereinstrahlung von 10 Joule zwischen 10–100 μm.

Die *Absorptionscharakteristika von Blut* spielen für die intravasale Laseranwendung eine wesentliche Rolle, da sie zu einer Abschwächung des Laserstrahls zwischen Sondenspitze und Zielgewebe führen. Die Absorptionseigenschaften des Blutes sind in erster Linie durch das Hämoglobin und den Wassergehalt bestimmt. Hämoglobin hat ein Absorptionsmaximum zwischen 400 nm und 600 nm. Argonlaser mit den Wellenlängen von 488 nm und 514,5 nm wird daher von Blut in hohem Maße absorbiert. Dies ist ein Nachteil für die intravasale Anwendung. Bei der Laserrekanalisation obstruierender Thromben ist die gute Absorption jedoch hilfreich. Wasser absorbiert die langen Wellenlängen im infraroten Bereich. Daher kann der CO_2-Laser intravasal nicht angewandt werden. Neodym:YAG-Laser zeigt bei 1 064 nm eine mäßige Absorption in Wasser. Argonlaser wird so gut wie nicht absorbiert. Zusammenfassend hat Neodym:YAG-Laser die geringste Absorption in Blut, was sich für die intravasale Anwendung als vorteilhaft erweist.

Technische Entwicklung

Laser

Für die Laserrekanalisation im Gefäßsystem stehen derzeit 3 Laser in experimenteller und klinischer Erprobung: Excimerlaser, Argonionenlaser und Neodym:YAG-Laser.

Excimerlaser: Ein Gaslaser, der Licht im ultravioletten Spektrum emittiert (ArF – 193 nm, KrF – 248 nm XeCl – 208 nm, XeF – 351 nm). Nur die langen Wellenlängen lassen sich bei begrenzter Energie in Glasfasern einleiten. Im vaskulären Bereich wird mit einer Energie von 10 mJ pro Puls bei einer Pulsdauer von 10–30 ns und Repetitionsraten von 10–30 Hz gearbeitet.

Argonionenlaser: Ein Gaslaser, der im blau-grünen Spektrum bei 488 nm und 514,5 nm emittiert. Die Einleitung in Glasfasern erfolgt problemlos. Für den vaskulären Einsatz wird im Continious-wave(Dauerstrich)-Mode mit einer Spitzenleistung von 5–15 W gearbeitet.

Neodym:YAG(Yttrium-Aluminium-Granat)-Laser: Ein Feststofflaser, der Licht im nahe infraroten Spektrum bei 1 064 nm und 1 318 nm emittiert. Im vaskulären Bereich wird derzeit nur in cw-Mode gearbeitet, wobei jedoch Experimente mit dem gepulsten Q-switched Neodym:YAG-Laser laufen. Die üblicherweise verwendete Spitzenleistung liegt zwischen 10 und 20 Watt.

Laserkatheter

Quarzfaser: Es werden Glasfasern zwischen 200 μm und 600 μm verwendet. Die Glasfaser wird durch einen Angiographiekatheter an die Obstruktion herangeführt. Die direkte Laserbestrahlung mit der blanken Glasfaser hat folgende Nachteile gezeigt:

– Erhöhte Perforationsrate: Da die Energiedichte des leicht divergierenden Laserstrahls mit der Entfernung von Zielgewebe abnimmt und bei Durchstrahlung von Blut eine weitere Abschwächung erfolgt, muß die Laserfaser direkt an das Zielgewebe herangeführt werden. Dies erhöht die Gefahr für mechanische oder laserbedingte Perforationen der Gefäßwand.

– Zerstörung der Faserspitze: Ist die Quarzglasfaser in direktem Gewebekontakt oder von einer Schicht hitzekoagulierten Blutes umgeben, so kommt es zu einer Überhitzung und Zerstörung der Faserspitze, deren Schmelzpunkt bei 1 000 °C liegt.

– Dünne Rekanalisationslumen: Der maximale Durchmesser des mit einer 600 μm Faser rekanalisierten Segmentes beträgt 800 μm. Infolgedessen muß nach partieller Laserabtragung des obstruierenden Plaques immer eine mechanische Ballondilatation angeschlossen werden.

Metallsonde („hot-tip"): Diese 1,5–2,5 mm im Durchmesser haltende Metall-olive ist an die Spitze der Glasfaser geklemmt. Durch vollständige Absorption des Laserlichtes erhitzt sich die Metallsonde. Experimente mit Thermosonden zeigten bei einer Energiezufuhr von 10 W/s eine lineare Erhitzung um ca. 120–150 °C/s. Wenn die Metallsonde in direktem Kontakt mit Gewebe ist, wird dieses durch Wärmekonduktion erhitzt und kann koaguliert oder verdampft werden. Die Gewebserwärmung folgt nicht der Sondenerwärmung, da eine Koagulations-schicht um die Sonde als thermische Isolation fungiert. Sogenannte Hybridfor-men der Metallsonde, die durch ein zentrales Fenster den Austritt von 40–80% der Laserstrahlung erlauben, sind in Erprobung.

Saphirsonde: Es handelt sich um einen sphärischen synthetischen Saphir von 1,8–3,0 mm Durchmesser, der an die Glasfaser angekoppelt wird. Dieser Saphir hat einen Schmelzpunkt von 2030 °C und ist laserlichttransparent (90% bei 1064 nm). Aufgrund der linsenförmig sphärischen Konfiguration wird der Laser-strahl fokussiert. Die höchste Energiedichte liegt in einem Abstand von ca. 0,5 mm von der Oberfläche. Der Saphir selbst erhitzt sich in Luft oder Wasser nur minimal (ca. 5 °C bei 10 Joule Neodym:YAG-Laser). Die Saphirsonde kann ebenso wie die Metallsonde auf das Zielgewebe aufgesetzt werden. Während der Gewebsbestrahlung bildet sich an der Saphiroberfläche eine dünne Koagulations-schicht, die zu vorzeitiger Absorption, Reflexion und Streuung sowie zu einer thermischen Isolation führt. Dies hat zur Folge, daß sich der Saphir bei Gewebe-kontakt während kontinuierlicher Durchstrahlung erhitzt.

Die Gemeinsamkeit von Metall- und Saphirsonde sind die Reduktion der Per-forationsgefahr und der Faserzerstörung sowie die Vergrößerung des Rekanalisa-tionslumens. Der prinzipielle Unterschied zwischen beiden Kontaktsonden liegt darin, daß der Laserstrahl in der Metallsonde zu 100% absorbiert und das Gewe-be über Wärmekonduktion erhitzt wird, während die Saphirsonde den Laser-strahl in das Gewebe eintreten läßt.

Multifiberkatheter: Dieser besteht aus einem Bündel von Glasfasern. Primär wird ein Laserpuls im mJ-Bereich durch alle Fasern gesendet, um das Zielgewebe spektroskopisch zu analysieren. Dies ist infolge unterschiedlicher Fluoreszenzei-genschaften von atheromatösen Plaques, normaler Gefäßwand und Blut im UV-Laserlicht möglich. Nach spektroskopischer Identifikation wird nur durch jene Fasern hochenergetisches Laserlicht gestrahlt, die gegenüber dem Plaque gelegen sind. Damit sollen Perforationen und eine thermische Überlastung der Gefäß-wand verhindert werden. Limitierend wirkt der Umstand, daß unter Laserthera-pie die koagulierte Oberfläche der Plaques ihre Fluoreszenzcharakteristika ver-liert.

Klinische Ergebnisse

Laserangioplastie der A. carotis

Das Ziel ist die transfemorale Abtragung hämodynamisch signifikanter Stenosen. Aufgrund technischer Probleme infolge des langen Zugangswegs befindet sich dieses Projekt noch im experimentellen Stadium.

Laserangioplastie der Koronararterien

Die *intraoperative Laserangioplastie* erfolgt nach Arteriotomie im Rahmen einer Bypassoperation. Sie dient der Rekanalisation der Gefäßperipherie, um bei peripheren Stenosen oder Verschlüssen den Abstrom zu verbessern. Da im blutfreien Raum gearbeitet werden kann, ist mit einem baldigen Einsatz des Excimerlasers zu rechnen. Im Anschluß an die Laserangioplastie wird der Bypass auf die Arteriotomie gesetzt. Vorläufig liegen nur Ergebnisse erster Pilotstudien vor.

Die *transfemorale Laserangioplastie* erfolgt im Rahmen einer PTCA. Versuche mit der puren Glasfaser ergaben eine hohe Perforationsrate. Pilotserien mit der Metallsonde, die mit Hilfe eines Führungsdrahtes über die Stenose geschoben wurde, ergaben eine hohe Reinfarktrate. In eigenen Versuchen mit der Saphirsonde konnten im Leichenexperiment Stenosen ohne Perforation abgetragen werden.

Laserangioplastie peripherer Arterien

Klinische Daten im Rahmen größerer Serien werden seit 1985 gesammelt.

Indikationen: Femoropopliteale Arterienverschlüsse bei einem klinischen Stadium IIb–IV eignen sich für die Laserrekanalisation. Stenosen und Verschlüsse von Becken- und Unterschenkelarterien wurden zwar erfolgreich rekanalisiert, der klinische Wert kann jedoch noch nicht abgeschätzt werden.

Kontraindikationen: Absolute Kontraindikationen bestehen für die Laserrekanalisation peripherer Arterien nicht. Die Indikationen einschränkende Faktoren sind:
– Verschlüsse länger als 15 cm, da die Gefahr der Perforation oder Dissektion bzw. der frühzeitigen Reokklusion höher zu sein scheint.
– Ausgeprägt verkalkte Obstruktionen können mit den derzeit verwendeten Energien von Argon- und Neodym:YAG-Laser nicht abgetragen werden.
– Gewundene oder gebogene Arterien, wie z. B. Beckenarterien bergen ein höheres Perforationsrisiko.
– Verschlüsse der A. poplitea mit Einschluß der Trifurkation bedeuten ebenfalls ein erhöhtes Perforationsrisiko an der Trifurkation.

Technik: Die intravaskuläre Laserrekanalisation kann sowohl unter Röntgendurchleuchtung als auch unter endoskopischer Sicht durchgeführt werden. Angioskope sind jedoch derzeit in einem frühen Entwicklungsstadium. Die eigenen Eingriffe wurden ausschließlich unter Röntgendurchleuchtung durchgeführt. Nach antegrader Punktion der A. femoralis wird eine 7F-Kathetereinführschleuse in das Gefäß eingelegt. Sodann kann der Laserkatheter an die Obstruktion herangeführt werden. Um Blut während der Laserbestrahlung wegzuspülen und zur Kühlung des Laserkatheters und des Gefäßes empfiehlt sich die Perfusion des Arbeitsbereiches mit physiologischer Kochsalzlösung. Wird die pure Quarzglasfaser ohne eine Kontaktspitze für die Rekanalisation verwendet, sollte sie mit einem Ballonkatheter zentriert werden. Kontaktsonden (Metallsonde, Saphirsonde) sind selbstzentrierend. Diese können unmittelbar an der Obstruktion aufgesetzt werden. Für die Rekanalisation mit Argonlaser und der blanken Faser werden 6–12 W kontinuierlich in Impulsen zwischen 5–20 s Dauer appliziert. Die Metall-

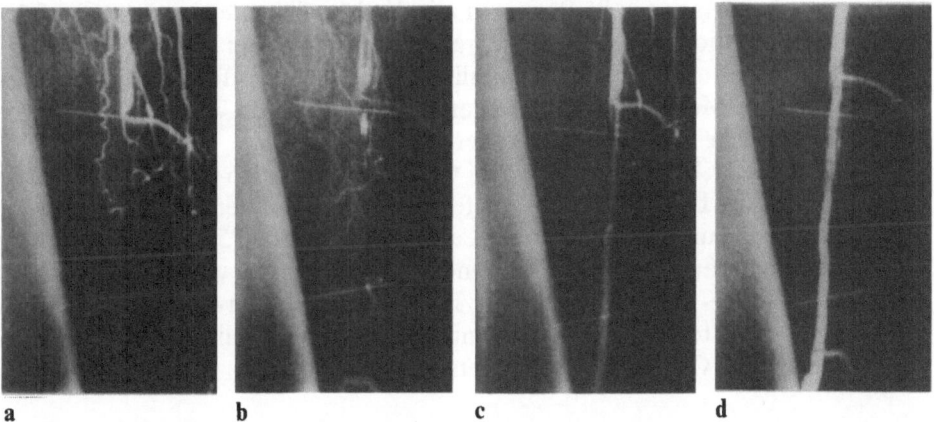

a   b   c   d

Abb. 2. a 8 cm langer Verschluß der A. femoralis superficialis. **b** Rekanalisation mit Saphir-sonde. **c** Nach Laserrekanalisation. **d** Nach PTA

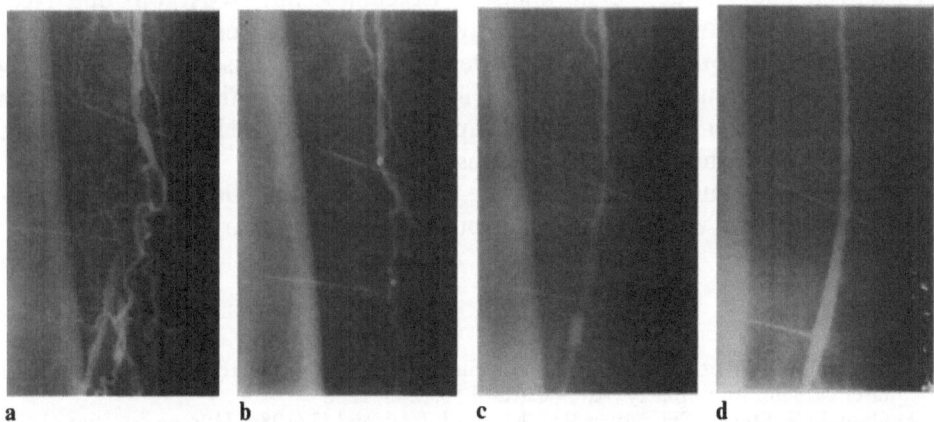

a   b   c   d

Abb. 3. a 5 cm langer Verschluß der A. femoralis superficialis. **b** Rekanalisation mit Metall-sonde. **c** Nach Thermoablation. **d** Nach PTA

sonde wird mit 10 W Laserleistung über 5–20 s angeheizt. Die Neodym:YAG Laserrekanalisation mit der Saphirsonde wurde bei 10–20 W Spitzenleistung in Pulsen von 1 s Dauer bei einer Repetition alle 2 s durchgeführt. Die Lasersonde wird unter leichtem Druck während der Laseraktion vorgeschoben. Nach Wiedereröffnung der Strombahn wird das rekanalisierte Lumen angiographisch dokumentiert und wenn notwendig eine Ballondilatation angeschlossen (Abb. 2 und 3).

Wenn es zu einer Perforation oder Dissektion kommt, sollte der Eingriff abgebrochen werden. Da es zu einer raschen Rethrombose dieses nichtperfundierten Gefäßsegmentes kommt, müssen Komplikationen nicht befürchtet werden.

Ergebnisse: Die primäre Rekanalisationsrate mit der puren 400–600 µm Quarzfaser war 50–66%. Limitierend waren die hohe Perforations- und Dissektionsrate von jeweils 15–25% [5, 8]. Kontaktsonden zeigten eine wesentlich geringere Perforationsrate und damit auch einen verbesserten Primärerfolg. Cumber-

173

land erzielte bei den ersten 86 Patienten mit der Metallsonde eine primär erfolgreiche Rekanalisation in 88% [3]. Perforationen waren in nur 5% zu beobachten. Nach einem Jahr waren 72% der rekanalisierten Segmente offen. Motarjene hatte ebenfalls mit der Metallsonde eine Rekanalisationsrate von 78% (46 von 59 Patienten, persönliche Mitteilung) bei 5 Perforationen (8,5%).

An der Univ.-Klinik für Radiologie Graz läuft seit 1986 eine klinische Serie zur Erprobung der Laserrekanalisation femoropoplitealer Verschlüsse mittels Saphirkontaktsonde und Neodym:YAG-Laser. Bei den ersten 50 Patienten war die primäre Rekanalisationsrate 80% bei einer Perforationsrate von 11%. Errechnet nach der Life-table-Methode waren 83% der rekanalisierten Gefäße nach einem Jahr offen. Bei weiteren 13% der Patienten lagen höhergradige Restenosen vor, die eine neuerliche Claudicatio bedingten.

Zusammenfassung

Die Laserangioplastie ermöglicht eine rasche Rekanalisation obstruierender Thromben und Plaques. Erste klinische Ergebnisse mit cw-Argon- und Neodym:YAG-Laser an peripheren Gefäßverschlüssen zeigten eine geringere Perforationsrate mit Kontaktlasersonden. Der primäre Rekanalisationserfolg lag bei ca. 80%. Die vorläufigen Langzeitergebnisse sind jedoch kritisch zu bewerten, da in der Mehrzahl der Fälle im Anschluß an die fotothermische Rekanalisation eine mechanische Ballondilatation angeschlossen wurde.

In näherer Zukunft sind Fortschritte von Lasersonden, die eine Ballondilatation erübrigen und von dem Einsatz gepulster Laser zu erwarten.

Literatur

1. Choy DSJ, Sterzer SH, Rotterdam HZ, Sharrock N, Kaminow IP (1982) Transluminal laser catheter angioplasty. Am J Cardiol 50:1206–1208
2. Choy DSJ, Sterzer SH, Myler RK, Marco J, Fournial G (1984) Human coronary laser recanalization. Clin Cardiol 7:377–381
3. Cumberland DC (1987) Laser-assisted angioplasty – clinical experience. Proceedings of the American and European Society of Cardiovascular and Interventional Radiology. Sardinia 1987, p 60
4. Geschwind H, Boussignac G, Teisseire B (1984) Percutaneous transluminal laser angioplasty in man (letter). Lancet 7:844
5. Ginsburg R, Wexler L, Mitchell RS, Profitt D (1985) Percutaneous transluminal laser angioplasty for treatment of peripheral vascular disease. Radiology 156:619–624
6. Grundfest W, Litvak F, Forrester J (1985) Laser injury of human atherosclerotic plaque without adjacent tissue injury. J Am Coll Cardiol 5:929–933
7. Lammer J, Ascher PW, Choy DSJ (1986) Transfemorale Katheter-Laser-Thrombendarterektomie (TEA) der Arteria carotis. Dtsch med Wochenschr 11:607–610
8. Lammer J, Pilger E, Kleinert R, Ascher PW (1987) Laserangioplastie peripherer arterieller Verschlüsse. Experimentelle und klinische Ergebnisse. Fortschr Röntgenstr 147:1–5
9. Lee G, Ikeda RM, Kozina J, Mason DT (1981) Laser dissolution of coronary atherosclerotic obstruction. Am Heart J 102:1074–1075
10. Sanborn TA, Haudenschild CC, Faxon DP, Ryan TJ (1985) Experimental angioplasty: circumferential distribution of laser thermal energy with a laser probe. J Am Coll Cardiol 5:934–938

Percutaneous Laser-Assisted Peripheral Angioplasty

P. A. Gaines and D. C. Cumberland

Introduction

Certain problems remain within the field of percutaneous angioplasty including crossing occlusions, acute re-occlusion and long term patency rates. Lasers have been used specifically to address the problem of crossing occlusions.

Early work with bare laser fibres was limited by frequent and unpredictable perforation of the vessel wall, and the production of only narrow channels. Several modifications of the fibre have been developed in an attempt to overcome these problems. Such modifications include proximal balloons in straight arteries to keep the bare fibre within the vessel lumen, and a saphire-tipped fibre to modify Nd-YAG laser energy is undergoing clinical evaluation. Another approach is to modify the laser tip with a metal cap – the "laser probe". This system coupled to an argon generator converts the laser energy into heat, typically 400 °C at the tip in tissue.

Results

The laser probe has been used during percutaneous angioplasty to traverse 95 complete occlusions prior to balloon dilatation. There were 88 femoro-popliteal occlusions, ranging from 1 cm–35 cm in length (mean 9 cm). Sixty-four were considered suitable for conventional guide wire/catheter recanalisation and 87% of these were successfully traversed by the laser-probe and balloon dilated. Twenty-four femoro-poplussion occlussions were considered impossible by conventional means and 58% of these were successfully recanalised using the laser probe and balloon dilated. Of 7 iliac occlusions 3 were considered conventionally possible and all were traversed by the probe; of 4 in which previous conventional attempts had failed the laser-probe succeeded in 2.

Complications

There have been 3 instances of perforation and 3 of entry into the vessel wall by the probe, none with clinical sequelae. There were 3 acute post-procedure thromboses, one definite embolus and one probable embolus, none of which were directly attributable to the use of the probe. Cumulative patency of all lesions at one year is 72% and there have been no late complications.

Conclusion

The laser probe can recanalise, prior to balloon dilatation, some complete peripheral artery occlusions which are not amenable to conventional angioplasty techniques, with no increase in adverse vascular events, either acutely or on early follow-up, compared with conventional methods.

Langzeitergebnisse der PTA bei 4750 Patienten.
Eine Studie über die Effektivität der PTA
und Katheterlyse im Zeitraum von 8 Jahren

A. H. Beck, G. Grosser, W. Ostheim-Dzerowycz, X. Papacharalampous,
U. Blum, G. Richter

Einleitung

In einem Zeitraum von 8 Jahren wurden in der Universitätsklinik Freiburg und
in der Hochrheinklinik Bad Säckingen insgesamt 4450 (von 1978–1987: 4750)
perkutane transluminale Angioplastien (PTA) durchgeführt. Von 1984 bis 1986
wurden sämtliche Patienten klinisch und teilweise angiographisch nachunter-
sucht. Der weitaus größte Anteil der angioplastischen Eingriffe lag im Becken-
Bein-Bereich. Die Kurzzeitergebnisse wurden dabei mit den Langzeitergebnissen
(2–8 Jahre nach der PTA oder lokalen Lyse) verglichen. Therapiert wurde die arterielle Verschlußkrankheit (AVK) vom Stadium II a bis zum Stadium IV. Insgesamt wurden 320 Patienten in dieser Studie nachangiographiert, wobei gezeigt
werden konnte, daß die Gefäßmorphologie nach der PTA bestimmte angiographische Merkmale aufweist. Die Besserung des klinischen Zustandsbildes nach
der PTA korreliert in der Langzeitstudie nicht immer mit dem angiographischen
Befund.

Seit den ersten Dilatationsversuchen durch Dotter und Judkins im Jahre 1964
[2] ist die Methode der PTA in die Therapie der arteriellen Verschlußkrankheit
(AVK) neben die chirurgischen und die konservativen Behandlungsmöglichkei-
ten gleichwertig eingefügt worden. Dieses zunächst abgelehnte Therapieverfahren
wurde in Europa durch Porstmann [7], später durch Zeitler [9] und van Andel [8]
übernommen und danach von Europa aus weiterverarbeitet. Den entscheidenden
Fortschritt erzielte Grüntzig [4] 1974, als er den Ballonkatheter mit dem bis heute
gültigen Prinzip des doppellumigen Schaftes für die jeweils getrennte Führung
und die Ballonentfaltung in die Medizin einführte. Im Gefolge dieser Erfindung
ergaben sich eine Vielzahl von Modifikationen dieser Methode, verbunden mit
den ersten Kurzzeitergebnissen. Wie diese Soforterfolge in der Langzeitprognose zu
werten sind, war bisher das Ziel weniger Arbeiten [1, 5, 9, 10]. Ziel dieser Arbeit
war es, die Langzeiteffektivität der PTA einerseits und die Gefäßmorphologie
nach PTA andererseits anhand von 4450 Eingriffen zu kontrollieren.

Methodik

Insgesamt wurden 4450 PTA-Eingriffe an 3650 Patienten zunächst sowohl angiographisch als auch klinisch auf ihr Kurzzeitergebnis hin untersucht. Der klinische Status des Patienten 48–72 h nach erfolgter PTA wurde durch die Bestimmung der symptomlimitierten Gehstrecke, die Registrierung des mechanischen

Oszillogramms in Ruhe und nach standardisierter Belastung mit 30 Zehenständen und 15 Kniebeugen und eine dopplersonographischen Messung der systolischen Drücke in den Radial- und Fußarterien erhoben und mit dem Ergebnis des Angiogramms korreliert. Von 1984–1986 wurden alle PTA-Eingriffe teilweise durch die jährlichen Routinekontrollen, teilweise durch Hausarztbefragung und in 320 Fällen auch durch eine Nachangiographie bei entsprechender klinischer Symptomatik in bezug auf das behandelte Gefäßsegment oder auch ein anderes Gefäßsegment überprüft. Vorrangig wurde das klinische Stadium nach PTA gewertet. Patienten, deren Gehstrecke durch hausärztliche oder eigene Befragung eruierbar war, wurden trotz fehlender Doppler- oder Laufbandmessungen in die Langzeitstudie mitaufgenommen. Weitere Kriterien wie Rauchgewohnheiten oder Gefäßtraining nach PTA waren ebenfalls Gegenstand der Befragung.

PTA der AVK im Stadium II

Insgesamt wurden 1 655 Eingriffe an der Femoralarterie vorgenommen, wobei lediglich 163 im Kurzzeitergebnis keinen Erfolg brachten (Abb. 1). Im Vergleich zu den Langzeitergebnissen (Abb. 2) zeigt sich, daß neben den 100 verstorbenen und 90 nicht kontrollierbaren Patienten die Zahl erfolgloser PTA dieser Gefäßregion von ursprünglich 163 auf 201 gestiegen ist. Inwieweit 190 Patienten dieser Gruppe als PTA-Erfolg oder -Mißerfolg zu werten sind, ließ sich teilweise durch hausärztliche Befragung klären. Etwa 70% der verstorbenen Patienten wiesen als Todesursache eine zusätzliche kardiale Gefäßerkrankung auf. Die PTA-Erfolgsrate der

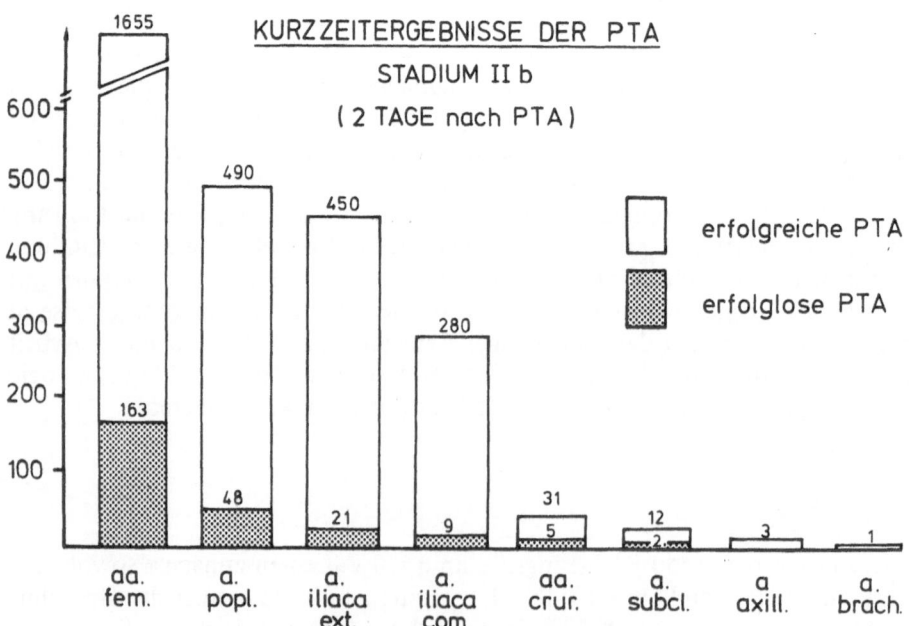

Abb. 1. Kurzzeitergebnisse der PTA Stadium II b (2 Tage nach PTA)

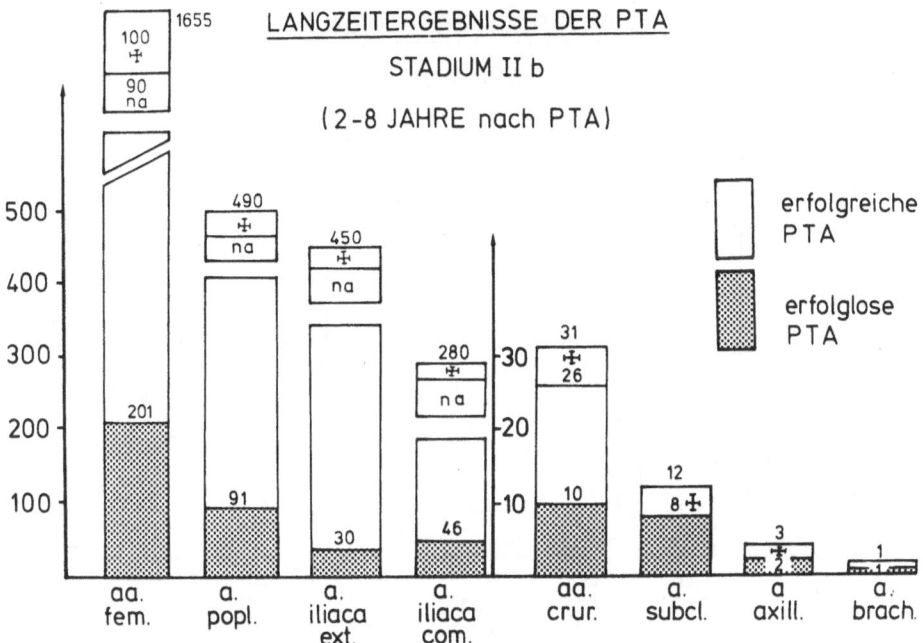

Abb. 2. Langzeitergebnisse der PTA Stadium II b (2–8 Jahre nach PTA)

A. iliaca externa ist wesentlich besser als die häufig problematische Dilatation der A. iliaca communis und der Bifurkation. Die Dilatation der distal der Trifurkation gelegenen Unterschenkelarterien brachte zwar ein gutes Kurzzeitergebnis, jedoch waren 26 von 31 Unterschenkelgefäßen in der Langzeitstudie wieder verschlossen.

PTA der AVK im Stadium III

In der Femoralisregion konnten 772 Patienten im Stadium III therapiert werden, wobei im Kurzzeitergebnis (Abb. 3) eine Erfolgsrate von 85% besteht, welche sich auf 71% im Langzeitergebnis (Abb. 4) verringert. Dieses Ergebnis ist auch an der A. poplitea zu erkennen. Die Beckenstrombahn zeigt mit einer Langzeitverbesserung von 76% für die A. iliaca externa und 75% für die A. iliaca communis ein gutes Ergebnis, das sich von den jeweiligen Kurzzeitergebnissen nur wenig unterscheidet. Im Vergleich zum Stadium II b sind die Ergebnisse bei der Dilatation und Rekanalisation der Kruralgefäße wesentlicher besser: es zeigt sich hier kein Unterschied zwischen Kurzzeit- und Langzeitergebnis.

PTA der AVK im Stadium IV

Die Indikation zur PTA im Stadium IV wurde in fast allen Fällen als letzte Therapiemöglichkeit vor einer drohenden Amputation gestellt, wobei in den meisten Fällen eine Oberschenkelamputation geplant war. Ziel der PTA war, die Ober-

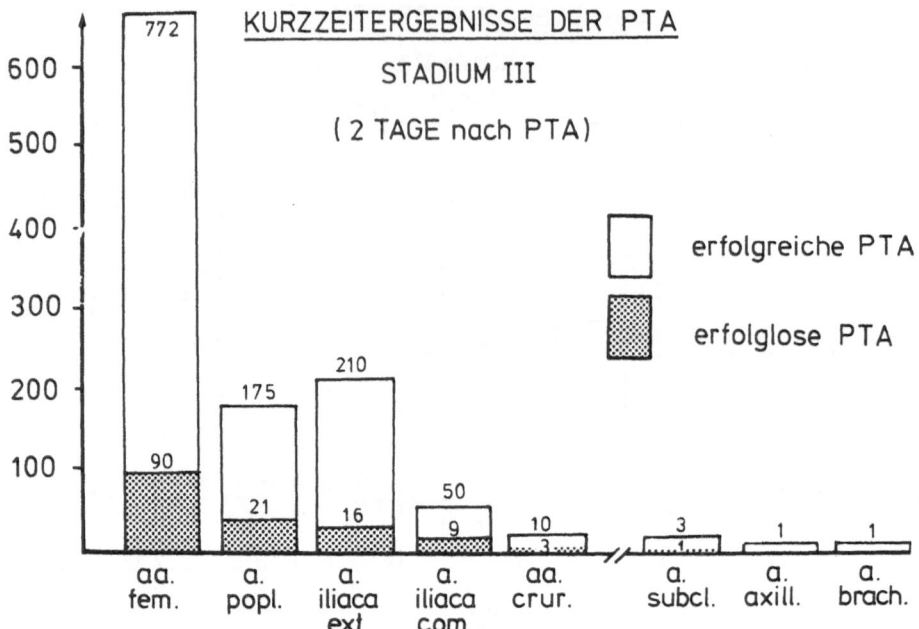

Abb. 3. Kurzzeitergebnisse der PTA Stadium III (2 Tage nach PTA)

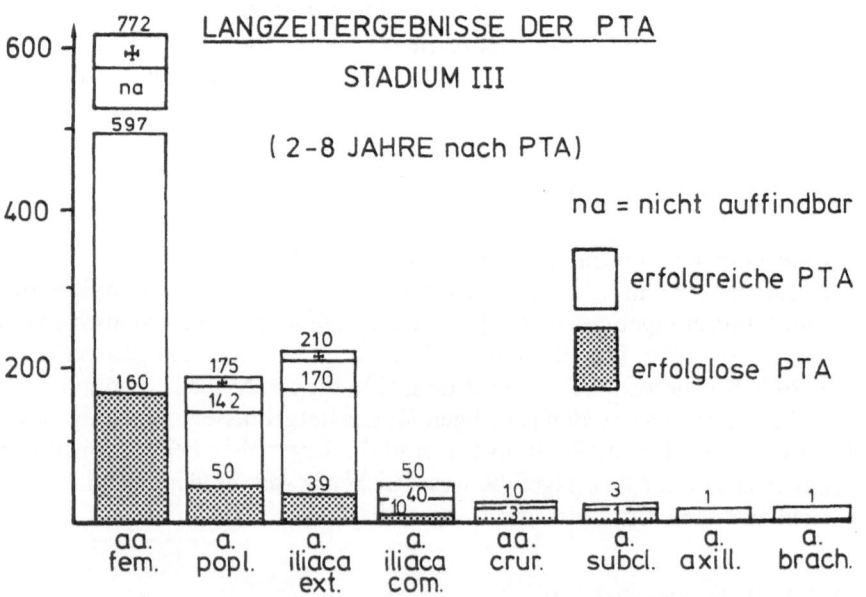

Abb. 4. Langzeitergebnisse der PTA Stadium III (2–8 Tage nach PTA)

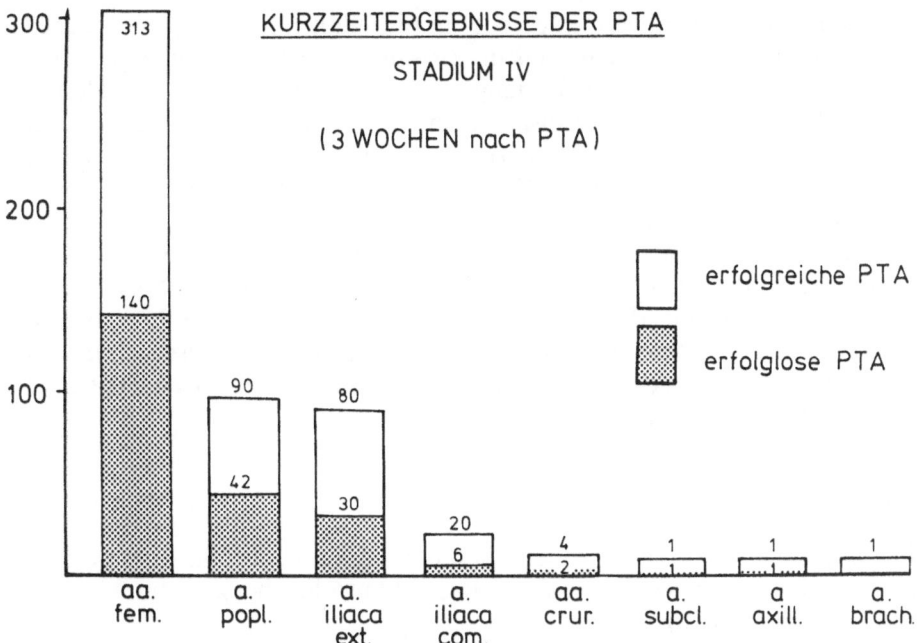

Abb. 5. Kurzzeitergebnisse der PTA Stadium IV (3 Wochen nach PTA)

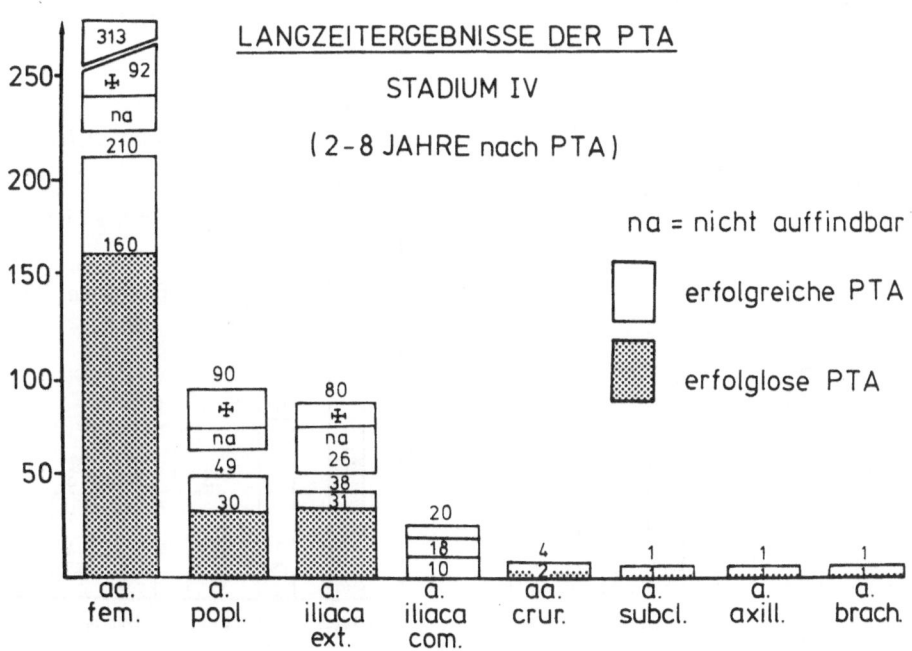

Abb. 6. Langzeitergebnisse der PTA Stadium IV (2–8 Jahre nach PTA)

schenkelamputation zu vermeiden oder in Einzelfällen in eine Vorfuß- oder Unterschenkelamputation umzuwandeln. Ein kurativer Effekt allein durch die PTA ist nur in 29 Fällen, besonders bei jüngeren Patienten mit Früharteriosklerose gelungen. Dilatation und Rekanalisation der Femoralarterien im Stadium IV ergaben im Frühergebnis eine Verbesserung von 56% in den ersten 3 Wochen nach PTA – sei es, daß das Stadium IV zu einem Stadium II b oder besser verändert werden konnte, sei es, daß durch eine Demarkierung der Gangrän die Amputation auf ein Mindestmaß herabgesetzt werden konnte. Nach 2–8 Jahren war über ein Drittel der Patienten bereits verstorben, von den restlichen 210 Patienten wurden 160 amputiert oder danach mit einem Venenbypass versorgt. Lediglich bei einem Viertel der Patienten konnte durch die PTA primär eine ausgedehnte Gefäßrekonstruktion, eine Teilamputation oder Amputation der ganzen Extremität erspart werden (Abb. 5 und 6).

PTA der Supraaortaläste

Insgesamt sind die Ergebnisse der Dilatation der Supraaortaläste von der Technik, dem Kurzzeitergebnis und den Langzeitkontrollen her überdurchschnittlich positiv (Abb. 7 und 8).

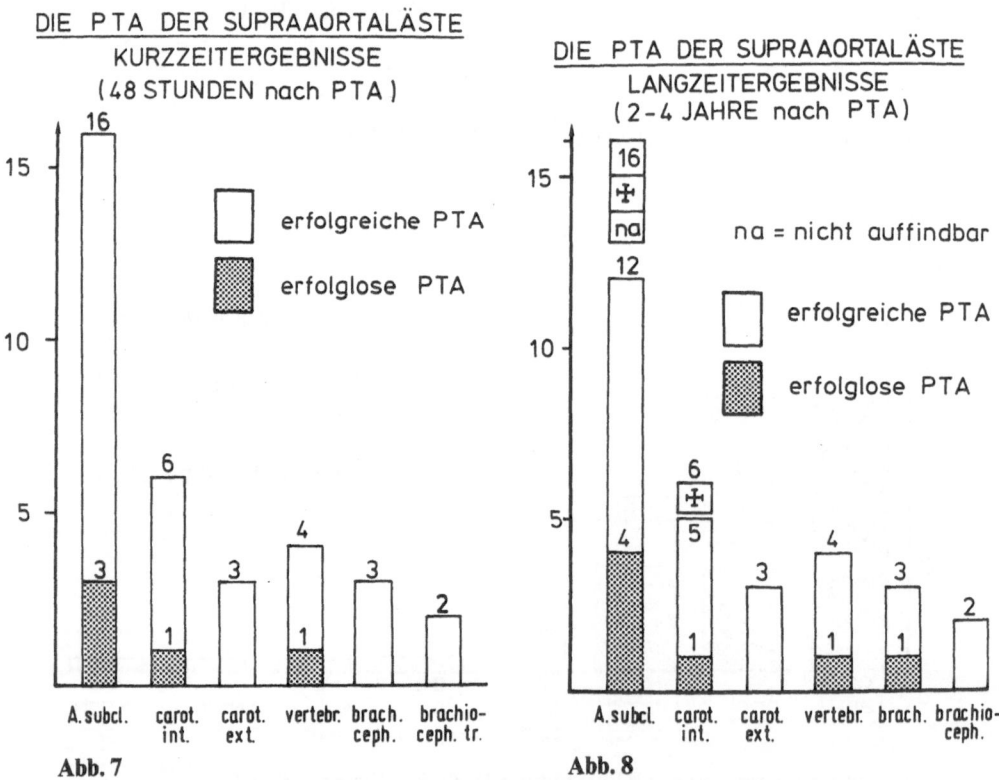

Abb. 7

Abb. 8

Abb. 7. Die PTA der Supraaortaläste Kurzzeitergebnisse (48 Stunden nach PTA)
Abb. 8. Die PTA der Supraaortaläste Langzeitergebnisse (2–4 Jahre nach PTA)

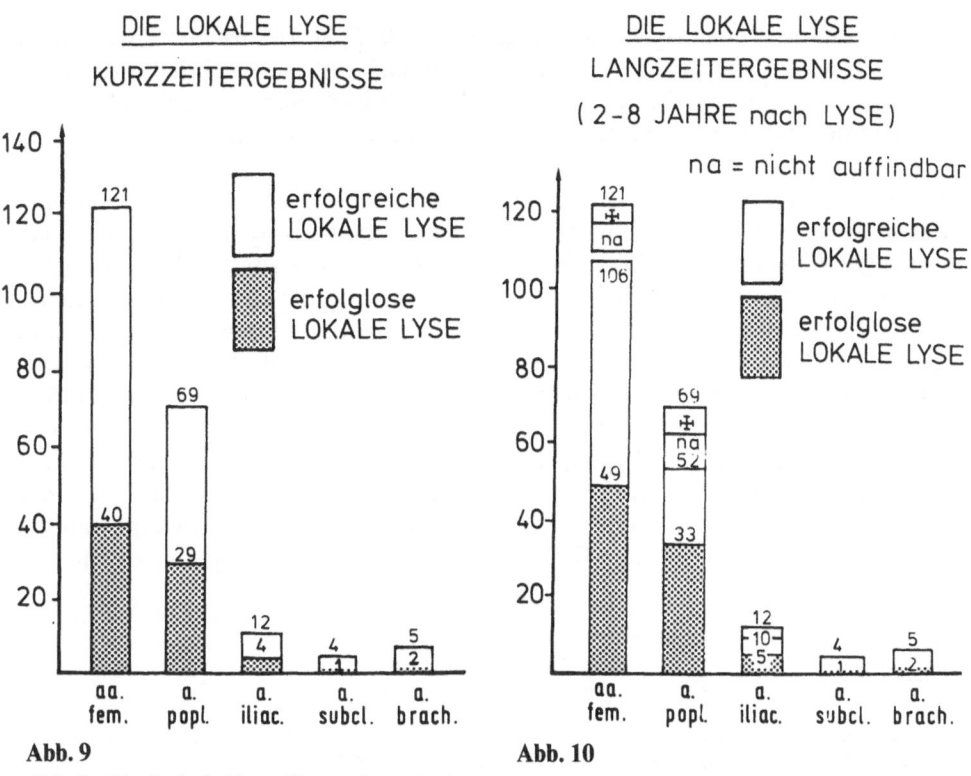

Abb. 9

Abb. 10

Abb. 9. Die Lokale Lyse Kurzzeitergebnisse

Abb. 10. Die Lokale Lyse Langzeitergebnisse (2–8 Jahre nach LYSE)

Die lokale Lyse im Langzeitergebnis

Die Ergebnisse der lokalen Lyse im Kurzzeit- wie im Langzeitergebnis sind den Ergebnissen der Dilatation durchaus vergleichbar (Abb. 9 und 10).

Komplikationen

Insgesamt ergibt sich in unserem Krankengut eine Komplikationsrate von 2,9% und eine Mortalitätsrate von 0,07%.

Diskussion

Langzeitergebnisse der PTA und der lokalen Lyse sind wegen des erst seit etwa 8–10 Jahren im größeren Umfang praktizierten Verfahrens noch selten. Die ersten richtungsweisenden Arbeiten stammen von Grüntzig 1978 [3], Dotter 1983 [1], Lu 1982 [6] und Zeitler 1983 [10]. PTA und lokale Lyse im Stadium II b bis zum Stadium IV bieten sich als Methode der ersten Wahl vor dem chirurgischen Eingriff an, wobei von den einzelnen Arbeitsgruppen die Angioplastie-Indikation

183

beim Stadium IV als fragwürdig angesehen wird [6, 8]. In unserem Krankengut kommen wir zu gleichen Ergebnissen im Hinblick auf die Effektivität der PTA und der lokalen Lyse. Da in unseren beiden Kliniken die interventionellen Eingriffe in der Regel von Erfahrenen durchgeführt oder zumindest überwacht werden, ist die Komplikationsrate mit 2,9% gering. Stenosen und Verschlüsse über 10 cm Länge haben eine vergleichsweise schlechte Prognose und sollten eher operiert werden, wobei die Implantation von Gefäßprothesen noch zu diskutieren ist. In einigen Fällen besteht eine offensichtliche Divergenz zwischen dem klinischen Nachsorgebefund und der Nachangiographie. Gefäße, die klinisch offen, und damit als PTA-Erfolg eingeordnet wurden, waren angiographisch verschlossen und sehr gut kollateralisiert. Umgekehrt waren vereinzelt Gefäße klinisch als verschlossen deklariert und angiographisch bei insuffizienter Kollateralisation offen. Zu einem vollständigen Nachuntersuchungsstatus sollte also eine Angiographie gehören, was unseres Erachtens jedoch nur bei klinischen Symptomen durchgeführt werden sollte. Die Umstellung der früheren Lebensgewohnheiten – vor der PTA rauchen 85% unserer Patienten, danach noch 75% – und das Gefäßtraining scheinen wesentliche Faktoren für die erfolgreiche Langzeitprognose zu sein.

Literatur

1. Dotter CT, Grüntzig A, Schoop W, Zeitler E (1983) Percutaneous transluminal angioplasty. Early and late results. Springer, New York
2. Dotter CT, Judkins MP (1964) Transluminal treatment of arteriosclerotic obstruction. Circulation 30:654–670
3. Grüntzig A (1978) Cooperative study of results of PTR in 12 different clinics. In: Zeitler E et al. (eds) Percutaneous vascular recanalisation. Springer, New York, pp 118–119
4. Grüntzig A, Hopff H (1974) Percutane Rekanalisation chronisch arterieller Verschlüsse mit einem neuen Dilatationskatheter. Dtsch Med Wochenschr 99:2502
5. Heiss HW, Mathias K, Beck AH, König K, Betzner M, Just H (1987) Rezidivprophylaxe mit Acetylsalicylsäure und Dipyridamol nach perkutaner transluminaler Angioplastie der Beinarterien bei obliterierender Arteriosklerose. Cor Vas 1:25–34
6. Lu C et al. (1982) Percutaneous transluminal angioplasty for limb salvage. Radiology 142:337–341
7. Porstmann W, Wierny L (1968) Intravasale Rekanalisation inoperabler arterieller Obliterationen. Zentralbl Chir 92:1586–1591
8. Van Andel GJ (1975) Transluminale angioplastiek volgens Dotter. Ned Tijdschr Geneesk 119:343–344
9. Zeitler E, Müller R (1969) Erste Ergebnisse mit der Katheterrekanalisation nach Dotter bei arterieller Verschlußkrankheit. RoeFo 111:345–352
10. Zeitler E (1983) Results of percutaneous transluminal angioplasty. Ragiology 146:57–60

Früh- und Spätergebnisse der renalen PTA: Angiographische und klinische Befunde

W. Gross-Fengels, S. Degenhardt, W. Steinbrich

Als renovaskuläre Hypertonie werden die Formen des Bluthochdrucks bezeichnet, die auf eine Erkrankung der Nierenarterien zurückgehen und günstig auf eine Gefäßrekonstruktion oder Nephrektomie ansprechen [6]. Andererseits können Stenosen an den Nierenarterien vorliegen, ohne daß ein Bluthochdruck besteht. Die operative Korrektur von Nierenarterienstenosen ist mit einer Mortalität von 2–8,5% belastet [1, 10]. Die renale PTA gilt als effektiv, kostengünstig und relativ risikoarm, dennoch sind wesentliche Komplikationsmöglichkeiten zu beachten [3–5, 7–9]. Es soll eine kritische Wertung der Früh- und Spätergebnisse erfolgen, Komplikationen und prognostische Faktoren sollen aufgezeigt werden.

Methodik und Patienten

Patienten

Es wird über die Ergebnisse von 73 renalen Angioplastien berichtet. Bei 3 Patienten wurde während eines Eingriffs eine bilaterale PTA durchgeführt, wobei nur die höhergradige Stenose für die weitere Auswertung berücksichtigt wurde. Die 34 Frauen und 39 Männer waren zwischen 26 und 78 Jahre alt (Mittelwert 50,2). Bei 46 Patienten (63%; mittleres Lebensalter: 56,3 Jahre) war die NAST am ehesten atherosklerotisch, bei 25 (34,2%; mittleres Lebensalter: 39,8 Jahre) durch eine fibromuskuläre Dysplasie (FMD) bedingt. 2mal wurden NAST an Transplantatnieren dilatiert. Bilaterale Nierenarterienveränderungen unterschiedlicher Ausprägung wurden bei 61% der Patienten mit einer Atherosklerose (AS) und bei 36% der Patienten mit einer FMD nachgewiesen. Bei den Patienten mit atherosklerotischen NAST lagen folgende Begleiterkrankungen vor: Apoplex (8,7%), Myokardinfarkt (23,9%), peripheres arterielles Verschlußleiden Stadium I–III (32,6%), Stadium IV (10,9%), Diabetes mellitus (26,1%). Von den männlichen Patienten waren 84,6%, von den weiblichen 58,8% Raucher bzw. ehemalige Raucher. Stenosegeräusche über den Nierenarterien konnten vor PTA bei 24% der Patienten auskultiert werden. Die arterielle Hypertonie war bei den Patienten mit einer Atherosklerose seit durchschnittlich 9,7 Jahren, bei den Patienten mit einer FMD seit 3,1 Jahren bekannt. Neben der z. T. medikamentös eingestellten Hypertonie wiesen 8 Patienten eine Niereninsuffizienz auf.

I.v.-DSA: Über Technik und Risiken der im Rahmen von Nachuntersuchungen eingesetzten I..v.-DSA wurde an anderer Stelle berichtet [2].

Captopriltest: Venöse Blutentnahme zur Bestimmung der peripheren Plasmareninkonzentration am mindestens über 30 min ruhig liegenden Patienten; orale Gabe von 25 mg Captopril; nach 60 min 2. Blutentnahme. Bei Patienten mit einer aktuell reninabhänigen Hypertonie ist ein überschießender Reninanstieg zu erwarten (kritischer Wert in unserem Labor > 180 µU/ml). Störeinflüsse durch Antihypertensiva und Volumeneinflüsse (Diuretika, salzarme Kost) sind zu berücksichtigen. Der Captopriltest kann mit einer selektiven seitengetrennten Venenblutentnahme zur Reninbestimmung kombiniert werden.

Hippuranclearance: Die seitengetrennte J131-Hippuran-Clearance erfolgte im Rahmen der Kamerafunktionsszintigraphie modifiziert nach Oberhausen.

PTA: Prämedikation mit 3mal 1 Tbl. Asasantin über 2 Tage, unmittelbar vor PTA intravenöse Infusion von Elektrolytlösungen über eine Venenverweilkanüle ($\geq$ 1,4 mm Innendurchmesser), zumeist Punktion der ipsilateralen A. femaralis communis, Plazierung eines Einführungsbestecks, Übersichtsaortographie in Blattfilmtechnik, I. a.-DSA Schrägserien, Sondierung der stenosierten Nierenarterie mit einem Cobra- oder Sidewinder-Katheter F5–F7, selektive I. a.-DSA, ggf. I. a.-Druckmessung zur Gradientenbestimmung, Passage der Stenose mit einem Führungsdraht (Bentson, $\leq$ 0,035 inch), ggf. Einwechseln eines "Heavy-Duty"-Austauschdrahtes mit J-förmiger Spitzenkonfiguration, kleiner Krümmungswinkel. Plazieren des Ballonkatheters F5–F7, 3,5–8 mm $\emptyset$, 2–(4) cm lang (Fa. Schneider-Grüntzig, Fa. Cook). Bestätigung der intravasalen Katheterlage mit I. a.-DSA, i. a. Heparin 2 500–5 000 IE. Dilatation über 45 s mit 6 bar, die Ballondehnungen werden falls erforderlich bis zu 3mal wiederholt. DL und Manometer Kontrolle, I. a.-DSA nach PTA als Übersichtsaortographie. Druckverband, 12 h Bettruhe, Nachbehandlung mit Thrombozytenaggregationshemmern. In der vorliegenden Untersuchung wurde bei 3 von 73 (4%) Behandlungen der transaxilläre Zugang gewählt. Bei 3 Dilatationen wurde der Ballonkatheter durch einen relativ starren, vorgeformten F8–8,5 Führungskatheter koaxial vorgeschoben. Die Beurteilung des Behandlungsergebnisses erfolgte aufgrund angiographischer und klinischer Kriterien, wobei bezüglich der arteriellen Hypertonie die von Ingrisch vorgeschlagenen Einteilung in geheilt, gebessert und unverändert galt [14].

Nachuntersuchungen

Es wurden 60 unterschiedlich umfangreiche Nachuntersuchungen im Abstand von 0,25–79 Monate (Durchschnitt 14,9 Monate) vorgenommen.

Ergebnisse

Angiographisches Primärergebnis

73mal wurde der Versuch einer renalen PTA unternommen, bei 4 Patienten (5,5%) gelang es nicht, den Dilatationskatheter in der Stenose zu plazieren. 67mal, das entspricht 91,8% aller Behandlungsversuche oder 97,1% der durchge-

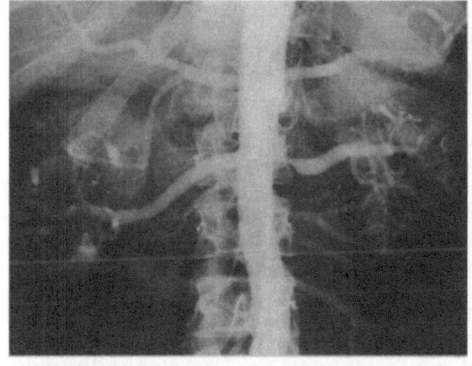
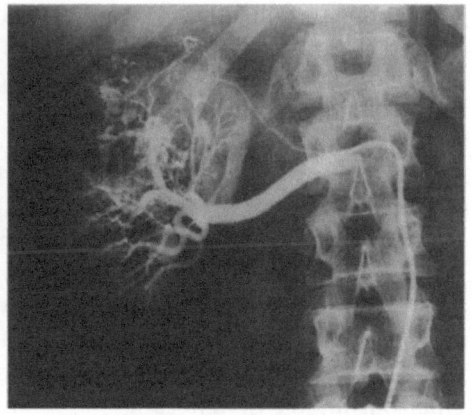
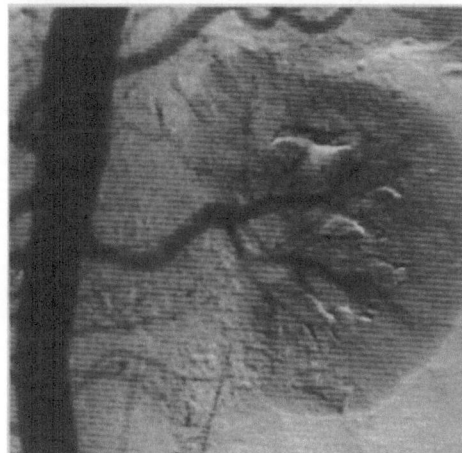

Abb. 1 a–c. 48jähriger Patient, arterielle Hypertonie, sonographisch solider Nierentumor am oberen Pol der rechten Niere. **a, b** Übersichtsaortographie in Blattfilmtechnik, selektive Renovasographie rechts: Nierenarterienstenose links, hypervaskularisierter maligner Nierentumor rechts; **c** nacht rechtsseitiger Tumornephrektomie (Hypernephrom) Hypertoniepersistenz; renale PTA links. 6 Monate nach PTA Blutdruck normalisiert. I. v. DSA: Keine Restenose, leichte Größenzunahme der linken Niere

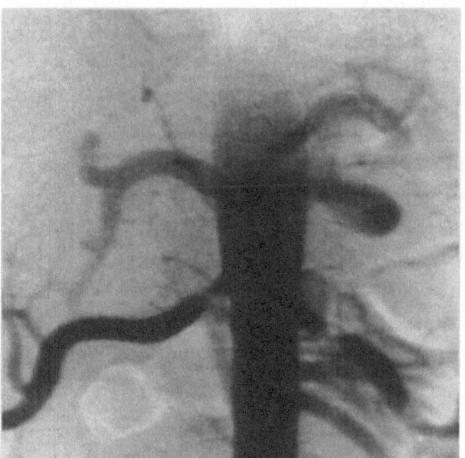
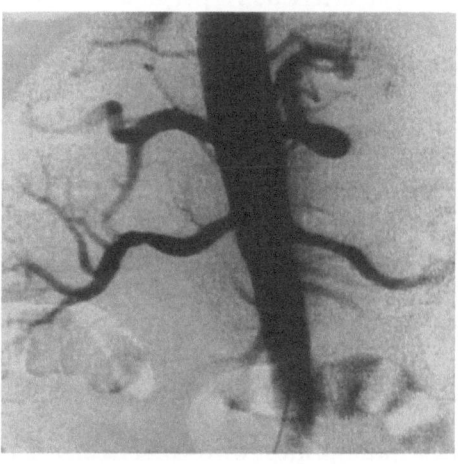

Abb. 2 a, b. 60jähriger Patient, therapieresistente arterielle Hypertonie. **a** I. a. DSA vor PTA: deutliche Nierenarterienstenose rechts, filiforme Stenose links. **b** I. a. DSA unmittelbar nach beidseitiger renaler PTA: keine Reststenose abgrenzbar, Blutdruck bei Entlassung normalisiert

führten Dilatationen konnte angiographisch eine vollständige (n = 44) oder partielle (n = 23) Erweiterung des behandelten Segmentes erzielt werden (Abb. 1 und 2). 2mal ließ sich durch die Ballonangioplastie keine wesentliche Gefäßerweiterung erreichen.

Vollständige Erweiterungen waren prozentual mit 80% am häufigsten bei den mittelschwer ausgeprägten Stenosen (71–80%), partielle Erweiterungen fanden sich am häufigsten bei den höchstgradigen Stenosierungen. Ein angiographisch unverändertes oder schlechteres Bild stellte sich bei 1 von 6 (16,7%) Ostiumstenosen und 1 von 57 (1,8%) Hauptstammstenosen dar. Der Anteil an vollständigen Erweiterungen nahm mit dem relativen Ballondurchmesser zu. Entsprach der Ballondurchmesser dem Gefäßdurchmesser in der Blattfilmangiographie oder überschritt er diesen geringgradig, so fand sich bei 9 von 11 (81%) Behandlungen eine vollständige Erweiterung. Bei Ballongrößen, die den zu dilatierenden Gefäßdurchmesser um mehr als 2 mm unterschritten, fiel dieser Wert auf 42,9% ab.

Blutdruckverhalten

Unabhängig von der Medikation, die in die Wertung des klinischen Behandlungsergebnisses eingeht, konnte nach PTA eine signifikante Senkung des RR erzielt werden. Der mittlere systolische Blutdruck fiel von 169,7 mm Hg auf 138,6 mm Hg, die diastolischen Werte vor PTA betrugen durchschnittlich 101,8 mm Hg und nach PTA 84,8 mm Hg. Vor PTA waren z. T. unter hoher Medikation entsprechend der WHO-Definition (systolisch < 160, diastolisch < 95 mm Hg) 22,1%, nach PTA 77,9% der Patienten normoton (p < 0,001).

Klinischer Status bei Entlassung

Bei 66 von 69 behandelten Patienten konnte der Entlassungsstatus erhoben werden. Die arterielle Hypertonie war entsprechend der Klassifikation von Ingrisch (14) bei 80,3% der Patienten geheilt (n = 14) oder gebessert (n = 39) und bei 19,7% unverändert. Heilungen traten bei Patienten mit einer FMD relativ häufiger (39,1%) auf. Auch bei einer Hypertoniedauer von bis zu 5 Jahren waren Heilungen relativ häufiger (30%) als bei längerer Anamnesedauer. In der Gruppe der bis zu 40jährigen (n = 16) war eine Heilung signifikant häufiger (p < 0,05) als bei älteren Patienten. 81% der Patienten, die angiographisch nach PTA eine vollständige Erweiterung aufwiesen, waren geheilt oder gebessert, im Vergleich zu 78% der Patienten mit partieller Erweiterung (nicht signifikant). Daraus folgt, daß trotz angiographisch vollständig gelungener PTA bei 19% Patienten bezüglich der arteriellen Hypertonie klinisch initial keine Besserung zu erzielen war.

Captopriltest und seitengetrennte Reninbestimmung

Der Captopriltest wird von uns erst seit 8 Monaten obligat vor einer renalen PTA durchgeführt. Von 18 Patienten, die anschließend dilatiert wurden, lagen die Testergebnisse vor. Patienten, die als geheilt oder gebessert entlassen wurden, wiesen häufiger (66,6%) ein stimulierbares Renin, d. h. einen pathologischen Befund im Captopriltest auf, als Patienten ohne Blutdrucksenkung nach PTA. Dieser

Unterschied war stat. jedoch nicht signifikant. Bei 9 weiteren Patienten wurde vor der PTA eine seitengetrennte Reninbestimmung durchgeführt. Heilungen traten signifikant häufiger (p < 0,001) bei Patienten auf, die eine Lateralisierung (Quotient $\geq$ 1,5) der Reninkonzentration im Nierenvenenblut erkennen ließen.

Hippuranclearance

Im Untersuchungszeitraum wurde bei 35 Patienten vor PTA eine seitengetrennte Hippuranclearance durchgeführt. Eine Heilung der arteriellen Hypertonie wurde signifikant häufiger (p < 0,01) bei Patienten mit normaler Hippurangesamtclearance beobachtet.

Komplikationen

Während oder unmittelbar nach der renalen PTA traten bei 11 von 73 Behandlungen (15,1%) Komplikationen auf. Von diesen waren allerdings nur 6 (8,2%) behandlungspflichtig. 3 weitere Komplikationen wurden mehr als 12 h nach PTA klinisch manifest (thrombotischer Verschluß der A. renalis, dialysepflichtige Niereninsuffizienz, Aneurysma spurium der A. femoralis communis.), so daß sich insgesamt in 12,3% therapiebedürftige Komplikationen ergaben, davon waren 2 operationspflichtig (Revision der A. renalis, Aneurysmaabtragung). Todesfälle als PTA-Komplikationsfolge traten nicht auf.

Spätergebnisse

Es konnten 60 klinische Nachuntersuchungen durchgeführt werden. 26 Untersuchungen wurden bis zu 6 Monate, 19 6–24 Monate und 15 mehr als 24 Monate nach PTA erstellt. Bezüglich der Behandlungsergebnisse der arteriellen Hypertonie zeigte sich dabei folgendes Bild. Nach einem durchschnittlichen Nachuntersuchungsintervall von 14,9 Monaten war die arterielle Hypertonie bei 31 von 60 (51,7%) geheilt oder gebessert (Tabelle 1). Weitgehend unverändert im Vergleich zum prätherapeutischen Ausgangsbefund waren bei Entlassung 19,7%, bis 6 Monate 42,3%, 6–24 Monate 52,6% und mehr als 24 Monate (max. 79 Monate) nach PTA 53,3% der nachuntersuchten Patienten. 2 Patienten mit NAST von Transplantatnieren wurden 31 und 79 Monate nach PTA untersucht. Die arterielle Hypertonie war bei einem Patienten gebessert und bei einem unverändert. Beide Pa-

Tabelle 1. Hypertoniestatus nach PTA in Abhängigkeit vom Nachuntersuchungsintervall

Geheilt oder gebessert:		
Bei Entlassung		80,3%
Bis 6 Monate	15/26	56,7%
Nach durchschnittlich 14,9 Monaten	31/60	51,7%
6–24 Monate	9/19	47,4%
>24 bis 79 Monate	7/15	46,7%

Tabelle 2. Absolutwerte der J^{131}-Hippuran-Gesamtclearance vor und nach PTA bei 23 Patienten (mittleres Intervall 19,8 Monaten)

Gebessert	(Anstieg	≥ 20 ml)	14 (60,9%)
Unverändert	$(+/-$	< 20 ml)	5 (21,7%)
Verschlechtert	(Abfall	≥ 20 ml)	4 (17,4%)

tienten wiesen histologisch Zeichen der chronischen Abstoßungsreaktion auf. Im Rahmen der Nachuntersuchungen wurden 41 Angiographien (I. v.-DSA) erstellt. 24 der 41 (58,5%) nachangiographierten Patienten wiesen im Angioplastiebereich unverändert eine Lumenerweiterung wie bei der posttherapeutischen Angiographie auf, bei einem Patienten wurde eine Verbesserung beobachtet. In keinem Fall fand sich ein zwischenzeitlich aufgetretener Nierenarterienverschluß, – Aneurysma oder AV-Fistel auf der behandelten Seite. Bei Patienten mit atherosklerotisch bedingter NAST ergab sich ein signifikanter Zusammenhang ($p < 0,001$) zwischen dem primär erzielten angiographischen Ergebnis und dem angiographischen Befund bei der Nachuntersuchung. Eine Befundprogredienz im PTA-Bereich ließ sich bei 10,5% (2 von 19) der Patienten mit initial vollständiger Erweiterung und bei 4 von 4 Patienten mit nur teilweiser Dilatation aufzeigen.

Bei 23 Patienten wurde im Rahmen der Nachuntersuchung die J^{131}-Hippuranclearance bestimmt und mit den Absolutwerten vor PTA verglichen. Die Gesamtclearance war nach einem mittleren Intervall von 19,8 Monaten bei 14 von 23 Patienten (60,9%) verbessert, bei 5 (21,7%) weitgehend unverändert und bei weiteren 4 Patienten (17,4%) verschlechtert (Tabelle 2), wobei z. T. progrediente Funktionsstörungen auf der nicht behandelten Seite vorlagen.

Schlußfolgerungen

– Die renale PTA stellt bei sorgfältiger Patientenauswahl eine wirksame und im Vergleich zur operativen Intervention risikoärmere Therapie der renovaskulären Hypertonie dar.
– Die mögliche Verbesserung von Nierenfunktionsstörungen durch eine renale PTA sollte stärker berücksichtigt werden.
– Bei der Durchführung einer renalen PTA sind wesentliche Komplikationsmöglichkeiten zu beachten. Der atraumatischen und eindeutig intravasalen Plazierung von Führungsdraht und Katheter sowie der adäquaten Auswahl der Ballondimensionen kommen eine entscheidende Bedeutung zu.
– Da mit Restenosen besonders innerhalb der ersten 6 Monate zu rechnen ist, sollten die ersten Nachuntersuchungen nach 6 und 12 Monaten erfolgen.

Literatur

1. Foster JH, Maxwell M, Franklin S, Bleifer K, Trippel O, Julian O, Decamp P, Varady P(1975) Renovascular occlusive disease: results of operative treatment. JAMA 231:1043–1048
2. Gross-Fengels W, Neufang KFR, Beyer D, Steinbrich W (1987) Komplikationen der IV-DSA – Ergebnisse bei 500 Patienten. Röntgenbl 40

190

3. Ingrisch H (1984) Radiologische Therapie der Nierenarterienstenose durch perkutane transluminale Angioplastik. Fortsch Röntgenst Ergänzungsband 121:72–94
4. Kuhlmann U, Greminger P, Grüntzig A, Schneider E, Pouliadis G, Lüscher T, Steurer J, Siegenthaler W, Vetter W (1985) Long-term experience in percutaneous transluminal dilatation of renal artery stenosis. Am J Med 79:692–698
5. Martin L, Casarella W, Alspaugh JP, Chuang V (1986) Renal artery angioplasty: increased technical success and decreased complications in the second 100 patients. Radiology 159:631–634
6. Maxwell M, Bleifer KH, Franklin S, Varady P (1972) Cooperative study of renovascular hypertension. JAMA 220:1195–1204
7. Puijlaert C, Mali W, Rosenbusch G, v. Straalen A, Klinge J, Feldberg M (1986) Delayed rupture of renal artery after renal percutaneous transluminal angioplasty. Radiology 159:635–637
8. Tegtmeyer CJ, Kellum C, Ayers C (1984) Percutaneous transluminal angioplasty of the renal artery-results and long-term follow-up. Radiology 153:77–84
9. Tegtmeyer CJ, Sos T (1986) Techniques of renal angioplasty. Radiology 161:577–586
10. Vollmar J (1982) Rekonstruktive Chirurgie der Arterien. Thieme, Stuttgart
PEP S. 9

Die perkutane transluminale Angioplastik (PTA) von Hirngefäßstenosen (Indikation, Technik, Ergebnisse)

R. Kachel, St. Basche

Nachdem Dotter und Judkins [2] mit der Entwicklung eines koaxialen Katheter-besteckes 1964 die Grundlagen für die perkutane transluminale Angioplastik (PTA) gelegt hatten, eröffneten sich jedoch erst nach Einführung des doppellumi-gen Ballonkatheters durch Grüntzig [4] und der Weiterentwicklung durch Olbert [8] neue Möglichkeiten der Katheterbehandlung. Der weltweite, erfolgreiche Ein-satz der PTA in der Behandlung von Stenosen der Becken-, Bein-, Koronar- und Nierenarterien mit einer geringen Komplikationsrate veranlaßte uns, auch su-praaortale Gefäßstenosen einer Dilatationsbehandlung zuzuführen.

Patientengut und Methode

Wir haben 1981 mit der Katheterdilatation supraaortaler Gefäßstenosen begon-nen und seither bei 56 Patienten (33 Männer, 23 Frauen) mit insgesamt 66 Steno-sen supraaortaler Gefäße und 1 Subklaviaverschluß die PTA versucht. Das Alter der Patienten lag zwischen 32 und 72 Jahre, das Durchschnittsalter betrug 54 Jah-re.

Bei 33 Patienten (22 Männer, 11 Frauen) lagen 40 Hirngefäßstenosen und zu-sätzlich 4 Subklaviastenosen vor.

Weitere 22 Patienten (11 Männer, 11 Frauen) hatten singuläre Subklaviaste-nosen, und 1 Patient hatte einen Subklaviaverschluß im I. Segment. Alle Patienten wiesen Symptome der zerebro-vaskulären, vertebro-basilären oder brachialen In-suffizienz auf. Als prä- und posttherapeutische Untersuchungsmethoden setzten wir die Elektroenzephalographie, die Rheoenzephalographie, die dynamische Hirnszintigraphie, die Indium-111-Thrombozytenszintigraphie und bei Subkla-viastenosen die Oszillographie und die intraarterielle Druckmessung ein.

Die Dilatationen wurden mit Grüntzig-Ballonkathetern F 5–F 7 der Firmen Cook (Dänemark) und Medi-Tech (Polystan Benelux, Niederlande) durchge-führt. Die Ballondurchmesser betrugen je nach Gefäß 4, 5, 6 oder 9 mm.

Zunächst wurde transfemoral das Gefäß sondiert und ein überlanger Füh-rungsdraht (250 cm) in das stenosierte Gefäß eingeführt. Anschließend Aus-wechslung des Diagnostikkatheters gegen einen Grüntzig-Ballonkatheter über den liegenden Führungsdraht. Nach Plazierung des Ballons in der Stenose manu-elle Entfaltung mit einem Kontrastmittel-Wasser-Gemisch mit Hilfe einer 5- oder 10-ml-Injektionsspritze und einem Druck von 300–600 kPa und Aufweitung der Stenose. Im allgemeinen waren 4–8 Dilatationen von je 3–5 s Dauer erforderlich. Ausgeprägte Stenosen wurden in 2 Schritten dilatiert, zunächst mit einem F 5-

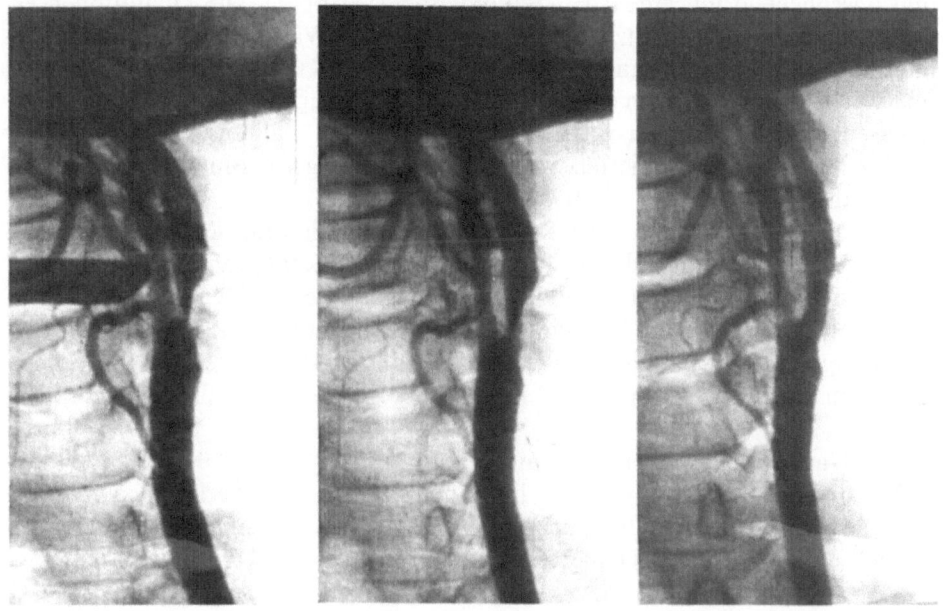

Abb. 1. Hochgradige Stenose der A. carotis interna (*links*), nach 1. PTA (*Mitte*), nach 2. PTA (*rechts*)

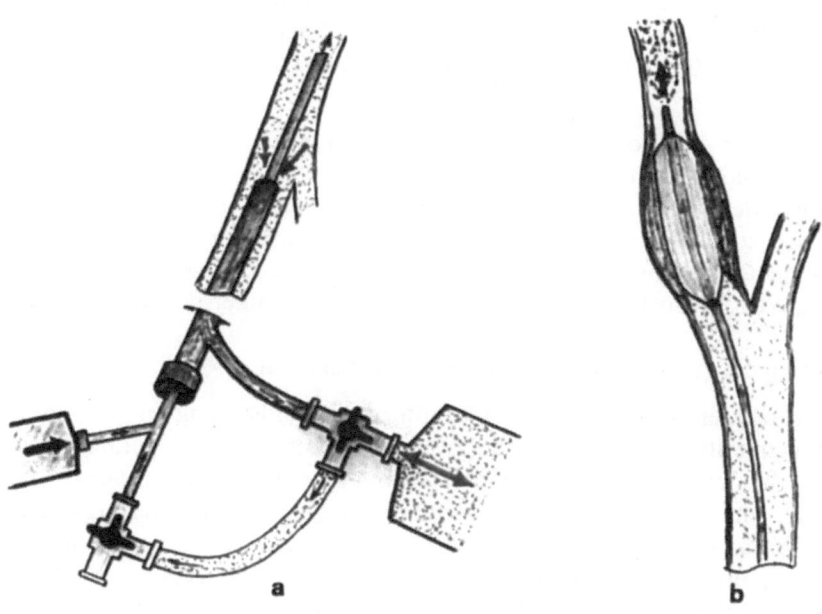

Abb. 2. Schema der Perfusion mit körpereigenem Blut. Blutentnahme aus der A. iliaca und Injektion über das Innenlumen des Dilatationskatheters

und anschließend mit einem F 7-Ballonkatheter (Abb. 1). Die Dilatationen erfolgten unter Heparinschutz (10 000 E Heparin i. a.). Während der Dilatationsbehandlung wurden Herz- und Hirnfunktionen mit EKG- und EEG-Monitoring überwacht. Beim Vorliegen eines nicht funktionstüchtigen Circulus arteriosus cerebri oder beim Auftreten von EEG-Veränderungen während der Passage der Hirngefäßstenose perfundierten wir seit 1986 körpereigenes Blut über den Dilatationskatheter (Abb. 2).

Seit 1984 führen wir vor der Katheterdilatation die Markierung von autologen Thrombozyten mit Indium-111-Oxinat und eine Szintigraphie der Hals- und Schulterregion durch, um thrombotische Auflagerungen im Stenosebereich zu erfassen. Nur bei negativem szintigraphischen Befund wurde die Katheterdilatation durchgeführt. 30–60 min nach Dilatation oder Dilatationsversuch und an den folgenden 2–3 Tagen kontrollierten wir die betroffene Gefäßregion szintigraphisch.

Die Nachbehandlung erfolgte mit Heparininfusionen (15 000–20 000 E Heparin pro die) über 3 Tage. Am 2. Tag begannen wir mit einer überlappenden oralen Antikoagulatientherapie. Nur beim Vorliegen von Kontraindikationen setzten wir in 2 Fällen Thrombozytenaggregationshemmer ein.

Ergebnisse

Die Passage eines subtotalen Verschlusses der A. carotis interna mit dem Dilatationskatheter mißlang bei 4 Patienten (3 Männer, 1 Frau).

Bei allen anderen 52 Patienten konnten die Stenosen passiert und 1 Subklaviaverschluß rekanalisiert werden. Die weitgehende oder vollständige Aufweitung gelang bei 60 von 62 Stenosen supraaortaler Gefäße (Abb. 3–5). Es handelte sich dabei um:

21 Stenosen der A. carotis interna (bei 4 Patienten bds.),
 8 Vertebralisabgangsstenosen,
 2 Stenosen des Truncus brachiocephalicus,
 2 Abgangsstenosen der A. carotis communis sinistra und
 1 Abgangsstenose der A. carotis externa bei beidseitigem Internaverschluß und retrograder Versorgung der Großhirnhemisphären über die A. ophthalmica und
26 Stenosen der A. subclavia vorwiegend im I. Segment.

2 Stenosen der A. carotis interna konnten nicht vollständig aufgeweitet werden. In einem Fall lag eine schwere kalzifizierte Stenose vor, die operativ beseitigt werden mußte, da erneut transitorisch ischämische Attacken auftraten.

Im anderen Fall war der Circulus arteriosus cerebri nicht angelegt, so daß es jeweils während des Dilatationsvorganges von ca. 5 s Dauer zu beginnenden Bewußtseinsstörungen kam, die sofort nach Entleerung des Ballons wieder verschwanden. Durch Aufweitung der Stenose auf über 80% des normalen Gefäßdurchmessers konnte der drohende Gefäßverschluß verhindert werden. Unter oraler Antikoagulatientherapie ist der Patient seit über 3 Jahren beschwerdefrei und wieder berufstätig. Alle anderen Patienten sind seit der PTA ebenfalls be-

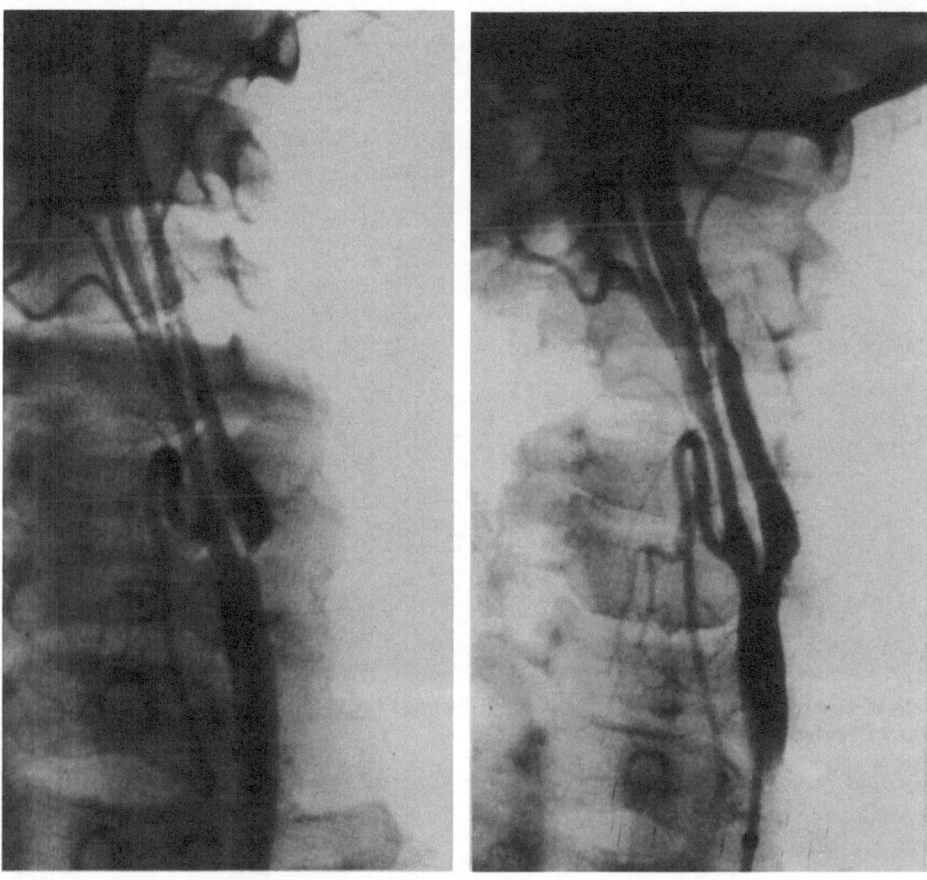

Abb. 3. Hochgradige Stenose der A. carotis interna vor (*links*) und nach PTA (*rechts*)

schwerdefrei. Transitorisch ischämische Attacken traten im Beobachtungszeitraum von 6–72 Monaten (Durchschnitt: 32,4 Monate) nicht wieder auf.

Schwere Komplikationen beobachteten wir während oder nach der PTA oder dem PTA-Versuch nicht. Bei 2 Patienten kam es zu Minorkomplikationen. In einem Fall gelang die Passage einer schweren exzentrischen Stenose der A. carotis interna mit dem Dilatationskatheter nicht. Im Indium-111-Thrombozytenszintigramm fanden wir sofort nach dem PTA-Versuch eine ausgeprägte Thrombozytendeposition als Zeichen einer beginnenden Thrombose (Abb. 6). Neurologische Ausfälle bestanden nicht. Die anschließend durchgeführte Thrombendarteriektomie konnte einen wandständigen frischen Thrombus mit einem Durchmesser von 4 mm verifizieren. Der postoperative Verlauf war komplikationslos. Im zweiten Fall kam es bei einem 43jährigen Patienten mit generalisierter Arteriosklerose (Subklaviastenose links, Stenose der A. carotis interna rechts, Koronarsklerose mit Zustand nach Myokardinfarkt, arterieller Beckenachsenverschluß links und Oberschenkelverschluß rechts) und Zustand nach passagerer Hemiparese links während der Dilatation der Karotisstenose zu einer Fazialisparese, einer motori-

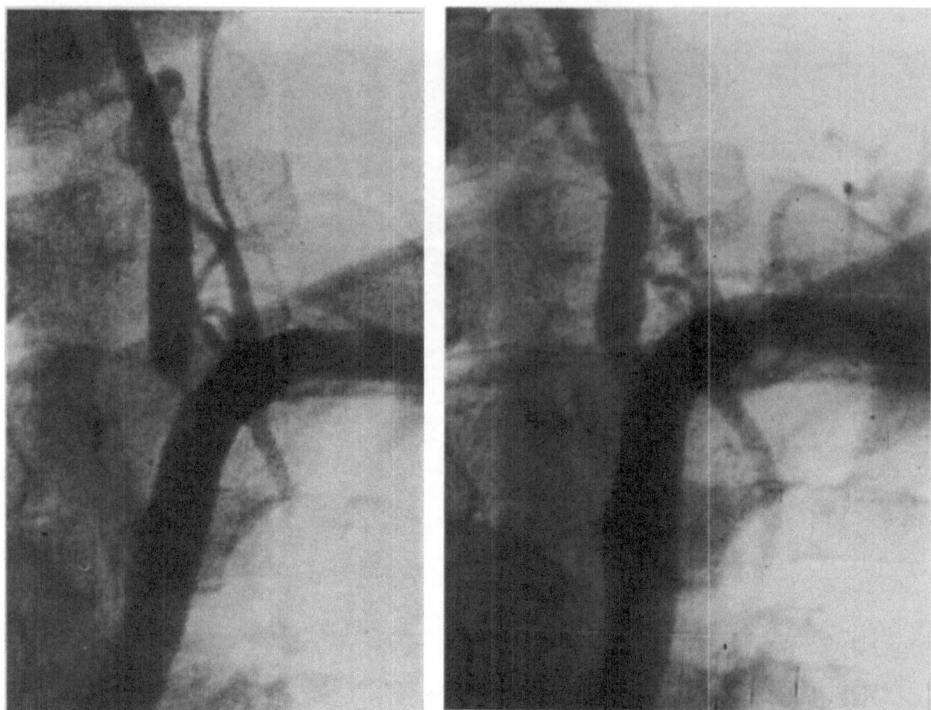

Abb. 4. Hochgradige Stenose der A. vertebralis links bei Hypoplasie rechts vor (*links*) und nach PTA (*rechts*)

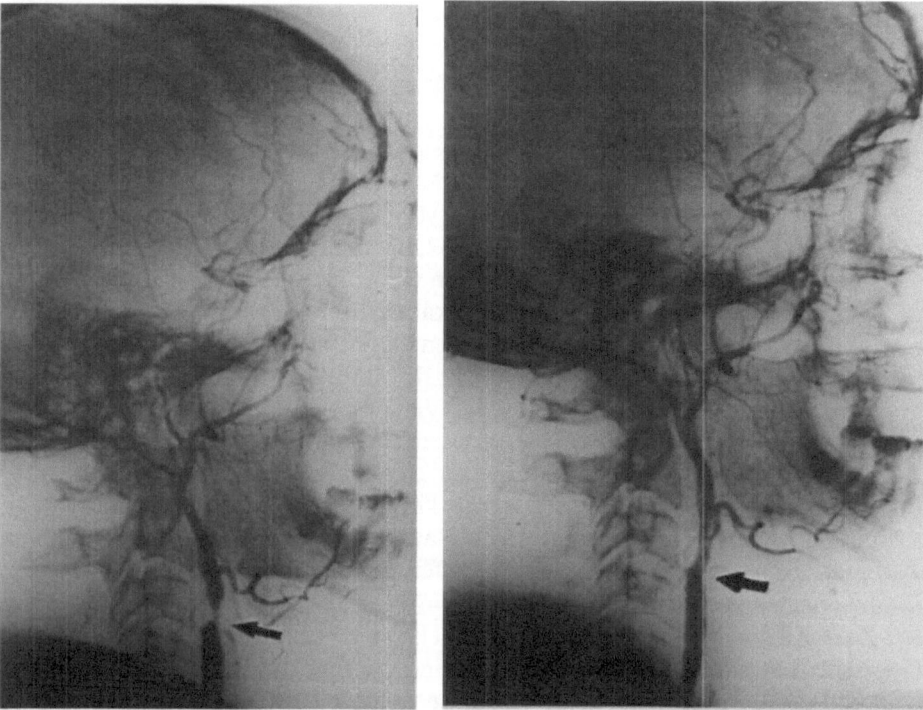

Abb. 5. Hochgradige Abgangsstenose der A. carotis externa bei Internaverschluß beidseits vor (*links*) und nach PTA (*rechts*)

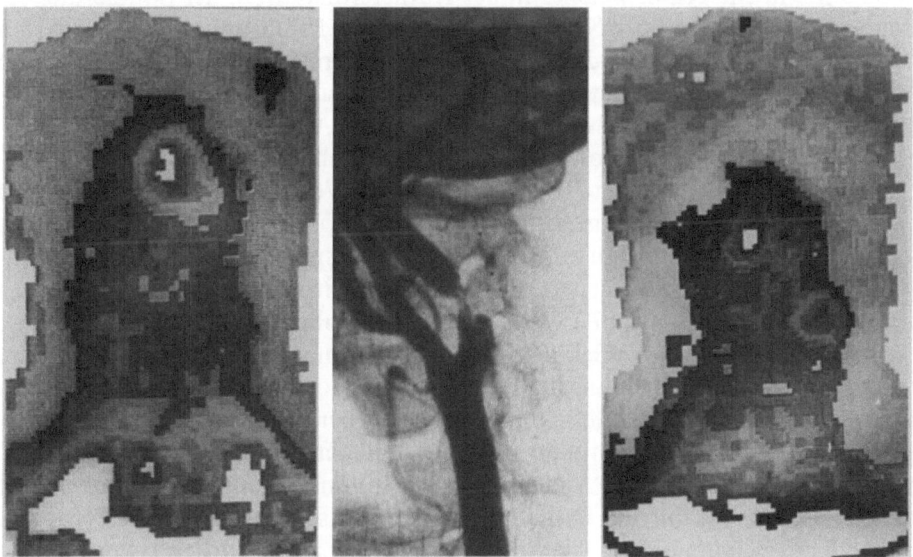

Abb. 6. Hochgradige exzentrische Stenose der A. carotis interna (*Mitte*). Indium-111-Thrombozytenszintigramm vor (*links*) und nach PTA-Versuch (*rechts*)

schen Aphasie und einer diskreten Parese des linken Armes, die sich jedoch innerhalb von 6 h vollständig zurückbildeten. Die 14 Tage später durchgeführte Kontrollangiographie belegte die vollständige Aufweitung der Stenose ohne Nachweis intrakranieller Gefäßverschlüsse. Der Patient wurde 6 Monate später einer operativen Rekonstruktion der Beckenachse zugeführt und weist seit über 3 Jahren keine Symptome einer zerebro-vaskulären Insuffizienz auf.

Diskussion

Während die PTA von Stenosen der Becken-Bein-Gefäße, der Nierenarterien und der Koronararterien heute in vielen Zentren zum Routineeingriff gehört, wird die perkutane transluminale Angioplastik (PTA) supraaortaler Gefäßstenosen nur zögernd in das Therapiekonzept einbezogen. Tierexperimentelle Untersuchungen und erste Berichte über eine erfolgreiche PTA bei Hirngefäßstenosen stammen von Mathias [6].

Unsere Ergebnisse sowie die Erfahrungen von Courtheoux [1], Freitag [3], Tsai [9], Motarjeme [7] und Vitek [10] belegen, daß die Katheterdilatation von Hirngefäßstenosen bei einem ausgewählten Patientengut ohne unvertretbar hohes Risiko möglich ist.

Die Indikation zur PTA muß jedoch äußerst streng gestellt werden, zumal aufgrund der noch relativ geringen Fallzahlen das mögliche Embolierisiko nicht ausreichend bekannt ist und etablierte gefäßchirurgische Verfahren zur Verfügung stehen, deren Morbidität und Mortalität durch große Verlaufsserien belegt sind. Voraussetzung für die Durchführung der PTA ist die umfassende Aufklärung des

Patienten und ein Team, welches in der Katheterdilatation, der Sondierung supraaortaler Gefäße und der Nachbehandlung große Erfahrung besitzt. Weiterhin halten wir die Szintigraphie der Hals- und Schulterregion nach Markierung von autologen Thrombozyten mit Indium-111-Oxinat für sehr hilfreich, da nur bei negativem Szintigraphiebefund eine klinisch relevante Ablagerung von Thrombozyten im Stenosebereich mit hoher Sicherheit auszuschließen ist [5]. Szintigraphiekontrollen sind 30–60 min nach der PTA oder dem Versuch und an den folgenden 2–3 Tagen durchzuführen, um beginnende Thrombosen noch vor dem Auftreten neurologischer Symptome zu erfassen und eine entsprechende Therapie (Operation oder Thrombolyse) einleiten zu können, wie wir an einem Beispiele belegen konnten. Die Indikation zur PTA sollte in interdisziplinärer Zusammenarbeit von Neurologen, Angiologen, Gefäßchirurgen und Angiographen gestellt werden. Vor der Therapieentscheidung halten wir die angiographische Darstellung der extra- und intrakraniellen Gefäße in mehreren Ebenen für erforderlich. Nur sie ermöglicht in Kombination mit der Doppler- und der B-Bild-Sonographie exakte Aussagen über Ausmaß, Ausdehnung, Form und Wandbeschaffenheit der Stenose. Dabei sind für die Differentialindikationsstellung zur operativen oder interventionsradiologischen Therapie Aussagen über das Vorliegen von Ulzerationen, Verkalkungen, wandständigen Thromben und fibromuskulär-dysplastischen Veränderungen von Bedeutung.

Die Vorteile der PTA sind:

1. sehr kurze bzw. keine Unterbrechung der Hirndurchblutung,
2. die Durchführung der Dilatation in Lokalanästhesie und der ständige Kontakt zum Patienten mit Erfassung beginnender Bewußtseinsstörungen infolge Überschreitung der Ischämietoleranz,
3. die geringe Belastung des Patienten und das Fehlen lokaler Wundkomplikationen am Hals,
4. die leichte Wiederholbarkeit und der erfolgreiche Einsatz bei postoperativen Restenosen,
5. die Möglichkeit der Dilatation karotisgabelferner Internastenosen,
6. die leichte Erreichbarkeit von Abgangsstenosen der supra-aortalen Gefäße und
7. die geringen Kosten, der kürzere Krankenhausaufenthalt und der geringere Personalaufwand.

Geeignet für eine PTA erscheinen kurzstreckige, glatt begrenzte, nicht exulzerierte Stenosen, wenn thrombotische Ablagerungen ausgeschlossen werden können.

Die Indikation zur PTA sehen wir bei Patienten mit Symptomen der zerebrovaskulären oder vertebrobasilären Insuffizienz vorwiegend im Stadium II und beim Vorliegen von:

1. Abgangsstenosen der A. vertebralis,
2. Abgangsstenosen der A. carotis communis sinistra und des Truncus brachiocephalicus,
3. Abgangsstenosen der A. carotis externa bei homolateralem Internaverschluß, wenn intrakranielle Gefäße retrograd über die A. ophthalmica versorgt werden,

4. karotisgabelfernen Internastenosen, die einer Thrombendarterektomie nicht oder schwer zugängig sind,
5. Hirngefäßstenosen, die durch eine fibromuskuläre Dysplasie bedingt sind,
6. postoperativen Hirngefäßstenosen und
7. zirkulären bzw. kurzstreckigen, glatt begrenzten, nicht exulzerierten Hirngefäßstenosen.

Hirngefäßverschlüsse, exulzerierte oder kalzifizierte Stenosen hirnversorgender Gefäße sind ebenso wie Knickstenosen keine Indikation für eine PTA und somit einer gefäßchirurgischen Therapie zuzuführen. Kombinationen von glatt begrenzten, kurzstreckigen Hirngefäßstenosen und Knickstenosen bedürfen ebenfalls der gefäßchirurgischen Rekonstruktion, da Knickstenosen nur operativ korrigierbar sind.

Literatur

1. Courtheoux P, Tournade A, Theron J et al. (1985) Transcutaneous angioplasty of vertebral artery atheromatous ostial stricture. Neuroradiology 27:259–264
2. Dotter CT, Judkins MP (1964) Transluminal treatment of arteriosclerotic obstruction: description of a new technic and a preliminary report of its application. Circulation 30:654–670
3. Freitag G, Freitag J, Koch RD et al. (1987) Transluminal angioplasty for the treatment of carotid artery stenoses. VASA 16:67–71
4. Grüntzig A, Hopff H (1974) Perkutane Rekanalisation chronischer arterieller Verschlüsse mit einem neuen Dilatationskatheter. Modifikation der Dottertechnik. Dtsch Med Wochenschr 99:2502–2510
5. Kachel R, Endert G, Reiß-Zimmermann GU et al. (1986) 111-Indium-Thrombozytenszintigraphie und perkutane transluminale Dilatation (Angioplastik) von supraaortalen Gefäßstenosen. Eine neue Methode zur Therapieentscheidung und Verlaufskontrolle. Fortschr Röntgenstr 145:336–339
6. Mathias K (1981) Perkutane transluminale Katheterbehandlung supraaortaler Arterienobstruktionen. Angio 3:47–50
7. Motarjeme A, Keifer JW, Zuska AJ (1982) Percutaneous transluminal angioplasty of the brachiocephalic arteries. AJR 138:457–462
8. Olbert F, Hanecka L (1977) Transluminale Gefäßdilatation mit einem modifizierten Dilatationskatheter. Fortschr Med 95:867–869
9. Tsai FY, Matovich V, Hieshima G et al. (1986) Percutaneous transluminal angioplasty of the carotid artery. AJNR 7:349–358
10. Vitek JJ, Keller FS, Duvall ER et al. (1986) Brachiocephalic artery dilatation by percutaneous transluminal angioplasty. Radiology 158:779–785

Die PTA der A. carotis mit einem Carotisschirm. Eine Studie über 8 Patienten

A. H. Beck, St. Milic

Einführung

Die Katheterdilatation oder Rekanalisation von Supraaortalästen ist nach wie vor umstritten [1, 7]. Das wesentliche Problem besteht in der Thromboembolie oder im Ablösen von kleinen arteriosklerotischen Plaques in die zerebrale Peripherie mit unabsehbaren Folgen. Mehrere Arbeitsgruppen haben sich um die Lösung dieses Problems bemüht [2, 3, 9, 10]. Ausgegangen wurde von der Vorstellung, einen passageren siebartigen Schild distal der zu dilatierenden Gefäßregion in die A. carotis einzulegen, der die mögliche Thromboembolie verhindert und nach der Dilatation wieder problemlos entfernt werden kann. Die von Freitag [3] berichtete Methode der Dilatation mittels eines Doppelballons, der nach erfolgter Dilatation in Fogarty-Technik aus der distalen A. carotis interna entfernt wird, ist von dieser Methode grundsätzlich verschieden, da hier der Blutstrom nach peripher geblockt, dort jedoch gefiltert wird. In einem Fall gelang uns über ein ultradünnes Endoskop mittels einer speziellen Spültechnik die in anderen Gefäßregionen bereits durchgeführte endoskopische Kontrolle der A. carotis vor und nach der Dilatation.

Methode

Es wurden ausschließlich Patienten mit einer typischen Stenosesymptomatik der A. carotis interna ausgewählt, wobei wir uns bei unseren Dilatationen ausschließlich auf kurzstreckige, nicht exulzerierte Stenosen mit einem Stenosegrad von etwa 60–90% beschränkt haben. Längerstreckige exulzerierte Stenosen wurden mit dieser Methode nicht durchgeführt.

Zwei Schirmmodelle sind entwickelt worden. Das erste Modell besteht im Prinzip aus einem Dormia-Körbchen mit 10–14 Versteifungsfilamenten, die im aufgefalteten Zustand einen Durchmesser von 2 cm erreichen. Der Schaft des Dormia-Körbchens beträgt 3,0 F. Ein zweites Körbchenmodell wird über die 10–14 Drähte mit einem engmaschigen Netz umgeben. Die Maschen des Netzes sieben Teile von >0,1 mm aus dem Blutstrom heraus. Durch 6 größere Eintrittslöcher am proximalen Schirmteil (Abb. 1) besteht zudem die Möglichkeit, daß die korpuskulären Bestandteile im Blutstrom in diesem Netz gefangen werden.

Die Angioskopie wurde bei einem Patienten durchgeführt. Über eine F9-Schleuse der A. femoralis wird die linke A. carotis mittels eines geraden F9-Katheters sondiert. Über den liegenden Katheter ist es nun möglich, ein ultradünnes

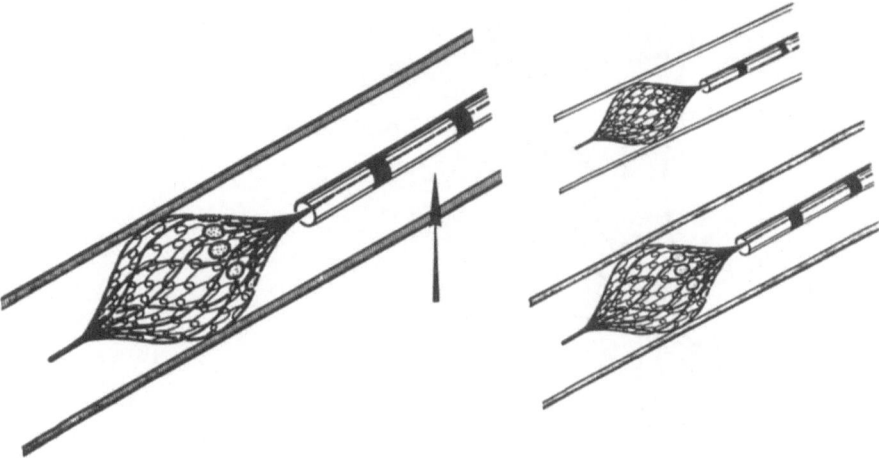

Abb. 1. Der entfaltete Carotisschirm mit dem proximal gelegenen Dilatationskatheter (*Pfeil*)

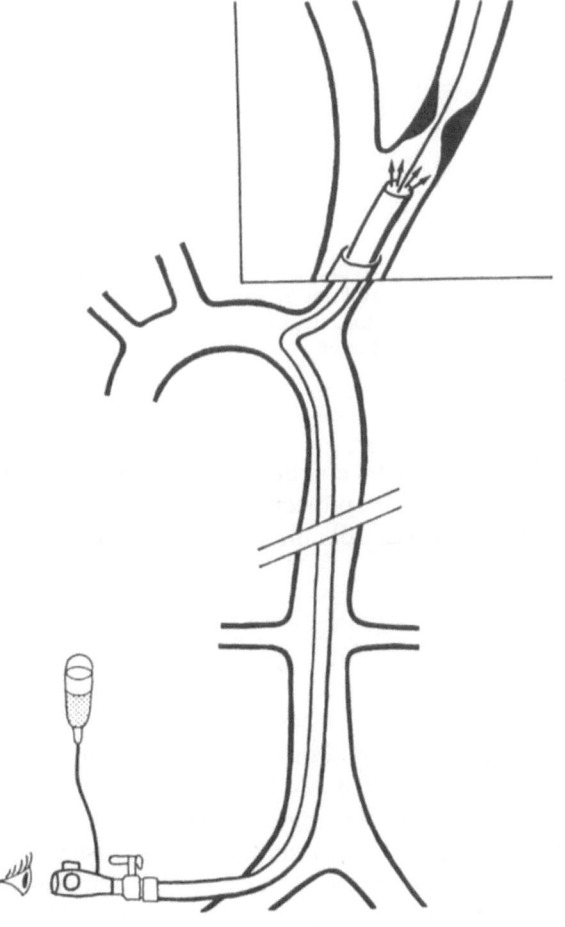

Abb. 2. Das Angioskop in situ: Über einen Führungskatheter wird das Endoskop bis vor die Stenose vorgeführt. Durch das Endoskop verläuft der Führungsdraht

201

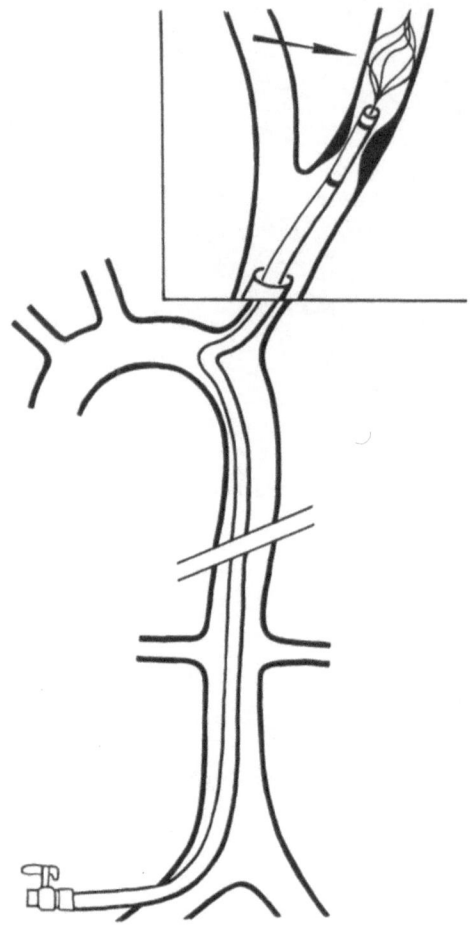

Abb. 3. Der Carotisschirm wird distal der Stenose entfaltet. In der Stenose liegt bereits der Dilatationskatheter

Endoskop mit einem Außendurchmesser von 2,4 mm bis zur Spitze des Katheters vorzuschieben und danach mit einer speziellen Spültechnik für 3–5 s eine Dokumentationsmöglichkeit mit einer Schnellschußkamera zu erhalten (Abb. 2 und 3).

Ergebnis

Die Dilatation gelang in allen 8 Fällen. Im Mittel konnten die Stenosen von 70–80% auf unter 20% verbessert werden. Die technische Durchführung gelang ebenfalls in allen Fällen problemlos (Abb. 4). Die Angioskopie zeigte vor der Dilatation ein filiformes, unregelmäßiges, teils exzentrisch, teils konzentrisch eingeengtes Lumen ohne wandadhärente Thromben oder ulzeröse Veränderungen (Abb. 5). Der Zustand nach Dilatation zeigte ein deutlich weiteres Gefäßlumen

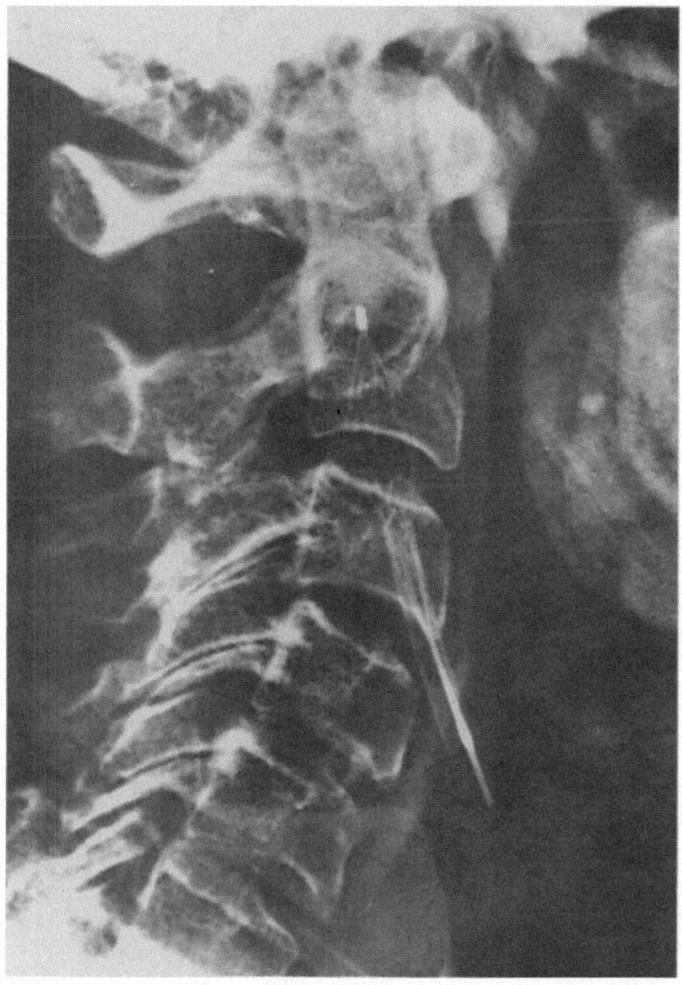

Abb. 4. Der entfaltete Carotisschirm in situ

bei nach wie vor vorhandenen Plaques, die jedoch kleinere Längseinrisse aufwiesen. Eine Reststenose ist auch hier noch deutlich zu erkennen (Abb. 6).

Sämtliche Dilatationen konnten ohne wesentliche Komplikationen durchgeführt werden. In einem Fall trat nach Dilatation eine 4 h andauernde Sehstörung auf, die sich jedoch vollständig zurückbildete. In einem weiteren Fall fand sich an der Punktionsstelle ein größeres Leistenhämatom von etwa 10 cm Durchmesser, das jedoch konservativ abheilte.

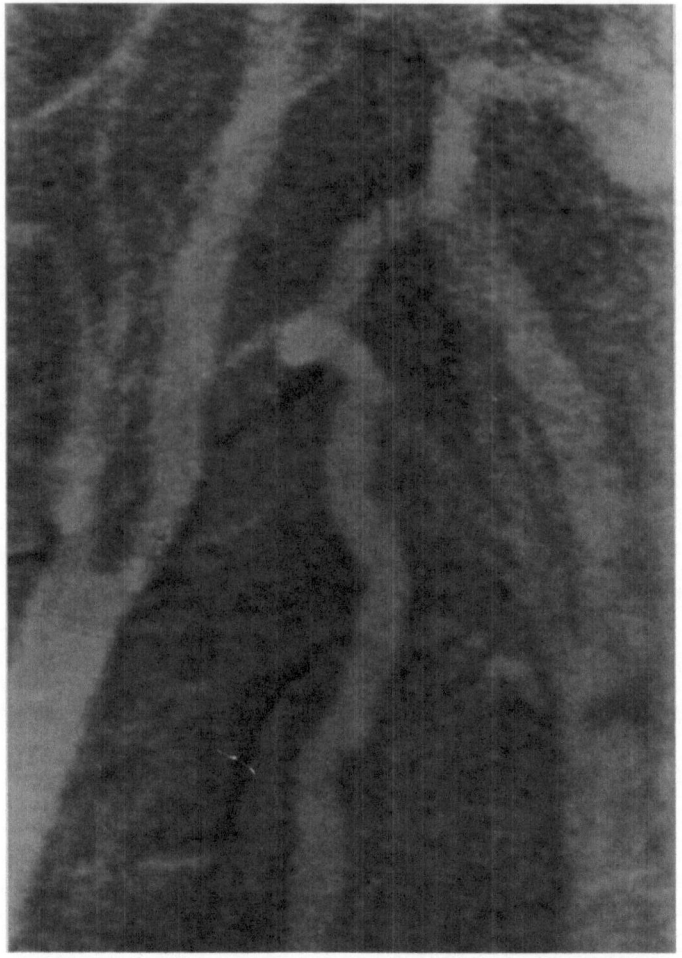

Abb. 5. Hochgradige exzentrische Stenose der A. carotis communis

Diskussion

Die perkutane transluminale Angioplastie hat im Spektrum der therapeutischen Verfahren bei Gefäßoperationen der unteren Exremität, der Beckengefäße, der Nierenarterien sowie der Koronararterien bereits einen festen Platz und ist bereits zu einer Routinetherapie geworden [4–6]. Im supraaortalen Bereich berichtete erstmals Matthias [7, 8] von erfolgreichen Dilatationen im Subclavia- und Carotisbereich. Bisher wurden über keine wesentlichen Komplikationen berichtet [1, 2, 7]. Bei den berichteten Dilatationen der A. carotis sind bisher ausschließlich kurzstreckige, nichtulzerierte Stenosen behandelt worden. Auch in unserem Krankengut waren ausschließlich hochgradige, konzentrische, nichtulzerierte Stenosen von einer Länge bis 4 mm dilatiert worden. Das Risiko der zerebralen

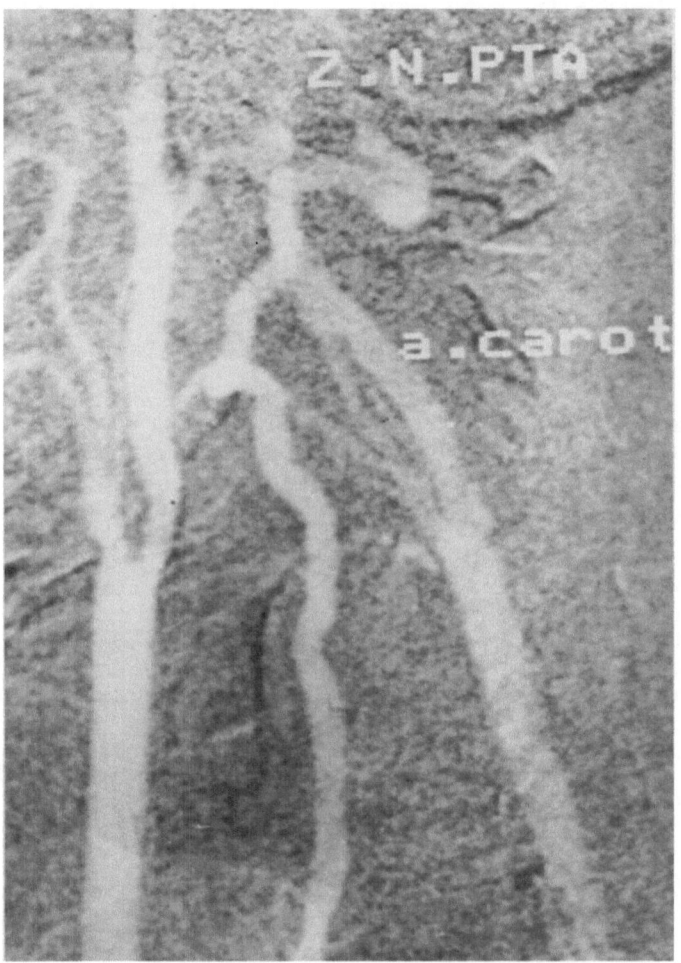

Abb. 6. Zustand nach PTA der A. carotis communis. Geringe Reststenose

Embolie ist wegen der noch geringen Zahl behandelter Carotisstenosen unsicher einschätzbar. Bei zahlreichen Subclaviastenosen sind jedoch bisher keine wesentlichen Komplikationen beschrieben worden [2, 7]. Auch bei den derzeit schon zur Routine gewordenen Stenose- und Verschlußbehandlungen bei Becken- und Beinarterien finden sich nach der Literatur wenig Embolisationen nach peripher, und diese meist nach erfolgten Rekanalisationen obliterierter Gefäße. In Übereinstimmung mit Freitag [3], Matthias [8], Ritter [9] und Wilms [10] sind wir der Auffassung, daß eine Indikation bei bestimmten Fällen, z. B. bestehender Inoperabilität oder Operationsablehnung, bestehen kann. Das zu behandelnde Gefäßsegment muß zuvor angiographisch und dopplersonographisch abgeklärt sein. Die Stenose sollte unseres Erachtens mittel- und hochgradig sein und lediglich kurzstreckig bis etwa 0,5 cm das Gefäß stenosieren. Die Dilatation eines langstreckigen, exulzerierten Carotisbefundes halten wir auch gerade in Kenntnis des Angioskopiebefundes für bedenklich. Der passagere Carotisschirm ist derzeitig erst bei wenigen Patienten eingesetzt worden, so daß ein abschließendes Urteil über dessen Funktionalität noch nicht abgegeben werden kann.

Literatur

1. Bockenheimer S, Mathias K (1983) Percutaneous transluminal angioplasty in arterious sclerotic internal carotid artery stenosis. AJNR 4:791–792
2. Dublin AB, Baltaxe HA, Cobb CA (1983) Percutaneous transluminal carotid angioplasty in fibromuscular dysplasia. J Neurosurg 59:162–165
3. Freitag G, Freitag J, Koch RB (1984) Perkutane transluminale Angioplastik von Carotisstenosen. RoeFo 140:209–212
4. Grüntzig A, Hopff H (1974) Perkutane Rekanalisation chronischer arterieller Verschlüsse mit einem neuen Dilatationskatheter. Dtsch Med Wochenschr 99:2502–2505
5. Grüntzig A (1982) Transluminale Dilatation coronarer, renaler und peripherer Arterienstenosen. Röntgenpr 35:295–297
6. Mahler F, Glück Z, Probst P, Weidmann P, Nachbur B (1982) Perkutane transluminale Dilatation von Nierenarterienstenosen: Technik und Resultate. Vasa 11:353–357
7. Mathias K, Mittermayer CH, Ensinger H, Neff W (1980) Perkutane Katheterdilatation von Carotisstenosen. RoeFo 133:258–261
8. Mathias K, Bockenheimer ST, von Reutern G, Heiss HW, Ostheim-Dzerowycz W (1983) Katheterdilatation hirnversorgender Arterien. Radiologe 23:208–214
9. Ritter H, Großmann K, Basche ST, Heerklotz I, Schiffmann R, Schumann E (1982) Die perkutane transluminale Angioplastik (PTA) von Aortenbogenästen. RoeFo 136:365–370
10. Wilms GE, Smits J, Baert AL, De Wolf L (1985) Percutaneous transluminal angioplasty in fibro muscular dysplasia of the internal caroted artery: one year clinical and morphological follow-up. Cardiovasc Intervent Radiol 8:20–23

Ballonvalvulo- und Ballonangioplastik angeborener und erworbener obstruktiver Herzfehler im Kindesalter

A. Beitzke, J. Lammer, Ch. Suppan, J. I. Stein, K. Neumayer,
G. Zenker, K. Hudabiunigg

Einleitung

Während der letzten 5 Jahre wurde die perkutane, transluminale Ballonvalvulo- und Ballonangioplastik zur Behandlung verschiedener angeborener und postoperativ erworbener Herzfehler benützt [1–10]. Bei einzelnen Herzfehlern, wie valvuläre Pulmonalstenose, valvuläre Aortenstenose des älteren Kindes, postoperative Aortenisthmusstenose und postoperative Vena cava-Obstruktion, ist diese Methode bereits die Therapie der ersten Wahl gegenüber der bisherigen chirurgischen Behandlung geworden [1, 4, 5, 9, 10]. Wir berichten über unsere eigenen Erfahrungen mit dieser Methode aus unserem Krankengut im Zeitraum Januar 1986 bis Juni 1987.

Patientengut und Methodik

Unsere Erfahrungen beschränken sich auf die Anwendung der Ballonvalvulo- und Ballonangioplastik in insgesamt 20 Eingriffen bei 19 Patienten im Alter von 9 Monaten bis 16 Jahren. Es waren dies 11 valvuläre Pulmonalstenosen, 4 valvuläre Aortenstenosen, 2 postoperative Re-Stenosen am Aortenisthmus und 2 postoperative Vena-cava-superior-Obstruktionen. Der Eingriff wurde bei allen Kindern in Intubations-Inhalationsnarkose durchgeführt. In allen Fällen wurden die Eltern über den bevorstehenden geplanten Eingriff und seine eventuellen Komplikationen aufgeklärt. Als Indikation galten bei valvulären Pulmonal- und Aortenstenosen systolische Druckgradienten über 50 mm Hg, welche im Rahmen einer konventionellen Katheteruntersuchung oder durch Continuous-wave-Doppler (C-W-Doppler) bestimmt worden waren. Bei Aortenisthmusstenosen waren ein Gradient über 30 mm Hg plus erhöhter systolischer arterieller Druck, bei Vena-cava-Obstruktionen ein Druckgradient von über 4 mm Hg plus klinische Symptome einer Einflußstauung die Indikation.

Vor der geplanten Dilatation wurden bei allen Kindern die Druckgradienten direkt durch Katheterrückzug bestimmt, sowie eine Angiokardiografie durchgeführt. Diese war bei valvulären Pulmonalstenosen eine rechtsventrikuläre Kontrastmittelinjektion, bei Aortenstenosen eine linksventrikuläre Injektion und ein Aortogramm, bei Aortenisthmusstenosen ein Aortogramm der prästenotischen Aorta und bei Vena-cava-Obstruktionen eine Kontrastmittelinjektion in die prästenotische Vena cava. Die Stenose wurde mittels endoffenen Katheters passiert und Führungsdrähte wurden weit distal der Stenosen positioniert. Dazu wurden

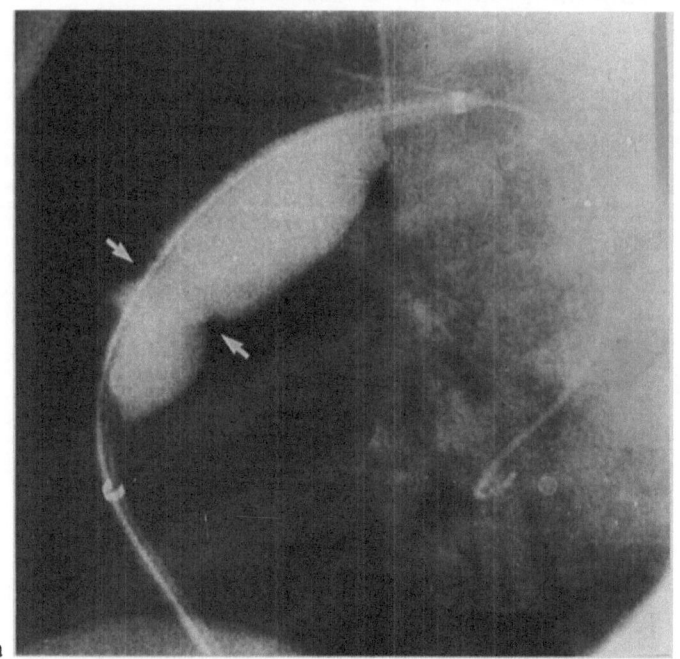

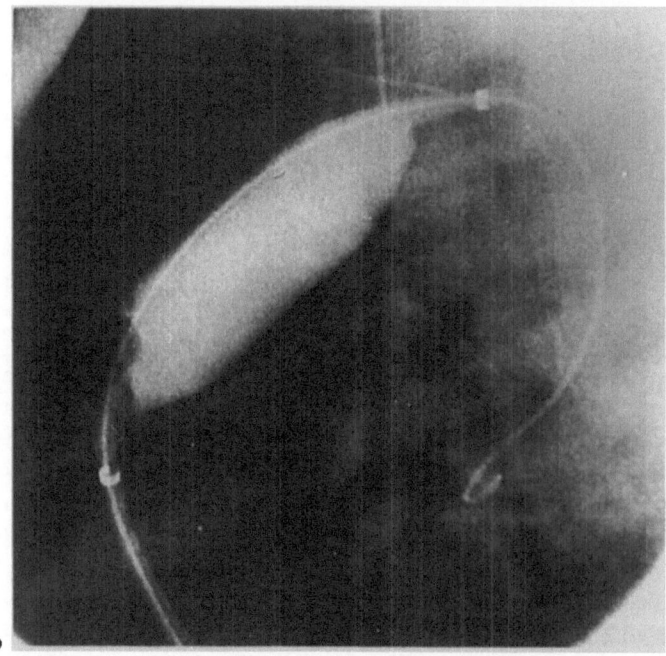

Abb. 1 a., b. Lateraler Strahlengang: Kontinuierliche Füllung des Ballons in Position der Pulmonalklappe, zentraler Schnürring **a**, welcher bei weiterer Füllung verschwindet **b**

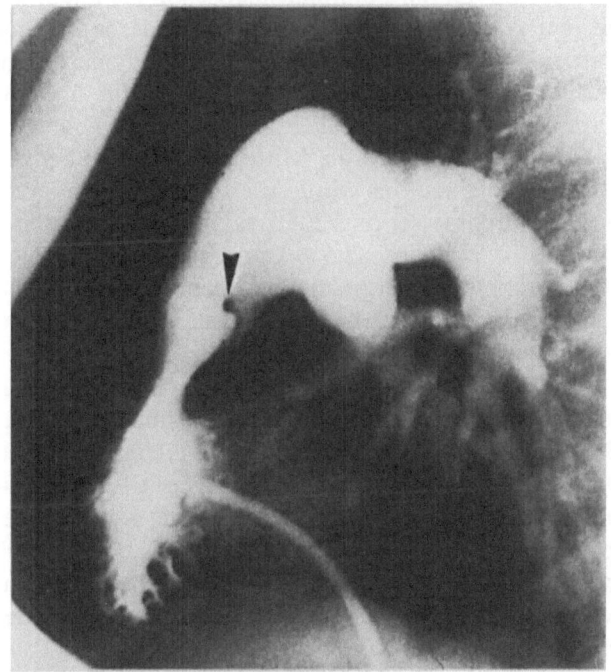

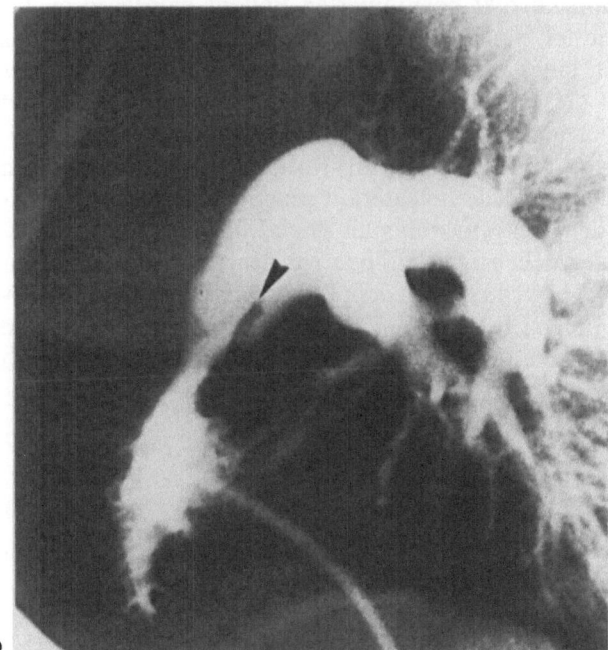

Abb. 2 a, b. Valvuläre Pulmonalstenose, lateraler Strahlengang. **a** Domförmige Stellung der Pulmonalklappen, verdicktes, hängendes hinteres Klappensegel; **b** wesentlich bessere Beweglichkeit dieses Segels nach Dilatation (*Pfeile*)

weiche, 0,035 inch „J"-Drähte bei valvulären Pulmonalstenosen in die linke, selten rechte, Pulmonalarterie, bei Aortenisthmusstenosen in die aszendierende Aorta und bei Vena-cava-superior-Obstruktionen in die Vena anonyma gelegt. Bei valvulären Aortenstenosen legten wir extrasteife „Amplatz"-Drähte über die aszendierende Aorta in die Spitze des linken Ventrikels. Über diese Drähte wurden die Dilatationskatheter so positioniert, daß die Mitte des Ballons über der Engstelle zu liegen kam. Die Größe des Ballons wurde wie folgt berechnet: Valvuläre Pulmonalstenose: Klappendurchmesser plus 20%; valvuläre Aortenstenose: Klappendurchmesser; Aortenisthmusstenose: 2,5 × Durchmesser der Engstelle, jedoch nie mehr als engster Durchmesser der prästenotischen Aorta; Vena-cava-Obstruktion: Durchmesser des prästenotischen Gefäßes. Zur genauen Ermittlung dieser Durchmesser wurde ein Maßstab in die Angiokardiografie eingebracht und dieser sowie der Durchmesser der Angiografiekatheter als Multiplikationsfaktor benutzt. In Fällen mit Klappendurchmessern über 20 mm, welche das Größenlimit für singuläre Ballons darstellen, wurde eine Dilatation mit zwei Ballons gleichzeitig versucht. Dabei wurde der Klappendurchmesser mit 1,2 multipliziert und aus der resultierenden Summe die Durchmesser der zwei Katheter bestimmt. Alle Patienten bekamen beim Einführen des Dilatationskatheters 100 Einheiten Heparin/kg intravenös. Bei allen Dilatationen wurde während des Eingriffes der arterielle Druck kontinuierlich blutig über eine Arteria-femoralis- oder Arteria-radialis-Kanüle monitorisiert; zudem wurde bei valvulären Pulmonalstenosen anfangs auch der rechtsventrikuläre Druck kontinuierlich gemessen. Die in ihrer Größe ausgewählten und korrekt positionierten Ballons wurden drei- bis fünfmal mit 50% Kontrastmittel bis zur erlaubten atü-Grenze gefüllt. Auf das Auftreten und Verschwinden eines zentralen Schnürringes beim Auffüllen des Ballons wurde geachtet und dies als erreichter Erfolg der Prozedur betrachtet (Abb. 1 a, b). Nach Dilatation wurde eine Kontroll-Angiokardiografie in der gleichen Bildebene durchgeführt (Abb. 2 a, b), und ein Restgradient durch direkten Katheterrückzug ermittelt. Dabei wurde stets darauf geachtet, dilatierte Engstellen am Aortenisthmus oder der Vena cava niemals ohne Führungsdraht zu passieren. Alle Patienten nach arteriellen Dilatationen wurden über 24 h heparinisiert; die Entlassung erfolgte 24 bzw. 48 h nach dem Eingriff. Restgradienten wurden zudem mittels C-W-Dopplers, in einigen Fällen mit nicht befriedigendem Druckabfall bei Pulmonalstenosen auch mittels Re-Katheteruntersuchung nach 6–9 Monaten ermittelt.

Ergebnisse

Das Alter der Patienten mit Dilatation der Pulmonalklappe reichte von 2–16 Jahre; ihr Gewicht von 12–46 kg. Die verwendeten Ballon-Durchmesser betrugen 12–20 mm beim singulären Ballon, einmal wurde mittels Doppelballons (2 × 15 mm bei einem Klappendurchmesser von 22 mm) dilatiert (Abb. 3 a). Der systolische Druck im rechten Ventrikel sank von 76 ± 19 mm Hg auf 41 ± 18 mm Hg, der systolische Druckgradient zwischen rechtem Ventrikel und Pulmonalarterie von 65 ± 17 mm Hg auf 23 ± 14 mm Hg signifikant ab (Abb. 4). Bei drei postoperativen Patienten mit Re-Stenosen an der Pulmonalklappe (zweimal nach Fal-

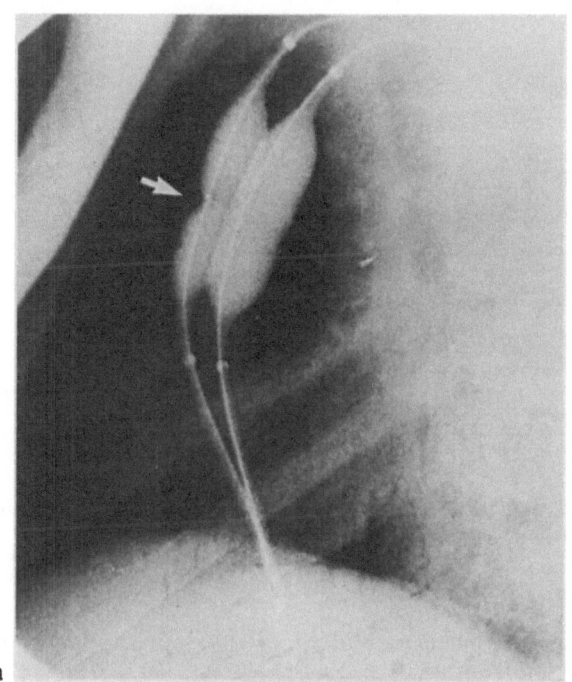

a

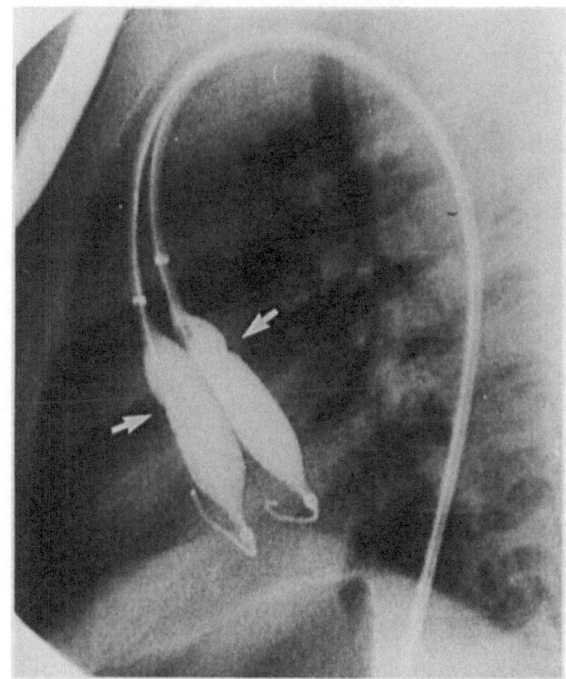

b

Abb. 3a, b. Lateraler Strahlengang. **a** Dilatation der Pulmonalklappe mit zwei Ballons, Schnürring (*Pfeil*); **b** Dilatation der Aortenklappe mit zwei Ballons, Schnürring (*Pfeile*)

211

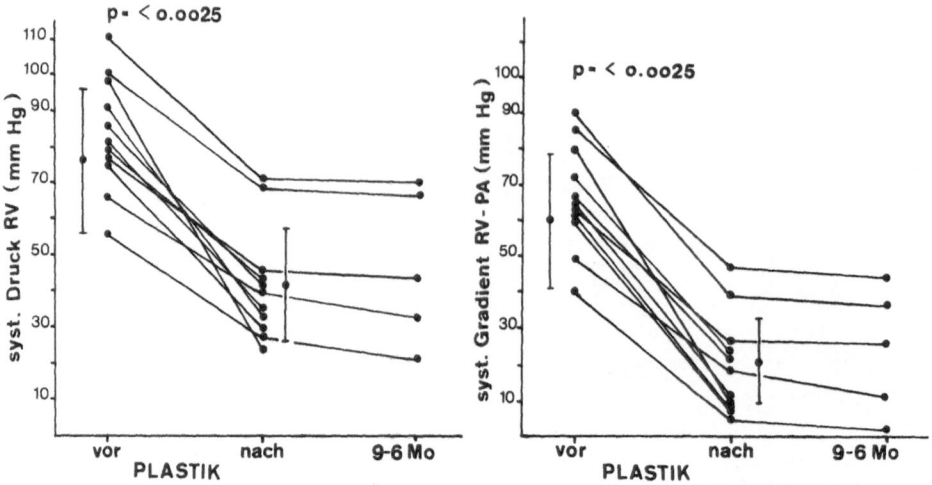

Abb. 4. Systolischer rechtsventrikulärer Druck und systolische Druckgradienten vor und nach Valvuloplastik einer valvulären Pulmonalstenose bzw. 6–9 Monate danach

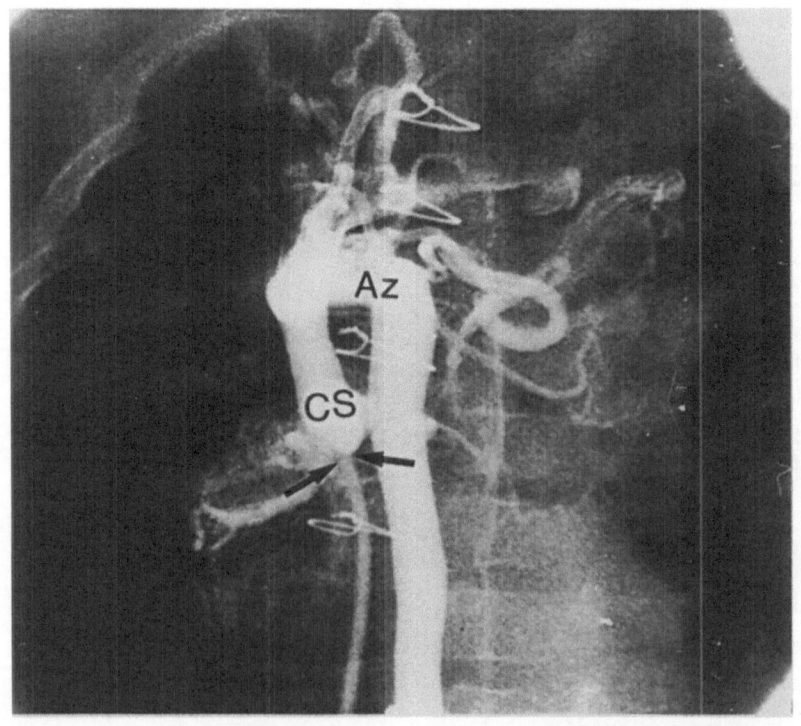

a

Abb. 5 a–c. A.-p.-Strahlengang. Dilatation einer Obstruktion der oberen Hohlvene. **a** Kontrastmittelinjektion in die obere Hohlvene (*CS*), kompletter Kontrastmittelabstrom über die Vena azygos (*AZ*); **b** langsames Aufdehnen der Engstelle, Schnürring (*Pfeil*); **c** Zustand nach Dilatation: Das Kontrastmittel strömt nun von der oberen Hohlvene (*CS*) in das systemvenöse Atrium (*RA*) ab; nur ein geringerer Teil folgt noch der Vena azygos (*AZ*)

212

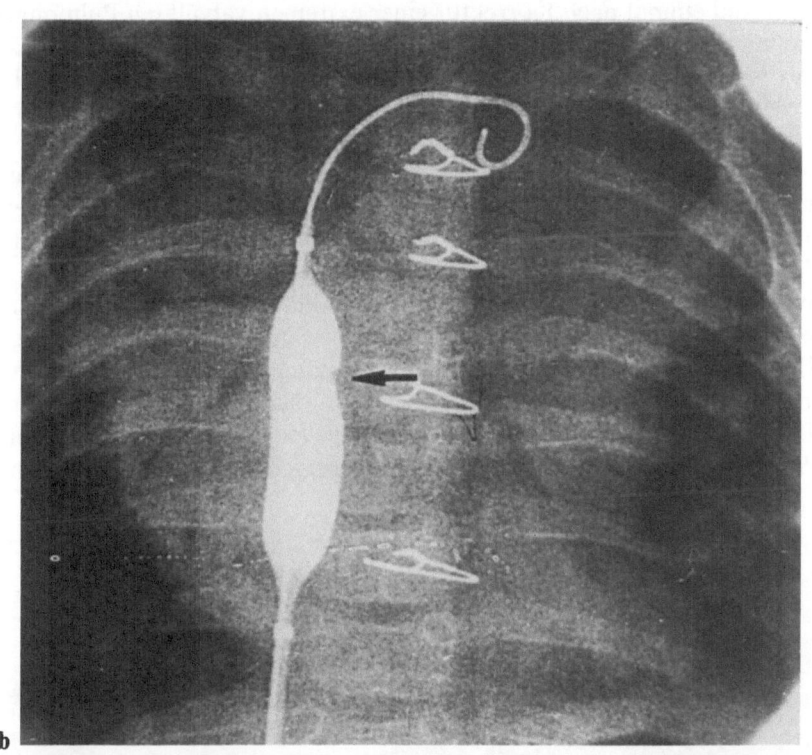

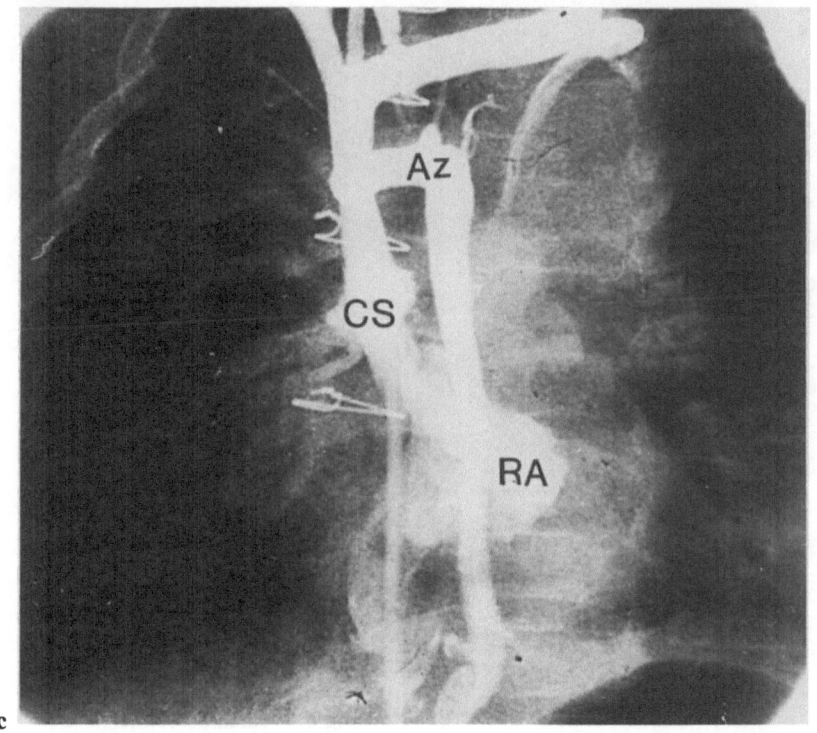

lot-Korrektur und einmal nach Korrektur einer extremen valvulären Pulmonalstenose) war nur zweimal eine zufriedenstellende Senkung des rechtsventrikulären Druckes sowie des Klappengradienten (jeweils unter 50 mm Hg) möglich. Auch ein zweiter Patient mit dysplastischen Pulmonalklappen und engem Klappenring sprach nur mäßig auf die Dilatation an (Senkung des rechtsventrikulären Druckes von 110 mm Hg auf 75 mm Hg, des Gradienten von 90 mm Hg auf 55 mm Hg). Auch eine zweite Dilatation bei diesem Patienten nach 6 Monaten ergab keine Veränderung dieser Werte. Wir sahen keinerlei Komplikationen bei diesen 12 Eingriffen.

Bei valvulären Aortenstenosen wurde die Ballondilatation in 4 Fällen (Alter: 4–16 Jahre) versucht. In einem Fall verlief dabei der Eingriff ohne Effekt (unser erster Fall), da ein zu kleiner Ballon-Durchmesser (20 mm bei 24 mm Klappenring-Durchmesser) verwendet und an Doppelballon-Technik nicht gedacht worden war. Der Druckgradient über der Aortenklappe konnte bei allen Patienten von 59±19 mm Hg auf 37±18 mm Hg gesenkt werden. In einem Fall mit einem

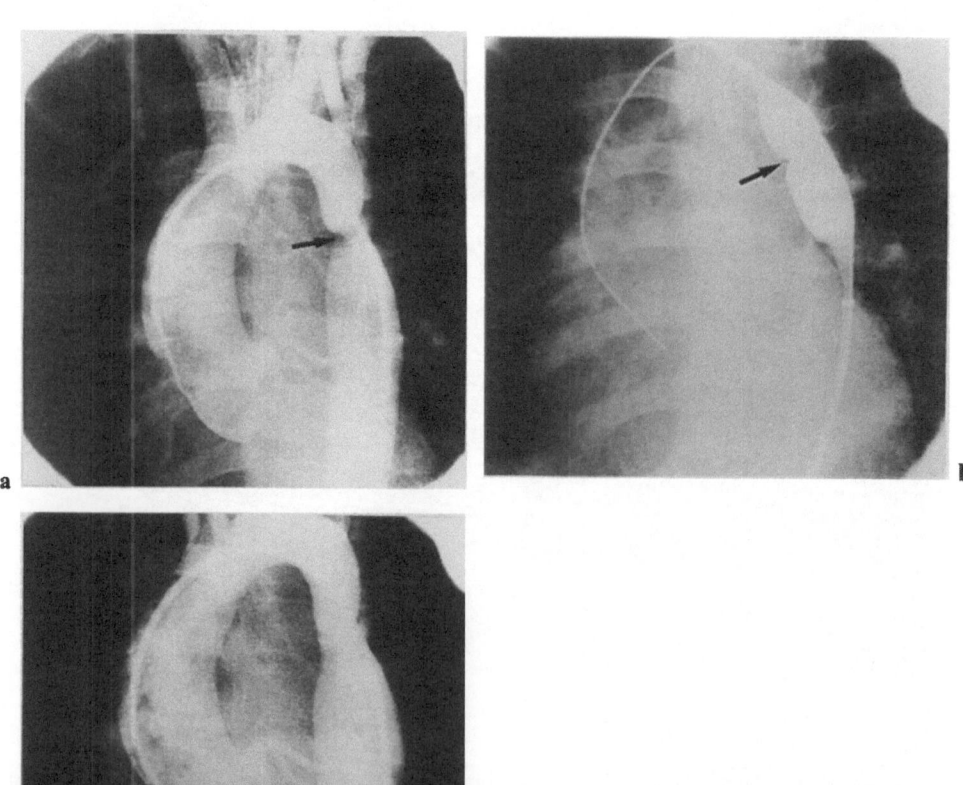

Abb. 6 a–c. A.-p.-Strahlengang. Dilatation einer Aortenisthmusstenose. **a** Aortogramm vor der Dilatation: Umschriebene Engstelle (*Pfeil*); **b** Schnürring am Ballon (*Pfeil*); **c** Aortogramm nach Dilatation; deutliche Erweiterung der Aorta descendens

Klappendurchmesser von 20 mm Hg, bei welchem sich ein singulärer Ballon nicht über den Aortenklappenring manipulieren ließ, wurde die Doppelballon-Technik (zwei 12 mm Ballons) benützt (Abb. 3 b). Bei diesem Patienten sahen wir nach mehrmaligem arteriellem Katheterwechsel an beiden Femoralarterien Gefäßschäden im Sinne einer Wanddissektion bzw. Thrombose, welche gefäßchirurgische Eingriffe erforderten.

Bei zwei Patienten mit Obstruktionen der oberen Hohlvene nach Mustard- bzw. Senning-Operation bei Transposition der großen Arterien konnten durch Dilatation der Engstelle mit steigenden Ballon-Durchmessern bis 10 mm, Gradienten von 8 bzw. 10 mm Hg auf 4 bzw. 2 mm Hg zwischen oberer Hohlvene und systemvenösem Atrium gesenkt werden (Abb. 5 a–c). Komplikationen traten nicht auf; in dieser Gruppe fand sich unser kleinster Patient im Alter von 9 Monaten mit 8,5 kg Körpergewicht.

Ebenfalls mit gutem Erfolg wurden Re-Stenosen nach Operation einer Aortenisthmusstenose im Alter von 2 Wochen und 2 Monaten, 6 und 4 Jahre nach dem Ersteingriff mittels Ballonangioplastik der Brustaorta beseitigt. Gradienten von 40 und 50 mm Hg konnten mittels Dilatation mit zwei 15 mm Ballon-Kathetern auf jeweils 10 mm Hg gesenkt werden (Abb. 6 a–c). Arterielle Komplikationen traten dabei nicht auf.

Diskussion

Die Ballonvalvulo- und Ballonangioplastik wurde bisher am häufigsten bei den in unserem Krankengut erwähnten Herzfehlern verwendet [1–10]. Zudem wurde sie seltener bei subvalvulären membranösen Aortenstenosen, peripheren Pulmonalstenosen, Lungenvenenobstruktionen und Mitralstenosen benützt. An den Pulmonalklappen bringt diese Methode ausgezeichnete Ergebnisse und kann eine endgültige Therapie sein [1, 5, 9, 10]. Zu kleine Ballondurchmesser [10] oder dysplastische Klappen [8] können das Ergebnis allerdings beeinflussen. Komplikationen wurden bei Ballondurchmessern von Klappendurchmesser plus 20% kaum beschrieben, jedoch kann kurzfristige Bewußtlosigkeit des Patienten durch komplette Obstruktion des Pulmonallumens auftreten [9, 10], weshalb sich eine Allgemeinanästhesie empfiehlt.

Ebenfalls eine Alternative zur operativen Therapie besteht bei kritischen valvulären Aortenstenosen oder Re-Stenosen nach vorheriger Operation an der Aortenklappe [2, 6]. Aorteninsuffizienzen mäßigen Grades scheinen danach eine häufige Folge zu sein [6]. Wir haben dies jedoch in unserem Patientengut nie beobachtet. Ebenso wie bei valvulären Pulmonalstenosen mit großem Klappendurchmesser [5, 9], kann auch hierbei die Doppelballon-Technik als Alternative gegen einen singulären Katheter mit großem Ballondurchmesser verwendet werden, da damit der individuell notwendige Durchmesser besser gewählt und arterielle Verletzungen bei Verwendung kleinerer Katheter vermieden werden können.

Obstruktionen der Hohlvenen nach Vorhofumlagerung bei Transposition der großen Arterien mittels der Senning- und Mustard-Methode können mit gutem Erfolg dilatiert werden [7]. In unseren beiden Fällen waren dies die einfachsten und raschesten Eingriffe dieser Art.

Aortenisthmusstenosen lassen sich ebenfalls gut dilatieren [3, 4, 9], wobei es unwesentlich erscheint, auf welche Art eine Isthmusstenose zuvor bereits operiert worden war [4]. Nach Dilatation nativer Aortenisthmusstenosen im Neugeborenenalter [9] ist mit Re-Stenosierung bis zu 30% zu rechnen, während bei älteren Kindern späte Aortenaneurysmen auftreten können [3]. Die Dilatation bereits operierter Re-Stenosen scheint relativ sicher zu sein [4], da hier vorhandenes Narbengewebe die Gefahr einer Perforation oder einer späten Aneurysmabildung mindert.

Bei allen Dilatationen über Arterien ist aber auf das Mißverhältnis von großem Katheter zu kleinem kindlichen Gefäß zu achten. Nachdem wir bei nur sechs arteriellen Dilatationen zweimal Komplikationen sahen, die eine gefäßchirurgische Revision erforderten, glauben wir, daß derartige Eingriffe vor allem älteren Kindern vorbehalten sein sollten. Arterielle Komplikationen scheinen in den angeführten Komplikationen kaum auf, sind jedoch unserer Meinung nach ein Grund, jede Dilatation im jüngeren Alter zu überdenken.

Literatur

1. Beitzke A, Lammer J, Suppan Ch, Hudabiunigg K, Stein JI (1987) Perkutane transluminale Ballonvalvuloplastik zur Behandlung angeborener valvulärer Pulmonalstenosen im Kindesalter. Wiener Klin Wschr 99:79–84
2. Choy M, Beekman RH, Rocchini AP, Crowley DC, Snider AR, Dick II M, Rosenthal A (1987) Percutaneous balloon valvuloplasty for valvar aortic stenosis in infants and children. Am J Cardiol 59:1010–1013
3. Cooper RS, Ritter SB, Rothe WB, Chen CK, Griepp R, Golinko RJ (1987) Angioplasty for coarctation of the aorta: long-term results. Circulation 75, No 3, 600–604
4. Kan JS, White RI Jr, Mitchell SE, Farmlett EJ, Donahoo JS, Gardner TJ (1983) Treatment of restenosis of coarctation by percutaneous transluminal angioplasty. Circulation 68:1087–1094
5. Khan MAA, Al Yousef S, Mullins CE (1986) Percutaneous transluminal balloon pulmonary valvuloplasty for the relief of pulmonary valve stenosis with special reference to double-balloon technique. Am Heart J, vol 112, 158–166
6. Lababidi Z, Wu JR, Walls JT (1984) Percutaneous balloon aortic valvuloplasty: results in 23 patients. Am J Cardiol:194–197
7. Lock JE, Bass JL, Castaneda-Zuniga W, Fuhrman BP, Rashkind WJ, Lucas RV Jr (1984) Dilation angioplasty of congenital or operative narrowings of venous channels. Circulation 70:457–464
8. Musewe NN, Robertson MA, Benson LN, Smallhorn JF, Burrows PE, Freedom RM, Moes CAF, Rowe RD (1987) The dysplastic pulmonary valve: echocardiographic features and results of balloon dilatation. Br Heart J 57:364–370
9. Rao PS (1986) Transcatheter treatment of pulmonary stenosis and coarctation of the aorta: experience with percutaneous balloon dilatation. Br Heart J 56:250–258
10. Tynan M, Baker EJ, Rohmer J, Jones ODH, Freidy JF, Joseph MC, Ottenkamp J (1985) Percutaneous balloon pulmonary valvuloplasty. Br Heart J 53:520–524

Ballondilatation von verkalkten Aortenstenosen

B. Eber, W. Klein, D. Brandt, N. Fluch, G. Tschech

Die perkutane transluminale Ballonkatheterangioplastik stellt heute eine Routinemethode zur Behandlung von peripheren und koronaren Arterienstenosen dar. 1982 wurde begonnen, Pulmonalklappenstenosen mittels intraluminaler Ballontechnik zu behandeln [4]. 1984 erschien der erste größere Erfahrungsbericht an 23 Fällen von sklerotischen Aortenstenosen [6].

An der Medizinischen Universitätsklinik Graz wurden bis jetzt 10 Patienten (7 Männer, 3 Frauen; Altersbereich 50–76 Jahre) mit verkalkten Aortenstenosen dilatiert. Verwendung fanden Trefoilkatheter mit einem Durchmesser von 19–25 mm und einer Länge von 3–4 cm. Diese bestehen aus 3 sternförmig um den Katheterkörper angeordneten Ballons, die nur am proximalen und distalen Ende mit ihm verbunden sind. Die Füllung erfolgte mit einer Mischung aus physiologischer Kochsalzlösung und Röntgenkontrastmittel ana partes. Die maximale Einzelinsufflationszeit betrug 10 s, der maximale Ballondruck 5 bar.

Der mittlere Druckgradient an der Aortenklappe wurde von 80 (60–90) auf 50 (20–80)mm HG reduziert, die Aortenklappenöffnungsfläche von 0,50 (0,35–0,6) auf 1,19 (0,55–1,8)cm^2 vergrößert.

Während der Dilatation wurden 8mal komplexe ventrikuläre Arrhythmien, 5mal ein Blutdruckabfall und 3mal stenokardische Beschwerden beobachtet. Außerdem kam es während der Dehnung bei einem Patienten zu einer flüchtigen transitorisch ischämischen Attacke, bei einer Patientin 2 h nach dem Eingriff. Insuffizienzen der Aortenklappe durch die Dilatation sahen wir keine.

2 Patienten wurden nach 2 bzw. 4 Monaten wegen Wiederauftretens der Symptomatik redilatiert. Der Gradient war von 40 bzw. 60 auf 60 bzw. 70 mm Hg angestiegen und konnte in der zweiten Sitzung auf 15 bzw. 35 mm Hg reduziert werden. Beide sind seither (Beobachtungszeitraum 6 Monate) beschwerdefrei.

Einem weiteren Patienten wurde wegen unzureichendem Primärerfolg (Gradient von 90 auf 80 mm Hg) eine künstliche Aortenklappe implantiert. Die Aortenstenose zeigte intraoperativ nur einen kleinen Einriß im Bereich der Kommissuren.

Die perkutane Valvuloplastik scheint insbesondere bei der sklerotischen Aortenstenose eine risikoarme Alternativmethode zur Herzchirurgie bei Patienten im fortgeschrittenen Lebensalter, erhöhtem Operationsrisiko und bei operationsunwilligen Patienten zu sein [1, 2, 3, 5].

Literatur

1. Bussmann WD, Reifart N, Sievert H, Kaltenbach M (1987) Transfemorale Valvuloplastik bei verkalkter Aortenklappenstenose. Dtsch Med Wochenschr 112:723–725
2. Cribier A, Saoudi N, Berland J, Savin T, Rocha P, Letac B (1986) Percutaneous transluminal valvuloplasty of aquired aortic stenosis in eldery patients: an alternative to valve replacement? Lancet II:63–67
3. Drobinski G, Lechat Ph, Metzger Ph, Lepailleur C, Vacheron A, Grosgogeat Y (1987) Results of percutaneous catheter valvuloplasty for calcified aortic stenosis in the elderly. Europ Heart J 8:322–328
4. Kan J, White R, Mitchell S, Gardner T (1982) Percutaneous balloon valvuloplasty: a new method for treating congenital pulmonary valve stenosis. New Engl J Med 26: 540–542
5. McKay R, Safian R, Lock J, Mandell V, Thurer R, Schnitt S, Grossman W (1986) Balloon dilatation of calcific aortic stenosis in elderly patients: postmortem, intraoperative, and percutaneous valvuloplasty studies. Circulation 74:119–125
6. Lababidi Z, Wu J, Walls J (1984) Percutaneous balloon aortic valvuloplasty. Results in 23 patients. Amer J Cardiol 53:194–197

Percutaneous Drainage of Abdominal Abscesses and Fluid Collections

I. Obrez, M. Šurlan, D. Pavčnik, and J. Klančar

The efficacy of percutaneous drainage (PD) of abdominal abscesses and fluid collections has been proved by the simple fact that the number of successfully treated patients is steadily increasing in all institutions practising this therapeutic modality. Gerzof et al. [1, 2] reported on a series of 24 patients in 1979, expanded to include 67 patients in 1981. Martin et al. [5] employed PD in a series of 42 abscesses by 1982 and expanded the series to comprise 150 abscesses by 1985. Van Sonnenberg et al. [6, 9] reported on PD of 51 patients in 1982, expanding their series to comprise 212 patients and 250 abscesses in 1984. Likewise, the number of our patients treated by PD increased from 27 in 1982 to 120 in 1986 [7, 8].

There are several reasons for the increased use of PD. Based on the results, the attitude of surgeons toward PD has changed significantly over the past decade. In the late 1970s, a unilocular, well-defined, easily and safely accessible abdominal abscess, possibly in a high-risk patient, was considered as a possible indication for PD. At the present time, PD is widely accepted as a primary mode of treatment in the majority of abdominal abscesses and fluid collections – with a few exceptions. This dramatic change occurred by virtue of many individual efforts leading to collective experience in several thousand patients. Advanced technologies such as computerized tomography (CT) and ultrasound (US) are used for diagnosis, localization and procedure planning. The dynamic anatomic conditions in the abdomen, particulary in the postoperative patient, are better understood. The availability of new access routes and improved tools and guiding systems have further expanded the indications for PD. The purpose of this paper is to present our experience with PD of abdominal abscesses and fluid collections.

Materials and Methods

In the period 1979–1986, 120 patients with abdominal abscesses and fluid collections were treated by PD at the Institute of Roentgenology, University Medical Center, Ljubljana. In the group, there were 76 males and 44 females, aged from 14 to 80 years (mean, 44 years). The location is presented in Table 1. A total of 111 patients (92.5%) had intraperitoneal abscesses, and seven (5.8%) had retroperitoneal abscesses and fluid collections; nine of them were multilocular and six complex, associated with fistula. In 57 patients (47.5%), they occurred following surgery.

For diagnosis and localization, CT and US were used in the majority of cases. In all patients, the referring physician's agreement for the procedure and in-

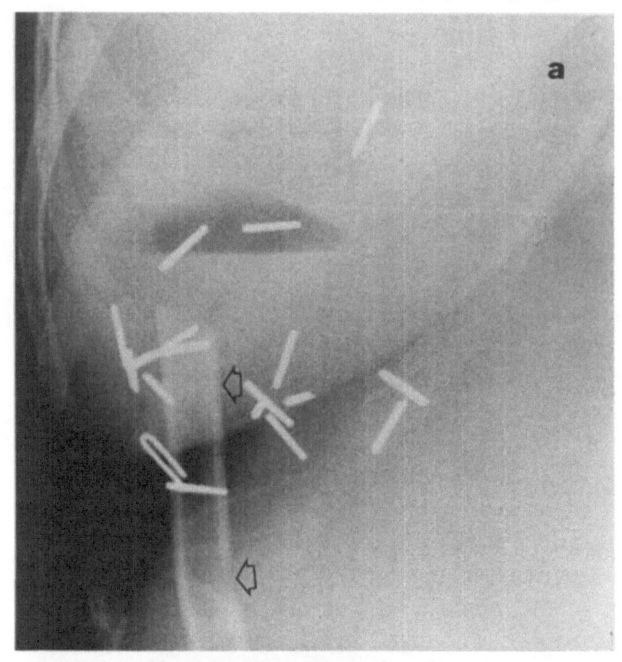

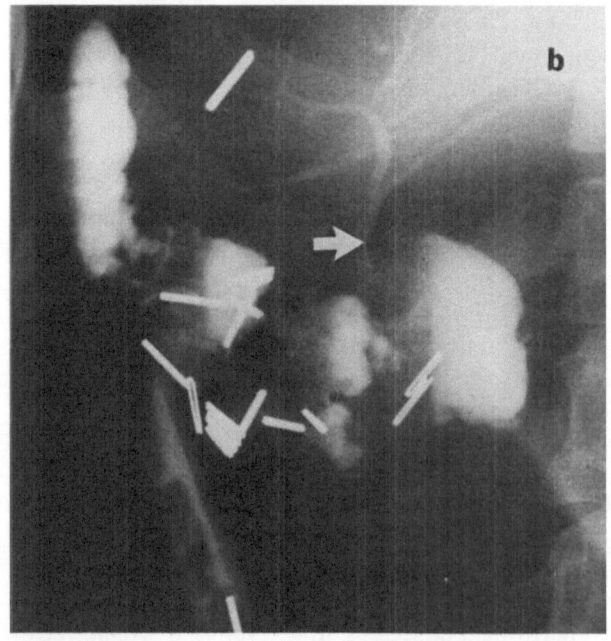

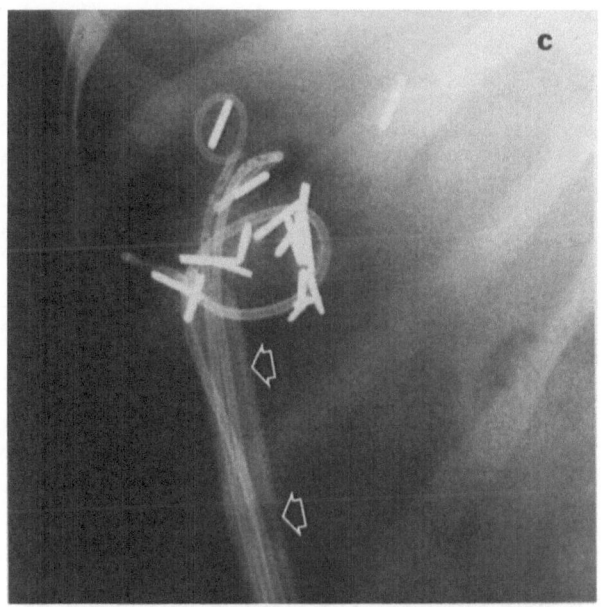

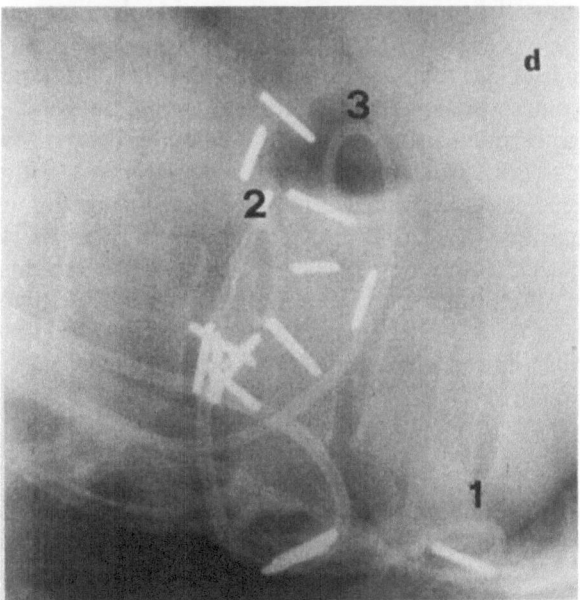

Fig. 1 a–d. Traumatic lesion of the liver in a 29-year-old patient. Following segmental resection of the right lobe, an abscess was suspected clinically. **a** Radiogram of the abdomen showed the surgical drain (*arrows*), as well as fluid and gas collection in the liver. **b** Sinography was performed via the indwelling drain. Multiple communicating abscess cavities and the biliary system (*arrow*) were opacified. **c** Three F8 pig-tail catheters were introduced via the indwelling drain (*arrows*). **d** Position of catheters (*1, 2, 3*) in the abscess cavities (lateral projection). The drainage was successful

Table 1. Location of abdominal abscesses and fluid collections

	n
Liver	
Right lobe	52
Left lobe	5
Subphrenic	
Right	19
Left	14
Subhepatic	14
Pancreatic	3
Mesenteric	1
Pelvic	3
Renal	4
Pararenal	3
Other	2
Total	120

formed consent of the patient were obtained. The bleeding parameters were checked. After a tailored planning, the procedure was performed under local anesthesia.

Initially, 22-G needles were used for the diagnostic aspiration. If no material was aspirated, 20-G or 18-G needles were inserted. The aspirated material was examined by Gram's stain and forwarded for further analysis when necessary.

The insertion of drainage catheters was mostly guided by combined US and fluoroscopy. CT was used in selected patients presenting special problems. In our initial series, the Seldinger technique was preferred. During the last few years, however, the trocar technique has been preferred, when feasible. In five patients, the existing indwelling tube or sinus track was utilized (Fig. 1). After adequate evacuation of contents, the cavity was gently irrigated with saline. Following the procedure, daily clinical controls and catheter care were secured.

Results

PD afforded complete cure of abscesses and fluid collections in 102 patients (85%), of whom six had an untreatable underlying disease. The mean duration of treatment was 19 days (range, 4–100 days). Partial success was achieved in five other patients, who were ultimately cured by additional surgical drainage (four) and repair for chronic enteric fistula (one). Following successful drainage of a renal abscess, one patient underwent nephrectomy for a shrunken, nonfunctioning kidney. In three patients, the diagnostic aspiration was repeatedly negative, and the procedure was discontinued.

Nine patients (7.5%) died 1–8 weeks following PD due to primary disease (e.g. multiple traumatic lesions, malignant disease) or multiple system failure. In this subgroup, recurrence occurred in four patients, all of whom had multilocular or complex abscesses, associated with fistula.

222

Two patients developed septicemia, requiring placement of additional drainage catheters and intensive medical therapy. In two patients with subphrenic abscesses, the pleural space was transgressed and pneumothorax occurred. One patient required placement of a chest tube. In another patient, the splenic flexure was transgressed during insertion of the drainage catheter into a subphrenic abscess. Following complete evacuation of the abscess cavity, the catheter was withdrawn, and no further sequelae were noted. Early in our experience, drainage catheters had to be replaced because of technical failures (e.g. dislodgement, occlusion) in eight patients.

Discussion

The vast majority of abscesses and fluid collections in our series were in the liver (57), and in the subphrenic (33) and subhepatic (14) compartments. This can be explained by the fact that by the end of 1986, 650 resections of the liver had been performed at the Department of Gastroenterologic Surgery, University Medical Center, Ljubljana. Many of the operations and reoperations were performed in patients presenting complex clinical problems, as well as in high-risk patients referred from other medical institutions. The consequence was a relatively high percentage of postoperative abscesses (47.5%) in our series.

Generally, CT has been accepted as the most sensitive and specific imaging modality for the diagnosis and localization of abdominal abscesses and fluid collections, although US may render useful information in specific circumstances. In postoperative patients who are suspected of having an abscess, CT may help to clarify the dynamic relations of potential intraabdominal spaces; they are altered through disruption of normal anatomic barriers. It has been our experience and that of others [3–5, 9, 10] that postoperatively, "atypical" abdominal compartments are formed, and several are frequently affected. In these cases, CT is essential for a proper procedure planning and thus affects the end result of the drainage procedure.

Diagnostic needle aspiration was performed under fluoroscopic, US or combined US/fluoroscopic guidance in the majority of our cases. CT was employed in patients who presented special access problems because of a delicate location or multiplicity of collections. The concept of multisite aspiration for a particular collection and for multiple collections in the same patient was applied if necessary. In three patients, the diagnostic aspiration was negative, and after several attempts the procedure was discontinued.

We preferred the combined US/fluoroscopic guidance for the insertion of drainage catheters for several reasons. First, the location of the majority of abscesses in our series presented no special access problems. Our experience indicated that the insertion may be facilitated by fluoroscopy if the path of the aspiration needle is followed. Also, the full extent of the cavity and fistulous communications can be visualized by contrast injection. The drainage procedure under CT guidance is time consuming. Because of the overload of the existing CT equipment in our institution, only a few selected patients were drained under CT guidance. In order to secure radiation protection and for economic reasons, there is

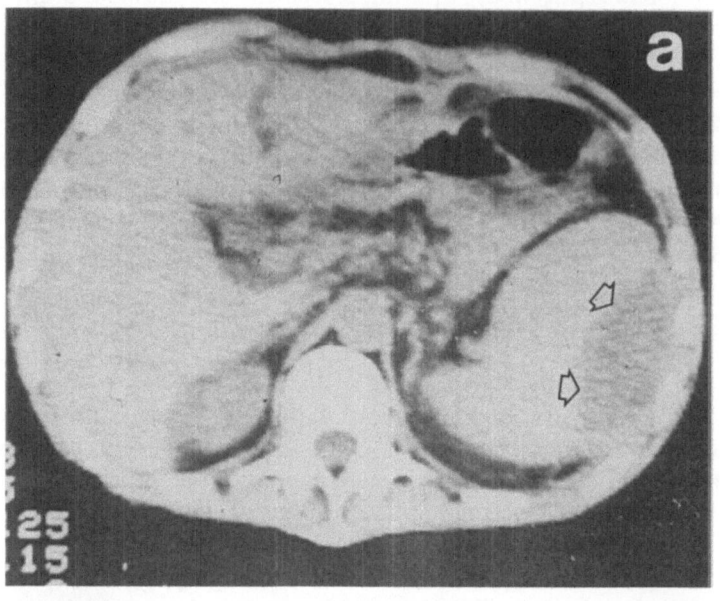

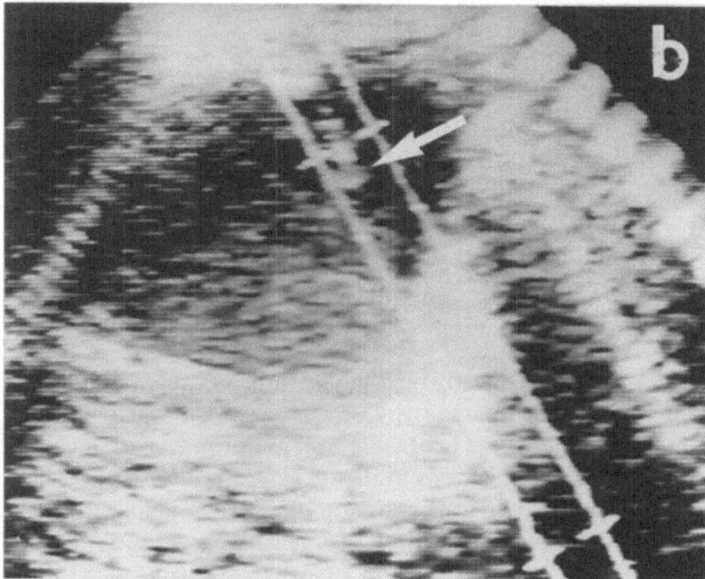

Fig. 2 a, b. 36-year-old patient underwent surgery for chronic necrotizing pancreatitis. Postoperatively, left subphrenic abscess developed. **a** CT showed perisplenic extension of fluid collection (*arrows*). **b** The drainage procedure was performed under US guidance. *Arrow* points to the needle tip in the abscess cavity. The abscess was cured by PD; however, the patient died 3 weeks later following another surgical procedure

a tendency to perform more and more diagnostic aspiration and therapeutic drainage procedures in the US section (Fig. 2).

Depending on the size, depth and contents of the collection, the following types of drainage catheters are utilized: F8–F9 angiographic "pig-tail" catheters, F7–F12 catheter/needle assemblies, and F9–F14 double-lumen "sump" catheters.

In comparison with other reports [2, 5, 9], the success rate of PD in our series is average (85%). Generally, the results of PD in a particular institution will depend on several factors, among which, patient population and referral pattern, criteria used for selection of patients, and the experience of the radiologist are of paramount importance. We believe that the interventional radiologist who is actively involved in the treatment of patients must have the right to decide whether to perform the procedure.

References

1. Gerzof SG, Robbins AH, Johnson WC, Birkett DH, Nabseth DC (1981) Percutaneous drainage of abdominal abscesses. MEJM 305:654–657
2. Gerzof SG (1985) Results and clinical correlations of percutaneous abscess drainage. In: Ferrucci JT (ed) ARRS cathegorical course in interventional radiology. Boston, Mass., pp 173–178
3. Kerlan RK, Brooke Jeffrey R, Pogany AC, Ring EJ (1985) Abdominal abscess with low-output fistula: successful percutaneous drainage. Radiology 155:73–75
4. Kumpan W (1987) Computertomographische Analyse postoperativer abdomineller Kompartments. Radiologe 27:203–215
5. Martin EC, Laffey KJ (1985) Percutaneous drainage of postoperative abdominal abscesses. Semin Intervent Radiol 2/3:304–314
6. Mueller PR, van Sonnenberg E, Ferrucci JT (1984) Percutaneous drainage of 250 abdominal abscesses and fluid collections. Part II: Current procedural concepts. Radiology 151:343–347
7. Obrez I, Šurlan M, Pavčnik D (1984) Perkutana drenaža abscesov v trebuhu. Zdrav Vestn 53:569–573
8. Obrez I, Šurlan M, Pavčnik D, Klančar J (1986) Perkutana drenaža apscesa u trbuhu. In: Mašković J, Boschi S, Stanić I (ed) Intervencijska radiologija. Split, pp 201–207
9. van Sonnenberg E, Mueller PR, Ferrucci JT (1984) Percutaneous drainage of 250 abdominal abscesses and fluid collections. Part I: Results, failures and complications. Radiology 151:337–341
10. Wittich GR, van Sonnenberg E, Karnel F, Casola G, Kumpan W, Jantsch H, Herold C, Schurawitzky H (1987) Perkutane Drainage komplizierter Abscesse und Flüssigkeitansammlungen. Radiologe 27:216–220

Drainagerouten zur Bursa omentalis und peripankreatischer Raum

F. Karnel, G. Wittich, E. van Sonnenberg, H. Schurawitzki, P. C. Hajek, N. Gritzmann

Chirurgische Drainagen pankreatischer Abszesse und Pseudozysten sowie Nekrosektomien werden in 5–8% der Fälle mit akuter Pankreatitis durchgeführt [1, 2].

Die perkutane CT- oder US- und durchleuchtungsgeführte Drainage von pankreatischen Abszessen und Pseudozysten sowie von Nekrosen im Rahmen einer akuten Pankreatitis bietet sich als alternative Methode zu chirurgischen Interventionen an [3]

Wir stellen unsere Ergebnisse vor und diskutieren den anatomischen Zugang zu peripankreatischen Flüssigkeitsansammlungen unter besonderer Berücksichtigung von "sicheren" Drainagerouten.

Patienten und Methoden

Die perkutane Abszeß- und Flüssigkeitsdrainage (PAFD) wurde bei 99 Patienten (29 Frauen und 70 Männer) im Alter von 18–73 Jahren durchgeführt. Bei 94 Patienten wurden Punktionen und Drainagen CT-gezielt und nur bei 5 kombiniert sonographisch fluoroskopisch vorgenommen.

58 Patienten stammen vom Zentralen Institut für Radiodiagnostik der Universität Wien, 41 vom Dept. of Radiology, University of California, San Diego.

Aspirierte Flüssigkeit wurde bakteriologisch und chemisch (Amylase) untersucht. Je nach Viskosität der aspirierten Flüssigkeit sowie Ausdehnung und Anzahl der Flüssigkeitsansammlungen wurden 1–4 Katheter in einer Größe von 9–16 F verwendet. Die endgültigen Diagnosen sind in Tabelle 1 angeführt.

Die anatomischen Zugangswege sind in Abb. 1 illustriert.

Tabelle 1. Pathologische Flüssigkeitsansammlungen

Infizierte Pseudozysten	18
Nichtinfizierte Pseudozysten	39
Pankreasabszesse	29
Pankreasnekrosen	8
Nichtpankreatitische Flüssigkeitsansammlungen	5
	$n = 99$

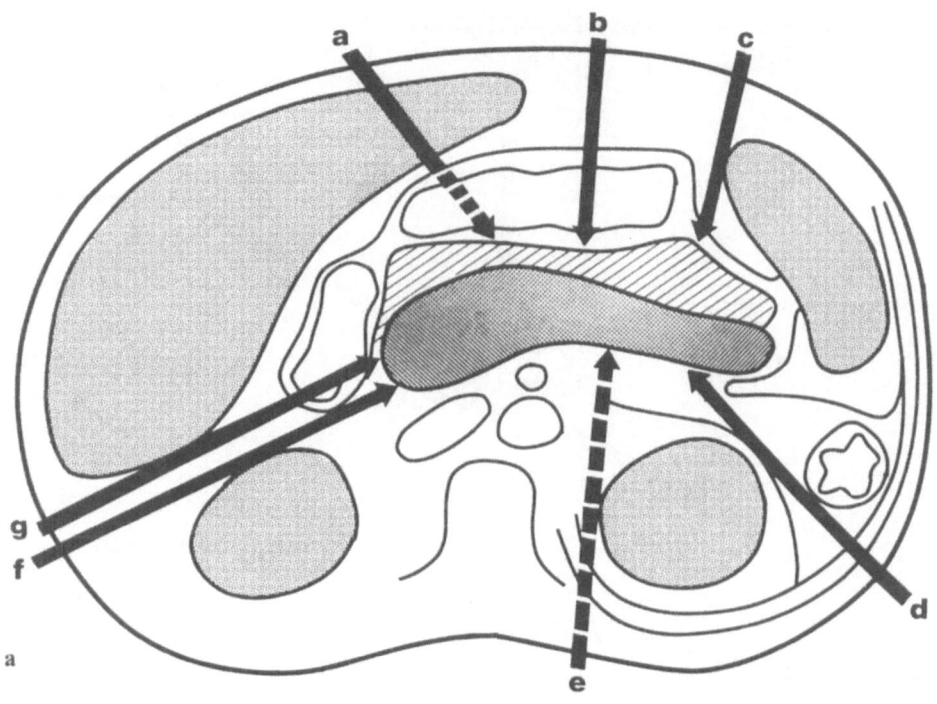

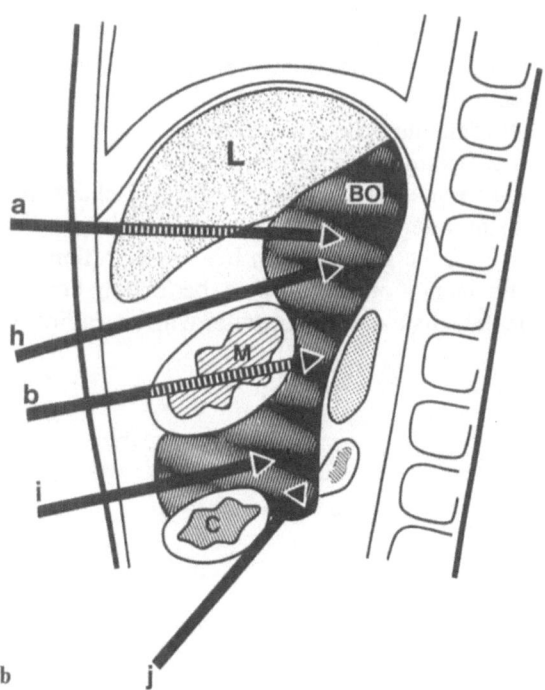

Abb. 1. Anatomische Zugangswege: *a* transhepatisch, *b* transgastral, *c* Lig. gastrosplen, *d* vorderer Pararenalraum li., *e* paravertebral, *f* vorderer Pararenalraum re., *g* transduodenal, *h* Lig. hepatogastricum, *i* Lig. gastrocolicum, *j* Mesocolon transversum

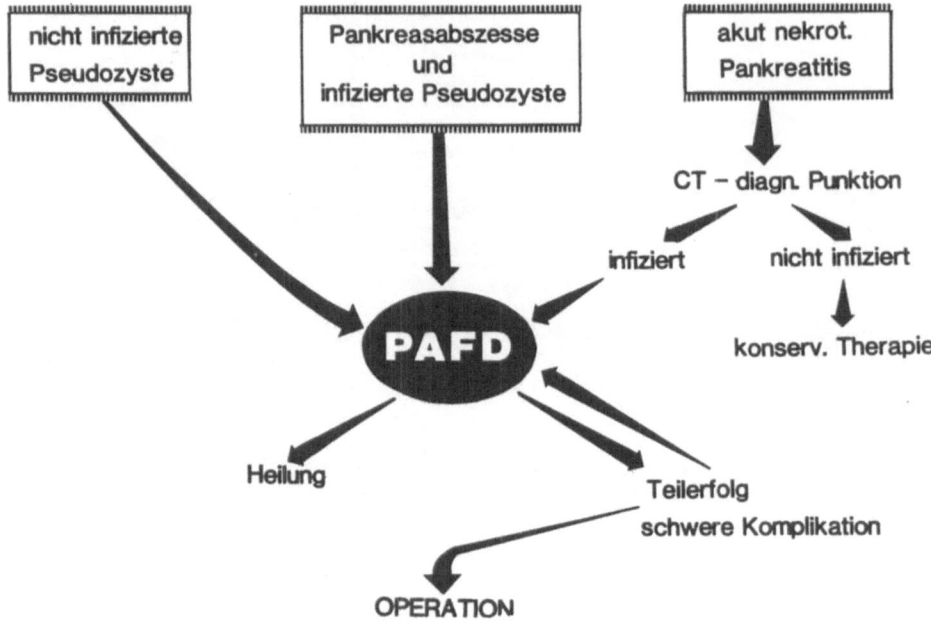

Abb. 2. PAFD bei Pankreatitis

Ergebnisse

Pankreasabszesse wurden in 69% mittels PAFD geheilt. Bei den übrigen 31% konnte der operative Eingriff nach Drainage mit geringerem Risiko durchgeführt werden. 82% der infizierten und 92% der nichtinfizierten Pseudozysten wurden erfolgreich behandelt. Von 8 Patienten mit nekrotisierender Pankreatitis wurden 6 erfolgreich perkutan behandelt, 2 wurden zusätzlich operiert.

Die Komplikationen sind in Abb. 2 zusammengefaßt.

Resultierende Maßnahmen dieser Komplikationen waren 1 chirurgischer Eingriff bei einem Patienten mit nekrotisierender Pankreatitis und Blutung in die Drainagehöhle sowie eine weitere chirurgische Intervention bei einem Patienten mit pankreatokolischer Fistel. Die übrigen Komplikationen bedurften keiner chirurgischen bzw. invasiven Therapie. Die dislozierten Katheter wurden radiologisch korrigiert.

Tabelle 2. Komplikationen

Transpleurale Drainage	4
Pneumothorax	1
Blutung	1
Katheterdislokation	6
Punktion des Kolons	1
Darmfistel	3
	16

228

Diskussion

Das ursprüngliche Konzept der PAFD beschränkt sich auf die radiologische Behandlung unilokulärer, gut zugänglicher Flüssigkeitsansammlungen. Ein Zugang galt als sicher, wenn er kurz war und die Verletzung nicht involvierter Organe oder Kompartments vermieden werden konnte. Diese chirurgische Regel bleibt eine Richtlinie der perkutanen Abszeß- und Flüssigkeitsdrainage.

Diese Regel einzuhalten ist besonders bei der perkutanen Drainage von peripankreatischen Flüssigkeitsansammlungen bzw. Flüssigkeitsansammlungen in der Bursa omentalis aufgrund der anatomischen Lokalisation schwierig.

So gilt es im Besonderen die Verletzung unmittelbar benachbarter Organe wie Milz, Nieren, große Gefäße und das Kolon sowie andere Strukturen wie die Pleura zu vermeiden [4]. Ist kein einfacher Zugangsweg gewährleistet, sind die Risiken und Vorteile eines ungewöhnlichen z.B. transhepatischen oder transgastralen bzw. transduodenalen Zuganges gegenüber jenen eines chirurgischen Eingriffes abzuwägen [5, 6]. Dies erfolgt bei uns immer in enger Kooperation mit den zuweisenden Ärzten und den Abdominalchirurgen.

Bei Flüssigkeitsansammlungen in der Bursa omentalis bzw. im Pankreaskopf- und Körperbereich bietet sich als Zugang der ersten Wahl die Route durch das Lig. gastrocolicum an. Als weiterer, sicherer Zugang zum peripankreatischen Raum und zur Bursa omentalis gilt der Weg durchs Lig. hepatogastricum; dieser Weg ist vor allem bei Flüssigkeitsansammlungen im Vestibulum der Bursa omentalis empfehlenswert.

Der Zugang durch die beiden genannten Ligamenta war auch der häufigste in unserem Krankengut. In 72% der Fälle war dies möglich.

Bei entzündlichen Veränderungen bzw. umschriebenen Abszessen im Pankreasschwanzbereich bietet sich der Zugang durch den linken vorderen pararenalen Raum an, diesen Zugangsweg verwendeten wir problemlos in 19% der Fälle [4, 7].

Selten ist ein technisch schwieriger und klinisch problematischer Zugangsweg wie der transhepatische oder transgastrale bzw. transduodenale Zugangsweg notwendig – in unserem Patientengut in insgesamt 9% der Fälle.

Aufgrund der geringen Komplikationsrate und der guten Ergebnisse der PAFD empfehlen wir dieses radiologische Verfahren bei symptomatischen Pseudozysten und Pankreasabszessen, vor allem bei möglichen Drainagerouten durch die Ligg. gastrocolicum- und hepatogastricum sowie durch den linken vorderen pararenalen Raum.

Die Zugangswege durch Leber, Magen, Duodenum und Mesokolon sind mögliche Alternativen. Sie sind technisch schwieriger und für die Indikationsstellung zur PAFD aufgrund der höheren Komplikationsrate sicher problematisch.

Diese Tatsache entspricht sowohl unseren Erfahrungen – sämtliche Komplikationen traten bei diesen „alternativen" Zugangswegen auf. Auch in der Literatur wird auf diese Problematik verwiesen [5, 6].

Ob perkutane Drainagen auch bei Pankreasnekrosen zielführend sind, kann erst nach größerer Erfahrung beurteilt werden. Unser Konzept des Stellenwertes der PAFD bei pathologischen Flüssigkeitsansammlungen nach Pankreatitis ist in Abb. 2 dargelegt.

Literatur

1. Ranson JHC, Rifkind KM, Roses et al. (1974) Prognostic signs and the role of operative management in acute pancreatitis. Surg Gynecol Obstet 139:69
2. Martin JK Jr, Van Herden JA, Bess MA (1984) Surgical management of acute pancreatitis. Mayo Clin Proc 59:259
3. Van Sonnenberg E, Wittich GR, Casola G et al. (1985) Complicated pancreatic inflammatory disease: diagnostic and therapeutic role of interventional radiology. Radiology 155:335
4. Kumpan W (1987) Computertomographische Analyse postoperativer abdomineller Kompartments. Eine Vergleichsstudie an 100 Patienten mit abdominellen Abszessen. Radiologe 27:203
5. Müller PR, Ferrucci JT Jr, Simeone JF et al. (1985) Lesser sac abscess and fluid collections: Drainage by transhepatic approach. Radiology 155:615
6. Kuligowska E, Olsen WL (1985) Pancreatic pseudocysts drained through a percutaneous transgastric approach. Radiology 154:79
7. Wittich G, Van Sonnenberg E, Karnel F et al. Percutaneous drainage of pancreatic and lesser sac fluid collections: variants of safe access. 72nd Scientific Assembly and Annual Meeting of the RSNA, Scientific Exhibition

Radiologisch geführte Abszeßdrainage im Retroperitonealraum

H. Platzbecker, K. Köhler, R. Schottmann, S. Geißler, H. Tellkamp

Die perkutane, radiologisch geführte Abszeßdrainage hat sich infolge verbesserter Lokalisationsdiagnostik [2, 7] in der klinischen Routine als Alternativverfahren zur rein chirurgischen Intervention bewährt [6, 8].

Im einzelnen soll auf eigene Erfahrungen bei der retroperitonealen Abszeßdrainage hingewiesen werden, wobei der paravertebrale Abszeß bei unspezifischer Spondylitis dominiert.

Methodik

Die Methodik der radiologisch geführten Abszeßdrainage wird heute weitgehend von der zur Verfügung stehenden Technik bestimmt. Dabei hat sich eine abgewandelte Seldinger-Technik – ähnlich der Nephrostomie – allgemein durchgesetzt [1, 3, 4, 5].

Unser Vorgehen läßt sich wie folgt zusammenfassen:

- Lokalisation des Abszesses
- Drainage
- Verlaufskontrollen

Die einzelnen Schritte sind in den Tabellen 1 und 2 zusammengefaßt. Bei der Wahl des Kontrastmittels ist besondere Aufmerksamkeit dann geboten, wenn in

Tabelle 1. Lokalisationsdiagnostik (1. Schritt)

- Nativdiagnostik (z. B. Wirbelsäule in 2 Ebenen, Tomographie usw.)
- UST
- CT
- Evtl. Feinnadelpunktion unter CT oder UST-Kontrolle

Tabelle 2. Abszeßdrainage (2. Schritt)

- Feinnadelpunktion des Abszesses durchleuchtungsgezielt mit Markierung durch Kontrastmittelgabe
- Drainage (Seldinger-Technik)
- Katheterlagekontrolle durchleuchtungsgezielt
- Anlegen einer Saugung
- Kontrollaufnahmen durchleuchtungsgezielt mit Kontrastmittelgabe nach klinischem Befund

unmittelbarer Nachbarschaft des Myelons eine Kontrastmittelapplikation erfolgen muß. Das gilt vor allem dann, wenn Wirbelzerstörung und Abszeßhöhle unmittelbar ineinander übergehen. In derartigen Fällen bevorzugen wir das Omnipaque der Firma Schering, welches in allen Fällen komplikationslos vertragen wurde. Positionsaufnahmen halten wir für die exakte Lokalisationsdiagnostik und für die Objektivierung des Therapieerfolges für wesentlich.

Material

Unser eigenes Untersuchungsmaterial ist in Tabelle 3 näher aufgeschlüsselt. Es umfaßt 12 Frauen und 8 Männer im Alter von 34–73 Jahren.

Kontraindikationen und Komplikationen

Absolute Kontraindikationen für die perkutane Drainage sind nicht bekannt. Unsere Komplikationen zeigt Tabelle 4. Sie waren in keinem Falle gravierend.

Tabelle 3. Untersuchungsmaterial

Zahl	Grunderkrankung	Abszeßlokalisation	Therapieform	
			Katheter-drainage	Punktion/Entleerung
2	Abszesse nach Implantation von Gefäßprothesen	Paraortal	–	2
6	Weichteilabszesse[a]	Lumbal-pelvin	4	1
4	Abszedierende Pyelonephritis	Nierenabszeß[b], paranephritischer Abszeß	2	2
8	Unspezifische Spondylitis[c]	Paravertebral lumbal	8	–

Insgesamt: 20 Patienten

[a] Davon 2mal infizierte Lymphzysten nach Lymphadenektomie.
[b] Davon in einem Fall bei Einnierigkeit.
[c] Davon in einem Fall paravertebral thoracal (Abb. 1).

Tabelle 4. Komplikationen

Art	Zahl	Bemerkungen
Umschriebenes Hämatom im (z. B. pararenal)	2	
Katheterdislokation	3	Erneute Drainage in einem Fall
Katheterverschluß	1	

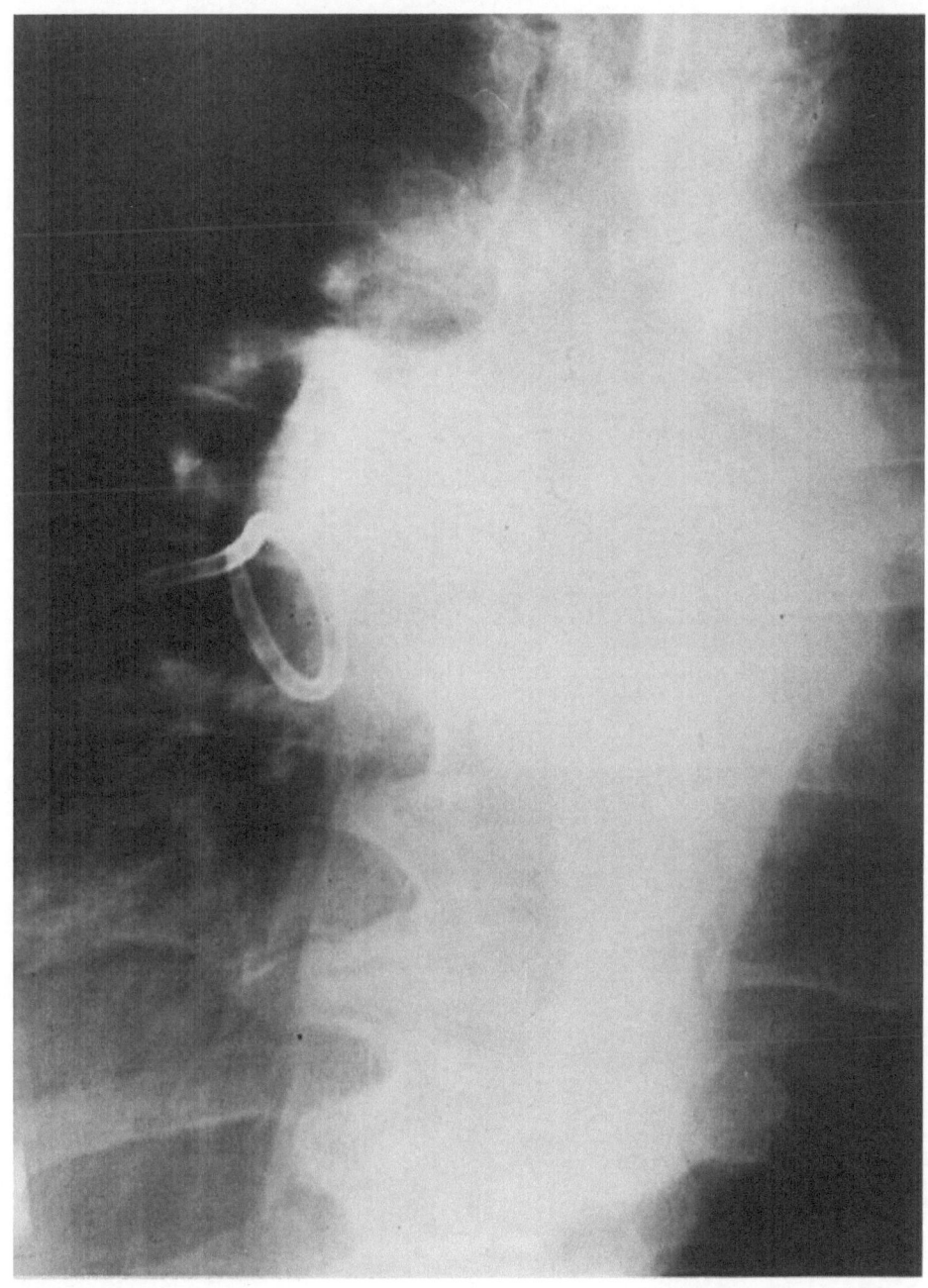

Abb. 1. Liegende Drainage bei Spondylitis und begleitendem Abszeß thoracal

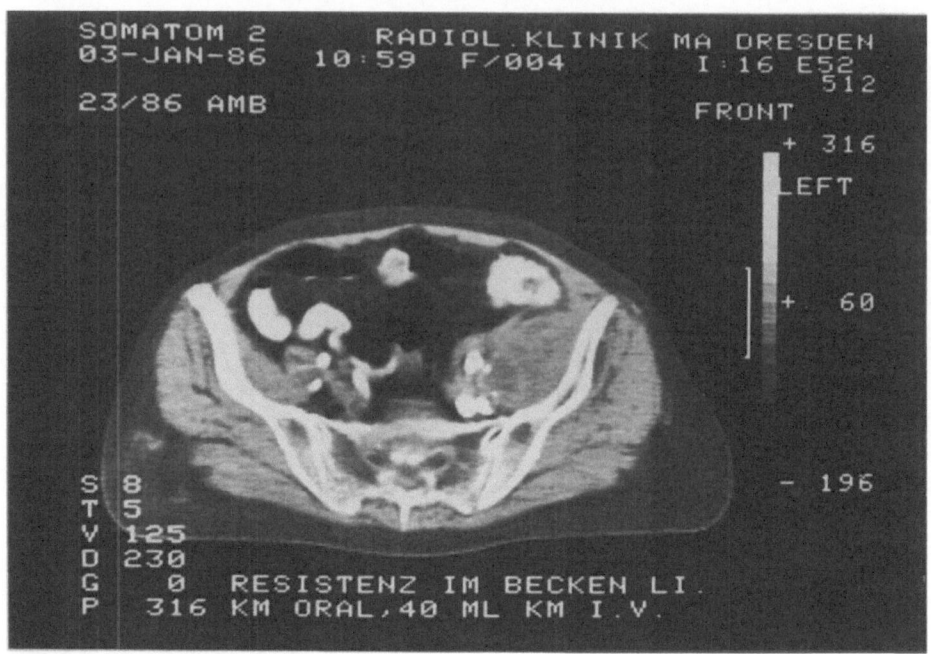

Abb. 2. Pelviner Abszeß links vor perkutaner Drainage

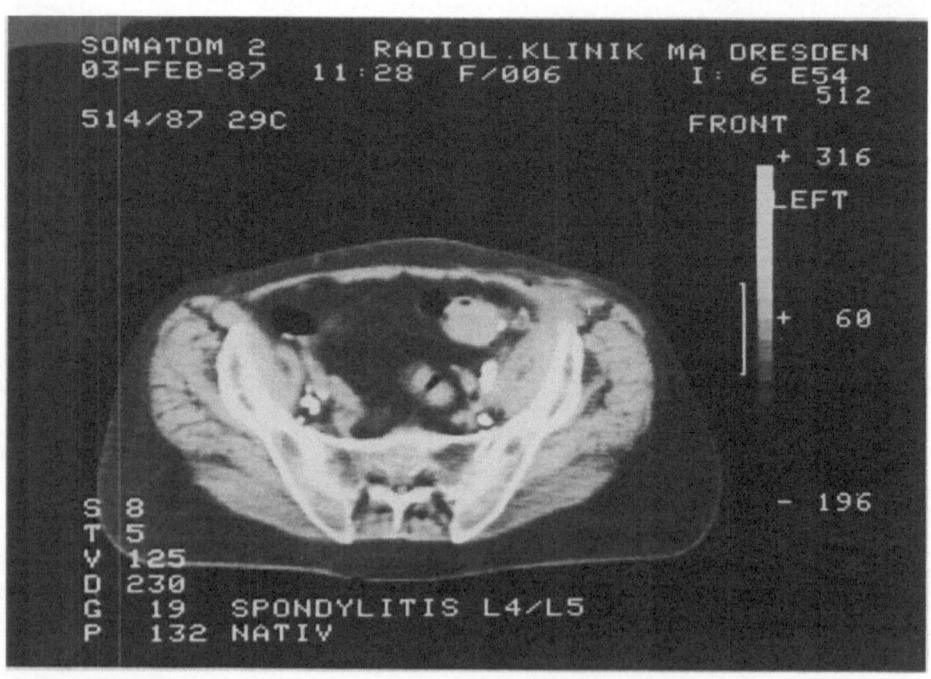

Abb. 3. Gleiche Region 4 Wochen nach perkutaner Drainage. Guter Therapieerfolg

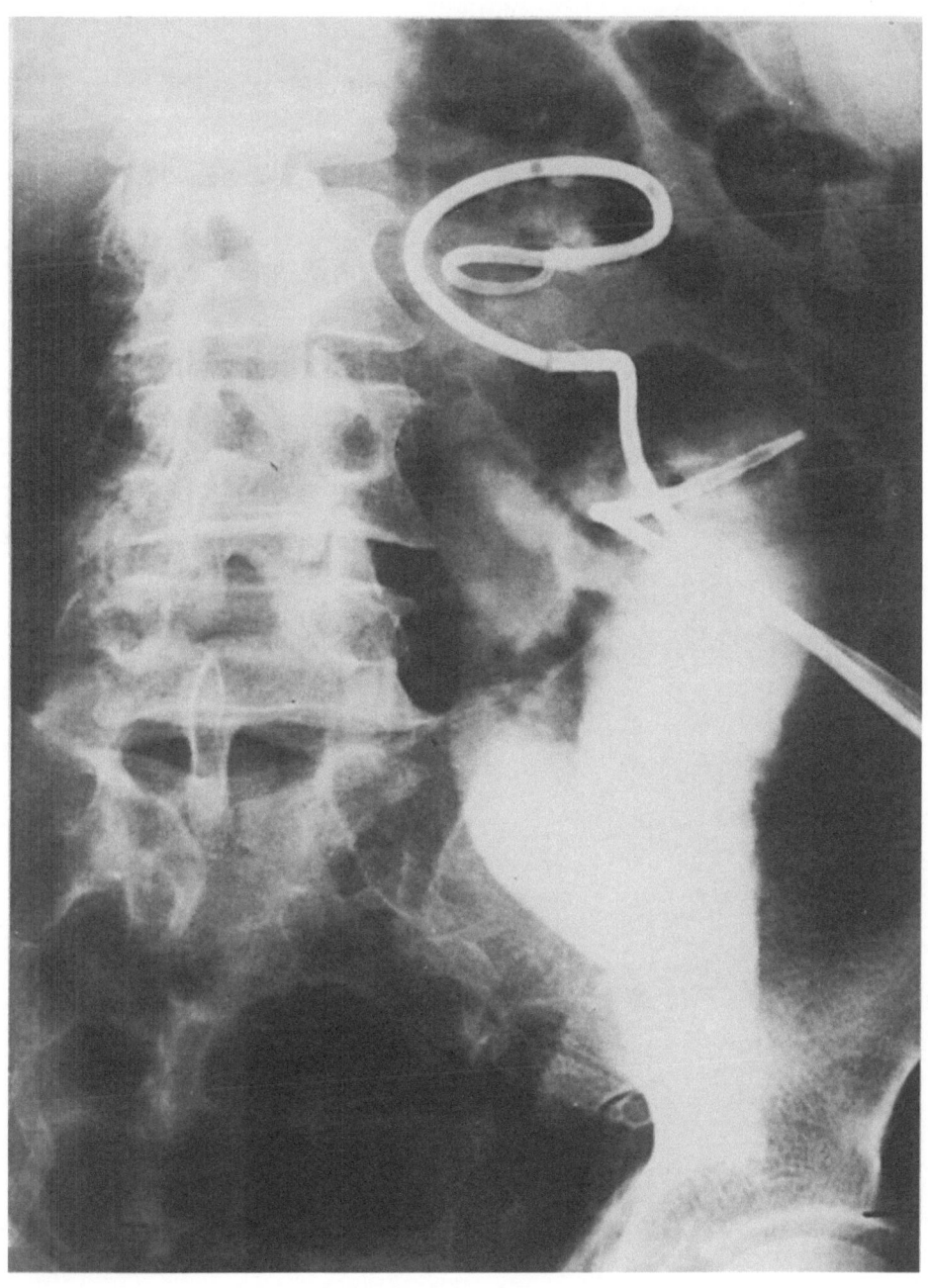

Abb. 4. Großer retroperitonealer Abszeß. Zwei liegende Katheter

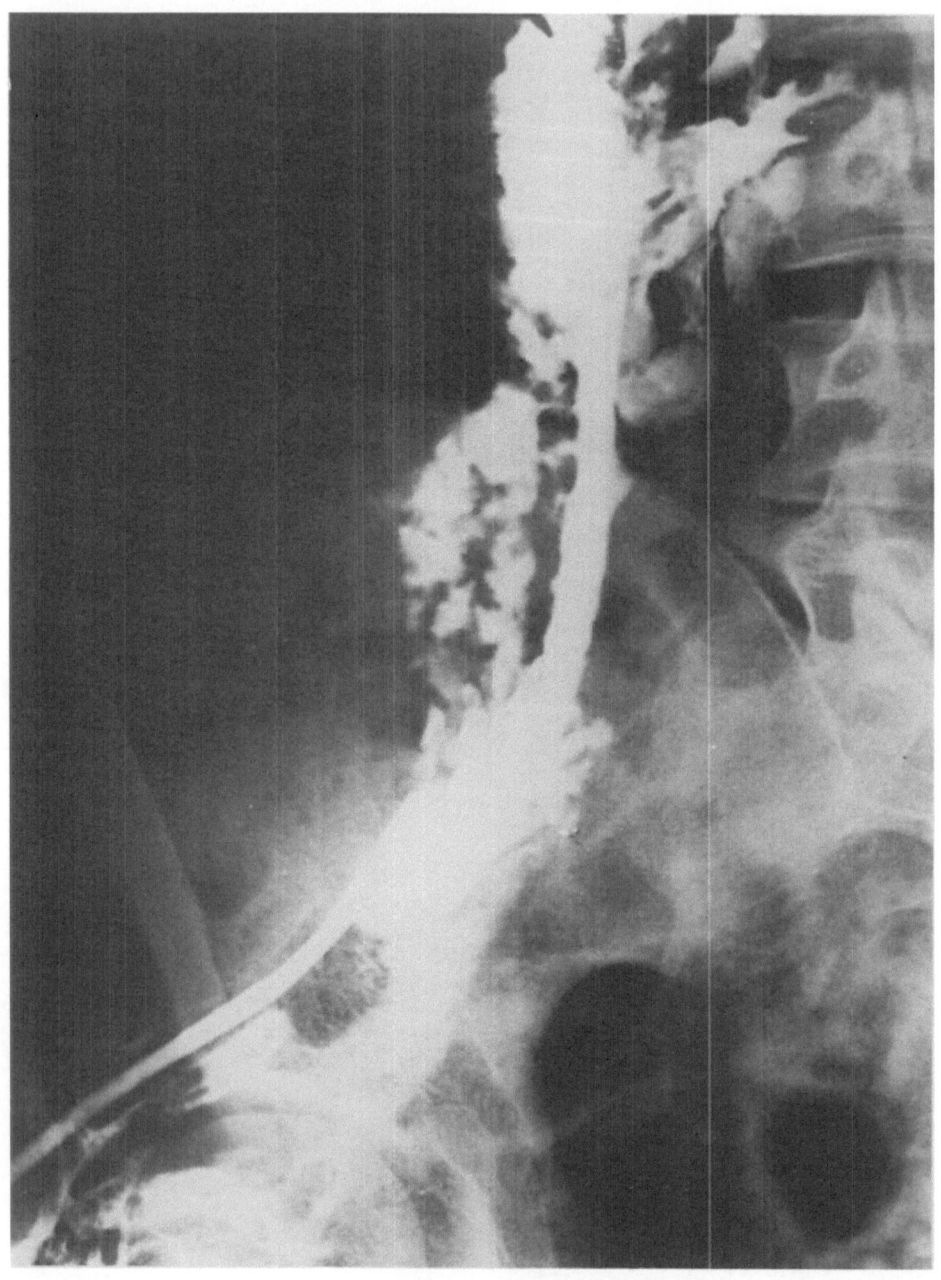

Abb. 5. Weitverzweigtes Fistelsystem nach Abszeßdrainage über die Leistenregion

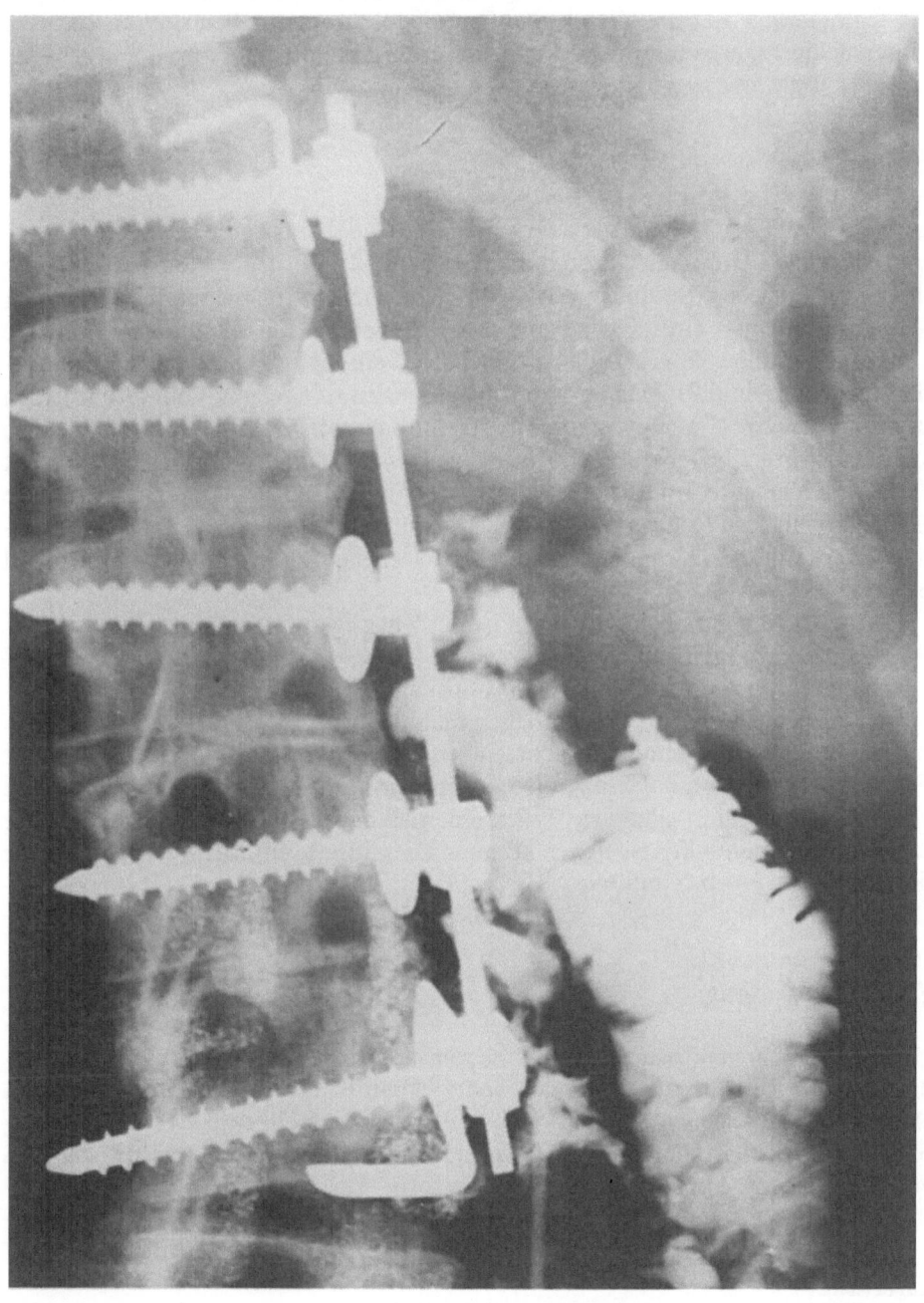

Abb. 6. Auch in diesem Falle perkutane Drainage des ausgedehnten retroperitonealen Abszeßsystems von der Leistenregion her (Seldinger-Technik)

Die Methodik der Katheterfixation durch Ballons usw. scheint eine Verbesserung der Katheterlage zu ermöglichen. Katheterdislokationen stellen auch in unserem Untersuchungsgut den größten Anteil an Komplikationen.

Ergebnisse

In allen 20 Fällen gelang der Nachweis eines oder mehrerer Abszesse. Durch Punktion bzw. Drainage wurde ohne chirurgische Intervention eine Absaugung des Eiters oder eine Spülbehandlung möglich. Das ist für die meist sehr schwer kranken Patienten ein nicht zu unterschätzender Vorteil. Durch die Drainage kam es innerhalb weniger Tage bis Wochen zu einer Rückbildung der Raumforderung (Abb. 2 und 3). Das weitere Schicksal wird weitgehend vom Grundleiden bestimmt. In zwei Fällen von Spondylitis mußte trotz perkutaner Drainage eine spätere chirurgische Abszeßrevision erfolgen, was sich in den übrigen Fällen nicht erforderlich machte. Im Einzelfall wurden mehrere Drains eingelegt, die zeitweise Beckenhochlagerung kann der Abszeßentleerung dienlich sein (Abb. 4). Die Drainage lag bei unseren Kranken wenige Tage bis zu mehreren Wochen, im Einzelfall 6 Wochen.

Bei wirbelsäulennahen Abszessen ist der Zugang am günstigsten, der
- Organverletzungen ausschließt
- bequemes Liegen auf dem Rücken (Gipsbehandlung!) erlaubt
- eine sichere Katheterfixation möglich macht.

Dies kann im Einzelfall sehr problematisch sein. Wir haben uns deshalb in vier Fällen zur Abszeßdrainage über die Leistenregion – ähnlich der Seldingertechnik – entschlossen und in allen vier Fällen eine risikoarme und sichere Drainage der Abszesse bei Spondylitis erreichen können. Dies könnte ein wichtiger Hinweis für die Praxis sein (Abb. 5 und 6).

Zusammenfassung

Unsere Erfahrungen bestätigen, daß die radiologisch geführte perkutane Abszeßdrainage im Retroperitonealbereich heute ebenfalls eine echte Alternative zum chirurgischen Vorgehen darstellt. Die Technik ist einfach, dem Kranken zumutbar und in ihren Ergebnissen zufriedenstellend. Im Einzelfall kann der Zugang von der Leistenregion erfolgreich sein.

Literatur

1. Harris RD, Mc Cullough DL, Talner LB (1976) Percutaneos nephrostomy. J Urol 115:628–631
2. Hübener KH, Schmitt WGH (1979) Die computertomographische Diagnostik von Abszeßbildungen. ROFO 130:995–1003
3. Pfister RR, Newhouse JH (1979) Interventional percutaneous pyeloureteral techniques. Radiol Clin North Am 17:351–363

4. Reznek RH, Talner LB (1984) Percutaneos nephrostomy. Radiol Clin North Am 22:393–406
5. Standertskjöld-Nordenstam C-G, Alfthan O, Lähde S, Torunen MJ (1980) Percutane Nephrostomie. Duodecim 96:1400–1407
6. Veiga-Pires JA (1980) Intervention radiology. Excerpta Medica, Amsterdam Oxford Princeton
7. Voegli E, Ayer G, Hofer B (1984) Sonographie und Computertomographie bei postoperativen, abdominellen Abszedierungen. Radiologe 24:90–94
8. Yoder IC, Lindfors KK, Pfister RC (1984) Diagnosis and treatment of pyonephrosis. Radiol Clin North Am 22:407–413

CT-gesteuerte Biopsieverfahren –
Methoden, Resultate und Komplikationen

S. Feuerbach, P. Gerhardt

Die perkutane Feinnadelbiopsie ist eine nahezu komplikationslose Methode mit hoher Trefferquote in der Dignitätsbeurteilung tumorverdächtiger Läsionen [2, 5–7]. Da bei dieser Technik nur als maligne eingestufte, zytologische Befunde verläßlich sind [6], erfordern negative Resultate eine weitere Diagnostik letzlich eine histologische Klärung. Wie experimentelle und klinische Untersuchungen ergaben, ist histologisch auswertbares Material regelhaft nur zu erhalten, wenn zur perkutanen Biopsie großlumige Punktionsbestecke verwandt werden [1, 3, 4, 8–10]. Über Punktionstechniken, Resultate und Komplikationen der perkutanen, CT-gezielten Biopsie mit großkalibrigen Punktionsnadeln wird berichtet.

Punktionstechnik und Patienten

Verwandt wurden folgende Punktionsnadeln:
1. Trucut-Nadel (Travenol GmbH) mit einem Kaliber von 14 G (2,1 mm),
2. Urocut-Nadel (TSK Laboratories), Kaliber 18 G (1,27 mm) und
3. Schneidbiopsiekanüle (Angiomed) mit einem Außendurchmesser von 0,95 mm.

Pathologische Gerinnungswerte gelten als Kontraindikation für alle Nadeltypen, ebenso die Punktion von Gefäßmißbildungen. Für die großlumigen 14G-Nadeln gelten Punktionswege durch Darm als kontraindiziert, weiterhin werden lange pulmonale Zugangswege vermieden. Hingegen müssen für die kleineren 18 G und 0,95-mm-Kanülen keine Kontraindikationen hinsichtlich des Zugangs beachtet werden.

Somit ist die Wahl der Punktionsnadeln neben der Tumorgröße abhängig vom möglichen Punktionsweg. Während für Leberpunktionen nahezu immer eine 14 G-Nadel eingesetzt werden kann und dünnere Nadeln nur bei hilusnaher Tumorlokalisation zum Einsatz kommen, ist die Anwendung von 14 G-Kaliber im Retroperitonealraum auf transhepatische und translumbale Zugangswege beschränkt (Abb. 1 und 2). Für transintestinale Zugangswege wird hier alternativ eine 18 G-Nadel oder eine 0,95-mm-Kanüle eingesetzt (Abb. 3). Thorakale Prozesse werden mit 14 G-Nadeln punktiert, wenn sie in den Thoraxweichteilen, der Pleura oder intrapulmonal mit direktem Bezug zu Pleura oder Brustwand lokalisiert sind. Intrapulmonale Prozesse, insbesondere bei längerem Zugangsweg, werden mit dünneren Kalibern biopsiert. Für Punktionen von Läsionen in Bekken, Peritonealhöhle oder den Weichteilen gelten die gleichen Kriterien, der potentielle Zugangsweg ist entscheidend für die Nadelwahl.

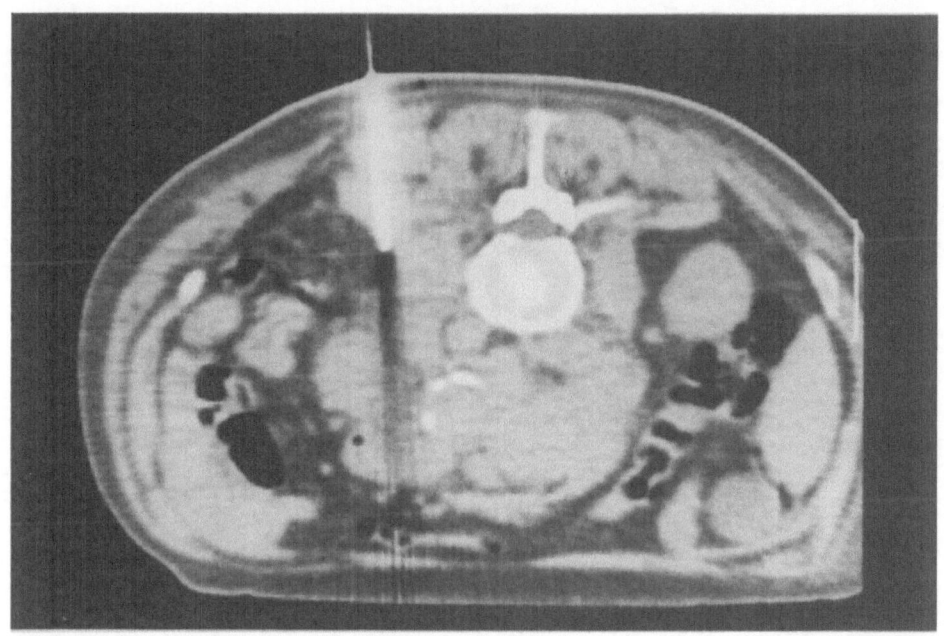

Abb. 1. Translumbale Punktion (14 G-TruCut-Nadel) retroperitonealer Lymphome, Histologie: Metastase eines Prostatakarzinoms

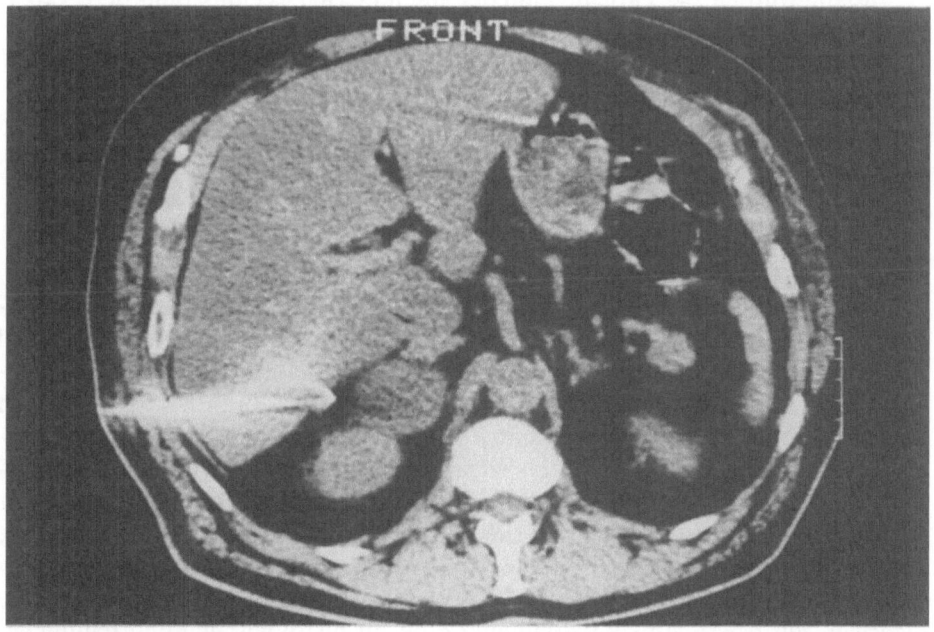

Abb. 2. Transhepatische Punktion (18 G-Urocut-Nadel) eines Nebennierentumors rechts, Histologie: Undifferenziertes Karzinom, Primärtumor unbekannt

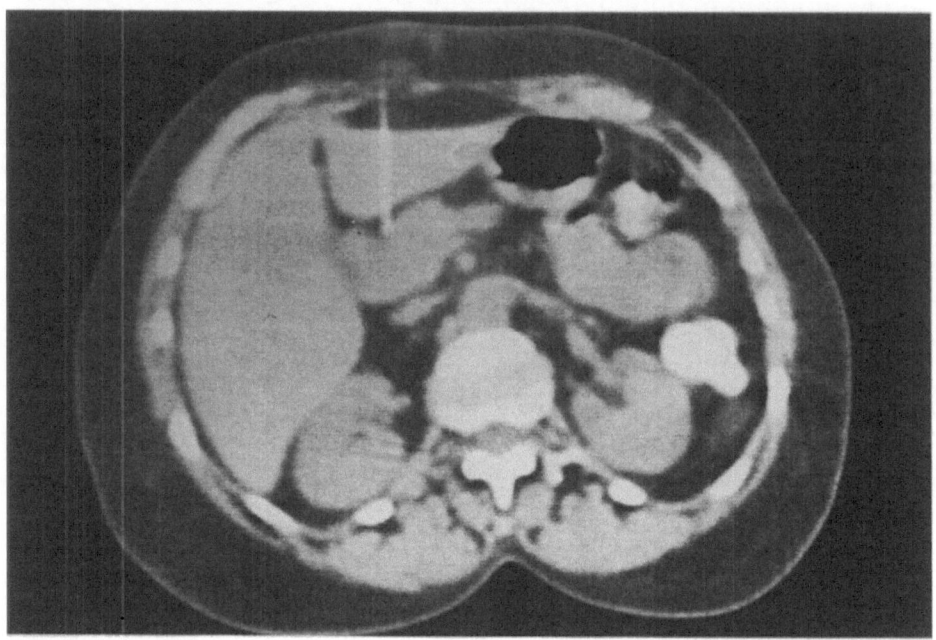

Abb. 3. Transhepatische Punktion des Pankreaskopfes (95 mm Schneidbiopsiekanüle), Histologie: Adenokarzinom des Pankreas

Bislang wurden 242 Patienten mit der geschilderten Technik punktiert, Lokalisation und verwandtes Nadelkaliber gehen aus Tabelle 1 hervor.

217 Patienten wurden unter stationärer Kontrolle, 25 Patienten ambulant mit wenigstens 2stündiger Überwachung punktiert.

Resultate

Mit großlumigen 14- und 18 G-Nadeln wurden 183 Patienten punktiert, wobei 159mal Quantität und Qualität des biopsierten Materials eine histologische Diagnose gestattete. Hierbei handelte es sich 123mal um einen malignen und 36mal um einen benignen Prozeß. Da thorakale Punktionen auf leicht erreichbare Prozesse der Thoraxweichteile, Brustwand oder Pleura beschränkt waren, wurden hier ebenso wie in der Peritonealhöhle keine Fehlpunktionen beobachtet. Entsprechend dem etwas schwierigeren Zugangsweg lag die Trefferquote für den Retroperitonealraum mit 79% unterhalb der Ergebnisse für Leber und Becken mit 85,3 bzw. 86,6%. Insgesamt ergab sich für großlumige Bestecke eine Sensitivität von 86,9% bei einer falsch-negativen Rate von 13,1% (Tabelle 2).

Für die kleinlumigen 0,95 mm-Schneidbiopsiekanülen lag die Trefferquote niedriger, nur bei 39 von 59 Patienten konnte zur histologischen Beurteilung geeignetes Material gewonnen werden (Tabelle 3). Es ergibt sich somit für die kleinlumigen Nadelkaliber eine Sensitivität von 66,2% bei einer falsch-negativen Rate

Tabelle 1. CT-gezielte Biopsie – Punktionsorte und verwandtes Nadelkaliber bei 242 Patienten

	n	Nadelkaliber		
		14G	18G	0,95 mm
Leber	75	68	–	7
Retroperitoneum	72	28	15	29
Becken	42	34	4	4
Thorax	32	15	3	14
Peritonealhöhle	12	9	–	2
Weichteile	9	7	–	2
	242	161	22	59

Tabelle 2. Ergebnisse CT-gezielter Biopsien bei 183 Patienten mit der 14G-TruCut-Nadel ($n=161$) und der 18G-Urocut-Nadel ($n=22$)

Lokalisation	Histologie	Keine Diagnose	Sensitivität	Komplikationen
Leber	58/68	10/68	85,3%	–
Retroperitoneum	34/43	9/43	79%	–
Becken	33/38	5/38	86,8%	2/38
Thorax	18/18	–/18	100 %	–
Peritonealhöhle	7/7	–/7	–	–
Weichteile	9/9	–/9	–	–
	159/183	24/183	86,9%	2/138

Tabelle 3. Resultate CT-gezielter Biopsien bei 59 Patienten mit 0,95 mm Schneidbiopsie-kanülen

Lokalisation	Histologie	Keine Diagnose
Leber	4/7	3/7
Retroperitoneum	18/28	11/29
Becken	3/4	1/4
Thorax	10/14	4/14
Peritonealhöhle	1/2	1/2
Weichteile	2/2	–/2
	39/59	20/59
Sensitivität	66,2%	
Falsch-negative Rate	33,8%	
Komplikationen	–	

Tabelle 4. Ursachen von Fehlpunktionen bei 242 CT-gezielten Biopsien unter Berücksichtigung des verwandten Nadelkalibers

Fehlerquelle	14G/18G	0,95 mm	
Materialmenge unzureichend	2	16	18
Nekrosematerial	4	2	6
Falsche Nadellage	14	2	16
Punktion abgebrochen	4	–	4
	24	20	44

von 13,8%. Häufigste Ursache für falsch-negative Resultate bei diesem Nadeltyp war eine zu geringe Materialmenge (Tabelle 4). Insgesamt war die perkutane Biopsie bei 198 von 242 Patienten erfolgreich, dies ergibt eine Sensitivität von 81,8% bei einer falsch-negativen Rate von 18,2%. Lediglich 2 klinisch bedeutungslose Komplikationen (akzidentelle Blasenpunktion, Hämatospermie) nach Punktion pelviner Raumforderungen mit der 14G-Nadel wurden beobachtet.

Diskussion

In allen Mitteilungen, die über den Vergleich von großkalibrigen 14- und 18 G-Punktionsnadeln mit dünneren Nadelkalibern berichten, wird eine höhere Trefferquote für die großlumigen Bestecke angegeben [4, 8, 9]. Es wurde ein Anstieg der Trefferquote um 15–35% durch Einsatz großlumiger Punktionsbestecke beobachtet [4, 8, 9], ohne daß ein Anstieg der Komplikationsrate zu verzeichnen war. Diese Angaben stimmen mit den eigenen Ergebnissen überein, wir fanden eine Steigerung der Sensitivität von 66,2 auf 86,9% durch den Einsatz großlumiger Punktionsnadeln.

Während im eigenen Krankengut keine therapierelevanten Komplikationen gesehen wurden, berichten andere Autoren über behandlungsbedürftige, intrahepatische Hämatome nach Leberpunktionen mit einer 18 G-Nadel, wobei in der Mehrzahl dieser Beobachtungen Hämangiome punktiert wurden [4, 8] oder Gerinnungsstörungen vorlagen [8]. Solche Komplikationen erscheinen weitgehend vermeidbar, wenn Hämangiome mittels Angio-CT, im Zweifelsfalle durch eine Angiographie, vor Punktion ausgeschlossen werden und nur bei normalen Gerinnungswerten punktiert wird.

Die im Vergleich zu Punktionen von Prozessen in Leber, Becken oder Thorax geringere Trefferquote im Retroperitonealraum – die Sensitivität betrug für die großlumigen Nadeln 79%, für die 0,95-mm-Kaliber 65% – wird auf die komplizierteren Zugangswege (translumbal, transhepatisch, transintestinal) zurückgeführt. Auch bei Verwendung von 18 G-Nadeln werden bei ventraler, transintestinaler Punktion Abweichungen der Nadelspitze aus der Zielrichtung beobachtet, die wahrscheinlich auf die transintestinale Passage zurückzuführen sind. Kleinere retroperitoneale Prozesse, insbesondere kleine Nebennierentumoren, werden deshalb häufiger verfehlt, wie die Zusammenstellung der Ursache von Fehlpunktionen (Tabelle 4) zeigt. Während im eigenen Krankengut pulmonale Prozesse mit 14 G-Nadeln nur punktiert wurden, wenn die Prozesse die Pleura oder Brustwand infiltriert hatten oder ein sehr kurzer transpulmonaler Zugang möglich war, berichten neuere Mitteilungen [10] über eine nur geringe Komplikationsrate von 8% (Pneumothorax, Hämoptoe, lokale Blutung) bei 54 Lungenpunktionen und insgesamt 120 thorakalen Punktionen. Wir setzen derzeit zur Punktion pulmonaler Prozesse eine 18 G-Nadel ein.

Im Becken ist die Diagnose von Narbengewebe bei postoperativen Situationen nach Rektumamputation nicht verläßlich. Morphologisch bieten kleine Tumorrezidive häufig keine Unterscheidungsmerkmale gegenüber einer Narbenplatte, kleine Tumoranteile können somit der Biopsie entgehen, was im eigenen Krankengut 5mal beobachtet wurde, in allen 5 Fällen wurde das Tumorrezidiv operativ verifiziert.

Punktionen der paravertebralen Weichteile oder der Extremitäten sowie dem Peritoneum direkt aufliegende, intraperitoneale Prozesse sind hinsichtlich des Zugangsweges unproblematisch, Komplikationen sind nicht zu erwarten, Fehlpunktionen hier entsprechend selten.

Konklusion

Nach unseren Erfahrungen bieten großlumige Punktionsbestecke zur perkutanen Biopsie folgende Vorteile:
1. Bei korrekter Nadellage ist nahezu regelhaft eine histologische Diagnostik tumorverdächtiger Läsionen möglich.
2. Quantität und Qualität der gewonnenen Gewebszylinder erlauben häufig artdiagnostische Hinweise auf den Primärtumor bei der Punktion von Metastasen.
3. Die Materialmenge gestattet eine exakte Klassifikation primär maligner Lymphome.
4. Im Gegensatz zur ausschließlich zytologischen Diagnostik ist auch eine zuverlässige Beurteilung benigner Prozesse möglich.

Unter Berücksichtigung der geschilderten Kontraindikationen ist auch bei Anwendung großlumiger 18- und 14 G-Nadeln mit einer nur geringen Komplikationsrate zu rechnen, die Zahl explorativer operativer Eingriffe läßt sich mit der geschilderten Punktionstechnik erheblich reduzieren.

Literatur

1. Andriole JG, Haaga JR, Adams RB, Nunez C (1983) Biopsy needle characteristics assessed in laboratory. Radiology 148:659
2. Ferrucci JT, Wittenberg J, Mueller N, Simeone SF, Harbin P, Kirkpatrick RH, Taff PD. Diagnosis of abdominal malignancy by radiological fine-needle aspiration biopsy
3. Haaga JR, Vanek J (1979) Computed tomographic guided liver biopsy using the menghini needle. Radiology 133:405

4. Haaga JR, LiPuma JP, Byran PJ, Balsara VS, Cohen AM (1983) Clinical comparison of small- and large-caliber cutting needles for biopsie. Radiology 146:665
5. Harter LP, Moss AA, Goldberg HI, Gross BH (1983) CT-guided fine needle aspiration for diagnosis of benign and malignant disease. AJR 140:363
6. Lüning M, Schmeißer B, Wolff H, Schöpke W, Hoppe E, Meyer R (1984) Ergebnisanalyse 96 CT-gestützter Feinnadelbiopsien bei Raumforderungen der Leber. Fortschr Röntgenstr 141,3:267
7. Lüning M, Hoppe E, Schöpke W (1986) Ergebnisse der Diagnostik von Nebennierenraumforderungen durch perkutane CT-gestützte Feinnadelbiopsien. Fortschr Röntgenstr 144,2:154
8. Martino CR, Haaga JR, Byran PJ, LiPuma JP, El Yousef SJ, Alfidi RJ (1984) CT-guided liver biopsies: eight year's experience. Radiology 152:755
9. Pagani J (1983) Biopsy of focal hepatic lesions. Comparison of 18 and 22 gauge needles. Radiology 147:673
10. Schlolaut KH, Lackner K, v. Uexküll-Güldenband V, Nicolas V, Vogel S (1987) Ergebnisse und Komplikationen perkutaner CT-gesteuerter Punktionen mit einer großlumigen Punktionsnadel. Fortschr Röntgenstr 147,1:25

Untersuchungen zur Binnenstruktur zervikaler Lymphknoten und ihre Bedeutung für die Erkennung kleiner Metastasen: CT, Ultraschall und MR im Vergleich

H. Bongers, G. Weisser, M. Lenz, M. Skalej, Chr. Ozdoba

Einleitung

In der Klinik spielt das Staging der Lymphknoten (LK) bei Kopf-Hals-Tumoren eine wichtige Rolle, da Prognose und Therapie durch den LK-Status entscheidend mitbestimmt werden. Etwa 30% der zervikalen LK-Metastasen werden palpatorisch nicht erfaßt. Daher kommt den bildgebenden Verfahren hier ein besonderer Stellenwert zu. Gefragt ist nicht nur eine hohe Sensitivität, sondern auch eine möglichst spezifische diagnostische Aussage.

Patienten und Methoden

Wir haben in Tübingen retrospektiv 750 Kontrast-CT-, 110 Ultraschall- und 85 MR-Untersuchungen verglichen und analysiert unter besonderer Berücksichtigung der LK-Binnenstrukturen und ihrer differentialdiagnostischen Relevanz. Von allen MR-Untersuchungen lagen auch eine CT und eine Sonographie zum

Tabelle 1. Patientengut

	CT	MR	US
Prätherapeutische Untersuchung	750	85	110
Davon Rezidivuntersuchung	109	12	14
Fälle mit LK-Metastasen	304	55	64
Plattenepithelkarzinom	249	41	48
Maligne Lymphome	69	14	19
Sonstige	377	20	27

Tabelle 2. Methodik

CT:	512-Matrix; 4-mm-Schichten; primäre KM-Gabe Sequentielle dynamische KM-Untersuchung
MR:	1,5 Tesla; rho- und T2-gewichtete SE-Sequenzen (1,8/22,90) T1-gewichtete SE-Sequenz (0,3/15) vor/nach Gd-DTPA FISP 75° (0,05/10) vor/nach Gd-DTPA FLASH 35° (0,08/10) vor/nach Gd-DTPA
US:	Linear- und Sektorscanner; real time mode; 5,0 und 7,5 MHz

direkten Vergleich vor. Eine Aufschlüsselung des Krankenguts ist Tabelle 1 zu entnehmen. Eine Zusammenstellung der Methodik zeigt Tabelle 2.

Ergebnisse und Diskussion

Die CT ist die empfindlichste Methode, um LK darzustellen. Auch normale LK von 3–10 mm Durchmesser sind regelmäßig nachweisbar. LK-Metastasen von Plattenepithelkarzinomen zeigen nach KM-Gabe meistens eine charakteristische zentrale Hypodensität mit einem peripheren ringförmigen Enhancement oder deutliche Strukturinhomogenitäten. Diese typische CT-Morphologie war in unserem Krankengut zu über 90% mit der Histologie eines mittel- bis hochdifferenzierten Plattenepithelkarzinoms vergesellschaftet [1]. Metastasen undifferenzierter Plattenepithelkarzinome waren häufiger homogen strukturiert. Ein so charakteristisches Strukturmerkmal ermöglicht auch die Diagnose sehr kleiner, nicht sicher vergrößerter LK-Metastasen (Abb. 1).

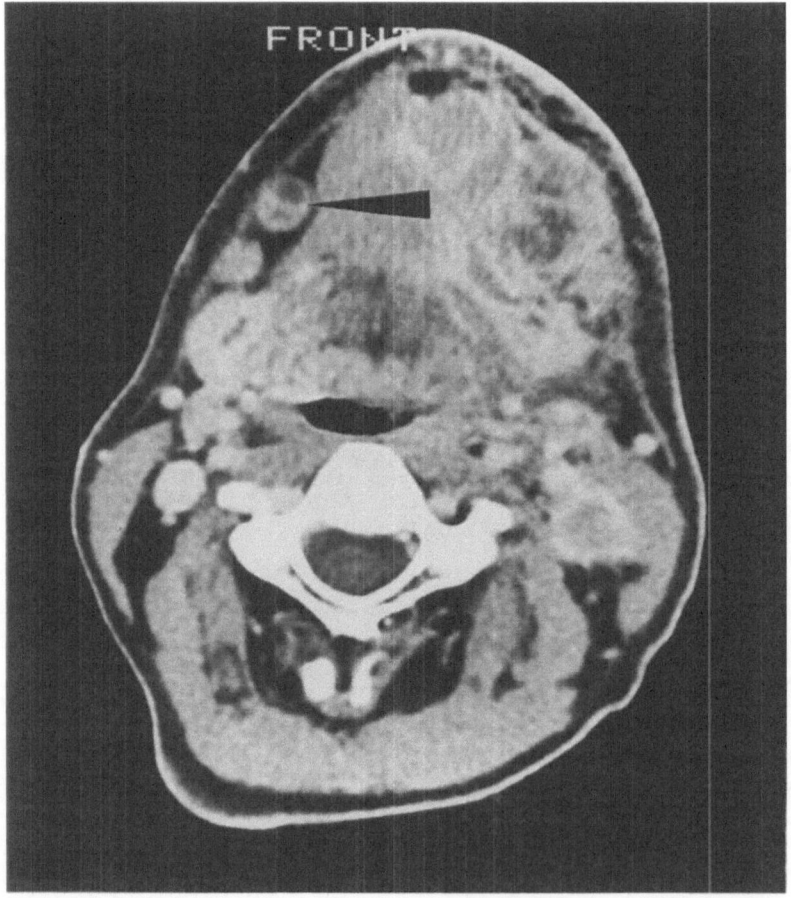

Abb. 1. Submandibuläre LK-Metastasen eines Mundboden-Karzinoms (CT)

Die dynamische CT nach KM-Bolusgabe gibt näheren Aufschluß über die zeitliche Dynamik des KM-Einstroms in den LK und zeigt das unterschiedliche Enhancement von Zentrum und Peripherie besonders deutlich.

Im Ultraschall konnten normale LK nicht dargestellt werden, pathologisch veränderte LK jedoch auch bei einer Größe von unter 10 mm sicher erkannt werden. Die Sensitivität des sonographischen LK-Stagings im Bereich der Halsgefäßscheide und des Mundbodens war in unserem Kollektiv gleich hoch wie bei der CT, was die Ergebnisse anderer Untersucher bestätigt [2]. Der retropharyngeale LK-Status ist im Ultraschall nicht zu erfassen. Sonographische Strukturmerkmale spielen im Vergleich zur CT eine geringere Rolle. Nur etwa die Hälfte der LK-Metastasen von Plattenepithelkarzinomen zeigte deutliche Reflexinhomogenitäten, die nicht direkt mit der typischen CT-Morphologie zu korrelieren waren. Abbildung 2 zeigt das Sonogramm der beiden kleinen LK-Metastasen, deren CT-Morphologie in Abb. 1 dargestellt ist.

Zystische Einschmelzungen von LK konnten sonographisch in allen Fällen sicher erkannt werden, wurden aber nur bei LK von mehr als 1,5 cm Durchmesser gesehen. Ein die LK-Kapsel überschreitendes infiltrierendes Tumorwachstum

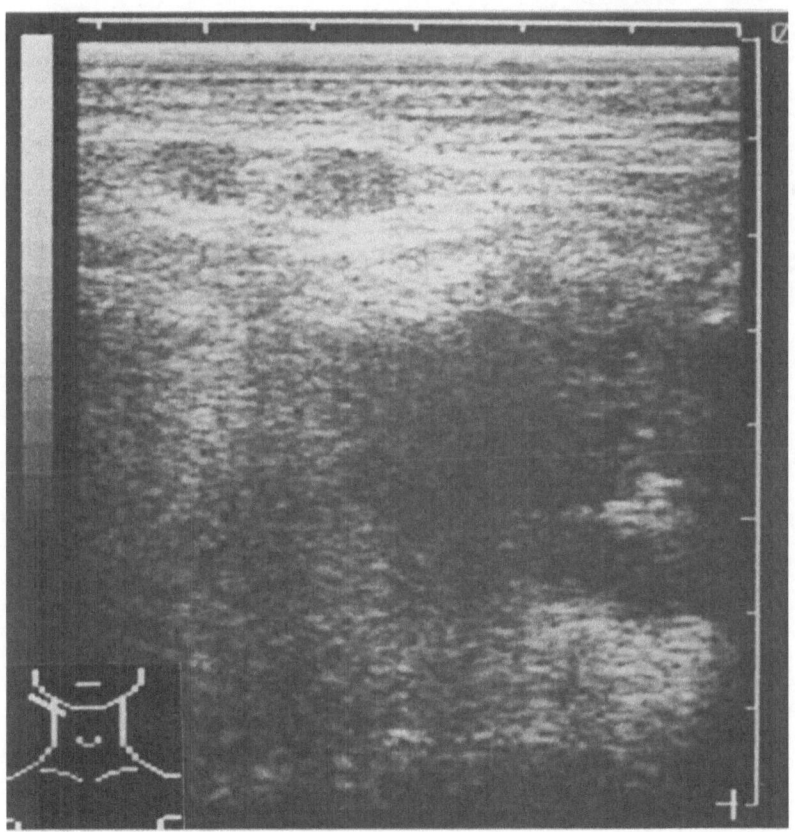

Abb. 2. Submandibuläre LK-Metastasen eines Mundboden-Karzinoms (US)

249

war nicht nur computertomographisch, sondern auch im Ultraschall gut zu erkennen.

Bei der MR führt das typische Signalverhalten der LK mit relativ langen T1- und mittellangen T2-Relaxationszeiten dazu, daß sie im T1-betonten Bild als dunkle Strukturen gegen das helle Fettbindegewebe der Halsgefäßscheide gut kontrastieren, gegenüber der Muskulatur aber nicht abgrenzbar sind. Auf rho-betonten Bildern lassen sich LK-Metastasen als deutlich hellere Strukturen auch gegenüber der Muskulatur und den signallosen Gefäßen abgrenzen. Im T2-betonten Bild erreichen LK die Signalintensität des Fettgewebes. Kleine LK können so im Fettgewebe der Halsgefäßscheide maskiert sein. Retropharyngeale LK hingegen werden wegen des guten Kontrasts zur Muskulatur sensitiver als mit der CT erfaßt. Der geringe Signal-zu-Rausch-Abstand bei T2-betonen Bildern bedingt eine schlechte Bildqualität bei relativ langen Meßzeiten [3]. Nach Gadolinium-DTPA-Gabe zeigten sich auf T1-gewichteten Bildern oder mit schnellen Gradientenechosequenzen (FISP, FLASH) gewonnenen Aufnahmen häufiger Strukturinhomogenitäten bei LK-Metastasen epithelialer Tumoren (Abb. 3). Sie waren je-

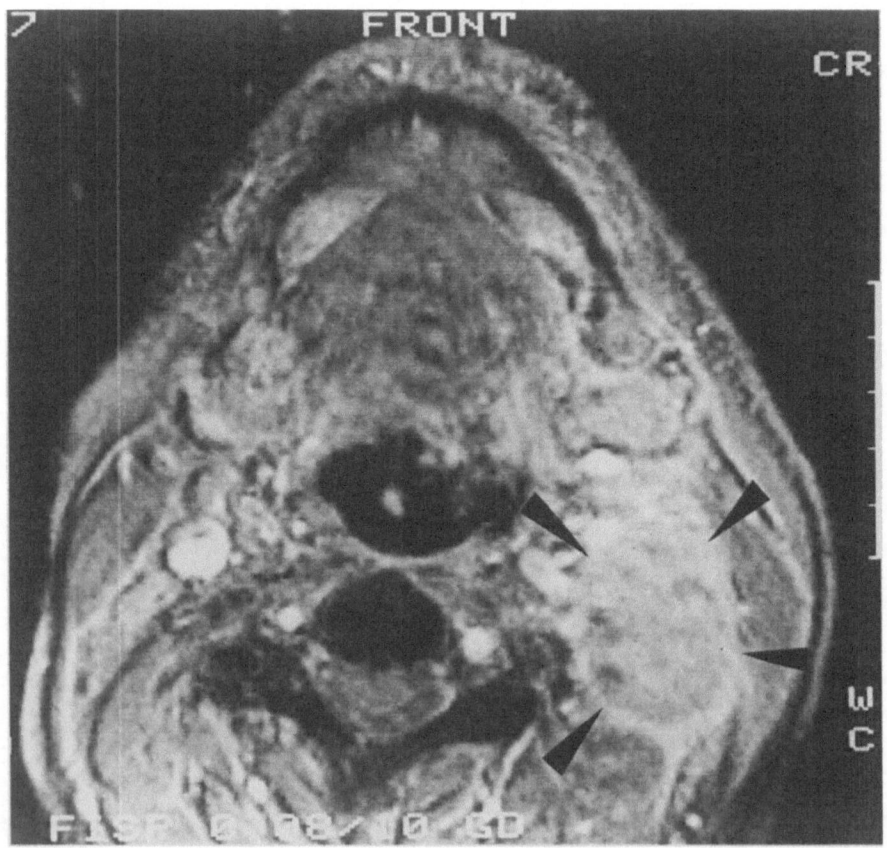

Abb. 3. LK-Metastasen eines Oropharynxkarzinoms, FISP 75° (0,05/10) nach Gd-DTPA

250

doch nicht konstant nachweisbar. Bei der MR vermißten wir vergleichbare typische Strukturmerkmale wie bei der CT.

Bei malignen Lymphomen kommt es im primär kontrastangehobenen CT nur zu einem geringen Enhancement. Auch große LK bleiben homogen.

Sonographisch waren alle 24 prätherapeutisch untersuchten malignen Lymphome echoarm und meistens homogen. Hodgkin- und Non-Hodgkin-Lymphome waren sonomorphologisch nicht eindeutig voneinander zu trennen. 2 NHL waren auffälligerweise nahezu echofrei und zeigten eine deutliche dorsale Schallverstärkung. Im Gegensatz zu Zysten waren sie jedoch unter Kompression nicht verformbar.

Die Analyse der Grauwerthistogramme zeigte eine so breite Überlappung von Karzinommetastasen, primären Lymphomen und entzündlichen LK-Veränderungen, daß auch auf diesem Wege keine Spezifitätsverbesserung der LK-Sonographie im Halsbereich zu erzielen war.

Kernspintomographisch stellten sich maligne Lymphome in allen Sequenzen homogen dar. Erst die Gadoliniumgabe ermöglichte weitere Differenzierungen, wie eine Auflösung der Lymphompakete in Einzelstrukturen oder eine Demaskierung der Lymphominfiltrate in den Tonsillen.

Im Halsbereich sind beim LK-Staging einige wichtige Differentialdiagnosen zu beachten:

Tuberkulöse LK-Entzündungen können im CT die Strukturmerkmale von Plattenepithelkarzinommetastasen mit deutlichen Strukturinhomogenitäten und zentraler Hypodensität aufweisen. Blande unspezifische Lymphadenitiden zeigten hingegen computertomographisch, kernspintomographisch und sonographisch ein meist homogenes Bild.

Laterale Halszysten sind im CT und sonographisch leicht zu erkennen. Sogenannte komplizierte Halszysten mit abgelaufenen entzündlichen Veränderungen können unregelmäßige, verdickte Wandstrukturen aufweisen. Die Differentialdiagnose gegenüber zystisch zerfallenen LK-Metastasen kann dann im Einzelfall schwierig sein.

Glomustumoren sind die häufigsten primären Halstumoren. Wegen des Gefäßreichtums findet man nach bolusartiger KM-Gabe im CT einen besonders ausgeprägten und charakteristischen Dichteanstieg.

Zusammenfassung

1. Die primär kontrastangehobene CT ist hochsensitiv bei der Erkennung von LK-Metastasen, gleichzeitig ist sie die Methode mit der höchsten Spezifität. Bei typischer Morphologie (zentrale Hypodensität mit ringförmigem Enhancement oder deutliche Strukturinhomogenitäten) können auch kleine LK-Metastasen von Plattenepithelkarzinomen erkannt werden. Tuberkulöse LK-Entzündungen können ein ähnliches Bild bieten. Maligne Lymphome sind überwiegend homogen, ebenso unspezifische Lymphadenitiden.

2. Die MR spielt beim LK-Staging im Halsbereich eine untergeordnete Rolle, sie ist weniger sensitiv und spezifisch als die CT. Eine Verbesserung der Strukturanalyse ist durch Gabe des MR-Kontrastmittels Gadolinium-DTPA zu errei-

chen. Retropharyngeale Lymphome können kernspintomographisch wegen des guten Gewebekontrastes besser als computertomographisch erkannt werden.

3. Die Sonographie ist der CT im Bereich der Halsgefäßscheiden und des Mundbodens an Sensitivität ebenbürtig, aber deutlich weniger spezifisch. Zystische Veränderungen können sicher erkannt werden. Primäre Lymphome und LK-Entzündungen sind diffus echoarm, Metastasen epithelialer Tumoren zeigen eher Strukturinhomogenitäten. Von entscheidendem Nachteil ist, daß der Retropharyngealraum der Sonographie nicht zugänglich ist.

Die CT bleibt somit für das primäre zervikale LK-Staging die Methode der ersten Wahl.

Literatur

1. Bähren W, Haase S, Lenz M, Ranzinger G (1983) Computertomographie zervikaler Lymphknotenmetastasen bei Malignomen des Kopf-Hals-Bereichs. RoeFo 139:281–284
2. Bruneton J-N, Normand F (1987) Cervical lymph nodes. In: Bruneton J-N (ed) Ultrasonography of the neck. Springer, Berlin Heidelberg New York, pp 81–91
3. Gademann G, Haels J, König R, Mende U, Lennarz Th, Kober B, van Kaick G (1986) Kernspintomographisches Staging von Tumoren der Mundhöhle, des Oro- und Hypopharynx sowie des Larynx. RoeFo 145:503–509

Vorteile der hochauflösenden Kernspintomographie bei 1,5 Tesla in der Diagnostik kleiner orofazialer Läsionen

M. Skalej, M. Lenz, H. Bongers, Chr. Ozdoba, K. Küper

Einleitung

Zur Diagnostik von orofazialen Läsionen und zum präoperativen Staging bei Tumoren des Halses steht als bildgebendes Verfahren in erster Linie die konventionelle Computertomographie zur Verfügung. Wegen des geringen Weichteilkontrastes ist die Gabe von Kontrastmittel obligatorisch, trotzdem ist die Abgrenzung von Läsionen damit oft unbefriedigend, so daß zur Beurteilung der Ausdehnung eines Prozesses meist nach morphologischen Kriterien wie Verdrängung von anatomischen Leitstrukturen oder einer Assymmetrie im Vergleich zur Gegenseite vorgegangen werden muß. Diese Kriterien liegen aber bei kleinen Prozessen oft nicht vor, so daß hier Probleme beim Staging von Tumoren in niedrigen Stadien auftreten.

Mit der Kernspintomographie steht jedoch ein Verfahren zur Verfügung, das durch seine primär hohen Weichteilkontraste und die vielfachen Möglichkeiten der Kontrastoptimierung über die Wahl entsprechender Meßparameter prädestiniert erscheint zur Detektion auch kleiner Prozesse. Zusätzlich besteht auch bei dieser Methode durch die Anwendung von paramagnetischen Kontrastmitteln die Möglichkeit von kontrastangehobenen Untersuchungen. Im Rahmen einer Studie wurden daher die Möglichkeiten der Kernspintomographie in der Diagnostik von kleinen orofazialen Läsionen bei Verwendung unterschiedlicher Sequenzen und Meßparameter sowie beim Einsatz eines paramagnetischen Kontrastmittels untersucht.

Patienten und Methode

Insgesamt wurden 87 Patienten kernspintomographisch untersucht, bei allen Patienten wurde kurz vor oder nach der MR-Untersuchung ein CT durchgeführt. Die Erkrankungsgruppen setzten sich dabei wie folgt zusammen:
- 65 Patienten mit Plattenepithelkarzinom,
- 9 Patienten mit malignen Lymphomen,
- 13 Patienten mit sonstigen Erkrankungen.

Die verschiedenen Regionen des Halses waren dabei folgendermaßen betroffen:
- Nasopharynx und NNH: 21,
- Oropharynx und Mundboden: 37,
- Zervikalregion: 29.

Die MR-Untersuchung wurde mit einem Siemens-Magnetom der Feldstärke 1,5 Tesla durchgeführt. Bei Erkrankungen des Naso- und Oropharynx wurde eine Kopfspule verwendet, bei weiter kaudal gelegenen Prozessen Oberflächenspulen. Folgende Sequenzen und Parameterkombinationen wurden angewandt:

- SE-Sequenz: $TR = 1,8$ s, $TE = 22$ und 90 ms;
- SE-Sequenz: $TR = 0,3$ s, $TE = 15$ ms (vor und nach KM);
- FISP-Sequenz: TR 0,05 s, $TE = 10$ ms (vor und nach KM), Pulswinkel = 70 °;
- FLASH-Sequenz: $TR = 0,08$ s, $TE = 10$ ms (vor und nach KM), Pulswinkel = 40°.

Die Schichtdicke betrug generell 4 mm. Als Kontrastmittel wurde Gadolinium-DTPA (Schering) in einer Dosierung von 0,2 ml/kg Körpergewicht verwendet.

Ergebnis

Das Spin-Dichte-gewichtete Bild (Abb. 1) mit einer Echozeit von 22 ms erlaubt die beste Differenzierung der normalen anatomischen Strukturen. Es liegt hier nativ bereits ein hoher Weichteilkontrast vor, der eine sehr gute Abgrenzung erlaubt. Als unzureichend erweist sich die Differenzierbarkeit pathologischer Pro-

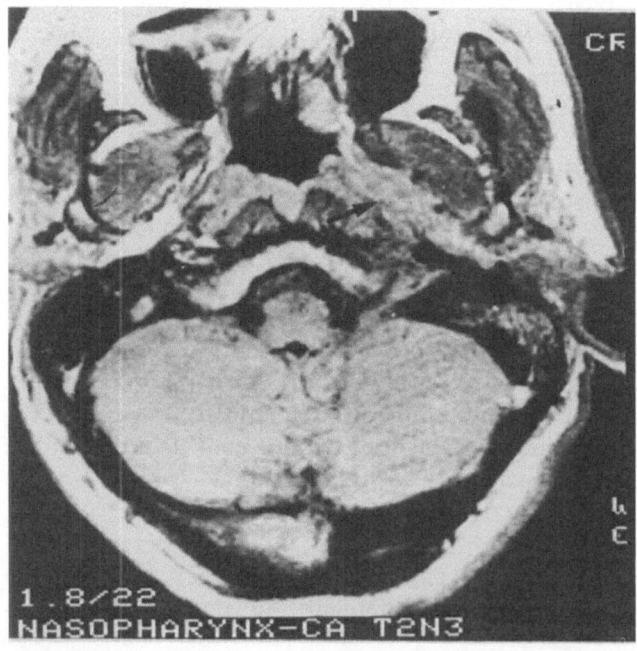

Abb. 1. Karzinom des linken Nasopharynx, Stadium T2N3; SE-Sequenz: $TR = 1,8$ s, $TE = 22$ ms, 2 Anregungen, Schichtdicke 4 mm. Guter Weichteilkontrast im gesunden Gewebe, schlechter Kontrast zwischen Tumor (*Pfeil*) und gesundem Gewebe

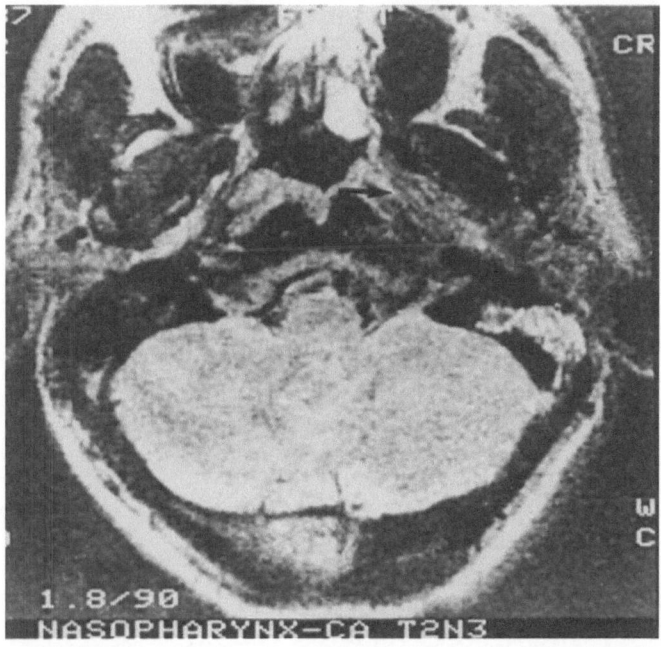

Abb. 2. Gleicher Patient wie Abb. 1; SE-Sequenz: TR = 1,8 s, TE = 90 ms, 2 Anregungen, Schichtdicke 4 mm. Nur geringer Tumorkontrast (*Pfeil*) im Vergleich zur Umgebung. Reduziertes Signal-Rausch-Verhältnis im Vergleich zu Abb. 1

zesse vor allem gegenüber der Muskulatur, da beide relativ signalarm zur Darstellung gelangen, so daß hier wie bei der CT indirekte morphologische Kriterien herangezogen werden müssen.

Die T2-betonten Bilder (Abb. 2) mit einer Echozeit von 90 ms zeigen dagegen meist einen besseren Kontrast zwischen gesundem und krankem Gewebe, das infolge der fast immer vorliegenden T2-Erhöhung eine Signalanhebung gegenüber der Norm aufweist. Nachteilig ist jedoch das schlechtere Signal-Rausch-Verhältnis, das unter Umständen die Beurteilung diskreter morphologischer Veränderungen unmöglich macht.

Die native T1-gewichtete SE-Sequenz (Abb. 3) zeigt einen ebenfalls guten Weichteilkontrast, der allerdings geringer als der im Spin-Dichte-gewichteten ist. Auch hier meist unbefriedigend die Abgrenzung von normalem und pathologischem Gewebe, das infolge der fast immer vorhandenen T1-Erhöhung relativ signalarm erscheint.

Die beiden Gradientenechosequenzen zeigen nativ einen geringen Weichteilkontrast, die Erkennbarkeit pathologischer Strukturen ist hier unbefriedigend.

Ein allgemeiner Vorteil der Kernspintomographie gegenüber der CT ist die Möglichkeit der artefaktfreien Abbildung im Bereich des Mundbodens und des Oropharynx beim Vorliegen von Zahnmetall, das in der Regel keine paramagnetischen Eigenschaften aufweist. Bei mehreren Patienten war die Bildqualität der CT durch Metallartefakte in diesem Bereich so stark beeinträchtigt, daß eine Be-

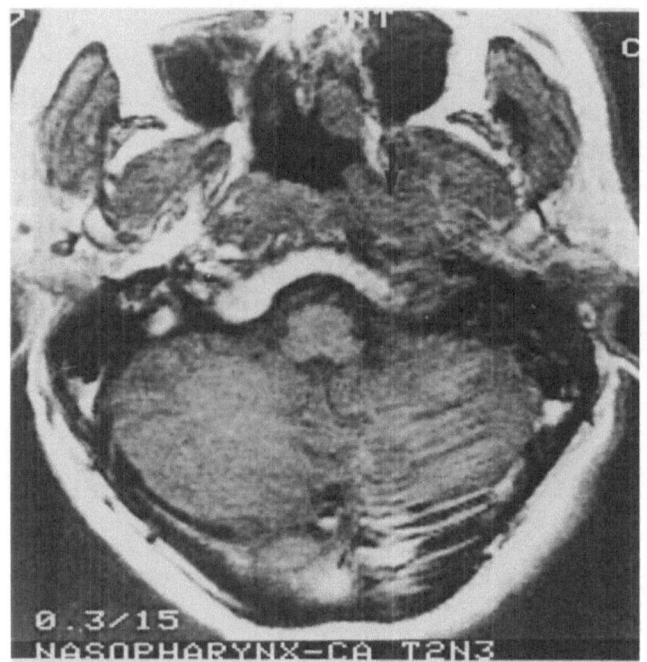

Abb. 3. Gleicher Patient wie Abb. 1; SE-Sequenz: TR = 0,3 s, TE = 15 ms, 4 Anregungen, Schichtdicke 4 mm. Kein Kontrast zwischen Tumor (*Pfeil*) und Umgebung

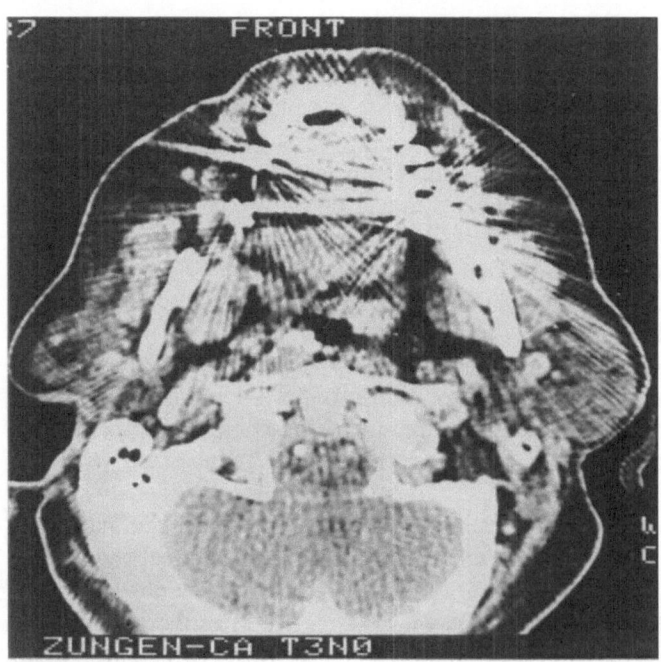

Abb. 4. Zungen-Ca Stadium T3N0. In der CT keine Diagnose möglich durch Artefakte infolge Zahnmetall

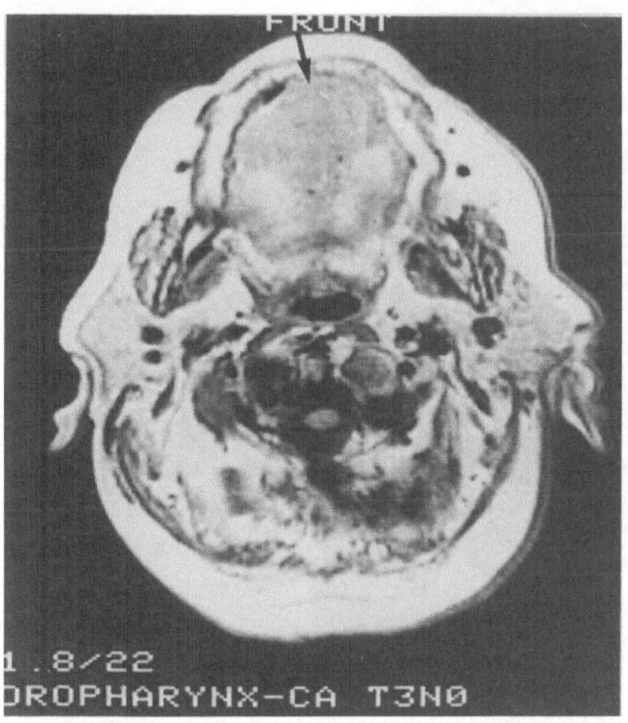

Abb. 5. Gleicher Patient wie Abb. 4; SE-Sequenz: TR = 1,8 s, TE = 90 ms, 2 Anregungen, Schichtdicke 4 mm. Keine Artefakte durch das Zahnmetall, geringer Kontrast zwischen Tumor (*Pfeil*) und Umgebung

urteilung nicht möglich war. In einem Fall konnte sogar ein Mundbodenkarzinom des Stadiums T3 dadurch nicht gesehen werden (Abb. 4), während das kernspintomographische Bild keinerlei Artefakte zeigte (Abb. 5).

Ist die Abgrenzbarkeit der Läsion in der Kombination Protonen- und T2-Bild ungenügend, so kann ein paramagnetisches Kontrastmittel eingesetzt werden. Hierzu eignet sich vor allem die T1-gewichtete SE-Sequenz (Abb. 6), bei der eine stärkere Kontrastanhebung des pathologischen als des gesunden Gewebes erfolgt. Eine spezifische Tumorkontrastierung ohne wesentliche Beeinflussung des Kontrastes zwischen den gesunden Geweben konnte mit den Gradientenechosequenzen erreicht werden, wobei der Effekt bei der FISP-Sequenz gegenüber der FLASH-Sequenz noch überwog. Besonderer Vorteil dieser Sequenzen ist die kurze Meßzeit, die bei Wahl entsprechender Parameter im Sekundenbereich liegen kann.

Zusammenfassung

Durch den primär guten Weichteilkontrast eignet sich die Kernspintomographie sehr gut zur Darstellung kleiner orofazialer Läsionen, auch wenn sie noch keine

257

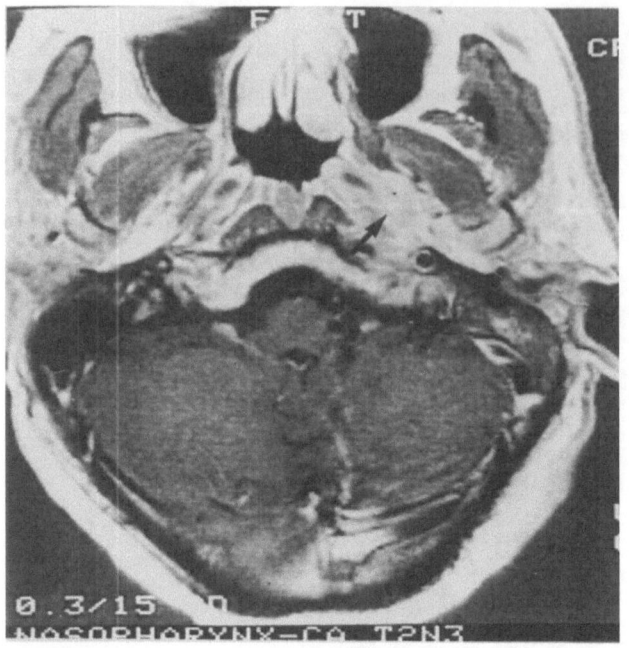

Abb. 6. Gleicher Patient wie Abb. 1; SE-Sequenz: TR = 0,3 s, TE = 15 ms, 4 Anregungen, Schichtdicke 4 mm, intravenöse Gabe von Gadolinium-DTPA. Gute Kontrastanhebung des Tumors (*Pfeil*) im linken Nasopharynx

sekundären morphologischen Veränderungen hervorgerufen haben. Vorteilhaft ist auch die Unempfindlichkeit der Methode gegenüber Zahnmetall im Gegensatz zur CT. Nativ eignet sich die Kombination aus einem Spin-Dichte-gewichteten Bild und einem T2-Bild am besten zur Darstellung von pathologischen Prozessen. Ist die Aussagekraft trotzdem noch ungenügend, so besteht die Möglichkeit, durch intravenöse Gabe eines paramagnetischen Kontrastmittels wie z. B. Gadolinium-DTPA den Kontrast zu steigern. Die beste morphologische Aussagekraft ist dabei in der Kombination von Kontrastmittel mit einer T1-betonten SE-Sequenz zu erreichen, eine selektive Kontrastanhebung gelingt jedoch auch mit Gradientenechosequenzen, hier vor allem mit der FISP-Sequenz, in Verbindung mit Kontrastmittel. Ein besonderer Vorteil dieser Sequenzen ist die deutlich reduzierte Meßzeit, die z. T. nur noch Sekunden für ein Bild beträgt. Hinzu kommen noch allgemeine Vorteile der Kernspintomographie, wie die Möglichkeit der Darstellung in mehreren Ebenen. Für die Darstellung von kleinen Weichteilprozessen im Halsbereich erscheint die Kernspintomographie somit besser geeignet als die konventionelle CT.

Literatur

Felix R, Schörner W, Laniado M, Semmler W (1985) Kontrastmittel in der magnetischen Resonanztomographie. ROFO 143:9–14

Gademann G, Haels J, König R, Mende U, Lennarz Th, Kober B, Kaick G van (1986) Kernspintomographisches Staging von Tumoren der Mundhöhle, des Oro- und Hypopharynx sowie des Larynx. ROFO 145:503–509

Lufkin RB, Wortham DG, Dietrich RB, Hoover LA, Larsson SG, Kangarloo H, Hanafee WN (1986) Tongue and oropharynx: findings on MR imaging. Radiology 161:69–75

Sigmund G, Bähren W, Ranzinger G, Haase S (1985) Wertigkeit der Computertomographie in der Rezidivdiagnostik bei malignen Tumoren des Gesichtsschädel-/Halsbereichs. ROFO 143:398–407

Steudel A, Leipner N, Köster O, Rösing C, Straehler-Pohl HJ (1987) Malignome der Mundhöhle und des Pharynx – MR-Tomographie mit Oberflächenspulen. ROFO 146:273–277

Uhlenbrock D, Radtke J, Beyer HK, Machtens E, Pastoors H (1986) Ergebnisse der Kernspintomographie bei Tumoren des Gesichtsschädels. ROFO 144:322–327

Magnetresonanztomographie (MRT) und Sonographie (US) zur Lokalisation von Parathyreoideaadenomen

D. Tscholakoff, H. Imhof, P. C. Hajek, B. Niederle, N. Gritzmann, A. Neuhold

Der Hyperparathyreoidismus ist eine Kalziumstoffwechselerkrankung, die bei vielen Patienten asymptomatisch ist, jedoch zu zahlreichen, zum Teil lebensbedrohlichen Komplikationen führen kann. Die Diagnose wird aufgrund charakteristischer, klinischer Symptome und veränderter Laborparameter (Erhöhung vom Serumkalzium und Parathormon) gestellt. Eine präoperative Lokalisationsdiagnostik wird aus folgenden Gründen durchgeführt:
1. Reduktion der Komplikationsrate bei der chirurgischen Exploration, insbesondere hypo- oder hyperkalzämische Krisen, Recurrensschädigung;
2. wertvolle Zusatzinformation bei multiplen Adenomen oder Hyperplasien der Epithelkörperchen;
3. eine Lokalisationsdiagnostik ist unbedingt notwendig bei ektopen Parathyreoideaadenomen und vor Rezidivoperationen.

Ziel vorliegender Studie ist es, die Aussagekraft der MR-Tomographie unter Verwendung von Oberflächenspulen bei der Lokalisationsdiagnostik von Parathyreoideaadenomen zu untersuchen. Die Wertigkeit der MR-Tomographie wird im Vergleich mit der Sonographie beurteilt.

Methodik

Patienten

Bei 36 konsekutiven Patienten (weibl./männl. = 29/7, Altersverteilung: 19–76 Jahre), mit klinischen Zeichen eines Hyperparathyreoidismus und erhöhtem Serumkalzium und Parathormonspiegeln (4 Patienten mit chronischer Hämodialyse) wurde eine MRT und US durchgeführt. Zur Auswertung kamen 31 Patienten, da die MRT bei 4 Patienten wegen Klaustrophobie, bei einem weiteren Patienten wegen Bewegungsartefakten abgebrochen werden mußte. 4 Patienten hatte 2 MR-Untersuchungen präoperativ, jeweils eine für die Halsregionen und eine EKG-getriggerte für das ganze Mediastinum. Von 31 ausgewerteten Patienten wurden 29 operiert und der Operationsbefund bzw. histologische Befund als Verifikation herangezogen. Bei 6 Patienten handelte es sich dabei um Rezidivoperationen.

MR-Tomographie

MR-Untersuchungen wurden in 2 verschiedenen supraleitenden Magneten durchgeführt. 29 Patienten wurden in einem 0,5 Tesla (Philips, Gyroscan S 5) mit

Oberflächenspulen (DM 11 bzw. 14 cm) durchgeführt. 7 Patienten wurden in einem 1,5 Tesla Magneten (Siemens Magnetom) mit einer Oberflächenspule von 8 cm DM untersucht.

Folgende Spinechosequenzen (SE) kamen zur Anwendung: bei 0,5 T SE: TR/TE = 550/30, TR/TE = 2000/50, 100. Bei 1,5 T SE: TR/TE = 700/15, TR/TE = 2000/22, 100. Bei jedem Patienten wurden transversale und koronale Schichten angefertigt. Das Untersuchungsvolumen erstreckte sich vom Zungenbein bis an den Arcus aortae. Unter Verwendung einer 256 × 256 Matrix entsprach die Auflösung 0,8 × 0,8 × 5 mm.

Sonographie

Ultraschalluntersuchungen wurden mit 7,5 und 10-MHz-Schallköpfen durchgeführt, wobei in den meisten Fällen ein mechanischer Sektorscanner (ATL M 600, UM 8) verwendet wurde (Ausnahme: 2 Patienten wurden mit einem Lineartransducer untersucht). In standardisierter Untersuchungstechnik wurde die Region der Nebenschilddrüsen und der Schilddrüse in transversaler und longitudinaler Schnittführung untersucht.

Zusätzliche Untersuchungen

Eine Computertomographie konnte bei 19 Patienten mit Scannern der 3. bzw. 4. Generation angefertigt werden (4 mm Schichtdicke, i.v. Kontrastmittelapplikation). Eine Thallium/Technetium Subtraktionsszintigraphie wurde bei 11 Patienten durchgeführt. Bei 4 Patienten mit Rezidivoperation mußte eine selektive Venenblutentnahme, davon noch zusätzlich bei einer Patientin eine arterielle digitale Subtraktionsangiographie, vorgenommen werden.

Auswertung

MR-Tomogramme und US-Bilder wurden prospektiv hinsichtlich Lokalisation und Größe eines Parathyreoideaadenoms bewertet. Die MR-Untersuchungen wurden dabei von 3 unabhängigen Untersuchern ausgewertet. Anschließend wurde mit den operativen Ergebnissen verglichen. MR-Bildqualität und Signal- bzw. Echocharakteristik der Parathyreoideaadenoma wurden festgehalten.

Ergebnisse

Operationsergebnisse (n=29)

Ein solitäres Parathyreoideaadenom wurde bei 24 Patienten entfernt. Ein Patient hatte 2 Adenome, 2 Patienten wiesen eine Hyperplasie von jeweils 3 Epithelkörperchen auf. Bei einem Patienten konnte intraoperativ trotz Sternotomie und zusätzlicher Exploration des Mediastinums kein Parathyreoideaadenom gefunden werden. Bei einem Patienten wurde ein makroskopisch eindeutiges Adenom in der Position des linken unteren Epithelkörperchens entfernt, histologisch stellt sich jedoch dieser Knoten als ektopes Schilddrüsengewebe heraus.

MR-Bildqualität (n = 35 Untersuchungen)

Schlechte MR-Bildqualität war bei 4 Untersuchungen zu beobachten, bei denen Schilddrüsenlappen und das große Gefäß-Nerven-Bündel nicht einwandfrei abgrenzbar waren. Gute Untersuchungsbedingungen (exakte Abgrenzung von Schilddrüse, Trachea, Oesophagus, Musculus longus colli, großes Gefäß-Nerven-Bündel) mit entsprechender Bildqualität waren bei 18 MR-Studien zu erzielen. Sehr gute MR-Bildqualität mit Darstellung der A. tyhreoidea inferior war in 13 Fällen zu beobachten.

Lokalisation von Parathyreoidealäsionen mit MRT und US

Die Ergebnisse der prospektiven und retrospektiven Auswertung der MR-Tomogramme und der prospektiven Auswertung der Sonogramme sind in Tabelle 1 zusammengefaßt.

In vorliegender Studie konnten von insgesamt 28 Parathyreoideaadenomen 25 auf MR-Tomogrammen identifiziert werden. Dies ergibt eine Sensitivität von 73% und eine Spezifität von 90% für die MR-Tomographie. Die Treffsicherheit der MR-Tomographie ist durchaus mit der Treffsicherheit der Sonographie zu vergleichen [1]. Demgegenüber steht eine relativ schlechte Treffsicherheit bei hyperplastischen Epithelkörperchen, von denen lediglich 2 von 6 Hyperplasien

Tabelle 1. Lokalisation von Parathyreoidealäsionen mit MRT und US (Adenome: $n = 28$, Hyperplasien: $n = 6$, normale Epithelkörperchen[a]: $n = 80$)

Untersucher	Richtig-positiv	Richtig-negativ	Falsch-positiv	Falsch-negativ
MR prospektiv 1	25	73	7	9
MR prospektiv 2 (alt)	23	70	10	11
MR prospektiv 3 (alt)	28	67	13	6
MR retrospektiv	25	72	8	9
US prospektiv	23	70	10	11

[a] Bei 6 Patienten mit Rezidivoperationen waren insgesamt 7 Epithelkörperchen entfernt.

Tabelle 2. Größe der operativ verifizierten Parathyreoidealäsionen ($n = 32$)

Größe [mm]	Zahl bei der Operation	Zahl identifiziert	
		Mit MRT	Mit US
< 10	13	7	7
11–20	10	9	6
21–30	6	6	5
> 30	3	3	3

(mittlerer Durchmesser war <10 mm) mittels MRT lokalisiert werden konnten. 4 ektope Parathyreoideaadenome (3 mediastinal, 1 paralaryngeal) konnten sonographisch nicht dargestellt werden. MR-tomographisch waren 2 mediastinale und das paralaryngeale Adenom mit einer EKG-getriggerten Spinechosequenz gut abgrenzbar. Ein weiteres mediastinales Adenom war MR-tomographisch negativ (allerdings ohne EKG-Triggerung).

Nachweisrate von Parathyreoideaadenomen als Funktion ihrer Größe

Die Größe der chirurgisch verifizierten Parathyreoidealäsionen und die Zahl der positiv identifizierten Läsionen mit MR bzw. US ist in Tabelle 2 zusammengefaßt. Veränderungen der Epithelkörperchen, die über 2 cm im Durchmesser halten, sind sowohl MR-tomographisch als auch sonographisch eindeutig nachweisbar. Mit Größenabnahme der Läsionen beginnt die Treffsicherheit der bildgebenden Diagnosemethoden zu sinken. Sämtliche falsch negativen Befunde der MR-Tomographie waren Veränderungen, die im Durchmesser unter 15 mm maßen. Sonographisch falsch negative Parathyreoideaadenome, welche über 10 mm im Durchmesser hielten, waren ektop im Mediastinum bzw. paralaryngeal.

MR-Signalcharakteristik und US-Echocharakteristik von Parathyreoideaadenomen

Das typische Signalverhalten der meisten Parathyreoideaadenome ist isointens zur angrenzenden Schilddrüse, auf T1-gew. Sequenzen (SE: 550/30 bzw. SE: 700/15) und hyperintens im Vergleich zu benachbarten Fettstrukturen auf T2-gew. MR-Tomogrammen (SE: 2000/100). In 25% der Fälle kann jedoch ein abweichendes Signalverhalten beobachtet werden. Dabei können die Adenome fast isointens zu Fett bzw. hyperintens zum Muskel auf T1-gew. Sequenzen sein oder isointens zu Fett auf T2-gew. MR-Tomogrammen sein.

Sonographisch ist das typische Parathyreoideaadenom solid und echoarm, in seltenen Fällen (unter 10%) inhomogen und echogleich zur angrenzenden Schilddrüse. Bei 1 Patienten konnte sowohl sonographisch als auch MR-tomographisch der überwiegend zystische Charakter des Parathyreoideaadenoms positiv identifiziert werden.

Diskussion

Die MR-Tomographie ist ein nichtinvasives Untersuchungsverfahren, das eine gute Aussagekraft hinsichtlich einer präoperativen Lokalisationsdiagnostik bei Parathyreoideaadenomen aufweist. Die Treffsicherheit ist mit der der hochauflösenden Real-time-Sonographie und auch mit der Dünnschicht-Computertomographie vergleichbar. Einige Limitationen verursachen jedoch, ähnlich wie bei den konkurrierenden Untersuchungsmethoden eine gewisse Zahl an falsch-positiven bzw. falsch-negativen Befunden. Daher ist diese teure Untersuchungsmethode nicht als Diagnoseverfahren der ersten Wahl anzusehen. Etwa 15% aller Patienten unserer Studie konnten aufgrund von Klaustrophobie nicht untersucht werden. Dies ist etwa 5mal häufiger als bei der Normalbevölkerung anzutreffen, und steht möglicherweise in Zusammenhang mit der Grunderkrankung (psychische Symptomatik). Patienten mit vergrößerten Schilddrüsen und multiplen Schilddrüsenadenomen sind aufgrund eines ähnlichen Signalverhaltens von Schilddrüsenherden und Parathyreoideaadenomen schwer zu interpretieren. Zusätzlich können manchmal Bildartefakte auf MR-Tomogrammen durch Grenzflächen zwischen Geweben hoher und niedriger Signalintensität hervorgerufen werden.

Die Limitationen der Sonographie sind einerseits die fehlende Möglichkeit, das Mediastinum zu untersuchen, andererseits eine deutliche Abhängigkeit von der Erfahrung des Ultraschall-Untersuchers. Bei jenen Patienten, die sowohl MRT als auch CT präoperativ hatten, waren Treffsicherheit und Lokalisation beider Methoden gleichwertig (Ausnahme 1 Patient ohne adäquate KM-Applikation).

Unserer Meinung nach sind die einfachen nichtinvasiven Untersuchungsmethoden wie Sonographie und Subtraktionsszintigraphie an den Anfang der Diagnoseverfahren zu stellen. Erst bei fraglichen bzw. widersprüchlichen Befunden wäre eine MR-Tomographie oder Kontrastmittel-CT notwendig. In der Patientengruppe mit Rezidivoperationen sollte eine MR-Tomographie in jedem Fall durchgeführt werden. Das Mediastinum muß dabei EKG-getriggert untersucht werden.

Literatur

1. Miller DL, Doppmann JL, Shawker TH et al. (1987) Localization of parathyroid adenomas in patients who have undergone surgery; part I. Noninvasive imaging methods. Radiology 162:133–137
2. Kier R, Herfkens RJ, Blinder RA et al. (1986) MRI with surface coils for parathyroid tumors: preliminary investigation. AJR 147:497–500
3. Kneeland JB, Krubsack AJ, Lawson TL et al. (1987) Enlarged parathyroid glands: high-resolution local coil MR imaging. Radiology 162:143–146
4. Spritzer CE, Gefter WB, Hamilton R et al. (1987) Abnormal parathyroid glands: high-resolution MR imaging. Radiology 162:487–491
5. Vogl T, Hefele B, Hahn D et al. (1986) Ergebnisse einer Vergleichsstudie von MR, CT und Sonographie bei Patienten mit primärem Hyperparathyreoidismus. ROFO 145:167–172
6. Peck WW, Higgins CB, Fisher MR, Ling M, Okerlund MD, Clark OH (1987) Hyperparathyroidism: comparison of MR imaging with radionuclide scanning. Radiology 163:415–420

Tumors of the Nasopharynx: A CT Evaluation of 52 Patients

M. Lovrenčić, M. Kalousek, M. Marotti, V. Petric, and M. Virag

Malignant tumors of the nasopharynx have their origin in the mucosa or submucosa of the lateral wall, including the Rosenmüller's fossa, the roof, or the posterior wall of the nasopharynx [1]. Early clinical signs and symptoms of the nasopharyngeal cancer are atypical. Symptoms of the advanced tumors depend on the pathway of their spread and include unilateral otitis, nasal obstruction, cranial nerve paralysis, and a neck mass [7]. Juvenile angiofibromas are the most common benign tumors of the nasopharynx and occur in young or adolescent male individuals.

In the past several years, with its capacity for superior contrast resolution of soft tissues and as a noninvasive modality, CT has remarkably improved the diagnosis of nasopharynx [2, 5, 7]. The technique is very valuable in earlier diagnosis, tumor staging, and treatment planning [4, 6].

Material and Methods

CT scans of 52 patients with primary tumors of the nasopharynx or masses extending into the nasopharynx have been reviewed. Tumors are listed in Table 1. In each case, the diagnosis was confirmed by clinical examination and biopsy. The analysis was performed on magnetic discs. CT examination of the nasopharynx was performed by Somatom SF and DR Siemens. Contiguous sections were 2–4 mm thick. Axial cuts were made parallel to the infraorbital-meatal line and included hard palate to the top of the sella. If possible, coronal sections were performed perpendicular to the axial plane. In 20 patients, the CT study of the nasopharynx was performed after intravenous administration of contrast medium as a bolus. The analysis of the scans included tumor involvement of mucosal surface and its spread into deep planes and osseous structures.

Table 1. Tumors involving the nasopharynx

Nasopharyngeal carcinomas	14
Carcinomas of maxillary sinus	10
Metastases and tumors in vicinity of nasopharynx	11
Inflamatory masses	3
Juvenile angiofibromas	14
Total	52

Table 2. Results of analysis in 52 CT scans

		Tumors	
		Malignant ($n=35$)	Benign ($n=17$)
Mucosal surface	Deformity of the air column		
	Anterior part	10	14
	Posterior part	17	3
	Obliteration of lateral recessus	17	3
	Obliteration of Eustachian tube	10	2
Deep planes	Parapharyngeal space (encroachment and dislocation)	21	2
	Infiltration of masticatory muscles	15	0
Spread	Intracranically	12	6
	Orbita	5	3
	Pterygoid plates	6	14
	Erosion of clivus	6	0

Results

The tumors and masses analyzed on 52 CT scans are listed in Table 2. There were 35 malignant tumors, 14 angiofibromas, and 3 cases of inflammatory masses.

Deformity of the air column as a sign of involvement of the mucosal surface was visible in 27 of 35 (77%) malignant tumors and in all 17 benign lesions (Fig. 1). Obliteration of the lateral recessus of the nasopharynx was registered in

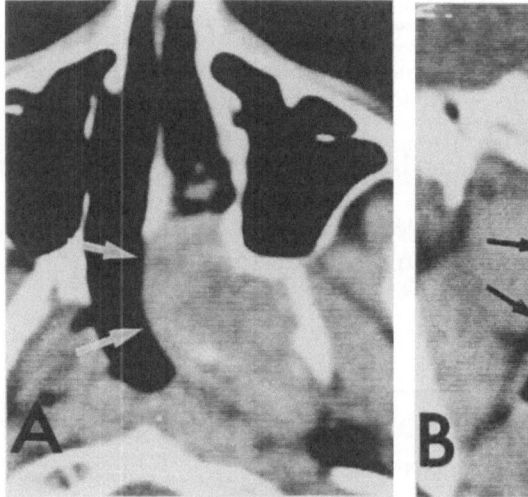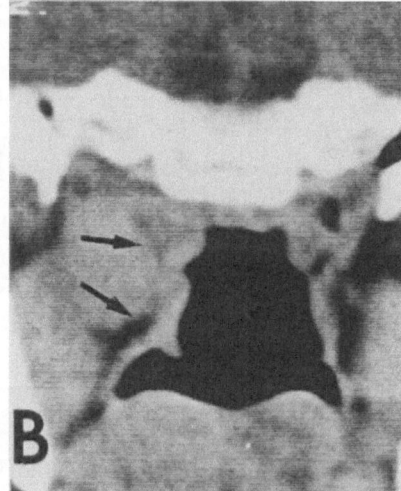

Fig. 1 a, b. Juvenile angiofibroma. **a** Deformity of the air column of the nasopharynx and nasal cavity by a bulging mass. **b** Coronal section: tumor of the infratemporal fossa displaces parapharyngeal space medially

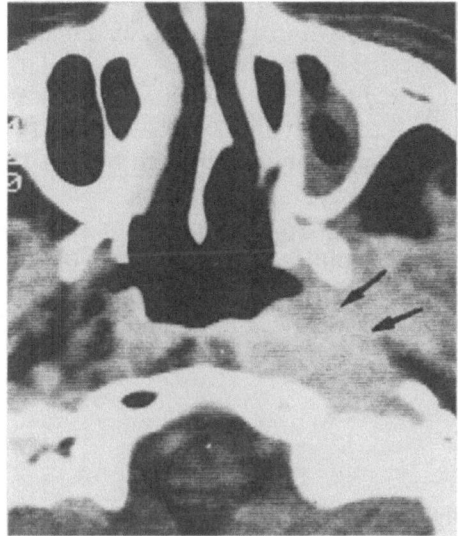 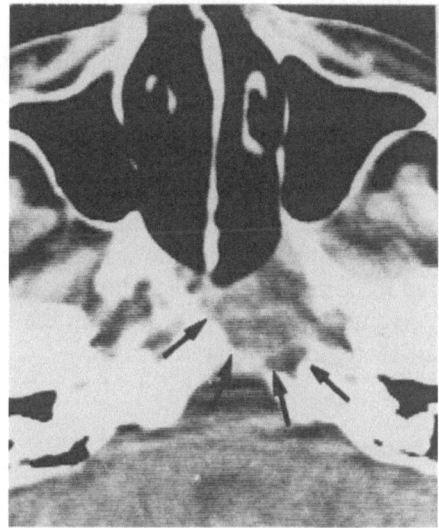

Fig. 2   **Fig. 3**

Fig. 2. Squamous cell carcinoma of nasopharynx. Obliteration and blunting of lateral recessus, with the infiltration of the prevertebral musculature and anterior part of parapgaryngeal space

Fig. 3. Squamous cell carcinoma of nasopharynx. Bone destruction of the clivus, with invasion of carotid canal

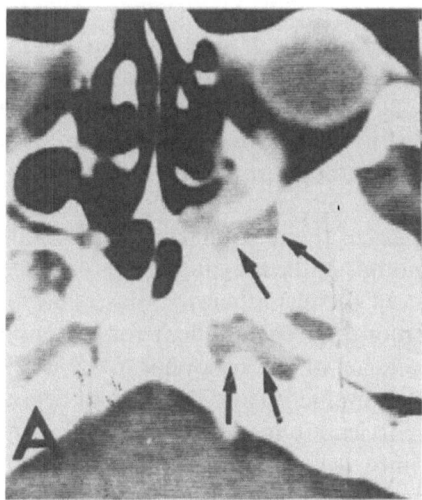 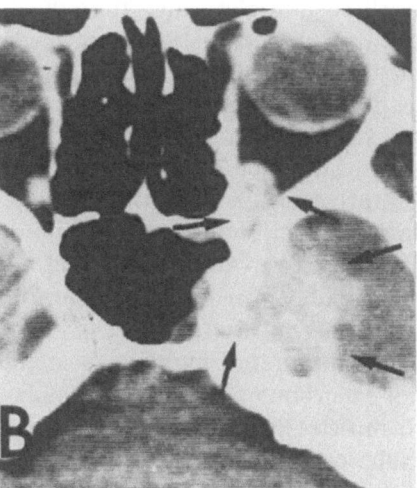

Fig. 4a, b. Squamous cell carcinoma of nasopharynx. **a** Section through the skull base: anterior extension of the tumor to the pterygopalatinal fossa and invasion of the carotid canal. **b** Section through the cavernous sinus: involvement of the orbita, cavernous sinus, and temporal lobe

17 of 35 (49%) malignant tumors (Fig. 2), but in only 3 of 17 (18%) benign lesions. Obliteration of the Eustachian tube was present in 10 of 35 (29%) malignant and 2 of 17 (12%) benign lesions.

Involvement of the deep planes was presented by encroachment and dislocation of the parapharyngeal space in 21 (60%) malignant and 2 (12%) benign tumors (Fig. 1 b). Infiltration of the masticatory muscles was registered only in 15 (43%) malignant tumors.

While erosion of the clivus was registered only in the malignant tumors (Fig. 3), spread of the tumor to the orbit, pterygoid plates, and intracranial occurred in both benign and malignant tumors (Fig. 4). However, pterygoid plates involvement was more frequent in the benign lesions (82% vs 17%) and present in all 14 angiofibromas.

Discussion

Both in patients with benign and with malignant tumors of the nasopharynx, CT is a basic diagnostic technique. CT offers a more precise staging than the clinical examination and helps to distinguish patients with limited lesions from those with advanced ones [4].

Surgery of juvenile angiofibromas depends on tumor extension. Angiofibromas confined to nasopharynx or ethmoid, maxillary, or sphenoid sinus can be surgically resected by a median or paramedian approach, while tumors in pterygopalatinal or infratemporal fossa (Fig. 1 b) require a lateral approach [3]. More extensive lesions shown by CT to have bone involvement suggest intracranial extension, and radiotherapy may be the method of choice.

Presenting symptoms of nasopharyngeal cancer may sometimes be scarce and thus overlooked by clinicians [7], so the diagnosis is usually late. CT occasionally demonstrates submucosal tumors in which endoscopy fails. It is a particularly valuable imaging technique due to its ability to demonstrate simultaneously mucosal surface, deep planes, and osseous structures [5]. In this way, it makes it possible to reveal the real extension of the tumors [8] (Fig. 4). Deformities of the mucosa and superficial structures are well assessed due to the surrounding air as a negative contrast. Juvenile angiofibromas seem to be centered around the pterygomaxillary fossa and bulge into the anterior part of the nasopharynx, causing its deformity (Fig. 1 a). On the other hand, carcinomas of the maxillary sinus can also present a significant mass in the anterior part of the nasopharynx. Nasopharyngeal carcinomas most often arise in the region of the Rosenmüller's fossa [1] and cause obliteration and blunting of lateral recessus of the nasopharynx (Fig. 2). Anterior extension of the tumor via mucosa or submucosa and invasion of deglutination muscles (levator and tensor veli palatini) lead to the obstruction of Eustachian tube ostia [8]. Spread of the tumors into deep planes displaces and encroaches fibrofatty tissue of the parapharyngeal space and masticatory muscles (medial and lateral pterygoid muscles). Infiltration of the prevertebral musculature can be due to direct tumor extension or to the enlargement of the retropharyngeal lymph nodes [6]. Obliteration of the parapharyngeal space is a sign of aggressive lesions [7]. Tumors which have their origin in the infratemporal and pterygopalatinal fossa are lateral to the parapharyngeal space and dislocate it medially (Fig. 1 b).

Tumor extension through the base of the skull, with erosion at the attachment of musculature or around neurovascular foramina and canals, is very common (Fig. 4). Most of them cause cranial nerve symptoms and signs. Intracranial spread can be through foramen lacerum, carotid canal, foramen ovale, and foramen rotundum. Advanced lesions also invade clivus, sphenoid, and orbit. In juvenile angiofibromas, natural foramina also provide the pathway for orbital and intracranial spread, but the tumor masses are extradural.

References

1. Batsakis JG (1979) Tumors of the head and neck. Clinical and pathological considerations. Williams & Wilkins, Baltimore, pp 123–134
2. Bohman RN, Mancuso A, Thompson J, Hanafee W (1981) CT approach to benign nasopharyngeal masses. AJR 136:173–180
3. Bryan RN, Sessions RB, Horowitz BL (1981) Radiographic management of juvenile angiofibromas. AJNR 2:157–166
4. Hageman J, Witt CP, Jend-Rossmann I, Hoermann C, Jend HH, Buecheler E (1983) Wertigkeit der Computertomographie bei Tumoren des Epi- und Oropharynx. ROFO 139:373–378
5. Lovrenčić M, Nikolić V, Marotti M, Kalousek M (1986) Kompjutorizirana tomografija nazofarinska, parafaringealnog prostora, infratemporalne i pterigopalatinalne jame. I. Anatomske osnove. Symp Otorhinol Iug 21:1–16
6. Mancuso AA, Harnsberg HR, Muraki AS, Stevens MH (1983) Computed tomography of cervical and retropharyngeal lymph nodes: normal anatomy, variants of normal and applications in staging head and neck cancer. Radiology 140:715–723
7. Mancuso AA, Hanafee WN (1985) Computed tomography and magnetic resonance imaging of the head and neck. Sec. edn. Williams/Wilkins, Baltimore
8. Silver AJ, Mawad ME, Hilal SK, Sane P, Ganti SR (1983) Computed tomography of the nasopharynx and related spaces, part II: Pathology. Radiology 147:733–738

Viszerale Angiographie mit intraarterieller DSA und programmierter 100-mm-Technik

J. Triller, H. Jung

Die digitale Subtraktionstechnik wird heute bei selektivem arteriellem Vorgehen routinemäßig zur Angiographie viszeraler Organe eingesetzt [2, 13]. Wegen der mitunter begrenzten räumlichen Auflösung sowie der Qualitätseinbuße durch Bewegungsartefakte kann häufig auf eine komplettierende konventionelle Angiographie nicht verzichtet werden [7, 8]. Diese wurde bislang meist mit großformatiger Aufnahmetechnik durchgeführt. Untersuchungstechnische Probleme ergeben sich dann, wenn infolge räumlicher Trennung von digitaler und konventioneller Angiographieeinheit eine Umlagerung des Patienten notwendig wird [10]. Bei neueren Untersuchungseinheiten ist deshalb zur Ergänzung der digitalen Angiographie eine 100-mm-Blattfilmkamera an den Bildverstärker angeschlossen [9, 11, 15, 17]. Bei nicht diagnostischem Befund der i. a. DSA kann die interessierende Region ohne größeren Zeitverlust sofort mit der 100-mm-Technik untersucht und photographisch dokumentiert werden.

Ziel der vorliegenden Arbeit ist es, die Wertigkeit der programmierten 100-mm-Technik als Alternative zur konventionellen Großformattechnik bei der Angiographie viszeraler Organe zu untersuchen.

Krankengut

In einer prospektiv geführten Studie wurden 96 Patienten mit i. a. DSA und 100-mm-Technik untersucht. Insgesamt wurden 170 selektive Katheteruntersuchungen vorgenommen und 340 angiographische Serien durchgeführt. Nach jeder Katheterplazierung wurde zuerst eine Serie mit digitaler Technik durchgeführt und anschließend bei identischer Einstellung mit 100-mm-Technik wiederholt. Die Indikation zur Angiographie war Verdacht auf chronische Pankreatitis und Pankreastumor bei 23, malignen Lebertumoren bei 13, benigne Lebertumoren bei 11, Lebermetastasen bei 18, Lebertrauma bei 4, Gallengangstumoren bei 9, portale Hypertonie bei 8 Patienten, Erkrankungen der Milz bei 5, intestinaler Blutung oder Tumorinfiltration bei 5 Patienten.

Die Auswertung erfolgte für jede Technik einzeln und bezog sich auf die diagnostische Qualität der jeweiligen Untersuchungstechnik sowie die Bildgüte der einzelnen Techniken in der arteriellen, parenchymatösen und venösen Phase.

Untersuchungstechnik

Bei Verwendung der 100-mm-Technik wurden zur selektiven Darstellung des Truncus coeliacus sowie der A. mesenterica superior jeweils 60 ml Kontrastmittel mit einem Flow von 6–8 ml/s injiziert. Zur Darstellung der A. hepatica communis und A. lienalis wurden 40 ml mit einem Flow von 4 ml/s, zur Abklärung der A. gastroduodenalis 25 ml mit einem Flow von 3 ml/s appliziert. – Bei der digitalen Angiographie wurde bei gleichbleibendem Volumen das Kontrastmittel 1:1 mit NaCl verdünnt. Zur Reduktion der Darmmotilität wurde ein Kompressionsband angelegt und wahlweise Buscopan 40 mg oder Glucagon 1 ml intravenös injiziert. Als Kontrastmittel kam routinemäßig ein ionisches Kontrastmittel (Telebrix, Fa. Guerbet), bei älteren Patienten und Risikofaktoren ein nicht ionisches Kontrastmittel (Omnipaque, Fa. Schering) zur Anwendung. Wahlweise wurde ein vorgeformter Katheter 5,5F oder 6,5F ("single curve", "sidewinder", "cobra", Fa. William Cook Europe Hilekes) eingesetzt.

Untersuchungsgerät

Als Angiograpieeinheit steht ein Angio-Diagnost (Fa. Philips) zur Verfügung. Röntgenstrahler und Bildverstärker sind am Diagnost-Arc montiert. Als bildgebendes System wird ein 36-cm-Bildverstärker, umschaltbar auf die Felder 25 cm und 17 cm, benutzt. Die Anlage ermöglicht wahlweise Betrieb mit 100-mm-Blattfilmtechnik oder digitaler Subtraktionsangiographie. Die digitale Bildverarbeitung des Fernsehbildes erfolgt mit der Subtraktionseinheit DVI-CV2 (Fa. Philips). Die Datenaufnahme erfolgt EKG-getriggert. Die Fernsehbilder werden mit einer räumlichen Auflösung von 512×512 Bildpunkten und einem Umfang von 1024 Graustufen digital umgewandelt. Sämtliche angiographischen Untersuchungen mit 100-mm-Technik werden mit einem "Fluorographie Programmer" durchgeführt. Der Programmer regelt die Injektionsauslösung, Bildfrequenz, Anzahl der Aufnahmen, kV sowie manuelle oder automatische Belichtung.

Ergebnisse

Die i. a. DSA war bei 90 der 96 Patienten (93,7%), die 100-mm-Technik bei 95 Patienten (98,5%) diagnostisch verwertbar. Selektive Katheteruntersuchungen waren bei i. a. DSA in 145 der 170 Fälle (85,2%), bei 100-mm-Technik 156 Fälle (91,7%) akzeptabel. Bei nichtdiagnostischer Katheteruntersuchung der i. a. DSA lieferte die 100-mm-Technik in 14,4%, bei nicht diagnostischer Untersuchung der 100-mm-Technik die i. a. DSA in 8,2% Zusatzinformationen. Eine vergleichbare Bildqualität von i. a. DSA und 100-mm-Technik lag in der arteriellen Phase in 65 Fällen (38%), der parenchymatösen in 57 (34%) sowie der venösen Phase in 55 Fällen (32%) vor. Die i. a. DSA lieferte eine bessere Bildqualität in der arteriellen Phase in 47 Fällen (28%), der parenchymatösen in 77 (45%) sowie der venösen Phase in 81 Fällen (48%). Die 100-mm-Technik führte in der arteriellen Phase in

58 Fällen (34%), der parenchymatösen in 36 Fällen (21%) sowie der venösen Phase in 34 Fällen (20%) zu einer besseren Bildqualität.

Diskussion

In der vorliegenden *Untersuchungsserie* führte die i. a. DSA bei 94%, die 100-mm-Technik bei 99% der Patienten zu einer diagnostischen Untersuchung. Bezogen auf die Gesamtzahl der selektiven Untersuchungsserien erbrachten bei der i. a. DSA 85%, bei der 100-mm-Technik dagegen 92% der Untersuchungen eine Diagnsoe. Diese Ergebnisse finden ihre Erklärung dadurch, daß die Qualität der i. a. DSA vor allem durch Bewegungsartefakte, die der 100-mm-Technik durch Adipositas und schlechten Kontrast beeinträchitgt wird. Die Kombination beider Untersuchungstechniken führte bei allen angiographischen Serien zu einer diagnostisch verwertbaren Untersuchung. Dabei stellte die Angiographie mit 100-mm-Technik in 15% der Fälle eine notwendige Ergäzung zu einer nichtdiagnostischen digitalen Serie dar, während die i. a. DSA bei 8% eine qualitativ ungenügende Serie mit 100-mm-Technik ergänzte. Diese Ergebnisse bestätigen die Erfahrungen anderer Autoren, die mit der i. a. DSA bei rund 91% der Patienten und 84% der Untersuchungsserien die klinische Fragestellungen beantworten können [10].

Innerhalb der einzelnen angiographischen Serien führte die i. a. DSA in etwas mehr als einem Drittel der Fälle zu einer vergleichbaren Bildqualität und diagnostischen Aussage wie die 100-mm-Technik. Die 100-mm-Technik führte aufgrund der höheren räumlichen Auflösung mehrheitlich zu einer besseren Bildqualität in der arteriellen Phase. Dies erwies sich jedoch nur bei bestimmten Fragestellungen als diagnostisch notwendig, zumal die hohe Kontrastauflösung der DSA in den meisten Fällen eine ausreichende Beurteilung der früharteriellen Phase erlaubte. Die Darstellung der parenchymatösen und venösen Phase erfolgte mittels DSA aufgrund der hohen Kontrastauflösung in einem doppelt so hohen Prozentsatz besser als mit der 100-mm-Technik.

Die vorliegenden Untersuchungen bestätigen die Zweckmäßigkeit einer Angiographieeinheit mit digitaler Subtraktionsangiographie und 100-mm-Blattfilmtechnik. Die Indikation zur 100-mm-Technik ist grundsätzlich gegeben bei nichtdiagnostischer Bildqualität der i. a. DSA infolge von Artefakten sowie bei primär geforderter hoher räumlicher Auflösung. Die Angiographie mit 100-mm-Technik (Mittelformat) stellt eine Alternative zur konventionellen Angiographie mit Großformattechnik dar, da die Untersuchung ohne Umlagerung des Patienten am selben Gerät weitergeführt werden kann. Der mikroprozessorengesteuerte Programmer erlaubt Aufnahmeserien in verschiedenen Phasen mit wählbaren Bildfrequenzen. Der Ablauf der jeweiligen angiographischen Serie kann somit optimal eingestellt werden. Die erarbeiteten und programmierten Standardprogramme können leicht durch erstellte Programmlisten überschrieben werden. Die Standardprogramme bleiben jedoch immer vorhanden. Durch die freie Wahl der Phase und Aufnahme ist eine bessere selektive Zuordnung der Aufnahmen auf eine organspezifische Untersuchung möglich, als dies mit Großformattechnik und Verwendung eines AOT/PUCK möglich war.

Der höheren räumlichen Auflösung der konventionellen Angiographie mit Großformattechnik stehen als Nachteil die hohen Kosten beim Filmmaterial sowie eine 4- bis 6fache höhere Dosisbelastung gegenüber. Ein wesentlicher Vorteil der 100-mm-Technik ist die relativ hohe Auflösung bei relativ kleiner Dosis. Die zeitgleiche Mitbetrachtung und die Betrachtungsmöglichkeit durch den „Expofix" (LIH) in den Transportphasen der 100-mm-Kamera erlaubt eine evtl. frühzeitige Beendigung des Untersuchungsablaufs mit zusätzlicher Dosisersparnis für den Patienten und Reduktion der Streustrahlenbelastung für den Untersucher. Zeitverluste durch Umschalten von Aufnahme und Durchleuchtung und zurück sind nicht vorhanden.

Schlußfolgerungen

Die i. a. DSA ist aufgrund der geringen räumlichen Auflösung der 100-mm-Technik unterlegen. Für die meisten angiographischen Fragestellungen ist die erhöhte Kontrastauflösung der DSA der 100-mm-Technik hinsichtlich diagnostischer Aussage zumindest gleichwertig. Bei 7% der Patienten sowie 15% der einzelnen angiographischen Serien ist die Untersuchung mit DSA diagnostisch unzureichend infolge Darmgasüberlagerung, erhöhter Darmmotilität sowie Ateminsuffizienz des Patienten. In diesen Fällen kommt die 100-mm-BV-Angiographie gezielt zum Einsatz. Unbestritten ist die bessere Ortsauflösung und niedrigere Strahlexposition für den Patienten bei Verwendung dieser Technik. Die heutige vorwiegend im Format 100×100 mm durchgeführte Mittelformattechnik erreicht bei niedriger Strahlenbelastung in vielen Bereichen die Bildqualität der großformatigen Röntgenaufnahme. Durch das kleinere Format lassen sich die Filmkosten erheblich reduzieren.

Literatur

1. Arlat IP, Merk J, Bargon G (1985) Arterielle DSA bei Raumforderungen der Leber. Radiologe 25:177–182
2. Bargon G, Arlat IP (1986) Die intraarterielle digitale Subtraktionsangiographie (i. a. DSA) in der präoperativen Diagnostik raumfordernder Prozesse des Abdomens. ROFO 145:9–14
3. Busch HP, Hoevels J, Prager P, Strauss LG (1984) Indikationen zur i. a. DSA im Abdomen. In: Thurn P, Felix R (Hrsg) Standortbestimmung der digitalen Subtraktionsangiographie (DSA). Schering, Berlin, S 153–158
4. Chuang VP (1983) Hepatic tumor angiography: a subject review. Radiology 148:633–639
5. Dalla Palma L, Stacul F, Maffessanti M, Pozzi-Mucelli RS (1983) Intra-arterial digital angiography of the liver: preliminary results. Eur J Radiol 3:202–207
6. Flanningan BD, Gomes AS, Stambuk EC, Lois JF, Pais OS (1983) Intra-arterial digital subtraction angiography: comparison with conventional hepatic arteriography. Radiology 148:17–21
7. Foley WD, Milde MW (1985) Intra-arterial digital subtraction angiography. Radiol Clin North Amer 23:293–319
8. Foley WD, Stewart ET, Milbrath JR, Sandretto M, Milde M (1983) Digital subtraction angiography of the portal venous system. AJR 140:497–499

9. Georgi M, Prager P, Busch HP, Strauss L, Wetzel E, Neumann D, Weiher M, Regen-fuss W (1985) Einjährige klinische Erfahrungen mit einem 57-cm-Bildverstärker in ei-nem Universal-Röntgenarbeitsplatz. ROFO 142:326–332
10. Grabbe E, Witte G, Jend HH, Bücheler E (1984) Die angiographische Oberbauchdia-gnostik mit Hilfe der DSA – Eine Alternative zur konventionellen Arteriographie? RO-FO 140:3–9
11. Holstein DR, Jalloul MK, Jötten G (1984) Angiographische Aufnahmetechnik mit grossformatigem Bildverstärker und Ablaufsteuerung über einen Mikroprozessor. Röntgenstrahlen 51:13–17
12. Kaufman SL, Chang R, Kadir S, Mitchell SE, White RI Jr (1984) Intraarterial digital subtraction angiography in diagnostic arteriography. Radiology 151:323–327
13. Lackner K, Harder T, Herter M, Leipner N (1984) Vergleich der intraarteriellen digi-talen Subtraktionsangiographie mit der konventionellen Arteriographie. ROFO 141:616–624
14. Lissner J, Remplik V, Scherer U, Kotschak O, Schätzl M (1976) Erfahrung in der kli-nischen Praxis mit einem 30-cm-Bildverstärer unter besonderer Berücksichtigung der 100-mm-Aufnahmetechnik. ROFO 125:551–555
15. Mösl H (1984) Neuroradiologischer Arbeitsplatz für die Gefässdiagnostik. Röntgen-strahlen 51:18–25
16. Rossi P, Simonetti G, Passariello R, Tempesta P, Pesce B, Pavone P, Castrucci M (1985) Digital celiac arteriography. Radiology 154:229–231
17. Seyferth W (1986) Ergebnisse konventioneller und digitaler Angiographie mit einem 40-cm-Grossbildverstärker. In: Felix R, Wolf KJ, Zeitler E (Hrsg) Neues im Kontrast-bild – Herz und große Gefäße. Schering, Berlin, S 21–32

274

Ultrasound Examination of Fluid Complex Abdominal Lesions and Correlation with Computed Tomography

S. Magnaldi, R.S. Pozzi Mucelli, F. Pozzi Mucelli, F. Stacul, and L. Dalla Palma

Introduction

Ultrasound (US) and computed tomography (CT) criteria for "solid" and "liquid" abdominal lesions are well established and have long been codified. Nevertheless, there are a number of lesions which cannot be classified as solid or liquid and which are usually described as complex, either because they tend to show intermediate findings or because they have characteristics of both solid and liquid lesions at the same time. Based upon US and CT criteria there are two fundamental patterns of "complex" lesions [3]:
1. Lesions in which the solid and liquid components are easily separated, and in which either component can predominate
2. Lesions in which the solid and liquid components cannot be separated; therefore the resulting image shows an intermediate grade of echogenicity and density

Complex lesions include a number of different pathologic entities: septate cysts, parasitic cysts, tumoral cysts, and pseudocysts are generally lesions of the first pattern; and hemorrhagic, infected cysts, abscesses, and peritoneal and retroperitoneal fluid collections are of the second pattern.

Because of the mixed components in complex lesions there are greater diagnostic difficulties than in typical solid and liquid lesions; often these cannot be resolved with either one of the imaging modalities. Therefore, the aim of this paper is to review the US and CT findings in complex lesions in order to compare the contributions the two techniques can make in the definition of the nature of lesions.

Material and Methods

Our series included 105 patients, 68 males and 37 females, with a mean age of 54.4 years (minimum 26, maximum 82 years). The distribution of the lesions according to site is summarized in Table 1. US examinations were performed using real-time equipment with either linear or sector transducers (3–5 MHz). CT scans were obtained using a GE CT/T 8800 scanner with 10-mm thick contiguous slices and a scanning time of 5.7–7 s. In most cases images were obtained both without and with contrast enhancement.

Both the contents and the wall of the lesions were evaluated. In US, evaluation of the contents was based on the presence and the level of echoes, homogeneity,

Table 1. List of complex liquid lesions with relative number and distribution

	Patients (n)	Kidney	Liver	Spleen	Pancreas	Adrenal	Other	Total
Hemorrhagic cysts	6	6	0	0	0	0	0	6
Inflammatory cysts and abscesses	15	11	3	1	1	0	0	16
Septate cysts	15	9	4	0	0	1	1	15
Parasitic cysts	6	0	9	0	0	0	0	9
Pseudocysts	15	0	0	0	16	0	0	16
Neoplastic cysts	15	10	1	0	3	0	1	15
Fluid collections	20	14	3	0	0	0	3	20
Hematomas	13	8	3	3	0	0	0	14
Total	105	58	23	4	20	1	5	111

and transmission (posterior enhancement); in CT, evaluation of the contents was based on the density values without and with contrast enhancement and the homogeneity of the contents.

The presence of a peripheral wall and the thickness of the wall were considered with both US and CT; furthermore, focal thickening of the wall and calcifications were recorded when present. Finally, since septae and vegetation can be attached or continuous with the wall, this finding was also considered in the evaluation of the wall.

After evaluation of the findings concerning the contents and the wall, an attempt was made to determine the type of lesion. The final diagnosis was based in most cases on surgical and pathological findings and, in a limited number, on clinical and follow-up criteria.

Results

Table 2 summarizes the results of the two investigations of the different pathologies. The results are divided into four classes: the first class includes cases in which

Table 2. Comparison of US and CT in the diagnosis of complex liquid lesions

	Class I (US=CT)	Class II (US>CT)	Class III (US<CT)	Class IV (complementary)	Total
Hemorrhagic cysts	0	0	6	0	6
Inflammatory cysts and abscesses	3	0	7	6	16
Septate cysts	7	5	2	1	15
Parasitic cysts	5	1	3	0	9
Pseudocysts	9	3	4	0	16
Neoplastic cysts	6	3	4	2	15
Fluid collections	9	1	10	0	20
Hematomas	4	1	9	0	14
Total	43	14	45	9	111

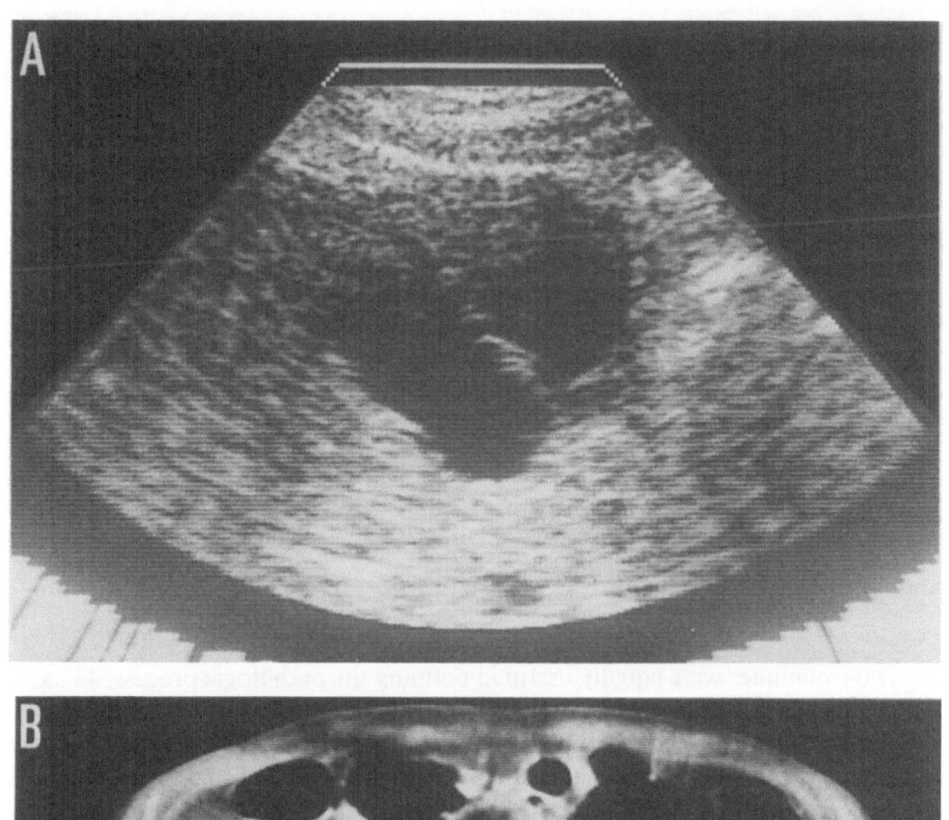

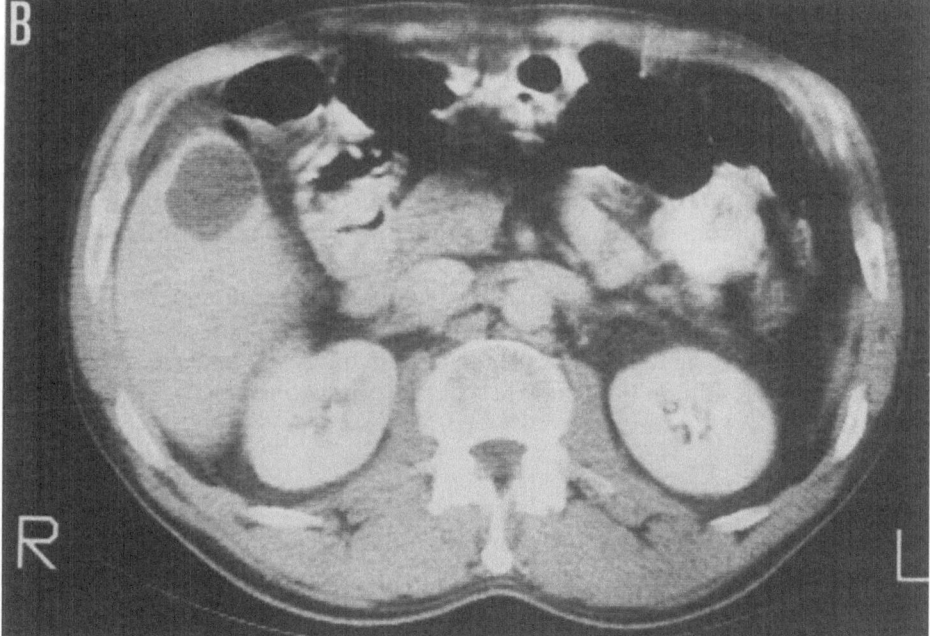

Fig. 1 a, b. Examples of lesions of class II

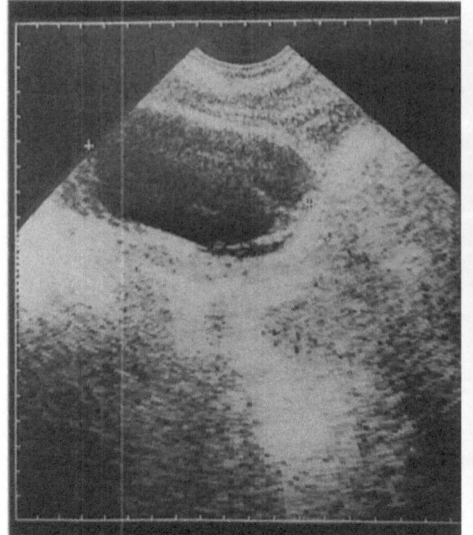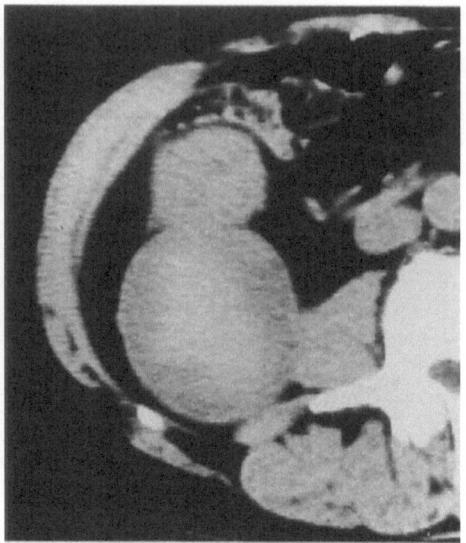

a   b

Fig. 2 a, b. Examples of lesions of class III

the two techniques were equally useful in defining the pathologic process; 43 cases fell in this group, which included all types of lesions except hemorrhagic cysts.

The second class includes the situations in which US gave more information than CT and includes 14 cases; the superiority of US over CT in septate cysts was evident in this group (Fig. 1); furthermore, US gave more information than CT in three pseudocysts and three neoplastic cysts.

The third class includes 45 cases in which CT was superior to US. The superiority was evident in hemorrhagic cysts, inflammatory cysts and abscesses, fluid collections, hematomas (Fig. 2), and in three pseudocysts and four neoplastic cysts.

The fourth class includes nine cases which both techniques made a different contribution to the definition of the structure of the lesion; in these cases the techniques were complementary, since the use of both improved understanding of the structure of the lesion. In this class are six abscesses, two neoplastic cysts and one septate cyst (Fig. 3).

Discussion

The aim of this study was to compare the contributions of US and CT in the evaluation of complex abdominal lesions. The analysis of our results has shown that there are four possible situations; these are summarized in Table 2.

The fact that in 43 out of 105 cases US and CT gave the same amount of information (class I) may be considered a positive aspect of US, since the same results for the definition of the structure of the lesion were obtained with a relatively simpler and less expensive technique. However, it should be borne in mind that

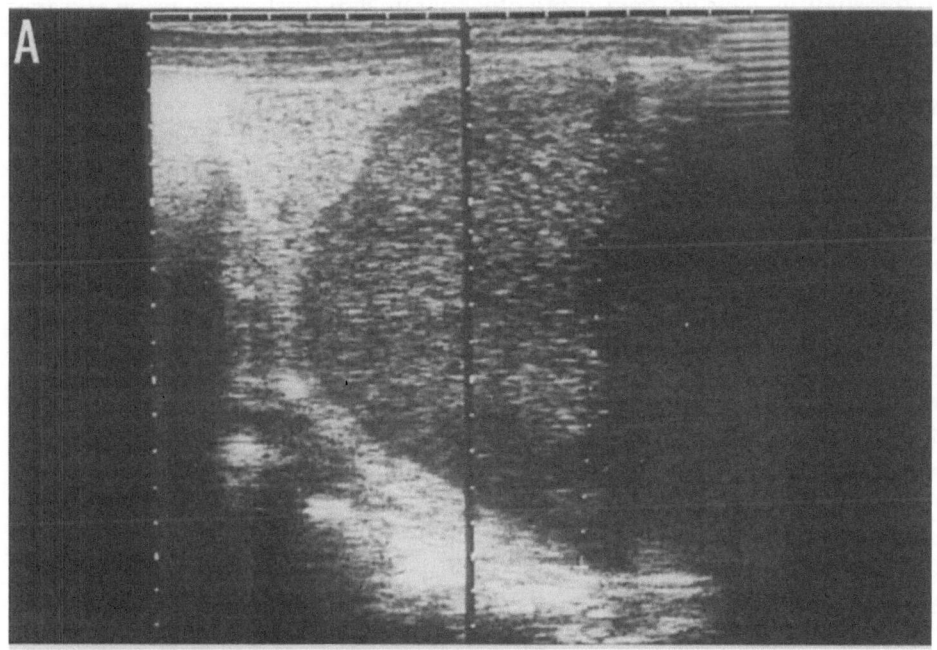

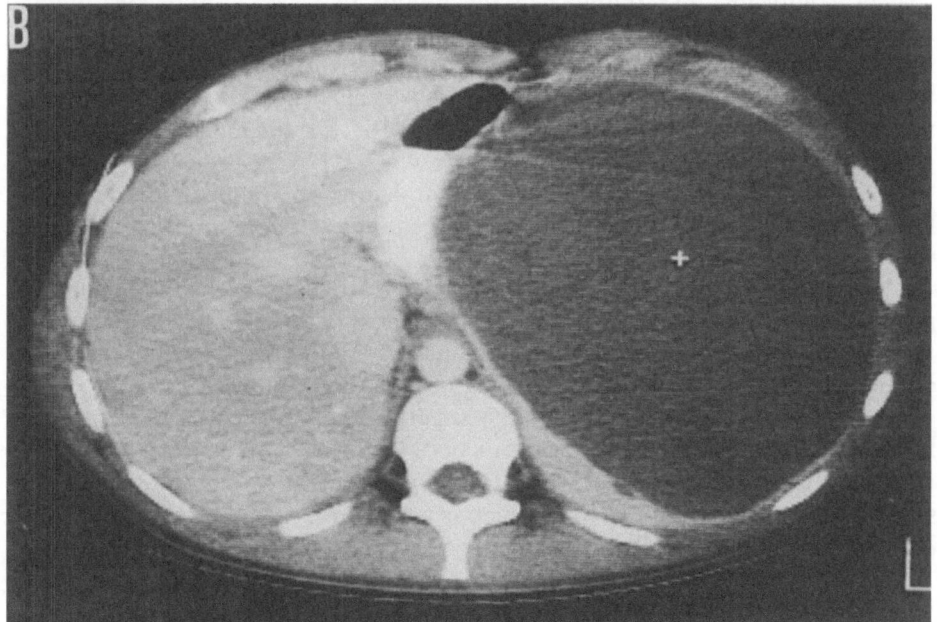

Fig. 3 a, b. Examples of lesions of class IV

279

in this study we have not considered other parameters, such as extension and anatomical relationships, which are usually better shown with CT.

The superiority of US in class II is explained by the better demonstation of septae and vegetation within liquid contents. The reasons for the good visibility of septae and vegetation with US are the high contrast with the anechoic liquid content and the multiangle scanning planes. The poor visibility of septae (and less frequently vegetation) in CT is due to partial volume averaging of the thin septae with the liquid content and to the limitation of scanning to the axial plane [1]; if the septae are perpendicular or oblique to this plane they can be shown, but if they lie on the axial plane or close to it they will not be visualized.

The superiority of CT in class III was more substantial, mainly in hemorrhagic cysts and hematomas which have typical CT findings [4] when relatively recent because the high density of the contents, but also for inflammatory cysts, abscesses, fluid collections (mainly inflammatory), and neoplastic cysts. In these lesions the better contribution to the definition of the lesion is due to a better evaluation of the wall (including vegetation), mainly after contrast enhancement [2, 5]. The limitations of US in this class are related to the poor visualization of the wall and to the lack of specific echostructure of the contents. Most lesions were echogenic, in some cases simulating solid lesions. The echoes within the liquid contents of neoplastic cysts reduced the contrast within the lesion so vegetation in neoplastic cysts was missed.

The complementary findings in the lesions of class IV were encountered mainly in abscesses and less frequently in neoplastic cysts. They are due to the better demonstration of the wall with CT and the better demonstration of the contents and vegetation with US; diffuse low-level echoes, suggesting an inhomogeneous liquid content, were seen with US while in CT the densities were in the range of water densities.

In conclusion, US and CT enable the characterization of most liquid complex lesions, but if considered together the two techniques are of increased diagnostic value.

As far as the contents of complex lesions are concerned, the two techniques give similar less-specific information, except in those lesions with hemorrhagic contents which have a rather typical appearance in CT; however, for inflammatory contents US is more informative although not highly specific.

As far as the wall is concerned, US is superior to CT for septae and vegetation if the content is echofree. CT is superior than US in the demonstration of the peripheral wall, mainly because of contrast enhancement. CT is also superior in showing calcifications of the wall, which is a substantial limitation in US for the definition of both the wall and the contents.

Based upon our results, we think that the approach to these lesions should be to begin with US and to follow with CT when definition of the lesion is incomplete and for complete anatomical evaluation. The two techniques enable characterization of most cases, and therefore the use of echoguided biopsy can be reserved to the few lesions which remain undetermined.

References

1. Araki T, Ohtomo K, Itai Y, Lio M (1982) Demonstration of septae in cystic lesions: comparison study by computed tomography and ultrasound. Clin Radiol 33:325–329
2. Dalla Palma L, Pozzi Mucelli RS, Bazzocchi M, Pozzi Mucelli F (1985) Le infezioni renali acute. In: Dalla Palma L (ed) Progressi in radiourologia. Radiourologia 1985. Lint, Trieste, pp 62–79
3. Dalla Palma L, Pozzi Mucelli RS, Ricci C (1986) Ecografia e tomografia computerizzata nella diagnostica addominale. Radiol Med 72:795–809
4. Dunnik NR, Korobkin M, Silverman PM, Foster WL (1984) Computed tomography of high density renal cysts. J Comput Assist Tomogr 8:458–461
5. Mueller PL, Simeone JF (1983) Intraabdominal abscesses. Diagnosis by sonography and computed tomography. Radiol Clin North Am 21:425–443

Experimentelle Untersuchungen zur computertomographischen Beurteilung der Pankreasparenchymperfusion bei akuter Frühpankreatitis

W. Maier

Untersuchungen der Pankreasdurchblutung bei Pankreatitis sind seit längerer Zeit schon Gegenstand intensiver Forschung. Bereits 1966 fand Papp [5] mit der Rb-86-Methode einen Abfall der globalen Pankreasdurchblutung bei galleinduzierter, experimenteller Pankreatitis am Hund. Von Goodhead [3] durchgeführte Perfusionsmessungen mit der Rb-86-Methode bei akuter caniner Pankreatitis zeigten eine Abhängigkeit der Pankreasperfusion vom Schweregrad der Pankreatitis.

Dieser experimentell nachgewiesene Zusammenhang zwischen Pankreasperfusion einerseits und Schweregrad der Pankreatitis andererseits veranlaßte uns experimentell zu untersuchen, inwieweit sich die veränderte Pankreasperfusion in der computertomographischen Enhancementkinetik manifestiert.

Material und Methoden

Die experimentellen Untersuchungen wurden an 20 reinrassigen Beagles durchgeführt. Die Erlaubnis zur Durchführung dieser Tierversuche wurde vom Regierungspräsidium Tübingen unter der Register-Nr. 190 erteilt. Alle Eingriffe am Versuchstier erfolgten unter Intubationsvollnarkose. Zur Analgesie fand Buprenorphin Verwendung.

Bei den Versuchstieren wurde eine akute Pankreatitis durch intraduktale Instillation von 15 ml einer wässrigen Lösung von 10% Natriumtaurocholat und 5000 BAEE-Einheiten Trypsin pro Milliliter injiziert (Abb. 1).

Die computertomographische Untersuchung erfolgte nach einem mittleren Zeitintervall von 4 h (Kollektiv I) und 25 h (Kollektiv II). Da sich jedoch weder histologisch noch computertomographisch signifikante Unterschiede in den beiden Kollektiven zeigten, wurden diese zusammengefaßt.

Die Computertomographie wurde als Angio-CT (serielles, dynamisches Computertomogramm) durchgeführt. Die Schichtdicke betrug 1,5 bzw. 5 mm. Die Kontrastmittelinjektion erfolgte simultan mit Beginn der computertomographischen Untersuchung. Es wurden 30 ml Solutrast 370 (Byk Gulden, Konstanz) mit einer Injektionsgeschwindigkeit von 3 ml/s (= 1,1 g Jod/s) maschinell injiziert. Die Injektion erfolgte mit dem Prototypen eines neu konzipierten, elektronisch gesteuerten Präzisionsinjektors (Fa. Ch. Ulrich, Medizin-Technik, Ulm).

Nach der computertomographischen Untersuchung wurde das Pankreas ektomiert und histologisch aufgearbeitet. Dabei wurde die Lokalisation der histologischen Querschnitte exakt denen der computertomographischen Schnitte ange-

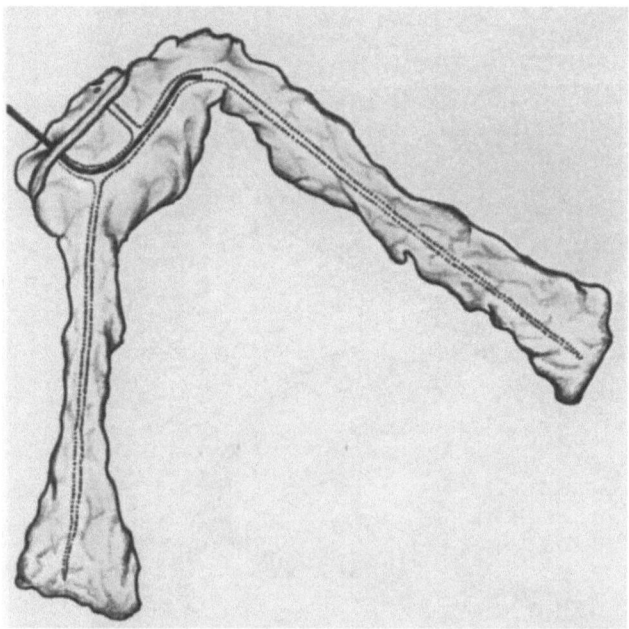

Abb. 1. Schematische Darstellung der experimentellen Pankreatitisinduktion. Über einen operativ, transkutan in den Pankreasgang eingelegten Katheter wurden 50 ml Natriumtaurocholat (10%ig) und 5000 BAEE-Einheiten Trypsin pro Milliliter injiziert

paßt. Nach Hämatoxylin Eosinfärbung wurde in jedem Schnitt die Ausdehnung der Pankreasnekrose quantitativ bestimmt und in Prozenten vom jeweiligen Gesamtquerschnitt des Organs angegeben.

Die quantifizierten computertomographischen und histologischen Befunde wurden mittels statistischer Verfahren (Rangkorrelation nach Spearman bzw. Kontingenztafelmethode) miteinander verknüpft.

Ergebnisse

Computertomographisch-morphologische Befunde

Die computertomographisch-morphologischen Befunde zeigten im Vergleich zum normalen Computertomogramm des caninen Pankreas ein Spektrum von Veränderungen, welches sich wie folgt klassifizieren ließ (computertomographische Stadien 0–4 der akuten Pankreatitis):

Stadium 0 entsprach dem normalen Kontrastmittelcomputertomogramm des caninen Pankreas. Dieses manifestierte sich in allen Fällen durch ein homogenes Enhancement beider Pankreasschenkel.

Stadium 1 war charakterisiert durch eine geringe Vergrößerung des Pankreas sowie durch ein Hervortreten des Interstitiums, welches sich im Computertomo-

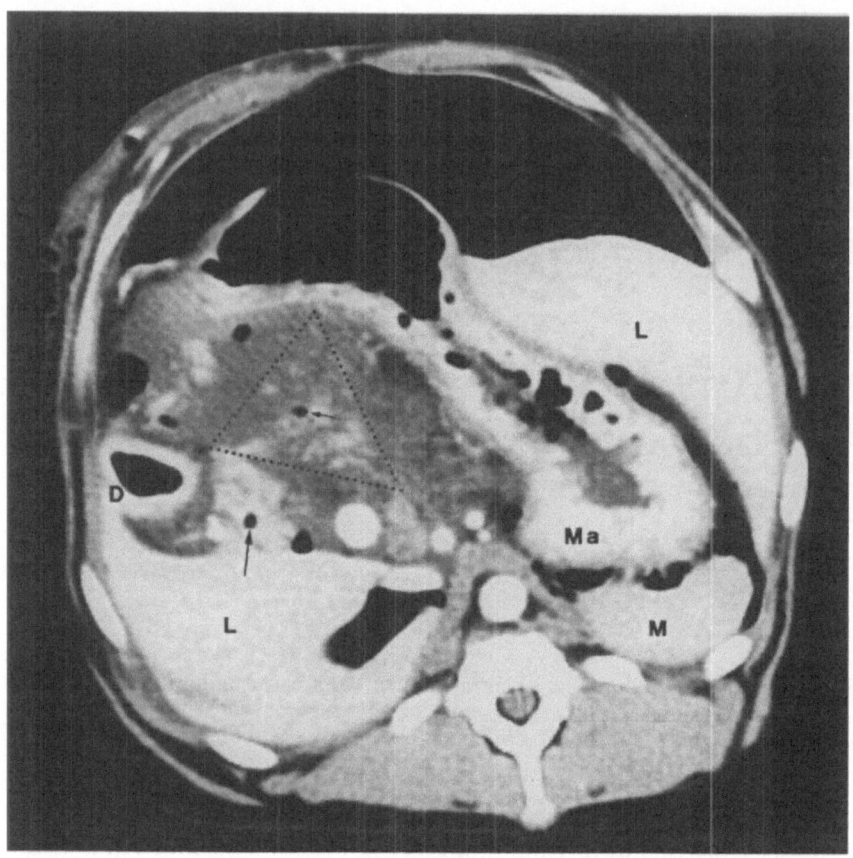

Abb. 2. Dynamisches Computertomogramm in Enhancementmaximum bei caniner Pankreatitis. Interstitielle Pankreatitis im rechten Pankreasschenkel (der rechte Ductus pancreaticus ist durch einen größeren Pfeil markiert). Hervortreten des verbreiterten Pankreasinterstitiums als lineare Hypodensitäten. Subtotale Pankreasnekrose im linken Pankreasschenkel (Grenzen des linken Pankreasschenkels durch Punkte markiert, der kleine Pfeil deutet auf den linken Ductus pancreaticus). Weitgehender Verlust des Enhancementes der Drüsenläppchen. *D* Duodenum, *L* Leber, *Ma* Magen, *M* Milz

gramm als lineare Hypodensitäten manifestierte (Abb. 2). Die Lobuli selbst zeigten weiter ein deutliches und homogenes Enhancement.

Stadium 2 war charakterisiert durch eine starke Interstitiumverbreiterung und ein mäßig vermindertes Enhancement der Lobuli (Abb. 3).

Stadium 3 war charakterisiert durch eine starke Interstitiumverbreiterung und durch ein ausgeprägt vermindertes Enhancement der Pankreaslobuli (Abb. 2). Die Drüse zeigte dabei immer eine ausgeprägte Schwellung.

Stadium 4 war charakteristisch durch einen völligen oder nahezu völligen Enhancementverlust der Läppchen. Die noch ein Enhancement aufweisenden Restläppchen zeigten eine hochgradige Dissoziation.

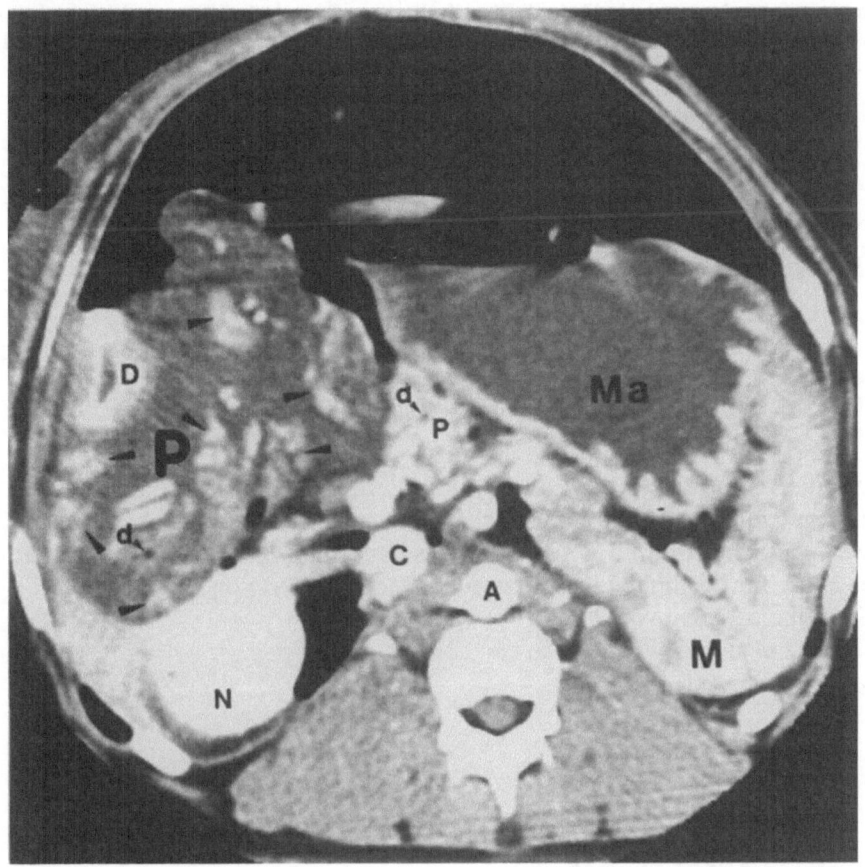

Abb. 3. Dynamisches Computertomogramm im Enhancementmaximum bei caniner Pankreatitis. 50%ige Nekrose im rechten Pankreasschenkel (*P*). Restliche Pankreasläppchen zum Teil mit vermindertem Enhancement (durch Pfeilspitzen markiert). *d* Ductus pancreaticus (durch Luft markiert). Im linken Pankreasschenkel (*p*), geringe interstitielle Pankreatitis mit normalem Enhancement des Drüsenparenchyms. *D* Duodenum, *N* Niere, *C* V. cava inferior, *A* Aorta, *M* Milz, *Ma* Magen

Die Korrelation von 152 differenten, histologischen und korrespondierenden computertomographischen Schnitten (an 17 Versuchstieren) mittels der Kontingenztafelmethode ist in Tabelle 1 dargestellt.

Fast man die Histologiegraduierungen 0–I sowie II–IV zusammen und korreliert sie mit den computertomographischen Graduierungen 0–I bzw. II–IV, so weist die computertomographische Differenzierung zwischen leichter (0–25% Nekrose) und schwerer (50–100% Nekrose) Pankreatitis eine Spezifität von 95% und eine Sensitivität von 81% auf.

Die Enhancementkurven aus den dynamischen Computertomogrammen von 13 Versuchstieren mit experimentell induzierter Pankreatitis zeigten einen Verlauf, der sich in Abhängigkeit von der histologisch nachgewiesenen Schwere der

Tabelle 1. Korrelation zwischen relativer Nekroseausdehnung (histologisch) und computertomographischen („vaskulären") Morphologiestadien. 152 differente histologische und korrespondierende computertomographische Schnitte bei 17 Hunden mit experimenteller akuter Pankreatitis

	%	Morphologiestadien (CT)					Total
		0	I	II	III	IV	
Relative	0	26	22	1	0	0	49
Nekroseausdehnung	25	3	18	3	0	0	24
(histologisch)	50	5	9	29	7	0	50
	75	0	1	9	17	1	28
	100	0	0	0	0	1	1
Total		34	50	42	24	2	152

Pankreatitis veränderte (Abb. 4 und 5). Die Verknüpfung der initialen Kurvensteigung (m_1) mit dem histologisch nachgewiesenen zugehörigen Nekroseausmaß im jeweiligen Schnitt durch Berechnung des Spearman-Rangkorrelationskoeffizienten ergab für den linken Pankreasschenkel einen Wert von $r_{s(1)} = 0{,}899$ bei einem Signifikanzniveau von 99%.

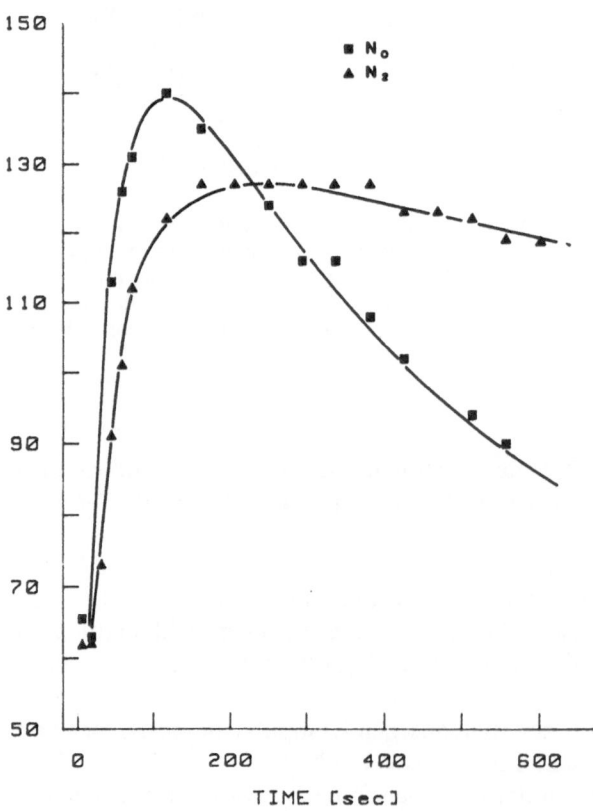

Abb. 4. Computertomographische Zeit-Dichte-Kurven bei caniner Pankreatitis im intraindividuellen Vergleich. Die obere Kurve (n = 0) repräsentiert eine geringe interstitielle Pankreatitis, die untere Kurve (n = 2) eine 50%ige Pankreasnekrose. Simultane Erstellung beider Kurven duch computertomographische Schnittführung gleichzeitig durch den rechten und linken Pankreasschenkel des Versuchstieres

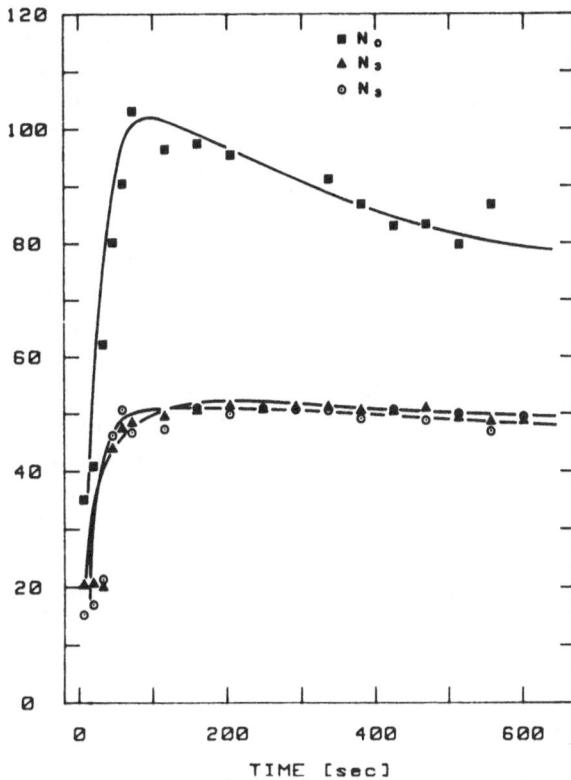

Abb. 5. Computertomographische Zeit-Dichte-Kurven bei caniner Pankreatitis mit 75%iger Pankreasnekrose (n = 3) im linken sowie im rechten Pankreasschenkel. Die obere Kurve (n = 0) repräsentiert den Ausgangsbefund vor Pankreatitisinduktion

Für die gleiche Tiergruppe errechnete sich ein Rangkorrelationskoeffizient für den rechten Pankreasschenkel zu $r_{s(2)} = 0,888$ bei einem Signifikanzniveau von 99%.

Diskussion

Aus der Vielzahl der Informationen, welche die dynamische Computertomographie in den vorliegenden Experimenten bot, haben wir für eine eingehendere Analyse 2 Parameter ausgewählt:

1. die relative Ausdehnung des pankreatischen Enhancementes in der Frühphase (bis 200 s p. i.) der seriellen Scans,
2. die initiale Enhancementgeschwindigkeit, d. h. die Dichtezunahme des Pankreas pro Zeiteinheit.

Die Ergebnisse der Experimente zeigen, daß zwischen den computertomographischen Parametern, in welchen sich die Mikrozirkulation des Pankreas wiederspiegelt, und der Intensität der Pankreatitis (gemessen an der intrapankreatischen Nekroseausdehnung) ein statistisch gesicherter enger Zusammenhang besteht.

Die Ausdehnung des pankreatischen Enhancements im computertomographischen Schnitt ist abhängig von der Menge bzw. der Dichte der im jeweiligen Schnitt vorliegenden kapillären und unmittelbar perikapillären, interstitiellen Räume. Da stereomikroskopisch [6] in Abhängigkeit vom Schweregrad einer akuten Pankreatitis eine Reduktion des pankreatischen kapillären Gefäßbettes durch arterielle und venöse Thromben nachgewiesen werden konnte, können dadurch Enhancementdefekte bzw. ein vermindertes Enhancement ebenfalls in Abhängigkeit vom Schweregrad einer Pankreatitis im Computertomogramm zwanglos erklärt werden.

Die Verringerung des Enhancementanstiegs in Abhängigkeit von der Zeit wird verursacht durch eine Verminderung der Transitzeit des Kontrastmittels durch das Pankreas. Diese Beobachtung läßt sich mit den Untersuchungsergebnissen anderer Autoren [1, 2], welche bei direkten Flowmessungen eine Minderung der Pankreasdurchblutung bei akuter Pankreatitis in Abhängigkeit vom Schweregrad der Erkrankung feststellen konnten, zur Deckung bringen.

Trotz der komplexen intrapankreatischen Zirkulationsänderung bei akuter Pankreatitis [5] konnte unter Beobachtung des Enhancementverhaltens und der Kontrastmittelkinetik eine erstaunliche Parallelität zwischen computertomographischem Befund und Stadium der Pankreatitis festgestellt werden. Die Übertragung der tierexperimentellen Ergebnisse auf die klinische Computertomographie der Pankreatitis hat zu einer Verfeinerung der Technik geführt, die die Methode an unserer Klinik zum Standardverfahren in der Pankreatitisdiagnostik gemacht hat [4].

Literatur

1. Donaldson LA, Williams RW, Schenk WG (1978) Experimental pancreatitis: effect of plasma and dextran on pancreatic blood flow. Surgery 84:313
2. Eckhauser FE, Knol IA, Imman MG, Strodel WE (1985) Efficacy of pharmacolic glucagon in acute experimental pancreatitis. Arch Surg 120:355–360
3. Goodhead B (1969) Acute pancreatitis and pancreatic blood flow. Surg Gyn Obst 129:331
4. Maier W (1987) Staging of acute pancreatitis on computed tomography. In: Beger HC (ed) Acute pancreatitis. Springer, Berlin Heidelberg New York Tokyo
5. Papp M, Makara GD, Hejtman B (1966) A quantitative study of blood flow in experimental pancreatitis. Gastroenterology 51:324
6. Papp M, Unguari P, Nemeth PE, Munhacsi I, Zubek L (1969) The effect of bile-induced pancreatitis on the intrapancreatic vascular pattern in dogs. Scand J Gastroenterol 4:681–689

Indikationen bildgebender Verfahren zum Nachweis zerebraler Durchblutungsstörungen

G. Friedmann, W.-D. Heiß

Zu den wesentlichen Ursachen, die zu zerebralen Durchblutungsstörungen führen, gehören die Gefäßmißbildungen, venöse Abflußstörungen und vor allem die Folgen der Arteriosklerose, die sich an den extra- und/oder intrakraniellen Gefäßen bis hin zur Peripherie manifestieren kann.

Zum Nachweis entsprechender Veränderungen und möglicher Folgen stehen neben der Sonographie, Angiographie, Computertomographie, Kernspintomographie, Positronen-Emissionstomographie, SPECT und MR-Spektroskopie zur Verfügung. Zweckmäßige Anwendung und diagnostische Leistungsfähigkeit dieser bildgebenden Verfahren zur Sicherung der klinisch vermuteten Diagnose, der Differentialdiagnose, der Lokalisation des Prozesses, zum Nachweis von Komplikationen und soweit notwendig der Operationsplanung sollen besprochen werden.

Gefäßmißbildungen

Hierzu zählen in erster Linie die Aneurysmen und arteriovenösen Angiome.

Sprechen die klinischen Symptome für eine Subarachnoidalblutung und ist somit der begründete Verdacht auf ein Aneurysma gegeben, kann die CT in der akuten Phase sehr hilfreich sein, da dann die hyperdensen Blutablagerungen in den äußeren Liquorräumen, den Zisternen oder in der Umgebung des Aneurysmas gut zu erkennen sind und sich auf Aufnahmen nach Kontrastmittelgabe nicht selten auch das Aneurysma selbst abhebt.

Ist jedoch nach etwa einer Woche das Blut bzw. Hämoglobin resorbiert, liegt computertomographisch häufig wieder ein normaler Befund vor. In diesen Fällen läßt sich kernspintomographisch der Blutaustritt und dessen Lokalisation besser belegen. Das Aneurysma selbst ist mit etwa gleicher Wahrscheinlichkeit wie im Computertomogramm, aber ohne zusätzliche Kontrastmittelgabe nachweisbar. Dabei ist allerdings zu berücksichtigen, daß sich das Aneurysma in Abhängigkeit von Flow und Turbulenzen innerhalb des Aneurysmasacks mit unterschiedlicher Signalintensität darstellen kann, d. h. zum Beispiel dunkel bei Wandverkalkungen und raschem Fluß, hingegen hell im Sinne eines sog. paradoxen Enhancements bei länger im Aneurysma verweilendem Blut. Es kann dadurch mitunter zu Abgrenzungsschwierigkeiten gegenüber einem Angiom und sogar gegenüber einem Tumor kommen.

Die typische arteriovenöse Mißbildung mit rascher Zirkulationszeit, lumenweiten arteriellen Gefäßen und geschlängelt verlaufenden breiten abführenden

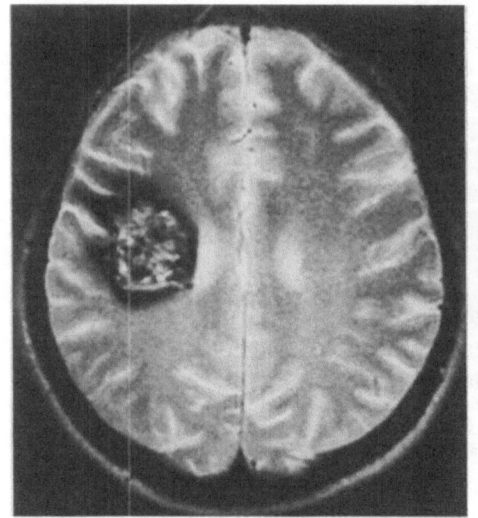 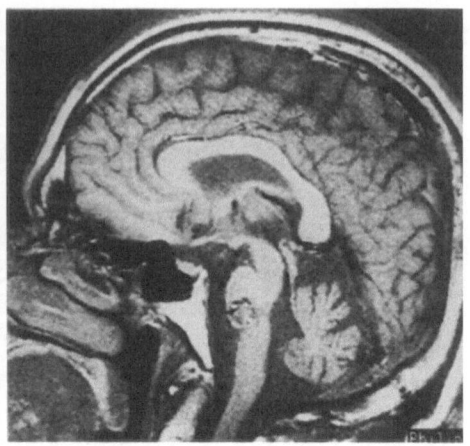

a b

Abb. 1 a, b. Angiome. **a** Low-flow-Angiom mit Kalkeinlagerungen und Zustand nach länger zurückliegender Blutung. **b** Kleines Angiom im Stammhirn

Venen bietet weder computertomographisch noch kernspintomographisch diagnostische Schwierigkeiten.

Eine andere Situation ergibt sich jedoch bei Low-flow-Angiomen, die sich signalreich abheben können, oder wenn nach einer schon länger zurückliegenden Blutung aus einem Angiom die paramagnetische Wirkung des Hämosiderins zur Signalauslöschung führt. Diese Veränderungen, evtl. verbunden mit Kalkeinlagerungen, können so die Bildinterpretation erschweren (Abb. 1 a).

Ein besonderer Vorteil der Kernspintomographie ist jedoch trotz der genannten Abgrenzungsschwierigkeiten, daß vor allem kleine, dem Hirnstamm zugehörige Gefäßmißbildungen exakt lokalisierbar sind (Abb. 1 b), wegen der dann bestehenden Inoperabilität entfallen weitere invasive diagnostische Maßnahmen, zumal selbst subtile angiographische Techniken diese Läsionen nicht zur Darstellung brächten und somit auch keine Artdiagnose zuließen.

Hiervon abgesehen, ist jedoch trotz der durch CT und MR gegebenen Möglichkeiten bei den zur Operation anstehenden Patienten mit einem Aneurysma oder Angiom die Angiographie unentbehrlich, da nur sie die genaue Gefäßanatomie, evtl. vorhandene Anomalien oder anderweitige Gefäßerkrankungen und Prozesse aufzeigt.

Venöse Zirkulationsstörungen

Thrombosen der aszendierenden Venen und insbesondere der Sinus lösen primär ein Ödem und in der Folge hämorrhaghische Nekrosen aus.

Durch die mediane Lage der wesentlichen venösen Blutleiter gelingt die Diagnose einer Sinusthrombose im sagittalen Schnittbild sicherer und anschaulicher als im CT.

290

Es ist jedoch zu berücksichtigen, daß die hier erkennbare Signalintensität wiederum von der Flußgeschwindigkeit des Blutes, der laminaren oder turbulenten Strömung, den Meßparametern und der Stärke der magnetischen Induktion abhängt. So ist bei senkrechtem oder schrägem Anschnitt der Venen wegen der hier relativ langsamen Strömung eventuell auch normalerweise mit hohen Signalwerten durch das Nachfließen ungesättigter Spins zu rechnen.

Zerebrale Arteriosklerose

Die zerebrale Gefäßsklerose kann isoliert oder kombiniert die extrakraniell gelegenen hirnversorgenden Gefäße, die größeren intrakraniellen Gefäße und die kleinen peripheren Gefäße betreffen.

Das diagnostische Vorgehen ist in Abhängigkeit von der klinisch-neurologischen Symptomatik, die von transistorischen ischämischen Attacken über das reversible ischämisch-neurologische Defektsyndrom bis zum progredienten oder vollständigen Hirninfarkt reicht, unterschiedlich.

a) Werden aufgrund der Dopplersonographie extrakranielle Gefäßstenosen oder Verschlüsse vermutet, lassen sie sich, falls mit therapeutischen Konsequenzen verbunden, angiographisch sichern. Die bislang konventionelle Technik wurde hier weitgehend durch die DSA abgelöst. Während zum generellen Nachweis eines Carotis-interna-Verschlusses oder einer Gabelstenose bei ausreichendem Herzzeitvolumen die i. v. DSA genügende diagnostische Sicherheit bietet, bestehen unterschiedliche Auffassungen, ob die i. v. DSA bei vorgesehenen operativen Eingriffen generell ausreicht oder hier nicht die intraarterielle DSA angezeigt ist, die dem Operateur bei zwar etwa höherem Untersuchungsrisiko Zusatzinformationen vermitteln kann.

So werden mit der i. v. DSA
- höhergradige Stenosen im extrakraniellen Carotisstromgebiet im Vergleich zur intraarteriellen DSA zwar erkannt, aber vielfach in ihrem Ausmaß falsch eingeschätzt,
- hochgradige filiforme Stenosen mitunter schon als Verschluß gedeutet,
- nachgeschaltete Stenosen im Siphonbereich, die Einfluß auf den Operationserfolg haben können, übersehen und
- vor allem Ulzerationen, die überwiegend an der dorsalen Carotiswand lokalisiert sind, intravenös wegen der dann bestehenden Überlagerung nur halb so oft wie bei arteriellem Vorgehen, nämlich in 36 bzw. 70%, gesehen.

Ein weiterer Vorteil der intraarteriellen DSA ist schließlich die insgesamt besser steuerbare Möglichkeit zur Untersuchung zusätzlicher Veränderungen, mit denen vorher nicht gerechnet wurde.

b) Bei den auf die Arteriosklerose zu beziehenden Veränderungen am Gehirn und hier insbesondere zur Differenzierung zwischen rotem und weißem Infarkt nach einem Apoplex stand unter den bildgebenden Verfahren bislang die Computertomographie im Vordergrund.

Zum Nachweis einer frischen, akut aufgetretenen Blutung und somit des roten Infarkts ist auch heute die Computertomographie die Methode der Wahl, da sich der Blutungsherd im Nativscan als hyperdenses Areal sehr gut von der Umgebung abhebt und die Untersuchungsdauer kurz ist.

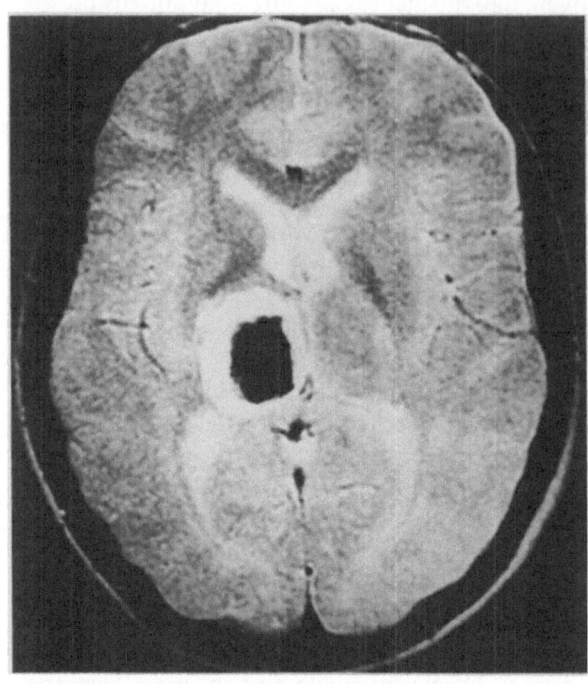

Abb. 2. Roter Infarkt, Blutung im akuten Stadium mit Ödemwall

Mit zunehmender Erfahrung ist es aber auch möglich geworden, entsprechende Befunde im Kernspintomogramm unter Berücksichtigung der Auswirkungen des Hämoglobins und seiner Abbauprodukte auf das MR-Signal korrekt zu deuten. Es kann hierbei zwischen einem akuten, subakuten und chronischen Stadium unterschieden werden.

Im akuten Stadium, das den Zeitraum bis zu 2 Tagen umfaßt, ist der Blutungsherd im T1-gewichteten Bild noch nicht oder nur als uncharakteristische Läsion zu erkennen. Im T2-gewichteten Bild jedoch sieht man den dann dunkel sich abhebenden Blutungsherd, der von einem hellen Ödemsaum umgeben ist (Abb. 2). Die Signalarmut der Blutung ist auf den paramagnetischen Effekt des inhomogen verteilten Deoxihämoglobins in den noch intakten Erythrozyten zurückzuführen.

Im subakuten Stadium, d. h. zwischen 3. und 14. Tag, bewirkt die Lyse der Erythrozyten mit Umwandlung des Hämoglobins in Methämoglobin einen zunehmenden homogenen paramagnetischen Effekt, so daß nun im T1-Bild hohe Signalintensitäten, umgeben von einem Ödemsaum auftreten. Diese Umkehr des Signalverhaltens gegenüber dem akuten Stadium erfolgt in Abhängigkeit vom Alter der Blutung kontinuierlich vom Rand zum Zentrum hin, wobei allerdings auch die angewandte Repetitionszeit eine Rolle spielt (Abb. 3).

In der chronischen Phase, also bei 14 und mehr Tage alten Blutungen bildet sich bei weiterhin signalintensivem Zentrum allmählich ein dunkler Randsaum aus, der in Makrophagen abgelagertem Hämosiderin entspricht (Abb. 4), als Restzustand bleibt schließlich ein umschriebener Hirnsubstanzdefekt mit langen T1- und T2-Zeiten. Dieser letztere Vorgang kann Monate in Anspruch nehmen.

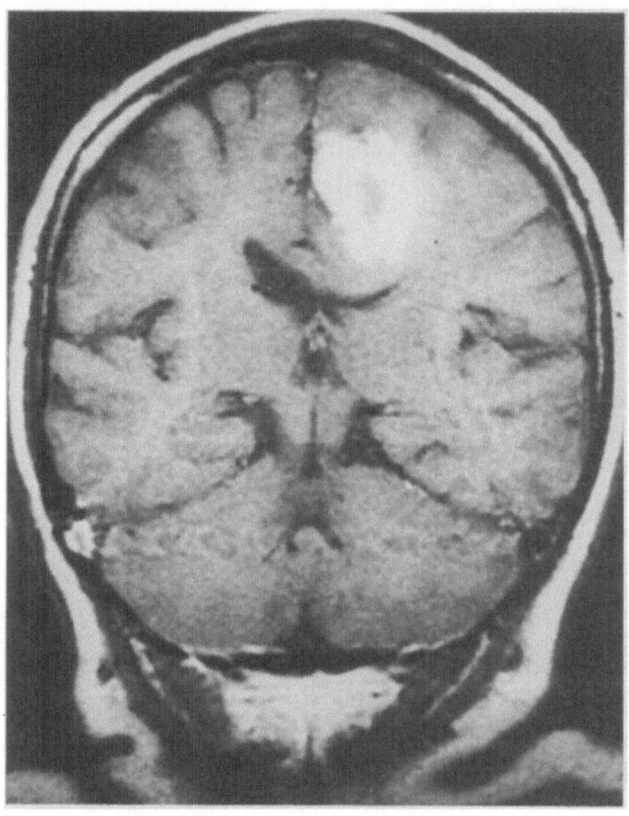

Abb. 3. Roter Infarkt, subakutes Stadium

Bei kleinen Blutungen in die Hirnrinde oder den Hirnstamm fehlt in der subakuten Phase der für dieses Stadium sonst typische helle Ring, so daß sich im T1-Bild nur ein homogen signalreicher Herd abgrenzen läßt; die Resorptionsvorgänge sind zudem meist rascher abgeschlossen.

Die für den roten Infarkt beschriebene zeitabhängige Signalintensitätsänderung gilt gleichermaßen auch für Begleithämorrhagien des weißen Infarkts.

Im Gegensatz zum im CT sofort erkennbaren roten Infarkt weiß man vom weißen Infarkt, daß er sich in den ersten 24–48 h dem Nachweis entziehen kann und auch um die 2.–3. Woche durch den sog. Foggingeffekt Irrtumsmöglichkeiten vorgegeben sind. Hinzu kommen Infarktlokalisationen im Hirnstamm-, Mittelhirn- und Kleinhirnbereich, die sich dem computertomographischen Nachweis vielfach ganz entziehen. Diese Schwachstellen der CT bestehen für die Kernspintomographie nicht.

In Abhängigkeit vom Infarktalter ist hier mit folgenden Befunden zu rechnen:

Beim frischen Hirninfarkt kommt es innerhalb weniger Stunden – dies ist auch durch Tierversuche gesichert – in der minderduchbluteten Region und der angrenzenden sich sehr rasch entwickelnden Ödemzone T2-gewichtet zu erhöhter Signalintensität. In diesem Stadium können Ödem und Nekrosezone noch nicht differenziert werden.

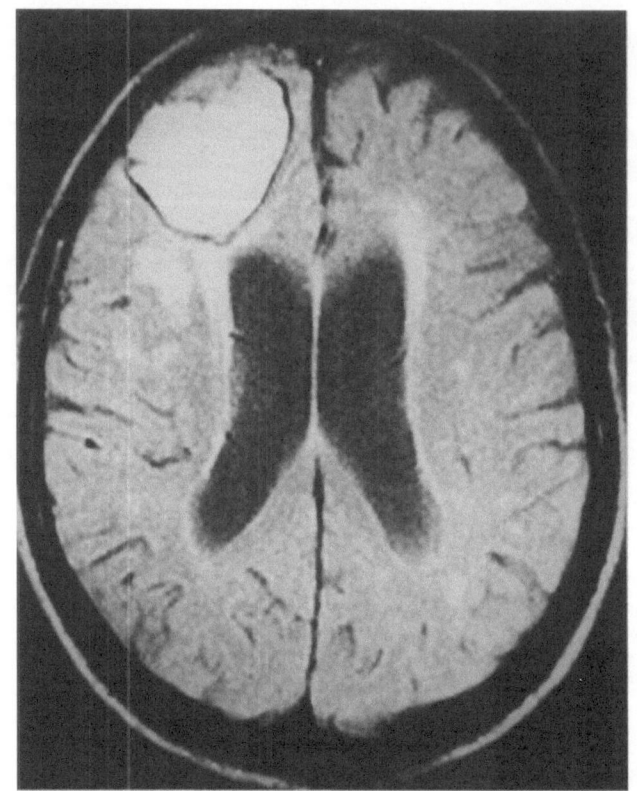

Abb. 4. Roter Infarkt, chronisches Stadium

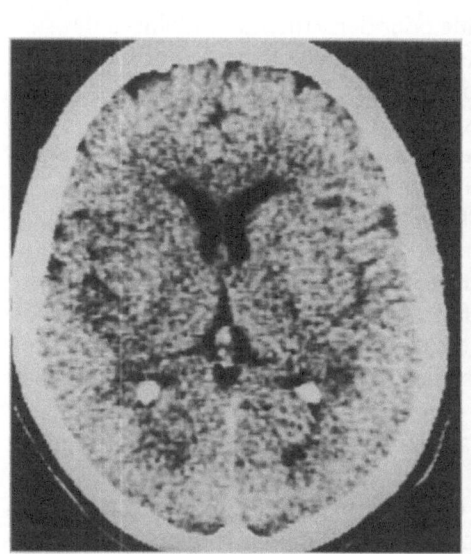

a

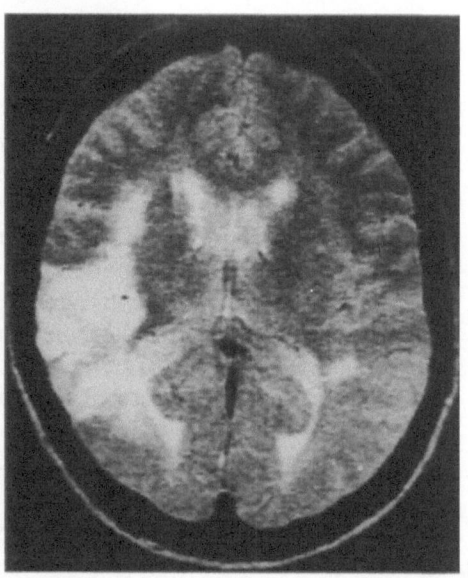

b

Abb. 5a, b. Weißer Infarkt, subakutes Stadium. **a** CT: nur sehr diskrete Veränderungen links tempookzipital. **b** MR: deutliche Abbildung des Infarktareals mit dem umgebenden Ödem

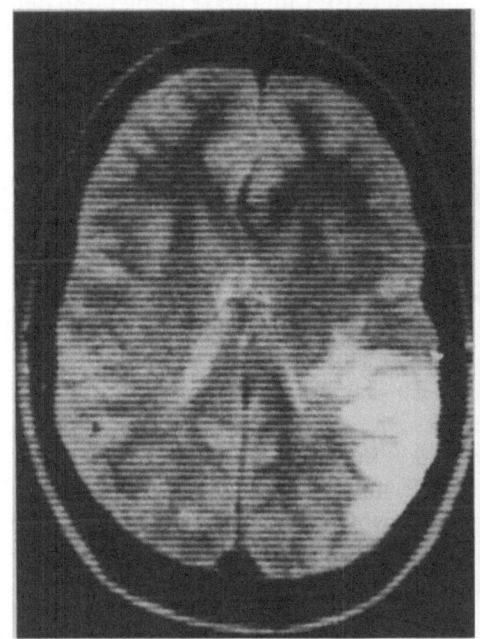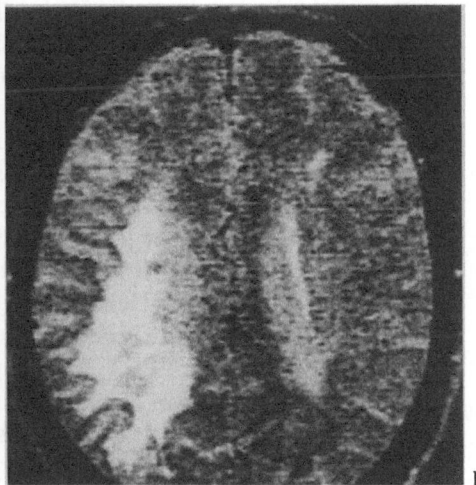

a   b

Abb. 6 a, b. Zustand nach weißem Infarkt. **a** Rindeninfarkt. **b** Infarkt im Marklager

In der ab der zweiten Woche einsetzenden Resorptionsphase nimmt die Signalintensität im Infarktgebiet ab, während in der ödematösen Randzone die hohen Signalwerte bestehen bleiben, so daß man einen Randwall abgrenzen kann (Abb. 5). Zeigen auch die T1-gewichteten Aufnahmen erhöhte Signalwerte, so spricht dies für zusätzliche Hämorraghien.

Nach 6–8 Wochen ist in etwa der Endzustand erreicht; entweder ist es zu einem zystischen Gewebsdefekt gekommen, der im T1-Bild dunkel, bei T2-Gewichtung hell ist, oder es ist eine Glianarbe entstanden, die im Gegensatz zur Zyste an den im T1-Bild hohen Signalitensitätswerten erkennbar ist.

Läßt sich das Infarktereignis zeitlich nicht exakt zuordnen, ist auf zusätzlich vorhandene indirekte Symptome zu achten. Eine Ventrikelkompression und Zeichen der Massenverschiebung sprechen für ein akutes bis subakutes Infarktgeschehen, während eine atrophiebedingte Erweiterung der Liquorräume auf einen schon älteren oder abgelaufenen Infarkt schließen läßt. Ein weiterer genereller Vorteil der MR gegenüber der CT ist darin zu sehen, daß aufgrund des hohen Kontrastes eine sehr genaue Zuordnung der Malaziebezirke möglich ist, d. h. es können rein kortikale und subkortikale Infarkte von übergreifenden Infarzierungen unterschieden werden (Abb. 6).

In Ergänzung zu den MR-Befunden erfolgte bei 27 Patienten mit gesichertem weißen Infarkt eine Überprüfung des Glukosestoffwechsels mittels PET. Als Indikator diente 18-Fluor-Deoxyglukose. Die räumliche Ausdehnung der pathologischen Veränderungen war durch die transneurale Inaktivierung lebensfähigen Gewebes im PET zumeist größer als im MR, während der ischämische Fokus im

MR besser zu lokalisieren war. Überwiegend zeigte PET im Infarktgebiet und den funktionell inaktivierten Strukturen einen erniedrigten Stoffwechsel; 4mal wurde allerdings bei bis zu einer Woche alten Infarkten zunächst eine vermehrte Aufnahme von Deoxyglukose als Hinweis für eine anaerobe Glykolyse gefunden; spätere Kontrollen zeigten dann allerdings auch in der Region zunächst vermehrten Stoffwechsels eine deutliche Reduktion.

Infarktunabhängig treten als Ischämiefolge in der weißen Substanz vereinzelt, aber auch in größerer Zahl Glianarben auf; sie werden insbesondere bei über 60jährigen Patienten, bei Hypertonikern, bei Diabetes mellitus und Immunvaskulitis als Ausdruck einer Mikroangiopathie gefunden. Ganz gleichartig, als "white-matter lesions" bezeichnete Herde sieht man aber auch bei der multiplen Sklerose und anderen entzündlichen oder degenerativen Erkrankungen. Sind letztere klinisch ausgeschlossen, ist der Rückschluß auf die ischämische Genese erlaubt; dies vor allem dann, wenn die Patienten unter 40 Jahre alt sind und die Herde im Bereich des Marklagers einer Hemisphäre deutlich überwiegen.

Diese Befunde, die im Gegensatz zum CT im MR recht häufig zu erheben sind, waren Anlaß, durch PET-Messungen zu prüfen, ob sich aus dem Ausmaß der Veränderungen Rückschlüsse auf die Durchblutungs- bzw. Funktionsstörung ableiten lassen und ob sich hieraus Konsequenzen zur Indikation operativer Eingriffe am Carotissystem ergeben.

Die Gegenüberstellung der MR- und PET-Befunde nach 18-Fluormethangabe als Indikator bei bisher 11 Patienten ergab nach elektronischer Überlagerung der MR- und PET-Bilder folgendes:
- es gibt "white-matter lesions" ohne erkennbare Durchblutungsminderung der weißen und grauen Substanz;
- "white-matter lesions" mit Durchblutungsminderung in den neuronal zugeschalteten Arealen der weißen Substanz;
- es fand sich bei ausgedehnten "white-matter lesions" eine die gesamte Hemisphäre betreffende Durchblutungsminderung.

Zusammenfassung

Durch die neuen bildgebenden Verfahren konnte ein wesentlich besserer Einblick in die Pathophysiologie zerebraler Durchblutungsstörungen gewonnen werden.

Die digitale Subtraktionsangiographie ermöglicht neben der Sonographie sehr präzise Aussagen über die extrakranielle Gefäßsituation der hirnversorgenden Arterien.

Venöse Zirkulationsstörungen lassen sich kernspintomographisch besser als computertomographisch erfassen.

Folgen einer Aneurysmabildung kommen computertomographisch und kernspintomographisch mit leichten Vorteilen für die MR in etwa gleich gut zur Darstellung.

High-flow-angiome sind sehr gut zu diagnostizieren, während bei Low-flow-Angiomen Abgrenzungsschwierigkeiten bestehen können.

Zum Nachweis eines roten Infarktes eignet sich die Computertomographie in der Akutphase nach wie vor am besten, wenngleich in Kenntnis der Abbauvorgänge des Hämoglobins auch kernspintomographisch eine entsprechende Zuordnung möglich ist.

Nachweis, Folgen und Auswirkungen eines weißen Infarktes und insbesondere kleiner Infarktherde sind im MR meist besser und genauer als im CT zu erfassen.

Für "white-matter lesions" auf dem Boden einer Mikroangiopathie besteht kernspintomographisch eine wesentlich höhere Sensitivität. Durch die Kombination mit PET-Untersuchungen werden Aussagen über die Funktion des Gewebes und patholphysiologische Mechanismen, die für die Entwicklung der Gewebeschädigung mitentscheidend sind, sicherer.

Es scheint sich abzuzeichnen, daß im Rahmen der präoperativen Diagnostik durch die kombinierte MR-PET-Untersuchung Aufschluß darüber gewonnen werden kann, ob durch eine Gefäßoperation eine Verbesserung der zerebralen Zirkulation zu erwarten ist.

Literatur

1. Bradley WG, Waluch V, Brant-Zawadzki M et al. (1984) Patchy, periventricular white matter lesions in the elderly: a common observation during NMR imaging. Noninv Med Imag 1:35–41
2. Brant-Zawadzki M, Solomon M, Newton TH et al. (1985) Basic principles of magnetic resonance imaging in cereral ischemia and initial clinical experiences. Neuroradiol 27:517–720
3. Brant-Zawadzki M, Pereira, Weinstein P et al. (1986) MR-imaging of acute experimental ischemia in cats. Amer J Neuroradiol 7:7–11
4. Garcia JH. Experimental ischemic stroke: a review
5. Gomori, JM, Grossmann RI, Goldberg HI et al. (1985) Intracranial hematomas: Imaging by high-field MR. Radiology 157:87–93
6. Heiss WD, Herholz K, Böcher-Schwarz HG et al. (1986) Comparison of PET, MRI and X-ray CT in cerebrovascular disease. J Comp Assist Tomogr 10:903–911
7. Kistler JP, Buonanno FS, DeWitt LD et al. (1984) Vertebral-basilar posterior cerebral territory stroke delineation by proton nuclear magnetic resonance imaging. Stroke 15:417–426
8. Steinbrich W, Friedmann G, Pawlik G et al. (1986) MR bei ischämischen Hirnerkrankungen – ein Vergleich mit CT, PET (18 Fluordeoxyglukose) und angiographischen Ergebnissen. ROFO 145:173–181
9. Steinbrich W, Friedmann G, Herholz K, Heiss WD (1986) MR bei ischämischen Erkrankungen des Gehirns – Vergleich mit CT und PET unter Einbeziehung angiographischer Ergebnisse. In: Vogler E, Schneider GA (Hrsg) Digitale bildgebende Verfahren, Integrierte digitale Radiologie. Schering, Berlin, S 174–179
10. Zülch KJ (1985) The cerebral infarct: pathology, pathogenesis and computed tomography. Springer, Berlin Heidelberg New York

Magnetic Resonance Imaging of CNS Vascular Lesions

S. A. Rosenbloom

Magnetic resonance (MR) flow phenomena can be difficult to understand. Simplistically, flowing blood can be either bright or dark, depending on the MR pulse sequence, the velocity and direction of flow of the blood, and other technical factors. Generally, on standard spin-echo pulse sequences, rapidly flowing (arterial) blood has no signal. Slowly flowing (venous) blood, however, may appear as a signal void or as high signal, depending on some of the factors outlined above.

In an arteriovenous malformation (AVM) the arterial and venous blood is rapidly flowing, and thus the AVM can be detected by serpiginous areas flow void. Occasionally, arteries and veins can be distinguished from each other by the fact that some of the venous structures will have relatively slowly flowing blood within them and thus be hyperintense. MR can also detect the secondary effects of an AVM, such as intraparenchymal hemorrhage.

A venous angioma usually appears as a linear area of signal void adjacent to a stellate arrangement of veins at one end. Slow flow can occasionally cause bright signal within a venous angioma, however.

Cryptic vascular malformations have a relatively distinctive appearance on MRI. They have a mixed signal intensity on both T_1- and T_2-weighted images. The areas of bright signal represent old hemorrhage, while the areas of signal void represent either calcium or hemosiderin; however, they are almost always surrounded by a rim of low signal intensity on the T_2-weighted images that most likely represents hemosiderin. MR is now the most sensitive technique to detect these cryptic malformations. Occasionally, a neoplasm may have a similar appearance.

MR is ideal for detecting venous sinus thrombosis, which appears hypointense on T_2-weighted images acutely, but hyperintense on both T_1- and T_2-weighted images in the subacute phase. Associated venous infarcts are readily demonstrated by MR.

Hemorrhage into an arterial wall in arterial dissection is optimally identified by MR. The subintimal hemorrhage is hyperintense on T_1- and T_2-weighted images. The residual lumen and any associated cerebral infarcts are easily identified.

Aneurysms are detected by flow void within the aneurysm itself. MR is also highly sensitive in the detection of intraluminal thrombus, which will appear as bright signal within the aneurysm lumen. Giant aneurysms may have a complex arrangement of signal intensities due to different velocities of flowing blood, thrombus in various stages of organization, calcium, and hemosiderin.

MR flow phenomena are now being exploited to selectively image arterial and venous anatomy. The ultimate goal of these investigations is MR angiography.

Bibliography

1. Bradley WG, Walluch V (1985) Blood flow: magnetic resonance imaging. Radiology 154:443–450
2. Lee BCP, Herzberg L, Zimmerman RD, Deck MDF (1985) MR imaging of cerebral vascular malformations. AJNR 6:863–870
3. Kucharczyk W, Lemme-Plaghos L, Uske A, Brant-Zawadzki M, Dooms G, Norman D (1985) Intracranial vascular malformations: MR and CT imaging. Radiology 156:383–389
4. Cammarata C, Hahn S, Haaga JR, Alfidi RJ, Kaufman B (1985) Cerebral venous angiomas imaged by MR. Radiology 155:639–643
5. Augustyn GT, Scott JA, Olson E, Gilmor RL, Edwards MK (1985) Cerebral venous angiomas: MR imaging. Radiology 156:391–395
6. Gomori JM, Grossman RI, Goldberg HI, Hackney DB, Zimmerman RA, Bilaniuk LT (1986) Occult cerebral vascular malformations: high-field MR imaging. Radiology 158:707–713
7. Lemme-Plaghos L, Kucharczyk W, Brant-Zawadzki M, Uske A, Edwards M, Norman D, Newton TH (1986) MRI of angiographic occult vascular malformations. AJR 146:1223–1228
8. New PFJ, Ojemann RG, Davis KR et al. (1986) MR and CT of occult vascular malformations of the brain. AJNR 7:771–779
9. Sze G, Krol G, Harper PS, Galicich JH, Zimmerman RD, Deck MDF, Olsen WL, Heier LA (1987) Hemorrhagic neoplasms: MR mimics of occult vascular malformations. Presented at the 25th annual meeting of the American Society of Neuroradiology, New York City, 13 May 1987
10. Braun IF, Hoffman JC Jr, Malko J, Pettigrew RI, Dannels W, Davis PC (1985) Jugular venous thrombosis: MR imaging. Radiology 157:357–360
11. McMurdo SK Jr, Brant-Zawadzki M, Bradley WG Jr, Chang GY, Berg BO (1986) Dural sinus thrombosis: study using intermediate field strength MR imaging. Radiology 161:83–86
12. Macchi PJ, Grossman RI, Gomori JM, Goldberg HI, Zimmerman RA, Bilaniuk LT (1986) High field MR imaging of cerebral venous thrombosis. J Comput Assist Tomogr 10:10–13
13. Goldberg HI, Grossman RI, Gomori JM, Asbury AK, Bilaniuk LT, Zimmerman RA (1986) Cervical internal carotid artery dissecting hemorrhage: diagnosis using MR. Radiology 158:157–161
14. Atlas SW, Grossman RI, Goldberg HI, Hackney DB, Bilaniuk LT, Zimmerman RA (1987) Partially thrombosed giant intracranial aneurysms: correlation of MR and pathologic findings. Radiology 162:111–114
15. Olsen WL, Brant-Zawadzki M, Hodes J, Norman D, Newton TH (1987) Giant intracranial aneurysms: MR imaging. Radiology 163:431–435
16. Dumoulin CL, Hart HR Jr (1986) Magnetic resonance angiography. Radiology 161:717–720

Die Bedeutung des Magnetic-Resonance-Imaging im Rahmen des zerebrovaskulären Risikoprofils

H. Lechner, R. Schmidt, G. Bertha, E. Justich, H. Offenbacher

Einleitung

Zerebrovaskuläre Risikofaktoren (RF) stellen die Basis zerebrovaskulärer Erkrankungen dar, ihr kombiniertes Auftreten führt zu einer Potenzierung des Schlaganfallrisikos [1].

Retrospektive Studien [2, 3] zeigten Zusammenhänge zwischen zerebrovaskulären RF, zerebrovaskulären Symptomen und höherem Alter mit dem Auftreten von fleckigen, periventrikulären Marklagerveränderungen hoher Signalintensität im T2-betonten MR-Bild auf. Bisher liegt jedoch keine prospektive Untersuchung vor, die das Auftreten dieser Marklagerveränderungen bei Personen ohne Zeichen einer zerebrovaskulären Erkrankung überprüft, die Zahl der zerebrovaskulären RF berücksichtigt und durch Vergleich altersentsprechender Gruppen den Altersfaktor eliminiert.

Patienten und Methodik

45 zerebrovaskulär asymptomatische Freiwillige aus einer Feldstudie zur Inzidenz zerebrovaskulärer RF in der steirischen Bevölkerung (Raum Graz) wurden entsprechend der Zahl ihrer RF in 3 Gruppen unterteilt. Gruppe A (24 Personen, Durchschnittsalter $59,58 \pm 5,56$ Jahre) weist keinen oder maximal einen RF auf. Gruppe B (14 Personen, Durchschnittsalter $62,5 \pm 8,78$ Jahre) hatte 2 RF und Gruppe C (7 Personen, Durchschnittsalter $62,57 \pm 9,83$ Jahre) 3 oder mehr Risikofaktoren. Die Altersverteilung in Gruppe A betrug 53–70 Jahre, in Gruppe B 44–76 Jahre und in Gruppe C 44–72 Jahre. Als RF berücksichtigt wurden arterieller Hypertonus, (≥ 160 mm Hg systolisch und/oder ≥ 95 mm Hg diastolisch), Diabetes mellitus (≥ 160 mg/dl), Hypercholesterinämie (≥ 250 mg/dl), kardiale Erkrankungen (Arrhythmien, koronare Herzkrankheiten, Myokardinfarkt) und Rauchen. Alle Personen wurden bezüglich ihrer RF zweimal untersucht (das durchschnittliche Intervall zwischen den Untersuchungen betrug 16,5 Monate).

Ein RF wurde nur dann als solcher gewertet, wenn er bei beiden Untersuchungen nachweisbar war. Bei keinem der Untersuchten konnten in der Vorgeschichte Symptome, die einer Encephalomyelitis disseminata zugeordnet werden könnten, erhoben werden. Anläßlich der zweiten Untersuchung wurde eine Kernspintomographie des Gehirns mittels supraleitendem Magneten der Feldstärke 1,5 Tesla (Gyoroscan S 15, Firma Phillips) durchgeführt. In Multislice-Technik wurde das Gehirn in axialer Ebene in jeweiliger Schichtdicke von 5 mm abgebildet.

Als Pulssequenz gelangte die SE-Technik mit einer Pulswiederholungszeit (TR) von 2 500 ms und Echozeiten (TE) von 30 und 60 ms zur Anwendung. Zusätzlich wurden Aufnahmen in sagittaler Ebene mit kurzer Repititionszeit (SE, TR, TE 600/30) angefertigt. Die statistische Auswertung der Ergebnisse erfolgte mittels U-Test nach Wilkoxon-Mann-Whitney und des Fischer-Tests.

Ergebnisse

Inzidenz der zerebrovaskulären RF in den unterschiedenen Gruppen

Arterieller Hypertonus und Diabetes mellitus waren vorzugsweise in den durch Risikofaktorkombination gekennzeichneten Gruppen B und C (64,3% und 14,3% bzw. 100% und 57,1%) anzutreffen. 2 Untersuchte der Gruppe A wiesen arteriellen Hypertonus und keiner dieser Gruppe Diabetes mellitus auf. 4 Personen (16,7%) dieser Gruppe hatten Hypercholesterinämie und 3 (12,5%) kardiale Erkrankungen. In den Gruppen B und C war der zweithäufigste RF nach Hypertonie, die Hypercholesterinämie (50% bzw. 85,7%) gefolgt von kardialen Erkrankungen (50% bzw. 57,1%) und Rauchen (Tabelle 1).

Tabelle 1. Häufigkeit der einzelnen Risikofaktoren in den nach der Zahl der RF unterschiedenen Gruppen

	Gruppe A ($n=4$)	Gruppe B ($n=4$)	Gruppe C ($n=7$)
Arterieller Hypertonus	2 (8,3%)	9 (64,3%)	7 (100,0%)
Diabetes	0 (0%)	2 (14,3%)	4 (57,1%)
Hypercholesterinämie	4 (16,7%)	7 (50%)	6 (85,7%)
Kardiale Erkrankung	3 (12,5%)	7 (50%)	4 (57,1%)
Nikotin	0 (0%)	3 (21,4%)	1 (14,3%)

Gruppe A: 0–1 Risikofaktor; Gruppe B: 2 Risikofaktoren; Gruppe C: ≧ 3 Risikofaktoren.

Periventrikuläre Marklagerveränderungen in Abhängigkeit zur Zahl zerebrovaskulärer RF

Fleckige periventrikuläre Läsionen der tiefen weißen Substanz im T2-gewichteten Bild waren bei 8 Personen (33%) der Gruppe A anzutreffen in Gruppe B konnten solche Veränderungen bei 12 (86%) der Untersuchten nachgewiesen werden und in Gruppe C wiesen alle Probanden diese Veränderungen auf (Abb. 1). Statistisch signifikante Unterschiede auf dem 1%-Niveau zur Gruppe A bestanden sowohl für Gruppe B als auch für Gruppe C. Die durchschnittliche Zahl an Läsionen betrug in Gruppe A 1,75 ± 3,65 in Gruppe B 5,21 ± 5,1 und in Gruppe C 6,86 ± 8,55. Bestand zwischen den Gruppen B und C kein statistisch signifikanter Unterschied, so ergab sich ein solcher beim Vergleich beider Gruppen zur Gruppe A ($p \leqq 0,01$; Tabelle 2). Die höchste Zahl an Läsionen pro Untersuchtem betrug 24.

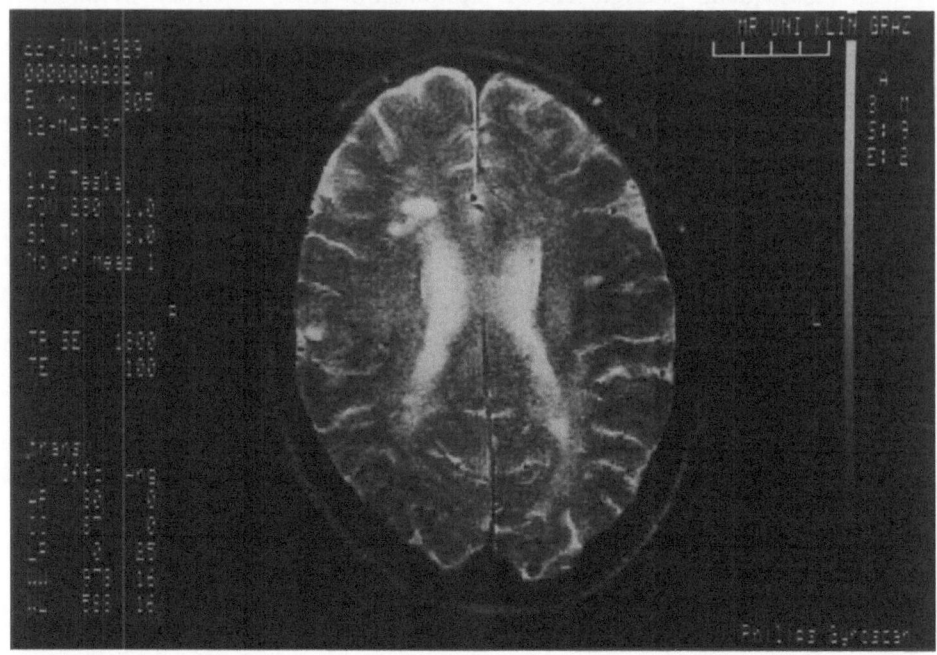

Abb. 1. Multiple teils konfluierende Marklagerveränderungen im T2-gewichteten Bild (1,5 T/TR 1800, TE 100)

Tabelle 2. Periventrikuläre MR-Läsionen im T_2-Bild und Zahl zerebrovaskulärer Risikofaktoren

	Gruppe A ($n=24$)	Gruppe B ($n=14$)	Gruppe C ($n=7$)
Durchschnittliches Alter	$59,58 \pm 5,56$	$62,5 \pm 8,78$	$62,57 \pm 9,83$
Personen mit Läsionen	8 (33%)	12 (86%)**	7 (100%)**
Durchschnittliche Zahl der Läsionen	$1,75 \pm 3,65$	$5,62 \pm 4,98$**	$6,86 \pm 8,55$**

U-Test; **$P \leq 0.01$.
Gruppeneinteilung s. Tabelle 1.

Lokalisation der Marklagerveränderungen

24 (88,9%) der 27 Untersuchten mit Marklagerveränderungen wiesen Läsionen im Bereich des vorderen und hinteren Wasserscheidengebietes auf (Abb. 2). Das am zweithäufigsten betroffene Gebiet war jenes der A. cerebri media (66,7%), gefolgt von dem der A. cerebri media bzw. posterior (18,5% bzw. 14,8%). 3 Untersuchte (11,1%) wiesen Veränderungen im Hirnstamm auf. Bei 51,8% der Probanden mit Marklagerläsionen waren sie in mindestens zwei der genannten Gebiete anzutreffen.

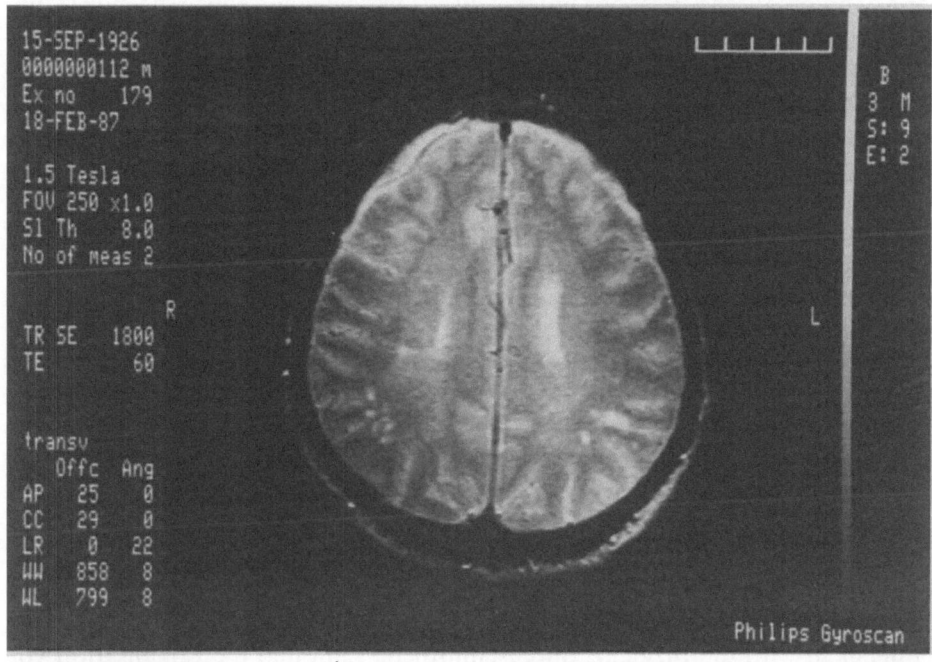

Abb. 2. Multiple kleine Läsionen im tiefen Marklager in der rechten hinteren Grenzzone (1,5 T/TR 1800, TE 60)

Diskussion

Periventrikuläre Marklagerveränderungen in T2-betontem Bild im höheren Lebensalter geben Anlaß zu differentialdiagnostischen Überlegungen. Die Ähnlichkeit mit dem Bild der multiplen Sklerose läßt Demyelisierungsherde vermuten, wobei jedoch Alter und Symptomfreiheit der von uns Untersuchten gegen diese Diagnose sprechen. Ein weiteres Unterscheidungsmerkmal ist die meist nicht direkt juxtaventrikuläre Lokalisation der Läsionen. Ähnliche Bilder würden jedoch auch bei Veränderungen mit erhöhtem Wassergehalt und strukturellen Veränderungen in der Tiefe der weißen Substanz, wie sie bei zerebraler Ischämie auftreten [4] zu sehen sein.

Gerard und Weisberg [2] berichten über das Auftreten fleckiger periventrikulär lokalisierter Marklagerveränderungen bei 31% der von ihnen Untersuchten mit zerebrovaskulären RF ohne zerebrovaskuläre Symptome. Patienten mit RF und zerebrovaskulären Symptomen wiesen solche Läsionen in 78,5% in der Altersgruppe zwischen 50 und 59 Jahre auf, und sie waren bei 84% der über 60jährigen nachweisbar.

Award [3] identifizierte Alter, Symptome zerebrovaskulärer Erkrankungen und arteriellen Hypertonus als hauptverantwortlich für das Auftreten der Veränderungen. In einer konsekutiven Post-mortem-Studie [5] konnten Verbindungen zu erweiterten perivaskulären Räumen, Arteriosklerose und vaskulärer Ektasie aufgezeigt werden. In unserer Studie werden erstmalig prospektiv zerebrovaskulär asymptomatische Personen untersucht. Es werden altersentsprechende Gruppen gegenübergestellt und die Zahl der RF findet Berücksichtigung. Dies erscheint besonders im Hinblick auf die bekannte Wirkungspotenzierung der zerebrovaskulären RF bei gemeinsamem Auftreten von Bedeutung [1]. Der hochsignifikante Unterschied der Inzidenz beschriebener Marklagerveränderungen in den Gruppen mit RF-Kombinationen im Vergleich zur altersentsprechenden Gruppe mit maximal einem RF und die Zunahme der durchschnittlichen Anzahl der Läsionen mit steigender Zahl der RF erscheint uns ausschlaggebend dieser Veränderungen als Manifestation einer zerebrovaskulären Erkrankung im Zusammenhang mit dem Vorhandensein zerebrovaskulärer RF anzusehen. Ein weiteres Indiz stellt die überwiegende Lokalisation der Läsionen im Wasserscheidengebiet dar, ein Gebiet in dem sich vor allem chronische Minderperfusion als erstes auswirkt. Kinkel [6] konnte die Ausbildung ähnlicher Veränderungen mit Reversibilität nach Thrombendarterektomie von Carotisstenosen ebenfalls in den Grenzzonen der arteriellen Versorgung, als Ausdruck reversibler Minderdurchblutung, beobachten.

Zusammenfassung

Untersucht wird die Inzidenz, durchschnittliche Zahl und die Lokalisation von periventrikulär gelegenen fleckigen Marklagerläsionen im T2-betonten Magnetic-Resonance-Bild in Beziehung zur Zahl zerebrovaskulärer Risikofaktoren bei Freiwilligen ohne klinische Manifestation einer zerebrovaskulären Erkrankung. Im Vergleich zur Gruppe mit maximal einem RF weisen altersentsprechende Gruppen mit 2 bzw. 3 und mehr RF statistisch signifikant höhere Inzidenz und höhere durchschnittliche Anzahl an Läsionen ($p \leq 0,01$) auf. Lokalisiert waren die Läsionen vorwiegend (88,9%) in den Wasserscheidengebieten der arteriellen zerebralen Versorgung.

Literatur

1. Kannel WB (1971) Current status of the epidemiology of brain infarction associated with occlusive arterial disease. Stroke 2:295–318
2. Gerard G, Weisberg LA (1986) MRI periventricular lesions in adults. Neurology 36:998–1001
3. Award IA, Spetzler RF, Hodak IA et al. (1986) Incidental subcortical lesions identified on magnetic resonance imaging in the elderly I. Correlations with age and cerebrovascular risk factors. Stroke 17:1084–1089
4. Pullicino P, Ketonen L, Eskin T (1981) CT white matter abnormalities in patients over 60. Clinical and pathologic correlations. Neurology 31:104
5. Award IA, Johnson PC, Spetzler RF, Hodak JA (1986) Incidental subcortical lesions identified on magnetic resonance imaging in the elderly II. Postmorten pathological correlations. Stroke 17:1090–1097
6. Kinkel PR, Kinkel WR, Jacobs L (1986) Clinical value of nuclear magnetic resonance imaging (NMR) for the evaluation of patients with stroke. In: Lechner H, Meyer JS, Ott (eds) Cerebrovascular disease: research and clinical management. Elsevier, Amsterdam New York Oxford, pp 3–36

Fast Field Echo Imaging and Dynamic Gadolinium-DTPA-Enhanced Magnetic Resonance Imaging in Vascular Malformations

F. Koschorek, H. Gremmel, G. Brinkmann, and W. Braunsdorf

Introduction

Magnetic Resonance (MR) imaging detects many lesions of the central nervous system (CNS) with higher sensitivity than does X-ray CT. As MR imaging is able to show flow phenomena, this imaging modality may lead to virtually specific information on vascular malformations and thus may clearly differentiate tumors from vascular malformations, especially if fast field echo (FFE) imaging [10] is used. The introduction of gadolinium-DTPA (Gd-DTPA) improved the sensitivity of MR imaging, as focal blood-brain barrier defects can be evaluated by virtue of the decrease of the T_1 relaxation time [1–4]. A further step to improve specificity of MR imaging was the application of dynamic Gd-DTPA-enhanced MR imaging, as one may gain information on different tissue by observing signal intensity changes as related to time of measurement after Gd-DTPA injection [6]. The combination of FFE imaging and dynamic Gd-DTPA-enhanced MR imaging may increase the information and thus may help to distinguish arteriovenous malformations (AVMs) from tumors. The following gives our preliminary results and opinions on the usefulness of these techniques in further characterizing vascular malformations of the CNS.

Material and Methods

From June 1985 to July 1987, 19 patients with angiographically and/or surgically proved vascular malformations of the CNS were studied by MR imaging, first, at 0.5 T at the Radiological Institute Oldenburg, then, from January to July 1987 at 1.5 T at the Department of Radiology, University of Kiel. Table 1 summarizes patients and techniques.

The method of Gd-DTPA-enhanced MR imaging, which is similar to dynamic CT [7], has been described in detail earlier [6]. Four parameters were determined: ascent to peak, time to peak, height of peak, percentage of height of peak at the end of measurement. Now, as a new parameter, the area under curve was determined (Fig. 1).

In 10 of 13 cases of AVM, this method was used, and the results were compared with those observed in 16 histologically proved tumors of the CNS. For statistical analysis, the Wilcoxon, Mann, and Whitney test (U-test) was used.

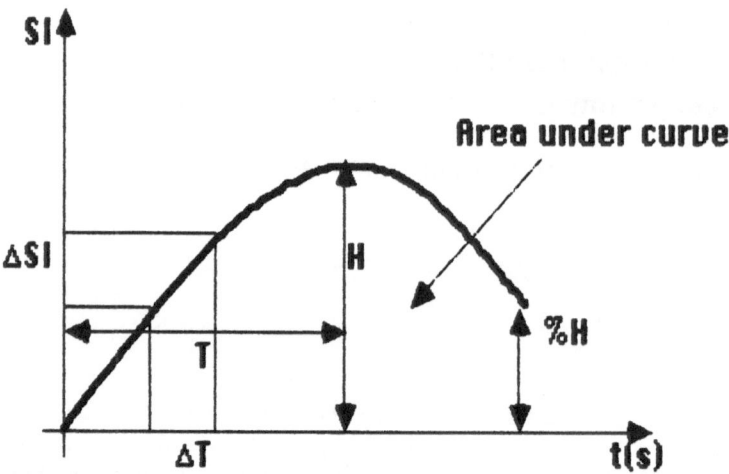

Fig. 1. Dynamic Gd-DTPA-enhanced MR imaging parameters: $\Delta SI/\Delta T$, ascent to peak; H, height of peak; $\%H$, percentage of height at end of measurement; T, time to peak; area under curve

Table 1. Summary of patients and techniques

	n
Patients	
Male	14
Female	5
Range of age (years)	33–73
Distribution of patients	
Arteriovenous malformation	13
Aneurysm	5
Aplasia of right vertebral artery	
Malfunction of left vertebral artery	1
Technical data	
Field strength 1.5 T or 0.5 T; superconducting magnet	
SE parameters: 600/35; 500/30; 1 600/35/140; 3 000/30/100–120	
FFE parameters: 35/5–17.2; flip angle 10°–23°–45°	
Dynamic Gd-DTPA-enhanced MR imaging parameters:	
100/35; 128 × 128; 9 images within 160 s (0.5 T)	
35/17.2; 128 × 128; flip angle 45°; 16–54 images within 160 s (1.5 T)	
0.2 ml/kg body weight Gd-DTPA, boluslike injection iv	

Results

FFE Imaging

As compared with common spin-echo (SE) sequences, FFE imaging seems to demonstrate flow phenomena in AVMs better, if a certain speed is exceeded (Fig. 2). Especially in four cases of aneurysms, FFE delineated these lesions better, as blood flow could be demonstrated. In three of five cases of AVMs FFE

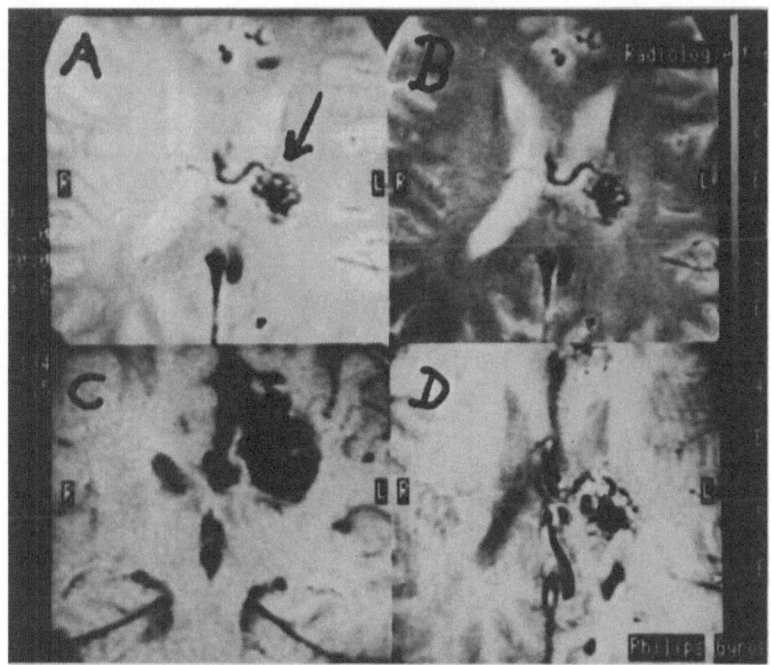

Fig. 2 A–D. SE and FFE scan of an AVM in the left ventricle and parietal. **A** Axial SE 3000/30 image, signal void due to flow in the lesion (*arrow*). **B** Axial SE 3000/100 image, signal void in the lesion. **C** Coronal SE 500/30 image, signal void in the lesion. **D** Axial FFE 35/17.2 image, flip angel 10°, inhomogeneous signal intensity in the lesion due to different flow velocities in the AVM

imaging revealed an inhomogeneous signal intensity as compared with spin-echo sequences. Tumors were clearly differentiated from AVMs.

Dynamic Gd-DTPA-Enhanced MR Imaging

As a clinical example we present a case of an AVM, which was proved angiographically and removed surgically. The precontrast SE and FFE scan (Fig. 3) reveals a cauliflower-shaped zone of signal void on the SE scan and of inhomogeneous signal intensity on the FFE scan. The time-signal intensity curve (Fig. 4) is different from normal and tumor tissue.

Table 2. Preliminary results of dynamic MR imaging (AVM: $n = 10$/Tumors: $n = 16$)

Lesion	Ascent to peak	Time to peak(s)	Height of peak	Height of peak (%)	Area under curve
AVM	4.982	40.3	269.42	48.253	31.78
Tumor	3.141	98.938	297.8	66.783	37.141

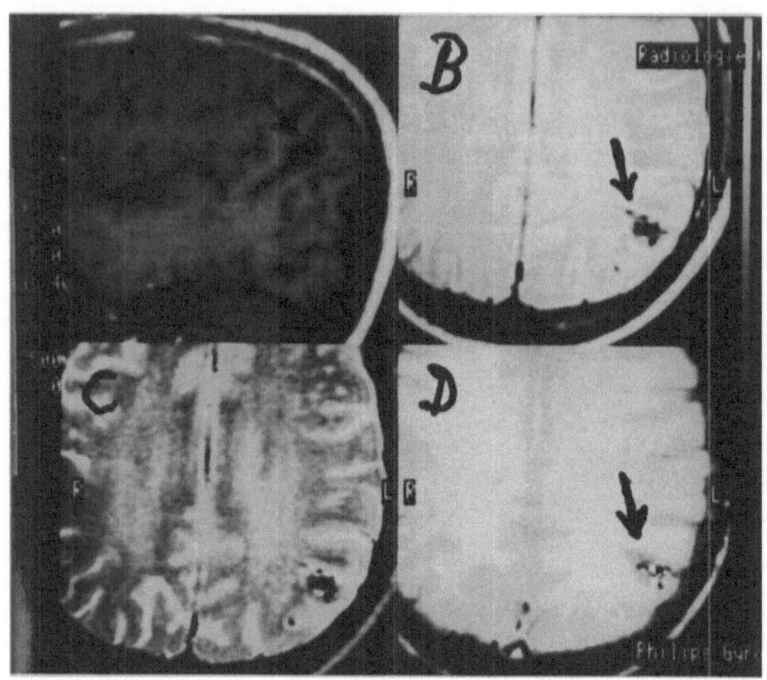

Fig. 3 A–D. SE and FFE precontrast scan of an AVM. **A** Sagittal SE 500/30, signal void due to flow in AVM (*arrow*). **B** Axial SE 3000/30, signal void in AVM (*arrow*). **C** Axial SE 3000/100, signal void in lesion. **D** FFE 35/17.2 axial scan, flip angle 10°, increased signal intensity in AVM due to flow in lesion (*arrow*)

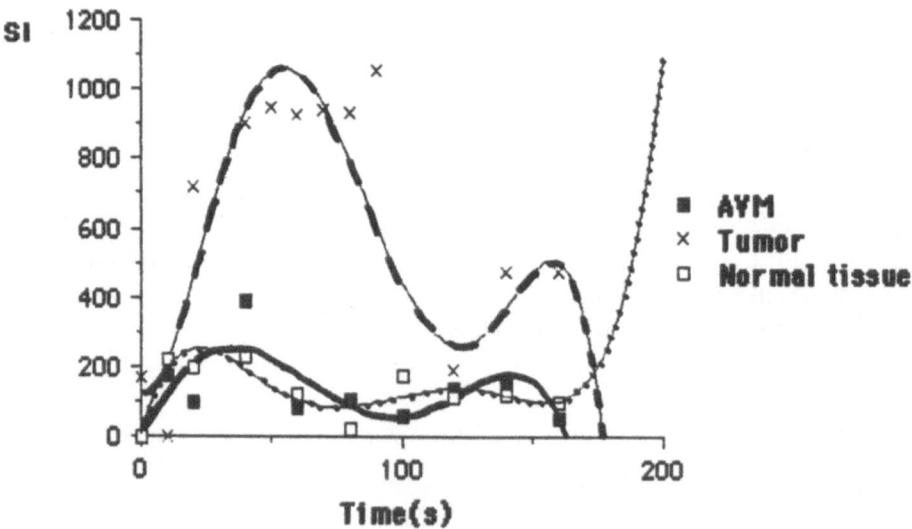

Fig. 4. Time-signal intensity (*SI*) curve of an AVM (same patient as in Fig. 3) and a tumor. *Solid curve,* signal intensity in AVM; *broken curve,* signal intensity in tumor; *dotted curve,* signal intensity in normal tissue

308

After statistical analysis by the U-test, the parameters time to peak and percentage of height at the end of measurement in ten AVMs were different from values which were observed in 16 tumors of the CNS (Table 2).

This difference was significant on the 95% level.

Considerations

The preliminary results of this small series suggest that MR imaging is helpful in detecting AVMs of the CNS, especially when FFE imaging and dynamic Gd-DTPA-enhanced MR imaging are used, as two out of five parameters were different from values observed in tumors, which may lead to further tissue differentiation. The recently developed MR movie function [5] supports this opinion, as flow phenomena can be demonstrated more impressively than by still images. In one case of AVM, which was thought to be thrombosed, the Gd-DTPA-enhanced FEE MR movie demonstrated moderate flow within the lesion, which was subsequently treated surgically. And in another case, which was occult to angiography, the feeding vessel could be shown. The shortcoming of this technique is the space resolution, which has to be improved. Then, virtually physiological studies on AVMs and on tumors of the CNS seem to be possible. Thus, in the future, MR imaging may become the method of first choice in the diagnostic work-up of AVMs. However, this impression has to be proved in further studies.

Summary

Nineteen cases of AVM have been studied at 1.5 T or 0.5 T by common SE sequences, FFE imaging, or dynamic Gd-DTPA-enhanced MR imaging. All lesions were proved angiographically and/or surgically. FFE and dynmaic Gd-DTPA-enhanced MR imaging improved the specificity of MR imaging, especially by MR movie function. Thus, MR imaging may become in the future the method of first choice in the diagnostic work-up of AVMs of the CNS.

References

1. Brasch RC, Weinmann HJ, Wesby GE (1984) Contrast-enhanced NMR imaging: animal studies using Gadolinium-DTPA complex. AJR 142:625–630
2. Bydder GM, Kingsley DP, Brown J, Niendorf HP, Young IR (1985) MR imaging of meningiomas including studies with and without Gadolinium-DTPA. J Comput Assist Tomogr 9:690–697
3. Carr DH, Brown J, Bydder GM, Weinmann HJ, Speck U, Thomas DJ, Young IR (1984) Intravenous chelated Gadolinium as a contrast agent in NMR imaging of cerebral tumors. Lancet I:484–486
4. Claussen C, Laniado M, Kazner E, Schörner W, Felix R (1985) Application of contrast agents in CT and MRI (NMR): their potential in imaging of brain tumors. Neuroradiology 27:164–171

5. Haase A, Frahm J, Matthaei D, Hänicke W, Merboldt KD (1985) Rapid images and NMR-movies. Proceedings of the 4th annual meeting of the Society of Magnetic Resonance in Medicine. London: 980–981
6. Koschorek F, Jensen H-P, Terwey B (1987) Dynamic MR imaging: a further possibility for characterizing CNS lesions. AJNR 8:259–262
7. Nakagomi T, Segawa H, Panaka H (1985) Dynamic computed tomography of the brain. Neurosurg Rev 8:15–25
8. Van der Meulen P, McKinnon GC, In den Kleef JJE, Cuppen JJM (1985) Fast field echo imaging: MR imaging with very short acquisition time. Radiology 157(P):335

Semiautomatische Segmentierung von MR-Tomogrammen beim kommunizierenden chronischen Hydrozephalus

M. Imme, J. Langkowski, S. Palmie

Einleitung

Für den neurologischen und neurochirurgischen Diagnostiker und Therapeuten ist, insbesondere bei den verschiedenen Hydrozephalusformen, neben einer möglichst genauen quantitativen Bestimmung des Ventrikelvolumens eine Abschätzung der intraventrikulären Druckverhältnisse von Interesse. Der kommunizierende Hydrozephalus ist immer eine Folge eines Resorptionsdefizites, da die Liquorformationsrate nicht nur in weiten Grenzen unabhängig vom cerebralen Perfusionsdruck ist, sondern auch beim kommunizierenden Hydrozephalus annähernd normal ist [4]. Der in CT-Aufnahmen als periventrikuläre Hypodensität erscheinende Saum ist Ausdruck einer vermehrten Liquoransammlung. Dies ist sowohl in einer CT-Studie [3] als auch histologisch gesichert [5, 7], wobei allerdings die Flußrichtung des Liquors und die Resorptionsfunktion des Gehirns noch umstritten ist [4]. Auf MR-Bildern, die einen wesentlich höheren Weichteilkontrast als CT-Aufnahmen zur Darstellung bringen, erscheinen diese Gebiete mit höherem Wassergehalt unter bestimmten Aufnahmebedingungen hyperintens. Ursächlich ist eine, bei Hydrozephaluspatienten mit hoher Prävalenz vorkommende [8] periventrikuläre Verlängerung der Relaxationszeiten T1 und T2 [1]. Mit Hilfe einer semiautomatischen Konturfindung bestimmen wir auf MR-Bildern die Volumina des Ventrikelsystems und des intrakraniellen Zentralnervensystems. Außerdem erfolgt eine Segmentierung der als Folge eines transependymalen Liquorübertrittes auftretenden periventrikulären Hyperintensitäten unter der Vorstellung, daß die Höhe und Dauer der Liquordruckerhöhung deren Umfang wesentlich beeinflußt. Daraus könnte sich die Möglichkeit einer nichtinvasiven Messung der intraventrikulären Druckverhältnisse entwickeln.

Methode

Datenbasis

Die Studie stützt sich auf die retrospektive Durchsicht kernspintomographischer Untersuchungen von 6 Patienten mit dem Krankheitsbild des kommunizierenden Hydrozephalus. Die Untersuchungen erfolgten mit einem supraleitenden 1,5-Tesla-Magneten (Gyroscan, Philips) unter Verwendung einer Kopfspule mit 30 cm Durchmesser. Alle Patienten wurden mit einer T2-betonten Spin-Echo-Multislice-Sequenz (TR = 1 500–2 100 ms, 7–13 Schichten) mit je zwei Echos (TE = 50 ms bzw. 100 ms) in transversaler Schnittführung untersucht. Jedes der in Multi-Slice-Technik angefertigten Schnittbilder repräsentiert eine Schichtdicke von 7–10 mm und ist mit einer Auflösung von 256 × 256 Bildpunkten abgebildet.

Morphologien auf den zwei Echos

Auf dem ersten Echo heben sich die Ödemzonen besonders gut von allen übrigen intrakraniellen Strukturen ab (TR ca. 2 s, TE ca. 50 ms) [1]. Folglich ist es sinnvoll, die Segmentierung der periventrikulären Hyperintensitäten auf diesem Bild durchzuführen. Um die Seitenventrikel zieht sich ein direkt angrenzendes helles Band unterschiedlicher Dicke mit einer nach lateral unscharfen Grenze, wie in Abb. 1, einer Sagittalschicht, nachvollziehbar ist. Betont und „kappenförmig" sind diese Zonen über den Frontal- und Occipitalhörnern des Ventrikelsystems, die gut bei transversaler Schichtorientierung, wie in Abb. 2, sichtbar werden.

Die Segmentierung des Ventrikelsystems und des Volumens des intrakraniellen Zentralnervensystems wird auf dem Bild des 2. Echos (TE = 100 ms) vorgenommen, wie beispielsweise in Abb. 3 gezeigt, da sich das Ventrikelsystem hier am deutlichsten von der Hirnsubstanz abgrenzen läßt.

Die Ergebnisse dieser Volumenbestimmungen werden mit Messungen der Liquordruckverhältnisse korreliert. Die Liquordruckwerte wurden entweder mit einem Lumbalkatheter über 24 h mit abschließender Volumenbelastung oder während der Shuntimplantation intraventrikulär gemessen.

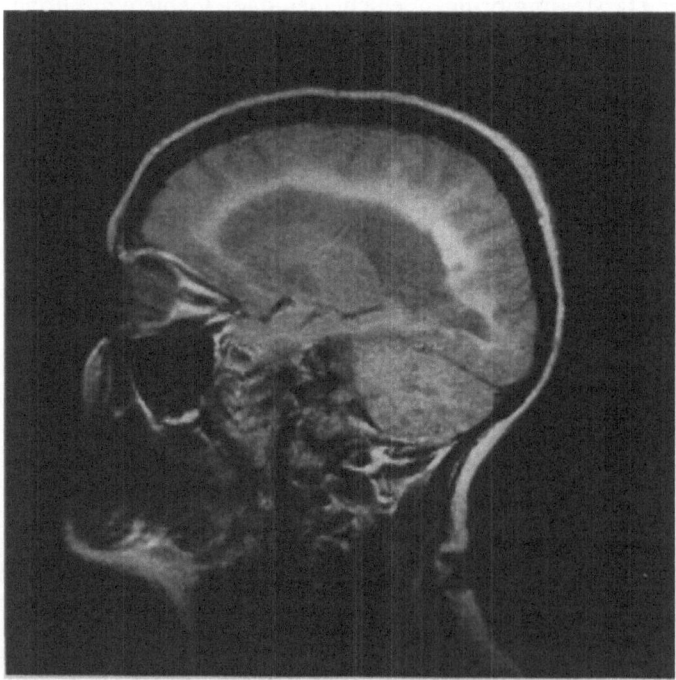

Abb. 1. Sagittale Schicht mit holoventrikulärem Ödemsaum

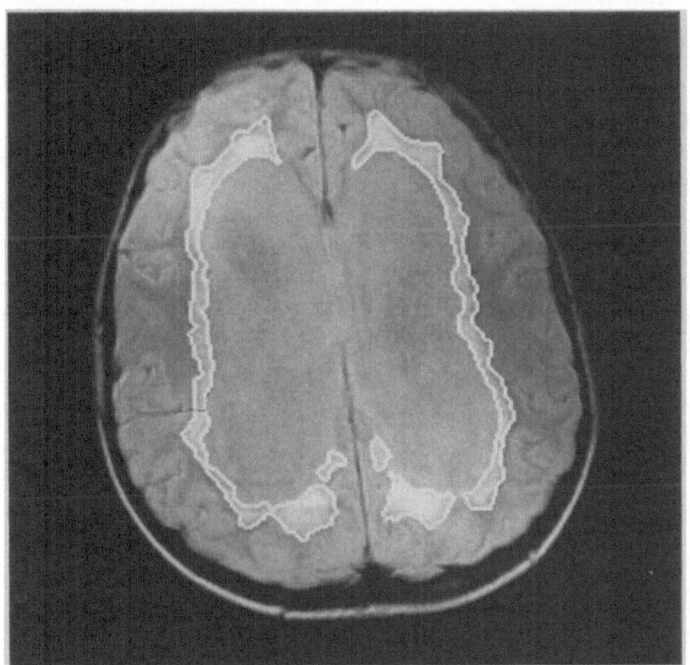

Abb. 2. Transversalschicht (1. Echo) mit segmentierten periventrikulären Hyperintensitäten, die betont über den Frontalhörnern zur Darstellung kommen

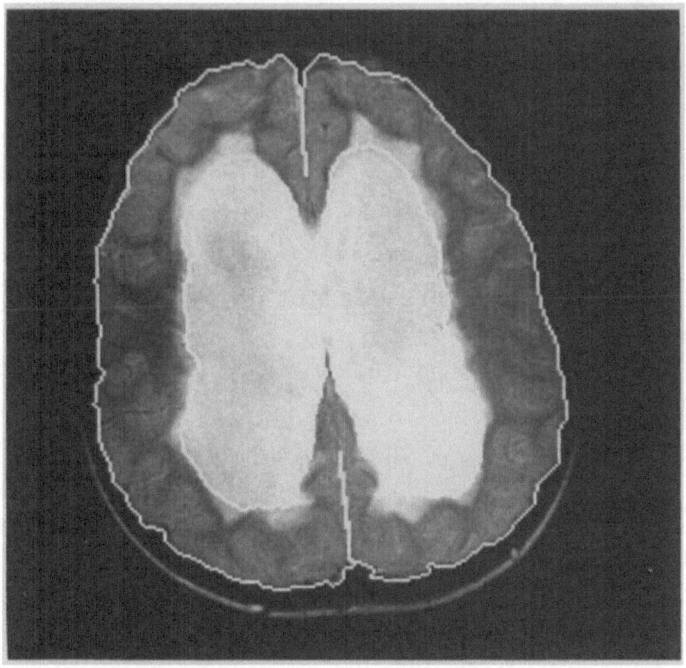

Abb. 3. 2. Echo derselben Transversalschicht wie Abb. 2 mit segmentiertem Ventrikelsystem und intrakraniellem Zentralnervensystem

Semiautomatische Segmentierung

Um die einzelnen interessanten Regionen in den MR-Tomogrammen zuverlässig segmentieren und vermessen zu können, wurde ein Computerprogramm mit folgenden Möglichkeiten entwickelt:
– die Konturen manuell, d. h. Bildpunkt für Bildpunkt einzugeben,
– sie zwischen zwei Bildpunkten automatisch finden zu lassen,
– die Konturen zu korrigieren und
– die eingeschlossene Fläche einer Kontur zu vermessen.

Von den aufgeführten Möglichkeiten ist verfahrenstechnisch nur das automatische Finden von Konturen zwischen zwei Punkten interessant, auf das im folgenden näher eingegangen wird.

Automatische Konturfindung zwischen zwei Punkten:

Zwischen zwei von dem Benutzer eingegebenen Bildpunkten $P_1 = (x_1, y_1)$ und $P_2 = (x_2, y_2)$ wird innerhalb eines Suchraumes $S = \{(x,y) \mid x_{min} < x < x_{max}, y_{min} < y < y_{max}\}$ im Bild $B(x,y)$ ein optimaler Pfad gefunden [6]. Die resultierende Kontur ist derjenige Pfad, der die geringsten sogenannten Transferkosten von P_1 nach P_2 aufweist.

Berechnung der Transferkosten:

Um die Transferkosten von einem Punkt $P_i = (x_i, y_i)$ zu einem Punkt $P_k = (x_k, y_k)$, $i \neq k$, berechnen zu können, müssen erst in jedem Punkt (x,y) die Höhe des Grauwertgradienten [2] und seine Richtung wie folgt berechnet werden.

$dx = (p(x+1,y)-p(x-1,y)) / 2$ (Ableitung der Bildfunktion in x-Richtung)
$dy = (p(x,y-1)-p(x,y+1)) / 2$ (Ableitung der Bildfunktion in y-Richtung)

wobei: $p(x,y)$ den Grauwert an der Stelle (x,y) bezeichnet.
Dann ist

$$g(x, y) = \sqrt{dx^2 + dy^2}$$

die Höhe des Gradienten und

$$r(x, y) = \arctan\left(\frac{dy}{dx}\right)$$

die Richtung des Gradienten.

Die Richtung der Kontur steht senkrecht auf der Richtung des Gradienten und wird definiert durch:

$$e(x, y) = (r(x, y) + 90°) \quad \text{und} \quad (0° \leqq e(x, y) < 180°).$$

Die Transferkosten Tk von einem Punkt (x, y) zu einem benachbarten Bildpunkt werden nun wie folgt berechnet:

$$Tk = \begin{cases} \Delta_g \cdot s_g + \Delta_a \cdot s_a & \text{für} \quad (\Delta_a \leqq 90°) \\ \Delta_g \cdot s_g + 2 \cdot \Delta_a \cdot s_a & \text{für} \quad (90° < \Delta_a \leqq 135°) \\ \infty & \text{an sonsten,} \end{cases}$$

wobei:

- s_g und s_a Skalierungsfaktoren sind,
- Δ_g die Differenz der Gradienten der benachbarten Punkte ist
- und Δ_a die Summe der Differenzwinkel der benachbarten Punkte zu der Geraden die diese Punkte verbindet.

Die Suche des optimalen Pfades startet am Punkt $P_1 = (x_1, y_1)$. Jeder Knoten (Bildpunkt) trägt die Information, wie hoch seine kumulativen Transferkosten vom Startpunkt aus sind und von welchem Knoten er abstammt („link"). Es wird eine sogenannte "breadth first search" [6] gestartet, d. h. die Breite des Suchgraphen wird vor seiner Tiefe expandiert. Sobald der Zielknoten $P_2 = (x_2, y_2)$ gefunden ist, werden alle Punkte auf dieser Ebene abgearbeitet und dann die Suche beendet. Der Verlauf der Kontur ist nun gegeben durch den Weg von Punkt P_2 zurück über die „links" zum Punkt P_1. Wird jedoch ein Knoten des Graphen im Verlauf der Suche mehrmals expandiert, so wird sein „link" auf den Knoten, der den kostengünstigsten Pfad angibt, gerichtet. Damit ist gesichert, daß die Kontur der kostengünstigste Pfad innerhalb des Suchraumes ist, d. h. daß die kumulativen Transferkosten geteilt durch die Weglänge minimal sind.

Suchraumbegrenzung:

Die Suche wird zum einen auf die Punkte innerhalb des gegebenen Suchraumes und zum anderen auf die Anzahl der zu bearbeitenden Knoten pro Ebene limitiert. Es hat sich gezeigt, daß bei einer Limitierung auf die 18 kostengünstigsten Knoten pro Ebene des Suchgraphen immer noch die optimale Kontur gefunden wird, wobei sich allerdings die Suchezeit um ein Vielfaches verkürzt.

Volumenberechnung

Voraussetzung zur Berechnung des Ventrikelvolumens, des Hirnvolumens und des Volumens der periventrikulären Hyperintensitäten ist die vorangegangene Segmentierung und Evaluierung der einzelnen intrakraniellen Regionen auf einer aus mehreren parallelen Schichten bestehenden Untersuchung. Ergebnis dieser Evaluierung ist die Fläche einer Region, gemessen durch die Anzahl der enthaltenen Pixel. In die Berechnung des Voxelvolumens gehen die Bildmatrix, das Field of view (in mm^2) und die Schichtdicke (in mm) ein. Das Volumen einer Struktur in einer Schicht ist das Produkt aus der Anzahl der enthaltenen Pixel und dem Voxelvolumen.

Im folgenden wird die i-te Schicht mit Si bezeichnet. P(Si, *) sei die Anzahl der zu einer Struktur * gehörenden Pixel in einer Schicht, wobei * für

- IZ: intrakranielles ZNS
- VS: Ventrikelsystem und
- HI: periventrikuläre Hyperintensitäten steht.

Die Dicke der ausgesparten Zwischenschicht ZSD kann aus dem Schichtfaktor SF und der Schichtdicke SD durch die folgende Formel berechnet werden:

$$ZSD = (SF \cdot SD) - SD$$

Damit kann das Interslicevoxelvolumen aus der Zwischenschichtdicke ZSD und der Pixelfläche, die durch Mittelung der Pixelzahlen in den jeweils darüber-

315

und darunterliegenden Schichten approximiert wird, errechnet werden. Analog zur Berechnung der Zwischenschichten erfolgt eine Erweiterung des Volumens ober- und unterhalb der äußeren Schichten um eine Randschicht, die wir als Extraslice bezeichnen unter der Annahme, daß in den hypothetischen äußersten Schichten die Anzahl der Pixel für eine Struktur gleich Null ist. Das Gesamtvolumen V(*) einer Struktur ist die Summe aller ihrer Einzelvolumina summiert über alle transversale Schichten, alle Zwischen- und die beiden Randschichten eines Patienten.

Ergebnisse

Aus den sich ergebenden Gesamtvolumina V(*) der einzelnen Strukturen werden die Quotienten V(VS)/V(IZ), V(HI)/V(IZ), V(HI/V(VS) und V(HI)+V(VS)/V(IZ) gebildet. Aus der Korrelation der intraoperativen, intraventrikulären Druckwerte von vier Patienten mit den Quotienten der gemessenen Volumina ergibt sich das in Abb. 4 illustrierte Bild.

a) Mit zunehmendem Druck steigt das Volumen des Ventrikelsystems relativ zum Volumen des Zentralnervensystems.

b) Mit zunehmendem Druck steigt das Volumen der periventrikulären Hyperintensitäten relativ zum Volumen des Zentralnervensystems langsam an.

c) Mit zunehmendem Volumen des Ventrikelsystems nimmt relativ dazu das Volumen der periventrikulären Hyperintensitäten.

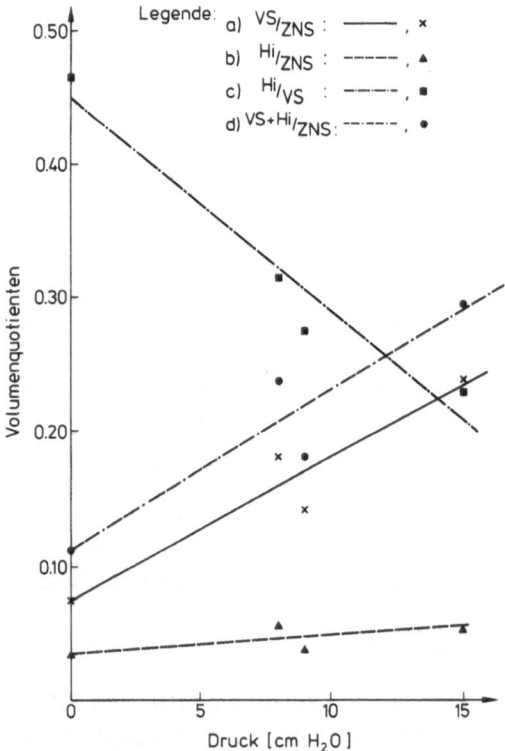

Abb. 4. Korrelation von Volumenquotienten und Druckwerten

d) Die Volumensumme aus Ventrikelsystem und periventrikulären Hyperintensitäten nimmt mit ansteigenden Druckverhältnissen relativ zum Volumen des Zentralnervensystems zu.

Diskussion und Perspektiven

Die bei vier Patienten während der Shuntimplantation gemessenen intraventrikulären Druckwerte sind aufgrund der speziellen intraoperativen Situation (Narkose, Intubation und Beatmung) und der nur kurzzeitigen Messung nur bedingt aussagefähig. Demgegenüber lassen die Ergebnisse einer längeren lumbalen Messung der Ruhedruckverhältnisse mit abschließender Volumenbelastung sehr viel detailliertere Rückschlüsse zu, die allerdings nicht unbedingt direkt auf die intraventrikulären Druckverhältnisse übertragbar sind [4]. Nur bei zwei Patienten standen die Ergebnisse lumbaler Messungen zur Verfügung, so daß keine Korrelation möglich war. Aber aufgrund der erkennbaren Tendenz der Ergebnisse ist sowohl eine zahlenmäßige Erweiterung des Patientengutes als auch eine genauere intraventrikuläre Messung geplant. Damit könnte dann eine verläßlichere Korrelation erstellt werden, die möglicherweise zu einer nichtinvasiven bildgebenden Messung der intraventrikulären Druckverhältnisse führt.

In der Zukunft wird auf der einen Seite daran gearbeitet, die semiautomatische Konturfindung auf eine vollautomatische zu erweitern, und auf der anderen Seite sind auch andere Verfahren aus der Bildverarbeitung oder Bildinterpretation, in die morphologisches Wissen einfließt, vorstellbar um eine Segmentation der Bilder zu erreichen. Eine vollautomatische Segmentierung könnte dann einen routinemäßigen Einsatz unter anderem zur Volumenberechnung des Ventrikelsystems ähnlich der im CT-Bereich, bei vergleichbarem Zeitaufwand ermöglichen.

Literatur

1. Brant-Zawadzki M, Norman D, Newton TH, Kelly WM, Kjos B, Mills CM, Dillon W, Sobel D, Crooks LE (1984) MR of the brain: the optimal screening technique. Radiology 152:71–77
2. Bunke H (1985) Modellgesteuerte Bildanalyse. Teubner, Stuttgart
3. Hiratsuka H, Tabata H, Tsuruoka S (1982) Evaluation of periventrikular hypointensity in experimental hydrocephalus by metrizamide CT ventrikulography. J Neurosurg 56:235–240
4. McComb JG (1983) Recent research into the nature of CSF formation and absorption. J Neurosurg 59:369–383
5. Milhorat TH, Clark RG, Hammock MK, McGrath PP (1977) Structural, ultrastructural and permeability changes in the ependyma and surrounding brain favoring equilibration in progressiv hydrocephalus. Arch Neurol 22:397–407
6. Nilsson NJ (1980) Principles of artificial intelligence. Tioga Publishing, Palo Alto
7. Sze G, De Armond SJ, Brant-Zawadzki M, Davis RL, Norman D, Newton TH (1986) Foci of MRI signal (pseudo lesion) anterior to the frontal horns: histologic correlation of a normal finding. AJR 147(2):331–337
8. Zimmermann RD, Fleming CA, Lee BC, Saint-Louis LA, Deck MDF (1986) Periventricular hyperintensity as seen by magnetic resonance: prevalence and significance. AJR 146(3):443–450

Die Kernspintomographie
bei der Diagnostik des Hydrozephalus

P. Baierl, W. M. Bauer

Einleitung

In den letzten Jahren war die kraniale Computertomographie die Methode der Wahl bei der Abklärung des Hydrozephalus [4]. Seit kurzem bietet die Kernspintomographie (KST) die Möglichkeit einer Darstellung der Anatomie und Morphologie des Gehirns in verschiedenen Projektionen (transversal, sagittal, frontal). Dadurch konnte die Beurteilbarkeit des Ventrikelsystems und der physiologischen Engstellen entscheidend verbessert werden [1]. Das Ziel dieser Arbeit war es, die diagnostischen Möglichkeiten der KST bei einem Kollektiv von Patienten mit bekanntem Hydrozephalus zu untersuchen.

Material und Methoden

38 Patienten mit Hydrozephalus und 10 gesunde Probanden wurden mit Hilfe eines 1,5-T-Geräts (Magnetom, Siemens) bei 0,35 und 1,0 T untersucht. In allen Fällen wurden transversale und sagittale Spin-Echo-Bilder aufgenommen (Pulssequenz SE 1,6 35/70 und SE 0,4 35 bei 0,35 T bzw. SE 2,0 28/90 und SE 0,5 28 bei 1,0 T).

Die Auswertung umfaßte die Beurteilung der Ventrikelweite und der physiologischen Foramina (Monroi, Aquädukt, Magendie und Luschkae). Vorhandene periventrikuläre Signalanhebungen wurden in vier Stufen eingeteilt [7]. Die Signalintensität in den Seitenventrikeln und im Aquädukt wurde mit Hilfe von "regions of interest" für das 1. und 2. Spinecho gemessen. Die Quotienten wurden als Maß für den Liquorfluß durch den Aquädukt verwendet [2].

Ergebnisse

Die normale Anatomie des Ventrikelsystems im Sagittalschnitt ist in Abb. 1 dargestellt. Bei allen Probanden ließen sich so der Aquädukt und das Foramen Magendie darstellen und die Durchgängigkeit beurteilen. Die Foramina Monroi und Luschkae sind dagegen am besten auf den transversalen Schichten zu sehen.

Bei 22 Patienten konnte die Diagnose eines Hydrocephalus occlusus durch den Nachweis der Stenose gestellt werden. In 13 Fällen war ein Tumor als Ursache der Stenose erkennbar; bei 9 Patienten bestand eine Verklebung oder narbige

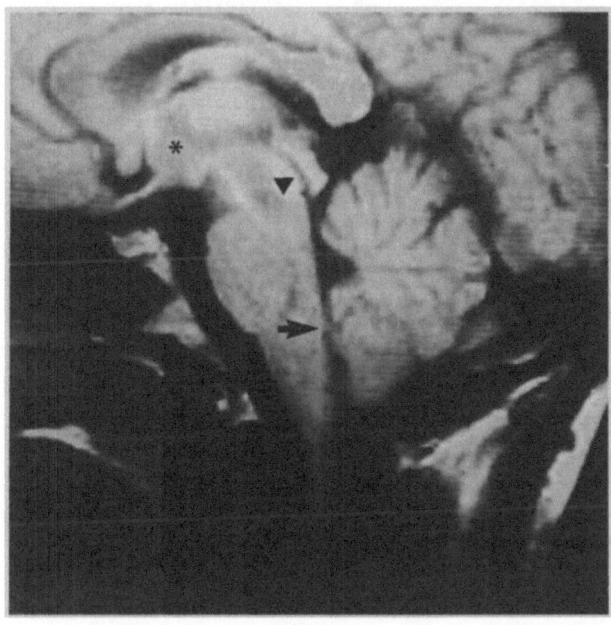

Abb. 1. Normalbefund (T1-betonte SE-Sequenz). Darstellung des 3. und 4. Ventrikels (*Sterne*), des Aquädukts (*Pfeilspitze*) und des Foramen Magendie (*Pfeil*) im Sagittalschnitt

Striktur. Die meisten Befunde betrafen den Aquädukt (n = 16; s. Abb. 5). Typischerweise zeigten alle Patienten mit Hydrozephalus occlusus enge äußere Liquorräume.

Bei 13 Patienten bestand eine Erweiterung der inneren Liquorräume bei offenem Abfluß in die Cisterna magna bzw. die präpontinen Zisternen (Hydrozephalus communicans). In 7 Fällen war auch eine Erweiterung im Bereich der äußeren Liquorräume erkennbar. Die Diagnose Hydrocephalus e vacuo (Marklageratrophie) wurde bei 3 älteren Patienten mit weiten Ventrikeln und Zeichen einer zerebrovaskulären Erkrankung gestellt.

Die periventrikulären Signalanhebungen wurden nach folgendem Schema eingestuft [7]:

  I: Foci nur im Bereich der Frontal- und Okzipitalhörner,
 II: schmaler Saum entlang der Seitenventrikel,
III: breiter Saum entlang der Seitenventrikel,
IV: diffuse Hyperintensität in der weißen Substanz.

Bei 15 von 22 Patienten mit H. occlusus waren periventrikuläre Signalveränderungen der Stufen II und III erkennbar. Dagegen zeigten 9 von 13 Patienten mit H. communicans entweder keine oder nur Grad-I-Signale um die Ventrikel. In allen 3 Fällen mit H. e vacuo und zerebrovaskulärer Erkrankung bestanden ausgeprägte Hyperintensitäten der Stufen III und IV.

Bei 19 Patienten ließen sich die Bildsignale in den Seitenventrikeln und im Aquädukt messen. Abbildung 2 zeigt die Ergebnisse für das 2. Echo. Beim Normalkollektiv liegen die Werte knapp unter 1,0, d. h. Aquädukt und Seitenventrikel sind isointens. Die Mehrzahl der Patienten mit H. communicans zeigt einen zum Teil deutlichen Signalverlust im Aquädukt (Abb. 2). Ein ähnliches Ergebnis wurde bei Blockade des Ausgangs des 4. Ventrikels gefunden.

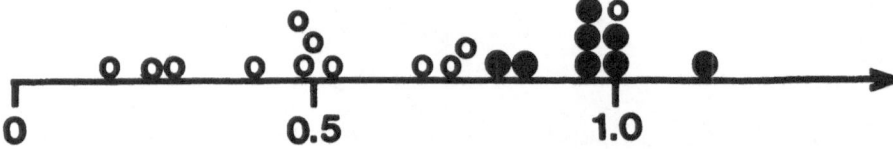

Abb. 2. Intensitätsverhältnis zwischen Aquädukt und Seitenventrikeln für das 2. Echo einer SE-1,6-35/70- bzw. SE-2,0-28/90-Sequenz

Diskussion

Die Kernspintomographie des Gehirns hat sich der CT in vielen Gebieten als überlegen erwiesen [3, 4]. Bei der Abklärung des Hydrozephalus ist vor allem die Möglichkeit der Darstellung des Ventrikelsystems in sagittaler Schichtführung von Vorteil. In allen Fällen von Hydrocephalus occlusus gelang die Unterscheidung Tumor/Verklebung bzw. Vernarbung (Abb. 3–5). Patienten mit einem Hy-

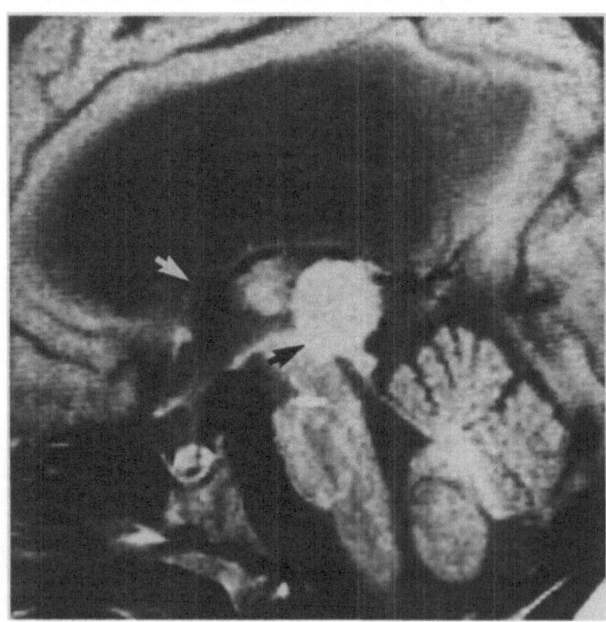

Abb. 3. Hydrocephalus occlusus. Aquäduktstenose durch ein Astrozytom (*Pfeil*). Seitenventrikel und 3. Ventrikel sowie Foramina Monroi (*weißer Pfeil*) erweitert

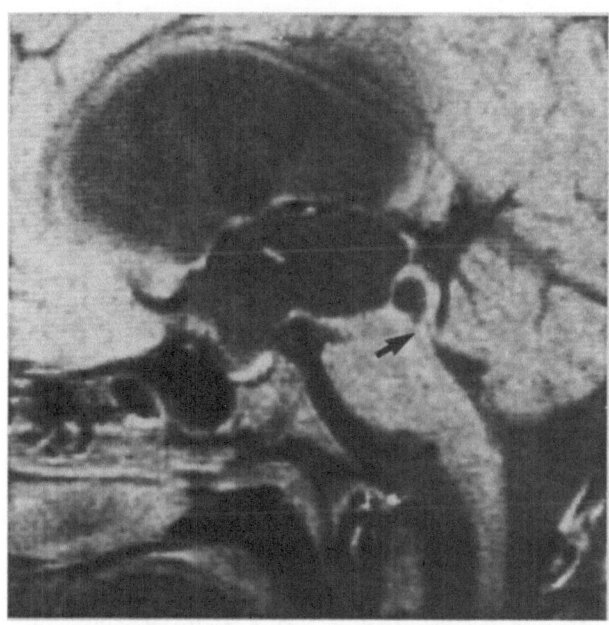

Abb. 4. Hydrocephalus occlusus. Aquäduktstenose durch Verklebung (*Pfeil*) zwischen Tectum und Hirnstamm. Seitenventrikel und 3. Ventrikel deutlich dilatiert

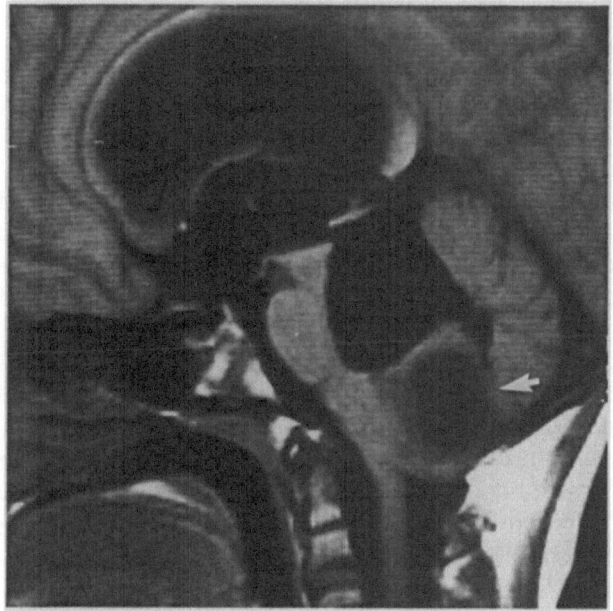

Abb. 5. Hydrocephalus occlusus. Stenose der Foramina Magendie und Luschkae durch ein zystisches Gliom (*Pfeil*). Deutliche Erweiterung aller Ventrikel

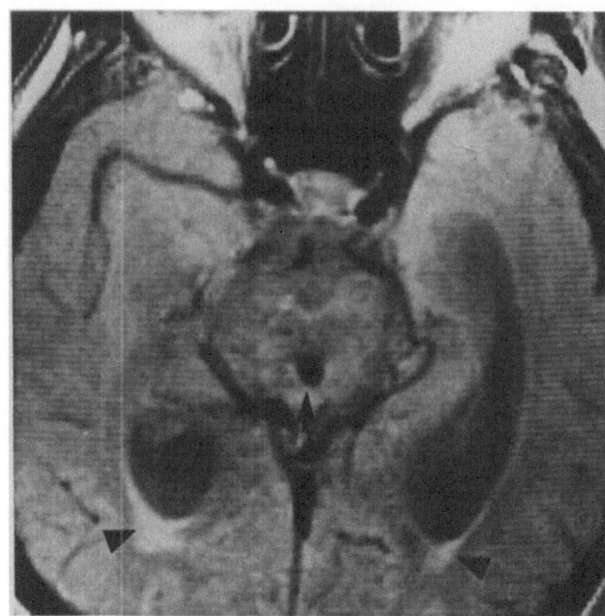

Abb. 6. "Flow-void-Phänomen". Signalverlust im Aquädukt (*Pfeil*) relativ zu den Seitenventrikeln. Periventrikuläre Signalanhebung Grad I (*Pfeilspitzen*) im Bereich der Hinterhörner. Klinik: „Normal-pressure-Hydrozephalus"

drocephalus communicans zeigten in der Mehrzahl einen zum Teil deutlichen Signalverlust im Aquädukt (Abb. 6). Dieser Signalabfall im Vergleich mit den Seitenventrikeln wird von einigen Autoren als Zeichen für eine erhöhte Strömungsgeschwindigkeit des Liquors angesehen (sog. "Flow-void-Phänomen") [2, 6]. Beim „Normal-pressure-Hydrozephalus" (NPH) soll die verminderte Compliance der Ventrikelwände diesen Effekt deutlich verstärken. 8 unserer 13 Patienten mit klinischem Nachweis oder Verdacht eines NPH hatten einen Signalabfall im Aquädukt. Die übrigen 5 waren dagegen trotz deutlicher klinischer Symptomatik und morphologischer Veränderungen aufgrund des Signals im Aquädukt nicht vom Normalkollektiv zu unterscheiden. Nach unserer Meinung ist das „Flow-void-Phänomen" deshalb nur als diagnostischer Hinweis auf einen bestehenden NPH zu werten. Das entscheidende Kriterium ist weiterhin die Klinik bzw. die Messung der Druckspitzen im Liquor. Periventrikuläre Signalanhebungen können Ausdruck eines entzündlichen oder zerebrovaskulären Geschehens, aber auch eines gestörten Liquorabflusses sein [7]. Dabei wird beim Hydrozephalus eher eine subependymale Flüssigkeitsvermehrung aufgrund gestörter Resorption als ein Drucködem für die Hyperintensität verantwortlich gemacht. Wir fanden eine grobe Korrelation zwischen dem Ausmaß dieser periventrikulären Signale und der Akutheit des Geschehens. So zeigen Patienten mit einem Verschlußhydrozephalus im allgemeinen deutlichere Veränderungen als Patienten mit einem H. communicans. Ebenso führt ein funktionierendes Ventil zu einem Rückgang der periventrikulären Signale.

Ein diagnostisches Problem stellen auch bei der Kernspintomographie ältere Patienten mit weiten inneren und äußeren Liquorräumen und periventrikulären Hyperintensitäten dar. Die Unterscheidung H. communicans/Atrophie (Hydrocephalus e vacuo) bei zerebrovaskulärer Insuffizienz ist oft nur aus dem klinischen Befund bzw. aus anderen morphologischen Veränderungen am Gehirn zu stellen.

Als Zusammenfassung läßt sich sagen, daß die Kernspintomographie vor allem bei Prozessen im Bereich des Aquädukts und der hinteren Schädelgrube sehr gute diagnostische Resultate liefert. Die Untersuchung der Liquordynamik mit Hilfe konventioneller MR-Technik stellt wohl nur eine Übergangslösung dar, die bald von besseren Methoden abgelöst werden wird [5].

Literatur

1. Bauer WM, Krappel W (1987) Gehirn. In: Lissner J, Seiderer M (Hrsg) Klinische Kernspintomographie. Enke, Stuttgart, S 134–176
2. Bradley WG, Kortman KE, Burgoyne B (1986) Flowing cerebrospinal fluid in normal and hydrocephalic states: appearance on MR images. Radiology 159:611–616
3. Brant-Zawadzki M, Norman D (1987) Magnetic resonance imaging of the central nervous system. Raven Press, New York
4. Naidich TP, Schott LH, Baron RL (1982) Computed tomography in evaluation of hydrocephalus. Radiol Clinics North Amer 20:143–167
5. Rubin JB, Enzman DR, Wright A (1987) Human brain motion and cerebrospinal fluid circulation demonstrated with MR velocity imaging. Radiology 163:793–799
6. Sherman JL, Citrin CM (1986) Magnetic resonance demonstration of normal CSF flow. AJNR 7:3–6
7. Zimmermann RD, Fleming CA, Lee BCP, Saint-Louis LA, Deck MDF (1986) Periventricular hyperintensity as seen by magnetic resonance: prevalence and significance. AJNR 7:13–20

Fortschritte der interventionellen Neuroradiologie durch DSA

M. Nadjmi

Die Vorteile der digitalen Subtraktionsangiographie gegenüber der konventionellen sind bei der interventionellen Neuroradiologie die gleichen wie bei der diagnostischen, wenn auch unter anderen Aspekten. Es sind:
1. Die kürzere Untersuchungsdauer.

Die Untersuchungszeit ist bei jeder therapeutischen Maßnahme länger und setzt sich zusammen aus der Zeit, die erforderlich ist
a) für die angiographische Bestätigung der vermuteten Diagnose,
b) zum Ausschluß der sog. gefährlichen Anastomosen "dangerous anastomoses", und
c) zur Durchführung der eigentlichen therapeutischen Maßnahme wie Embolisierung usw.
2. Die sofortige Verfügbarkeit der digital subtrahierten Aufnahmen ist ein weiterer Vorteil gegenüber der konventionellen Angiographietechnik. Auch dieser Faktor trägt wesentlich zur Vereinfachung und Beschleunigung des therapeutischen Vorganges bei und reduziert die Eingriffsrisiken durch kürzere Verweildauer des Katheters in den Gefäßen, die für die Blutversorgung lebenswichtiger Organe verantwortlich sind.
3. Relativ geringe Kontrastmitteldosis für die Darstellung einzelner Gefäße. Dadurch reduziert sich auch die applizierte Gesamtmenge des Kontrastmittels, die bei der Embolisation der komplizierten gefäßreichen Prozesse nicht selten die zulässige Toxizitätsgrenze überschreitet.
4. Die hohe Kontrastauflösung der intraarteriellen digitalen Subtraktionsangiographie ermöglicht auch bei den therapeutischen Maßnahmen die Erkennung und Beurteilung der Gefäße mit einem Durchmesser bis unter 1 mm.

Die interventionelle Neuroradiologie befaßt sich heute mit einer breiten Palette von therapeutischen Maßnahmen, die in den letzten Jahren einen hohen Standard an Präzision und Effektivität erreicht haben. Von wenigen Ausnahmen abgesehen handelt es sich dabei um endovaskuläre Eingriffe zur präoperativen, palliativen oder endgültigen Behandlung von gefäßreichen Tumoren, arteriovenösen Angiomen und arteriellen Aneurysmen im Versorgungsbereich der Kopf-, Gehirn- und spinalen Gefäße.

Unter der präoperativen Tumorembolisierung im kraniofazialen Bereich stehen die Meningeome an erster Stelle. Wegen der starken Blutversorgung der Dura und des Knochens sind diese Tumoren an ihrer Haftungsstelle besonders stark vaskularisiert und werden daher präoperativ bevorzugt embolisiert. Dabei werden vor jeder Embolisation angiographisch zwei Gesichtspunkte berücksichtigt:

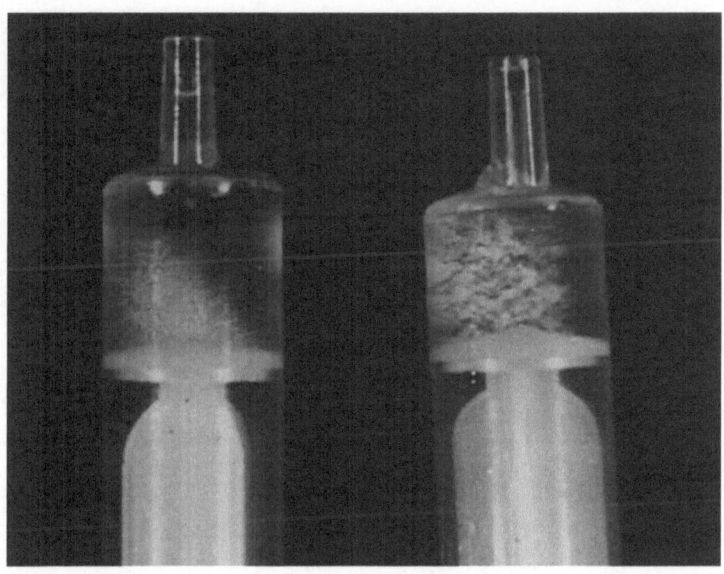

Abb. 1. Homogene Verteilung der Ivalonpartikelchen <250 µm (*links*). Gröbere Partikelchen verteilen sich in der entsprechenden Injektionslösung weniger homogen und sind schwieriger gleichmäßig zu injizieren

1. Die exakte Bestimmung der arteriellen Tumorversorgung nach selektiver und superselektiver Angiographie.
2. Ausschluß der sog. riskanten bzw. gefährlichen Anastomosen zwischen den Hauptversorgungsgebieten der A. carotis interna oder A. vertebralis mit den Ästen der A. carotis externa bzw. aszendierenden Ästen der A. subclavia.

Meningeome werden in der Regel von den Ästen der A. carotis externa, den pialen Ästen der A. carotis interna, und duralen Ästen der A. carotis interna und A. vertebralis versorgt. Diese Gefäße werden daher vor jedem therapeutischen Eingriff selektiv dargestellt. Von wenigen Ausnahmen abgesehen, werden Meningeome in der Regel dann embolisiert, wenn ein überwiegender Teil der Blutversorgung des Tumors über die meningealen bzw. duralen Arterien erfolgt. Der Eingriff soll im Idealfall so durchgeführt werden, daß hauptsächlich die extrem feinen Arterien distal der Gefäßabzweigungen und nah am Tumor embolisiert werden unter Schonung der Hauptabzweigung der meningealen Gefäße. Man wählt daher in der Regel möglichst kleine Partikelchen unter 250 µm. Wir benutzen für die Embolisation der Meningeome ausschließlich Ivalon, das ja bekanntlich in mehreren Stärken zur Verfügung steht. Die besonders feinen Embolisationspartikelchen haben die Eigenschaft, sich homogener in Flüssigkeit zu verteilen und lassen sich auch leichter injizieren (Abb. 1). Die superselektive Embolisation ausschließlich der tumorversorgenden feinen Arterien unter Schonung der übrigen Externaäste, vor allem der A. temporalis superficialis und auch der A. occipitalis (Abb. 2), hat darüber hinaus den Vorteil, daß die postoperativen Hautnekrosen, wie sie gelegentlich mit der Meningeomembolisation beschrieben sind, seltener vorkommen.

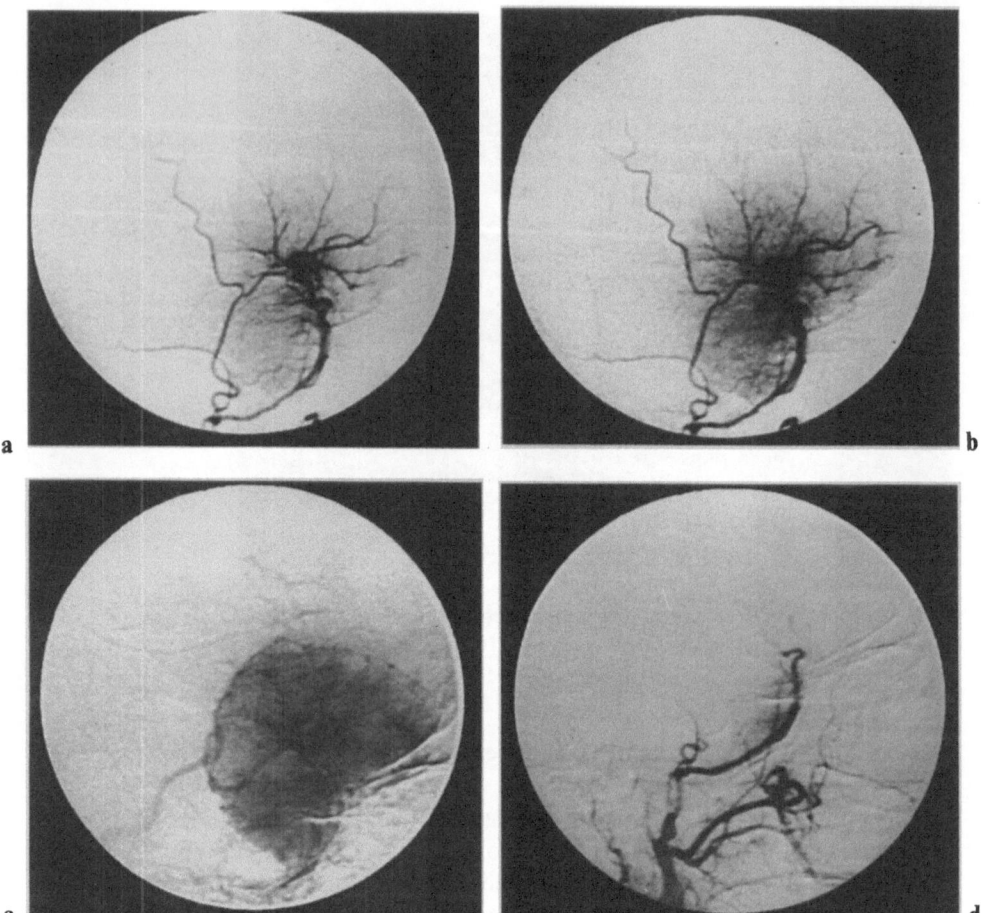

Abb. 2a–d. Großes, rechts laterales Keilbeinflügelmeningeom, das ausschließlich von einem dilatierten vorderen Ast der A. meningea media versorgt wird. **a** Früh- und **b** spätarterielle Phase mit Darstellung des Meningeomnabels und sprühregenartiger Verteilung des arteriellen Systems. **c** Venöse Phase mit starken oberflächlichen Venen. **d** Zustand nach Embolisation des Meningeoms mit Ivalonpartikelchen > 250 µm. Es stellt sich keine Tumorvaskularisation mehr dar, während Hauptäste der A. carotis externa einschließlich der A. meningea media noch durchgängig sind

Eine im Zusammenhang mit der Meningeomembolisation im Schrifttum diskutierte Frage bezieht sich auf die Nachteile der Embolisation bei den Tumoren, die hauptsächlich von den pialen Gefäßen versorgt werden (Abb. 3). Die Blutungsneigung dieser Tumoren soll angeblich durch die Embolisation verstärkt werden, eine Annahme, die zwar zutreffen könnte, die aber nicht zu beweisen ist, weil man nicht weiß, wie der Verlauf einer solchen Operation ohne präoperative Embolisation erfolgt wäre. Wir haben unter 38 Meningeomembolisationen mit Hilfe der DSA nur in einem einzigen Fall von den behandelnden Neurochirurgen die Information erhalten, daß der Tumor trotz der Embolisation während des Eingriffes sehr stark geblutet hätte. Dagegen war die präoperative Embolisation

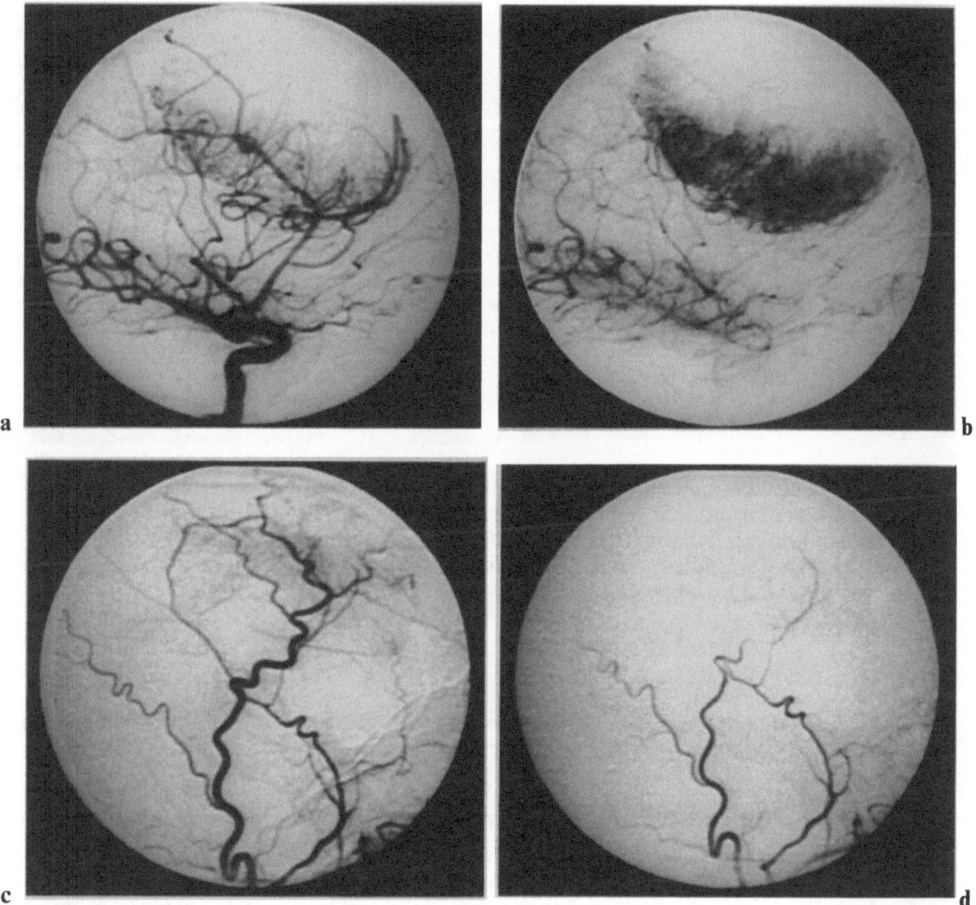

Abb. 3 a–d. Rechts frontoparietales Meningeom mit überwiegend pialer Gefäßversorgung über die A. cerebri anterior (**a**). Der Tumor wird zusätzlich von den Ästen der A. meningea media (**b**) und der A. temporalis superficialis versorgt (**c**). Zustand nach Embolisation des Tumors mit Ivalonpartikelchen < 250 μm (**d**). Die A. meningea media und die A. temporalis superficialis sind noch durchgängig, wenn auch durch Ausschaltung des Tumorkreislaufes stark hypoplastisch

bei einigen anderen Fällen trotz der ausreichenden pialen Gefäßversorgung hinsichtlich der Reduzierung der Blutungsneigung wirksam.

Zwischenfälle oder Komplikationen jeglicher Art waren bei keinem dieser Patienten aufgetreten. Sie gaben lediglich während der ersten 24–48 h auf der embolisierten Seite das Gefühl einer Hautschwellung an mit leichten Schmerzen, die sich durch leichte Kortisongaben beheben ließ.

Sieht man von den Meningeomen ab, so kommen die präoperativen Tumorembolisationen im intrakraniellen Bereich ausschließlich bei den gefäßreichen Metastasen mit enger Beziehung zum Knochen vor.

Häufiger erfolgen die präoperativen Embolisierungen bei den gefäßreichen Tumoren an der Schädelbasis sowie im Kopf- und Halsbereich. An erster Linie

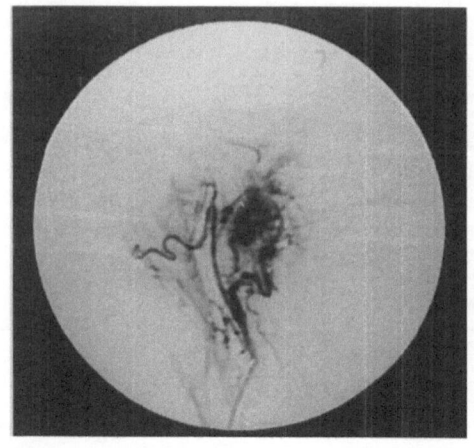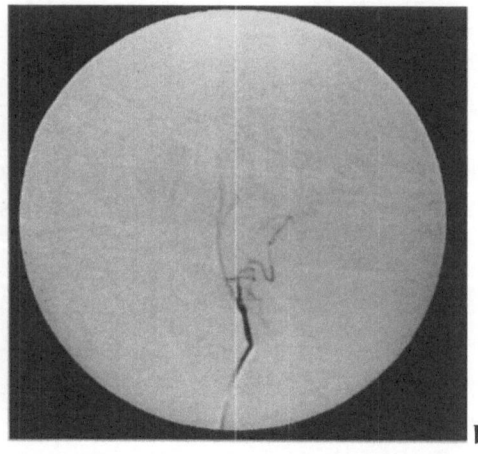

a   b

Abb. 4 a, b. Großes Paragangliom des Glomus jugulare und tympanicum mit Hauptversorgung über die dilatierten Äste der A. pharyngea ascendens. **a** Vor der Embolisation, **b** nach der Embolisation mit Ivalonpartikelchen < 250 μm. Während der Tumorkreislauf komplett ausgeschaltet ist, füllen sich die im Bild links dargestellten Hauptarterien mit Kontrastmittel, wenn auch weniger kaliberstark.

dieser Geschwulst stehen die Paragangliome, die häufig stark vaskularisiert sind und aus verschiedenen Gebieten des Karotis- und Vertebralissystems versorgt werden. Ein klassischer Vertreter dieser Geschwülste ist der Glomustumor. Paragangliome des Glomus tympanicum und jugulare sind die häufigsten Tumore in der Paukenhöhle und werden häufig durch pulssynchrone Geräusche erkannt, die als Leitsymptom dieser Tumoren angesehen werden. Die präoperative Embolisierung dieser stark vaskularisierten Tumoren gehört heute zu den wichtigsten Voraussetzungen ihrer erfolgreichen operativen Behandlung (Abb. 4).

Die juvenilen Nasen-Rachen-Fibrome (Angiofibrome) sind ebenfalls gefäßreiche Tumore mit Ausdehnung in verschiedene Abschnitte der Nasennebenhöhlen, der Schädelbasis und zum Teil auch intrakraniell. Die Hauptversorgungsarterie dieser Tumoren ist die A. maxillaris interna. Andere Äste der A. carotis externa können sich ebenfalls an der Tumorversorgung beteiligen, ebenso wie die extraduralen Äste der A. carotis interna. Auch bei dieser Tumorgruppe soll sich die Embolisation ausschließlich auf die Tumorversorgungsregion beschränken unter Schonung der anderen Hauptäste der A. carotis externa.

Als definitive Therapie ohne anschließende Operation wird die endovaskuläre Therapie hauptsächlich bei den Aneurysmen und arteriovenösen Angiomen durchgeführt. An erster Stelle stehen hier durale Angiome (Abb. 5), die bevorzugt von den Ästen der A. carotis externa versorgt werden, hauptsächlich der A. occipitalis und meningea media. Unter den Leitsymptomen der duralen Angiome und Fisteln steht das pulssynchrone Ohrgeräusch an erster Stelle. Der Tinnitus kann spontan oder auch nach einem Bagatelltrauma entstehen – andere Zusammenhänge wie etwa Aufwachen von einer Narkose oder nach Heben eines Gegenstandes oder nach einer komplikationslos verlaufenen Geburt sind ebenfalls be-

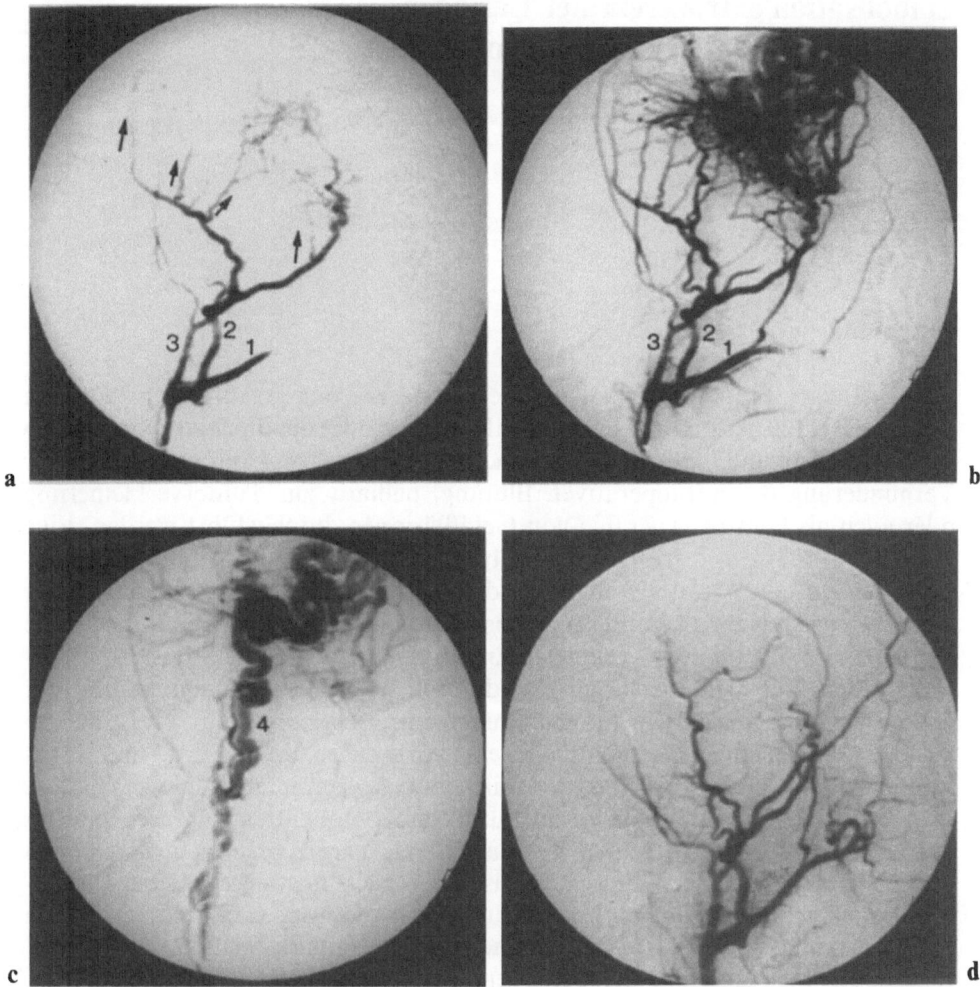

Abb. 5 a–d. Durales Angiom versorgt hauptsächlich über Äste der A. meningea media (*2*) mit Beteiligung der A. temporalis superficialis (*3*) und der A. maxillaris (*1*) in der **a** früh- und **b** spätarteriellen Phase (**oben**) und in der venösen Phase (**c**) mit venöser Drainage transossär über galeale Venen (*4*). **d** Zustand nach der Embolisation des Angiomes bei erhalten gebliebenen gesamten Ästen der A. carotis externa

schrieben, ohne daß man einen sicheren Zusammenhang nachweisen könnte. Angiographisch liegt bei den meisten dieser Fälle eine Anastomose zwischen den Ästen der A. occipitalis oder auch der A. meningea media mit dem Sinus transversus oder Bulbus venae jugularis vor. Die Embolisation dieser Äste kann bei den sehr hartnäckigen und langdauernden Krankheitsbildern erfolgreich sein. Oft handelt es sich dabei um stark geplagte und suizidgefährdete Patienten.

Embolisation extrazerebraler Läsionen im Kopf-Hals-Bereich mit Mikropartikeln

H. Schreyer, J. Lammer, K. Neumayer

Einleitung

Das Ziel einer Embolisation ist die Devaskularisierung gefäßreicher Tumoren durch Verschluß des tumoreigenen Gefäßsystems sowie die Blockade von arteriovenösen Fisteln und blutenden Gefäßen. Die Embolisation kann präoperativ zur Verminderung der intraoperativen Blutung, palliativ zur Tumorverkleinerung oder auch als kurative Therapie von Gefäßläsionen durchgeführt werden. Eine komplikationslose und erfolgreiche Embolisation hängt von einer guten Embolisationstechnik ab. Dazu gehören eine detaillierte Darstellung und Analyse der Gefäßversorgung der zu embolisierenden Läsion und ihrer Umgebung, geeignete Katheter, die Auswahl von geeigneten Embolisaten und die Injektionstechnik des Embolisates. Die Gefäßversorgung wird durch superselektive Angiographie der für die Tumorversorgung in Frage kommenden Gefäße abgeklärt. Es ist hierbei vorteilhaft, nach einem bestimmten Schema vorzugehen, das mit der Tumorlokalisation variiert. Diese Vorgangsweise wird mit dem Terminus „Angiographisches Protokoll" bezeichnet [7]. Zur Vermeidung von Komplikationen ist die Kenntnis der Anastomosen zwischen dem Kreislauf der A. carotis externa einerseits und der A. carotis interna und A. vertebralis andererseits notwendig. Diese Anastomosen stellen an und für sich keine Kontraindikation dar. Sie limitieren jedoch die Anwendung von Mikropartikeln und flüssigen Embolisaten [7]. Von Bedeutung ist auch die Kenntnis der Gefäßversorgung der Hirnnerven durch Äste der A. carotis externa. Keines dieser die Nerven versorgenden Gefäße ist eine Endarterie. Eine ischämische Läsion der Nerven kann jedoch dann auftreten, wenn ein Verschluß der Gefäße auf Kapillarebene erfolgt [7].

Material und Methoden

Katheter

Bewährt hat sich der Katheter nach Berenstein (Fa. USCI), dessen 100 cm langer Schaft ein Kaliber von F 7 und dessen 10 cm langes, einfach gekrümmtes Ende ein Kaliber von F 5 hat. Dieser Katheter wird in jüngster Zeit durch den Tracker-Infusion-Catheter (Fa. Target Therapeutics) zu einem Koaxialsystem ergänzt. Die Gesamtlänge dieses Katheters beträgt 150 cm, die Spitze, die mit einer Metallmarke markiert ist, hat ein Kaliber von 2,7 F (s. Abb. 3a). Der Tracker-Katheter wird durch ein hämostatisches Ventil (Fa. Advanced Cardiovascular Systems), zusammen mit einem Führungsdraht vom Typ Hi-Torque Floppy Guidewire (Fa. Advanced Cardiovascular Systems) in dem in der A. carotis externa liegenden Bernstein-Katheter vorgeschoben, bis die Katheter des Koaxialsystems Spitze an Spitze liegen. Dann wird mit dem Führungsdraht, dessen Ende leicht gekrümmt ist und der drehstabil ist, das tumorversorgende Gefäß superselektiv aufgesucht und über den Führungsdraht der Tracker-Katheter in das Gefäß vorgeschoben. Nach Entfernung des Führungsdrahtes wird ein Kontrollangiogramm der tumorversorgenden Arterie durchgeführt und bei guter Lage des Katheters anschließend die Embolisation vorgenommen.

Embolisate

Die ersten juvenilen Nasen-Rachen-Fibrome vor 10 Jahren wurden mit Spongostan präoperativ embolisiert. Seit 1979 verwenden wir Polyvinylalkoholschaum (PVA) [9], wobei die Partikelgröße anfänglich 300–500 µm betrug, heute 150–250 µm ist. PVA ist biologisch gut verträglich, rekanalisiert nicht und ist sowohl für die präoperative als auch für die palliative Embolisation verwendbar.

Embolisationstechnik

Eine entsprechende Embolisationstechnik ist die Grundvoraussetzung für eine sichere Embolisation. Dazu gehören:
– Ein geeignetes Embolisat (PVA-Partikel von einer durchschnittlichen Größe von 200 µm).
– Die Vermeidung von Reflux des Embolisates in die A. carotis interna durch:
  – falsche Katheterlage,
  – zu schnelle Injektion des Embolisates,
  – Injektion von zu vielen Partikeln.
– Die für die Wundheilung wichtigen Gefäßabschnitte sollten nicht embolisch verschlossen werden.
  Mikropartikel mit einer Größe von durchschnittlich 150–250 µm verschließen effektiv das Gefäßsystem des Tumors. Die Katheterspitze sollte möglichst weit distal, d. h. möglichst nahe der Läsion liegen. Dies wird durch das obenbeschriebene Kathetersystem gewährleistet. Zu vermeiden ist eine zu schnelle Injektion des Embolisates. Ist die Abflußkapazität des Gefäßes geringer als der Zufluß von aufgeschwemmten Embolisat, kommt es zu Reflux, und es besteht die Gefahr einer Fehlembolisation im Kreislauf der A. carotis interna mit konsekutiver zerebraler Ischämie. Ebenso gefährlich ist es, zu viele Partikel auf einmal zu injizieren. Die Gefahr einer Fehlembolisation durch Reflux besteht vor allem gegen Ende der Embolisation, wenn die Strömung im tumorversorgenden Gefäß verlangsamt ist.

Patientengut

Bei den embolisierten Läsionen handelt es sich um 8 juvenile Nasen-Rachen-Fibrome, 24 Meningeome, 4 Glomustumoren, 4 Sarkome und 4 arteriovenöse Mißbildungen.

Komplikationen

Als Komplikationen wurden eine transitorische zerebrale Ischämie, eine transitorische Fazialisparese und eine Wundheilungsstörung durch Embolisation im Strömungsgebiet der A. occipitalis externa beobachtet. Es handelte sich durchwegs um Patienten mit Meningeomen.

Ergebnisse

Juveniles Nasen-Rachen-Fibrom

Beim juvenilen Nasen-Rachen-Fibrom kommt es aufgrund der hochgradigen Vaskularisierung bei der operativen Tumorentfernung zu massiven Blutungen. Die präoperative Embolisation stellt daher eine wichtige Maßnahme für eine Verminderung des intraoperativen Blutverlustes dar [5] (Abb. 1). Die Embolisation erfolgt entsprechend dem angiographischen Protokoll, dessen Sinn darin besteht, die für die Tumorversorgung in Frage kommenden Gefäße in einer bestimmten Reihenfolge zu angiographieren und, wenn notwendig, den Tumor über diese Gefäße embolisch zu verschließen. Was die Darstellung der Gefäße im Angiographischen Protokoll anbelangt, so erfolgt diese im Bereiche der A. carotis externa oft nur in einer Ebene und zwar in derjenigen, in der die Anatomie des Gefäßsystems und der pathologische Prozeß am besten zur Darstellung kommt. Das Angiogra-

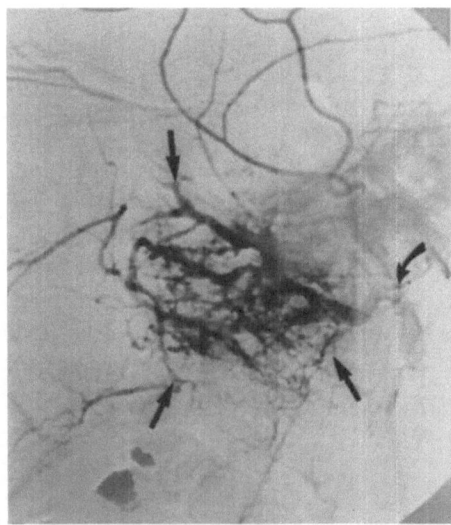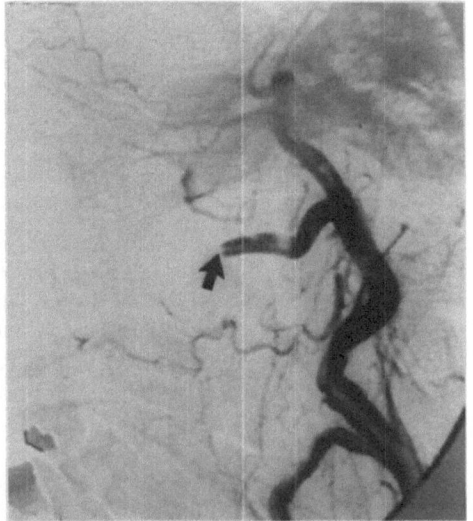

a
b

Abb. 1a, b. Juveniles Nasen-Rachen-Fibrom. Embolisation mittels PVA-Partikel. **a** Vor der Embolisation (*geschwungener Pfeil*): A. maxillaris. **b** Embolischer Verschluß der Tumorgefäße und der A. maxillaris (*Pfeil*)

phische Protokoll bei Nasen-Rachen-Fibromen besteht aus der Angiographie folgender Gefäße:

Ipsilateral

A. carotis int., a.-p. und lat.
A. maxillaris, lat.
A. pharyngica asc., lat.
A. pallatina asc., lat.
A. facialis, lat.

Kontralateral

A. carotis int., a.-p.
A. maxillaris, a.-p.
A. pharyngica asc., a.-p.
A. pallatina, a.-p.

Paragangliome

Paragangliome sind ebenfalls hypervaskularisiert. Die Embolisation dieser gefäßreichen Tumoren wird daher präoperativ, aber auch bei inoperablen Tumoren empfohlen [6] (Abb. 2). Die Reihenfolge der Angiographie der für die Tumorversorgung in Frage kommenden Gefäße ist folgende:

Ipsilaterale Gefäße

A. carotis int., a.-p. und lat.
A. maxillaris int. (A. tympanica anterior), lat.

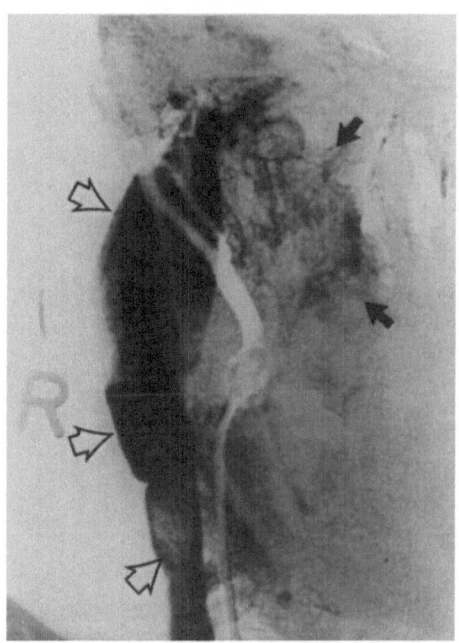 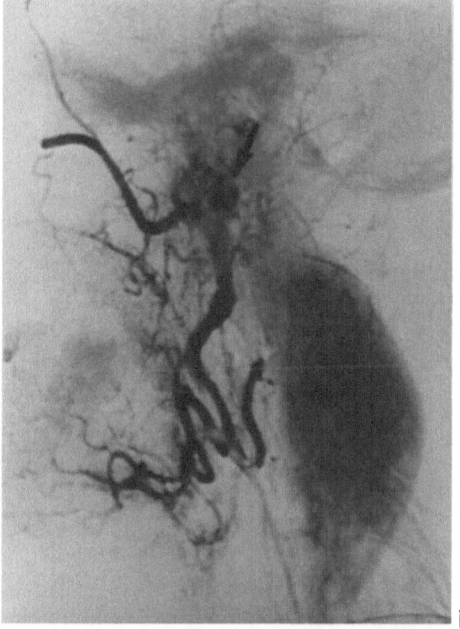

a   b

Abb. 2 a, b. Tumor des Glomus jugulare. **a** Gefäßreicher Tumor an der äußeren Schädelbasis (*geschlossene Pfeile*). Tumoreinbruch in die V. jugularis (*offene Pfeile*). Die Spitze des gefäßreichen intravaskulären Tumors ist durch den untersten offenen Pfeil markiert. **b** Zustand nach Embolisation mittels PVA-Partikel der A. maxillaris, A. pharyngea asc. und A. occipitalis ext. Restvaskularisierung des Tumors (*Pfeil*). Deutlich verminderte Anfärbung des intravaskulären Tumors

333

A. meningica media, lat.

A. auricularis posterior, lat.

A. pharyngica ascendens, ipsilateral und kontralateral

A. vertebralis, a.-p. und lat.

Die Angiographie der A. carotis int. erfolgt zur Erfassung der karotikotympanischen Gefäßversorgung und zur Tumordarstellung im Canalis caroticus. Von der A. vertebralis können Tumoren im Kleinhirnbrückenwinkel sowie Tumoranteile an der Schädelbasis versorgt werden.

Von Bedeutung ist die indirekte Darstellung der V. jugularis durch Kontrastmittelinjektion in die dominierende A. vertebralis, um einen Tumoreinbruch in diese Vene nachzuweisen.

Meningeome

Embolisiert werden gefäßreiche Meningeome, die ausschließlich oder vorwiegend von Ästen der A. carotis ext. versorgt werden. Dadurch kann einer intraoperativen Blutung, die die chirurgische Entfernung des Tumors wesentlich komplizieren kann, vorgebeugt werden. Es sind dies Konvexitätsmeningeome sowie Meningeome im Bereiche der mittleren Schädelgrube (Abb. 3). Die Embolisation ist jedoch auch nützlich, wenn die Tumoren, entsprechend ihrer Gefäßversorgung, bei Embolisation von Externaästen nur teilweise vom Kreislauf abgeschaltet werden, da

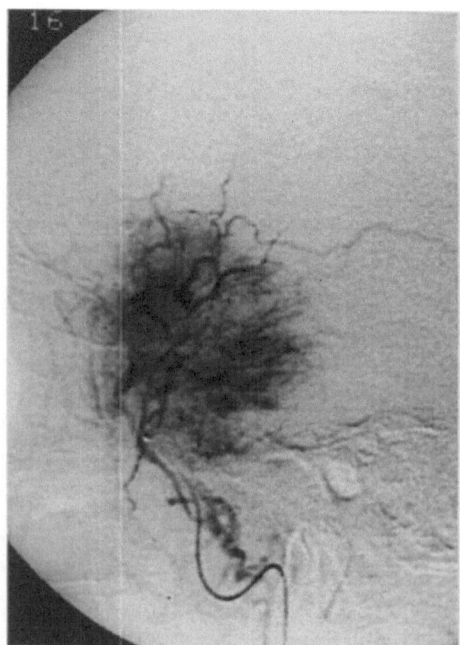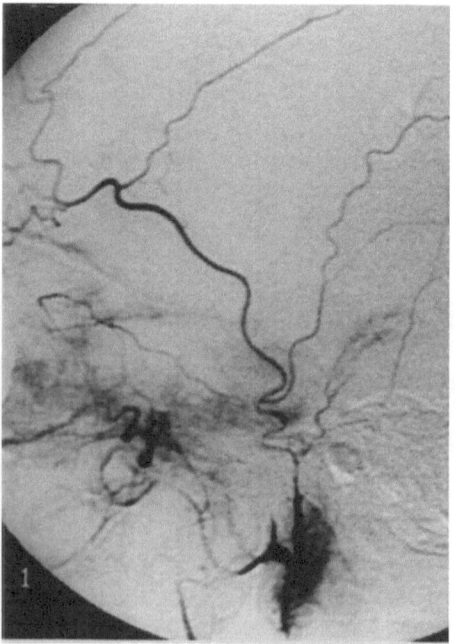

a b

Abb. 3 a, b. Laterales Keilbeinflügelmeningeom. **a** Superselektive Angiographie der A. meningica accessoria mittels Tracker-Katheter. **b** Kontrollangiogramm nach Embolisation mit PVA-Partikeln. Der Tumor nicht mehr dargestellt

die übrigen Tumoranteile, und zwar die vorwiegend äußeren Schichten der Meningeome, die sog. Tumorkapsel, von Zerebralgefäßen versorgt werden [8]. Dies ist häufig bei Geschwülsten des Klivus, des Tentoriums sowie der Frontal- und Okzipitalregion der Fall. Als Voruntersuchung zur Embolisation werden Angiogramme der Zerebralgefäße und der A. carotis externa in 2 Ebenen durchgeführt. Die tumorversorgenden Äste der A. carotis externa werden vor der Embolisation im seitlichen Strahlengang superselektiv dargestellt.

Arteriovenöse Mißbildungen

Der Aufbau von arteriovenösen Mißbildungen ist charakterisiert durch ein zentrales Konvolut kleinkalibriger Gefäße, die einen geringen Strömungswiderstand aufweisen. Extrazerebrale arteriovenöse Angiome können daher mit Mikropartikeln verschlossen werden, die die Größe dieser zentralen pathologischen Gefäße aufweisen und die in die versorgenden Gefäße injiziert werden [3, 10] (Abb. 4). Bestehen zwischen Arterien und Venen großkalibrige kommunizierende Gefäße, sind Mikropartikel kontraindiziert. In solchen Fällen werden absprengbare Bal-

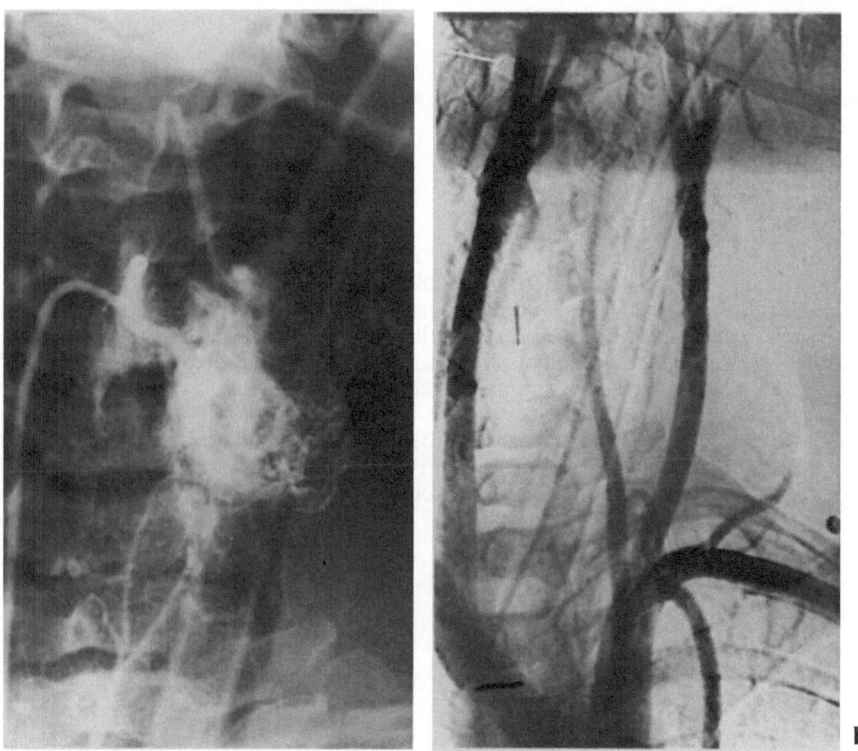

a   b

Abb. 4 a, b. Arteriovenöse Mißbildung der thyreolaryngealen Region. **a** Angiographie der die arteriovenöse Mißbildung versorgenden A. thyreoidea sup. **b** Kontrollangiographie der Aorta thoracica nach Embolisation mit PVA-Partikeln. Die arteriovenöse Mißbildung vom Kreislauf abgeschaltet

lone zur Behandlung der Gefäßmißbildung verwendet. Wenig therapeutisch wirksam ist, wenn man nur die versorgenden Arterien verschließt, da sich bald aus ursprünglich kleinkalibrigen Gefäßen Kollateralen bilden, die die arteriovenöse Mißbildung erneut mit Blut versorgen. Es gelingt, insbesondere bei ausgedehnten Prozessen nie ganz, das zentrale Gefäßkonvolut der Läsion zu verschließen, so daß die Embolotherapie als alleiniges Verfahren meist nur palliativen Wert hat, jedoch mit dem Vorteil, daß sie wiederholt und vor allem auch postoperativ bei Rezidiven durchgeführt werden kann. Präoperativ vermindert die Embolisation das operative Blutungsrisiko. Die als Beispiel für eine Abschaltung vom Kreislauf durch Embolisatoren gezeigte arteriovenöse Mißbildung ist im Bereich der thyreolaryngealen Region lokalisiert. Das Angiographische Protokoll dieser Region besteht in der Darstellung der A. thyreoidea sup., a.-p., A. thyreoidea inf., a.-p., der A. vertebralis und bei Bedarf der thorakalen Aorta mit den supraaortalen Ästen.

Literatur

1. Berenstein A, Kricheff II (1981) Microembolisation techniques of vascular occlusion: radiologic, pathologic and clinical correlation. Am J Roentgenol 2:261–267
2. Berenstein A, Kricheff II (1981) Neuroradiologic interventional procedures. Seminars in Roentgenology 16:79–94
3. Kaufmann StL, Kumar AAJ, Roland JMA, Harrington DP, Barth KH, Haller JA, White RI Jr (1980) Transcatheter embolization in the management of congenital arteriovenous malformations. Radiology 137:21–29
4. Lasjaunias P (1980) Nasopharyngeal angiofibromas. Hazards of embolisation. Radiology 136:119–123
5. Lasjaunias P, Picard L, Manelfe C, Moreto J, Doyon D (1980) Angiofibroma of the nasopharynx. J Neuroradiology 7:73–95
6. Lasjaunias P, Menu Y, Bonnel D, Doyon D (1981) Non chromaffin paragangliomas of the head and neck. J Neuroradiology 8:281–299
7. Lasjaunias P, Berenstein A (1987) Surgical neuroangiography. Functional anatomy of craniofacial arteries. Springer, Berlin Heidelberg New York London Paris Tokyo
8. Manelfe C (1980) Therapeutic embolisation in cerebrospinal areas. In: Anacker H, Gullotta M, Rupp N (eds) Percutaneous biopsy and therapeutic vascular occlusion. Thieme, Stuttgart New York
9. Tadavarthy M, Moller JH, Amplatz K (1975) Polyvinyl alcohol (IVALON), a new embolic material. Am J Roentgenol 125:609–616
10. Whight IR Jr (1984) Embolotherapy in vascular disease. Am J Roentgenol 142:27–30

Dynamische Parameter der Durchströmung hirnversorgender Arterien bei der DSA

H. Schüller, T. Harder, N. Leipner

Einleitung

Die digitale Subtraktionsangiographie ist ein etabliertes Verfahren zur Beurteilung der extra- und intrakraniellen Gefäße.

Neben der morphologischen Darstellung der Gefäßlumina läßt sich aus der Passage des Kontrastmittels die Hirnperfusion und somit die hämodynamische Bedeutung eines Gefäßprozesses abschätzen. Während bei großen Seitendifferenzen dies leicht möglich ist, ist bei kleinen Zeitunterschieden in der Ankunft des Kontrastmittels die Entscheidung, normal oder pathologisch, schwierig und unter Umständen von einem zweiten Untersucher nicht nachvollziehbar.

Ein Funktionsbild, in dem der zeitliche Aspekt der Perfusion nach Kontrastmittelinjektion dargestellt ist, ermöglicht eine qualitative Angabe der Zeitdifferenzen im interessierenden Stromgebiet [1]. Voraussetzung zum Einsatz in der täglichen Routine ist eine automatische Berechnung des Funktionsbildes, was mit dem an die Angiographieeinheit angeschlossenen Auswertegerät geschieht.

Methode

Die digitale Angiographie wurde mit einem DSA-Gerät (Philips DVI-2) durchgeführt. Der Bildverstärkerdurchmesser betrug 25 bzw. 36 cm bei einer Bildmatrix von 512 × 512 Bildpunkten. Über einen zentralvenösen F5-Pigtailkatheter wurde maschinell das nichtionische Kontrastmittel (Solutrast 300) mit einer Flußrate von 15–20 ml/s injiziert. Der Beginn der EKG-getriggerten Aufnahmesequenz wurde in Abhängigkeit von der Kreislaufsituation variiert.

Nach Ende der Sequenz wurden die Bilddaten der Serie vom Einströmen des Kontrastmittels in die Karotiden bis zur Darstellung des Sinus sagittalis superior an die analytische Auswerteeinheit (Philips APU) übergeben und auf eine Matrix von 256 × 256 Punkten reduziert. Die Auswertung der Zeit-Dichte-Kurven in jedem Bildelement erfolgt automatisch mit vom Hersteller gelieferten Programmen. Nach numerischer Differenzbildung je zweier aufeinanderfolgender Bilder wird eine zeitliche Filterung und die Berechnung des Zeitpunktes der maximalen Intensität entsprechend der Ankunftszeit des Kontrastmittelbolus, durchgeführt. Eine kantenerhaltende Filterung unter Berücksichtigung des morphologischen Bildes erstellt ein anatomiegerechtes Funktionsbild, in welchem dunkle Bezirke frühen Zeiten und zunehmende Helligkeit späteren Zeiten entsprechen.

Außerdem können vom Untersucher zur quantitativen Auswertung der differenzierten Zeit-Dichte-Kurven mittels ROI-Technik drei Gefäßgebiete im Seitenvergleich beurteilt und die Differenz der Ankunftszeit mit in die Diagnose einbezogen werden.

Patienten

Die digitalen Angiographien von 100 Patienten wurden mittels der oben beschriebenen Methode ausgewertet. Hiervon wiesen 52 einen unauffälligen Befund der extrakraniellen Gefäße auf. 20 Patienten zeigten einseitige Stenosen der Karoti-

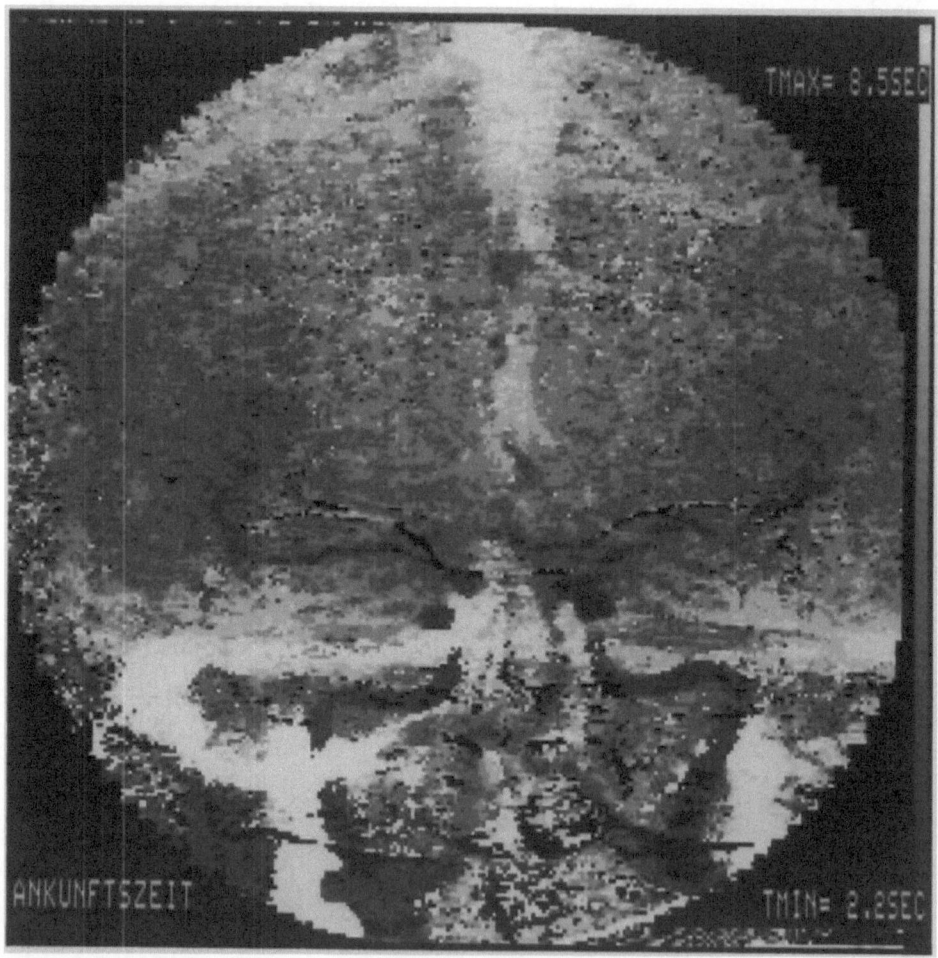

Abb. 1. Normalbefund. H. A. weibl. 64 Jahre. Seitengleiche Ankunft des Kontrastmittels in beiden Hirnhälften erkennbar an der symmetrischen Verteilung der Graustufen, die dem physiologischen Zeitverlauf der Perfusion entsprechen. Die Zeitskala beginnt 2,2 s nach Start der Aufnahmeserie mit dem Einströmen des Kontrastmittels in die Karotiden und endet nach 8,5 s mit Erreichen der großen venösen Gefäße

den und 16 einseitige Verschlüsse. Mehrgefäßerkrankungen waren bei 12 Patienten nachweisbar.

Ergebnisse

51 Patienten ohne Nachweis einer Gefäßerkrankung wiesen im Funktionsbild eine seitengleiche Perfusion der intrazerbralen Gefäße auf, wie es Abb. 1 zeigt. Die symmetrische Verteilung der Graustufen und die zunehmende Helligkeit im Verlauf der A. carotis und der A. cerebri media bis zum Sinus sagittalis entspricht der physiologischen Perfusion (Abb. 1).

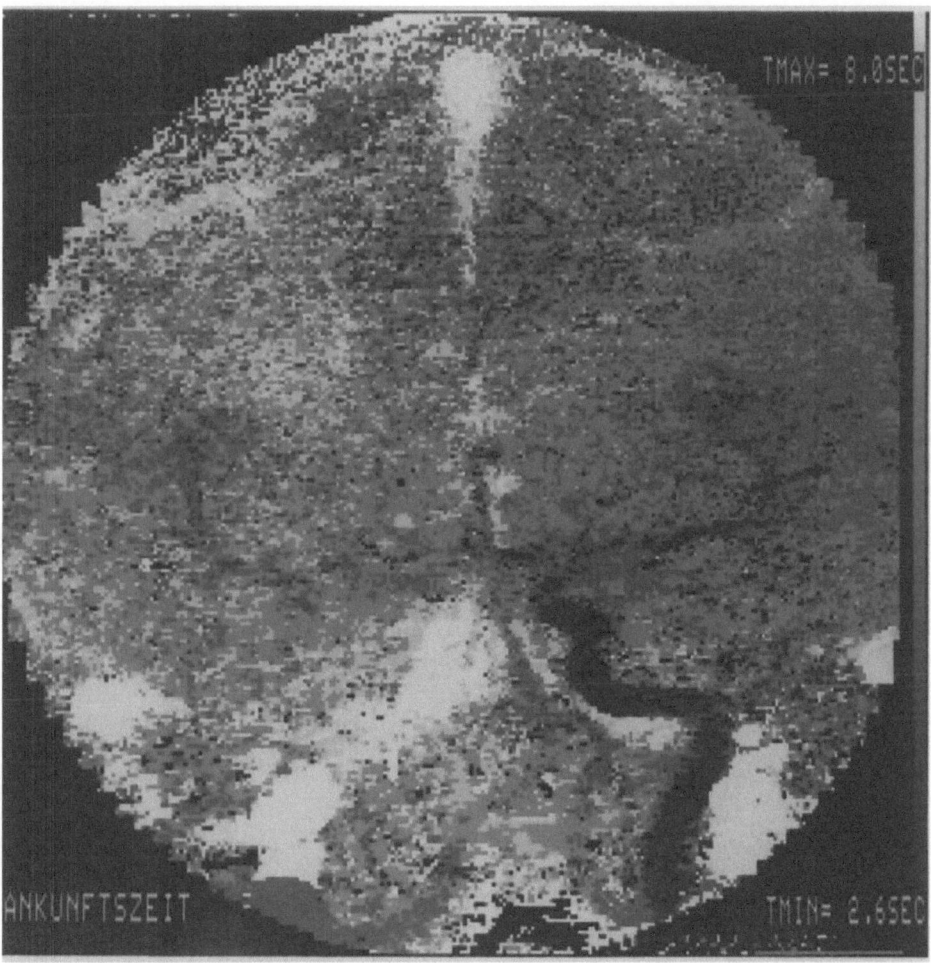

Abb. 2. Verschluß der rechten A. carotis interna. B. G. männl. 66 Jahre. Fehlende Darstellung der A. carotis interna rechts und verspätete Perfusion der A. cerebri media rechts, erkennbar an der Asymmetrie der Graustufen in Projektion auf die A. cerebri media und die Hemisphären

Die absolute Zeitdifferenz im Bereich der A. cerebri media betrug 0,2 s ± 0,15 s, die Spannweite 0,0–0,8 s.

Extrakranielle Gefäßverschlüsse bei unauffälliger Gegenseite lassen sich im Parameterbild an der fehlenden Darstellung des Gefäßes und der verspäteten Perfusion des nachgeschalteten Gefäßgebietes erkennen (Abb. 2). Die Zeitdifferenzen betragen 1,1 ± 0,4 s, Spannweite 0,5–1,8 s.

Bei einseitigen Stenosen extrakranieller Gefäße läßt sich deren hämodynamische Wirksamkeit im Seitenvergleich an der verspäteten intrazerebralen Perfusion anhand der unterschiedlichen Graustufe leicht erkennen. Abbildung 3 zeigt das Parameterbild einer Patientin mit einer hämodynamisch wirksamen Abgangsstenose der rechten A. carotis interna. Die absoluten Zeitdifferenzen im Kollektiv liegen zwischen 0,0 und 1,3 S und betragen im Mittel 0,23 ± 0,15 s (Tabelle 1).

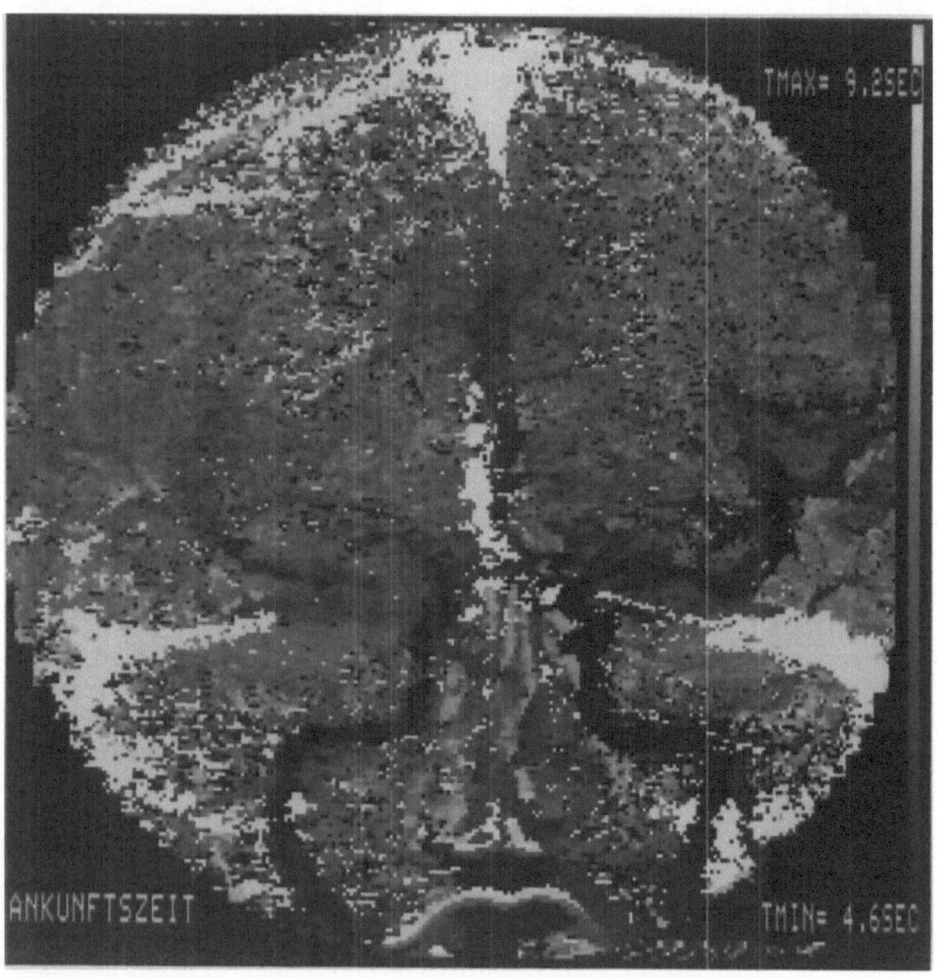

Abb. 3. Stenose der A. carotis interna dextra. M. S. männl. 60 Jahre. Im Seitenvergleich verspätete Perfusion der rechten A. carotis interna und A. cerebri media erkennbar an der helleren Darstellung der Gefäße rechts und der Hemisphäre

Tabelle 1. Mittelwert und Standardabweichung der Transitzeit, der absoluten Zeitdifferenz im Bereich der A. cerebri media und der auf die Transitzeit normierten Zeitdifferenzen

	Transitzeit (s)	Differenz (s)	Relative Zeitdifferenz
Normal (52)	4,6 ± 1,5	0,16 ± 0,15	0,04 ± 0,06
Stenose einseitig (20)	3,8 ± 1,9	0,43 ± 0,15	0,16 ± 0,3
Verschlüsse einseitig (16)	4,4 ± 1,3	1,1 ± 0,4	0,3 ± 0,05
Mehrgefäß-erkrankungen (12)	4,5 ± 1,5	0,7 ± 0,5	0,16 ± 0,26

Diskussion

Die digitale Subtraktionsangiographie erlaubt neben der morphologischen Aussage eine Beurteilung der Hirnperfusion.

Die Ankunftszeit des Kontrastmittels in den intrazerebralen Gefäßen wird zur Beurteilung der hämodynamischen Wirksamkeit eines Gefäßprozesses einbezogen. Bei Gefäßverschlüssen ist durch Betrachten des dynamischen Ablaufs einer Untersuchungsserie die unterschiedliche Ankunftszeit in den nachgeschalteten Gebieten leicht erkennbar.

Der subjektive Eindruck kann zusätzlich durch den qualitativen Verlauf der Kontrastmittel-Zeit-Kurve in mehreren Gebieten mittels ROI-Technik objektiviert werden [3].

Das Funktionsbild, das die dynamische Information einer Untersuchungsserie grauwertkodiert enthält, erlaubt einem zweiten Untersucher die repräsentative Lage der ROI nachzuvollziehen, die Größe des Zeitunterschiedes in korrespondierenden Gefäßgebieten abzuschätzen und die hämodynamische Wirksamkeit einer Stenose beurteilen.

Gefäßstenosen bewirken abhängig von Länge, Oberfläche und Größe der Lumeneinengung einen Druckabfall und eine Verringerung des Volumenflusses [2]. Dies bewirkt eine spätere Ankunft des Kontrastmittels im Zielgebiet im Vergleich mit der gesunden Gegenseite, falls nicht durch Autoregulation des Gehirnes oder Kollateralkreisläufe eine Kompensation erfolgt.

Eine absolute Durchblutungsmessung erlaubt die beste Aussage über die hämodynamische Situation [4]. Aus methodischen Gründen [5] beschränken wir uns auf die alleinige Beurteilung des zeitlichen Aspektes der Hirndurchblutung.

Eine verspätete Ankunftszeit des Kontrastmittels zeigt die hämodynamische Wirksamkeit der gleichseitigen Gefäßveränderung an.

Der Nachweis einer symmetrischen Perfusion kann folgendermaßen interpretiert werden:
1. Die Stenose ist hämodynamisch nicht wirksam.
2. Die Perfusion der Gegenseite ist gestört.

Welche Aussage richtig ist, kann mit unserer Methode nicht geklärt werden, da die Auswertung der Kontrastmittelzeitkurven keine absoluten Werte der Hirndurchblutung liefert. Vor einer Operation sollte jedoch eine Abklärung erfolgen, da im ersten Fall ein positiver Effekt der Operation zweifelhaft ist. Es bieten sich die intraarterielle Angiographie zum Ausschluß intrazerebraler Gefäßveränderungen oder nuklearmedizinische Verfahren zum Messen der absoluten Hirndurchblutung an.

Die Angabe absoluter Zeitdifferenzen im Zielgebiet ist problematisch, da sich auch bei standardisierten Bedingungen eine von vielen Parametern abhängige Dehnung des Kontrastmittelbolus ergibt. Der direkte Vergleich der absoluten Seitendifferenzen im Versorgungsgebiet der A. cerebri media zeigt in der Normal- und Stenose-Gruppe nur geringe Unterschiede. Betrachtet man die relativen Differenzen, so erkennt man die größere Streuung im Bereich der Patienten mit einer Stenose, was die Inhomogenität dieser Gruppe anzeigt, in der sowohl hämodynamisch relevante als auch unbedeutende Stenosen enthalten sind. Der 99% Vertrauensbereich des Normalkollektivs reicht bis zu einer relativen Differenz von 20%, so daß bei Auftreten größerer Differenzen pathologische Veränderungen sicher anzunehmen sind.

Die patientenindividuelle Normierung der dargestellten Zeitskala vom Einströmen des Kontrastmittels in die Karotiden bis zum Erreichen des Sinus Sagittalis bewirkt eine Darstellung von Perfusionsunterschieden unabhängig von der Herzleistung und Injektionstechnik, so daß die Auswertung sowohl bei intravenösen als auch bei arteriellen Untersuchungen angewandt werden kann.

Literatur

1. Berger T (1986) Das Funktionsbild zur Darstellung der Lungendurchblutung in der Therapiekontrolle bei akuter Lungenembolie. In: Riemann HE, Kollath J, Rienhoff O (Hrsg) Digitale Radiographie – Referate und Vorträge, 2. Frankfurter Gespräch über Digitale Radiographie vom 16.–18. Oktober 1986 in Bad Nauheim. Byk-Gulden, Konstanz S 234–237
2. Britton KE, Nimmon CC, Jarrit PH, Granowska M, Lee TY, McAlister JM (1977) Cerebrovascular disorder: assessment with radionuclides. In: Esser GM (Hrsg) Advanced Medicine 13:215–222, Pitman Medical, London
3. Kwan ESK, Hall A, Enzmann DR (1986) Quantitative analysis of intracranial circulation using rapid sequence DSA. AJR 146:1239–1245
4. Lindner P, Thelen M (1987) Charakterisierung der Hirndurchblutung durch Bestimmung der vaskulären mittleren Transitzeit von Hirngewebe mit der DSA. Fortschr Röntgenstr 146:72–76
5. Schüller H, Leipner N, Rollman O, Harder T (1987) Ein Verfahren zur Berücksichtigung von Streustrahlung und Streulicht bei densitometrischer Bestimmung des intravasalen Jodgehaltes. Fortschr Röntgenstr 147

Peroperative Digital Subtraction Angiography with Band-Pass Filtration

M. Kehler, U. Albrechtsson, G. Svahn, and A. Alwmark

Introduction

The vascular surgeons in Lund have for some years had a need for an immediate check-up on their operations. Since 1984, we have tested a recursive filter, which has shown itself to be easy to use, cheap, and with a very good image quality.

Fifty-four examinations have been performed in 53 patients, 35 males and 18 females (22–80 years, mean age 71 years). Most of these (46 patients) were operated on with a femoropopliteal bypass graft, the rest being controls after thrombectomy (6 patients) or after a peroperative balloon dilatation (2 patients).

Examination Technique

The equipment used consists of a band-pass filter, CSF 9300 Thomson CSF, USA. It is an electronic filter, processing the signals on-line and showing the examination in real time with a simultaneous recording on a videotape recorder [2]. This is different from the mask-mode digital subtraction angiography (DSA), where a test exposure is first done to determine the exposure settings, and the optimal frames used for mask and subtraction are chosen after the examination. When the examination is done with a fixed exposure as in mask mode – usually 1 frame per second – much information is never recorded, whereas all the information is recorded with band-pass filtering.

Another advantage of the band-pass filter is the difference in price. The mask-mode DSA unit is five to ten times more expensive because it demands a high-quality generator and X-ray tube. The band-pass filter, however, can be connected directly to standard fluoroscopic units without major alterations. This means that an ordinary mobile C-arm is used for the peroperative examinations. From the operating room, an internal TV link leads to the radiological department, where the band-pass filter is placed, thereby making it possible to use it also for ordinary DSA.

During the examination, surgeon and radiologist are in contact via the intercom. Thereby, the radiologist can give instructions during – and comments after – the examination [1].

Results

In 35 cases (65%), the examination was normal, and no further studies were done. In three patients, extravasation of contrast was seen, and nine patients had a very poor flow due to a faulty anastomosis. In one of the patients operated on with thrombectomy, residual thrombosis was seen. The above cases led to immediate reoperation, except in one case where a suspected failure in the distal anastomosis was not considered serious by the surgeon.

All 21 patients operated on with an in situ vein graft, consisting of the patient's own major saphenous vein, had patent anastomoses. In six patients, one or more perforant veins not found by the surgeon were observed, in most cases with an immediate filling of the deep femoral vein (Figs. 1, 2). All were reoperated on.

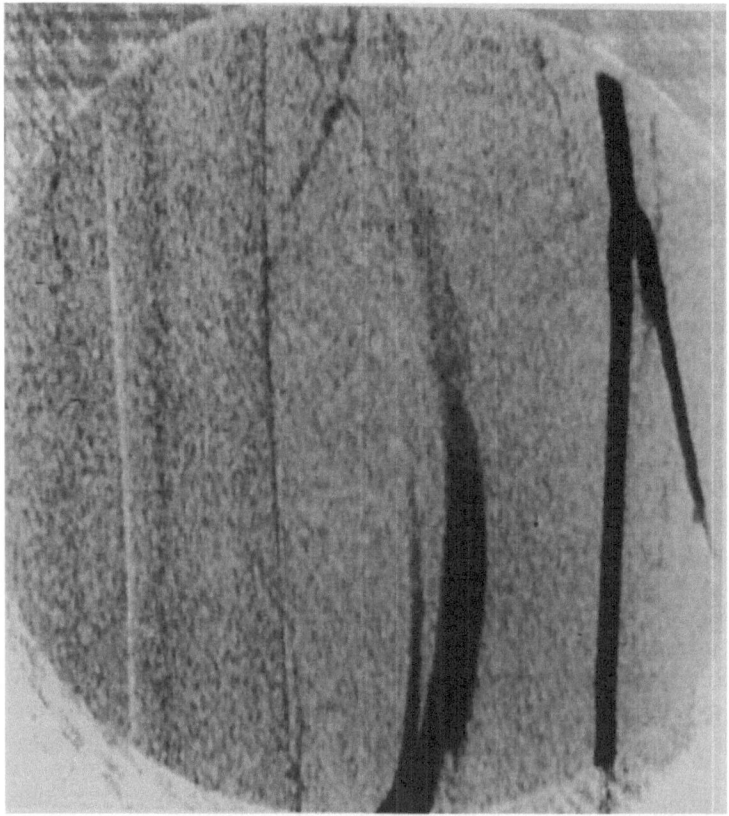

Fig. 1. An in situ saphenous vein graft is seen on the *right*. The femur is on the *left*, and in the *middle* the femoral vein, filled from fistulas seen in Fig. 2

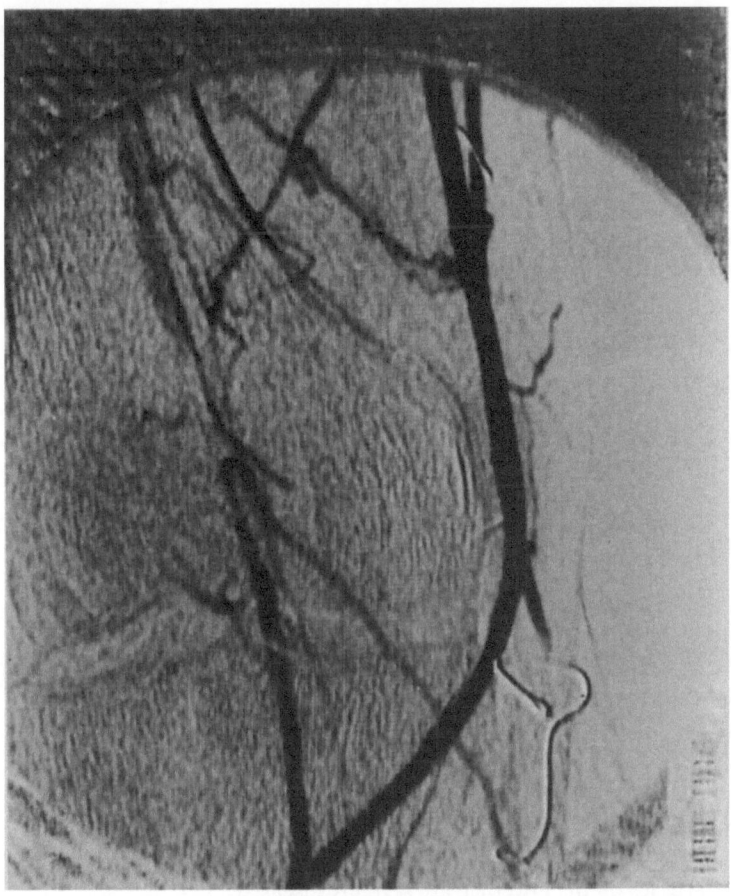

Fig. 2. The anastomosis to the popliteal artery. Several fistulas are seen

Discussion

It was the intention to compare the long-term results after angiography with results obtained before this examination was introduced, but as the surgical technique has been altered during the last few years from a predominant use of allografts (Fig. 3) to an exclusive use of the in situ technique, this has not been possible. In our opinion, though, the patient who leaves the operating room with a patent anastomosis and a good flow in the graft must have a better prognosis than the patient with a poor flow due to a partly or fully occluded distal anastomosis. A confirmation of this can be seen in the patient mentioned above who was not reoperated on in spite of a reported suspicion of a failure in the anastomosis; some weeks later, the graft had occluded.

As for the new in situ technique, the difficulty does not seem to be the anastomosis. With the exception of a kinked graft (Fig. 4), no reoperations have been

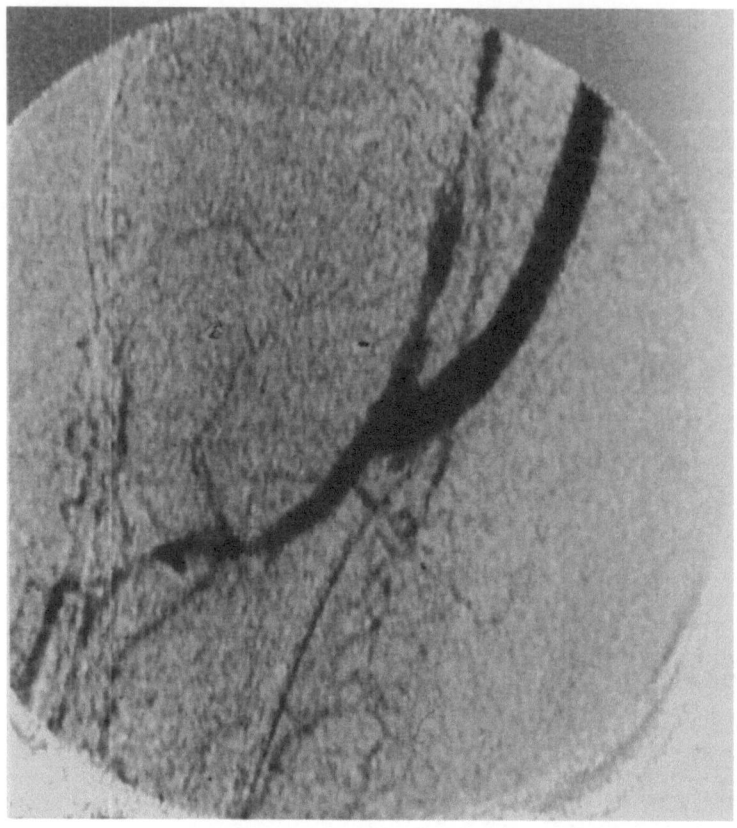

Fig. 3. An allograft consisting of an umbilical vein is anastomosed to the distal part of the popliteal artery. The arteries on the lower leg are severely diseased

due to faulty technique. Here, the essential thing to observe is the perforant vessels from the saphenous vein, becoming arteriovenous fistula when the vein is arterialized (Fig. 1). This is a potential source of morbidity, especially if they drain to the deep veins, as there is a great risk of graft occlusion distal to the fistula.

In comparison with other reported results with up to 17% overlooked fistulas detected postoperatively [3], none of our patients so far have clinically suspected fistulas.

Summary

The present study is based on 54 peroperative DSA examinations. The examination is easily performed with a band-pass filter processing the video signal on-line and showing the result in real time. This makes it possible to evaluate the flow and, in combination with a good image quality, demonstrates pathology in 35% of cases and helps, we hope, to improve graft patency.

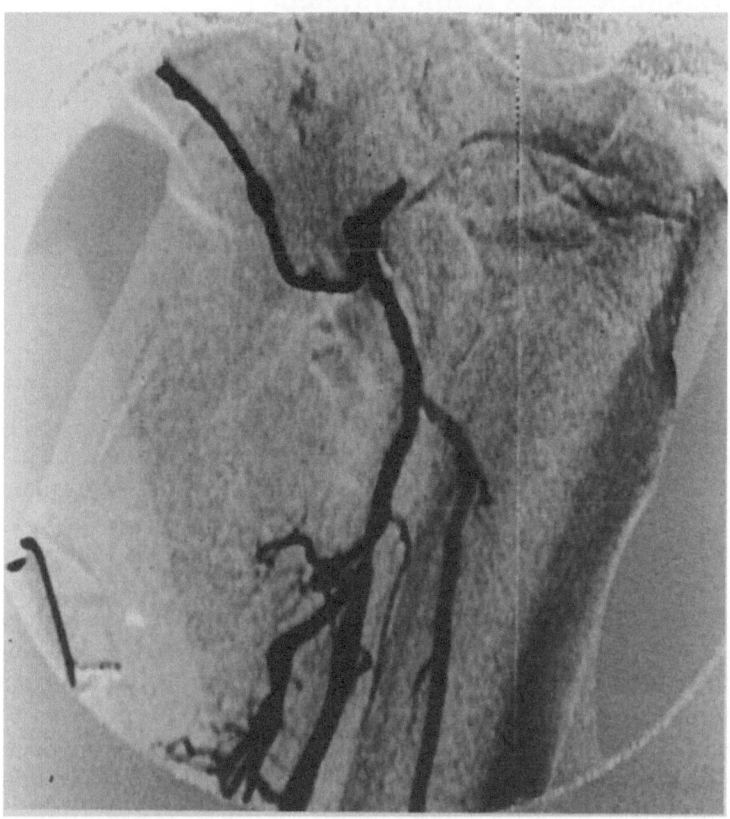

Fig. 4. An in situ vein graft with kinking. The valves in the vein are destroyed with a special instrument to allow for a reversed flow, but the site of the valves can still be seen. Slightly arteriosclerotic arteries are seen on the lower leg

References

1. Kehler M, Svahn G, Alwmark A, Norgren L (1987) Digital subtraction angiography with bandpass filtration during by-pass operation. Acta Radiol, accepted for publication
2. Kruger RA, Riederer SJ (1984) Basic concepts of digital subtraction angiography. Hall, Boston
3. Shearman CP, Gannon MX, Gwynn BR, Simms MH (1986) A clinical method for the detection of arteriovenous fistulas during in situ great saphenous vein bypass. J Vasc Surg Dec (6):578–581

Ein führungsdrahtgesteuertes Kathetersystem zur Begehung und Embolisation intrazerebraler Arterien *

B. Richling, E. Knosp

Einleitung

Von den mannigfaltigen und teils skurrilen Verfahren zur Embolisation zerebraler Gefäßmißbildungen, die in den früheren Jahren beschrieben wurden, fand lediglich die Technik Luessenhops [5] weite Verbreitung. Allerdings hatte seine Methode, Kunststoffkügelchen definierten Durchmessers frei dem Blutstrom zu übergeben, nur eingeschränkten Erfolg. Zu schwierig war es, den kritischen Moment abzuschätzen, in dem der Flow die Kügelchen nicht mehr in die Malformation, sondern in physiologische Stromgebiete trug. Auch war es schwierig, die Größe der Emboli so abzuschätzen, daß sie weder (als zu groß) nur zuführende Gefäße verschlossen oder (als zu klein) durch die arteriovenöse Fistel in die Lunge gelangten. Ein Schritt vorwärts erfolgte 1972 durch Serbinenko [7], der Latexballons auf weiche Mikrokatheter montierte und so (ebenfalls flowgesteuert) in periphere (speziell pathologische) zerebrale Gefäße vordringen konnte. Um jedoch der Strategie der Embolisation des Angiomnidus (und nicht nur der zuführenden Gefäße) gerecht zu werden, bedurfte es des Einsatzes flüssiger, rascher verfestigender Embolisate. Um diese Embolisate nach Vordringen des Ballons in das pathologische Gefäß dort absetzen zu können, war es erforderlich, den Ballon an der Spitze zu punktieren. Der so geschaffene "calibrated leak ballon" wurde zunächst durch Kerber [4] so modifiziert, daß er industriell hergestellt werden konnte. Allerdings neigten die "leaks" dieser Katheter während der Injektion des Embolisates zum Verkleben, häufige Ruptur von Kerber-Kathetern war die Folge. In den folgenden Jahren wurden von manchen Anwendern selbstgefertigte oder käuflich erworbene Latexballons selbst punktiert [1, 3], bis schließlich 1985 durch Rüfenacht [6] unter Nutzung der thermoplastischen Eigenschaften bestimmter Mikrokatheter ein System geschaffen wurde, das die Katheterspitze (ebenfalls flowgesteuert) mittels einer bulbusartigen Auftreibung des Katheterendes in die zerebrale Arterie hochbringen läßt. Obwohl diese letzte Entwicklung viele Nachteile des herkömmlichen "calibrated leak balloons" eliminiert hatte, handelte es sich dabei doch um ein System, bei dem die Steuerung der aufsteigenden Katheterspitze durch Krümmungen des Katheters, die Form der bulbusförmigen Auftreibung sowie durch Manipulation am Katheter und Injektion von Flüssigkeit beeinfluß wird, jedoch im wesentlichen durch den Flow erfolgt.

* Dieses Projekt wurde vom Medizinisch-wissenschaftlichen Fonds des Bürgermeisters der Bundeshauptstadt Wien gefördert.

Der intrazerebrale Führungsdraht

Miniaturisierte Führungsdrahtkathetersysteme wurden zunächst für den Einsatz in der Koronardiagnostik entwickelt. Manche dieser Systeme waren in der Materialverarbeitung so perfektioniert, daß ihre Verwendung im Stromgebiet der A. carotis externa möglich wurde. Eine Verwendung dieser Führungsdrähte im intrazerebralen Stromgebiet war jedoch durchweg zu riskant.

Im Verlauf des Jahres 1986 erreichte uns eine Entwicklung der kalifornischen Firma Target Therapeutics, die ein führungsdrahtgesteuertes Mikrokathetersystem zur superselektiven Begehung peripherer Stromgebiete entwickelt hatte (Tracker-18 infusion catheter). Es handelt sich dabei um einen 2,7–3F-Katheter mit sich von proximal nach distal kontinuierlich verringernder Wandstärke. Hierdurch wird eine erhöhte Stabilität im Proximalbereich und höchste Flexibilität im distalen Bereich erreicht. Die Spitze des Katheters ist mit einer ringförmigen Metallmarke versehen, die die Katheterspitze im Röntgenbild auch ohne Kontrastmittelgabe sichtbar macht. Der Führungsdraht (0,016″–0,013″) besteht aus einem silikonbeschichteten torsionsstabilen Stahldraht, der an der Spitze kontinuierlich in eine Spiralfeder übergeht. Der Übergang vom torsionsstabilen Teil in den flexiblen Endteil erfolgt dabei allmählich und ohne Änderung des Durchmessers. Der Spiraldraht selbst nimmt in seiner Steifigkeit zur Spitze hin kontinuierlich ab. Die Spitze selbst ist flexibel wie ein Wollfaden, jedoch dennoch formbar und (auch bei Verlauf des Führungsdrahtes über viele Krümmungen) noch in der Lage, Rotationen kontrolliert auszuführen.

Methodik und Probleme zerebraler Anwendung

Schon bald nach der Vorstellung des genannten Systems erfolgten Berichte über selektive extrazerebrale Begehungen [2]. Nach eigenen ersten Erfahrungen im Stromgebiet der A. carotis externa und experimentellen Vorarbeiten führten wir ab Herbst 1986 mit einem weiterentwickelten System Begehungen des Stromgebietes der A. carotis interna und der A. vertebralis durch. Dabei zeigte sich, daß die erforderliche feine Manipulierbarkeit des Führungsdrahtes im Katheter durch Einsatz einer permanenten Hochdruckspülung mit physiologischer Kochsalzlösung verbessert werden kann. Zur Begehung des Gefäßsystems wurden sowohl der transfemorale, als auch der Carotis-interna-Zugang gewählt. Beim ersteren erfolgte der Aufstieg des Mikrokatheters durch einen 4,8F-High-flow-Katheter, beim Carotiszugang wurde der Katheter direkt durch ein 16G-Kathlon-Sheet eingebracht. Im Bereich des Carotissyphons erfolgt die Handhabung des Systems in ähnlicher Weise wie dies ansonsten bei führungsdrahtgesteuerten Systemen üblich ist. Ab dem intrakraniellen Carotisanteil wird der Führungsdraht in den Katheter zurückgezogen geführt. Der Katheter läßt sich (durch die Steifigkeit des Systems) vorschieben, bei Gabelungen wird der Führungsdraht vorsichtig ausgefahren, rotiert und unter permanenter Röntgenkontrolle in den zu begehenden Ast eingeführt (Abb. 1 a, b). Die Verwendung des Führungsdrahtes außerhalb des Katheters im intrazerebralen Bereich stellt zweifellos eine Situation erhöhten Risikos dar. Zwar ist der Führungsdraht an der Spitze außerordentlich flexibel,

349

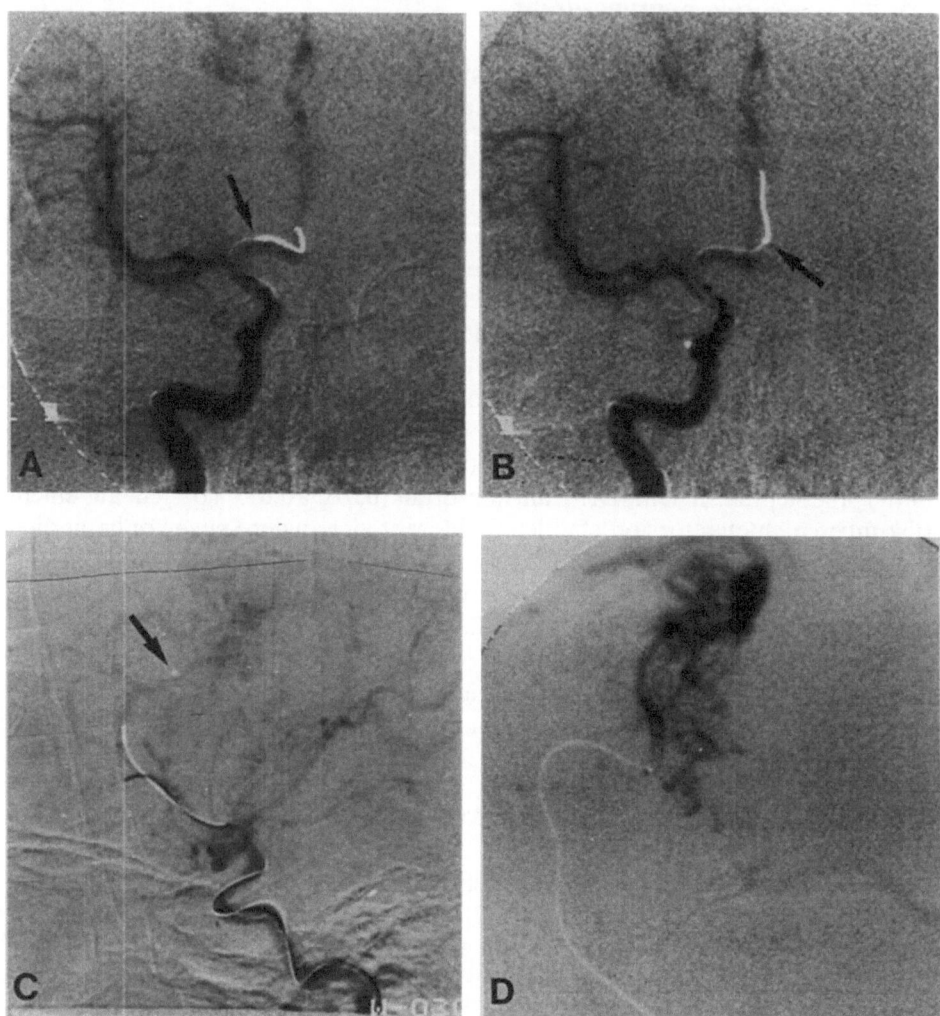

Abb. 1a–d. Bewegung des Tracker-Katheters in "roadmapping" Technik. Der Pfeil markiert das Katheterende

doch besteht durch die Stabilitäten in der Längsrichtung bei Vorschieben aus der Katheterspitze durchaus die Gefahr der Punktion einer zerebralen Gefäßwand, sofern dies nicht mit hoher Sorgfalt und unter präziser radiologischer Kontrolle (DSA mit Roadmapping-Technik) erfolgt. Unterstützt wird dies in unserem Hause durch ein DSA-Gerät (Siemens Angiotron CMP) mit einer Auflösung von 50 Halbbildern/s und dadurch zeitlich verlustfreiem Bild. Durch Verwendung der Roadmapping-Technik ist es möglich, die Bewegung des Führungsdrahtes bzw. des Katheters in Beziehung zur zerebralen Arterie zu beurteilen (Abb. 1).

Nach Erreichen des Zielgebietes wird der Führungsdraht entfernt. Der Katheter ist in der Lage, sowohl flüssige Embolisate (z. B. Akrylate) als auch höher visköse (z. B. Kollagene) aufzunehmen. Auch die Injektion kleiner Partikel (z. B. Ivalon 90–250 μm) ist möglich.

Vorläufige Ergebnisse

Von Oktober 1986 bis August 1987 wurden mittels des genannten Systems 13 Begehungen an 7 zerebralen arteriovenösen Mißbildungen durchgeführt. Weitere Anwendungen erfolgten im Stromgebiet der A. carotis externa. Abbildung 1 zeigt das schrittweise Hochführen des Systems über das Stromgebiet der A. carotis interna in eine Mißbildung im Stromgebiet der A. frontopolaris und parietomarginalis. Der Pfeil markiert dabei das Ende des Katheters. Teil c und d der Abbildung zeigen das System am Eingang zur Mißbildung sowie die superselektive Injektion von Kontrastmittel in das Angiom. Nach selektiver angiographischer Kontrolle und Durchführung eines Amytaltests erfolgt dann die Embolisation mittels Bukrylat in Glukose-Sandwich-Technik.

Komplikationen durch die Verwendung des intrazerebralen Führungsdrahtes traten bisher nicht auf; 3 der Patienten wurden nach dem Eingriff prophylaktisch mit Nimodipin behandelt.

Zusammenfassung

Die Verwendung eines intrazerebralen, führungsdrahtgesteuerten Mikrokathetersystems stellt (als Alternative zu bisherigen flowgesteuerten Systemen) eine wesentliche Erweiterung in der endovaskulären Therapie zerebraler arteriovenöser Mißbildungen dar. Unter Berücksichtigung des erhöhten Risikos, das in der Führung eines intrazerebralen Führungsdrahtes liegt, und unter Berücksichtigung der entsprechenden Sicherheitskriterien wie vorsichtigste Handhabung und permanentes Imaging stellt dieses System eine wesentliche Bereicherung im Bereich der interventionellen Therapien dar.

Literatur

1. Berenstein A (1981) Technique of catheterization and embolization of the lenticulostriate arteries. J Neurosurg 54:783–789
2. Chuang VP (1987) Superselective catheterization and embolization with tracker-18 infusion catheter. Cardiovascular and interventional radiology and new imaging modalities. Congress porto cervo, Italy
3. Debrun G, Lacour P, Caron JP, Hurth M, Comoy J, Keravel Y (1978) Detachable balloon and calibrated-leak balloon techniques in the treatment of cerebral vascular lesions. J Neurosurg 49:635–649
4. Kerber CH (1976) Balloon catheter with a calibrated leak. A new system for superselective angiography and occlusive catheter therapy. Radiology 120:547–550
5. Luessenhop AJ, Kachmann R, Shevlin W, Ferrero AA (1965) Clinical evaluation of artifical embolization in the management of large cerebral arteriovenous malformations. J Neurosurg 23:400–417
6. Rüfenacht D (1985) Persönliche Mitteilung
7. Serbinenko FA (1974) Balloon catheterization and occlusion of major cerebral vessels. J Neurosurg 41:125–145

MRI of Intraspinal Pathology

T. H. Newton, A. S. Mark, and J. Sanches

MRI is now the imaging modality of choice for the evaluation of intraspinal pathology including neoplasms, post-traumatic sequelae, inflammatory changes and congenital anomalies.

Technical Considerations

High-resolution thin-section images are mandatory for optimal imaging of the spinal cord. Ideally the spine should be parallel to the sagittal plane so that the entire cord segment included in the field of view can be imaged on a single section.

The T1 weighted images (TR's 400 to 800 ms, TE's 20 to 30 ms) provide excellent delineation of the spinal cord as a medium intensity structure surrounded by the low signal intensity of the cerebrospinal fluid. This sequence provides excellent anatomic information. On T1 weighted images, intramedullary tumors will usually produce an increase in cord diameter that is readily observable when compared with the normal cord situated above and below the level of tumor. This sequence is also helpful for the delineation of the associated tumor cysts, syringomyelia, as well as for the demonstration of extrinsic cord compression. Although T2-weighted spin echo sequences (TR = 2000, TE = 60 ms) have a lower signal-to-noise ratio, they provide useful information regarding areas of prolonged T2 within the spinal cord. In the cervical and thoracic region, T2-weighted images are degraded by pulsations of cerebrospinal fluid that produce phase shift artifacts. High quality T2-weighted images can be obtained using cardiac gating. The images are triggered on every second or every third heart beat, yielding an effective TR of approximately 2000 ms. The gated images considerably decrease the phase shift artifacts yielding a myelogram-like image with high signal intensity from the CSF and low signal intensity from the spinal cord. Disease processes that affect the spinal cord without producing spinal cord enlargement (which cannot be seen on T1 weighted images) can be detected on the gated images as areas of high signal intensity within the lower signal intensity of the normal cord. However, these images are not usually necessary in the study of spinal tumors since most symptomatic patients have some degree of cord enlargement diagnosed on T1 weighted images. Furthermore, both the tumor and the associated cyst have a high signal intensity on the T2-weighted sequences making, their distinction difficult.

Images obtained with flip angles of less than 90 degrees and gradient refocused echos appear very promising in the study of spinal cord diseases. They produce images that are similar to the gated T2-weighted images in considerable less time with fewer CSF artifacts. While these images appear helpful in the evaluation of cervical spondylosis, our experience with these new sequences in intrinsic spinal cord disease is limited.

Contrast agents such as gadolinium DTPA which shorten the T1 relaxation time appear to be very useful in the study of spinal cord tumors. The presence of gadolinium in the tumor causes enhancement of the lesion, differentiation it from adjacent low intensity areas that may represent a tumor cyst or syrinx.

Tumors

Spinal tumors have been divided radiologically into intramedullary, extramedullary intradural and extradural tumors. This definition originated from the myelographic literature but is still helpful for the differential diagnosis and will be used in the following discussion.

Primary Intramedullary Tumors

Primary intramedullary tumors cause expansion of the cord. The signal intensity of the tumor may be iso- or hypointense on T1-weighted images compared with a normal cord (Figs. 1 and 2). The appearance can be either homogeneous low intensity or inhomogeneous with a solid nodule associated with a low signal intensity region representing a cystic component. Furthermore, non-neoplastic cystic changes may be associated with intramedullary tumors. These cystic changes should be differentiated from syringomyelia. Inflammatory disease of the spinal cord such as multiple sclerosis or idiopathic transverse myelitis may also expand the cord; occasionally differentiation from an intramedullary tumor may be difficult. The clinical history and analysis of the CSF usually allows the correct diagnosis.

Ependymoma: Ependymomas account for almost 60% of all intramedullary tumors. They are most common in the lower spinal cord, conus and filum terminale. Ependymomas are slightly more common in males and are usually seen in patients from the third through the sixth decade. Some ependymomas are highly vascular, accounting for the occurrence of spontaneous subarachnoid hemorrhage. Ependymomas tend to grow slowly and may reach a large size. Cystic degeneration occurs in approximately 40% of ependymomas. On T2 weighted images, these tumors may be difficult to detect since both the CSF and the tumor have high signal intensity. Furthermore, both the solid and the cystic component of the tumor may appear of similar high signal intensity.

Astrocytoma: Gliomas account for approximately 20 to 25% of all intraspinal tumors. Astrocytomas of all grades are the second most common intramedullary neoplasm. Seventy-five percent of spinal astrocytomas are relatively benign (grade 1 and 2) and may have good prognosis after surgery. There is a slight male predominance, with a peak incidence from the first through the third decade.

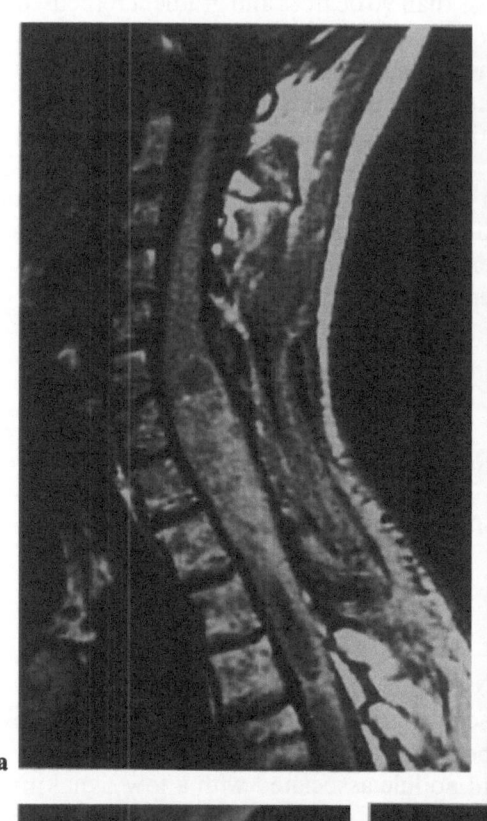

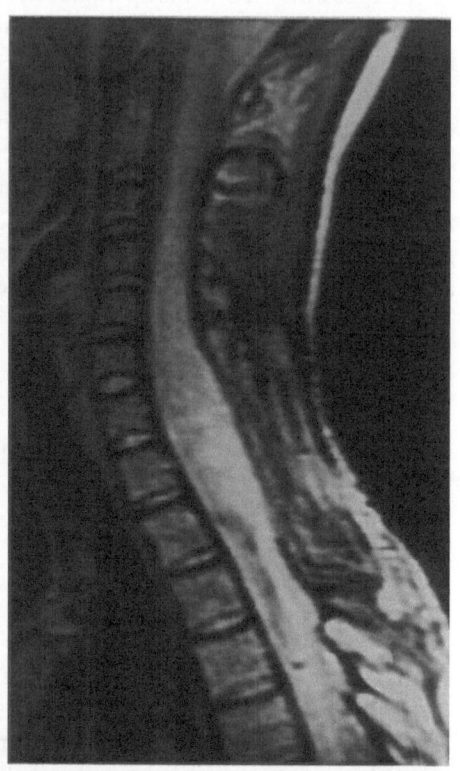

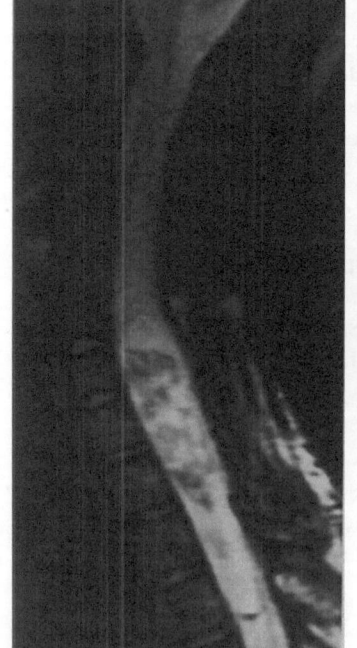

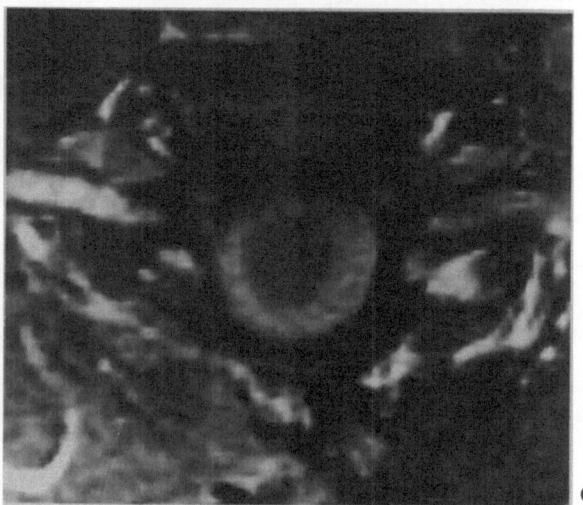

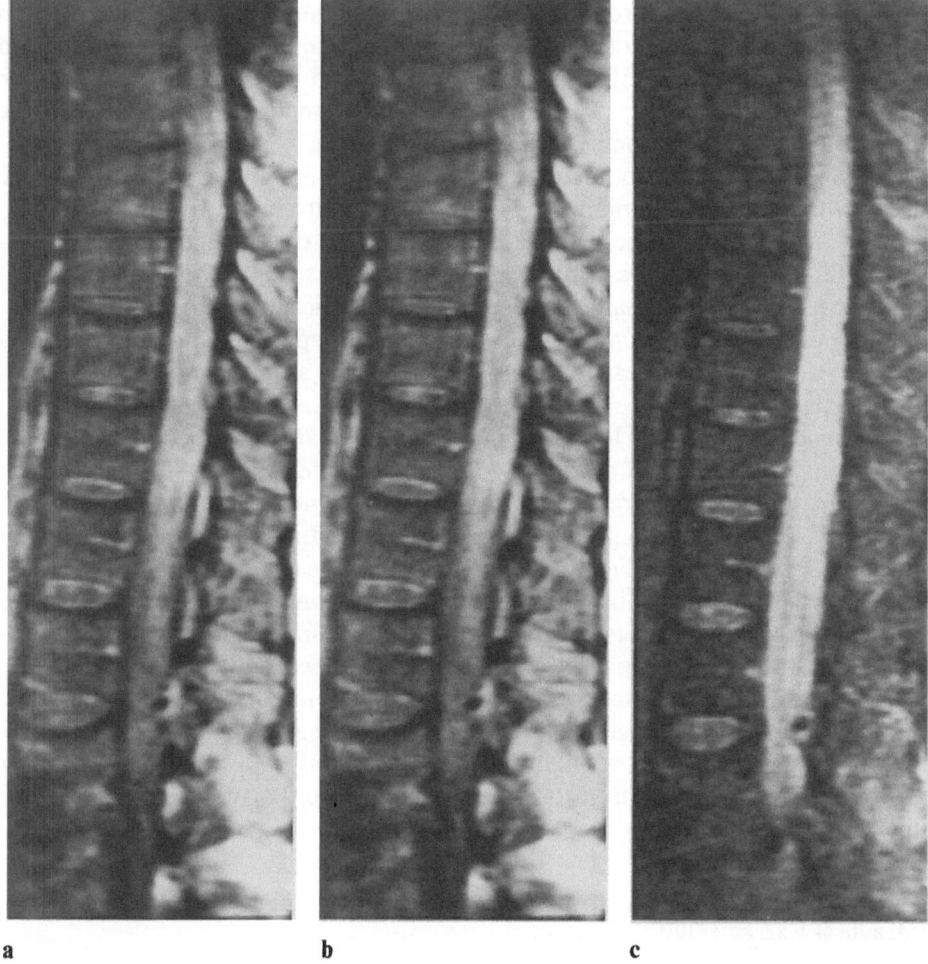

a   b   c

Fig. 2 a–c. Ependymoma of the conus and lower thoracic spine. **a** T1-weighted sagittal image through the lower thoracic and upper lumbar spine. The distal thoracic cord and conus are markedly expanded. No focal low density is identified. **b** First and **c** second echo of the T2-weighted sagittal images. The tumor has a high signal intensity compatible with a long T2

◄───

Fig. 1a–d. Ependymoma of the cervicothoracic cord. **a** Sagittal T1-weighted image. The lower cervical and upper thoracic cord is expanded from the level of C6 to the level of T2. A tumor-related syrinx is seen to extend both superiorly (*curved arrow*) and inferiorly (*straight arrow*). The high signal intensity within the tumor may represent subacute hemorrhage. **b** First and **c** second echo of the T2-weighted images. Notice the low signal intensity within most of the tumor bulk compatible with T2 shortening secondary to hemosiderin deposits within the macrophages. **d** T2-weighted axial image through the cephalic portion of the lesion confirms the presence of an intramedullary cavity

Forty percent of spinal cord astrocytomas have a cystic component. Unlike ependymomas, which are more commonly located in the lower thoracic cord and conus, the most common location of astrocytomas is in the thoracic cord followed by the cervical cord. On MRI, astrocytomas expand the cord shadow. A cystic component is diagnosed as an area of lower signal intensity than the rest of the tumor but many astrocytomas with a low signal intensity are solid at surgery. Localization of the tumor nodule may be difficult and is significantly aided by the use of intravenous gadolinium DTPA. MRI is ideally suited to following these patients after therapy. The laminectomy site can be easily identified by the absence of the spinous processes on the midline sagittal section. MRI can also demonstrate post-radiation changes in the vertebral bodies which have a high signal intensity on T1 weighted images secondary to fatty replacement of the irradiated bone marrow. MRI can easily follow the size of the associated cyst and/or syringomyelia.

Hemangioblastomas: Hemangioblastomas are rare intramedullary tumors comprising 1.6 to 3.6% of all spinal cord tumors. The mean age of presentation is 30 years. The tumors are isolated in 80% of patients. One-third of spinal hemangioblastomas occur in patients with Von Hippel-Lindau disease consisting of multiple CNS and spinal hemangioblastomas, pancreatic and renal cysts as well as renal cell carcinomas. Sixty percent of spinal hemangioblastomas occur in the thoracic region with the cervical cord being involved in 40%. Sixty percent of hemangioblastomas are cystic with variable size tumor nodules in the cyst wall. Hemorrhage into these tumors may be prominent. On MRI, the solid and cystic components of the hemangioblastomas may be easily identified. The large draining veins may present as serpiginous areas of signal void along the posterior aspect of the cord which need to be differentiated from artifacts related to CSF flow.

Intradural Extramedullary Tumors

Intradural extramedullary tumors primarily include neurinomas and meningiomas. These tumors usually produce focal displacement of the spinal cord. Even though theoretically they should easily be diagnosed by MRI, several pitfalls need to be avoided. On the sagittal images, the partial volume effects may easily project parts of the tumor within the spinal cord thus mimicking an intramedullary lesion. Visualization of the tumor in two planes is mandatory. The association of a sagittal and an axial image is usually sufficient, but occasionally coronal or oblique images may be helpful.

Meningiomas: Meningiomas account for 25 to 45% of all spinal tumors. They are most common in women, with a peak incidence in the 5th and 6th decade. Eighty percent of meningiomas involve the thoracic spine with the cervical spine being the second most common location. Most meningiomas are intradural extramedullary in location. Some dumbbell tumors, extending into the extradural compartment may occasionally be seen. Plain films are only rarely positive (10% of patients have bony erosions). On MR, most meningiomas are isointense with the cord on both T1- and T2-weighted images. The differential diagnosis includes neurinoma (which usually has a higher signal intensity on T2-weighted images) and intradural metastasis from CNS or extra CNS tumors.

Neurinoma: Neurinomas (Schwannomas) account for approximately 25% of intradural extramedullary tumors. Sixteen percent of neurinomas develop an extradural component which extends through the intravertebral foramen to form a so-called dumbbell tumor. In addition, 16% of neurinomas are purely extradural. Neurinomas are mainly discovered in middle aged patients with a slight female preponderance. The distribution within the spine is uniform with a slight thoracic predominance. Microscopically, the tumors are composed of Schwann cells. The lesions are well encapsulated, often lobular compressing the adjacent tissue. On MRI, these tumors compress the cord and are isointense on the T1-weighted images and slightly hyperintense on the T2-weighted images. However, the signal characteristics are not entirely specific. The differential diagnosis includes meningiomas and metastasis. Lateral meningoceles, which may affect patients with neurofibromatosis, can be easily diagnosed by their signal characteristics which are similar to those of cerebrospinal fluid both on T1- and T2-weighted images.

Neurofibromas are composed of both Schwann cells and fibroblasts. They are most commonly seen in patients with neurofibromatosis in whom multiple tumors are frequent. On MRI, neurofibromas are indistinguishable from neurinomas. Malignant degeneration of a neurofibroma into a neurofibrosarcoma occurs in approximately 5 to 10% of patients with neurofibromatosis. Metastasis are common after local recurrences (50–80%), the most frequent site being the lung. The malignant degeneration occurs at the site of prior irradiation with a 14 year mean time interval between the x-ray therapy and the presentation of the malignant tumor.

Lipoma: Lipomas represent approximately 1% of intradural extramedullary tumors. Males and females are equally affected. These tumors may be located subpially and because of their inward growth usually appear as intramedullary tumors. The thoracic cord is affected in nearly 40% of cases, the thoracic cord in about 30% and the cervical cord in 15%. Fifteen percent involve the conus medullaris, and the filum terminale where they appear as epidural masses. Fifteen percent of patients with spinal lipomas have associated congenital anomalies, including spinal dysraphism, subcutaneous lipomas, cutaneous hemangiomas and syringohydromyelia. The diagnosis of lipoma is easily made on T1-weighted MRI sequences by the demonstration of a high signal intensity lesion within the cord (Fig. 3). The differential diagnosis of subacute hematomyelia can be usually made on clinical grounds and T2-weighted sequences (which would demonstrate the lipoma as a region of decreasing intensity) are usually not necessary.

Dermoid, Epidermoid and Teratoma

Developmental or congenital tumors such as dermoids, epidermoids and teratomas are occasionally encountered in the spinal cord and subarachnoid spaces. Experience with MR in these tumors is still limited but they should be easily detected by MRI especially when they contain fat. Occasionally, one of these lesions may rupture producing aseptic meningitis.

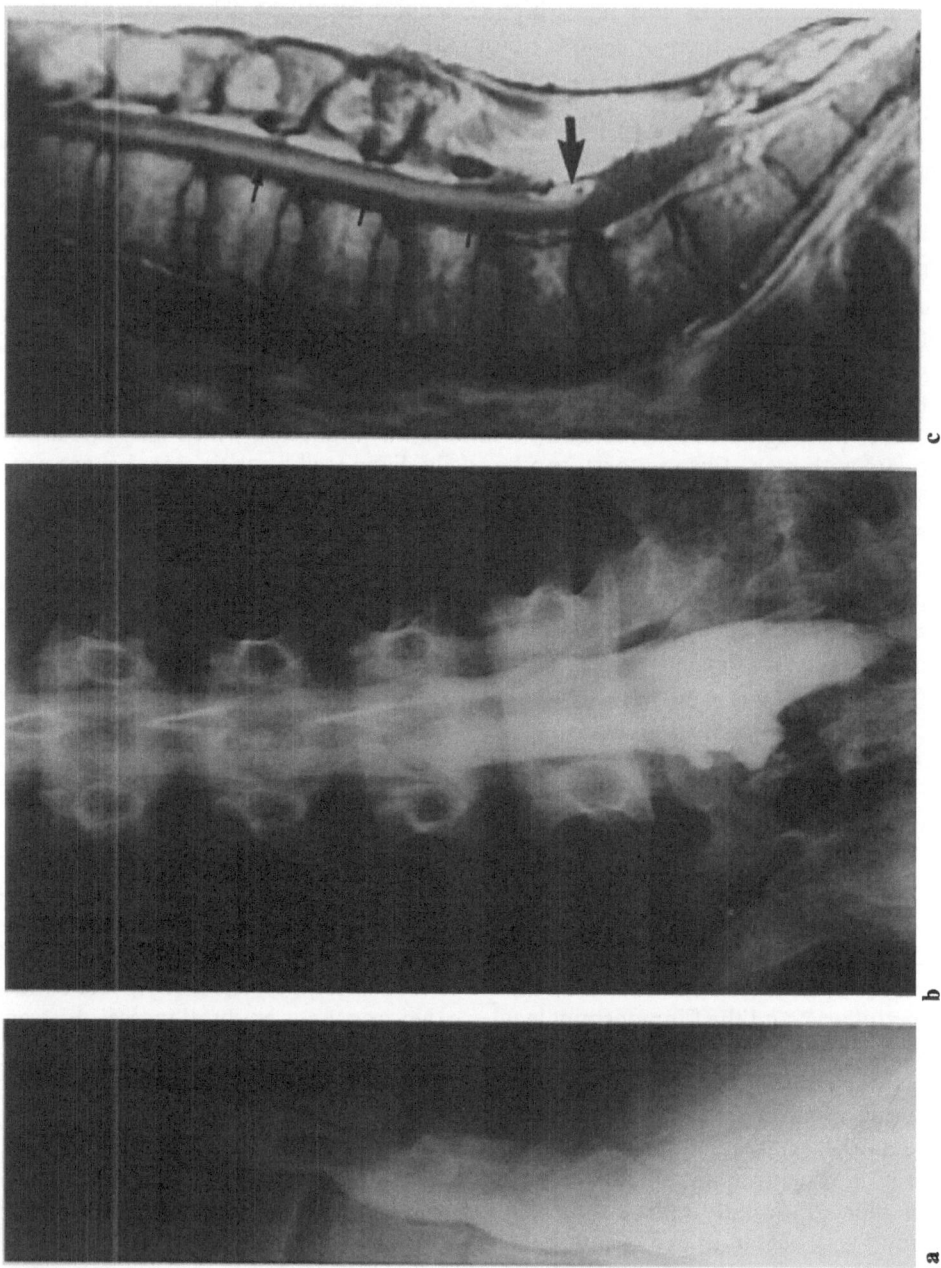

Fig. 3a–c. Lipoma with tethered cord. **a** Lateral and **b** AP myelogram demonstrates the conus at the L4–5 level. **c** Sagittal T1-weighted MR confirms the low lying conus (*small arrows*) at the L4–5 level and demonstrates the associated lipoma (*large arrow*) as a focal area of high signal intensity

Metastasis

Most metastasis affecting the spinal cord are extradural in location, often involving the adjacent vertebra. Intradural metastasis are a complication of certain primary intracranial neoplasms, such as medulloblastoma, astrocytoma and germinoma. Melanoma and bronchogenic carcinoma are the most common tumors arising outside the CNS that produce intradural metastasis. Most of these metastases are seen in the lumbosacral region, a feature that suggests an influence of gravity. MRI can demonstrate these lesions as focal masses that are usually isointense with the cord on T1-weighted images. They tend to become isointense with CSF on T2-weighted images and thus are difficult to detect with this imaging sequence. The sensitivity of MRI for small intradural metastasis is still unknown, and total myelography is indicated in patients with CNS tumors with a high propensity to subarachnoid spread.

Intramedullary metastasis have rarely been described. Their appearance is difficult to differentiate from other intramedullary tumors.

Trauma

The role of MRI in the evaluation of spinal cord trauma is still being evaluated. While plain films and CT remain the main imaging modality in the acute stage, MRI plays an increasing role in the diagnosis of late complications of spinal cord trauma. MRI can be safely performed in the acute stage, if the patient has clinical evidence of a cord injury and if the spine is stable. MRI can demonstrate cord concussion as an area of high signal intensity on T2-weighted images. As with the other intramedullary pathology that does not produce changes in the size of the cord, gated images are superior in delineating the cord lesion (Fig. 4). Areas of hemorrhagic necrosis could potentially be imaged, but these patients also usually have evidence of bony injury.

MRI can demonstrate evidence of traumatic cord compression. Cord transsection may be seen in the subacute stage as an area of discontinuity within the cord on sagittal images. MR may demonstrate the development of post-traumatic syringomyelia in patients with permanent neurologic deficits, whose conditions worsens months to years after the original injury (Fig. 5). Drainage of these cysts by shunting procedures may improve or stabilize the patient's condition.

Hemorrhage

Hematomyelia may be the result of trauma, anticoagulant therapy, spinal vascular malformations or bleeding from neoplasms such as ependymomas. Spinal cord hematomas (hematomyelia) have a different appearance depending on the stage of evolution, the field strength and type of MRI sequence employed.

The presence of deoxyhemogloblin in acute hemorrhage results in a low to intermediate signal intensity on T1-weighted images and low signal intensity on T2 weighted images at 1.5 Tesla. Marked T1-shortening, with a high signal intensity

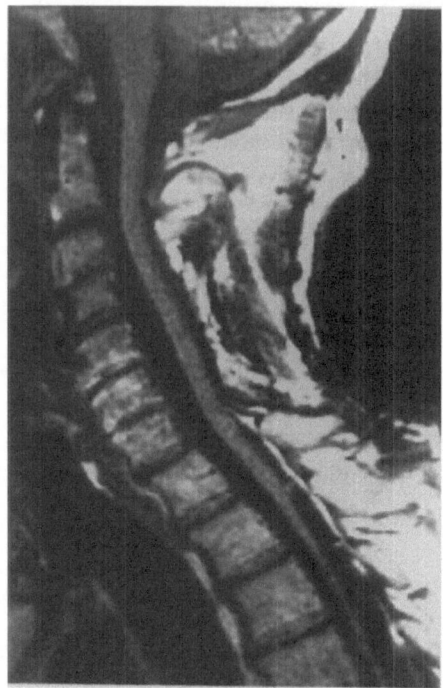 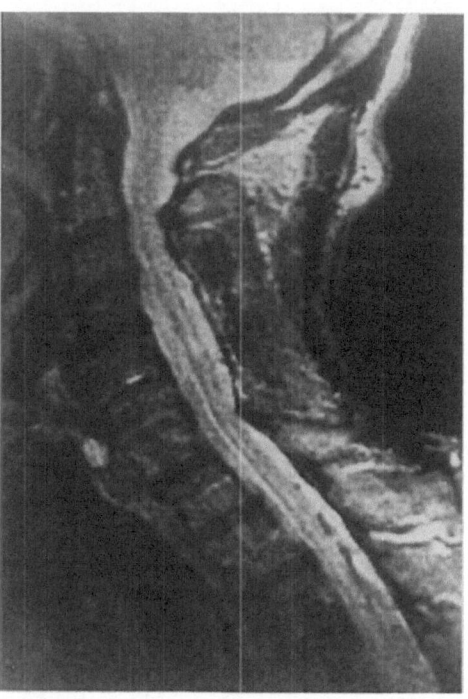

a

b

Fig. 4a, b. Post-traumatic myelomalacia. **a** Sagittal T1-weighted image demonstrates a posterior laminectomy with a wide canal. There is no evidence of cord compression. No definite intramedullary lesion is seen. **b** Sagittal T2-weighted sequence. Notice the focal area of high signal intensity thought to represent post-traumatic myelomalacia

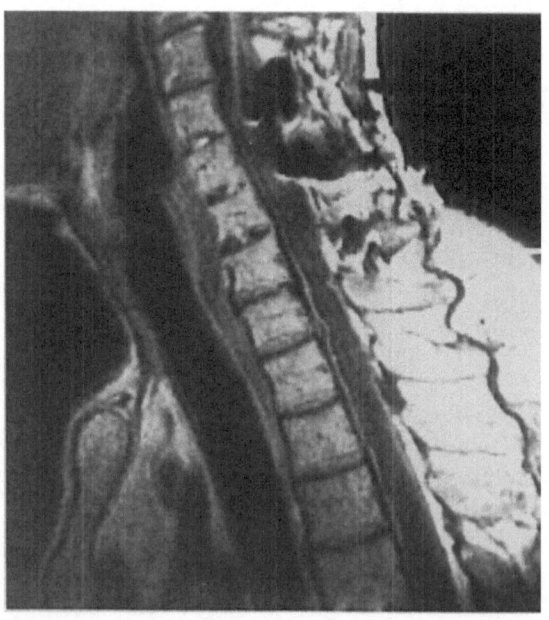

Fig. 5. Post-traumatic syringomyelia 13 years after cervical trauma with fracture at the C5–6 level. Sagittal T1-weighted image. Notice the artifacts (*straight black arrow*) from metallic clips used during surgery. A large syrinx is seen below the level of the trauma. Notice also a herniated T1–T2 disc (*arrowhead*) which is asymptomatic since the patient is paraplegic below the C5–6 level

on the T1-weighted images and a high to intermediate signal intensity on the T2-weighted images, is noted as the hematoma resolves and the deoxyhemogloblin is transformed into methemogloblin. The periphery of the hemorrhage is then slowly resorbed by macrophages with further transformation of the methemogloblin into hemosiderin. Hemosiderin produces marked shortening of T2, causing marked decrease in the signal intensity of the rim of the hematoma on the T2-weighted images.

Inflammatory and Demyelinating Disease

Most patients with multiple sclerosis and clinical signs of cord dysfunction will have demyelinating plaques in the brain as well as in the cord. These lesions are shown as areas of high signal intensity within the white matter of the brain on T2-weighted images. Similar plaques are occasionally demonstrated in the spinal cord as focal areas of high signal intensity on the T2-weighted images. In the acute phase the cord may be expanded, suggesting an intramedullary neoplasm. The clinical presentation and the CSF profile are usually helpful in the differential diagnosis. Involvement of the cord by multiple sclerosis in the absence of cerebral disease is unusual.

Transverse myelitis is defined as a nontraumatic acute cord syndrome resulting in a motor and sensory deficit below the level of spinal cord involvement. The main differential diagnosis is an acute cord compression which requires immediate surgical decompression. MRI is helpful in the evaluation of these patients since sagittal T1 weighted images can easily exclude compression of the cord. Moreover, it may demonstrate slight enlargement of the caliber of the cord in patients with transverse myelitis. The T2-weighted images (preferably using cardiac gating) demonstrate diffuse increase in the signal intensity of the cord in the affected region. Transverse myelitis may be associated with viral infections, vasculitis (such as lupus or polyarteritis nodosa) or rarely with multiple sclerosis. The association of optic neuritis and transverse myelitis in a patient with multiple sclerosis is known as Devic's syndrome. Only a minority of patients with transverse myelitis will ultimately develop multiple sclerosis. The prognosis is variable with up to one-third of patients recovering completely.

Cervical Myelography Secondary to Spondylosis

Chronic compression of the cervical cord by osteophytes or herniated discs may lead to intrinsic cord lesions presumed to be secondary to local ischemia and repeated trauma. These focal areas of myelomalacia may appear normal on the T1-weighted MR images or may show a focal area of cord atrophy. On T2-weighted sagittal images (preferably using cardiac gating), the areas of myelomalacia appear as focal regions of high signal intensity. Their appearance is nonspecific but their presence in patients with a history of long standing spinal stenosis and myelopathy is highly suggestive. These lesions usually persist after a laminectomy and cervical decompression and may explain why certain patients remain symptomatic even after adequate decompression of the spinal canal.

Syringomyelia

Syringomyelia is defined as a cavity within the spinal cord which is not lined by ependymal cells as opposed to hydromyelia which implies only dilatation of the central canal. The causes of syringomyelia are numerous. It is commonly associated with an Arnold-Chiari type I malformation. Syringomyelia may also be secondary to trauma, arachnoiditis or tumor. MRI is ideally suited for the diagnosis of syringomyelia. The T1-weighted sagittal images are the most useful, demonstrating a central low signal lesion within the cord. The lesion may be limited to a segment of the cord or extend through its entire length. MRI is not only helpful in making the diagnosis of syringomyelia but also in suggesting its cause. MRI can easily make the diagnosis of Chiari malformation by demonstrating the tonsillar ectopia and other associated findings of Chiari malformation. The diagnosis of arachnoiditis may be suggested by loss of the normal smooth interface between the cord and the subarachnoid space. A syrinx not associated with a Chiari malformation, arachnoiditis or trauma should raise the possibility of a tumor related syrinx. (See section on tumors.)

Congenital Lesions

The spine and spinal cord may be affected by numerous congenital lesions. Since MRI is a sensitive technique for direct imaging of the neural elements, it has rapidly become the examination of choice in the evaluation of most congenital abnormalities of the spine. We will review some of the most common spinal congenital anomalies emphasizing the role of MRI in their diagnosis.

The Chiari I malformation is one of the most common craniocervical junction malformation. It is characterized by downward herniation of the cerebellar tonsils below the level of the foramen magnum without other associated posterior fossa abnormalities. Clinically, these patients may present a) foramen magnum compression with ataxia, cerebellar signs and lower cranial nerve deficits; b) combined associated sensory loss characteristic of syringomyelia (65%) or c) a cerebellar syndrome with truncal ataxia, nystagmus and limb ataxia.

MRI demonstrates the caudal herniation of the tonsils through the foramen magnum as far as C1 (62%), C2 (25%) and C3 (3%). The cranial vertebral junction is often malformed with basilar impression, fusion of the to the occiput or fusion of C2 to C3. Hydromyelia of the cervical cord is seen in approximately 50% of the cases (Fig. 6). Hydrocephalus may also be present.

The Chiari II malformation is characterized by a small posterior fossa with a downward displacement of the 4th ventricle and the medulla into the upper cervical canal. The medulla buckles backward behind the cervical cord forming a kink and a spur at the cervicomedullary junction. Hydrocephalus is often associ-

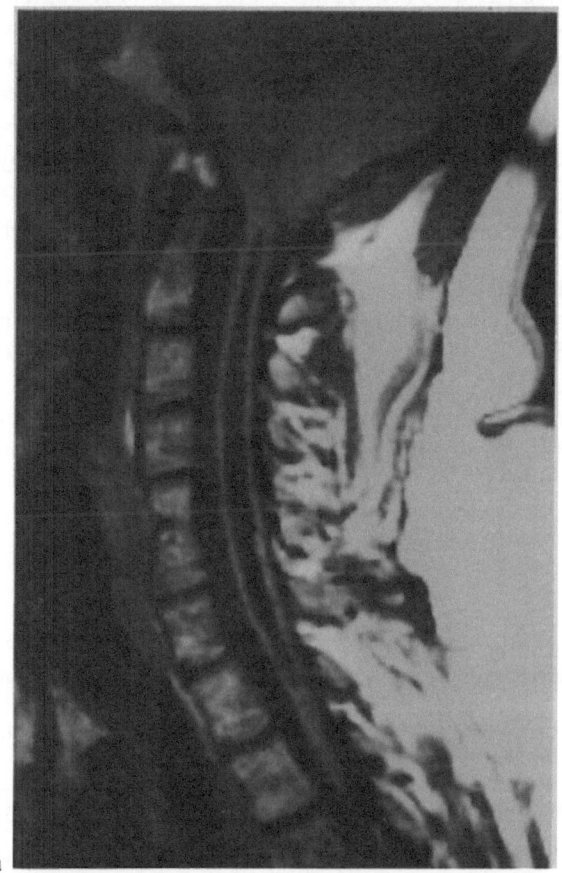

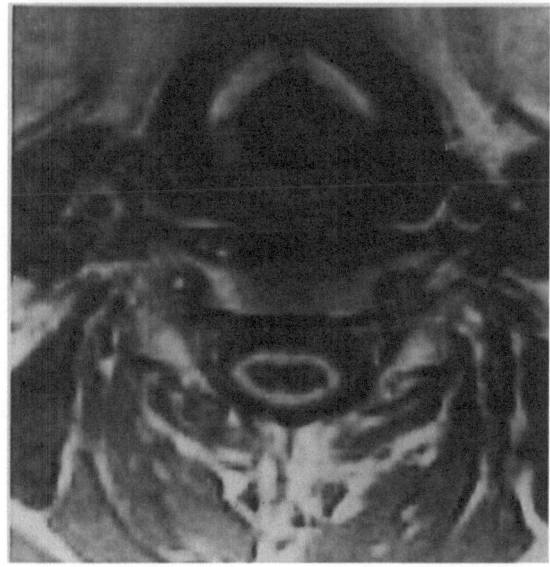

Fig. 6 a, b. Syringomyelia associated with Chiari malformation. **a** Sagittal T1-weighted sequence. Tonsillar herniation (*curved arrow*) and a syringomyelia cavity in the cervical spine are shown. **b** The axial T1-weighted image confirms the intramedullary cavity

ated. The Chiari II malformation is virtually always associated with a myelomeningocele. Hydromyelia may also be seen with a Chiari II malformation.

Tethering of the cord is another common congenital anomaly where MRI is the imaging modality of choice. A sagittal T1-weighted sequence demonstrates the abnormally low position of the conus. An associated lesion such as a lipoma of the filum or a diastematomyelia (an uncommon dysraphism characterized by sagittal clefting of one portion of the cord) may also be shown. Symptoms are usually present in childhood (often associated with cutaneous findings overlying the lower back).

Caudal regression is a complex variety of anomalies of the lower spine which appear to result in disturbances of the embryogenesis of the caudal mesoderm prior to the 4th week of gestation. Myelomeningocele is commonly associated with this syndrome. The cord may be tethered. In its most severe form, the lower extremities are fused (sirenomyelia). In these patients, MRI is invaluable in demonstrating the relationship of the cord to the spinal canal prior to surgical correction.

Bibliography

1. Bailey IC (1970) Dermoid tumors of the spinal cord. J Neurosurg 33:676–681
2. Bryan P (1974) CSF seeding of intracranial tumours: a study of 96 cases. Clin Radiol 25:355–360
3. Dorwart RH, Wara WM, Norman D, Levin VA (1981) Complete myelographic evaluation of spinal metastases from medulloblastoma. Radiology 139:403–409
4. Dorwart RH, La Masters DL, Watanabe TJ (1983) Tumors. In: Newton TH, Potts DG (eds) Computed tomography of the spine and spinal cord. Clavadel Press, San Anselmo, pp 115–147
6. Rawe SE, Van Gilder JC, Rothman SLG (1978) Radiographic diagnostic evaluation and surgical treatment of multiple cerebellar, brain stem, and spinal cord hemangioblastomas. Surg Neurol 9:337–341
7. Rubinstein LJ (1972) Tumors of the central nervous system. In: Atlas of tumor pathology, series 2, fasc. 6. Armed Forces Institute of Pathology, Washington, DC
8. Shapiro R (1975) Myelography, 3rd edn. Chicago: Year Book Medical Publishers
9. Thomas JE, Miller RH (1973) Lipomatous tumors of the spinal canal. Mayo Clinic Proc 48:393–400

Computed Tomography of the Spine in Multiple Myeloma

L. Dalla Palma, R. S. Pozzi Mucelli, G. Gozzi, and P. Morassi

Introduction

The radiologic evaluation of multiple myeloma (MM) is based upon conventional radiology (CR), which has a good sensitivity in the detection of osseous lesions, superior, in this situation, to bone scintigraphy [4, 6, 8, 9].

However, CR has some limitations in detecting lesions in certain sites, such as the vertebral bodies, the sacrum, the iliac wing, and the sternum [1, 5].

Due to the high contrast sensitivity, computed tomography (CT) has proved to be effective in showing lesions in the so-called difficult areas for CR [5]. Therefore, considering the high rate of lesions in the vertebrae in MM and the relative limitations of CR in this area, we undertook a study with CT of the spine in patients with known MM in order to define the contribution of this technique in this disease.

Material and Methods

Our series is composed of 26 patients (13 males and 13 females, with a mean age of 64 years). The duration of the disease with regard to the CT examination ranged from 15 days to 7 years. In one patient, the CT examination was obtained before the clinical diagnosis of MM was made. The diagnosis of MM was based upon clinical symptoms (bone pain, symptoms related to anemia, hypercalcemia, and renal insufficiency), laboratory data (seric and urinary electrophoresis and immunoelectrophoresis), and the study with immunofluorescence of medullary or tumoral plasma cells.

All patients underwent a skeletal X-ray study including the spine, the skull, and the long bones. CT scans were obtained using a GE CT/T 8800 scanner with the longest scanning time available (11.4 s) and 5-mm-thick slices. Images were reconstructed using high-resolution algorithms for soft tissue and bone (review) with target factors of 1.7–2.5. Scanning planes were obtained based upon X-ray findings (lytic lesions, vertebral crush fractures) and/or neurological symptoms.

Results

In this section the CT findings in MM will be considered, and secondly, the relationship with CR.

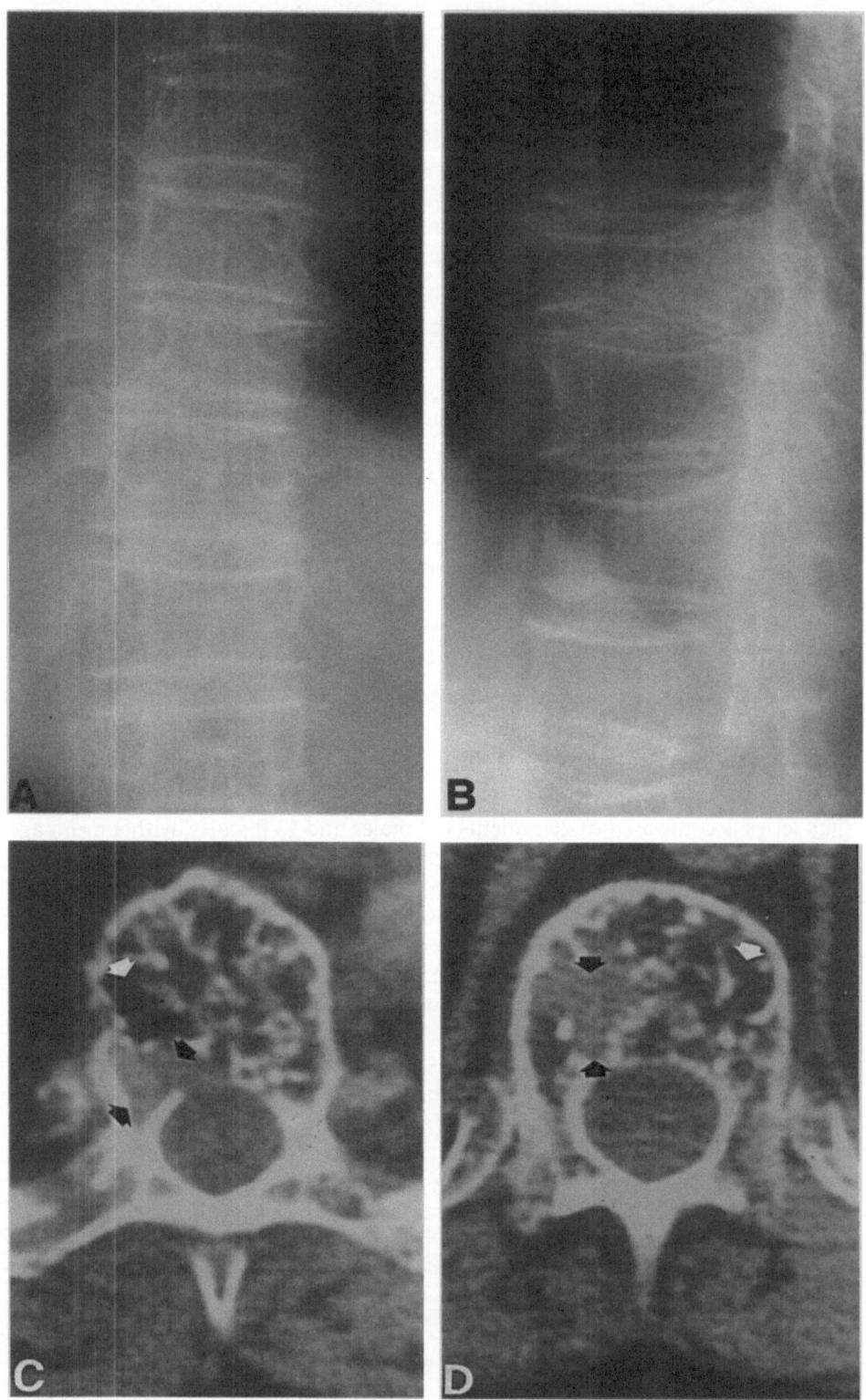

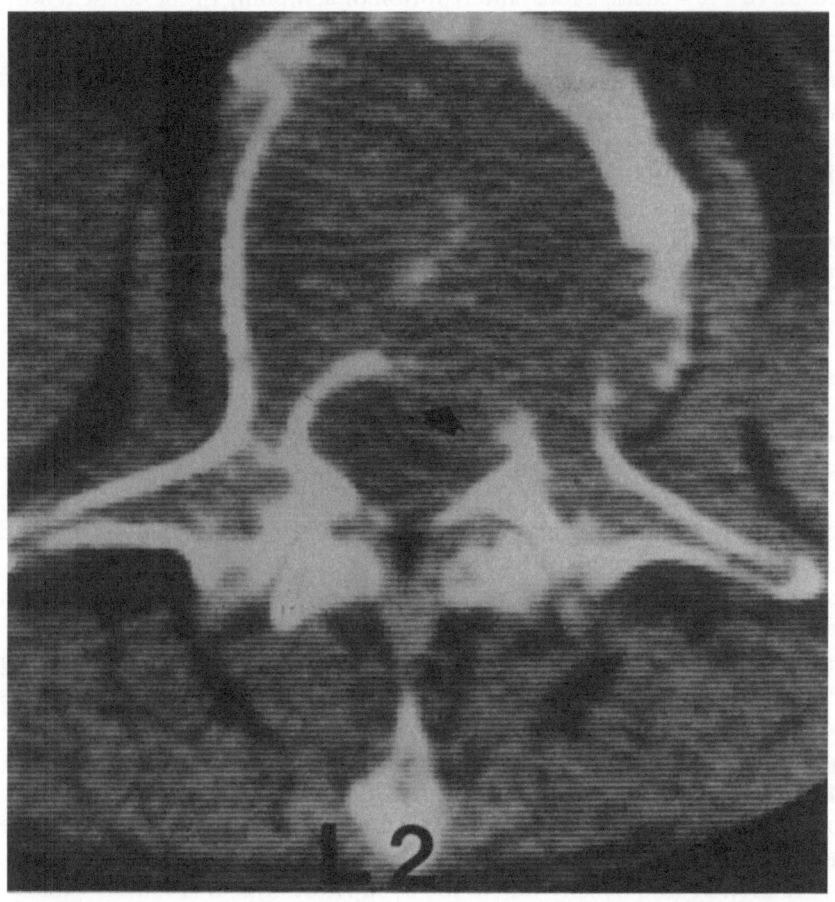

Fig. 2. Diffuse lytic pattern: the soft tissue density involves the spongiosa of both the vertebral body and the posterior arch; a focal interruption of the cortical bone near the spinal canal is also visible (*black arrow*)

CT Findings

The CT findings may be divided into two categories: (a) local lytic lesions and (b) diffuse lytic lesions.

Focal Lytic Lesions. CT findings (Fig. 1) of focal myelomatous lesions may be summarized in the following characteristics: (a) round or oval morphology; (b) density values ranging from fatty density to solid CT numbers (from -60 to 70 HU); (c) preferential site in the vertebral spongiosa (mainly in the vertebral bodies and, less frequently, in the posterior elements); and (d) intact cortical bone

---

Fig. 1 A, B. Conventional radiology: diffuse osteopenia with increased visibility of bone trabeculae and vertebral crush fractures, **C, D** Computed tomography: multiple focal lytic lesions with solid (*black arrows*) and fatty (*white arrows*) densities

in most cases. In a few cases, a focal interruption or a swelling of the cortical bone was present.

Diffuse Lytic Lesions. This feature (Fig. 2) was seen in a single patient, who had a rapidly progressive MM. In this case, the CT findings were of a soft tissue density involving the vertebral spongiosa, with complete destruction of the trabeculae of cancellous bone. The cortical margins were intact in all the vertebrae examined except L_2, where a focal interruption of the cortical bone near the spinal canal was present (Fig. 2). The myelomatous process was present in all the vertebrae examined with CT and involved the spongiosa of the vertebral bodies and the posterior elements at the same time.

Relationships of CT with CR

Radiographic findings included a reduced bone density in 24 out of 26 patients, associated with focal lytic lesions in 8 cases; furthermore, mild to moderate vertebral crush fractures were visible in 18 cases. Finally, two lytic lesions (in one case associated with a lysis of the vertebral body) of the posterior arch were recognized in two cases.

In the patients with lytic lesions on CR (both in the vertebral bodies and in the posterior arch), CT identified the lesions in all cases. Moreover, although CT scans were obtained at the level of the osteolytic lesion, extending the scanning planes one or two vertebrae above or below, a consistent number of lytic lesions were recognized in three patients with no radiographic evidence, in retrospect either (Fig. 1). In addition to the two posterior arch lesions shown by CR, CT showed three further lytic lesions at this level.

Of the 18 cases with vertebral crush fractures, CT showed lesions with the above-mentioned characteristics in 14 cases. In the remaining 4 cases, the vertebrae showed an increased density due to the collapse of bone trabeculae. Finally, CR was not able to show the spinal canal involvement: on CT, a soft tissue density destroying the cortical bone and extending into the spinal canal was seen in five cases (Fig. 3).

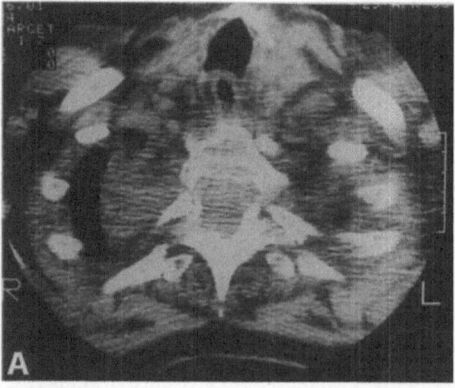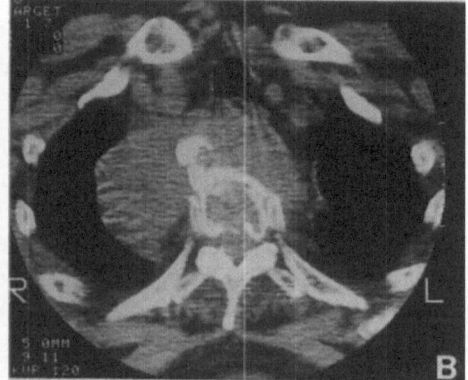

Fig. 3 A, B. Large mass of soft tissue density, involving the vertebral body of D_2, with extension in the posterior mediastinum

Discussion

Radiologic evaluation has an important role in the diagnosis and staging of MM. In fact, in the most-used classification system [2], the presence or absence of bone lesions and their number (single or multiple) changes the stage of the disease.

The radiologic evaluation has been based on CR; however, in our study we have shown a limited sensitivity in the detection of osteolytic lesions, to which the limited specificity of the radiologic findings should be added. The limited specificity is related to the findings of diffuse osteopenia, with or without vertebral crush fractures. These findings may be attributed to the disease or to the bone mineral loss related to patient age since MM is generally observed in advanced ages. A further limitation of CR is the poor evaluation of the extension of the lytic lesions, which, in the case of the spine, may become a serious complication if the lesion extends towards the spinal canal. These partial limitations of CR are the basis for the application of CT in the study of this disease.

The value of CT in MM has already been emphasized in previous reports [3, 7, 10]. The analysis of our data is in agreement with previous studies and has shown several points that have to be emphasized:

1. The CT findings of MM are rather typical and distinctive in comparison with other common neoplastic lesions of the vertebrae, mainly vertebral metastases. In our experience, myelomatous lesions, although osteolytic, showed less aggressive features than metastases, being the cortical bone conserved in most instances. The density values were sometimes also typical, mainly in the cases of fatty or nearly water densities. These findings together allowed the diagnosis of myeloma in one case before the clinical and laboratory evidence of the disease. Furthermore, the presence of lesions with the CT characteristics of MM in cases with radiographic findings of osteopenia, possibly associated with vertebral crush fractures, is significant because it characterizes the nonspecific radiographic findings.
2. CT showed a consistent number of lesions not recognizable on CR examination. This discrepancy is explained by the greater contrast resolution and secondly by the preferential site in the vertebral spongiosa of myelomatous lesions; it was more evident for lesions located in the posterior arch and in cases of small-sized lesions.
3. CT was helpful in showing the involvement of the spinal canal. This complication was present in five patients, but in three other cases a focal interruption of the cortical bone without extension inside the vertebral canal was seen. In all cases, CT was able to show the soft tissue mass inside the canal without the need of intrathecal contrast media.
4. CT can be used for the follow-up of myelomatous lesions during radio-/chemotherapy. In our experience, in two cases we were able to show the regression of the lesions and a change of the density, converting from solid to fatty densities.

In conclusion, CT is in our opinion an extremely useful technique in the evaluation of MM. Having stated that CT should be performed after CR, the actual indications of CT in MM include: (a) patients with back pain with negative radiologic examination; (b) patients with neurological symptoms (with both positive or negative radiologic findings) in order to search for intraspinal canal extension; (c) solitary myeloma, in which cases we suggest that a few scans be obtained for each vertebral body at the level between D_{10} and L_3, which is the most common site of myelomatous lesions in the vertebrae; (d) biopsy guidance; and (e) follow-up.

References

1. Cacayorin ED, Kieffer SA (1982) Applications and limitations of computed tomography of the spine. Radiol Clin North Amer 20:185–206
2. Durie BGM, Salmon SE (1975) Clinical staging system for multiple myeloma. Cancer 36:842–854
3. Helms CA, Genant HK (1982) Computed tomography in the early detection of skeletal involvement in multiple myeloma. JAMA 248:2886–2887
4. Kyle RA (1975) Multiple Myeloma: a review of 896 cases. Majo Clin Proc 50:29–40
5. Lukens JA, McLeod RA, Sim FH (1982) Computed tomographic evaluation of primary osseous malignant neoplasms. AJR 139:45–48
6. Meszaros WT (1974) The many facets of multiple myeloma. Sem Roentgenol 9:219–222
7. Schreiman JS, McLeod RA, Kyle RA, Beabout JW (1985) Multiple myeloma: evaluation by CT. Radiology 154:483–486
8. Scutellari PN, Spanedda R, Feggi LM (1984) Confronto tra radiologia scheletrica tradizionale e scintigrafia ossea total body nella diagnosi di mieloma multiplo. Radiol Med 70:271–276
9. Sebes JI, Niell HB, Palmieri GMA, Reidy TJ (1986) Skeletal surveys in multiple myeloma. Radiologic pathologic correlation. Skeletal Radiol 15:354–359
10. Solomon A, Rahamani R, Selegsohn U, Ben-Artzi F (1984) Multiple myeloma: early vertebral involvement assessed by computerized tomography. Skeletal Radiol 11:258–261

Wertigkeit der prä- und postmyelographischen Computertomographie im Vergleich zur zervikalen Myelographie

W. Wiesmann, B. Lösing, R. Mewe, M. Reiser, R. Erlemann, G. Bongartz, P. E. Peters

Einleitung

Die zervikale Myelographie hat bei der Diagnostik der zervikalen Myelopathie trotz hochauflösender CT und MR ihren Stellenwert nicht verloren. Insbesondere bei geplanten operativen Eingriffen wird sie als zusätzliche Entscheidungshilfe gefordert und gilt vielerorts als „Gold Standard". In der Regel geht der invasiven Diagnostik eine CT-Nativuntersuchung voraus.

Diese Analyse soll Aufschluß geben über die Häufigkeit der diagnostischen Zusatzinformation durch die zervikale Myelographie und dadurch Hinweise zur Aussagefähigkeit des Nativ-CT's liefern, zusätzlich soll der diagnostische Wert der postmyelographischen Computertomographie abgeschätzt werden.

Patienten und Methode

Bei 250 Patienten wurden die vorliegenden prämyelographischen CT-Untersuchungen von 2 Untersuchern befundet und nach der diagnostischen Beurteilbarkeit in 4 Klassen eingestuft. Diese Befunde wurden mit den Ergebnissen der zervikalen Myelographie und der obligatorischen postmyelographischen CT verglichen. Die Qualität der Myelographie und des Myelographie-CTs wurde ebenfalls entsprechend ihrer diagnostischen Aussagefähigkeit in 4 Gruppen eingeteilt und abhängig von der Lokalisation der Kontrastmittelapplikation (lumbal oder zervikal) aufgeschlüsselt.

Ergebnisse

Bei den zur zervikalen Myelographie überwiesenen Patienten (Alters- und Geschlechtsverteilung Abb. 1) waren die CT-Nativuntersuchungen überwiegend (85%) außerhalb durchgeführt worden. In der Regel wurden diese Untersuchungen mit entsprechender Gantrykippung und 3 mm Schichtdicke durchgeführt, in einigen Fällen mit 1,5 mm Schichtdicke. In 85% der Fälle wurden 1–3 Segmente untersucht. Der Zeitraum zwischen CT-Nativuntersuchung und der Myelographie betrug durchschnittlich 3 Wochen.

Zur zervikalen Myelographie wurden die Patienten grundsätzlich stationär aufgenommen. Die Kontrastmittelapplikation zur Myelographie erfolgte in 77% der Untersuchungen nach lateraler C1/C2-Punktion, ansonsten nach lumbaler

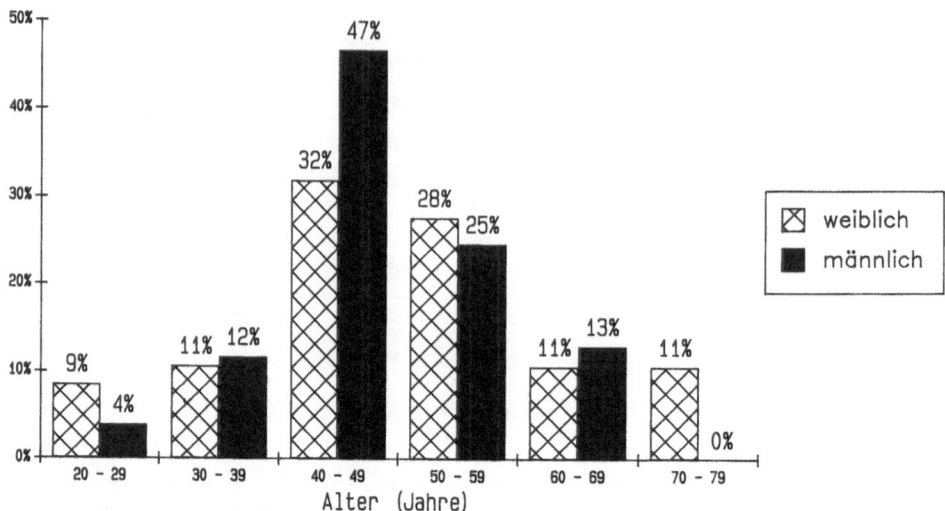

Abb. 1. Altersverteilung der Patienten

Punktion. Nach zervikaler Punktion wurden durchschnittlich 7 ml Kontrastmittel (Solutrast 250 m) appliziert, bei der lumbalen Punktion 15 ml. Die lumbale Punktion war erforderlich, wenn zusätzliche Befunde im Bereich des thorakalen und lumbalen Spinalkanals zu erwarten waren. Die zervikale Punktion war in allen Fällen problemlos durchzuführen, bei primär geplanter C1/C2-Punktion war in keinem Fall die alternativ mögliche Lumbalpunktion erforderlich. Komplikationen während der Untersuchung wurden weder bei der zervikalen noch bei der lumbalen Punktion beobachtet. Die statistische Auswertung der postpunktionellen und postmyelographischen Beschwerden der Patienten ist noch nicht abgeschlossen, jedoch scheint tendenziell die zervikale Punktion besser verträglich zu sein.

Die Beurteilung der Qualität der Myelographie-Kriterien waren Kontrastierung des Subarachnoidalraumes. Abgrenzung des Spinalkanals von den überlagernden knöchernen Strukturen, Darstellung der Nervenwurzeltaschen und eindeutige Demonstration des Befundes – zeigt die Überlegenheit der zervikalen Punktion. Während bei den mit „sehr gut" und „gut" klassifizierten Untersuchungen die Myelographie nach zervikaler Punktion dominiert, finden sich bei den als „ungenügend" eingestuften Myelographien nahezu ausschließlich Untersuchungen nach lumbaler Kontrastmittelapplikation (Abb. 2).

Gegenüber der Nativ-CT fanden sich bei der Myelographie in 34% der Fälle zusätzliche Befunde. Bei allen Patienten wurde nach der Myelographie eine CT des zervikalen Spinalkanals angeschlossen („Myelographie-CT"). Dabei wurden gezielt die in der Myelogrphie als suspekt oder pathologisch gekennzeichneten Segmente untersucht. Die Qualität des postmyelographischen CT's wurde ebenfalls nach diagnostischen Kriterien bewertet. Die Kontrastierung des Subarachnoidalraumes nach Myelographie folgt einer Zeit-Dichte-Funktion, dabei ist in der ersten Stunde nach Myelographie eine Abgrenzung der ossären Strukturen des Spinalkanals wegen der noch hohen Dichte erschwert. Die besten Untersu-

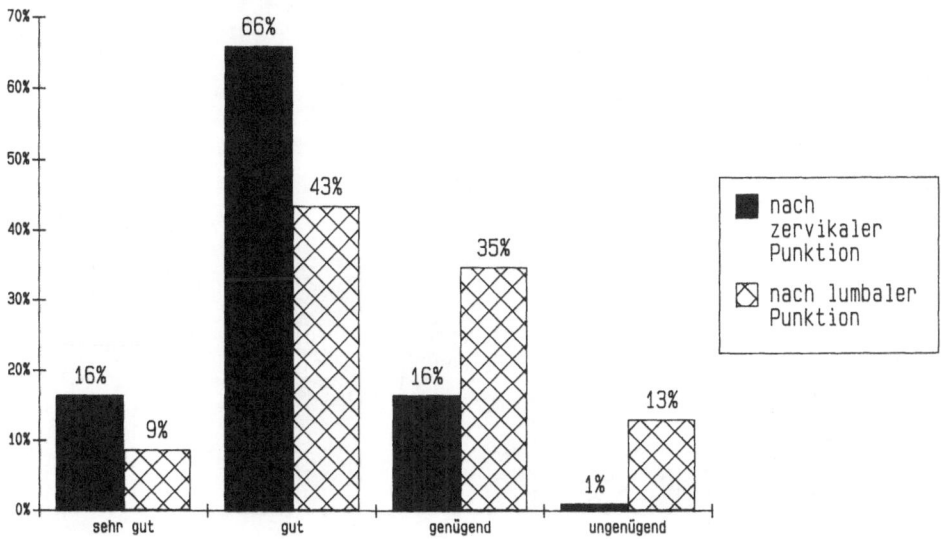

Abb. 2. Qualität der Myelographie

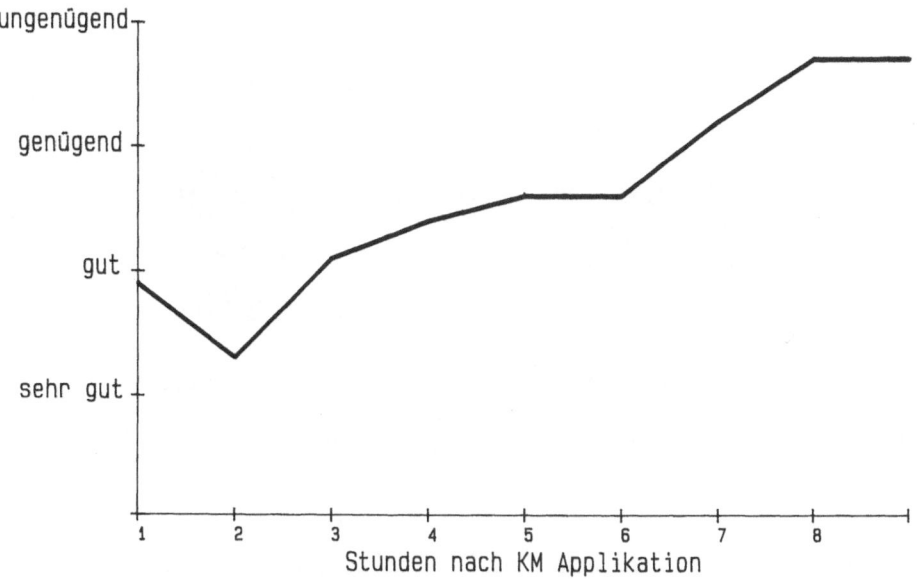

Abb. 3. Qualitätsvergleich Myelographie-CT

chungsergebnisse wurden in der 2.–5. Stunde nach Kontrastmittelapplikation erzielt. War die CT-Untersuchung erst zu einem späteren Zeitpunkt möglich, so konnten durch eine flache Lagerung der Patienten mit Unterpolsterung des Kopfes (im Sinne einer HWS-Kyphosierung) auch 6–8 h nach Myelographie noch aussagefähige Untersuchungen durchgeführt werden (Abb. 3).

Der direkte Vergleich der CT-Untersuchungen vor und nach Myelographie zeigt, daß die Kontrastierung des Subarachnoidalraumes zu einer signifikanten

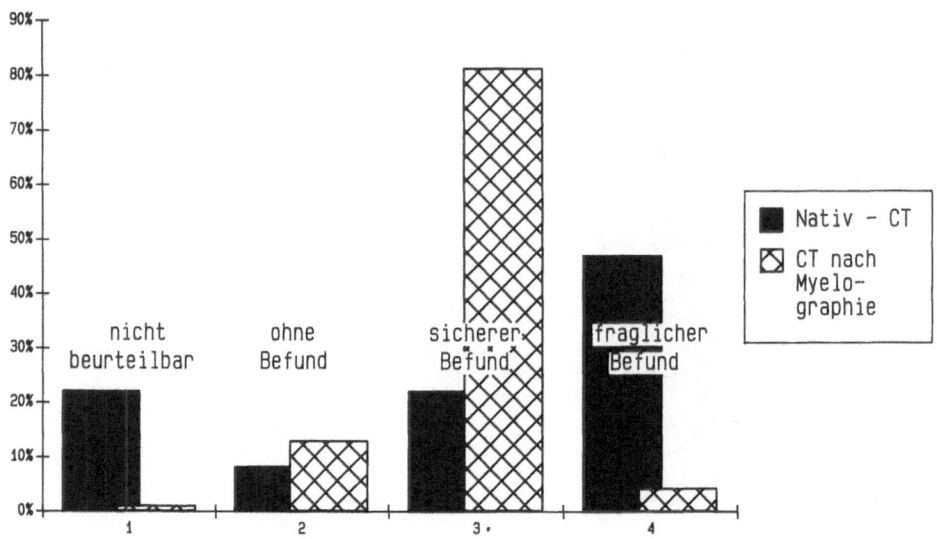

Abb. 4. Nativ-CT versus Myelo-CT

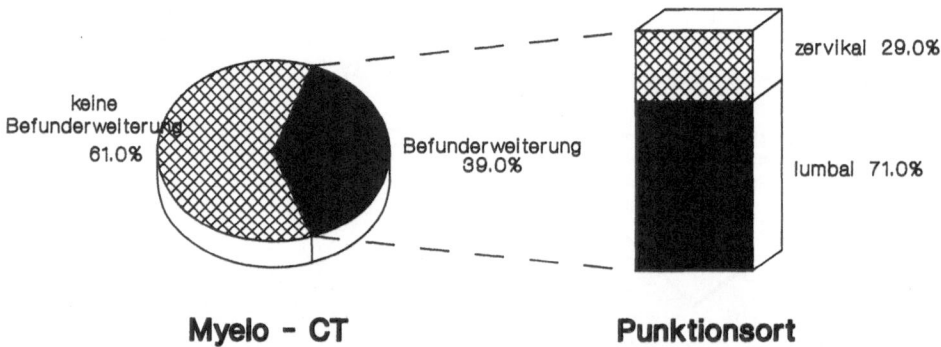

Myelo - CT   **Punktionsort**

Abb. 5. Befunderweiterung durch Myelo-CT Myelographie „fragliche Befunde"

Anhebung der Befundsicherheit führt. Die Zahl der „nicht beurteilbaren" Untersuchungen wird ebenso minimiert wie die Quote der fraglichen Befunde („Verdacht auf..."). Demgegenüber ist eine deutliche Zunahme der als sicher klassifizierten Befunde in der Myelo-CT zu verzeichnen (Abb. 4).

In welchen Fällen zeigt das Myelographie-CT gegenüber der Myelographie eine Befunderweiterung? Bei einer qualitativ aussagefähigen Myelographie ohne oder mit eindeutig dokumentiertem Befund ist durch diese Zusatzuntersuchung nur in weniger als 5% aller Untersuchungen eine Zusatzinformation zu erwarten. Bei einer zervikalen Myelographie mit „fraglichem Befund" ist demgegenüber in 39% mit einer Befunderweiterung zu rechnen, wobei hier Untersuchungen mit lumbaler Kontrastmittelapplikation eindeutig überrepräsentiert sind (Abb. 5).

Diskussion

Die Computertomographie hat bei der Diagnostik der zervikalen Myelopathie neben einer Selektion im klinischen Vorfeld auch zu einer Ausweitung der Indikationen für die zervikale Myelographie geführt. Während in der Vor-CT-Ära ausschließlich schwere und schwerste Krankheitsbilder zur Myelographie überwiesen wurden, werden heute auch bei weniger ausgeprägten Beschwerden bildgebende Verfahren nichtinvasiver und invasiver Art eingesetzt. Die Verfeinerung der Operationsverfahren und nicht zuletzt die Entwicklung der wasserlöslichen, nichtionischen Myelographika führten zu einer Renaissance der zervikalen Myelographie. Daran hat auch die Entwicklung der Magnet-Resonanz-Tomographie nichts geändert. Die zunehmende Zahl der Myelographieuntersuchungen bei vorliegendem, aber nicht eindeutigem CT-Befund, deutet auf den veränderten Stellenwert dieser Untersuchung hin. Die zervikale Myelographie ist heute kein primäres diagnostisches Verfahren zur Abklärung der zervikalen Myelopathie, sondern ein risikoarmes, zusätzliches bildgebendes Verfahren zur Stützung der Operationsindikation.

Die in unserer Untersuchung durch die Myelographie gefundenen zusätzlichen Informationen rechtfertigen diese invasive Untersuchung. Übereinstimmend mit der Literatur [3] sind bei einem Drittel der Patienten Zusatzbefunde zu erwarten.

Schultergürtelüberlagerungen und schwere degenerative Veränderungen der Halswirbelsäule führen bei der zervikalen Myelographie zu einer Beeinträchtigung der Untersuchungsqualität. Dem Ziel einer qualitativ guten Untersuchung mit hohen Kontrastmittelkonzentrationen im zervikalen Subarachnoidalraum kommt die laterale C1/C2-Punktion entgegen. Diese Technik ist leicht zu erlernen, weist gegenüber der lumbalen Punktion kein erhöhtes Risiko auf und scheint mit geringeren postpunktionellen Beschwerden behaftet [4, 6, 7, 10]. Eine nicht ausreichende Kontrastierung des zervikalen Spinalkanals wurde in unserer Auswertung nahezu ausschließlich nach lumbaler Punktion beobachtet.

Der nur geringe Kontrast zwischen zervikalem Myelon und Subarachnoidalraum einerseits und Artefakte durch Schultergürtel und degenerative Randanbauten andererseits erschweren auch die Beurteilbarkeit der Nativ-CT-Untersuchung [1, 2]. Verbesserungen der Untersuchungstechnik durch intravenöse Kontrastmittelgabe und spezielle Lagerungstechniken wurden beschrieben, haben sich jedoch in der Praxis nicht durchsetzen können [2, 8, 9]. Eine eindeutige Zunahme der diagnostischen Sicherheit ist nur durch eine Kontrastierung des Subarachnoidalraumes zu erreichen [3]. Diese nach Myelographie für einen ausreichenden Zeitraum zur Verfügung stehende Kontrastierung sollte bei unklaren Befunden zu einer erneuten CT-Untersuchung ausgenutzt werden. Relevante Zusatzbefunde sind regelmäßig nur bei fraglichen Myelographiebefunden zu erwarten, wobei hier Untersuchungen nach lumbaler Punktion wegen unzureichender Kontrastierung überdurchschnittlich häufig vertreten sind.

Schlußbetrachtungen

Die hochauflösende Computertomographie hat die zervikale Myelographie nicht ersetzt. Auch die Magnet-Resonanz-Tomographie wird in naher Zukunft, ungeachtet ihrer Aussagefähigkeit, aus kapazitiven Gründen die Myelographie nicht ablösen können.

Der diagnostische Wert der zervikalen Nativ-CT wird limitiert durch anatomische Gegebenheiten (geringe Kontrastdifferenz Myelon – Subarachnoidalraum) und untersuchungstechnische Probleme (Schultergürtelüberlagerungen). Bei der zervikalen Myelographie ist bei gegebenen technischen Möglichkeiten (Durchleuchtung im horizontalen Strahlengang) die laterale C1/C2-Punktion der lumbalen Kontrastmittelapplikation vorzuziehen. Ist die lumbale Punktion unumgänglich, muß die Durchführbarkeit einer anschließenden CT-Untersuchung gesichert sein.

Literatur

1. Artmann H, Salbeck R, Grau H (1985) Technik und Ergebnisse der spinalen Computertomographie bei der Diagnose der zervikalen Bandscheibenerkrankung. Fortschr Röntgenstr 143,2:157–159
2. Coin CG, Coin JT (1981) Computed tomography of cervical disk disease: technical considerations with representative case reports. J Comp Assist Tomogr, vol 5, 2:275–280
3. Dublin AB, McGahan JP, Reid MH (1983) The value of computed tomographic metrizamide myelography in the neuroradiological evaluation of the spine. Radiology 146:79–86
4. Johansen JG, Orrison WW, Amundsen P (1983) Lateral C1–2 puncture for cervical myelography. Part I: report of a complication. Radiology 146:391–393
5. Miyasaka K, Isu T, Iwasaki Y, Abe S, Takei H, Tsuru M (1983) High resolution computed tomography in the diagnosis of cervical disk disease. Neuroradiology 24:253–257
6. Orrison WW, Eldevik OP, Sackett JF (1983) Lateral C1–2 puncture for cervical myelography. Part III: historical, anatomic and technical considerations. Radiology 146:401–408
7. Orrison WW, Sackett JF, Amundsen P (1983) Lateral C1–2 puncture for cervical myelography. Part II: recognition of improper injection of contrast material. Radiology 146:395–400
8. Orrison WW, Johansen JG, Eldevik OP, Haughton VM (1982) Optimal computed-tomographic techniques for cervical spine imaging. Radiology 144:180–182
9. Russell EJ, D'Angelo CM, Zimmermann RD, Czervionke LF, Huckmann MS (1984) Cervical disk herniation: CT demonstration after contrast enhancement. Radiology 152:703–712
10. Vogelsang HG, Schmidt R (1977) Cervical myelography using metrizamide and lateral C1–C2 approach. Acta Radiologica 355:164–167

Snapshot Magnetic Resonance Imaging In Adults

P. Mansfield, B. Chapman, A. Howseman, R. Turner, R. J. Ordidge, R. Coxon, P. Glover, M. Stehling, and G. Jaroszkiewicz

Although echo-planar imaging (EPI) is well known for its ultrahigh speed and especially its capacity to produce real-time movies [1, 2], progress to true high-resolution imaging has been relatively slow because of its technical difficulties. Some of the technical difficulties have been concerned with generating large, rapidly switched magnetic field gradients and effectively eliminating induced currents in the metal structures surrounding the gradient coils. Active magnetic screening was recently introduced by Mansfield and Chapman [3] to eliminate this problem.

We have used our whole-body EPI system to examine a number of patients with a range of heart and lung diseases. Our preliminary studies have been made with a relatively coarse image matrix, comprising 64×64 pixels. The imaging time for these studies is 32 ms, using the blipped echo-planar single-pulse technique (BEST) [4]. More recently, we have improved the resolution to give a true 128×128 pixel image. Our first higher resolution images were obtained in 64 ms.

The snapshot imaging capability means that we are able to repeat the imaging process rapidly, thereby producing movie images in real time. This facility has allowed us to produce movie images of the heart, with up to 16 frames obtained for a single cardiac cycle [5].

Static and movie image sequences demonstrate normal cardiac anatomy function and also abnormal function and structures in a hypertrophic obstructive cardiomyopathy and in a deeply cyanosed man with a large ventricular septal defect.

References

1. Mansfield P (1977) J Phys C 10:L55
2. Chrispin A et al. (1986) Ped Radiol 16:289
3. Mansfield P, Chapman B (1986) J Phys E 19:540
4. Chapman B et al. (1987) Mag Res Med (in press)
5. Doyle M et al. (1986) Lancet II:682

Linksventrikuläre Funktion – Vergleich der Darstellung von parametrischen Radionuklidventrikulographien mit MR-Cine-Aufnahmen

N. Schad, H. Kett, F. W. Baumgartl, N. Obletter, A. Maccio

Einleitung

Die Anwendungsmöglichkeiten der MR zur Darstellung anatomisch-pathologischer Veränderungen am Herzen wurden bereits in zahlreichen Veröffentlichungen beschrieben [3, 4, 5]. Durch die langen Aufnahmezeiten und durch die geringe zeitliche Auflösung bei der herkömmlichen Technik sind schnellere Bewegungsabläufe nicht erfaßbar. Mit den MR-Cine-Sequenzen gelingt jedoch eine gute Beurteilung der myokardialen Wandbewegung sowie auch des intraventrikulären Blutflusses [8].

Die nichtinvasive First-pass-Radionuklidventrikulographie beschreibt den intrakardialen Blutfluß während Systole und Diastole und erlaubt genaue Aussagen über Lokalisation und Ausmaß regionaler Wandbewegungsstörungen [6, 7].

In dieser Arbeit soll die Cine-MR mit der First-pass-Radionuklidventrikulographie verglichen werden, insbesondere um zu sehen, inwieweit die im MR sichtbaren Flußphänomene während der Diastole mit den parametrischen Bildern übereinstimmen.

Material und Methode

13 Patienten mit abgelaufenen Infarkten, koronarer Herzerkrankung und Kardiomyopathien wurden mit beiden Methoden untersucht.

Die First-pass-Untersuchung führten wir an einer Multikristall-Kamera (System 77, Firma Baird) in RAO- und LAO-Projektion durch, ggf. auch unter Belastung. Als Tracer verwendeten wir einen Bolus von 555–740 MBq Au 195 m bzw. TC 99 m. Die Aufnahmefrequenz betrug in Ruhe 25, bei Belastung 40 Bilder/s. Außer den systolischen parametrischen Bildern wurden auch die diastolischen funktionellen Bilder des linken Ventrikels erarbeitet.

Für die MR-Cine Aufnahmen wird eine modifizierte Gradientenecho-Sequenz vom Typ FLASH [2] mit einem Flipwinkel von 50° oder 60° verwendet. Pro Herzschlag werden 19 Bilder in äquidistanten zeitlichen Abständen erzeugt. Dadurch ist die Puls-Repetitionszeit TR abhängig von der Herzfrequenz und ist $T_{RR}/19$. Für eine Herzfrequenz von 70 Schlägen/s ergibt sich also ein TR von 45 ms. Die Echozeit TE ist 14 ms. Die Aufnahmen werden EKG synchronisiert, d. h. die Aufnahme des ersten Bildes einer 19er Serie wird mit der R-Zacke des EKG gestartet. Die weiteren 18 Bilder werden dann im festen zeitlichen Abstand von TR gemessen. Die Matrixgröße ist 256 × 256 Bildpunkte bei einer Schichtdicke von 9 mm.

Die Cine-MR-Sequenzen wurden in gleicher Projektion wie die parametrischen Bilder aufgenommen (RAO). Bei der Auswertung der MR-Sequenzen wurde nicht die Wandbewegung, sondern die intraventrikulären Flußsignale insbesondere während der Diastole beurteilt. Entsprechend dienten uns die parametrischen Bilder während der Diastole zum Vergleich.

Ergebnisse und Diskussion

In einer Studie von 72 Patienten mit abgelaufenen Myokardinfarkt, Koronarerkrankung ohne Infarkt und Kardiomyopathien hatte sich eine gute Übereinstimmung in den apikalen Segmenten von 92% zwischen MR-Morphologie und systolischer/diastolischer Funktion ergeben [1]. In den mehr basalen Segmenten war die Übereinstimmung geringer, sofern nicht ein ausgedehnter Infarkt abgelaufen war. Da die Strukturanalyse der Myokardwand ein wichtiges Element in der Beurteilung der regionalen Myokardvitalität ist, versuchten wir funktionelle Parameter aus den MR-Studien zu gewinnen.

Störungen während der diastolischen Herzphase stellen den empfindlichsten Indikator für die koronare Herzerkrankung und für die Kardiomyopathie dar. Die erste diastolische Phase, der schnelle Bluteinstrom oder "rapid filling", ist ein energieverbrauchender Myokardprozeß, der die aussagekräftigsten Informationen über die Dehnbarkeit des Myokards liefert. Deshalb lag es nahe, die Einstromverhältnisse während der raschen Füllungsphase mit den beiden Methoden zu vergleichen.

Bei 9 Patienten entsprach der initiale Inflow in den linken Ventrikel sehr gut den parametrischen Bildern während der Diastole. Das Ergebnis im Cine-MR von 4 Patienten war durch die Überlagerung nur bedingt beurteilbar.

Bei Patienten mit normaler Ventrikelfunktion fand sich ein sehr rascher Einstrom in den linken Ventrikel symmetrisch zur langen Herzachse verfolgbar bis zur Herzspitze. Dabei zeigte sich ein überwiegend hohes Signal des einströmenden Blutes. Bei gestörter Ventrikelfunktion jedoch erreichte der Inflow nur selten die Herzspitze und wich schon früh gegen die Vorder- und Hinterwand des linken Ventrikels ab.

Bei einigen Patienten fand sich schon kurz nach der Mitralklappe eine Auffächerung oder eine Fragmentierung des Rapid-fillings. Im Gegensatz zum oben erwähnten hohen Signalverhalten des einströmenden Blutes fand sich bei 3 Patienten ein sehr dunkles Inflow-Signal. Dies könnte ein Hinweis auf einen deutlich verlangsamten Bluteinstrom in den linken Ventrikel sein, da bei diesen Patienten das enddiastolische Volumen deutlich erhöht und entsprechend der Cardiac-output erniedrigt war.

Entsprechende Phänomene der lateralen Abweichung des Einstroms von der normalen Richtung zur Herzspitze, die Fragmentierung des Inflows oder die starke Herabsetzung des Einstroms sind von uns auf den parametrischen Bildern der First-pass-Radionuklidangiographie immer wieder beobachtet und beschrieben worden [7]. Aus den echokardiographischen Doppler-Untersuchungen an der

Mitralklappe ist zudem bekannt, daß bei vermindertem Einstrom während der raschen Füllungsphase in der späten Diastole während der Vorhofkontraktion kompensatorisch mehr Volumen einströmt.

Zusammenfassend läßt sich feststellen, daß der im MR nachweisbare diastolische Einstrom in den linken Ventrikel eine Aussage über die Compliance des Myokards zuläßt. Es ist zu erwarten, daß mit höherer zeitlicher Auflösung im Cine-MR auch die Beurteilung des diastolischen Inflows verbessert wird und somit neben der systolischen Wandbewegung ein weiterer wichtiger Parameter zur Beurteilung der Myokardfunktion zur Verfügung steht.

Literatur

1. Baumgartl FW, Schad N, Obletter N, Maccio A, Kett H (1987) Vergleich von MR-Untersuchungen des Herzens mit der First-pass-Radionuklidventrikulographie. ROFO 147:4 (in Druck)
2. Haase A, Frahm J, Matthaei D, Hänicke W, Merboldt KD (1986) FLASH imaging. Rapid NMR imaging using low flip-angle pulses. J Magnet Resonance 67:258–266
3. Higgins CB (1986) Overview of MR of the heart. AJR 146:907–918
4. Johnston DL, Rokey R, Okada RD (1987) Nuclear magnetic resonance imaging of the cardiovascular system. Herz 12:51–67
5. McNamara MT, Higgins CB (1986) Magnetic resonance imaging of chronic myocardial infarcts in man. Amer J Roentgenol 146:315–320
6. Schad N, Nickel O (1979) Assessment of ventricular function with first pass angiocardiography. Cardiovasc Radiol 2:149–160
7. Schad N, Romeo R, Fesl H, Nickel O (1986) Noninvasive assessment of regional diastolic left ventricular function with first pass radionuclide functional imaging. Eur Heart J 7:609–615
8. Sechtem U, Pflugfelder PW, White RD, Gould RG, Holt W, Lipton MJ, Higgins CB (1987) Cine MR imaging: potential for the evaluation of cardiovascular function. AJR 148:239–246

Pathomorphologie des Herzens, dargestellt mit der MR als Alternative zu konventionellen, invasiven Untersuchungsmethoden

H. Baum, A. Kühnert, K. Herbert, R. Sundermeyer

Einleitung

Wir führen in einem Privatinstitut seit Herbst 1983 kernspintomographische Untersuchungen durch.

Die technisch aufwendige und kostspielige Methode nutzt die Tatsache, daß sich Wasserstoffatome mit ungerader Protonen- oder Neutronenzahl in einem starken Magnetfeld ausrichten, durch Radiowellen mit bestimmter Frequenz ausgelenkt werden und, indem sie sich in die Ausgangsposition zurückbewegen, selbst Radiowellen abgeben, die empfangen werden und aus denen rechnerisch, ähnlich wie bei der Methode der CT, Bilder erstellt werden. Dabei ist Auslenkung und Ausrichtung in bezug auf eine sog. „Spinachse" jedes geladenen Wasserstoffatoms zu sehen.

Die Meßvorgänge dauern Minuten.

Die größten Feinde einer guten Bildqualität sind Bewegungen des im Magnetfeld liegenden menschlichen Körpers. Daher werden neben entsprechender Patienteninstruktion Herzmessungen grundsätzlich auf die R-Zacke EKG-getriggert.

Besonders interessant ist natürlich der Aspekt der Kosten-Nutzen-Relation; wie steht die Methode da, wenn man Aussage, Preis der ambulanten Untersuchung und die Frage der schädigenden Einflüsse auf den Patienten abwägt.

Material und Methode

Mittlerweile sind es über 50 Patienten (Altersmittel ca. 50 J.), die wir mit einem supraleitenden Magneten der Feldstärke 0,5 Tesla in der Bodyspule am Herzen untersucht haben. Unter Verwendung der Spinechotechnik, deren Parameter jeweils definiert sind durch TR (Repetitionszeit) und TE (Echozeit) haben wir meist eine TR von 0,5 s und eine TE von 35 und 70 ms verwandt. Jedwede Schnittebene ist wählbar (sagittal, koronar, axial und paraaxial). Routinemäßig bewährten sich fortlaufende Schnitte von 10 mm Dicke. Klinik, Fragestellung, Gewebecharakterisierung bestimmen Meßmodifikationen.

Abbildung 1–5 zeigen eine Reihe von pathomorphologischen Veränderungen des Herzens dargestellt mit der MR.

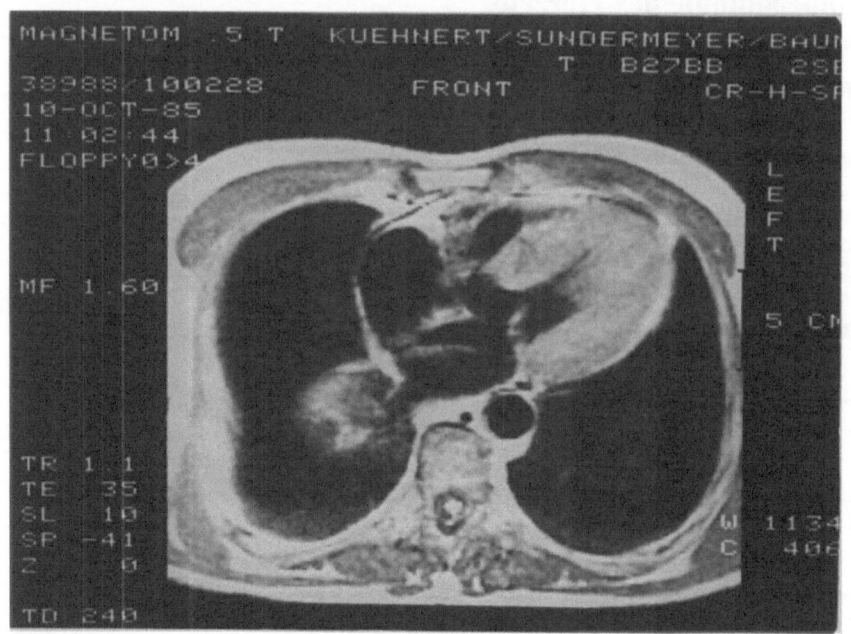

Abb. 1. TR 1,1, TE 35, hypertrophe Kardiomyopathie

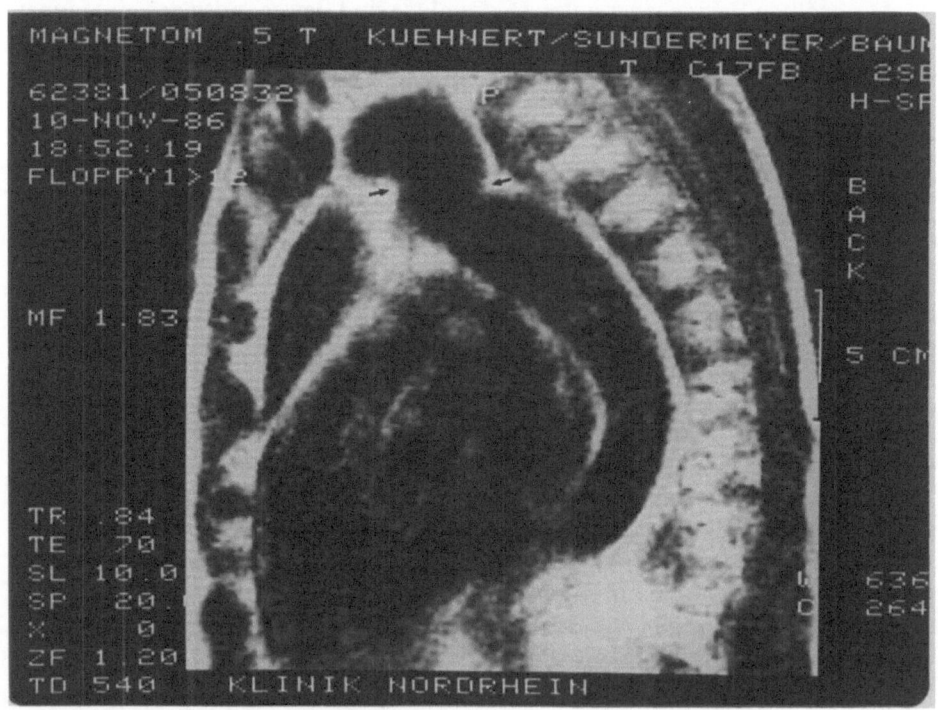

Abb. 2. TR 0,84, TE 70, Aortenisthmusstenose

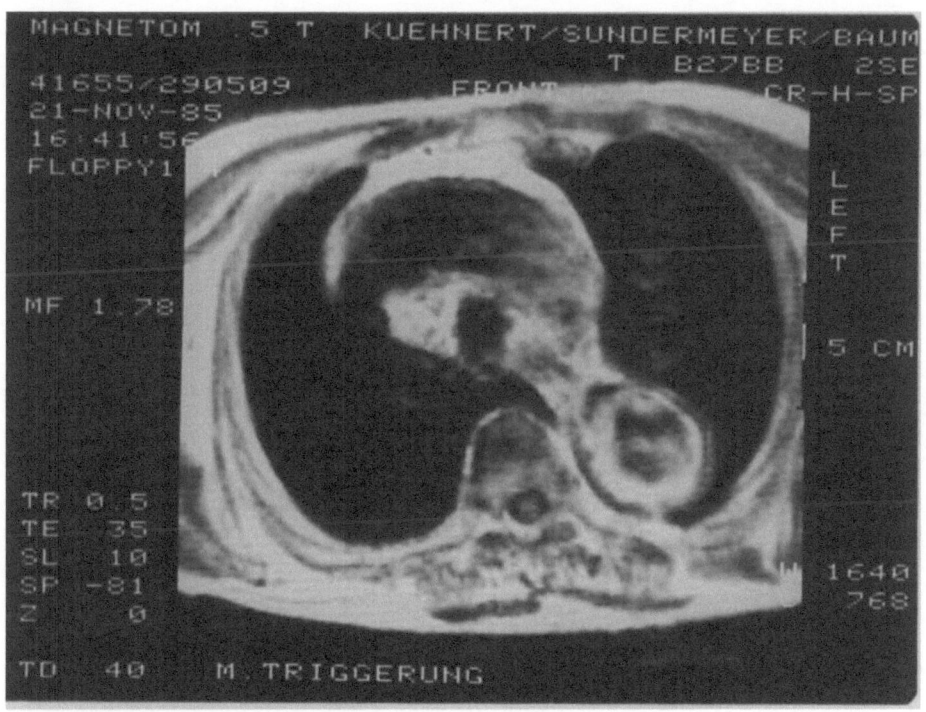

Abb. 3. TR 0,5, TE 35, Aortenaneurysma mit Pulsationsartefakten

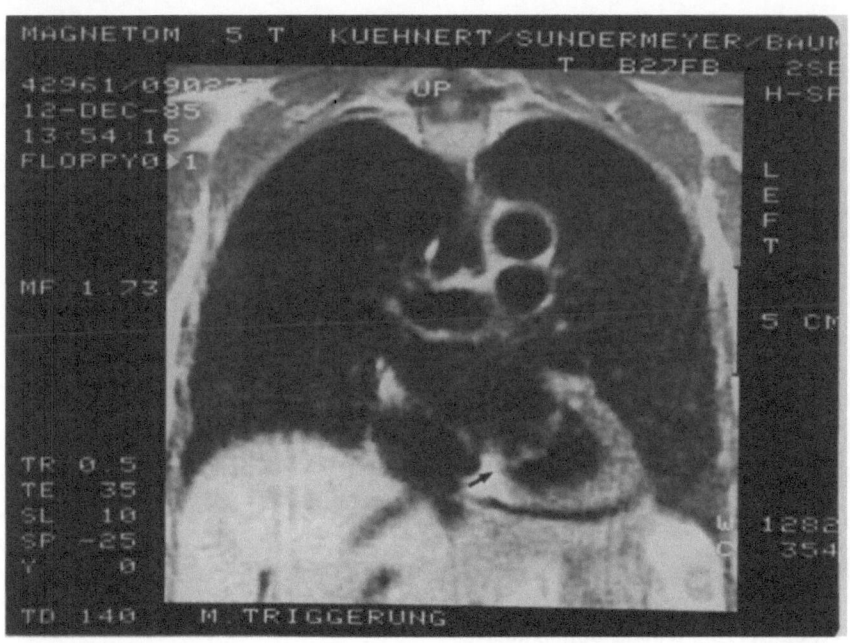

Abb. 4. TR 0,5, TE 35, Mitralstenose mit knotigen Verdickungen der Klappensegel und großem linken Vorhof

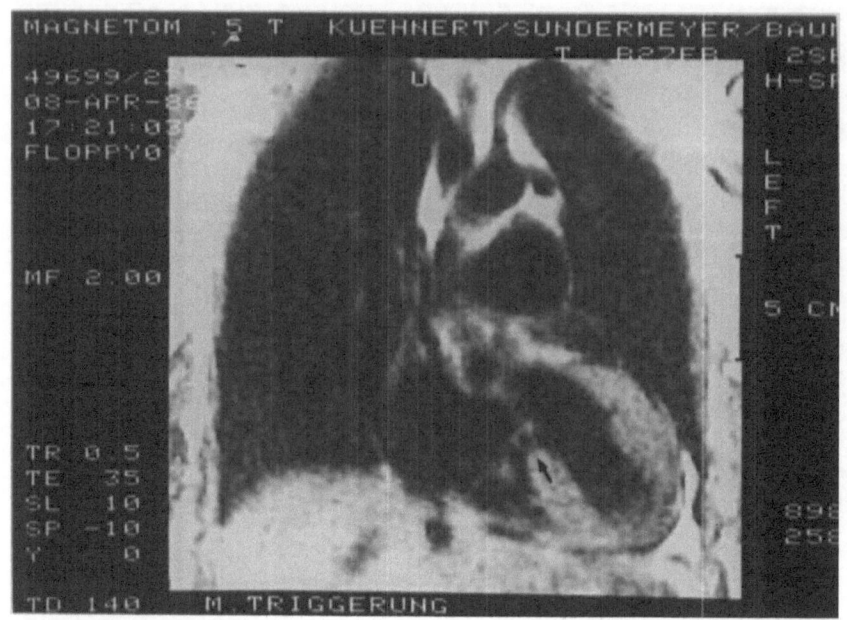

Abb. 5. TR 0,5, TE 35, Ventrikelseptumdefekt unterhalb der Klappenebene

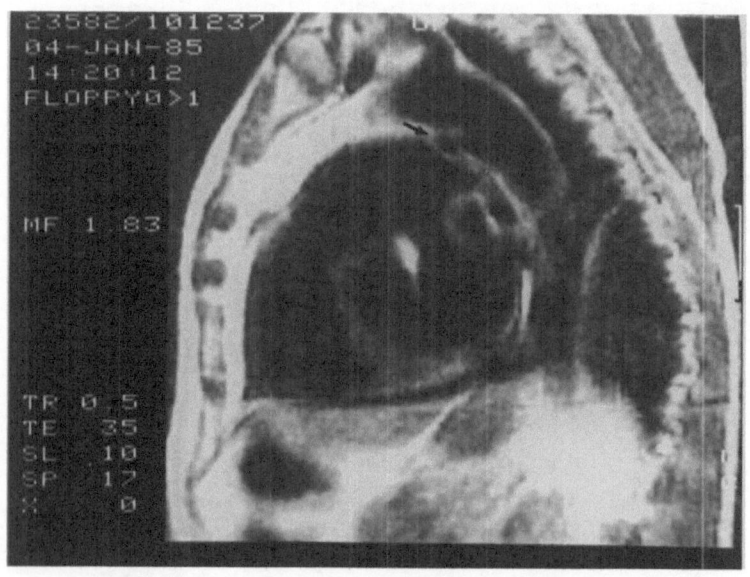

Abb. 6. TR 0,5, TE 35, Ductus botalli apertus

384

Ergebnisse

Methodenbedingt gelingt eine gute Differenzierung von Herzbinnenräumen und Herzgeweben. Hypertrophe und dilatative Kardiomyopathien sind exakt und reproduzierbar abzugrenzen. Therapieerfolge sind hier kontrollierbar [4] (Abb. 1). Die Konfiguration der Aorta mit all ihren pathologischen Veränderungen wird sichtbar (Abb. 2). Sowohl die Isthmusstenose ist genau, nichtinvasiv, im Bedarfsfall dreidimensional auszumachen als auch die aneurysmatiforme Aussackung der Aorta (Abb. 3). Dabei zeigen sich nicht nur verwirbelte Blutbestandteile signalreich, – angeregte Atome haben zur Zeit der Auslese die Meßregion noch nicht verlassen –, sondern es lassen sich auch im Bereich der Gefäßwand signallose Strukturen (z. B. Kalk) und signalreiche Formationen (z. B. frische Thromben) überzeugend differenzieren.

Herzfehler, wie Mitralstenosen (Abb. 4) mit den typischen Zeichen der knotigen Mitralklappenverdickungen und der Erweiterung des linken Vorhofs, Ventrikelseptumdefekte (Abb. 5) mit dem signallosen Durchtritt zwischen den beiden Kammern unterhalb der Klappenebene und der offene Ductus botalli (Abb. 6) mit der persistierenden embryonalen offenen Strombahn zwischen A. pulmonalis und Aorta, die sich erwartungsgemäß signallos zeigt mit einer signalreicheren Gefäßummantelung, sind leicht auszumachen.

Diskussion

Bisher hat niemand einen schädigenden Einfluß auf den menschlichen Organismus durch die Diagnostikmethode der KST nachweisen können.

Fraglos hat die KST eine hohe Sensitivität, was die Darstellung pathologischer Veränderungen am Herzen angeht [7, 10].

Der Hauptvorteil dieser Methode ist der von Higgins [8] beschriebene intrinsische Kontrast: Blutvolumen und kardiovaskuläres Gewebe differenzieren sich methodenbedingt.

Auch die Möglichkeit der (myokardialen) Gewebedifferenzierung muß betont werden [6].

In diesem Zusammenhang sei der Vortrag von Eichstaedt [5] während des CAR 87 erwähnt, der deutlich machte, daß beim frischen Infarkt (4–10 Tage alt) nach i.v.-Gabe von Gadolinium DTPA die ischämische Region ein deutliches Enhancement zeigt. (Eichstädt diskutierte feine Kapillareinsprossungen ins Infarktgebiet, wahrscheinlich gibt es noch einen zusätzlichen biochemischen Faktor.) Mithin scheint eine unübertroffen exakte Quantifizierung von frischen Infarktarealen möglich.

Obwohl relativ kostenintensiv, sollte die KST bei allen unklaren Herzbefunden durchgeführt werden, bevor man sich zu invasivem Vorgehen entschließt. Schließlich bedeutet das einen Krankenhausaufenthalt, und der ist immer teurer.

Literatur

1. Bauer R, Breit A, Pabst HW (1987) Herz und Thorax. Fischer, Stuttgart
2. Baum H, Kühnert A, Sundermeyer R, Bonse G. Möglichkeiten der KST in der Herzdiagnostik. Thorac Cardiovasc Surg 4:248–254
3. Bonse G, Beck B, Kühnert A, Sundermeyer R, Hofmann A, Gunkel LV (1985) Ergebnisse moderner bildgebender Verfahren bei angeborenen Herzfehlern unter besonderer Berücksichtigung der KST. Röntgenberichte 1/2
4. Eichstaedt H, Felix R, Langer M, Dougherty FG, Huben HJ, Schmutzler H. KST zur Darstellung der linksventrikulären Hypertrophieregression unter Therapie mit einem ACE-Hemmer. Cor Vas 1:17–23
5. Eichstaedt H, Felix R, Langer M, Rutsch W, Schmutzler H (1987) Imaging of acute myocardial infarction by MR-using the relaxation agent Gadolinium-DTPA. Springer, Berlin Heidelberg New York, pp 53–65
6. Farmer DC, Higgins B, Yee E, Lipton MJ, Wahr D, Ports T (1985) Tissue characterization by MRI in hypertrophic cardiomyopathy. Am J Cardiol 5:230–232
7. Flak B, Li DK, Ho BY, Knickerbocker BJ, Fache S, Mayo J, Chung W (1985) MRI of aneurysms of the abdominalaorta. Am J Roentgenol 144:991–996
8. Fletscher B, Jacobstein MD, Nelson AD, Riemenschneider TA, Alfidi RJ (1984) Gated MRI of congenital heart malformations. Radiology 150:137
9. Lissner J, Seiderer M (1987) Klinische Kernspintomographie. Enke, Stuttgart
10. Zeitler E, Kaiser W, Schueierer G, Wojowyzs M, Kunigk K, Stetter E, Oppelt A, Wulfen H von (1985) EKG-getriggerte NMR-Tomographie des Herzens. RÖFO 142:275

Die farbkodierte Dopplerechokardiographie in der kardiologischen Diagnostik

G. Zenker, B. Kandlhofer, J. Lammer, G. Forche, K. Harnoncourt

Einleitung

Die ein- und zweidimensionale Echokardiographie gehört heute zum diagnostischen Standard der kardiologischen Diagnostik. Ultraschall-Dopplersysteme können jedoch zusätzliche Information über das Strömungsverhalten des Blutes im Herzen und in den herznahen großen Gefäßen liefern. Dabei wird der Dopplereffekt, also die kleinen Frequenzänderungen zwischen ausgesandten und zurückgestreuten Ultraschallsignalen registriert.

Es kann mit der Dopplerechokardiographie nicht nur die Flußrichtung, sondern auch die Blutflußgeschwindigkeit festgestellt werden. Dabei unterscheidet man die kontinuierliche oder "continuous wave (CW)" Dopplertechnik, bei welcher entlang eines kontinuierlich ausgesandten Schallstrahls gemessen wird. Dabei können hohe Strömungsgeschwindigkeiten bestimmt und Klappenstenosen quantifiziert werden. Mehrere Arbeitsgruppen konnten mit dieser Methode hervorragende Korrelationen zu invasiv bestimmten Gradienten finden [2, 3].

Die gepulste Dopplertechnik liefert Flußinformationen aus nur einem Analysevolumen [4], welches in ein zweidimensionales Schnittbild integriert ist. Obwohl bei der gepulsten Dopplerechokardiographie das Meßvolumen im zweidimensionalen Bild integriert wird, ist es dadurch nicht möglich, die gesamte flächenhafte Ausdehnung des geänderten Blutflusses zu erhalten. So bestehen über stenosierten oder insuffizienten Klappen meist exzentrische Strömungsjets, so daß der Ort der maximalen Strömungsgeschwindigkeit verfehlt werden kann und somit Fehlmessungen entstehen. Der wesentliche Nachteil der konventionellen (gepulste und CW) Dopplerechokardiographie ist der hohe Zeitaufwand, da die Dopplerinformation aus mehreren Schnittebenen dokumentiert werden muß. So wurden in den letzten Jahren Flächendopplersysteme entwickelt, welche eine zweidimensionale Darstellung von Blutflußgeschwindigkeiten im zweidimensionalen echokardiographischen Bild ermöglichen. Die Dopplerspektralanalyse und der 2D-Bildaufbau erfolgen synchron, die Darstellung der Dopplerfrequenzen erfolgt farbig kodiert, eingeblendet in das schwarzweiße 2D-Bild [4, 6]. Diese neue technologische Entwicklung wird im deutschen Sprachbereich vereinfacht als „farbkodierte Dopplerechokardiographie (FDE)" bezeichnet. Durch die FDE können heute kongenitale Vitien und Klappenerkrankungen besser abgeklärt werden [1, 7].

Ziel dieses Beitrages soll es sein, über die eigenen Erfahrungen mit der FDE, welche an bisher 1 000 kardiologischen Patienten gewonnen wurden, zu berichten. Dabei soll besonders untersucht werden, ob sich die FDE zur Quantifizierung der Mitralinsuffizienz eignet.

Patientengut und Methodik

Insgesamt wurden zwischen Oktober 1986 und Juli 1987 1 000 kardiologische Patienten mittels der FDE an der II. Medizinischen Abteilung untersucht.

Eine Mitralinsuffizienz (MI) wurde bei 14 von 20 (70%) Patienten mit rheumatischer Herzkrankheit (RHD) (Alter $61 \pm 10,6$), bei 26 von 30 (86%) Patienten mit kongestiver Kardiomyopathie (COCMP) $(54,4 \pm 9,7)$ und bei 18 von 30 (60%) Patienten mit Mitralklappenprolaps (MVP) $(34 \pm 7,5)$ festgestellt. Bei 91 Patienten $(50,5 \pm 14,1)$ wurden eine Herzkatheteruntersuchung und eine FDE durchgeführt (56 Patienten mit KHK, 19 mit COCMP, 13 mit RHD, 3 mit MVP). Der maximale Zeitabstand zwischen der Herzkatheteruntersuchung und der FDE betrug 24 h, wobei die FDE zuerst durchgeführt wurde. Die biplane Cineangiographie wurde in RAO 30° und LAO 40–60° durchgeführt. Zur Quantifizierung der Mitralinsuffizienz wurde folgende angiographische Graduierung verwendet: Grad I: leichte MI; Grad II: mäßige MI; Grad III: schwere MI.

Echokardiographische Methoden

Zur Untersuchung diente ein elektronischer Sektorscanner der Firma Toshiba (SSH 65A) mit einem 2,5-MHz-Transducer. Der Fluß zum Schallkopf hin wurde in der Farbe rot kodiert, der vom Schallkopf weg wurde in blau dargestellt. Turbulente Strömungen wurden im Mosaikmuster dargestellt, wobei die Intensität der Farben dem Betrag der effektiven Geschwindigkeit entspricht; je höher die Blutflußgeschwindigkeit desto heller erscheinen die Farben am Bildschirm. Die Untersuchung wurde bei einer Eindringtiefe von 20 cm und mit einem Sektoröffnungswinkel von 60° durchgeführt. Es wurde eine Pulsrepititionsfrequenz von 4 KHz verwendet. Zur Diagnostik und Quantifizierung der MI mittels der FDE wurde die Gesamtgeräteverstärkung entsprechend einem optimalen 2D-Bild eingestellt, die Verstärkung (Gain) für die FDE (Echo-Level) wurde zuerst auf Null gestellt, dann bis zum Auftreten von Störechos erhöht und anschließend um eine Verstärkungsstufe reduziert. Zur Untersuchung mittels FDE dienten die apikalen Zugänge, der Vierkammerblick (4-CHV) und der Zweikammerblick (2-CHV). Als Mitralinsuffizienz (MI) in der FDE wurde das systolische Auftreten von Farbwolken im linken Vorhof definiert, welche sich in blau, grün oder im Mosaikmuster darstellten. Die Messungen in der FDE wurden mit Hilfe eines im Gerät integrierten Computerplanimeters vom Videoband vorgenommen, welcher Flächen-, Längen- und Zeitmessungen ermöglichte. Dabei wurden folgende Messungen durchgeführt:
1. Maximale Dimensionsmessung des Insuffizienzjets (Jet) im linken Vorhof (LA) im Vier- und Zweikammerblick: Länge (L), Breite (B), Fläche (F).
2. Zeitmessungen aus dem Farb-M-Mode-Echokardiogramm und CW-Doppler: Dauer der MI (MIZ) in ms, RR-Intervall (RR) und Zeitabstand zwischen R-Zacke und Beginn der Insuffizienz.

Tabelle 1. Graduierung der Mitralinsuffizienz (MI) mittels FDE und Korrelation zum angiographischen Schweregrad bei 34 Patienten (*LA* linker Vorhof, *MIZ* Dauer der Mitralinsuffizienz in ms, *RR* R-Abstand im EKG in ms)

FDE-Grad	I	II	III	γ	p
Fläche der MI (F) [cm^2]	< 3	3–6	> 6	0,90	<0,001
Länge der MI (L) [cm]	< 2	2–4	> 4	0,73	<0,001
F/LA [%]	<15	15–30	>30	0,67	<0,001
F × MIZ/RR [cm^2]	< 1,5	1,5–3	> 3	0,87	<0,001

Ergebnisse

Vergleich zur Cineangiographie (s. Tabelle 1): Bei allen 34 Patienten mit im Herzkatheter nachgewiesener MI konnte auch im FDE eine MI festgestellt werden, was einer Sensitivität von 100% entspricht. Bei 57 Patienten ohne MI im Cineventrikulogramm konnte auch mittels der FDE keine MI nachgewiesen werden, was somit einer Spezifität von 100% entspricht. Von den verwendeten Parametern der FDE korrelierte die Fläche der MI am besten mit der angiographischen Graduierung (R = 0,90, p < 0,001). Die Fehlerrate (Quotienten aus falsch beurteilten Patienten durch die Gesamtzahl) betrug bezüglich der MI-Fläche 14%.

Diskussion und Schlußfolgerungen

Die FDE stellt zur Erkennung der MI eine sensitive Methode mit hoher Spezifität dar. Die Graduierung der FDE korrelierte gut mit der Graduierung der Cineangiographie. Bei der RHD konnte eine unterschiedliche Morphologie des Jets der MI festgestellt werden. Ein wichtiger Parameter, welcher berücksichtigt werden sollte, ist die jeweils optimale und individuelle Geräteverstärkung, welche auch die Größe des Insuffizienzjets beeinflußt. Die FDE besitzt auch zur Erkennung der Aorteninsuffizienz eine hohe Sensitivität, wobei jedoch die Schweregradbeurteilung derzeit noch einige Probleme aufwirft. In der Kinderkardiologie können intrakardiale Shunts eindrucksvoll dargestellt werden, wobei die Methode sicher dazu führen wird, daß Herzkatheteruntersuchungen bei angeborenen Vitien in Zukunft nur noch selten indiziert sind.

Literatur

1. Erbel R, Brennecke R, Mohr-Kahaly S, Drexler M, Wittlich N, Meyer J (1986) Farbkodierte Doppler-Echokardiographie. Ultraschall Klin Prax 1:53–61
2. Hatle L, Angelsen B, Tromsdal A (1979) Noninvasive assessment of atrioventricular pressure halftime by Doppler ultrasound. Circulation 60:1096–1104
3. Hatle L, Angelsen BA, Tromsdal A (1980) Noninvasive assessment of aortic stenosis by Doppler ultrasound. Br Heart J 43:284–292

4. Iinuma K, Seo Y, Shirasaka T, Hongo H, Saski H (1983) Real-time two-dimensional ultrasound blood flow imaging system. J Ultrasound Med 2:66 (abstract)
5. Miyatake K, Nimura Y, Sakakibara H, Kinoshita N, Okamoto M, Nagata S, Kawazoe K, Fujita T (1982) Localisation and direction of mitral regurgitant flow in mitral orifice studied with combined use of ultrasonic pulsed Doppler technique and two dimensional echocardiography. Br Heart J 48:449–458
6. Miyatake K, Okamoto M, Kinoshita N (1984) Clinical applications of a new type of real – time two – dimensional flow imaging system. Am J Cardiol 54:857–868
7. Zenker G (1987) Farb-Doppler-Echokardiographie: Erweiterte nicht-invasive kardiologische Diagnostik. Wiener Med Wochenschr (im Druck)

The Use of Intravenous Digital Subtraction Angiography in the Evaluation of Tetralogy of Fallot

D. S. Moodie, T. A. Gordon, P. H. Keyser, R. Sterba,
C. C. Gill, and J. Yiannikas

We have previously described the use of digital subtraction angiography (DSA) in various forms of congenital heart disease [1]. In this report, we highlight the use of digital subtraction techniques in 16 patients with tetralogy of Fallot.

Patient Population

Sixteen patients with tetralogy of Fallot were studied, 11 males and 5 females, ranging in age from 26 months to 54 years, mean 22 years. Conventional cardiac catheterization and cine angiography were performed in all patients preoperatively and in three patients postoperatively. Twenty-two intravenous DSA studies were performed in the 16 patients, seven patients preoperatively, 12 patients postoperatively, and in three patients both preoperatively and postoperatively. The clinical data of all patients is provided in Table 1.

Examples

Figure 1 a, b shows similar right anterior oblique views obtained in an 18-year-old patient comparing conventional intracardiac angiography (Fig. 1 a) with intravenous DSA (Fig. 1 b). The DSA at end systole readily demonstrates the severe right ventricular outflow tract deformity with a stringlike appearance of dye seen with both angiographic methods. Figure 1 c, in the same patient, left anterior oblique view, demonstrates severe subvalvular pulmonary stenosis (*arrow*) and distortion of the right ventricular outflow tract.

Figure 2 shows typical postoperative appearance in a 5-year-old patient 2½ years following cardiac surgery. Good anatomic detail is noted.

Discussion

The diagnosis of tetralogy of Fallot is made clinically and noninvasively with echocardiography. Angiographic information may be essential in the preoperative evaluation for assessment of the type and extent of right ventricular outflow tract obstruction, delineation of proximal and distal pulmonary artery anatomy, and detection of the presence and variability of the ventricular septal defect. Right

Table 1. Clinical data and surgery

Patient no.	Sex	Age at time of surgery (years)	Cardiac surgery performed	Previous cardiac surgery	Associated congenital anomalies	DSA Preop.	DSA Postop.
1	M	22.7	P–VSD, I, RVOT conduit, P–RPA, close Potts	1959 Potts	Stenosis distal RPA	+	+ +
2	M	6.9	P–VSD, I, P–RVOT and LPA, close FO		Patent FO, persistent L–SVC, atresia proximal LPA supplied by bronchial artery	+	+ +
3	M	44.0	P–VSD, I, P–MPA	1959 left Blalock-Taussig	Patent FO, LPA stenosis	+	+
4	M	19.1	Close Potts	1954 Potts 1957 P–VSD, I, P–RVOT, "ligation" of Potts		+	
5	M	18.2	P–VSD, I, P–RVOT, PVR; repeat P–VSD, 2 weeks postop.			+	
6	M	16.5	P–VSD, I, P–RVOT			+ +	
7	F	2.2	P–VSD, I			+ +	
8	F	25.3	P–VSD, I, P–MPA	1979 P–VSD			+ +
9	M	2.8	P–VSD, I, P–MPA	PV commissurotomy	Anomalous R subclavian artery, stenosis RPA		+ +
10	F	0.5	P–VSD, I, P–RVOT, close ASD and PDA		ASD, PDA, R aortic arch		+
11	F	23.3	P–VSD, I, P–RVOT	1° close ASD, VSD pulmonary valvulotomy	ASD, MVP, anomalous RCA from L sinus		+
12	M	43.0	1° close VSD, I		Anomalous RCA from aortic root		+

392

13	M	39.0	P–VSD, I, P–RVOT, close Potts	1950 Potts 1961 Blalock-Taussig		+
14	M	22.2	P–VSD, I, RVOT conduit with PV	1958 Potts	R aortic arch	+
15	M	0.2	P–VSD, I			+
16	F	29.5	P–RVOT, excise PV, left VSD intact, ligation of 3 bronchials and previous Potts – 2 weeks postop.	1957 Potts		+

ASD, atrial septal defect; DSA, digital subtraction angiography; FO, foramen ovale; I, infundibulectomy; LPA, left pulmonary artery; MPA, main pulmonary artery; MVP, mitral valve prolapse; P, patch; PDA, patent ductus arteriosus; PVR, pulmonary valve replacement; RCA, right coronary artery; RPA, right pulmonary artery; RVOT, right ventricular outflow tract; VSD, ventricular septal defect.
Reproduced with permission from the American Heart Journal 112:90.

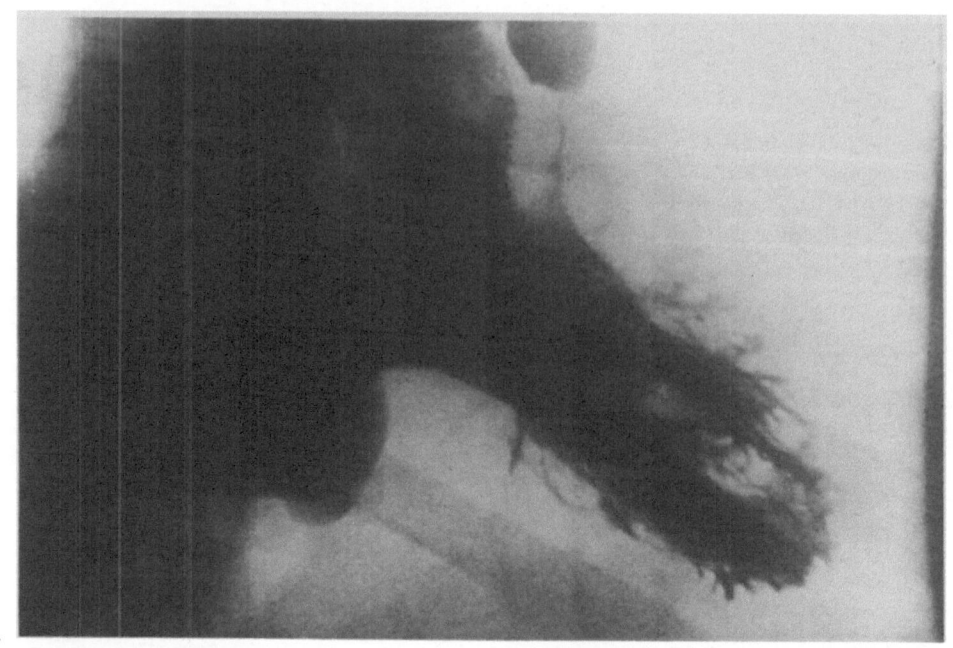

a

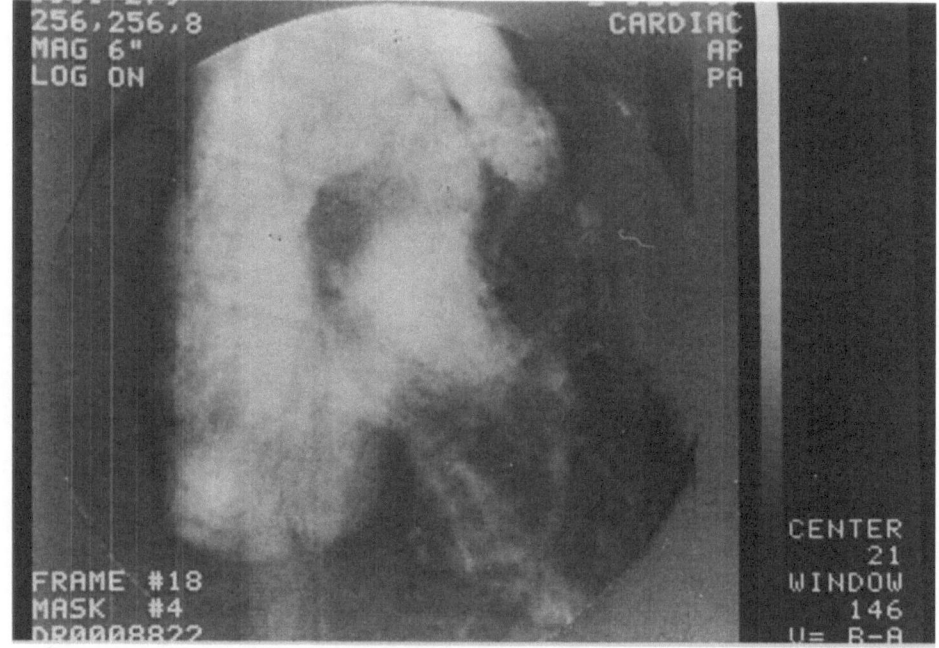

b

394

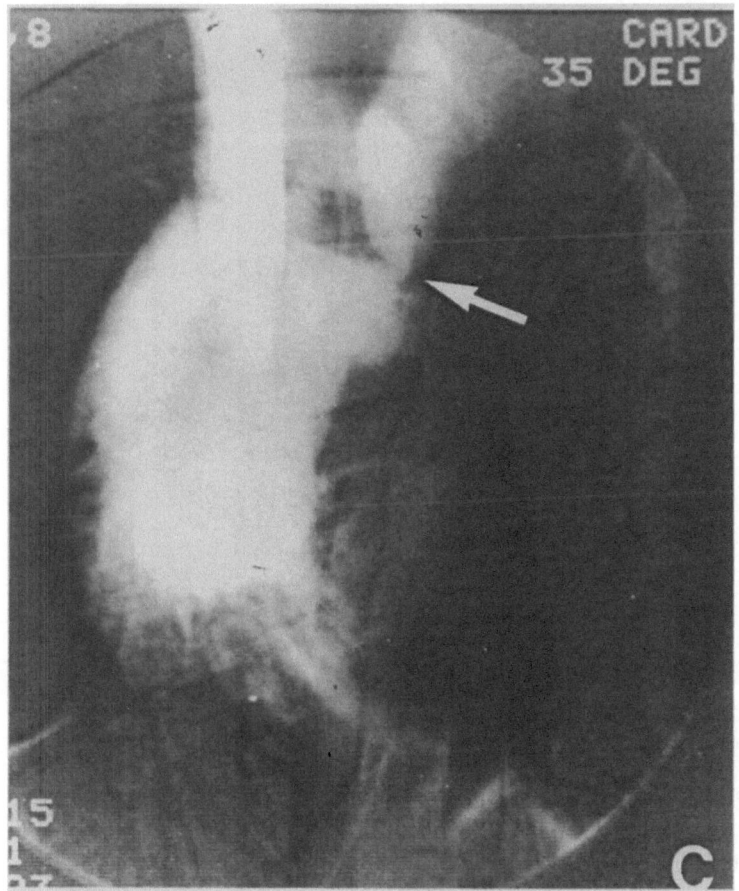

Fig. 1. a Standard right ventricular angiogram, right anterior oblique view, demonstrating a dilated right atrium, severe right ventricular hypertrophy, and severe right ventricular outflow tract obstruction with just a "string-like appearance" of dye being ejected from the righ ventricle to the pulmonary artery. Reprinted with permission from the American Heart Journal 112:93. **b** Intravenous DSA, right anterior oblique view similar to *a*, demonstrating similar appearances of the DSA image to the standard right ventricular angiogram. Reprinted with permission from the American Heart Journal 112:93. **c** Intravenous DSA, left anterior oblique view, demonstrating severe infundibular narrowing (*arrow*) with distortion of the pulmonary valve and a small pulmonary valve annulus. Reprinted with permission from the American Heart Journal 112:93

ventricular outflow tract anatomy was clearly delineated in all patients studied with intravenous DSA. The proximal and distal pulmonary arteries were also well visualized.

Collateral vessels to the pulmonary arteries and lungs and previously constructed pulmonary artery shunts were also demonstrated in all cases. It must be noted, however, that large bronchial collaterals may be missed by both intravenous DSA and standard angiographic techniques.

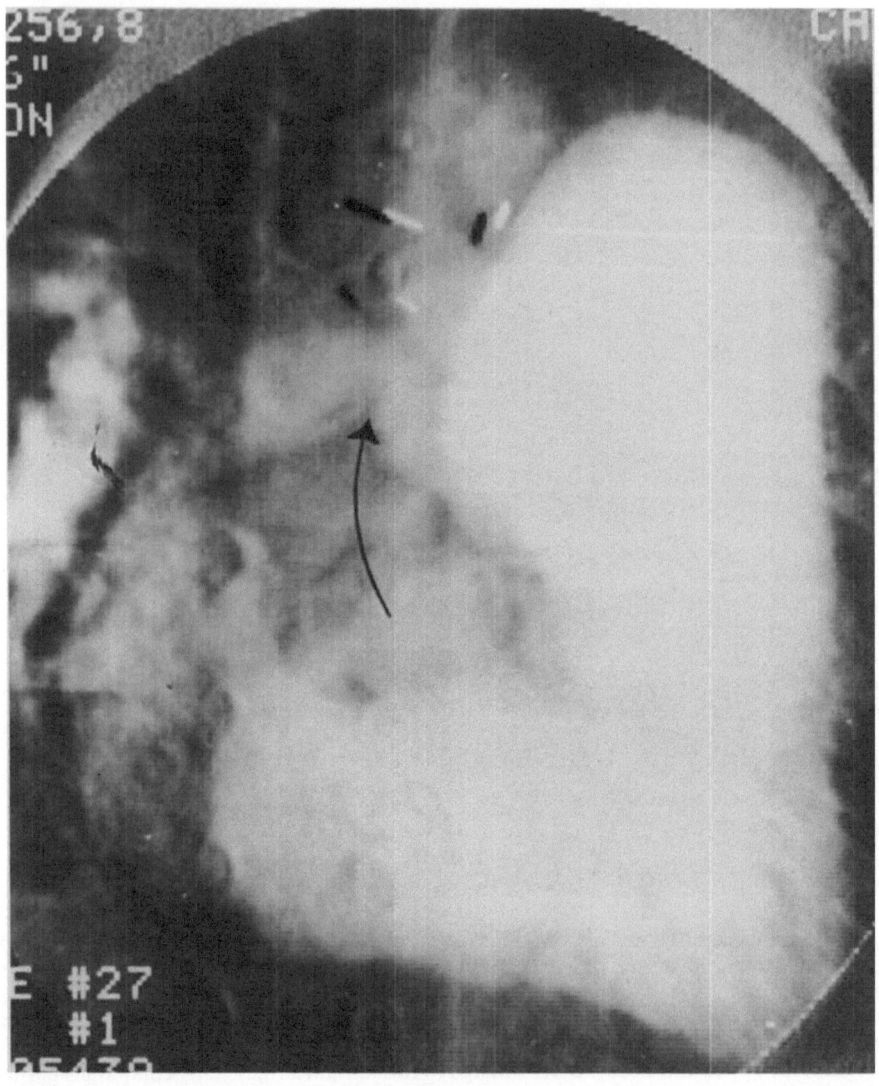

Fig. 2. Intravenous DSA in a 5-year-old patient 2½ years after surgery, demonstrating aneurysmal dilatation of the pericardial outflow tract. The *long curved arrow* points to some proximal stenosis of the right pulmonary artery

Digital angiography did not adequately delineate the coronary arteries. Anomalies of the coronary arteries are not uncommon in patients with tetralogy of Fallot and previous reports have described a 6%–9% incidence [2]. Coronary definition can be accomplished by aortic root injection utilizing digital subtraction techniques and must be considered in all adult patients with tetralogy of Fallot and those who have undergone previous systemic pulmonary artery shunts, where the coronaries may not be visualized by the surgeon at the time of operation.

Intravenous DSA is a technique well suited for evaluation of patients with tetralogy of Fallot. It provides clinically reliable angiographic information that can be employed as a useful adjunct to other noninvasive techniques and in the pre- and postoperative evaluation of patients with this common cyanotic congenital cardiac defect.

References

1. Moodie DS, Buonocore E, Yiannikas J, Gill CC, Pavlicek WA (1982) Digital subtraction angiography in congenital heart disease in pediatric patients. Cleve Clin Q 49:159
2. McManus B, Waller BF, Jones M, Epstein SE, Roberts WC (1982) The case for preoperative coronary angiography in patients with tetralogy of Fallot and other complex congenital heart disease. Am Heart J 103:451

Vascular Imaging by Magnetic Resonance

F. L. M. A. H. de Laat

Introduction

Vascular imaging is indispensable to medical care. Conventional methods use either X-rays and contrast agents (TLA or DSA) or Doppler ultrasonography. The first method is invasive, involves radiation, and requires a short hospitalization period. As such, it is a patient-unfriendly method, but the conventional projective angiograms provide good spatial resolution. The second method is fast, simple, and provides us with vessel images as well as with blood-velocity data.

Magnetic resonance (MR) at present can produce angiograms in a reasonable time for outpatients in a patient-friendly, noninvasive way and without using radiation or contrast agents. Many MR techniques have been proposed for the selective imaging of moving blood within blood vessels. A number of these techniques produce two projective images for a region, each with a different signal intensity for the moving blood. The static tissue disappears after subtraction of the images, producing an angiogram of the arteries and/or veins.

Possible methods are the diastolic and systolic heart phase method [5], the selective inversion recovery method [4], the multiecho method [2], and the velocity-compensated/uncompensated method [1]. The angiograms presented here were obtained using a gradient echo pulse sequence with adjustable velocity-sensitive gradients [3].

Methods

It is possible to monitor moving blood using the phase of spin magnetization. Spins in the direction of a magnetic field experience a phase shift $\emptyset$ which is given by

$$\phi = \gamma \int_0^{TE} z(t)\, G_z(t)\, \mathrm{d}t \tag{1}$$

where $G_z(t)$ and $z(t)$ are the gradient field strength and spin position as functions of time, TE is the echo time and γ the spin's magnetogyric ratio. If the excited spins are moving with constant velocity v, the expression will be

$$\phi = \text{constant} + \gamma v \int_0^{TE} G_z(t)\, t\, \mathrm{d}t \tag{2}$$

A flow-compensated sequence will have, for each spin velocity v, zero phase shift because the integral in Eq. 2 is made zero. A flow-sensitive sequence can be defined with the velocity-sensitivity parameter VS:

$$VS = \frac{\phi}{v} \qquad (3)$$

where VS is expressed in cycles $m^{-1} s^{-1}$. So, the regular gradient echo pulse sequence has to be extended with adjustable velocity-sensitive bipolar gradients. The only extra parameter in the present procedures is the value for the flow sensitivity VS, either in the measurement direction, or in the preparation direction, or in both directions. The computer subsequently generates the gradient curves relevant to the chosen velocity sensitivity.

In general the imaging consists of three interleaved scan segments:
1. A part with flow compensation in all three directions
2. A flow-sensitive part in the measurement direction
3. A flow-sensitive part in the preparation direction

Besides the VS parameter, an additional slice-dephasing factor in the slice direction has been introduced. This factor facilitates the cancellation of the static tissue. The real and imaginary data from imaging with this flow-adjustable gradient sequence (FLAG sequence) can be used for subtraction of the modulus images (modulus subtraction) or for subtraction of the complex numbers (complex subtraction). With the complex subtraction method an additional phase error correction method is advisable.

Results

The ECG-triggered FLAG sequence has been applied on standard Gyroscan S15 (1.5 T) hardware, with normal volunteers and patients. The first scan for each individual was a (thick slice) multiple heart phase (MHP) acquisition (flip angle 45°) in which the angiogram quality of the subsequent heart phases clearly demonstrated the optimal trigger delay. For this trigger delay an additional single heart phase (SHP) angiogram was obtained. The signal to noise ratio for a SHP angiogram is much better than that for a MHP. The choice of trigger delay determined the presence of only large arteries and/or veins plus smaller arteries. The optimal VS depended on the anatomic region, varying between 0.5 and 2.0 for head- and neck vessels.

Figure 1 shows an SHP angiogram (complex subtraction) of the upper part of the lower limb of a 42-year-old healthy volunteer. The trigger delay was 215 ms. The femoral and deep femoral arteries can be seen clearly on both sides. The signal intensities are symmetrical. By contrast, Fig. 2 shows an angiogram with asymmetrical artery intensities of a 53-year-old patient with claudication, especially on the right leg. The angiogram demonstrates a femoral artery occlusion over a region of 5 cm in the right leg and a (possible) "occlusion" in the femoral artery of the left leg. However, conventional X-ray diography showed a severe stenosis on the left side in the "occlusion" region. Figure 3 shows a femoral

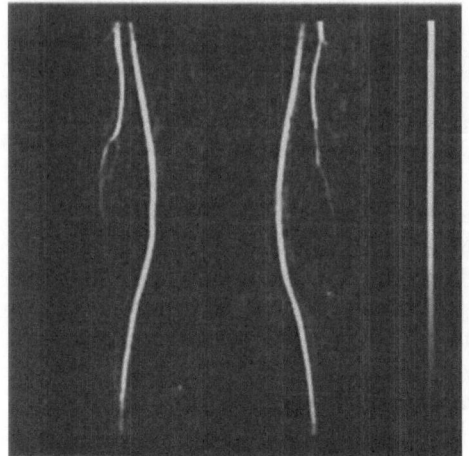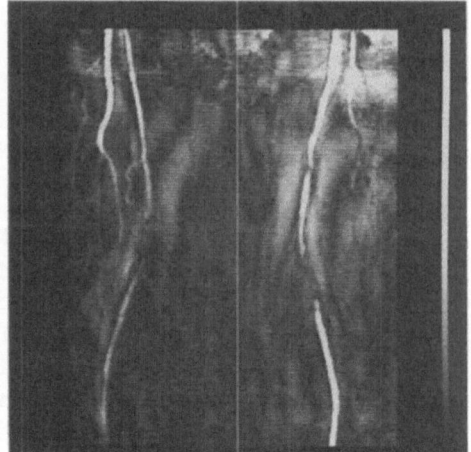

Fig. 1   Fig. 2

Fig. 1. Single heart phase projective MR angiogram of the upper part of the legs of a 42-year-old volunteer. Trigger delay 215 ms, slice thickness 200 mm. Flow sensitivity only in vertical direction (VS = 1 cycle m^{-1} s^{-1})

Fig. 2. Single heart phase projective MR angiogramm of the legs of a 53-year-old male with claudication complaints. Trigger delay 300 ms, slice thickness 200 mm, two measurements, flow sensitivity VS = 1 in vertical direction. Note the occlusion in the right femoral artery and the associated additional collaterals on that side. The left femoral artery contains a stenosis and a region with signal loss that appeared to be a very severe stenosis on conventional arteriograms

artery occlusion in the adductor canal of the right leg. Adjacent to the remaining femoral artery the femoral vein is visible. The trigger delay in this patient was 300 ms. The angiograms of Figs. 2, 3 were comparable with conventional angiograms (TLA and DSA respectively). In all three figures, the FLAG sequence was applied with only one flow-sensitive direction (vertical) and only one measurement.

In the case of neck vessels, the acquisition requires a scan with two flow-sensitive directions. A vectorial superposition of these two orthogonal flow-sensitive angiograms gives a complete overview of the arteries (Fig. 4). In Fig. 4 the right common carotid artery can be seen very well with its bifurcation into external (small diameter) and internal carotid arteries. The vertebral arteries approach each other in the middle and form the basilar artery. The broad vessels on the outside of the common carotid arteries are the internal jugular veins with the transverse sinus at the cranial side. The circle of Willis cannot be seen in this coronal view. In the middle of the head the superior sagittal sinus is present. The broad band of artifacts in the lower part of the image has been reduced considerably by taking four measurements.

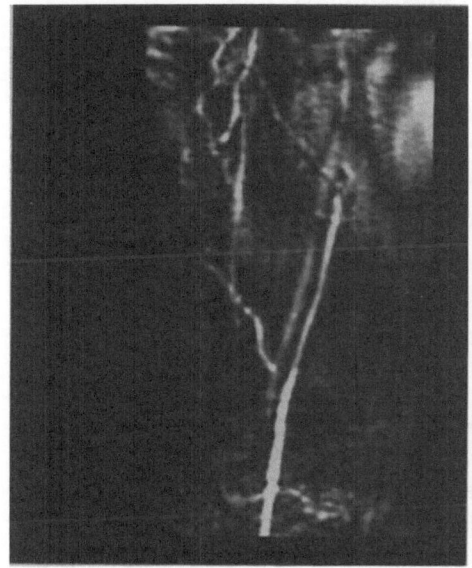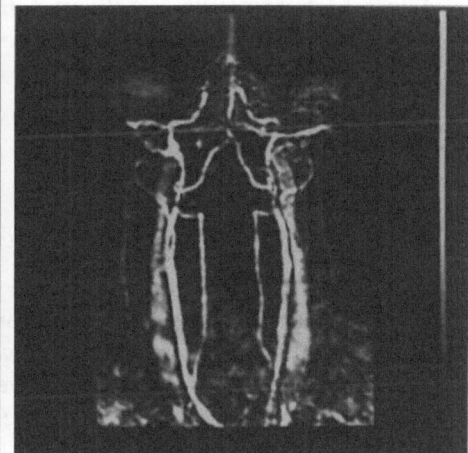

Fig. 3   **Fig. 4**

Fig. 3. Single heart phase projective MR angiogram of the upper part of the right leg of a 51-year-old patient. Note the occlusion in the adductor canal and many collaterals. The femoral vein can be seen adjacent to the remaining part of the femoral artery

Fig. 4. Projective MR angiogram of the neck vessels in a volunteer. Two flow directions, each with VS = 1, are implemented (trigger delay 200 ms, four measurements). Note the clear bifurcation of the right common carotid artery, as well as the complete path of the vertebral arteries into the basilar artery. At the proximal part of the internal jugular veins is the transverse sinus with its elliptical shape

Conclusions

The single heart phase flow-adjustable gradient echo sequence (FLAG) allows visualization of the arteries and to some extent the veins. Occlusions are shown very well, but to diagnose stenosis it requires additional spin rephasing (acceleration compensation) and a smaller field of view (surface coils).

Multiple heart phase imaging provides many heart phases which can give, via a movie loop, additional information about stenosis and occlusion.

References

1. Axel L et al. (1987) MR flow imaging by velocity-compensated/uncompensated difference images. J Comput Assist Tomogr 11:31–34
2. Dumoulin CL et al. (1987) Multiecho magnetic resonance angiography. Magn Reson Med 5:47–57
3. Groen JP et al. (1987) Design of flow adjustable gradient waveforms. SMRM abstract book, vol 2, New York, p 868
4. Nishimura DG et al. (1987) MR angiography by selective inversion recovery. Magn Reson Med 4:193–202
5. Wedeen VJ (1986) Flow MRI holds promise in vascular diagnosis. Diagn Imaging, May:84–88

Kernspintomographische Analyse von Pulsationen mit getriggerten FLASH-Sequenzen

U. Klose, G. Schroth, G. Varallyay, J. Gawehn, D. Petersen

Einleitung

Untersuchungen von Flußphänomenen mit der Kernspintomographie betreffen in der Regel Geschwindigkeitsbestimmungen in Blutgefäßen mit annähernd konstantem Fluß. Hier wird eine Methode vorgestellt, durch die der Verlauf oszillierender Bewegungen im Körper erfaßt werden kann.

Um Bwegungsabläufe, die periodisch mit dem Herzzyklus ablaufen, in der Kernspintomographie untersuchen zu können, müssen die Untersuchungen EKG-getriggert durchgeführt werden, weil die Meßzeit zur Erstellung einer Aufnahme wesentlich größer ist als ein Herzzyklus. Dabei werden die Hochfrequenzanregungspulse, von denen bei Erstellung eines Bildes mit entsprechender Matrixgröße 256 benötigt werden, immer zu einem definierten Zeitpunkt (Delay) nach der R-Zacke gesendet. Bei konstanter Zykluszeit stellt das so erzeugte Bild den mittleren Zustand an dieser Stelle des Herzzyklus dar.

Bei Verwendung von FLASH-Sequenzen [1] kann die Wiederholrate der Anregungspulse wesentlich größer eingestellt werden, als es bei Spinechosequenzen möglich ist. Eine ausgewählte Schicht kann also bei einer Messung zu mehreren Delayzeiten nach dem R-Impuls angeregt werden, so daß gleichzeitig Bilder von verschiedenen Herzphasen erhalten werden [2].

Flußdarstellung mit FLASH-Sequenzen

Zusätzlich zu Repetitionszeit TR und Echozeit TE ist bei Gradientenechosequenzen wie der FLASH-Sequenz der Flipwinkel des Anregungspulses frei einstellbar. Zur Darstellung von Bewegungsvorgängen, die senkrecht zur angeregten Schicht verlaufen, ist die Verwendung eines großen Pulswinkels besonders gut geeignet, weil stationäres Gewebe relativ schwach abgebildet wird, Atomkerne, die von außen in die untersuchte Schicht einströmen, jedoch sehr signalstark erscheinen. In Abb. 1 ist der zeitliche Verlauf der Pulssequenz dargestellt neben einer Skizze zur Signalentstehung bei einer stationären Struktur und einem Pulswinkel von 90°. Nach der ersten Anregung, die zu einem „Umklappen" der Magnetisierung in die Ebene senkrecht zur Magnetfeldrichtung fährt, relaxiert die Längsmagnetisierung innerhalb einer Repetitionszeit nur zu einem kleinen Teil, so daß bei den folgenden Anregungen nur ein deutlich geringeres Signal erhalten werden kann. Kerne, die nach einem Anregungspuls von außen in die ausgewählte Schicht gelangen, besitzen demgegenüber eine unveränderte Längsmagnetisierung und wer-

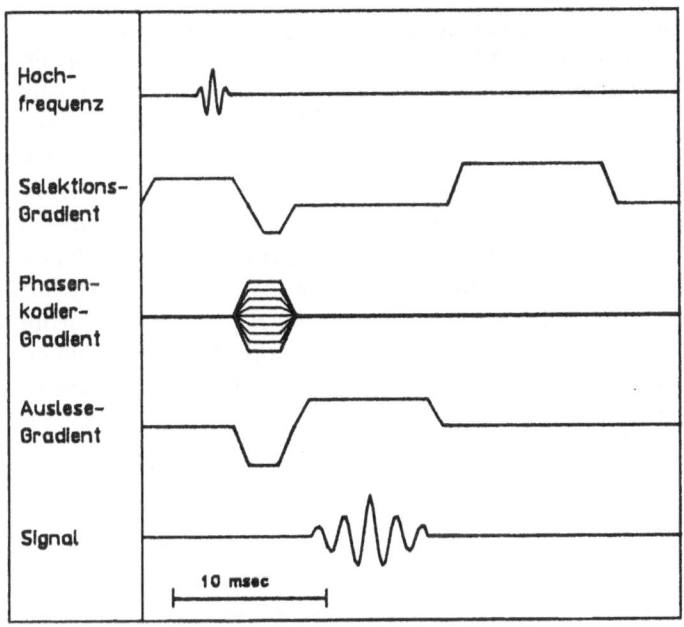

Abb. 1. Pulssequenzschema der FLASH-Sequenz. Die Refokussierung der Spins durch die Gradienten in Selektionsrichtung und Ausleserichtung ist berechnet für stationäre Kerne und führt bei bewegten Kernen zu einer verbleibenden Phase

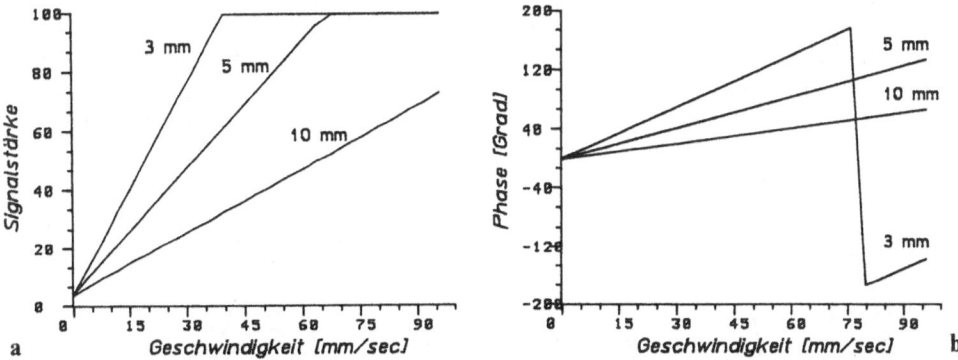

Abb. 2 a, b. Berechneter Verlauf des Betrages (**a**) und der Phase (**b**) bei einem konstanten Fluß senkrecht zur Ebene für verschiedene Schichtdicken. Die Auftragung der Phasen bei der Schichtdicke 3 mm zeigt bei v = 80 mm/s einen Phasensprung um 360°

den entsprechend mit hohem Signal abgebildet. Mit wachsender Geschwindigkeit nimmt der Anteil von Kernen, die sich bei der vorangegangenen Anregung außerhalb der Schicht befunden haben, solange zu, bis bei der Geschwindigkeit v = SL/TR alle Kerne innerhalb einer Repetitionszeit ausgetauscht werden (SL: Schichtdicke, TR: Repetitionszeit). Den berechneten Verlauf der Signalamplitude in Abhängigkeit von der Geschwindigkeit für verschiedene Schichtdicken und einer Repetitionszeit von 75 ms zeigt Abb. 2a.

Eine weitere Möglichkeit zur Untersuchung des Bewegungsverhaltens liegt in der Analyse der Phaseninformation. Wie in Abb. 1 zu sehen ist, wird in der FLASH-Sequenz der Feldgradient in Selektions- und in Ausleserichtung positiv und negativ geschaltet, um eine Kompensation der durch die Gradienten hervorgerufenen Dephasierung der Kernspins zu erreichen. Findet zwischen den beiden Gradientenpulsen eine Bewegung der Atomkerne statt, kommt es zu einer unvollständigen Kompensation, und es bleibt eine resultierende Phase bestehen, die bei einem konstanten Fluß der Geschwindigkeit der Kerne proportional ist. Bei einem angenommenen Fluß senkrecht zur angeregten Ebene wird diese Phase nur vom Selektionsgradienten beeinflußt. Sie ist nicht von der Repetitionszeit, wohl aber von der Schichtdicke abhängig, weil eine Variation der Schichtdicke über einen veränderten Feldgradienten erreicht und damit der Einfluß des Selektionsgradienten auf die bewegte Kerne verändert wird (Abb. 2b).

Pulsierende Bewegungen

Liegt statt eines konstanten Flusses eine periodische Bewegung vor, tritt bei Messungen, die synchron mit dieser Bewegung verlaufen, eine Veränderung sowohl des Betrages als auch der Phase im zeitlichen Verlauf der Bewegung auf. Während in der Phase sich die mittlere momentane Geschwindigkeit in einem Pixel widerspiegelt, wird die Signalintensität im Betragsbild davon beeinflußt, ob und ggfs. wie lange sich die Atomkerne in der untersuchten Ebene vor dem Anregungspuls außerhalb der Schicht befunden haben, d. h. wie groß die Zeit zur Relaxation war. Abbildung 3 zeigt das Verhalten von Betrag und Phase bei einer angenommenen sinusförmigen Bewegung. Dargestellt ist der Verlauf über 1 ½ Perioden. Die Auftragung des Betrages zeigt 2 Maxima, weil das Einströmen in die Schicht unabhängig von der Flußrichtung zu einer Signalerhöhung führt. Diese Maxima liegen zeitlich etwas später als die Maxima der Geschwindigkeiten, die sich in den Ex-

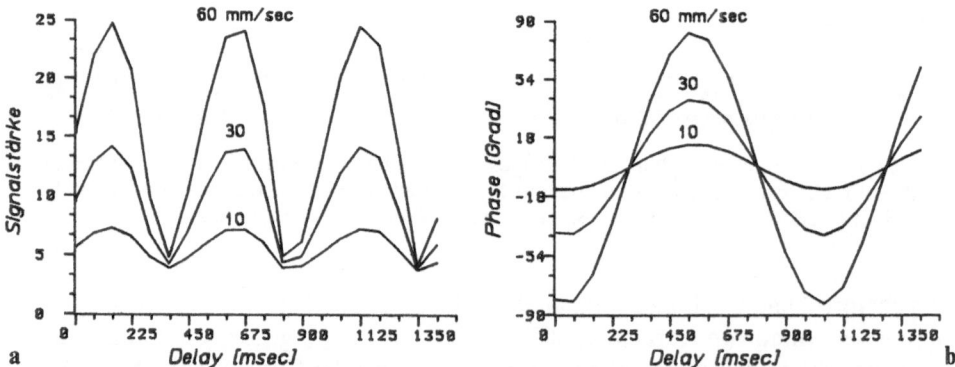

Abb. 3a, b. Berechnung des Betrags- und Phasenverlaufes für eine sinusförmig oszillierende Bewegung und eine Repetitionszeit von TR = 75 ms, eine Schichtdicke von 5 mm und Maximalgeschwindigkeiten von 10, 30 und 60 mm/s. Durch den diskreten Abstand der einzelnen Kurvenpunkte (Abstand = Repetitionszeit), die durch Geraden verbunden wurden, haben auch diese theoretischen Kurven keinen glatten Verlauf

trema im Phasenverlauf abbilden, weil nach einer Umkehr der Bewegungsrichtung zunächst Kerne in die Schicht einströmen, die sie erst kurz vorher in der anderen Richtung durchquert haben und die dadurch noch nicht relaxieren konnten. Die Signalerhöhung im Betragsverlauf tritt also erst auf, wenn eine Bewegungsrichtung eine Zeitlang angehalten hat.

Getriggerte Messungen

Zur Synchronisation des Meßablaufes mit der Herzaktion müssen die Messungen getriggert durchgeführt werden. Dabei wird durch den R-Impuls des EKG der Beginn einer Serie von Anregungen im Abstand der eingestellten Wiederholrate der Pulse ausgelöst, die jeweils zur Erzeugung verschiedener Bilder verwendet werden. Nach Ablauf dieser Serie muß auf einen weiteren R-Impuls gewartet werden, bis der Beginn der nächsten der für eine 256-Matrix erforderlichen 256 Anregungsserien ausgelöst werden kann. Während zwischen den einzelnen Anregungspulsen einer Serie nur die der Wiederholrate der Pulse entsprechende Zeit zur Relaxation der Kerne zur Verfügung steht, können die stationären Kerne in der Wartezeit nach der letzten Anregung länger relaxieren. In der Folge davon ist das Signal aller Kerne in der ersten und auch in den darauffolgenden 2–3 Bildern einer Serie deutlich höher als in den verbleibenden Bildern, bei denen nicht

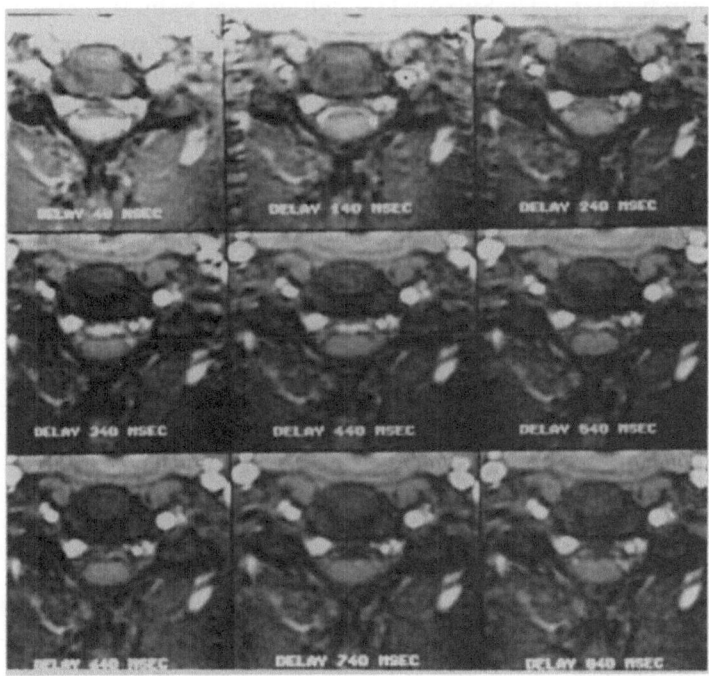

Abb. 4. Bildserie einer axialen Schicht durch den Spinalkanal mit verschiedenen Trigger-Delay-Zeiten

bewegte Kerne mit einer gleichbleibenden geringen Signalintensität abgebildet werden. Wenn die Serie von Aufnahmen mit unterschiedlichen Trigger-Delay-Zeiten so lang gewählt wird, daß die zweite Zacke überschritten wird und damit bei späteren Trigger-Delay-Zeiten die Bewegungszustände in den ersten Bildern auftreten, kann die Periodizität der Effekte zweifelsfrei nachgewiesen werden.

Abbildung 4 zeigt eine Serie von Bildern mit unterschiedlichen Trigger-Delay-Zeiten. Die ersten Aufnahmen sind insgesamt heller, bei den folgenden Bildern zeigen aber nur die Bereiche eine hohe Signalintensität, bei denen Material von außen in die Schicht einströmt.

Anwendungen

Mit der Analyse getriggerter FLASH-Sequenzen wird es möglich, das zeitliche Verhalten auch der pulsierenden Bewegungen im Körper zu untersuchen, die sich bisher der Beobachtung entzogen haben. Dazu gehört neben der Bewegung des Blutes in kleineren Gefäßen die Oszillation des Liquors in den zerebralen und spinalen Subarachnoidalräumen. So kann auf axialen Schnitten durch den zervikalen Spinalkanal nicht nur deutlich gezeigt werden, daß die herzaktionsabhängige Bewegung des Liquors viel größer ist als die durch die Produktion und Resorption verursachte Bewegung, es kann auch nachgewiesen werden, daß die Geschwindigkeit des Liquors zu einer bestimmten Herzphase an verschiedenen Stellen des Querschnittes unterschiedlich ist. In Abb. 5 sind der Verlauf von Betrag und Phase im frontalen und lateralen Subarachnoidalraum des Spinalkanales in Höhe der Halswirbelsäule in Abhängigkeit von der Trigger-Delay-Zeit aufgetragen. Es läßt sich ablesen, daß bei einem Triggerdelay von etwa 150 ms lateral ein Fluß nach kranial und bei etwa 400 ms Triggerdelay im frontalen Subarachnoidalraum eine Bewegung nach kaudal auftritt. Eine ähnliche Bewegung wird im Aquädukt gefunden, wobei hier sich die unterschiedlichen Bewegungsrichtungen (kaudal bei Delay 0–200 ms, kranial bei Delay 200–900 ms bei einem Herzzyklus von 1 100 ms) in einer kleinen Region, die nur wenige Pixel umfaßt, nachweisen lassen [3, 4].

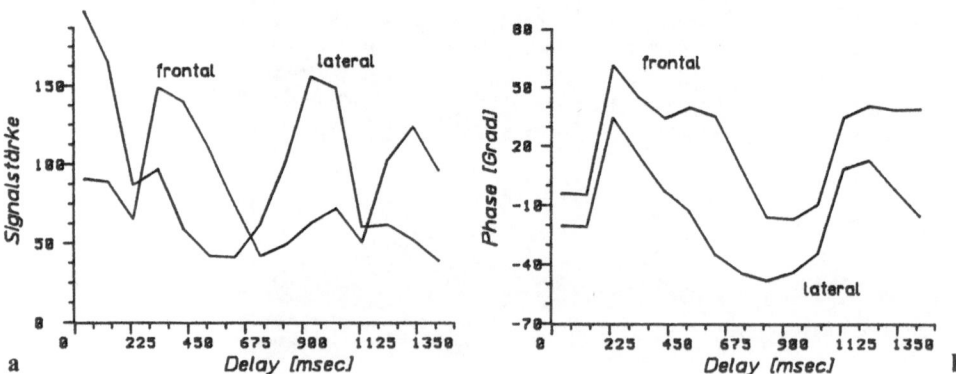

Abb. 5 a, b. Verlauf von Signal (**a**) und Phase (**b**) im frontalen und den lateralen Subarachnoidalräumen aus den Aufnahmen in Abb. 4

Die Analyse der Kurvenverläufe an verschiedenen Stellen des Liquorraumes kann Aufschluß geben über die Einzelheiten der Bewegung des Liquors bei Normalpersonen; im Fall von pathologischen Störungen der Liquorzirkulation und -resorption können Aussagen über deren Ausmaß und Auswirkung getroffen werden.

Literatur

1. Haase A, Frahm J, Matthaei D, Hänicke W, Merboldt K-D (1986) FLASH imaging. Rapid NMR imaging using low flip-angles pulses. J Magn Reson 67:258–266
2. Klose U, Requardt H, Schroth G, Deimling M (1987) MR-tomographische Darstellung von Liquorpulsationen. RÖFO 147:313–319
3. Schroth G, Klose U, Gawehn J, Petersen D, Varallyay G (1987) CSF-pulsations in the aquaeduct. Abstracts des 6th Annual Meeting of the Society of Magnetic Resonance in Medicine, New York, p 119
4. Varallyay G, Klose U, Schroth G, Gawehn J, Petersen D (1987) Liquorpulsation im Aquaedukt. (In diesem Band)

Hochauflösende MR-Angiographie mit bipolaren Gradienten zur separaten Darstellung von Arterien und Venen

M. Seiderer, G. Laub, A. Staebler, T. Yousry, J. Lissner

Einleitung

Die Kernspintomographie ist aufgrund des hohen intrinsischen Kontrastes zwischen stationärem Gewebe und fließendem Blut, in Verbindung mit einer hohen räumlichen Auflösung, zur nichtinvasiven Darstellung von Arterien und Venen geeignet. Ein Nachteil der routinemäßig verwendeten Bildgebungssequenzen ist, daß durch die tomographische Technik eine längerstreckige Darstellung von Gefäßen in den üblicherweise verwendeten dünnen Schichtdicken nicht gelingt.

Durch die Wahl größerer Schichtdicken läßt sich zwar eine längerstreckige Gefäßabbildung erreichen, dies führt jedoch zu einer deutlichen Reduktion des Weichteil-Gefäß-Kontrastes.

Eine reine Gefäßdarstellung ohne Untergrundüberlagerung kann dadurch erreicht werden, daß verschiedene Pulssequenzen eingesetzt werden, die stationäres Gewebe identisch, bewegte Spins jedoch mit unterschiedlicher Signalintensität abbilden. Die anschließende Bildsubtraktion führt zu einer überlagerungsfreien Gefäßdarstellung ähnlich der digitalen Subtraktionsangiographie bzw. der konventionellen Blattfilmangiographie.

Material und Methode

Die Signalintensität beim Spinechoverfahren wird maßgeblich vom Ausmaß der Spinrefokussierung zum Zeitpunkt des Spinechos bestimmt. Während für stationäre Gewebe bei Abwesenheit externer Magnetfeldinhomogenitäten für alle Spins innerhalb eines Bildelementes eine vollständige Spinrephasierung eintritt, erfahren bewegte Spins eine zusätzliche, geschwindigkeitsproportionale Phasenverschiebung. Bei nichtsynchroner Bewegung der einzelnen Spins innerhalb des Bildelementes tritt eine Spindephasierung ein, die durch den 180°-Impuls nicht reversibel ist und damit zum Zeitpunkt des Spinechos zu einer Verminderung der Signalintensität führt (flow void).

Werden zusätzliche, symmetrisch zum 180°-Impuls in Flußrichtung geschaltete Gradienten verwendet, so läßt sich eine Spindephasierung für mit konstanter Geschwindigkeit bewegte Spins vermeiden (bipolare, rephasierende oder flußkompensierte Sequenz). Die bipolaren Gradienten führen zu einer Spinrefokussierung analog den Verhältnissen für stationäre Spins und damit zu einer signalreichen Darstellung strömenden Blutes (konstante Flußgeschwindigkeit zwischen 90°-Impuls und Spinecho) [1].

Anders liegen die Verhältnisse für Spins, die im Zeitraum zwischen 90°-Impuls und Spinecho, d. h. während der Schaltzeiten des Gradientenfeldes in Flußrichtung, eine Beschleunigung erfahren. Für diese Spins tritt weder im Rahmen der herkömmlichen Spinechosequenzen, noch für rephasierte bipolare Spinechosequenzen eine Spinrephasierung auf, so daß die bewegten Spins mit nur geringer Signalintensität zur Darstellung kommen. Damit kann durch die Anwendung spinrephasierter Sequenzen, im Gegensatz zu herkömmlichen Spinechosequenzen, bei denen anhand der Signalintensität nur zwischen bewegten und stationären Spins unterschieden werden kann, zwischen stationären und mit konstanter Geschwindigkeit bewegten Spins (hohe Signalintensität) und beschleunigten Spins (niedrige Signalintensität) differenziert werden.

Gemeinsam ist beiden Arten von Pulssequenzen, daß stationäres Gewebe jeweils aufgrund der Spinrephasierung mit hoher und identischer Signalintensität abgebildet werden.

Eine separate Darstellung von Arterien und Venen läßt sich aufgrund der differenten Flußcharakteristik in beiden Gefäßsystemen vornehmen. Bedingt durch den pulsatilen Charakter des arteriellen Blutstroms sind in Abhängigkeit vom Herzzyklus Phasen mit niedriger und hoher Blutflußgeschwindigkeit zu unterscheiden. Während in der Diastole das Blut mit weitgehend gleichförmiger Geschwindigkeit ohne größere Beschleunigungen fließt, was bei der Bildgebung mit rephasierenden Sequenzen zu einer hohen Signalintensität des Blutes führt (Abb. 1), treten im Zeitintervall der Systole hohe Blutflußgeschwindigkeiten mit hohen Beschleunigungswerten der Blutsäule im Bereich der frühen und späten Systole auf. Wird die Blutsäule zum Zeitpunkt der Spitzengeschwindigkeit abgebildet, so treten bei der Anwendung rephasierender Sequenzen auch hier hohe Signalintensitäten aufgrund der fehlenden Beschleunigung auf. Wird die Blutsäule dagegen im Zeitintervall der zu- oder abnehmenden Geschwindigkeit, d. h. bei hohen Beschleunigungswerten, abgebildet, so tritt auch bei Anwendung rephasierender Sequenzen eine Spindephasierung ein, die zu einer reduzierten Signalintensität führt.

Andere Verhältnisse ergeben sich bei der Abbildung von Venen. Aufgrund der relativ homogenen Blutflußgeschwindigkeit über den gesamten Herzzyklus führt die Anwendung rephasierender Sequenzen durchgehend zu einer Abbildung der Gefäße mit hoher Signalintensität (Abb. 1).

Eine untergrundüberlagerungsfreie Darstellung von Arterien und Venen läßt sich durch die Subtraktion zweier Bilder erreichen, bei denen das jeweilige Gefäßsystem zum einen mit hoher, zum anderen mit niedriger Signalintensität abgebildet wird. Da stationäres Gewebe unabhängig von der Herzaktion und der verwendeten Pulssequenz jeweils mit gleicher Signalintensität abgebildet wird, führt die Bildsubtraktion zur Signalauslöschung. Eine reine Arteriendarstellung ergibt sich durch Subtraktion eines Bildes mit rephasierter Spinechosequenz in Diastole (hohe Signalintensität) und rephasierter Spinechosequenz in Systole (niedrige Signalintensität) (Abb. 1–3). Eine Abbildung des Venensystems wird erreicht durch Subtraktion von Bildern einer rephasierten Spinechosequenz in Systole (hohe Signalintensität) und einer dephasierten Spinechosequenz in Diastole oder Systole (niedrige Signalintensität) (Abb. 1 und 2).

REPHASED   DIASTOLE

REPHASED   SYSTOLE

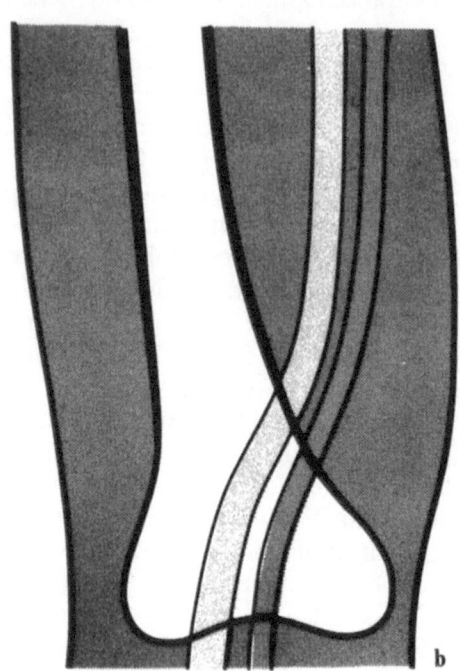

a

b

DEPHASED   SYSTOLE

ARTERIES

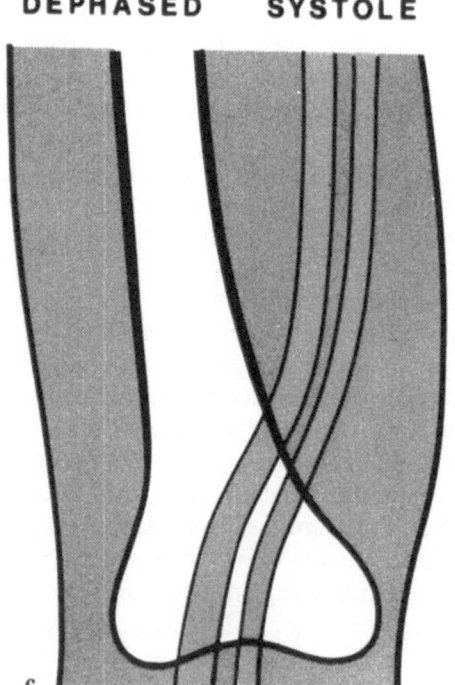

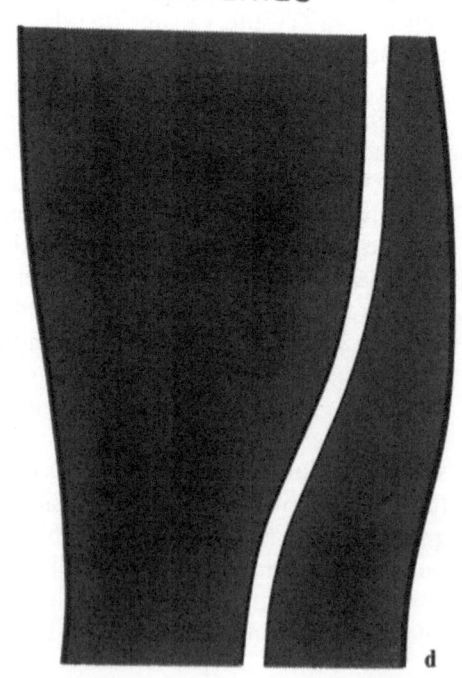

c

d

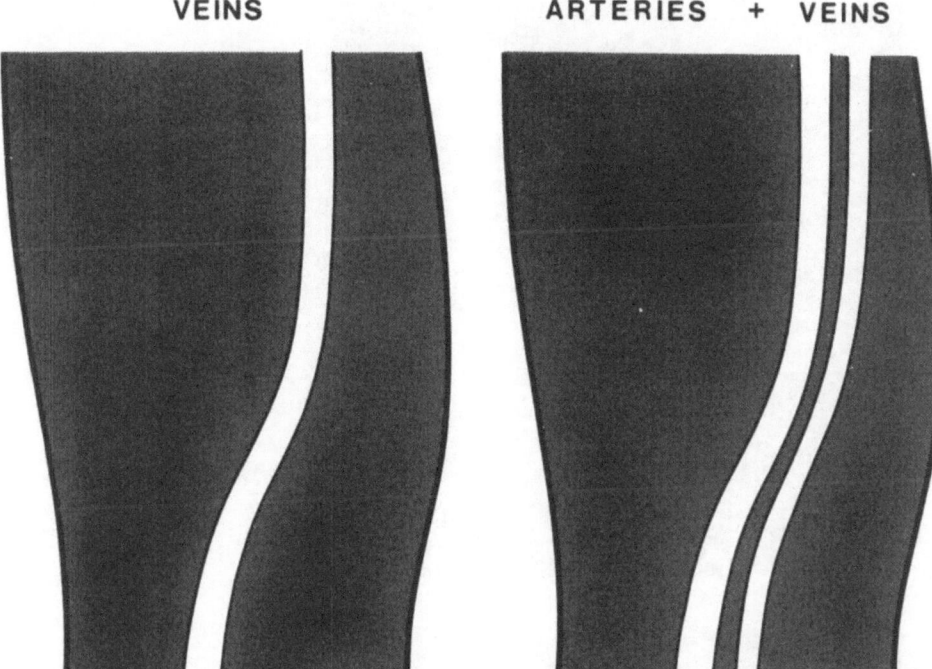

VEINS **ARTERIES + VEINS**

e f

Abb. 1 a–f. Schematische Darstellung der separaten Abbildung von Arterien, Venen oder Arterien und Venen durch Bildsubtraktion. **a–c** Signalintensität von Arterien und Venen sowie stationärer Gewebe in den 3 für die MR-Angiographie verwendeten Pulssequenzen. **a** Rephasierende Sequenz in Diastole: hohe Signalintensität der Arterien und Venen aufgrund der relativ konstanten Blutflußgeschwindigkeit mit Spinrephasierung. **b** Rephasierende Sequenz in Systole: niedrige Signalintensität für Arterien aufgrund der Spinbeschleunigung im frühen oder späten Anteil der Systole sowie hohe Signalintensität für Venen aufgrund Spinrephasierung. **c** Dephasierende Sequenz in Systole: niedrige Signalintensität für Arterien und Venen aufgrund Spindephasierung (normale Spinechosequenz mit Flow void). **d–f** Subtraktionsbilder zur isolierten Darstellung von Arterien, Venen sowie Arterien und Venen. Eine Arteriendarstellung (**d**) ergibt sich durch Subtraktion von Bildern aus Sequenz 1 und 2, eine isolierte Venendarstellung (**e**) aus einer Subtraktion von Bildern aus Sequenz 2 und 3. Eine Subtraktion von Bildern aus Sequenz 1 und 3 resultiert in einer gemeinsamen Abbildung von Arterien und Venen (**f**)

Eine gemeinsame Darstellung des arteriellen und venösen Gefäßsystems läßt sich entweder durch Addition des arteriellen und venösen Gefäßbildes oder durch Bildsubtraktion von mit rephasierter Spinechosequenz in Diastole (beide Gefäßsysteme hohe Signalintensität) und dephasierter Spinechosequenz in Diastole oder Systole (reduzierte Signalintensität beider Gefäßsysteme) erzeugten Bildern erreichen (Abb. 1 und 2).

Die Untersuchungen wurden an einem supraleitenden Ganzkörperkernspintomographen bei einer Feldstärke von 1,0 T durchgeführt (Magnetom, Siemens-AG). Alle Aufnahmen wurden mit EKG-Triggerung und einer Repetitionszeit von einem Herzzyklus bei einer Echozeit zwischen 36 und 58 ms durchgeführt.

411

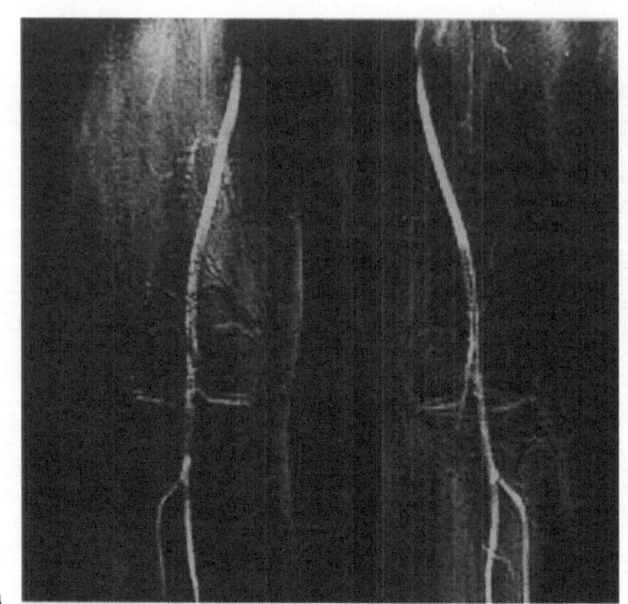

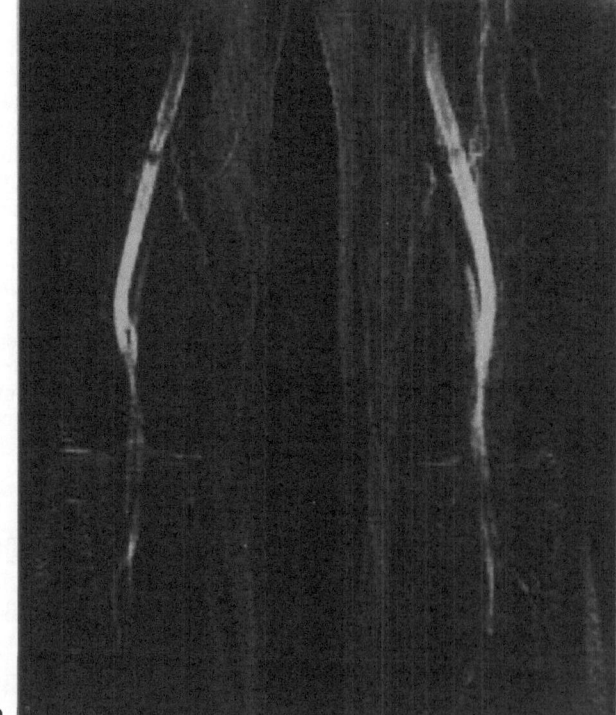

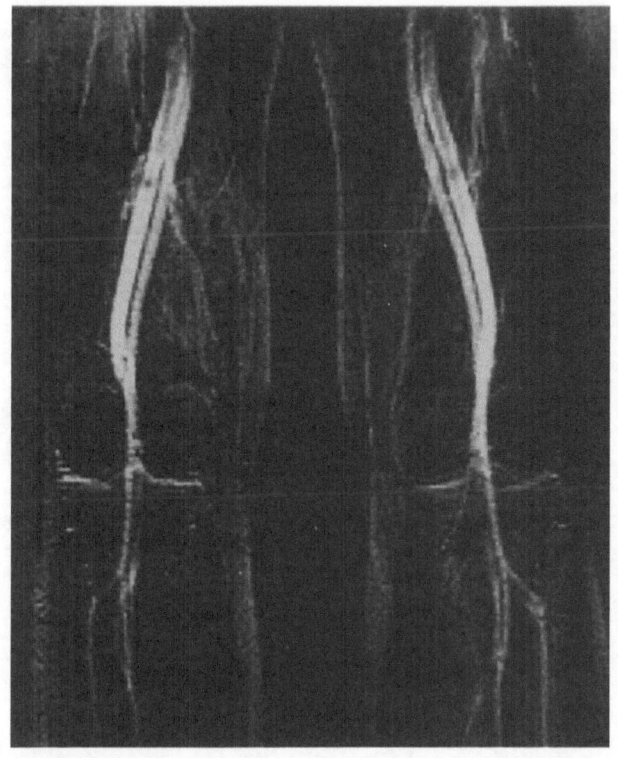

c

Abb. 2 a–c. MR-Angiographie der Arterien (**a**), der Venen (**b**) und der Arterien und Venen (**c**) der distalen Oberschenkel, der Knie- und der proximalen Unterschenkelregion eines gesunden Probanden. TR = 1 RR (RR = Herzzyklusdauer), TE = 56 ms, Schichtdicke = 40 mm, Ganzkörperspule

Systolische Bilder wurden mit einem Triggerdelay von 40 ms, diastolische Bilder mit einem Triggerdelay von 300 ms aufgezeichnet. Zur langstreckigen Abbildung der Gefäße und zur Vermeidung der Nachteile tomographischer Techniken mit dünner Schichtdicke, bei denen die Gefäße infolge von Partialvolumeneffekten nur kurzstreckig abgebildet werden, wurden Schichtdicken bis zu 80 mm verwendet. Alle Bilder wurden in Single-slice-Technik mit einer Matrixgröße von 256 × 256 aufgezeichnet. Bei einer Anregung betrug die Gesamtmeßzeit für die 3 Sequenzen weniger als 10 min (Puls: 80/min). Die Untersuchungen wurden abhängig von der Größe des Untersuchungsareales mit der Körperspule, der Kopfspule oder mit einem Knieresonator (Bauart wie Kopfspule) durchgeführt. Die räumliche Auflösung bei Verwendung der Körperspule betrug ca. 2 mm, bei Verwendung der Kopfspule und des Knieresonators mit Hardwarezoom < 1 mm.

Insgesamt wurden 20 Patienten und Probanden untersucht. Davon entfielen 7 Untersuchungen auf die Oberschenkel- und 13 Untersuchungen auf die Knie- und proximale Unterschenkelregion. In 17 Fällen wurde die Körperspule, in 2 Fällen die Kopfspule, jeweils zur Simultanuntersuchung beider Extremitäten und

413

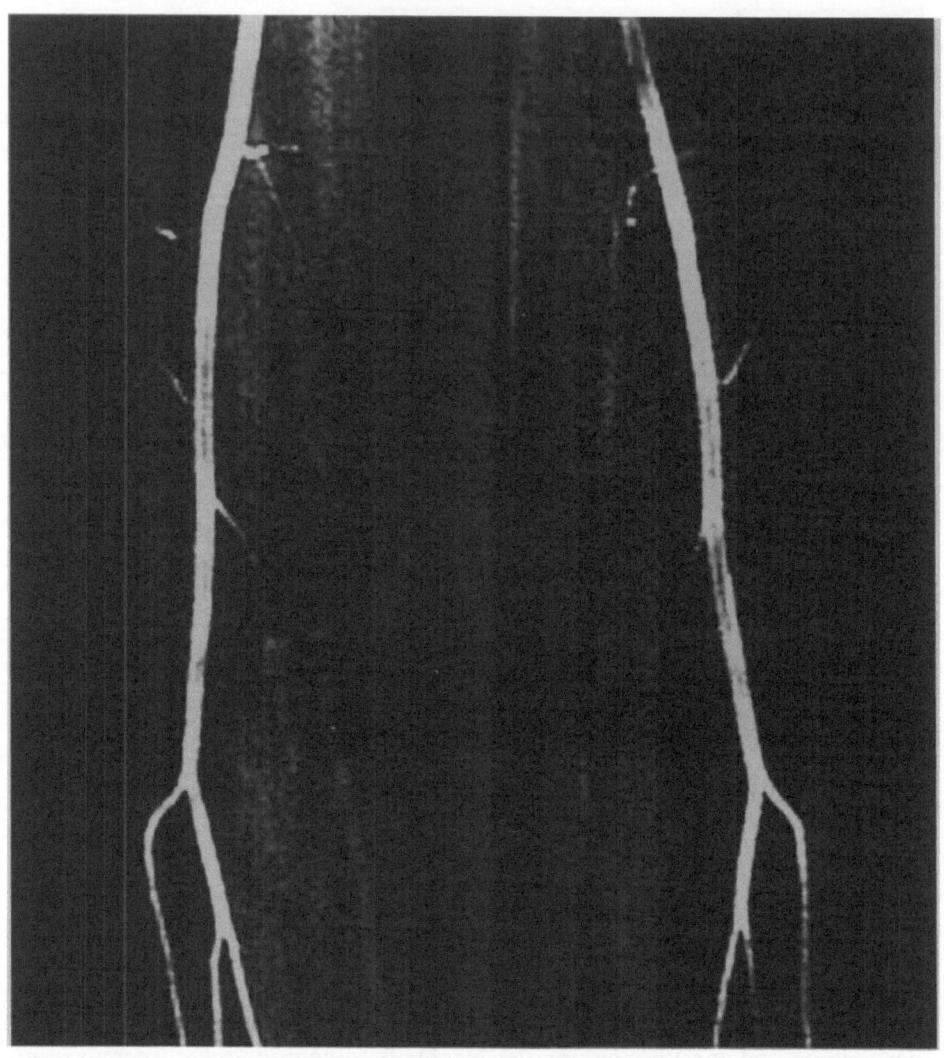

Abb. 3. Arterielle MR-Angiographie der Oberschenkel-, Knie- und Unterschenkelgefäße eines gesunden Probanden. TR = 1 RR, TE = 56 ms, Schichtdicke = 40 mm, Ganzkörperspule

Abb. 4 a, b. Arterielle MR-Angiographie (**a**) und konventionelle Angiographie (**b**) bei einem Patienten mit dilativer Angiopathie der rechten und linken A. femoralis superficialis. TR = 1 RR, TE = 56 ms, Schichtdicke = 40 mm, Ganzkörperspule

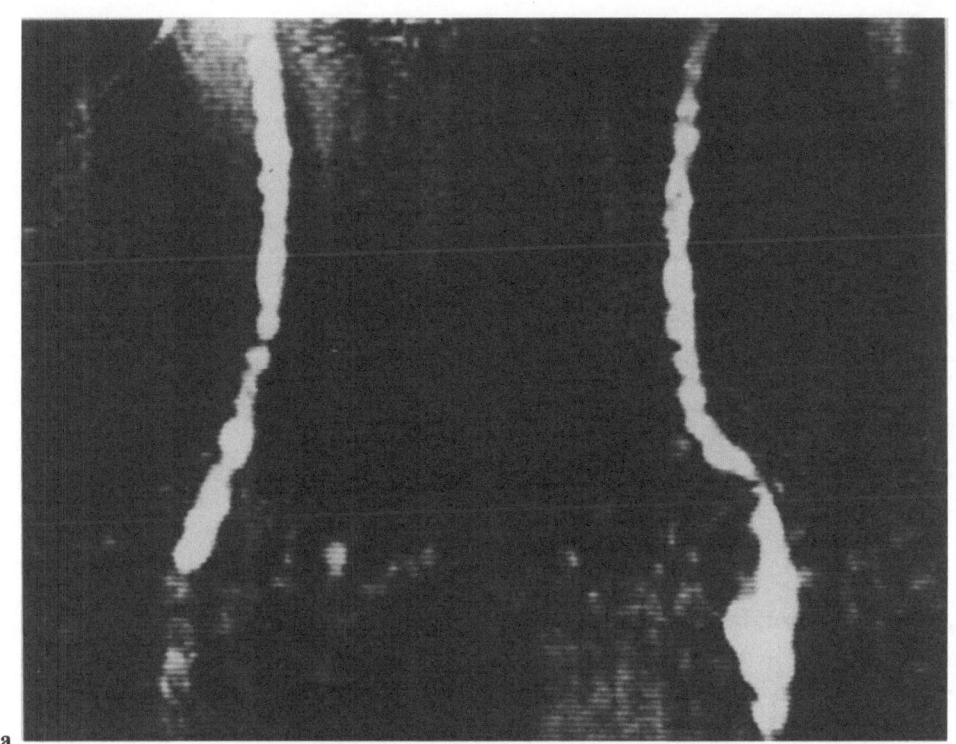

a

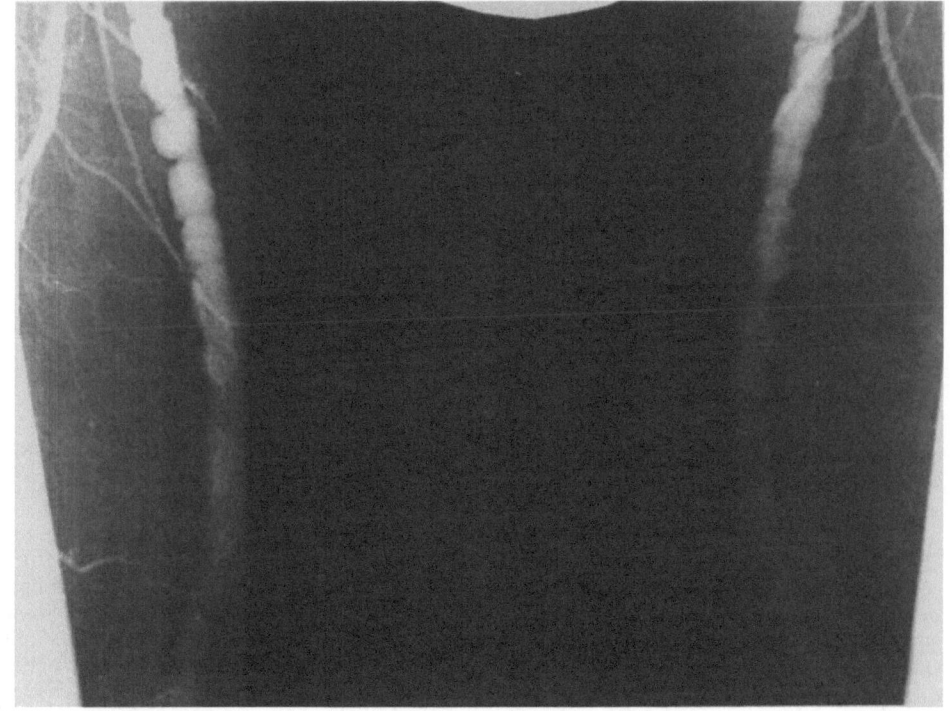

b

415

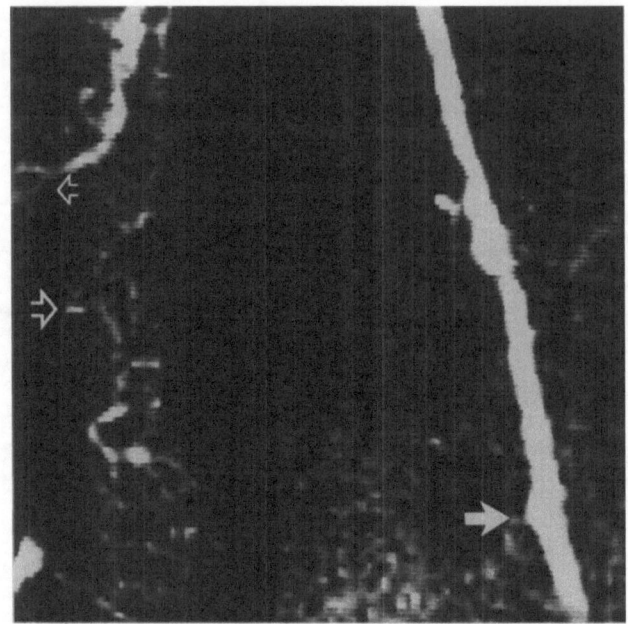

a

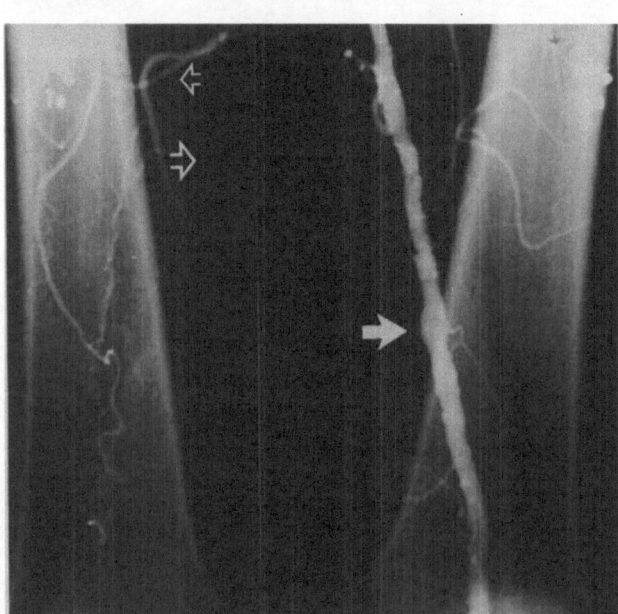

b

Abb. 5 a, b. Arterielle MR-Angiographie (**a**) und konventionelle Angiographie eines Patienten mit Verschluß der rechten A. femoralis superficialis und arteriosklerotisch bedingter Plaquebildung in der linken A. femoralis superficialis. Sowohl die plaquebedingten Stenosierungen als auch der Arterienverschluß sind mit beiden Verfahren dargestellt. Die Kollateralarterien auf der rechten Seite mit einem Durchmesser von ca. 1,5 mm kommen ebenfalls zur Darstellung (3 Pfeile in **a** und **b** dienen der jeweiligen Zuordnung anatomisch identischer Strukturen). TR = 1 RR, TE = 56 ms, Schichtdicke = 40 mm, Ganzkörperspule

in einem Falle ein Knieresonator zur unilateralen Untersuchung einer Extremität verwendet. Mit Ausnahme von 7 Probanden ohne klinischen Anhalt für eine vaskuläre Läsion wurden bei allen 13 Patienten die Ergebnisse der MR-Angiographie mit der konventionellen Blattfilmangiographie verglichen. Acht der Patienten wiesen einen Verschluß der A. femoralis superficialis (ein- oder beidseitig) mit Kollateralgefäßen, 7 Patienten uni- bzw. multilokuläre Stenosierung und 1 Patient eine dilative Angiopathie auf.

Ergebnisse

Mit der MR-Angiographie können vaskuläre Läsionen im Bereich der Ober- sowie der proximalen Unterschenkelgefäße, wie Stenosierungen, Aneurysmen, Gefäßerweiterungen und Gefäßverschlüsse einschließlich der Kollateralgefäßversorgung abgebildet werden (Abb. 3–5). Das Verfahren liefert eine Gefäßdarstellung, die weitgehend der der Angiographie mit Röntgenstrahlen entspricht. Das räumliche Auflösungsvermögen ist dabei durch die verwendete Aufnahmematrix sowie den durch Hardwarezoom gewählten Bildausschnitt gegeben und beträgt bei Verwendung der Ganzkörperspule ca. 2 mm, bei Verwendung der Kopf- und der Oberflächenspulen < 1 mm. Aufgrund der kontrastreichen Gefäßdarstellung ohne Untergrundüberlagerung ist selbst eine Abbildung von Gefäßen, deren Durchmesser kleiner als das Auflösungsvermögen der Bildmatrix ist, möglich. Der Partialvolumeneffekt führt in diesen Fällen lediglich zu einer verminderten Signalintensität und verminderten Konturdefinition des abgebildeten Gefäßes. Aufgrund der hohen Schichtdicken bis zu 80 mm ist eine Abbildung des arteriellen und venösen Gefäßbaumes der unteren Extremitäten über das gesamte Gesichtsfeld in nur einer einzigen Schicht analog zur konventionellen Angiographie möglich.

Diskussion

Im Gegensatz zu konventionellen Angiographietechniken wie Blattfilmangiographie und digitale Subtraktionsangiographie besitzt die MR-Angiographie den Vorteil der Nichtinvasivität und erfordert keine intravasale Kontrastmittelapplikation. Mit einem Gesamtzeitaufwand von ca. 30 min ist die MR-Angiographie den Konkurrenzverfahren zeitlich überlegen bis gleichwertig. Grundlage der Abbildung arterieller Gefäße ist deren signalintensive Darstellung durch Spinrefokussierung in der Diastole und signalfreie Abbildung durch fehlende Spinrefokussierung aufgrund der Beschleunigung der Blutsäule in der Systole. Bei pathologischen Gefäßveränderungen wie Dilatationen, Stenosen und Gefäßverschlüssen ist eine Veränderung der Hämodynamik des Blutstroms, eine Reduzierung der Pulsamplitude und ein Übergang der laminaren in turbulente Strömung zu erwarten. Führen diese hämodynamischen Veränderungen zu einer Homogenisierung der Blutströmung ohne wesentliche Differenzen zwischen systolischer und diastolischer Phase, so ist eine arterielle Gefäßdarstellung nicht möglich. Die Erfahrungen zeigen jedoch, daß bei allen Arten der untersuchten Gefäßläsionen eine arterielle Gefäßdarstellung möglich war. Selbst arterielle Kollateralen bei

Gefäßverschlüssen mit einem Durchmesser von ca. 1 mm wiesen eine für die Gefäßabbildung ausreichende Beschleunigungskomponente in der systolischen Phase auf. Inwieweit turbulente Blutströmungen bei aneurysmatischen Erweiterungen und stenosierenden Prozessen auftreten, kann für die hier untersuchten Fälle nicht beantwortet werden. Jedoch war selbst bei ausgeprägten Stenosen und in dem untersuchten Fall der dilativen Angiopathie eine der konventionellen Angiographie vergleichbare Gefäßdarstellung möglich.

Die Qualität der Subtraktionsangiogramme ist entscheidend vom Grad der Untergrundkompensation durch die Bildsubtraktion abhängig. Bewegungsartefakte führen zu einer drastischen Reduktion der Bildqualität, so daß der Kooperationsfähigkeit des Patienten eine entscheidende Bedeutung für die Bildgüte zukommt.

Literatur

Moran PR (1982) Magn Reson Med 1:197

Gefäßdiagnostik mit schnellen Sequenzen

B. Allgayer, P. Lukas, P. Kohl, H. Kett

Einleitung

Mit konventionellen Untersuchungstechniken wie den Spinechosequenzen gelingt es, die Morphologie von großen und mittleren Gefäßen exakt zu erfassen [1, 2]. Spezielle Meßsequenzen zur quantitativen Messung des Blutflusses haben aufgrund der komplizierten Meßtechniken jedoch noch keine größere Verbreitung erfahren. Erste klinische Untersuchungen mit den neuen Gradientenechosequenzen ergaben eine hohe Sensitivität dieser Meßsequenzen im Nachweis von strömendem Blut [3, 4]. Modelluntersuchungen und Untersuchungen an Probanden und Patienten sollen zeigen, welche für die Gefäßdiagnostik bedeutsame Information sich mittels EKG- oder Puls-getriggerter Gradientenechobilder gewinnen läßt.

Methodik

Die MR-Untersuchungen wurden an einem 0,5 Tesla supraleitenden Magneten (Gyroscan, Philips) und an einem 1,0 supraleitenden Magneten (Magnetom, Siemens) durchgeführt. Es kamen EKG-getriggerte FFE-Sequenzen (Philips) und Flashsequenzen (Siemens) zur Anwendung. Die Flipwinkel wurden zwischen 10° und 90° variiert. 15–25 Bilder einer Schicht wurden in Single-slice-Technik an den unterschiedlichen Phasen des Kreislaufzyklus gemessen und mit dem FMI (Fast Multiphase Imaging, Philips) bzw. mit dem Bildverarbeitungssystem Kontron (Siemens) zu einer fortlaufenden Filmfolge verarbeitet und Bild für Bild analysiert. Die TE-Zeiten wurden zwischen 13 und 26 ms, die TR-Zeiten zwischen 20 und 30 ms gewählt. Die Schichtdicke betrug in der Regel 1,0 cm. Es kamen die Kopf- und Körperspulen der jeweiligen Geräte zum Einsatz. In Abhängigkeit von der Puls- bzw. Herzfrequenz wurde für eine Aufnahmeserie zwischen 3,5 und 12 min benötigt.

Der Versuchsaufbau für die Modelluntersuchungen ist in Abb. 1 dargestellt. Als Modelle kamen durchströmte Ausgußpräparate der menschlichen Aorta mit den Abgängen beider Nierenarterien aus Glas und Silikonkautschuk zur Anwendung. Die Modelle wurden in der Kopfspule des Kernspintomographen plaziert und mittels einer Schlauchpumpe pulsatil durchströmt. Die Flußgeschwindigkeit wurde zwischen 10 cm/s und 40 cm/s eingestellt. Als Untersuchungsflüssigkeit kam 0,2 mmol Kupfersulfatlösung zum Einsatz.

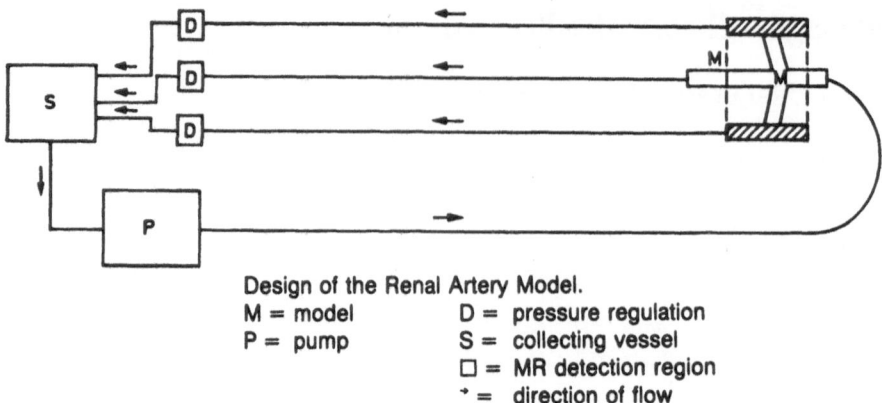

Design of the Renal Artery Model.
M = model   D = pressure regulation
P = pump   S = collecting vessel
              □ = MR detection region
              ⁺ = direction of flow

Abb. 1. Modellkreislauf

Als Referenzuntersuchungen für die Modellmessungen dienten dopplersonographische Untersuchungen mit einem bidirektionellen Dopplergerät, die eine qualitative und quantitative Beurteilung der Blutströmung ermöglichen, wobei sowohl die Blutflußgeschwindigkeit wie auch die Strömungsrichtung angegeben werden und zwischen laminarem und turbulentem Fluß differenziert werden kann.

Das Anfärben von einzelnen Stromfäden in den durchsichtigen Modellen und die Analyse der davon angefertigten Filmaufzeichnungen erlaubte zusätzlich eine qualitative Beurteilung der Strömung in den einzelnen Gefäßabschnitten.

Bei den Probanden (n = 10) standen Doppleruntersuchungen, bei den Patienten (n = 15) neben den Doppleruntersuchungen auch angiographische Darstellungen der pathologisch veränderten Gefäße zur Verfügung.

Ergebnisse

Modelluntersuchungen

Im Gefäßlumen der Modelle zeigt sich bei den getriggerten Gradientenechosequenzen eine Abhängigkeit des Signalverhaltens von der Phase des Pulsationszyklus.

Entsprechend der mit der Dopplersonde am Modell gemessenen Geschwindigkeitsverlaufskurve (Abb. 2) kommt es bei den höheren Flußgeschwindigkeiten zu einem Signalanstieg, bei den langsameren Flußgeschwindigkeiten zu einer Signalabnahme. Dieses geschwindigkeitsabhängige Signalverhalten ist sowohl bei den FFE- wie auch bei den Flashsequenzen zu beobachten. Bei Flipwinkeln zwischen 40° und 60° läßt sich außerdem im Gefäß ein Signalbolus erkennen, der sich in Richtung der Pulswelle ausbreitet (Abb. 3a und b). Bei orthogradem Blutfluß ist der Signalbolus in orthograder Strömungsrichtung bei retrogradem Fluß entgegen der Strömungsrichtung in den Filmsequenzen zu verfolgen. Diese Änderung der Strömungsrichtung während des Pulsationszyklus läßt sich im Modell

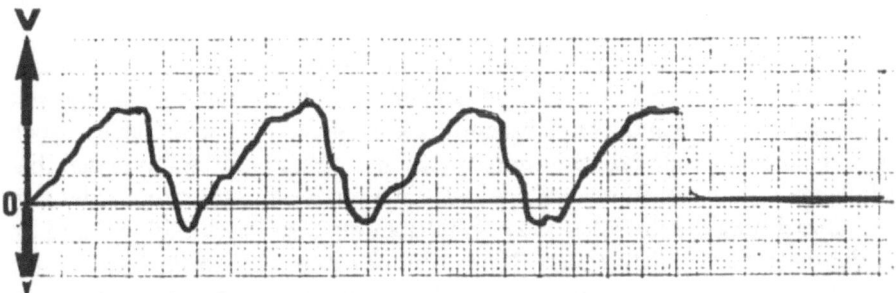

Abb. 2. Dopplersonographische Kurve, wie sie am elastischen Modell oberhalb der Nieren-arterienverzweigung gewonnen wird. *V* Geschwindigkeit

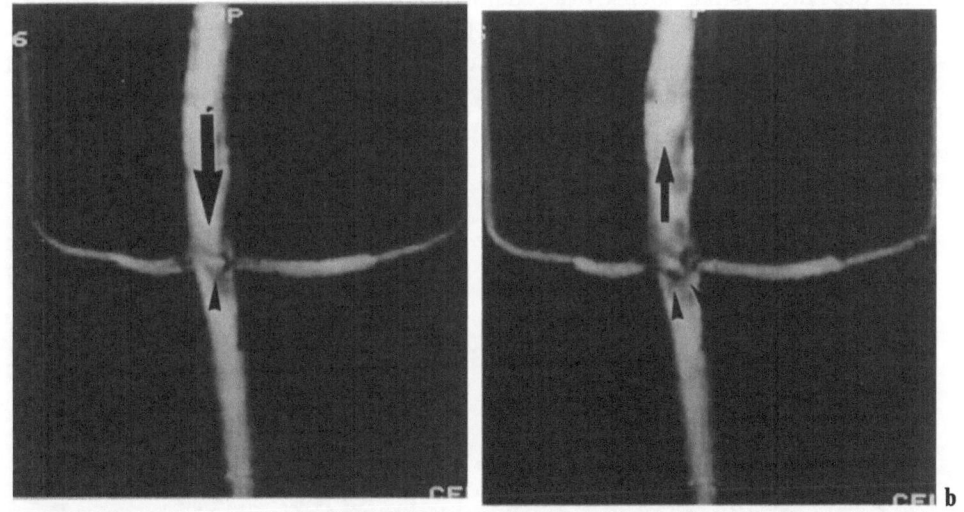

Abb. 3. a Signalbolus in Pfeilrichtung (→), **b** Signalbolus entgegen der Pfeilrichtung (←). Inhomogene Verteilung der Signale im Nierenarterienverzweigungsbereichals Hinweis auf Turbulenzzonen (◄)

auch an den Abgängen der Nierenarterien aufzeigen. Im Verzweigungsgebiet der Nierenarterien, wie mit dem Dopplergerät eine Turbulenzzone zu messen ist, zeigen sich inhomogen verteilte MR-Signale. Diese Turbulenzzone verlagert sich, wie auch mit den angefärbten Stromfäden im Film zu erkennen ist, während des Pulsationszyklus nach kranial und nach kaudal. Die laminaren Strömungsabschnitte sind durch parallel zum Gefäßlumen verlaufende helle Signalstreifen zu erkennen.

Probanden- und Patientenuntersuchungen

Die MR-Signale in der Aorta und den großen Arterien weisen, wie in den Modell-
gefäßen eine Abhängigkeit von der Phase des Kreislaufzyklus auf, wobei jedoch
zu berücksichtigen ist, daß der Geschwindigkeitsanstieg in der menschlichen Aorta deutlich steiler als am Modell ausfällt.

Die hohen MR-Signale in der Aorta und in den großen Arterien lassen sich
mit den Phasen der höheren Geschwindigkeiten, die niedrigeren MR-Signale mit
den niedrigeren Geschwindigkeitsabschnitten korrelieren. Wie im Modellversuch
läßt sich in längeren Gefäßabschnitten, so z. B. in der Bauchaorta und in den Ilia-
kalgefäßen bei Flipwinkeln von 40° und 60° ein Signalbolus beobachten, der sich
in Verlaufsrichtung des Gefäßes und in Flußrichtung ausbreitet (Abb. 4a und b).
Auch die diastolisch auftretenden Rückströmungen in der Aorta und aus den
Nierenarterien lassen sich somit erfassen. Die laminaren Strömungsabschnitte in
der Femoral- und Poplitealarterie lassen sich durch parallel zur Gefäßrichtung
verlaufende MR-Signale, die Turbulenzzonen durch eine inhomogene Verteilung
der Signale zeitlich und örtlich lokalisieren.

Bei 3 Patienten mit Aortenaneurysmen ließ sich die kraniokaudale Ausdehnung des Aneurysmas ebenso exakt darstellen wie die für ein operatives Vorgehen
wichtigen Abgänge der Nierenarterien. In der Filmfolge lassen sich darüber hinaus die Strömungsverlangsamung im Lumen des Aneurysmas wie auch die dort
vorherrschende turbulente Strömung dynamisch erfassen.

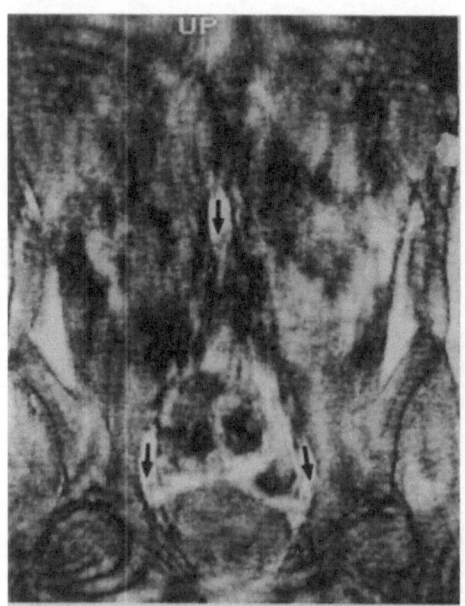 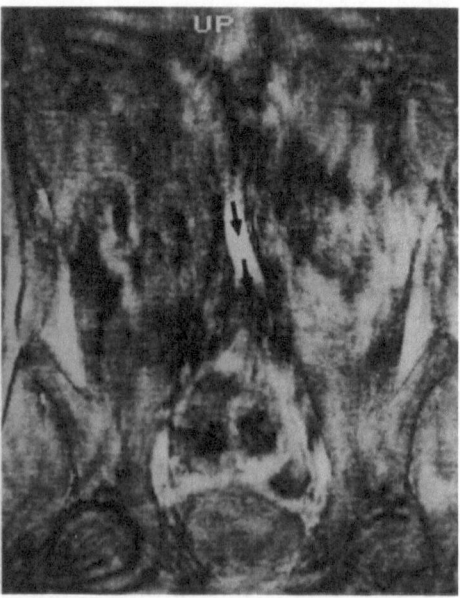

a   b

Abb. 4a, b. Untersuchung an einem Probanden. Hohe Signalkontraste in der distalen
Bauchaorta und in den Iliakalarterien. Zwischen **a** und **b** ist eine Triggerdelay vor 45 ms.
Die Ausbreitung des Signalbolus (← ←) läßt sich in kaudaler Ebene verfolgen (Pfeile)

Bei 6 Patienten nach Anlegen von femoropoplitealen bzw. femorocruralen Bypässen konnte sowohl die Durchgängigkeit der Gefäßprothesen wie auch das Strömungsverhalten im Bereich der Anastomosen beurteilt werden. Bei 6 Patienten nach PTA ließ sich neben der Morphologie des rekanalisierten Gefäßabschnittes auch die Durchgängigkeit durch den Nachweis von hellen Signalen im Gefäßlumen demonstrieren.

Diskussion

Mit den EKG-getriggerten Gradientenechosequenzen lassen sich, wie Modell- und erste Patientenuntersuchungen gezeigt haben, die Blutflußgeschwindigkeit, die Strömungsrichtung, Turbulenzzonen und Gebiete mit laminarer Blutströmung dynamisch erfassen. Der signalreiche Kontrast des fließenden Blutes läßt sich dadurch erklären, daß das Gradienten-, im Gegensatz zum Spinecho, auch das aus einer angeregten Schicht herauszufließende Blut erfaßt. Im Gegensatz zu stationären Strukturen, die sich im Vergleich zum Spinechoverfahren mit deutlich geringerer Signalstärke abbilden lassen, erfährt das fließende Blut somit zusätzlich eine Signalverstärkung. Durch die Wahl der Flipwinkel kommt es zu einer weiteren Beeinflussung des Kontrastverhaltens, wobei bei den Winkeln zwischen 40° und 60° ein Signalbolus in Flußrichtung beobachtet werden kann. Weitere Untersuchungen müssen zeigen, ob es damit gelingt, die Flußgeschwindigkeit zu quantifizieren. Eine Einschränkung erfahren die getriggerten Gradientenechobilder dadurch, daß Aussagen zum Blutfluß und zur Blutströmung nur bei regelmäßiger Kreislaufaktion getroffen werden können. Die Methode bietet jedoch gegenüber anderen wie den Phasenbildern und der Bolusverfolgungstechnik Vorteile, insbesondere durch den zeitlich verkürzten Meßaufwand und die standardisierte Meßtechnik. Auch erste klinische Ergebnisse zeigen, daß damit auf nichtinvasivem Wege die Ergebnisse nach Gefäßoperation oder transluminalen Angioplastien kontrolliert werden können. Eine weitere Erprobung dieses Verfahrens muß zeigen, ob der hohe diagnostische Informationsgehalt, der durch die Visualisierung der Strömungsvorgänge gewonnen werden kann, eine Bereicherung in der nichtinvasiven Gefäßdiagnostik sein wird.

Literatur

1. Amparo EG, Higgins CB, Hricak H, Sollitto R (1985) Aortic dissection. Magnetic resonance imaging. Radiology 155:399–406
2. Allgayer B, Rupp N, Reiser M, Lukas P, Heller HJ, Dörrler J (1985) Das Aortenaneurysma im MR-Tomogramm. Dtsch Med Wochenschr 110:714–718
3. Haase A, Mutthaei D, Hänicke W, Merboldt KD (1988) FLASH imaging: rapid NMR imaging using low flip-angle pulses. J Magn Reson 67:258–266
4. Allgayer B, Lukas P, Kett H, Weber H, Schad N, Breit A (im Druck) Flußphänomene bei schnellen Sequenzen. MR 87 Garmisch-Partenkirchen, Kongreßband

Kernspintomographische Blutflußmessung.
Vergleich mit Ultraschalldoppler

P. Bösiger, D. Meier, S. Maier, U. Moser, A. Vieli

Bei der konventionellen Kernspintomographie werden Schichtbilder des menschlichen Körpers aufgenommen zur Beurteilung der anatomischen Strukturen des Körperinnern. Auf diesen Bildern, die meist mit sog. Spinechoanregungspulssequenzen erzeugt werden, ist der Modulus oder Betrag des komplexen Kernresonanzsignals als Grauton kodiert dargestellt. Die Grautonwerte und damit der Bildkontrast hängen in komplizierter Weise sowohl von den Gewebeparametern Spindichte und Relaxationszeiten T_1 und T_2 als auch von gewählten Anregungspulssequenzen und von deren Zeitkonstanten ab.

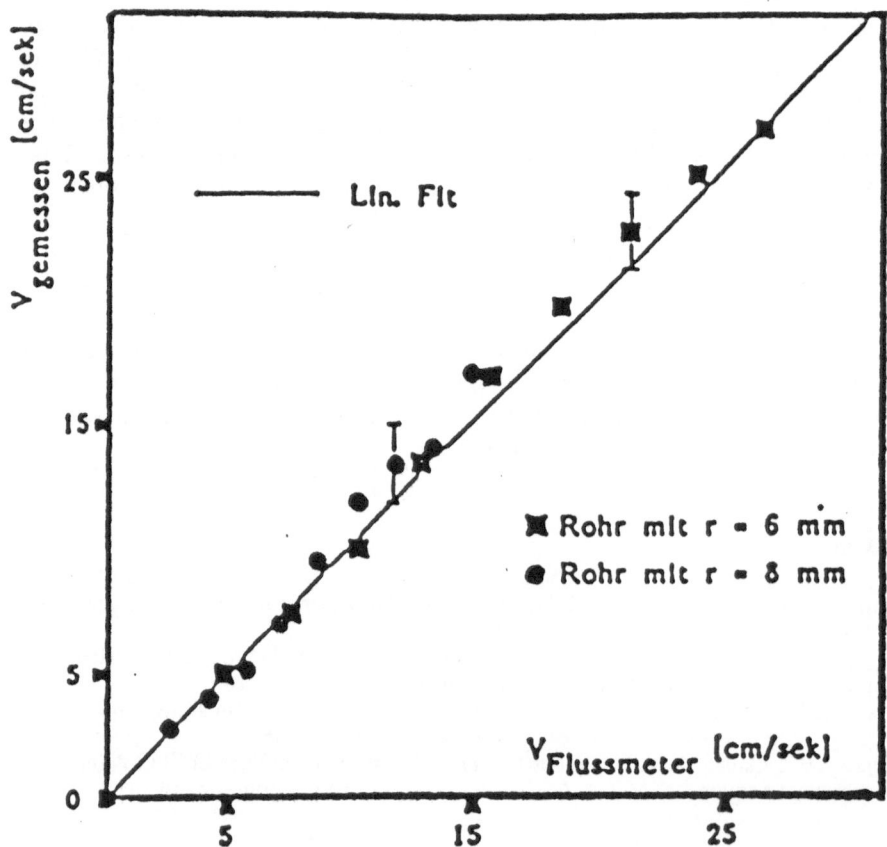

Abb. 1. Vergleich der mittleren Sollflußgeschwindigkeiten und der mittels MR bestimmten Geschwindigkeiten bei konstantem Fluß

Zusätzliche Information über die Bewegung von Strukturen, insbesondere über die Blutflußgeschwindigkeit in größeren Gefäßen, läßt sich aus den bildlich dargestellten Phasen der Kernresoanzsignale ableiten. Die bei Spinechosequenzen infolge eines magnetischen Feldgradienten G_z durch den Blutfluß in z-Richtung induzierte Phasenverschiebung $\Delta\phi$ beträgt

$$\Delta\phi = 1/4\gamma\, G_z\, v_z\, T_E^2$$

γ gyromagnetisches Verhältnis
v_z Geschwindigkeit des Blutflusses
T_E Echozeit.

Zur Quantifizierung des Blutflusses wurde ein MR-taugliches Flußphantom entwickelt. Es besteht aus vier Plexiglasrohren mit verschiedenen Durchmessern, welche durch einen wassergefüllten Zylinder von 20 cm Durchmesser führen. Es erlaubt die Erzeugung von kontinuierlichem oder pulsatilem Fluß einer verdünnten $CuSO_4$-Lösung durch die 4 Rohre.

In einem ersten Schritt wurde auf einer Ganzkörper-MR-Anlage Gyroscan S15 von Philips (Feldstärke 1,5 Tesla) der kontinuierliche Fluß durch eine Ebene transversal zu den Rohren analysiert. Die Abb. 1 zeigt die Korrelation zwischen den mit MR gemessenen Flußwerten und den an einem geeichten Flußmeter ein-

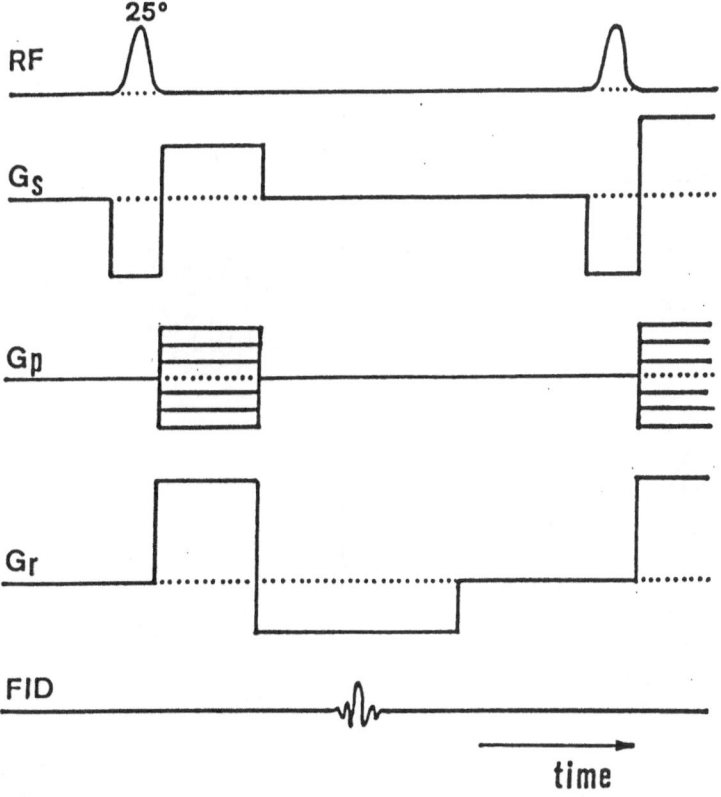

Abb. 2. Zeitdiagramm der Pulssequenz

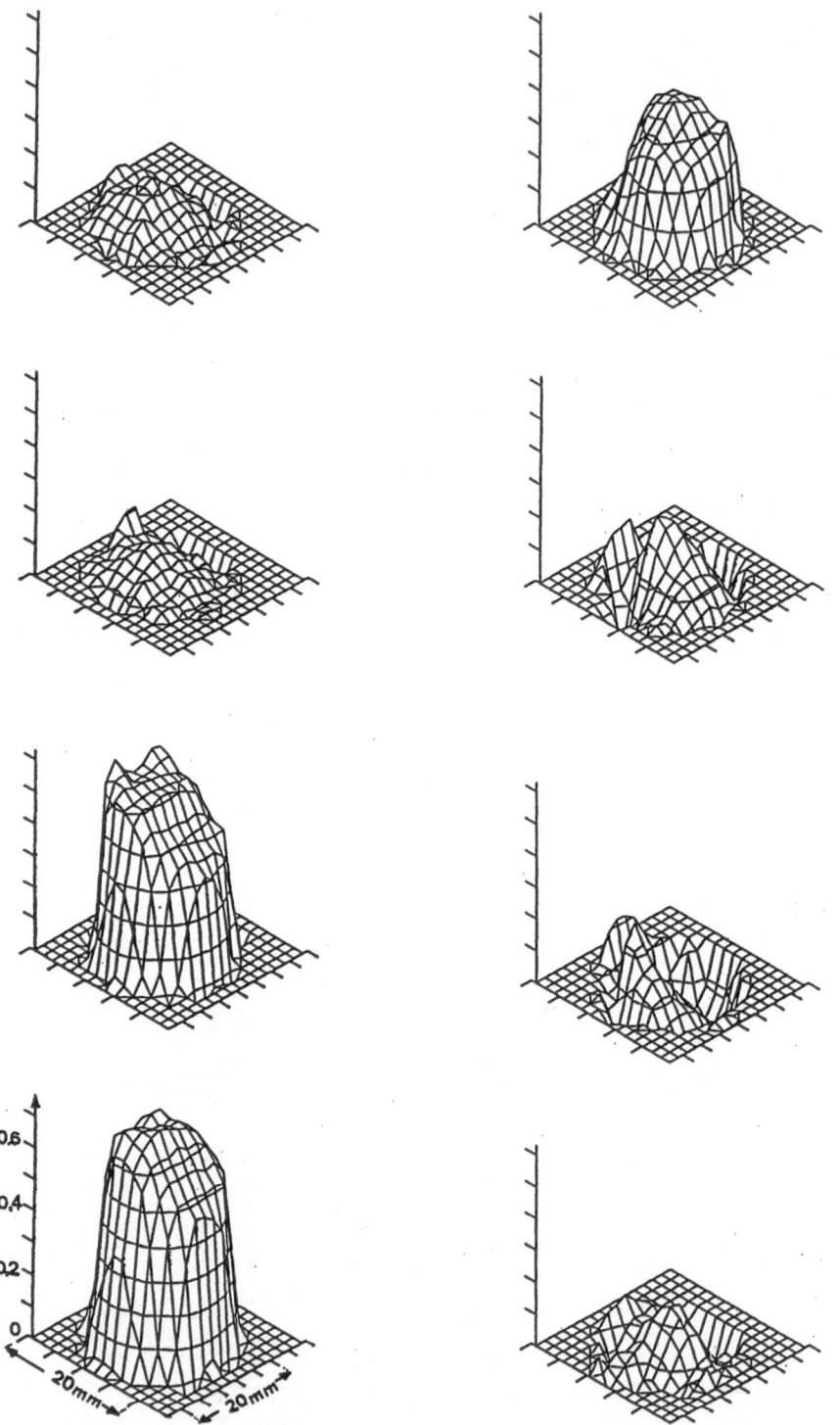

Abb. 3. Geschwindigkeitsverteilungen in der abdominalen Aorta in Zeitabständen von je 80 ms während der Systole

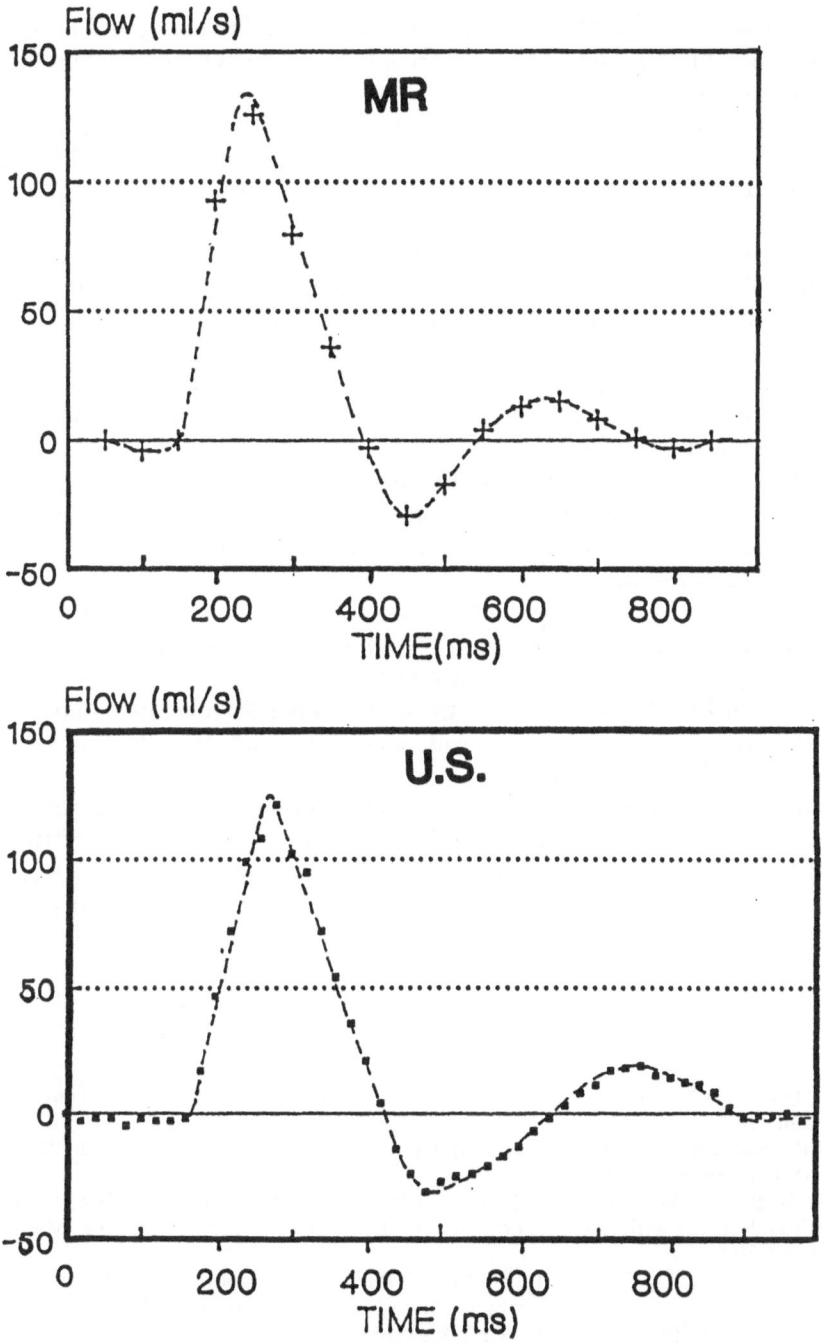

Abb. 4. Mit MR gemessene, über den Gefäßquerschnitt gemittelte instantane Blutflußwerte zu 16 verschiedenen Zeitpunkten des Herzzyklus (*oben*). Im Vergleich dazu (*unten*) eine entsprechende mit der Ultraschalldopplertechnik gemessene Kurve desselben Probanden

gestellten Sollwerten für 2 Rohe mit entgegengesetzter Flußrichtung und 12 mm bzw. 16 mm Durchmesser. Die maximalen Geschwindigkeiten bei der maximalen Flußrate betragen etwa 30 cm/s.

Zur Analyse von pulsatilem Fluß werden schnelle Pulssequenzen eingesetzt, bei denen die Spinechos durch Gradienteninversion entstehen (Abb. 2). Mit Repetitionszeiten T_R von minimal 22 ms und Echozeiten T_E von etwa 12 ms erlauben sie bei Triggerung der Meßzyklen auf das EKG stroboskopisch die Erzeugung von bis zu 40 Momentanbildern innerhalb des Herzzyklus. Aus den entsprechenden Phasenbildern kann wiederum unter detaillierter Kenntnis der Gradientensequenz die instantane Blutflußgeschwindigkeit räumlich aufgelöst über den Gefäßquerschnitt ermittelt werden.

Die Integration über den Querschnitt führt zum instantanen Blutfluß; die zeitliche Mittelung dieser Instantanwerte über einen Herzzyklus erlaubt die Bestimmung des mittleren Blutflusses.

In einem zweiten Schritt erfolgte die Evaluation dieser Technik anhand von pulsatilem Fluß am Flußmodell. Die Ergebnisse zeigen ähnliche Übereinstimmung der gemessenen mittleren Flußwerte mit den eingestellten Sollwerten wie bei der stationären Strömung.

In einem dritten Schritt wurde der Blutfluß in der abdominalen Aorta von gesunden Probanden analysiert. Die Abb. 3 zeigt 8 Geschwindigkeitsverteilungen über den Gefäßquerschnitt, die mit dieser schnellen EKG-getriggerten Gradientenechosequenz in Zeitabständen von 80 ms während der Systole aufgenommen wurden. Die Asymmetrien dürften von größeren Gefäßabgängen in der unmittelbaren Nähe der Meßstelle herrühren.

Die Abb. 4 zeigt oben die über den Gefäßquerschnitt gemittelten instantanen Blutflußwerte zu 16 verschiedenen Zeitpunkten des Herzzyklus. Das untere Bild zeigt im Vergleich dazu die am selben Probanden mit einem 64kanaligen Ultraschalldopplergerät gemessene Kurve. Die qualitative und die weitgehend auch quantitative Übereinstimmung der beiden Flußpulskurven sind offensichtlich.

Literatur

1. Bösiger P (1985) Kernspin-Tomographie für die medizinische Diagnostik. BG Teubner GmbH, Stuttgart
2. van Dijk P (1984) Direct cardiac NMR imaging of heart wall and blood flow velocity. J Comp Assisted Tomogr 8(3):429
3. Katz J, Peshock RM, McNamee P, Schaefer S, Mallow CR, Parkey RW (1987) Analysis of spin-echo rephasing with pulsatile flow in 2D FT magnetic resonance imaging. Magn Reson Med 4:307
4. Matsuda T, Shimizu K, Sakurai T, Fujita A, Ohara H, Okamura S, Hashimoto S, Tamaki S, Kawai C (1987) Measurement of aortic blood flow with MR imaging: comparative study with doppler US. Radiology 162:857
5. Meier D, Maier S, Bösiger P, Moser U, Vieli A (1987) A competitive study of blood flow measurements with MR and doppler ultrasound. S.M.R.M. Sixth Annual Meeting, Works in Progress, p 48

Der peripher-arterielle Verschluß und seine Darstellbarkeit in der nichtinvasiven MR-Angiographie

P. Heintz, A. Korfel, M. Emter, K. Alexander, H. Hundeshagen

Einleitung

Der Einfluß bewegter Protonen auf die Bildgebung in der Kernspintomographie wird bei der Untersuchung fast sämtlicher Organe immer wieder deutlich. Neben diesen unerwünschten Bewegungsartefakten werden eine Reihe von Phänomen sich bewegender Protonen beispielsweise zur Messung der Blutflußgeschwindigkeit und der angiographischen Darstellung genutzt. Hierbei sind einmal die Gruppe der "Time-of-flight" – und zum anderen die "Phase-shift-Effekte" zu nennen, die sowohl in Flußrichtungen senkrecht als auch parallel zur untersuchten Schicht zum Tragen kommen [3]. Zur ersten Gruppe gehören die Begriffe des "flow-related enhancement" und des "high velocity signal loss". Bei niedrigen Flußgeschwindigkeiten setzt sich das resultierende Signal in der selektierten Schicht aus zwei verschieden großen Anteilen zusammen: Die in die Schicht hineinfließenden Protonen sind noch ungesättigt und damit maximal auslenkbar, während die aus der Schicht herausfließenden Protonen der letzten Anregung nur einen schwachen Signalanteil liefern ("flow-related enhancement"). Mit zunehmender Flußgeschwindigkeit werden die in der untersuchten Schicht angeregten Protonen nicht mehr ausgelesen, so daß es zu einem Signalverlust kommt ("high velocity signal loss"). Der gleiche Effekt tritt durch Turbulenz bedingte Abnahme der Kohärenz zwischen den sich bewegenden Protonen und den daraus resultierenden multiplen Phasenverschiebungen untereinander auf [2].

Phase-shift-Effekte beruhen auf der Beobachtung, daß angeregte Protonen, die sich im magnetischen Gradientenfeld bewegen, eine Phasenverschiebung in Abhängigkeit von ihrer Geschwindigkeit in Richtung des angelegten Gradienten erfahren [7]. Dieses Prinzip ist Grundlage der von uns angewendeten bipolaren Angiographiesequenzen der Firma Siemens, auf die später noch näher eingegangen wird.

Sowohl die Time-of-flight- als auch die Phase-shift-Effekte finden in der Gefäßdarstellung mit Hilfe der Kernspintomographie Anwendung. In unserer Arbeit wird versucht, einen Gefäßstatus ausschließlich mit kernspintomographischen Methoden zu erheben. Hierbei wurde besonderer Wert auf klinische Anwendbarkeit hinsichtlich kurzer Untersuchungs- und Auswertezeit und der damit verbundenen geringsten Patientenbelastung gelegt.

Theorie

Das Prinzip der uns von der Firma Siemens zur Verfügung gestellten Angiographiesequenzen geht aus [9] hervor. Sie werden realisiert durch die Kombination einer Standard-Spinechosequenz und eines bipolaren Gradienten. Der vor dem 180°-Puls eingeschaltete Gradient in "Readout"-Richtung bewirkt eine Phasenverschiebung der angeregten Spins, die von der Höhe der Einschaltdauer des Gradienten abhängt (Dephasierung). Nach dem 180°-Puls wird diese Phasenverschiebung mit einem erneut eingeschalteten gleich großen und entgegengesetzt wirkenden Gradienten rückgängig gemacht (Rephasierung). Für alle stationären Spins ist nach diesem bipolaren Gradienten die resultierende Phasenverschiebung Null. Haben sich die Spins zwischen dem 90°-Puls und dem Echo mit einer konstanten Geschwindigkeit bewegt, so bleibt eine Phasendifferenz übrig, die zu einer Verringerung des Signals im Vergleich zu den stationären Protonen führt. Diese Phasendifferenz kann durch zusätzliche Gradienten kompensiert werden.

Mit dieser rephasierenden Methode lassen sich alle Spins mit konstanter Geschwindigkeit (laminarer Fluß) und unabhängig von der Geschwindigkeitshöhe darstellen (venöser Blutfluß, arterieller Blutfluß in der Diastole). Treten dagegen Beschleunigungskomponenten während der bipolaren Gradienten auf, so kommt es aufgrund der unterschiedlichen Geschwindigkeitsanteile (turbulenter Fluß) zu einem deutlichen Signalverlust (arterieller Blutfluß in der Systole). Neben der eben beschriebenen Rephasierung bewegter Spins kann durch Änderung der Gradientenpulse auch der umgekehrte Zustand, die Dephasierung, erreicht werden. Dies führt sowohl bei laminarem als auch bei turbulentem Fluß zu einer signalarmen Darstellung [9]. Durch Anwendung der bipolaren Angiographiesequenzen in Verbindung mit einer EKG-Triggerung können Aufnahmen der Gefäße zu diastolischen und zu systolischen Zeitpunkten gemacht werden. Die Abbildung des arteriellen Flusses entsteht aus der Subtraktion des rephasierenden Gefäßbildes zur systolischen Füllungszeit (Arterien signalarm, Venen signalintensiv) von der rephasierten Darstellung der Gefäße zur diastolischen Füllungszeit (Arterien signalintensiv, Venen signalintensiv). Wird vom letzteren ein dephasiertes Gefäßbild (Arterien und Venen signalarm) zumeist zum systolischen Zeitpunkt abgezogen, so erhält man ein Bild, in dem sowohl Arterien als auch Venen abzugrenzen sind. In allen Fällen verschwindet der Background durch die Subtraktion fast vollständig.

Patientenkollektiv und Methodik

Insgesamt wurden bisher 25 Patienten aus der angiologischen Ambulanz der Medizinischen Hochschule Hannover untersucht. Zur Beurteilung der klinischen Anwendbarkeit haben wir uns zunächst auf die Untersuchung des peripheren arteriellen Verschlusses der unteren Extremität beschränkt. Dies hat auch Vorteile bei der Lagerung und Fixierung zur Vermeidung von Bewegungsartefakten. Alle Patienten erhielten routinemäßig eine herkömmliche Angiographie mit Kontrastmittel in der Abteilung für Radiologie der Medizinischen Hochschule Hannover innerhalb weniger Tage vor oder nach unserer Untersuchung. Die Lokalisation der Verschlüsse war zu gleichen Anteilen dem Oberschenkeltyp und dem Beckentyp zuzurechnen.

Die Erfahrung aus unseren ersten Versuchen mit der NMR-Angiographie führte zu einigen Änderungen in der Methodik. Während der Zeitpunkt der Diastole mit dem technisch festgelegten minimalen Triggerdelay von 40 ms vorgegeben ist, gibt es für den Zeitpunkt des systolischen Blutflusses in den arteriellen Gefäßen keinen konstanten Wert. Er schwankt in Abhängigkeit von der Entfernung zum Herzen sowie vom Vorhandensein einer Stenose. Einige Untersucher [6, 10] haben dieses Problem umgangen, indem sie 3–4 Bilder im Abstand von 50 ms um den bei ca. 250 ms vermuteten systolischen Zeitpunkt erstellen. Alternativ empfehlen sie Ultraschalldoppleruntersuchungen zur Ableitung des Zeitpunktes des maximalen systolischen Blutflusses.

Da diese Verfahren die Untersuchungszeit erheblich verlängern und gleichzeitig die durch die lange Liegezeit bedingte Unruhe des Patienten und die Bewegungsartefakte zunehmen, haben wir an der zu untersuchenden Extremität (Oberschenkel, Unterschenkel) in jeweils 3 Etagen eine transversale Schicht EKG-getriggert ca. 21mal mit einem Gradientenecho (FLASH, Flip-Winkel 30°) angeregt und ausgelesen. Die Meßzeit beträgt pro Schicht maximal 5 min. Parallel zur jeweils nächsten Messung werden die Signalintensitäten der arteriellen Gefäßlumina graphisch über annähernd das ganze RR-Intervall (ca. 650 ms) in 30-ms-Schritten aufgetragen. Hieraus läßt sich aufgrund der anfangs erwähnten Time-of-flight-Effekte ein Signalminimum ablesen, das der zum Zeitpunkt der Systole vorherrschenden maximalen Turbulenz und dem Blutfluß im arteriellen Gefäß entspricht. Anschließend erfolgt die eigentliche Angiographie. Hierfür ist uns nach den ersten Erfahrungen mit zwei Sequenzen für Rephasierung und Dephasierung und der damit verbundenen langen Untersuchungszeit, eine verschachtelte Angiographiesequenz, die beides beinhaltet, von der Firma Siemens zur Verfügung gestellt worden.

Ergebnisse

Die Ergebnisse der NMR-Angiographie bei den 25 bisher untersuchten Patienten lassen sich im Hinblick auf die Darstellung des pathologischen Befundes im Vergleich zur herkömmlichen Angiographie wie folgt beschreiben: In 16 Fällen konnte das pathologisch veränderte Flußverhalten nachgewiesen werden, wobei in 8 Fällen eine eindeutige Lokalisation der Stenose möglich war. Bei 3 weiteren Patienten lag nur ein befriedigendes Ergebnis vor. Arterielle Gefäße ließen sich hier nicht darstellen. Dies war auf mit der herkömmlichen Angiographie nachgewiesene hochgradie Stenosen im Bereich der Bifurkation und daraus resultierende erheblich gestörte Hämodynamik in der unteren Extremität zurückzuführen. In 6 Fällen ist das Untersuchungsergebnis als schlecht zu bezeichnen. Davon wurde einmal eine laufende Untersuchung wegen Klaustrophobie abgebrochen; in den übrigen 5 Fällen machten ausgeprägte Bewegungsartefakte eine Auswertung unmöglich.

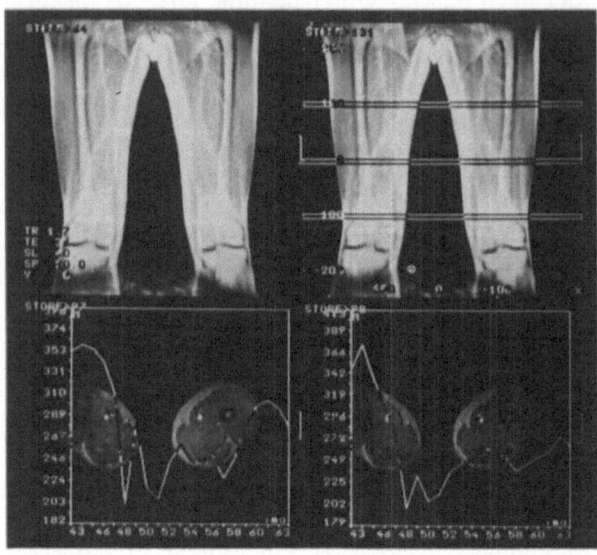

Abb. 1. Koronare Übersicht. Lage der transversalen Schichten und Signalintensitätsverlauf über einen Herzzyklus in der proximalen transversalen Schicht bei einem 64jährigen männlichen Patienten mit Stenosen im Bereich der A. femoralis superficialis links

Exemplarisch sollen im folgenden an einem Patienten die Befunde der NMR-Angiographie und der derzeitige routinemäßige Untersuchungsablauf am Institut für Nuklearmedizin der MHH erläutert werden:

1. Festlegung der unteren und oberen Grenzen des zu untersuchenden Gefäßabschnittes in einer maximalen Ausdehnung von 20 cm. Nur innerhalb dieses Bereiches befinden sich die Gefäße (hier A. femoralis superficialis und begleitende Venen) in dem anzuregenden Volumen (Schichtdicke 4 cm).
2. Graphische Darstellung der Signalintensitäten einer einzelnen transversalen Schicht, die innerhalb einer vorgegebenen Repetitionszeit (TR = 630 ms) mehrfach (21mal) mit einem Gradientenecho (hier FLASH 30°, TE = 22 ms) in drei unterschiedlichen Höhen gemessen wird. Der zeitliche Abstand zwischen zwei Bildern beträgt dann 30 ms (s. Abb. 1 und 2).

In den beiden Kurven der oberen Schicht ist nach einem ersten Signalminimum etwa 150 ms nach der R-Zacke ein kleineres Intensitätsmaximum zu erkennen, das dem frühdiastolischen Rückfluß in größeren arteriellen Gefäßen entspricht. Nach einem zweiten Signalminimum erfolgt eine Intensitätszunahme von unterschiedlicher Anstiegssteilheit, in diesem Fall auf der linken Seite in allen drei Etagen flacher als auf der rechten Seite. Insbesondere in der mittleren Schicht links ist ein abgeflachter Kurvenverlauf nach dem Signalmaximum festzustellen.

Zum Vergleich zeigt Abb. 3 die Signalintensitätsverläufe der Oberschenkelarterien einer jungen Versuchsperson. In der oberen Schicht ist ein steiler Abfall bei 240 ms mit nachfolgenden Rückflußphänomenen zu erkennen. In allen drei Schichten steigt die Kurve nach dem Minimum wieder steil an. Von

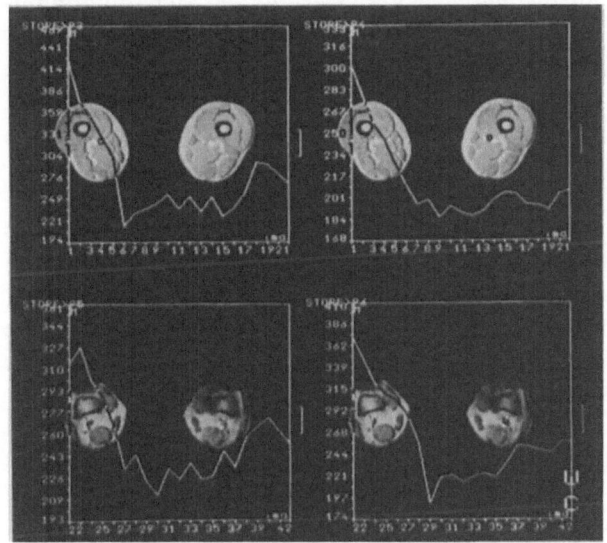

Abb. 2. Signalintensitätsverläufe in der mittleren und distalen transversalen Schicht über einen Herzzyklus bei dem gleichen Patienten wie Abb. 1

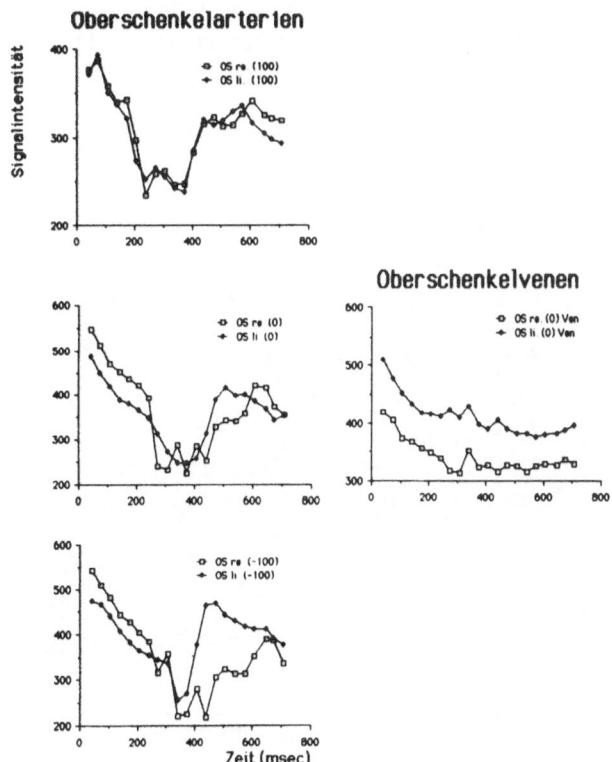

Abb. 3. Signalintensitätsverläufe in der A. femoralis superficialis einer 28jährigen gesunden weiblichen Versuchsperson über den Herzzyklus in drei unterschiedlichen Etagen, in der mittleren Etage zum Vergleich der Signalintensitätsverlauf in den Oberschenkelvenen

proximal nach distal nimmt die zeitliche Verzögerung des Signalminimums zu. Hieraus läßt sich eine systolische Spitzengeschwindigkeit in der A. femoralis superficialis (s = 20 cm, t = 30 ms) von 0,67 m/s errechnen. Dieser Wert stimmt überein mit dem unter [6] angegebenen Bereich von 0,5–1 m/s. Zum Vergleich mit den arteriellen Gefäßen ist auf der rechten Seite der Signalverlauf der Oberschenkelvenen in der mittleren Etage dargestellt.

Bei dem Patientenbeispiel (Abb. 1 und 2) ist nach dem Verlauf der Signalintensität davon auszugehen, daß in der mittleren Schicht links im Bereich der Stenose nur ein minimaler Fluß gemessen wurde. Eine Abgrenzung zu einer thrombosierten A. femoralis superficialis ist nicht sicher möglich. Die deutlich höhere Anstiegssteilheit in der unteren Meßebene spricht für eine Versorgung der A. poplitea über Kollateralen.

Insgesamt ist das eben beschriebene Kurvenverhalten im normalen und pathologischen Fall ähnlich der Pulskurve, wie sie mit anderen Methoden gewonnen wird.

3. Durchführung der eigentlichen NMR-Angiographie mit der Wahl eines systolischen Zeitpunktes (hier 200 ms), um insbesondere der pathologischen Hämodynamik in und hinter der Stenose Rechnung zu tragen. Die Darstellung der Arterien und Venen (Abb. 4) zeigt unter Berücksichtigung des untersuchten Gefäßabschnittes eine Stenosierung der A. femoralis superficialis links kurz vor ihrem Übergang in die A. poplitea (Pfeil 1). Die

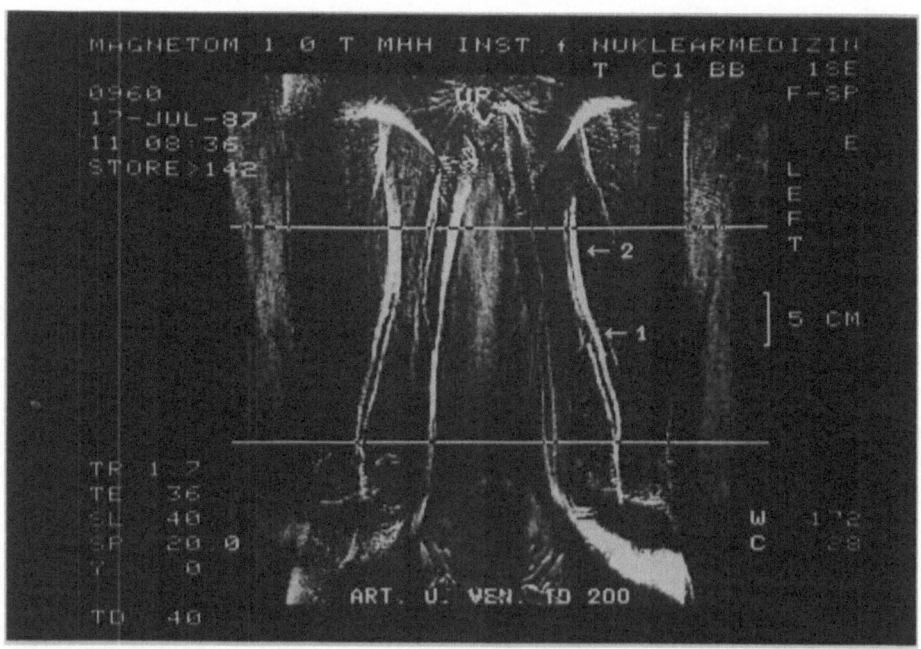

Abb. 4. Kernspintomographische Darstellung der Arterien und Venen im mittleren Oberschenkeldrittel des 64jährigen männlichen Patienten. Die *Pfeile 1* und *2* weisen auf Stenosen im Bereich der A. femoralis superficialis links (Erläuterungen s. Text)

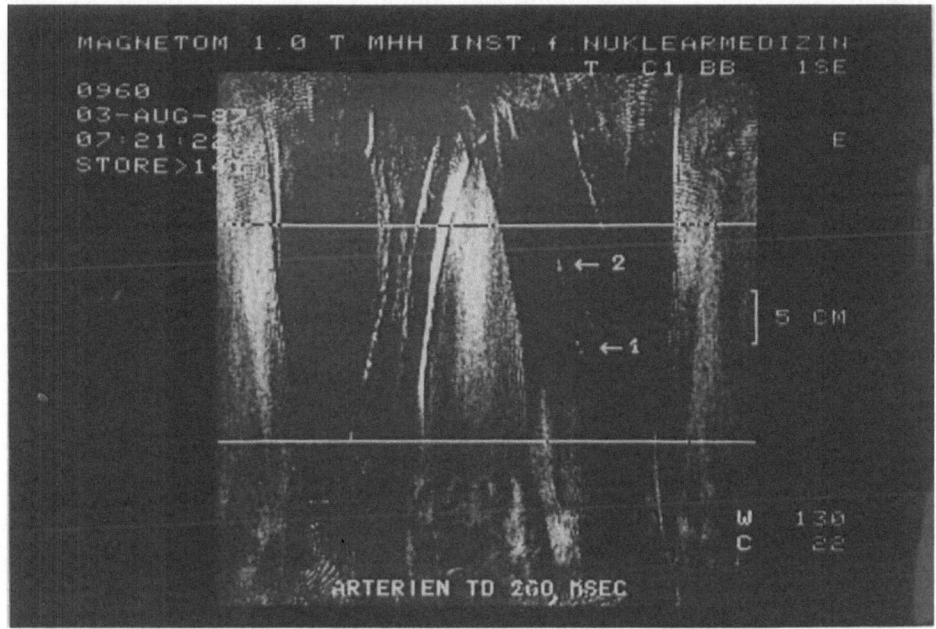

Abb. 5. Die alleinige Darstellung der Arterien bei dem gleichen Patienten weist im Verlauf der A. femoralis superficialis links nur distal der beiden Stenosen (siehe *Pfeile 1* und *2*) arteriellen Fluß auf

Versorgung der A. poplitea findet über Kollateralen von beiden Seiten statt, die andeutungsweise abzugrenzen sind.

Ein entsprechender Befund kam in der digitalen Subtraktionsangiographie zur Darstellung. Etwa 5 cm oberhalb der Stenose ist eine Signalminderung über eine Strecke von 2,5 cm im Gefäßverlauf der A. femoralis superficialis zu erkennen (Pfeil 2), die einer geringen Gefäßeinengung (um ca. 30%) entspricht. Die digitale Subtraktionsangiographie deutete diesen Befund nur an.

Eine getrennte Darstellung von Arterien und Venen (Arterien Abb. 5) führt zu dem Schluß, daß die als Arterien im gemeinsamen Bild (Abb. 4) dargestellten Gefäße eher venöse Flußverhältnisse aufweisen (laminar). Distal der Stenosen herrscht über eine kurze Strecke turbulenter Fluß vor (Pfeile 1 und 2 in Abb. 5).

Zusammenfassung und Diskussion

Die Untersuchungen an 25 Patienten mit peripheren arteriellen Verschlüssen der unteren Extremität zeigen, daß die NMR-Angiographie durchaus in der Lage ist, auch bei pathologisch verändertem Blutfluß brauchbare Aussagen über den Gefäßstatus zu machen. Um Fehlinterpretationen zu vermeiden, ist der zu untersuchende Gefäßabschnitt vorher festzulegen. Die gemessene Signalintensität eines Pixels setzt sich einmal aus dem Mittelwert der einzelnen Geschwindigkeitskomponenten der Spins zusammen, und zum anderen ist sie proportional der Zahl sich bewegender Spins im untersuchten Gefäß (Fluß). Da die Geschwindigkeit phasenkodiert dargestellt wird und proportional der Phasenverschiebung ist, kommt es bei höheren Geschwindigkeiten zu einer Phasendrehung größer als 360° mit daraus resultierender signalarmer Darstellung. Es ist auf Signalauslöschungen beim Blutfluß schräg oder senkrecht zum angelegten Phasenkodiergradienten zu achten, die leicht mit einem stenosierten Gefäßabschnitt zu verwechseln sind. Hier können Aufnahmen der Gefäße in zueinander senkrecht stehenden Ebenen mit anschließender Überlagerung der einzelnen Pixel Abhilfe schaffen [4]. Zusätzlich wird durch den Einsatz von Angiographiesequenzen mit einstellbarer Geschwindigkeitssensitivität [1, 4, 8] bei ausgeprägter gestörter Hämodynamik eine Optimierung der angiographischen Darstellung möglich sein. Die Bildqualität läßt sich durch Anwendung höher auflösender Oberflächenspulen und eine größere Anzahl von Aquisitionen verbessern.

Die vorgestellte Methode der Bestimmung der systolischen Gefäßfüllungszeit ist im gleichen Untersuchungsgang durchzuführen und berücksichtigt im Gegensatz zu anderen Verfahren [6, 10] die pathologisch veränderte Hämodynamik. Wie die angiographische Darstellung mit bipolaren Sequenzen versagt sie jedoch bei hochgradigen Stenosen ohne Kollateralenbildung, z. B. im Bereich der Bifurkation. Ihre quantitativen Aussagemöglichkeiten werden zur Zeit mit parallel laufenden Doppleruntersuchungen und am Modell geprüft [5].

Neben der weiterhin bei uns routinemäßig durchgeführten NMR-Angiographie der peripheren Gefäße, z. B. als Kontrolle nach erfolgter Dilatation, wird ihre Anwendbarkeit nun an Gefäßen des Körperstammes untersucht.

Literatur

1. Axel L, Morton D (1987) MR flow imaging by velocity-compensated/uncompensated difference images. J Computer Assist Tomogr 11:31–34
2. Bradley WG, Waluch V (1985) Blood flow: magnetic resonance imaging. Radiology 154:443–450
3. Deimling M, Müller E, Lenz G, Barth K, Fritschy P, Seiderer M, Reinhardt ER (1986) Description of flow phenomena in magnetic resonance imaging. Diagnost Imaging Clin Med 55:37–51
4. Dumoulin CL, Hart HR (1986) Magnetic resonance angiography. Radiology 161:717–720
5. Matsuda T, Shimizu K, Sakurai T, Fujita A, Ohara H, Okamura S, Hashimoto S, Tamaki S, Kawai Ch (1987) Measurement of aortic blood flow with MR imaging: comparative study with doppler US. Radiology 162:857–861
6. Meuli RA, Wedeen VJ, Geller SC, Edelman RR, Frank LR, Brady TJ, Rosen BR (1986) MR gated subtraction angiography: evaluation of lower extremities. Radiology 159:411–418
7. Moran PR, Moran RA, Karstaedt N (1985) Verification and evaluation of internal flow and motion. Radiology 154:433–441
8. Pearce R (1987) MR angiography measures. Displays blood velocity. Diagnost Imaging Int:54–57
9. Siemens (1986) MR angiography. Non-invasive vascular imaging. Work in Progress
10. Wedeen VJ, Meuli RA, Edelman RR, Frank LR, Brady TJ, Rosen BR (1985) Projective imaging of pulsatile flow with magnetic resonance. Science 230:946–948

Vergleich von DSA und konventionellen Angiographien mit MR durch schnelle Sequenzen
Pilotstudie vor und nach Angiographie bzw. PTA bei arteriellen Verschlußkrankheiten an den Becken-Bein-Arterien

P. Held, H. Schepke, H. Kett, N. Obletter, A. Breit

Bei Patienten mit arterieller Verschlußkrankheit vom Becken-, Oberschenkel- und Unterschenkeltyp, aber auch Stenosen der A. subclavia – z. T. mit Subclavian steal syndrome – wurden die Ergebnisse der konventionellen Planfilmangiographie bzw. der digitalen Subtraktionsangiographie vor und nach Gefäßdilatation mit denen der Magnetresonanz verglichen. Es sollte dabei untersucht werden, inwieweit die Magnetresonanz die mit angiographischen Methoden nachgewiesenen Veränderungen aufzeigen kann.

Methode

Die angiographische Untersuchung der Becken-Bein-Etage erfolgt in der Regel in konventioneller Technik mit dem Film AGFA-Gevaert Medichrome SM 1. Die Gefäßdarstllung unmittelbar vor und nach PTA wird als intraarterielle digitale Subtraktionsangiographie mit einem Angiotron CM (Siemens) durchgeführt. Zur Gefäßdilatation verwenden wir Cook- und Grüntzig-Ballonkatheter.

Die Magnetresonanzuntersuchung nehmen wir je einen Tag vor und nach der Gefäßdilatation vor. Zwei Verfahren finden Anwendung: das erste gibt mehr die Morphologie der Gefäße, das zweite die Hämodynamik wieder.

1. „Statisch-morphologisches Verfahren": Spinechosequenzen mit bipolaren (rephasierenden) Gradienten mit einer Repetitionszeit in Abhängigkeit von der Herzfrequenz und einer Echozeit von 28 ms. Bei diesem Verfahren werden EKG-getriggerte Messungen eines Volumens einer Dicke von 2 cm zu verschiedenen Herzphasen vorgenommen (A und B). Anschließend erfolgt die Subtraktion der entsprechenden Bilder (A minus B)

2. „Dynamisches Verfahren": findet einerseits zur Differenzierung von Arterien und Venen Anwendung, andererseits setzen wir zur Flußbeurteilung einen CINE-Mode mit einer FLASH-Sequenz [1] ein. Der Flipwinkel beträgt dabei 40 oder 60°.

Die Repetitionszeit hängt von der Herzfrequenz ab. Pro Herzzyklus werden 19 Bilder angefertigt.

Diskussion

Was die Beurteilung morphologischer Veränderungen betrifft, kann eine gute Korrelation der angiographischen und MR-tomographischen Ergebnisse bei Patienten mit arteriellen Verschlüssen bzw. Gefäßeinengungen sowohl hinsichtlich des Vorliegens, der Ausdehnung, als auch des Schweregrades einer Stenose bzw. Okklusion festgestellt werden. Der Vergleich der Strömungsgeschwindigkeit vor und nach PTA erfolgt relativ. Die Signalintensität ist proportional zum arteriellen Flow.

Literatur

1. Frahm J, Haase A, Matthaei D (1986) Rapid three-dimensional MR imaging using the FLASH technique. J Comput Assist Tomogr 10:363–368

Magnetic Resonance Angiography of Carotid Arteries

G. Laub and W. Loeffler

Purpose

Rapid imaging by means of small flip angle excitation, in combination with steady-state gradient echos [1] and 3D Fourier techniques, has become available for whole-body magnetic resonance imaging (MRI) systems. Images obtained with this technique show high signal intensities for stationary tissue, but low signal intensities for spins moving along magnetic field gradients due to velocity-dependent dephasing of transverse magnetization. Using additional bipolar gradients, constant velocity spins can be refocussed to be in phase at the time of the echo. For untriggered arterial imaging, however, higher orders of motion, i.e., acceleration, must also be compensated for. This paper presents a method for ungated 3D vascular imaging based on velocity- and acceleration-compensated gradient echos.

Method

The method is based on 3D-FLASH or FISP-sequences. After selective excitation of spins, the phase of transverse magnetization depends on the applied gradient fields, according to

$$\phi(t) = \gamma \int_0^t \boldsymbol{G}(t') \, \boldsymbol{r}(t') \, dt' \tag{1}$$

where we have neglected main field inhomogeneities. For simplicity, we assume motion along the readout gradient only, hence Eq. (1) reduces to

$$\phi(t) = \gamma \int_0^t G_x(t') \, x(t') \, dt' \tag{2}$$

Expanding the time-dependent location $x(t)$ into a Taylor series, according to

$$x(t) = x_0 + \frac{dx}{dt} t + \frac{d^2 x}{dt^2} t^2 + \cdots \tag{3}$$

Eq. (2) can be written as

$$\phi(t) = \phi_{\text{stat}}(t) + \phi_{\text{vel}}(t) + \phi_{\text{acc}}(t) + \cdots \tag{4}$$

where the phase terms belong to stationary spins, constant velocity, and acceleration, respectively. Usually, velocity and/or acceleration causes additional de-

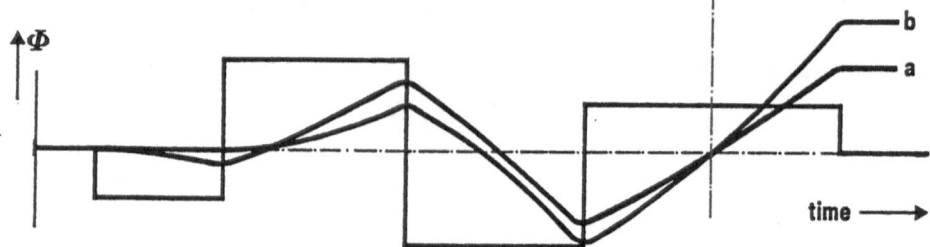

Fig. 1. Timing diagram of motion-compensated gradient echo sequence, showing the phase development of transverse magnetization for constant flowing (**a**), and accelerated spins (**b**)

phasing of the spin system at the time of the echo. In this case, the spin system containing different values of velocity and acceleration acts as an incoherent system, and individual transverse magnetization cancels out, causing low signal intensity. Using additional gradient pulses [2], the phase dispersion within a volume element due to velocity and acceleration can be compensated. This is demonstrated in Fig. 1 for a sequence of four gradient pulses compensating both velocity and acceleration. For this sequence, the spin system acts coherently, resulting in maximum signal intensity. The pulse sequence of Fig. 1 may be used for 2D or 3D sequences. In order to suppress stationary tissue, a second sequence with flow-dephasing gradients is applied. A subsequent subtraction of corresponding flow-rephased and flow-dephased images [with identical echo time (TE) and repetition time (TR)] gives a pure 3D vessel data set.

Results

Three-dimensional motion-compensated FISP sequences with minimum Te = 9 ms and Tr = 24 ms have been implemented on a Siemens Magnetom operating at 1.5 T with 10 mT/m gradient system. 3D data sets can be obtained with up to $128 \times 256 \times 256$ voxels corresponding to isotropic resolution of about 1 mm. The technique was applied first to popliteal arteries with Te/Tr = 22/35 ms, 64 slices, and 2-mm slice thickness. The total measurement of the rephased and dephased data set takes 19 min. Successive presentation of projection images for different angles gives full 3D impression of arteries and veins within that region. Using short Te/Tr of 9/24 ms, it is possible to get images of vessels with large velocity changes without any triggering. This is demonstrated for a volume containing the carotic bifurcation (Fig. 2). With 64 slices, each 1.0 mm thick, we have isotropic resolution of the carotid bifurcation in less than 7 min. Images are displayed in a multislice format, as well as a 3D reconstruction format [3]. The whole volume can be viewed by a set of simple projections. The intensity profile along rays through the volume is analyzed, and the computed parameters are written onto the image plane. One simple parameter is the sum of all intensities above some predefined threshold, where we assume that all pixels above this threshold belong to vessels. By changing the angle of the projection rays, a perfect 3D illusion of the vessels can be created (Fig. 3).

440

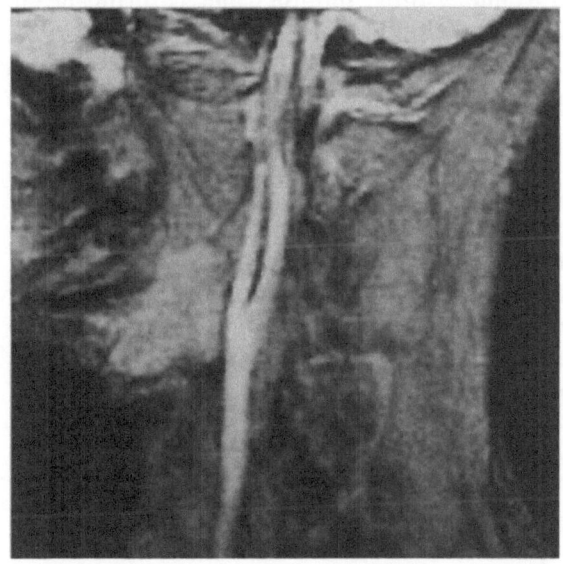

Fig. 2. MR angiogram of carotid bifurcation: FISP-sequence with compensation of both constant velocity and acceleration. The measurement was done without ECG gating in 1.4 min

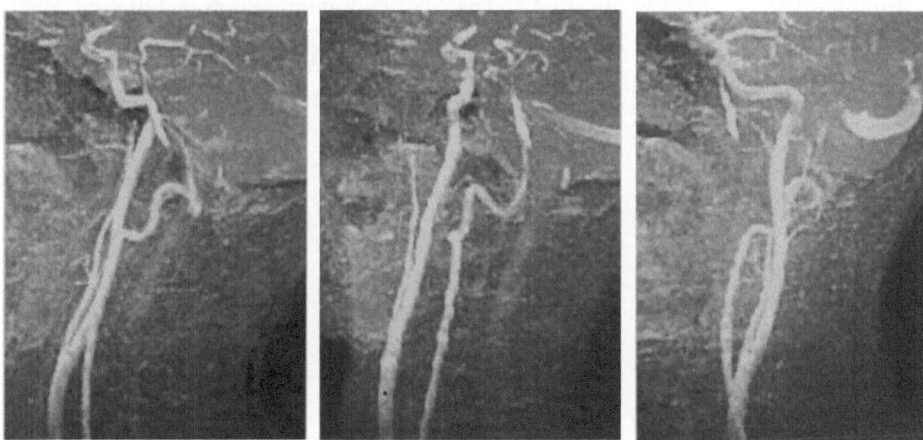

Fig. 3. Reconstructed projection images of carotid bifurcation in different views: 3D FISP-sequence with Te/Tr = 12/40 ms. The reconstructions are based on a 3D data set with 64 × 256 × 256 voxels acquired in 10.9 min without ECG gating

Conclusions

The 3D sequences using acceleration-compensating gradient pulses allow vessel imaging without triggering or gating. The initial results presented here indicate that MRI angiography delivers remarkable images in case of normal flow. Projective high-resolution images of both arterial and venous structures can be obtained without any contrast media. Velocity information inherent in these images can be used to identify vessels and pathologic conditions of vessels. One of the most limiting problems is related to higher-order motion, such as turbulence in and around bifurcations or in association with plaque or stenosis. This problem would be solved if we used echo times in the order of a few milliseconds. In this case, not only are velocity-dependent phase effects corrected, but phase effects due to acceleration and higher-order derivatives of motion are small and may be neglected. The application of fast imaging techniques in combination with gradient motion refocussing shows the way to control phase effects in the case of nonideal flow conditions. Furthermore, the generation of 3D vessel data sets presented by cine mode reconstructed images gives more insight into the vascular structure and facilitates the identification of pathologic conditions.

At the present stage, MRI angiography may not be seen as a primary diagnostic modality, but initial clinical experience shows that MRI angiography plays an important adjunctive role, monitoring changes in vascular disease and providing additional physiological and morphological information.

References

1. Oppelt A et al. (1986) FISP: eine neue schnelle Pulssequenz für die KST. Electromedica 54:15
2. Moran PR et al. (1986) Verification and evaluation of internal flow and motion. Radiology 154:258
3. Hoehne KH, Riemer M, Tiede U Viewing operations for 3D tomographic grey level data. Proc of CAR '87, Berlin

Die MR-Tomographie
als entscheidende Therapierelevante Maßnahme bei Erkrankungen im kleinen Becken

P. Lukas, A. Breit

Die Vorteile der MR-tomographischen Darstellung der Organe des kleinen Beckens – durch die Möglichkeit beliebiger Schichtebenenwahl und der Differenzierbarkeit der Gewebebestandteile des Uterus – sind bekannt; dennoch ist die Methode beim Kliniker noch nicht in dem zu erwartenden Maße akzeptiert, da von ihm therapierelevante Entscheidungen normalerweise nach klinischer Untersuchung und Ultrasonographie getroffen werden (Übersicht Pkt. 1–4).

Diagnostik gynäkologischer Erkrankungen im kleinen Becken
1. Klinische Untersuchung;
2. Laboruntersuchungen;
3. Ultrasonographie
   a) perkutan – transvesikal,
   b) transrektal – transvaginal,
   c) Hysterosonographie;
4. Konventionelle Röntgendiagnostik (i. v. Pyelogramm, Hysterosalpingographie);
5. CT bzw. MR;
6. Ergänzende konventionelle Röntgendiagnostik (KE).

In Fällen, die nach beiden Untersuchungsgängen unklar bleiben, wird in der Regel schnell laparoskopiert oder operiert und der Befund intraoperativ geklärt. Vor einem operativen Eingriff sollten aber zugunsten des Patienten auf jeden Fall sämtliche weiterführenden bildgebenden Verfahren ausgeschöpft werden. Im vorliegenden Beitrag werden anhand beispielhafter Fälle diejenigen Anwendungsmöglichkeiten aufgezeigt, bei denen Therapieentscheidungen nur vom Ergebnis der MR-Tomographie abhängig waren oder entscheidend beeinflußt werden.

Die Differenzierbarkeit (makroskopisch)
malignen/benignen Gewebes: maligner Tumor/Myom

Fibrozytenreiche Myome zeigen einen grundsätzlich differentes Signalverhalten im Vergleich zu malignen Tumoren des Uterus [2, 4–6], da sie sowohl im T_1-betonten, als auch im stark T_2-betonten Bild signalarm bleiben. Dieses Signalverhalten gilt ebenso für fibrozytenreiches Narbengewebe [6]. Als klinisch relevantes Beispiel für die Differenzierbarkeit Myom/Tumor sei der Fall einer Patientin mit einem ausgedehnten Zervixkarzinom FIGO III und einem darüberliegenden, voluminösen Myom gezeigt (Abb. 1). Mit keinem anderen bildgebenden Verfahren

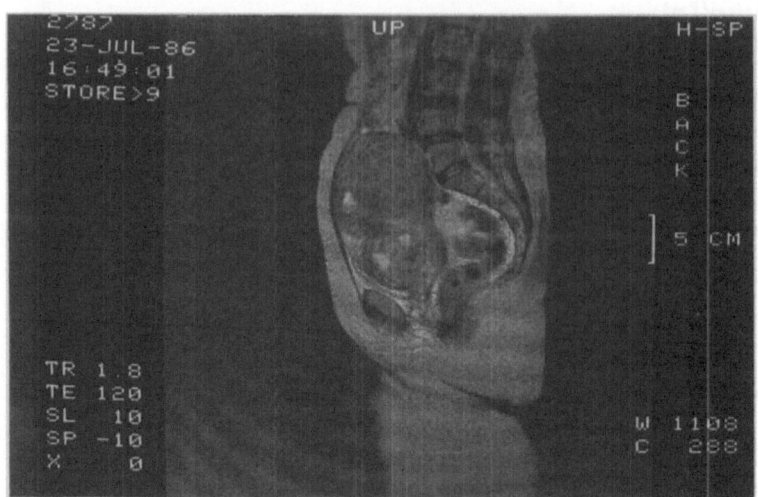

Abb. 1. Patientin mit einem ausgedehnten Zervixkarzinom FIGO III und einem darüberliegenden, voluminösen Myom, wobei sich der maligne Tumor deutlich vom Myom abgrenzen läßt

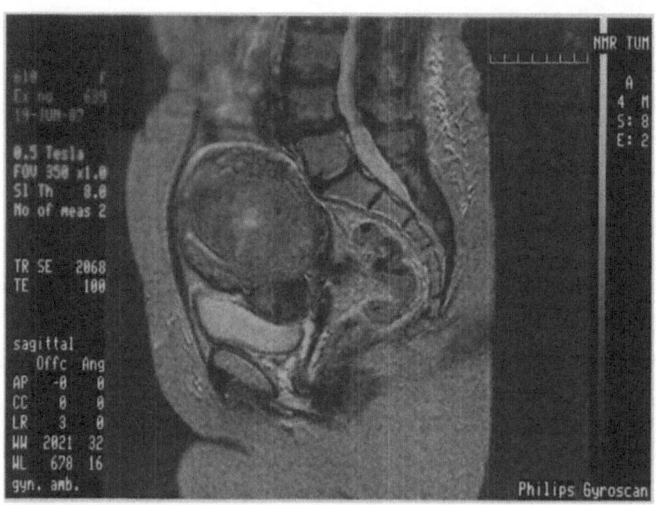

Abb. 2. Zustand nach Radiatio. Unverändert das große Uterusmyom, narbig veränderte Zervixstrukturen

konnten diese beiden Tumoren mit ausreichender Genauigkeit für die Strahlentherapieplanung voneinander abgegrenzt werden; mit Hilfe der MR-Tomographie gelang eine Abgrenzung, die eine optimale, schonende Radiatio ermöglichte (Abb. 2).

Für junge Patientinnen mit ausgedehnten Myomen ist die gute Abgrenzbarkeit des Myoms vom Endometrium von besonderer klinischer Relevanz. Hier kann nur mit Hilfe der MR-Tomographie mit ausreichender Genauigkeit der vor-

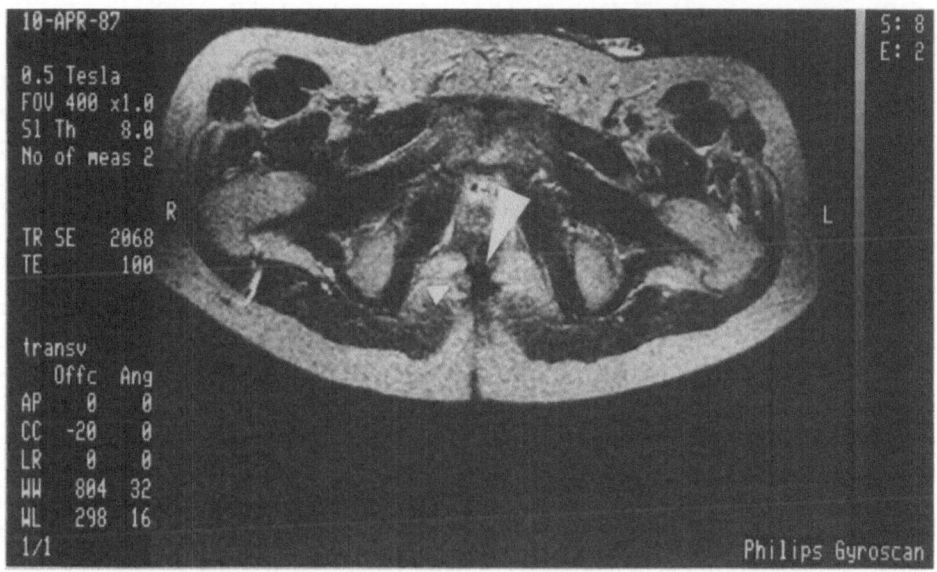

Abb. 3. Ausgedehnte, signalarme Narbenplatte (◄) mit einem kleinen, signalintensiven Rezidiv (►), das CT-gezielt punktiert werden konnte, wodurch der histologische Nachweis gesichert wurde. Der Befund wurde operativ entfernt und histologisch in seiner Ausdehnung bestätigt

aussichtliche Erfolg einer operativen Entfernung des Myoms zur Erhaltung der Fertilität vorhergesagt werden, ggf. kann eine unnötige Operation vermieden werden. Die Beziehung des Myoms zum Endometrium ist aufgrund der variablen Schnittebenenwahl immer sicher darzustellen. Von Bedeutung wird hier eventuell die Rekonstruktionsmöglichkeit in beliebigen Ebenen und entlang gekrümmter Linien aus dünnen Schnitten mit Hilfe eines schnellen bildverarbeitenden Systems.

Weitere klinisch relevante Anwendungen bezüglich der Myomdiagnostik s. unten.

Klinisch äußerst wichtig ist die Differenzierung zwischen Narbengewebe und einem eventuellen Tumorrezidiv. Diese Differenzierung wird im allgemeinen ca. 4–6 Monate nach Operation bzw. Radiatio möglich, falls keine chronisch entzündlichen Veränderungen vorliegen. Im T_2-betonten Bild signalreichere Areale innerhalb eines signalarmen, fibrozytenreichen Narbengewebes sind verdächtig und sollten, aufgrund der MR-Tomographie identifiziert, zum histologischen Nachweis CT-gezielt punktiert werden (Abb. 3).

Nicht selten steht der Kliniker vor dem Problem einer weder mit klinischer Untersuchung noch mittels Ultrasonographie sicher zuordenbaren, unbestimmten Raumforderung im kleinen Becken. Auch hier gelingt mit der MR-Tomographie häufig, aufgrund der variablen Schnittebenenwahl und des Signalverhaltens, eine eindeutige Zuordnung; insbesondere einfach zu erkennen sind gestielte oder intraligamentär gelegene Myome: Sie lassen sich oft, aufgrund oben beschriebenen Signalverhaltens, leicht von zystischen Ovarialprozessen oder soliden Ovarialtumoren trennen [1, 3]. Dies wird besonders wichtig bei Patientinnen, die aufgrund ihres Allgemeinzustandes nur bedingt operationsfähig sind.

Ebenfalls weder durch klinische Untersuchung noch durch Ultraschall sicher zu lokalisieren ist gelegentlich der Ausgangspunkt eines Uteruskarzinoms, wie zum Beispiel eines Clear-cell-Karzinoms, das in wenigen Prozent der Fälle von der Zervix ausgeht. Die Lokalisation des Ausgangspunktes und die Darstellung einer möglichen Infiltration ist wesentlich für den Umfang einer Operation und somit für die Operationsplanung.

Die Darstellung von intrauterin gelegenen Trophoblasttumoren mittels MR ist weitgehend spezifisch und kann gut zur bildgebenden Kontrolle während der Therapie herangezogen werden. Von besonderer klinischer Relevanz wird hier die MR-Tomographie des Uterus bei trotz Therapie weiterhin erhöhten β-HCG-Werten zum Ausschluß eines intrauterin gelegenen Herdes.

Bei Verdacht auf Endometriosen sollte vor der Durchführung einer Laparaskopie eine MR-Tomographie durchgeführt werden, da die MR sensitiver für Endometrioseherde ist als die Computertomographie. Bei einem makroskopischen Nachweis durch MR kann der Patientin eine Laparoskopie erspart bleiben und die MR-Tomographie zur Therapiekontrolle eingesetzt werden.

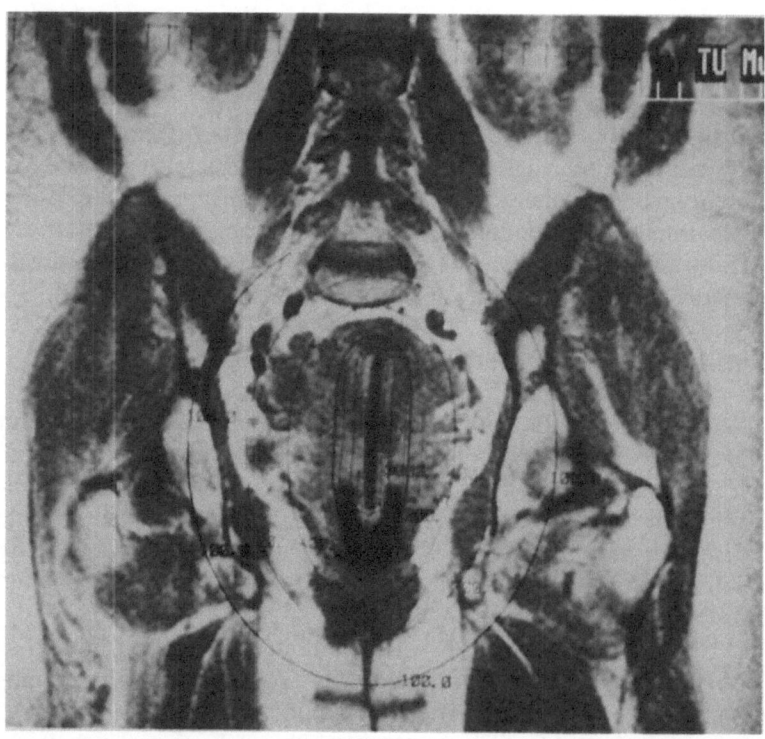

Abb. 4. Koronare Darstellung der Isodosen beim Afterloadingverfahren durch Überlagerung eines MR-Tomogramms, das bei liegendem Applikatormodell angefertigt wurde, mit einem im gleichen Maßstab angefertigten Isodosenplan

446

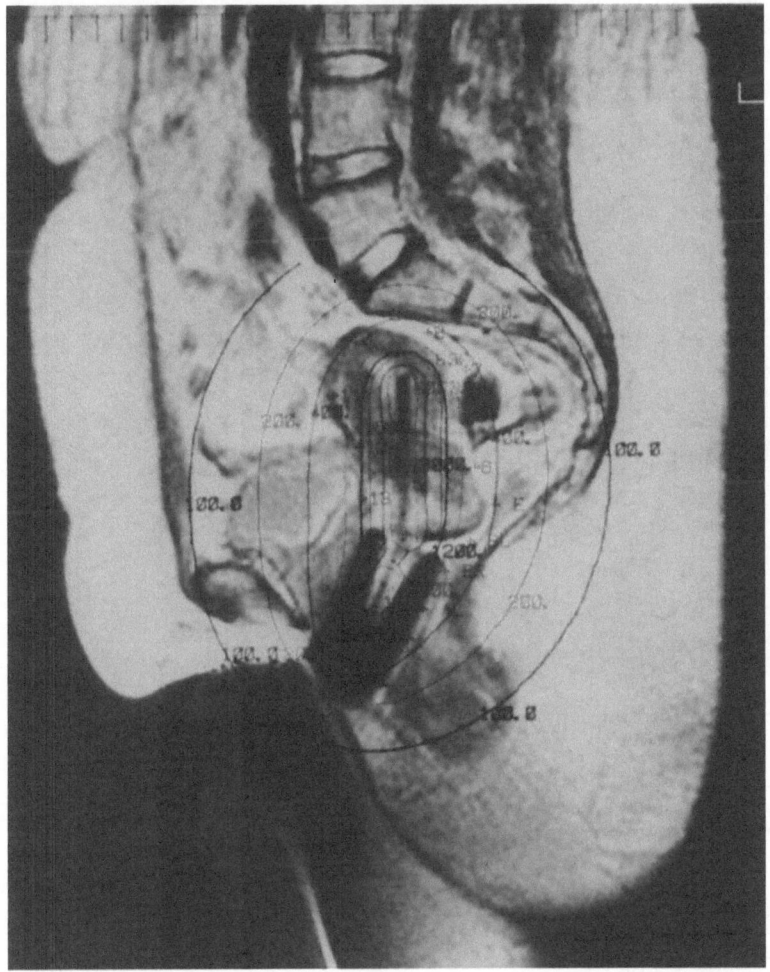

Abb. 5. Im sagittalen Überlagerungsbild kommt bei Zustand nach 30 Gy perkutaner Bestrahlung der weit nach dorsal reichende Tumorrest signalintensiv zur Darstellung; die Überlagerung mit dem Isodosenplan zeigt eine deutliche Unterdosierung im Bereich der dorsalen Tumoranteile, wodurch eine Änderung des Therapiekonzeptes notwendig wurde

Eine weitere therapierelevante Einsatzmöglichkeit der MR-Tomographie bietet sich in der Therapieplanung bei kombinierter perkutaner und Afterloading-therapie des Kollumkarzinoms. Nach der Applikation der perkutan zu verabreichenden Dosis, jedoch vor Ausblockung, erfolgt eine MR-Untersuchung mit einem in situ liegenden Applikator-Modell. Dadurch kann eine individuell angepaßte Therapieplanung erfolgen, Lageveränderungen des Uterus durch das Einbringen des Applikators werden erfaßt, ebenso die aktuelle Tumorausdehnung, die applizierte Rektum- und Blasendosis kann exakt ermittelt werden; eventuell notwendige Änderungen des Therapiekonzepts sind frühzeitig möglich (Abb. 4 und 5). Zudem kann durch die Möglichkeit der Darstellung des Zervikalkanals

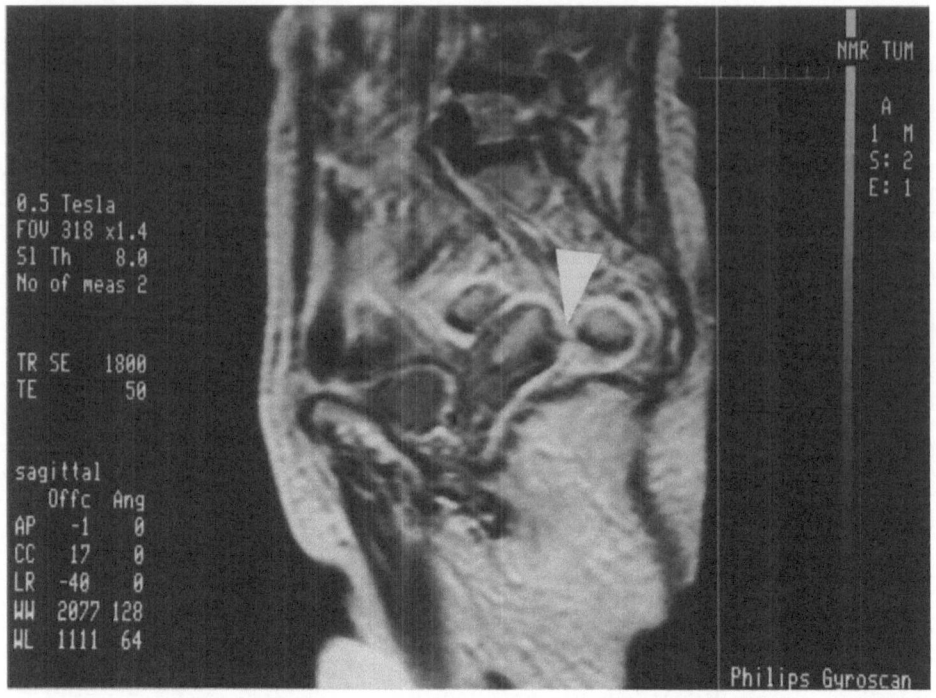

Abb. 6. Zustand nach Perforation durch einen Afterloadingapplikator mit Darstellung des Perforationskanals (▶)

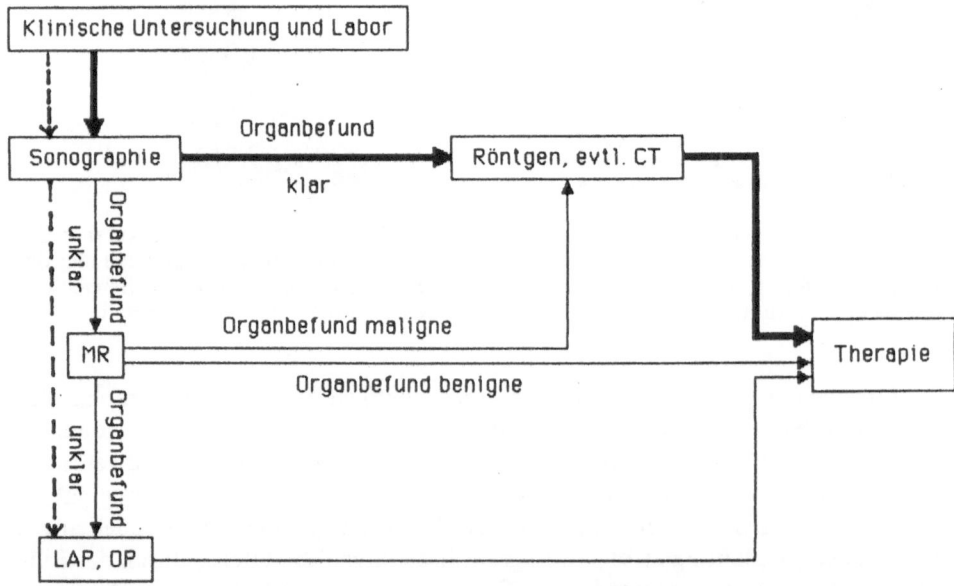

Abb. 7. In Zentren mit Zugriffsmöglichkeiten auf die MR-Tomographie sollte bei nach klinischer Untersuchung und Sonographie unklarem Organbefund vor einem operativen Eingriff eine MR zur weiteren Abklärung erfolgen, wodurch eventuell eine Operation vermieden werden kann oder eine genauere Planung des operativen Eingriffs ermöglicht wird

eine Perforation der Uteruswand durch den Afterloadingapplikator weitgehend vermieden werden. Bei fraglicher Perforation ist eventuell eine Darstellung des Perforationskanals möglich (Abb. 6).

Die Möglichkeiten des Organstagings bei gynäkologischen Erkrankungen im kleinen Becken durch MR-Tomographie werden durch den Kliniker bei weitem noch nicht ausgeschöpft; dies dürfte nicht zuletzt auf die mangelnde Zugriffsmöglichkeit und die aktuellen Kosten einer MR-Untersuchung zurückzuführen sein. Es bleibt zu hoffen, daß in großen Zentren mit Möglichkeiten zu MR-tomographischen Untersuchungen der diagnostische Ablauf nach dem Schema der Abb. 7 modifiziert wird.

Weitere therapierelevante Aspekte bieten in Zukunft möglicherweise die MR-Spektroskopie und eine genauere Relaxometrie bei der Differenzierung von Tumoren/Rezidiven von entzündlichen Veränderungen.

Literatur

1. Dooms GC, Hricak J, Tscholakoff D (1986) Adnexal structures: MR imaging. Radiology 158:639–646
2. Hricak H, Alpers C, Crooks LR, Sheldon PE (1983) Magnetic resonance imaging of the female pelvis: initial experience. AJR 141:1119–1128
3. Hricak H, Lacey C, Schricok E et al. (1985) Gynecologic masses: value of magnetic resonance imaging. Am J Obstet Gynecol 153:31–37
4. Hricak H, Tscholakoff D, Heinrichs L et al. (1986) Uterine leiomyomas: correlation of MR, histopathologic findings, and symptoms. Radiology 158:358–391
5. Lee JKT, Gersell DJ, Balfe DM, Worthington JL, Picus D, Gapp G (1985) The uterus: in vitro MR-anatomic correlation of normal and abnormal specimens. Radiology 157:175–179
6. Lukas P, Schröck R, Rupp N, Reiser M, Allgayer B, Feuerbach S, Hofrichter A, Heller HJ. Die MR-Tomographie bei gynäkologischen Erkrankungen im kleinen Becken. Fortschr Röntgenstr 144,2:159–165

Nachweis und Differenzierung von Sakralhöhlenrezidiven mit der Kernspintomographie: Vergleich mit CT

G. Gademan, M. Flentje, W. Semmler

Einleitung

Die kolorektalen Karzinome stehen an 3. Stelle der Häufigkeit maligner Tumorerkrankungen. Trotz verbesserter Operationstechniken wird die Rezidivrate weiterhin mit 40–50% angegeben, abhängig vom Ausmaß der Tumorinfiltration in die Darmwand [5]. Die für den Nachweis von Primärtumoren durchgeführten Untersuchungen, wie Kolondoppelkontrastuntersuchung und Rektoskopie mit Biopsie, lassen sich bei Verdacht auf ein Rezidiv meist nicht durchführen, so daß die Computertomographie seit einigen Jahren bevorzugt für den Rezidivnachweis zur Anwendung kommt. Ihre Treffsicherheit wird mit 73–92% angegeben (zusammengestellt bei Hollmann und Goebel [3]), wobei sich jedoch Probleme in der Differenzierung von Tumor und Narbe ergeben. Eine verbesserte Rezidivdiagnostik im Sakralhöhlenbereich als Basis einer Therapieentscheidung verlangt daher nicht nur die Darstellung und größenmäßige Abgrenzung einer Raumforderung, sondern auch die Differenzierung eines Rezidivs von postoperativen narbigen Veränderungen.

Zum einen wird der Kernspintomographie (MRT) von Glazer et al. [2] eine Differenzierungsmöglichkeit zwischen Tumorrezidiv und fibrotischen Veränderungen zugeschrieben, zum anderen zeigt die Möglichkeit der freien Schnittführungen genauere Ergebnisse bei der Tumorabgrenzung [1, 4]. Eine Kombination dieser Eigenschaften der MRT könnte die Rezidivdiagnostik in ihrer Genauigkeit erhöhen.

Material und Methode

22 Patienten mit Verdacht auf ein lokoregionäres Rezidiv im Sakralhöhlenbereich wurden mit der Computertomographie und der Kernspintomographie untersucht. Der zeitliche Abstand zwischen den Untersuchungen war im Mittel 14 Tage, maximal 38 Tage. Zwei Patienten erhielten eine Folgeuntersuchung im Abstand von 4 bzw. 12 Monaten. Bei 10 Patienten (45%) konnte das Rezidiv histologisch durch Probeentnahme oder Operation gesichert werden. Hierin sind 2 Fälle enthalten, bei denen histologisch kein Rezidiv nachweisbar war, obgleich die bildgebenden Verfahren eine Weichteilvermehrung in der Sakralhöhle darstellten. Bei 12 Patienten diente der klinische Verlauf über etwa 1 Jahr zur Rezidivsicherung.

Bei den Primärtumoren handelte es sich um 21 Adenokarzinome, wobei eine Patientin neben dem Kolonkarzinom noch ein Kollumkarzinom hatte. Bei einem Patienten ergab die Tumorhistologie ein malignes Melanom des Rektums. Die primäre Operation lag zwischen 5 Jahre und 2 Monate (Zustand nach Probelabaratomie) zurück.

Die Kernspintomographie wurde an einem 1,5 Tesla System (Siemens MAGNETOM) durchgeführt. Zur Anwendung kamen T_1- (TR = 0,6 s; TE = 35 ms), T_2- (TR = 1,8 s; TE = 105 ms) und spindichte- (TR = 1,8 s, TE = 35 ms) betonte Spinechosequenzen. In jedem Fall wurden horizontale und sagittale, teilweise auch frontale Tomogramme gewonnen. Die Schichtdicke betrug 10 mm. Spezielle Vorbereitungen vor der Kernspinuntersuchung wurden nicht durchgeführt. Die Berechnung der T_2-Zeiten der Tumorregion, sowie des umgebenden Fett- und Muskelgewebes erfolgte mit dem vom Hersteller des Tomographen geliefertem Programm. Basis für die Berechnungen waren die Doppelechountersuchungen mit TR = 1,8 s.

Für die CT-Untersuchung stand ein Computertomograph GE 8800 (General Elektrik) sowie ein Somatom DR und DRH (Siemens) zur Verfügung. Die Untersuchungen erfolgten in kontinuierlicher Schichtfolge, die Schichtdicke betrug 10 bzw. 8 mm. Es wurden horizontale Schichten von der Symphysenunterkante bis zum Beckenkamm in einigen Fällen auch bis zur Zwerchfellkuppel angefertigt. 10 min vor Untersuchungsbeginn injizierten wir 50 ml eines 70%igen jodhaltigen Kontrastmittels intravenös (Omnipaque), weitere 50 ml während der Untersuchung als schnelle Infusion zur Kontrastanhebung der Gefäße. Zur Dünndarmkontrastierung wurde etwa 1 h vor Untersuchungsbeginn 10 ml eines 30%igen wasserlöslichen Kontrastmittels in 500 ml Tee verabreicht. Bei Frauen wurde die Vagina durch Einlage eines lufthaltigen Tampons markiert.

Ergebnisse

Bei 19 Patienten (86%) konnten beide Methoden etwa vergleichbare Veränderungen in der Sakralhöhle nachweisen. In einem Fall war eine im CT sichtbare Raumforderung präsakral im MRT nicht abgrenzbar, in einem zweiten Fall wurde im CT kein Befund erhoben, im MRT jedoch eine Raumforderung diagnostiziert, die auch histologisch belegt werden konnte. Es lag ein Anastomosenrezidiv bei vorausgegangener kontinenzerhaltender Operation vor. Das Tumorvolumen wurde im Kernspintomogramm in 14 Fällen (64%) größer bewertet als im Computertomogramm. Die größten Unterschiede in der Größenbeurteilung ergaben sich in der kraniokaudalen Ausdehnung.

Die deutlichsten Kontraste zwischen der Raumforderung und dem präsakralen Fettgewebe zeigten sich im T_1-betonten Bild. Die Gewebeneubildungen kamen in der Regel signalärmer zur Darstellung. Im spindichte-betonten Bild beobachtete man bei einem Teil der Patienten einen Kontrastverlust, im T_2-betonten Bild meist einen Kontrastanstieg der Raumforderung im Vergleich zum spindichte-betonten Tomogramm.

Knochenmarkinfiltrationen, die vorwiegend das dorsal gelegene Sakrum betreffen, konnten durch einen Signalverlust des signalintensiven Knochenmarkes im T_1-betonten Bild gut dargestellt werden. Arrosionen der Kortikalis sind jedoch im MRT-Bild nur selten erfaßbar, das CT ist in dieser Hinsicht aussagekräftiger. Die Beziehung der Raumforderung zur Blase, Vagina und Prostata war in sagittalen oder frontalen MR-Bildern gut darstellbar. Die Anzahl der als sicher oder fraglich eingestuften Befunde über Infiltration von Nachbarorganen waren in der CT- und MRT-Untersuchung etwa gleich (n = 20). Computertomographisch wurde in 9 Fällen die Beckenmuskulatur als infiltriert bezeichnet, im MRT

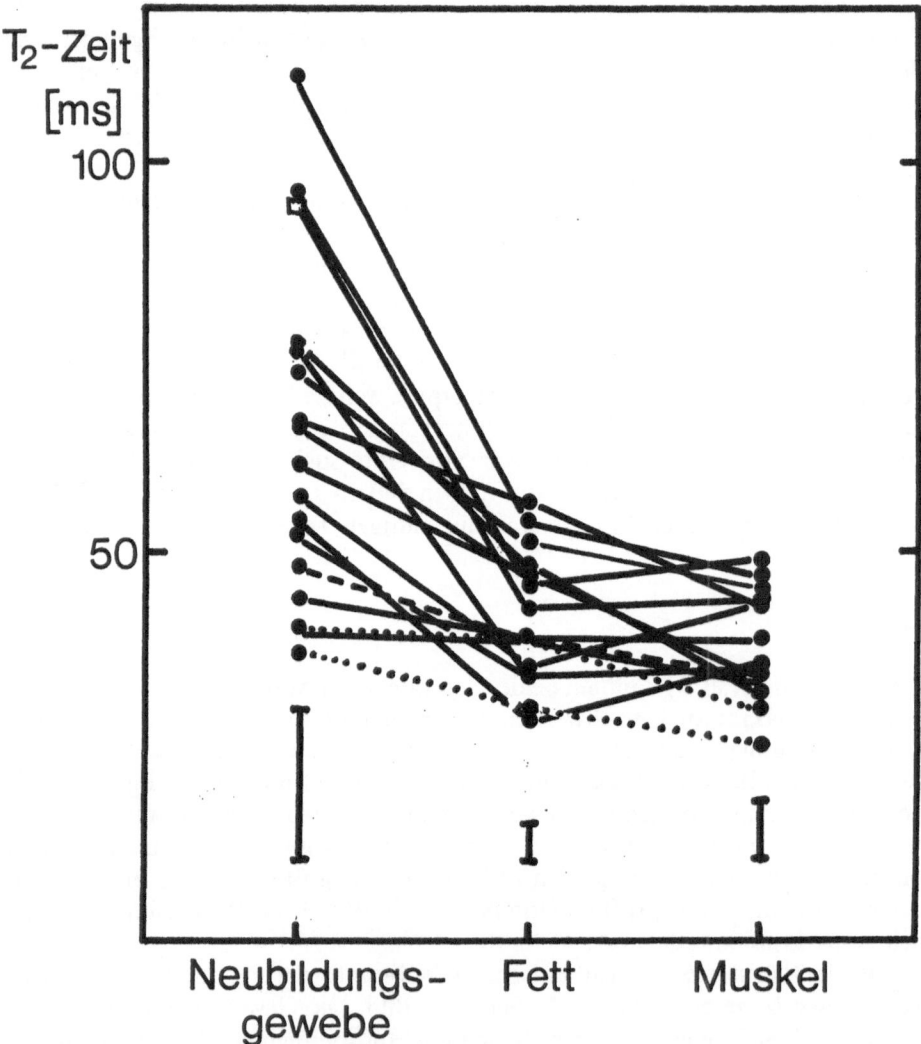

Abb. 1. Berechnete T_2-Zeiten von Neubildungsgewebe (n = 17), Fett (n = 17) und Muskel (n = 15). Der durch ein offenes Quadrat gekennzeichnete Punkt entspricht der T_2-Zeit des Melanomrezidives. Die zu einem Patienten gehörigen Werte sind verbunden (*durchgezeichnet* Patient mit Rezidiv; *gestrichelt* Patient mit großteils Narbengewebe, mikroskopische Tumoranteile; *gepunktet* Patient mit Narbengewebe). Die durchschnittliche Standardabweichung ist gesondert im unteren Teil angegeben

nur in 6 Fällen. Eine Infiltration der Vagina wurde im MRT in 4 Fällen als sicher befundet, in 2 Fällen als fraglich, in der CT-Untersuchung dagegen nur in 2 Fällen als sicher und in einem als fraglich.

Suspekte vergrößerte Lymphknoten wurden im CT in 7 Fällen diagnostiziert, in der MR lediglich in 5. Die Darstellung der iliakalen Lymphknoten bereitete mit der MRT größere Schwierigkeiten als die der inguinalen. Die Kontraste ähnelten dem des Rezidivareals.

In 14 Fällen war beim Vergleich der Doppelechobilder ein Signalanstieg im T_2-betonten Bild relativ zum Umgebungsgewebe zu erkennen. In Anlehnung an die Publikation von Glazer et al. [2] wurden von dem als Neubildung angesehenen Gewebe, vom umgebenden Fettgewebe und von Muskelgewebe die T_2-Zeiten innerhalb einer "Region of interest (ROI" berechnet. Bei 7 Patienten war eine Auswertung der T_2-Zeit von Muskel aufgrund des niedrigen S/N im T_2-betonten Bild nicht möglich. Die Abb. 1 zeigt die berechneten T_2-Werte aufgetragen über dem jeweiligen Gewebe. Sie zeigen von Patient zu Patient beträchtliche Schwankungen. Die Standardabweichungen gemessen innerhalb der ROI bewegen sich bei dem Rezidivgewebe zwischen 10 und 30%, beim Fettgewebe ca. 10% und beim Muskelgewebe etwa 20% (vgl. Abb. 1). Die T_2-Wertetrias (Neubildungsgewebe, Fett, Muskel) eines Patienten wurde zur Kennzeichnung durch Striche verbunden. Man erkennt, daß bis auf einen Fall als Neubildung ausgewiesene Gewebe eine höhere T_2-Zeit besitzen als Fettgewebe und Muskel (fallende Verbindungsgeraden Neubildungsgewebe-Fett). Bei 3 Patienten zeigte das Fettgewebe niedrigere T_2-Werte als Muskel, bei 9 Patienten höhere und bei 3 Patienten etwa gleiche Werte. Die T_2-Zeit des Melanomrezidivs ist durch ein offenes Viereck gekennzeichnet.

Diskussion

Während die Kernspintomographie sich insbesondere durch das Vorliegen von Bewegungsartefakten im Thorax- und Oberbauchbereich noch nicht durchsetzen konnte, eignet sich die Beckenregion als ein relativ ruhiger Körperabschnitt besser für die kernspintomographische Darstellung. Allerdings können Darmperistaltik und stark pulsierende Gefäße Artefakte verursachen, die eine Beurteilung der Bilder erschweren. Durch eine entsprechende Vorbereitung, wie sie Winkler und Hricak [6] empfehlen (Nüchternheit und evtl. die i. v.-Gabe von Glukagon), kann zumindest die Darmperistaltik vermindert werden. Unsere Untersuchungen wurden ohne spezielle Vorbereitungen durchgeführt. Es wurde lediglich auf eine gefüllte Blase geachtet, um eine gute Abgrenzung zu den Nachbarstrukturen zu ermöglichen. Die Bewegungsartefakte durch die Darmperistaltik störten nur im kranialen Bereich oberhalb des Promontoriums oder bei sehr nach kaudal gezogenen Dünndarmschlingen.

Problematisch in der Kernspintomographie sind die unterschiedlichen Kontraste des Dünn- und Dickdarmes. So kann der Darminhalt nahezu signallos aber auch signalintensiv mit zusätzlichen Unterschieden in den verschiedenen Wichtungen erscheinen. Eine Raumforderung kann vorgetäuscht werden oder die Differenzierung kleiner Raumforderungen wird erschwert. In der Regel imponierten die Neubildungen jedoch als präsakrales Gewebe mittlerer Signalintensität. Wa-

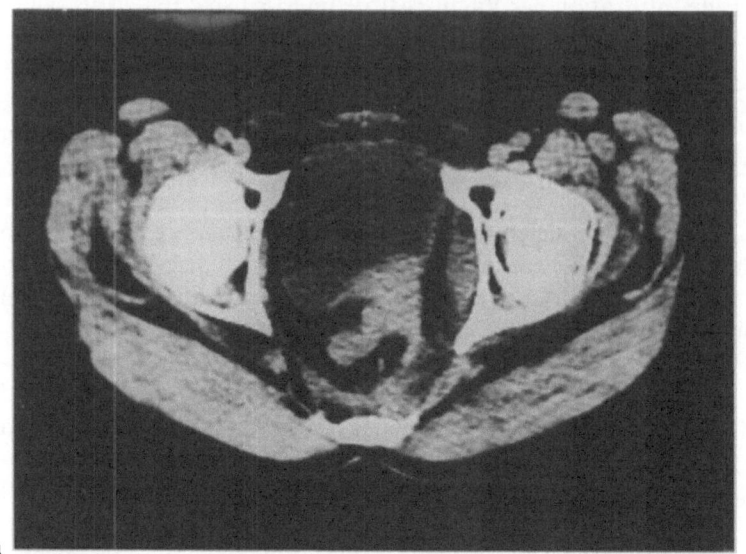

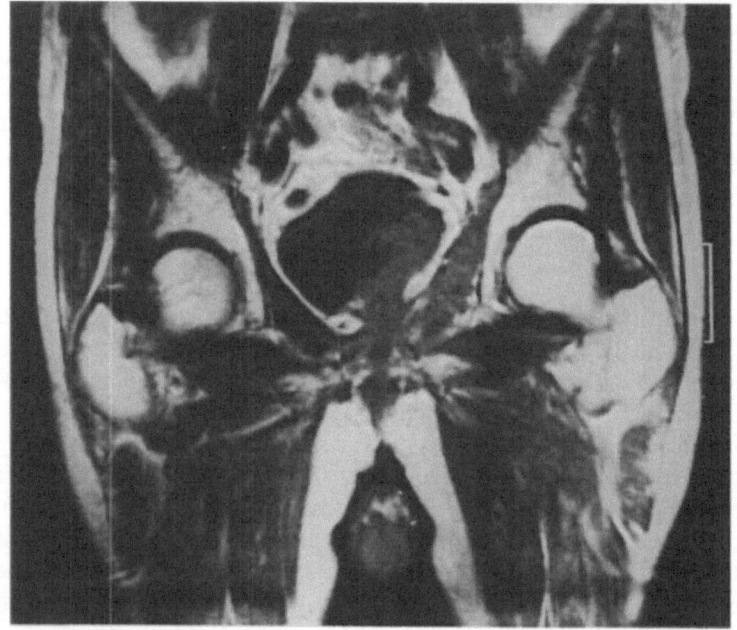

Abb. 2 a, b. 60jähriger Patient mit gesichertem Sakralhöhlenrezidiv (Primäroperation vor ca. 5 Jahren). Nach lokaler Rezidivbestrahlung traten trotz konstanter Tumorgröße im CT massive linksseitige Beschwerden auf. **a** Computertomographische Darstellung einer Raumforderung dorsal der Blase und einer Verdickung des linken M. obturatorius. **b** Im T1-betonten MRT Frontalschnitt (TR = 0,6 s; TE = 35 ms) fällt neben dem Tumor eine Signalerhöhung des linken M. obturatorius im Vergleich zur Gegenseite auf. Sie wird als Tumorinfiltration gedeutet

ren die Kontrastverhältnisse gut, bewährte sich für die Bestimmung der Tumorausdehnung ein Längsschnitt (sagittal oder frontal), mit der Folge, daß die kraniokaudale Ausdehnung der Tumoren in der Kernspintomographie oft größer als mit der Computertomographie beurteilt wurde. Die genaue Größenausdehnung des Rezidivs ist insbesondere für eine Bestrahlung im vorbestrahlten Feld von großer Bedeutung. Auch infiltratives Wachstum in die Mittellinienorgane, Blase, Vagina und Prostata, war in Längsschnitten besser nachzuweisen als im CT. Infiltrationen der lateralen Muskulatur konnte mit der CT und MRT ähnlich gut bestimmt werden, wobei in einem Fall im CT lediglich eine Verdickung des Musculus obturatorius nachweisbar, die eigentliche Infiltration jedoch nicht erkennbar war. Im MRT zeigte sich diese Region deutlich signalerhöht im Vergleich zur Gegenseite (Abb. 2). Eine histologische Sicherung der Infiltrationen liegt nicht vor, da bei Infiltrationen in die Nachbarorgane meist nur palliative Maßnahmen in Frage kommen und von einer Rezidivoperation abgesehen wird.

Für die Lymphknotendiagnostik ergab sich im Vergleich zur CT kein Vorteil. Die inguinalen Lymphknoten konnten im T_1-betonten Axialschnitt gut beurteilt werden, während im Iliakalbereich bisweilen Dünndarmschlingen oder Gefäße mit vergrößerten Lymphknoten zu verwechseln waren. Die frontale Schnittführung eignete sich am besten, da die Gefäße in allen Sequenzen als dunkel erscheinen und man symmetrische Abbildungsverhältnisse hat. Auch hier erbrachte das T_1-Bild die besten Kontraste.

Die T_2-Berechnung mit dem o. g. Verfahren hat keine genügende Genauigkeit, um über absolute T_2-Werte eine Differenzierung von Rezidiv und Narbe herbeizuführen. Ein intraindividueller Vergleich (z. B. mit Fettgewebe als internen Standard) zeigt jedoch, daß in allen auswertbaren Fällen das Neubildungsgewebe eine erhöhte T_2-Zeit besitzt. Dieser Trend wird in Abb. 1 durch die fallenden Verbindungslinien zwischen Neubildungsgewebe und Fett demonstriert.

Ein Zusammenhang zwischen T_2-Kontrast und Art des Neubildungsgewebes ist aufgrund der geringen Zahl histologisch gesicherter Befunde, insbesondere der richtig negativen, und der oben genannten Problematik bei der T_2-Bestimmung nicht eindeutig hergestellt worden. Die Areale suspekter Gewebsneubildungen, die histologisch kein Tumorgewebe zeigten, bewegten sich jedoch eher im Bereich der geringeren T_2-Relaxationszeitunterschiede (flache Linien zwischen Rezidiv- und Fett-T_2-Relaxationszeiten, gepunktet in Abb. 1). Auch ein Prozeß, bei dem erst in der Histologie Tumoranteile nachzuweisen waren, zeigt ein ähnliches Verhalten (gestrichelt in Abb. 1).

Die Kernspintomographie kann nicht den feingeweblichen Befund ersetzen. Sie ist eine bildgebende Methode mit begrenzter örtlicher Auflösung, und damit beinhaltet auch jeder Bildpunkt nur eine Mittelung der jeweiligen Gewebseigenschaften. So ist auch im Falle größerer Unterschiede in den Relaxationszeiten zwischen Tumorzellen und narbigem Gewebe das Verhältnis zwischen Tumor und Narbe im Bildpunkt ausschlaggebend für den endgültigen Kontrast. Trotz allem kann die Methode der T_2-Bestimmung Hinweise auf einen aktiven Tumor oder ein großteils narbig bedingtes Gewebe geben. Hierzu wird die in den letzten Jahren erhöhte Genauigkeit und Einsetzbarkeit von Multiechosequenzen sicherlich beitragen. Man kann jedoch differentialdiagnostisch eine Entzündung oder ein Ödem nicht ausschließen [2].

Schlußfolgerungen

Mit der Kernspintomographie kann ein Tumornachweis im Sakralhöhlenbereich geführt werden. Hierbei sollte die T_1-betonte Aufnahmetechnik als Screening benutzt werden und dann über suspekte Befunde eine Differenzierungssequenz im Sinne einer Multiechosequenz zur T_2-Zeitbestimmung folgen. Damit ist eine gute Aussage über die kraniokaudale Ausdehnung und über die Infiltration von Weichteilen möglich. Eine Differenzierung zwischen Narbe und Rezidiv wird weiterhin in vielen Fällen problematisch sein, da auch bei Annahme unterschiedlicher T_2-Werte die Kontraste von der Proportion von Narbengewebe und Tumorzellen abhängig sein werden. Insbesondere hinsichtlich der im CT als falsch-positiv gewerteten Befunde ist unsere Erfahrung noch äußerst limitiert. Wir erhoffen eine genauere Auskunft durch den Einsatz gezielt angewendeter Multiechosequenzen. Eine signifikante Verbesserung der Rezidivdiagnostik mit der Kernspintomographie im Vergleich zur Computertomographie ergab sich anhand unserer Ergebnisse noch nicht.

Literatur

1. Butch RJ, Stark DD, Wittenberg J, Tepper JE, Saini S, Simeone J, Mueller PR, Ferruci JT (1986) Staging rectal cancer by MR and CT. AJR 146:1155–1160
2. Glazer HS, Lee JKT, Levitt RG, Heiken JP, Ling D, Totty WG, Balfe DM, Emani B, Wassermann TH, Murphy WA (1985) Radiation fibrosis: differentiation from recurrent tumor by MR imaging. Radiology 156:721–726
3. Hollmann JP, Goebel N (1985) Computertomographie (CT) und Sonographie (US) in der Rezidivdiagnostik kolorektaler Tumoren. Fortschr Röntgenstr 143:665–671
4. Küper K, Bautz W, Gnann H (1985) Wertigkeit der MR-Tomographie für die Diagnostik des Rektumkarzinoms und dessen Rezidiv im Vergleich zur CT. Fortschr Röntgenstr 143,3:301–306
5. Sugarbaker PH, Gunderson LL, Wittes RE (1985) Colorectal cancer. In: DeVita VT Jr, Hellman S, Rosenberg SA (eds) Cancer, principles & practice of oncology, 2nd edition. J. B. Lippincott Company, Philadelphia, pp 795–884
6. Winkler ML, Hricak H (1986) Pelvis imaging with MR: technique for improvement. Radiology 158:848–849

Rezidivdiagnostik nach Rektumkarzinomoperationen: Gegenüberstellung CT/MRT

G. P. Krestin, W. Steinbrich

Das lokale Tumorrezidiv nach Resektion eines Rektumkarzinoms wird bei etwa einem Drittel aller operierten Patienten beobachtet. Klinische Symptome aber auch suspekte Laborwerte (CEA) treten meist nur in einem fortgeschrittenem Tumorstadium mit Infiltration benachbarter Strukturen auf. Bisher war zur Verlaufsbeobachtung und insbesondere beim Rezidivverdacht nach Rektumamputation die Computertomographie die Methode der Wahl. Da jedoch narbige Veränderungen die gleichen Dichtewerte wie entzündliche oder tumorbedingte Raumforderungen aufweisen, gelingt die Diagnose eines Rezidivs mit dieser Methode nur bei ausgedehnten Befunden, bei nachweisbarem progredientem Verlauf oder bei Vorliegen einiger typischer morphologischer Merkmale wie noduläre Konfiguration, Lymphknotenmetastasen usw. [5–10].

Die Kernspintomographie verspricht durch den bekanntermaßen hohen Weichteilkontrast und die multiplanare Schichtführung weiteren Aufschluß [1, 2]. Erste Berichte zeigten eine gewisse Bedeutung der MRT in der Differenzierung bestrahlungsbedingter Fibrosierungen von Rezidivtumoren im Thoraxbereich und im Becken [3, 4].

Patienten und Methoden

Untersucht wurden 32 Patienten mit klinischem Rezidivverdacht nach kontinenzerhaltender Resektion (n = 10) bzw. nach Rektumamputation (n = 22).

Die MR-Untersuchungen wurden mit einem supraleitenden System bei 1,5 T Feldstärke durchgeführt. Zur Anwendung kam die Spinechosequenz: 1) sagittale Einzelschicht in der Mittellinie in Multiechotechnik (TR = 750 ms und TE = 50–200 ms); 2) 16 parallele Transversalschichten in Multi-slice- und Doppelechotechnik (TR = 1 500 ms und TE = 50 und 100 ms); 3) transversale oder koronare Schichten mit T1-Wichtung (TR = 450 ms, TE = 30 ms, Multi-slice-Technik); 4) in 6 Fällen zusätzlich T1-gewichtete Serie nach intravenöser Gadolinium-DTPA Gabe.

Die Computertomographien wurden in üblicher Technik als 8 mm breite transversale Parallelschichten nach Kontrastmittelmarkierung des Magen-Darm-Traktes durchgeführt.

Die Sicherung der Diagnose erfolgte bei 11 Patienten operativ; in weiteren 11 Fällen wurde die Diagnose durch multiple Biopsien verifiziert. Bei 10 Patienten konnte die Primärdiagnose durch Verlaufsbeobachtung nach 4 und 12 Monaten überprüft werden. Die histologischen Untersuchungen und der Krankheitsverlauf ergaben in 19 Fällen das Vorliegen eines Rezidives; bei 13 Patienten lagen lediglich entzündliche oder narbenbedingte Veränderungen vor.

Ausgewählte Fallbeispiele

Fall 1: 63 Jahre weiblich. Zustand nach Rektumamputation bei Dukes-C-Karzinom 12/85, postoperative Radiatio bis 3/86. 10/86 deutliche präsakrale Schmerzen, CEA im Normbereich. Die CT des Beckens ergab eine tumorsuspekte, rundliche Raumforderung dorsal des Uterus (Abb. 1 a). Im MR zeigte diese Struktur sowohl im T1- als auch im T2-gewichteten Bild niedrige Signalintensitätswerte (Abb. 1 b). Bei der Laparoskopie und anschließender Operation fand sich ein großes gestieltes Uterusmyom in der Sakralhöhle; ein Rezidiv des Rektumkarzinoms konnte ausgeschlossen werden.

Fall 2: 56 Jahre, männlich. Zustand nach kontinenzerhaltender Rektumresektion in 12 cm Höhe bei Dukes-B-Karzinom 1982. 1984 Anastomosenrezidiv mit Defäkationsbeschwerden und CEA-Erhöhung; konsekutive abdominosakrale Rektumamputation. 12/85 leichter CEA-Anstieg, geringe präsakrale Schmerzen. CT ohne pathologischen Befund. 7/86 weiterer CEA-Anstieg und Zunahme der subjektiven Beschwerden, CT weiterhin ohne Befundänderung und somit kein sicherer Rezidivnachweis (Abb. 2 a). Die Sonographie des Oberbauches ließ bei Adipositas und Leberverfettung eine diffuse Metastasierung nicht sicher ausschließen, so daß Leberfiliae als Ursache der erhöhten CEA-Werte diskutiert wurden. Die MR-Untersuchung ergab eine Zone erhöhten Signals in den T2-gewichteten Aufnahmen im Bereich des linken Musculus piriformis, die als Rezidivtumorgewebe interpretiert wurde (Abb. 2 b). Multiple wiederholte Biopsien konnten Tumorzellen in diesem Bereich nachweisen. Nach Bestrahlung der befallenen Region kam es zu einer Normalisierung des CEA-Wertes. Auch die Lebersonographie zeigte bis 2/87 keine Befundänderung.

Fall 3: 66 Jahre männlich. Abdominoperineale Rektumamputation 5/86. Keine Beschwerden. CEA im Normbereich. Bei der Routinekontrolle 8/86 fand sich im CT eine runde Raumforderung präsakral mit zentral hypodensen Dichtewerten. Es wurde der Verdacht auf einen postoperativen Abszeß oder ein kleines Rezidiv mit Einschmelzung erhoben (Abb. 3 a). Die MR ergab eine Zone mit erhöhten Signalintensitätswerten auf T2-gewichteten Aufnahmen umgeben von deutlich signalärmeren Gewebe (Abb. 3 b). Da eine transperineale Feinnadelpunktion Tumorzellen nachwies, wurde die Reoperation durchgeführt. Histologisch fand sich ein kleines (im Durchmesser 1,5 cm großes) Tumorrezidiv innerhalb einer ausgedehnten präsakralen fibrotischen Narbe.

Ergebnisse

Der Vergleich der bildgebenden Methoden mit den endgültigen Diagnosen ist aus Tabelle 1 ersichtlich.

458

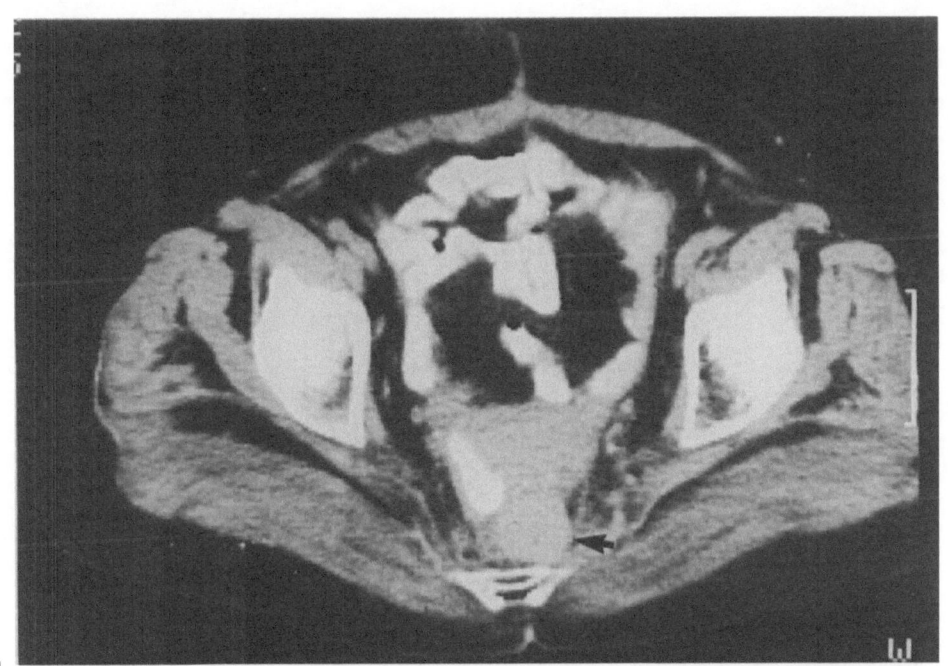

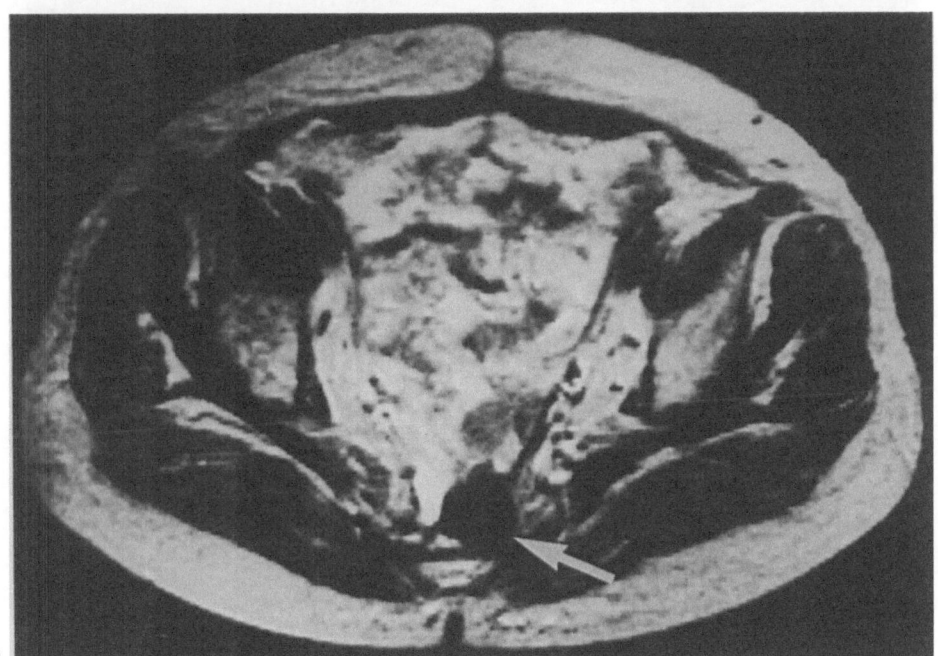

Abb. 1 a, b. Fall 1, Patientin mit Zustand nach Rektumamputation. **a** CT, **b** MR

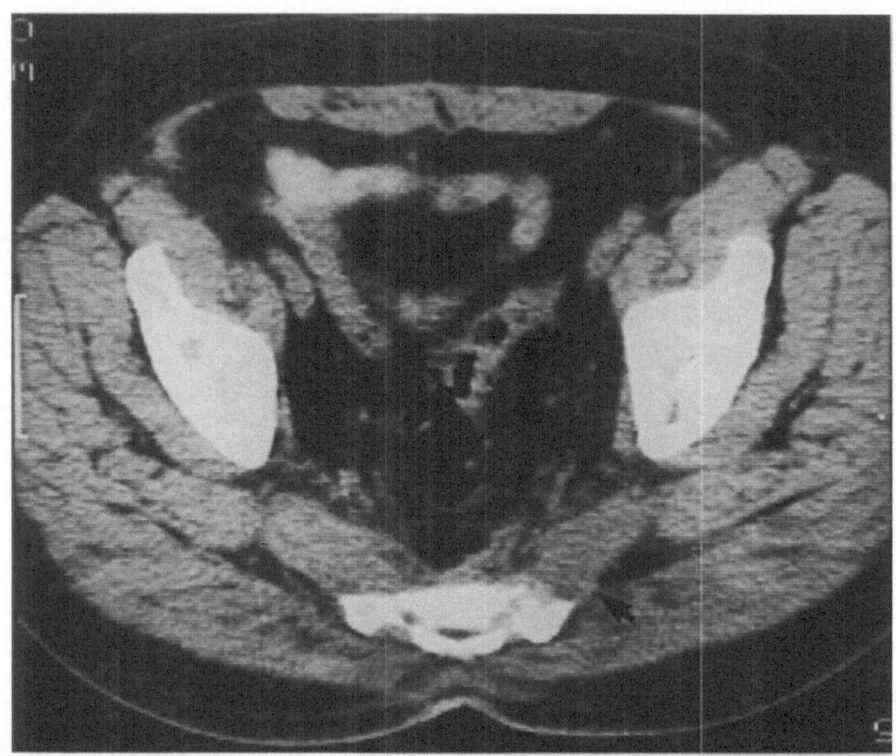

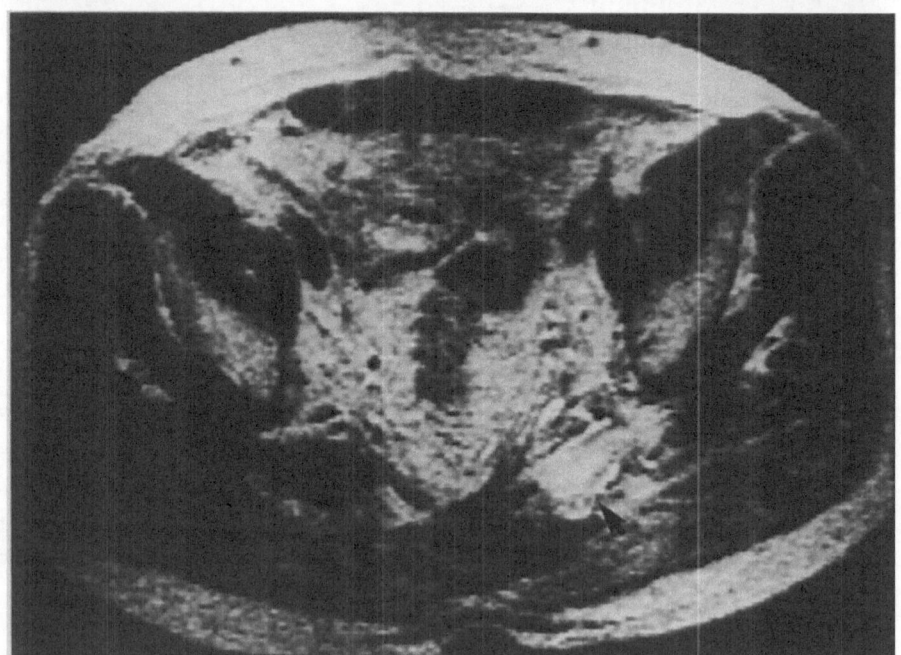

Abb. 2 a, b. Fall 2, Patient mit Zustand nach kontinenzerhaltender Rektumresektion. **a** CT,
b MR

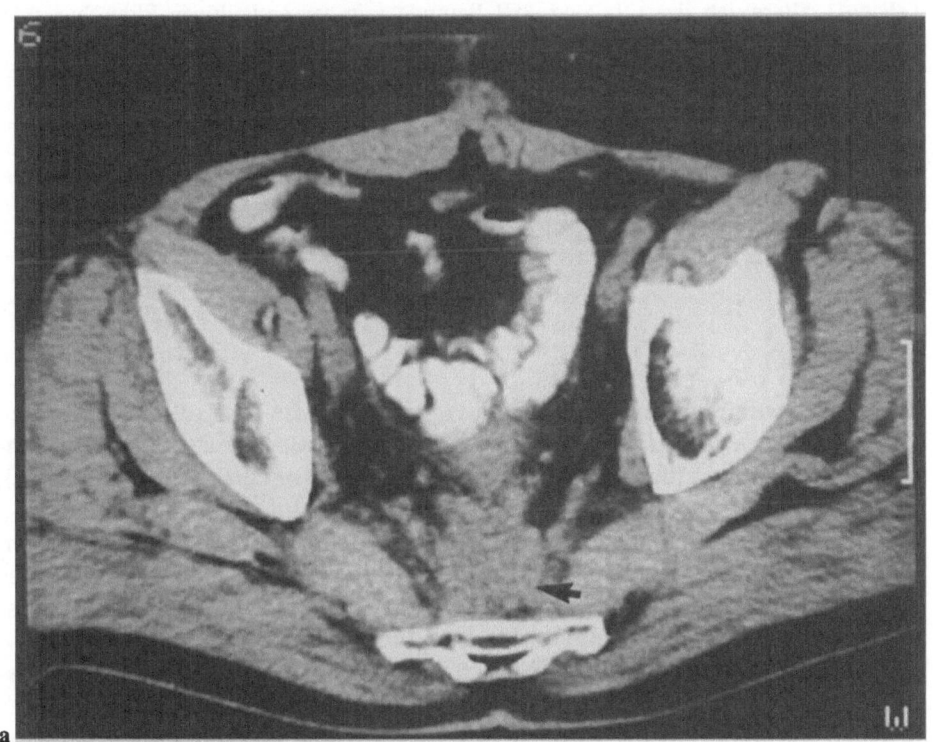

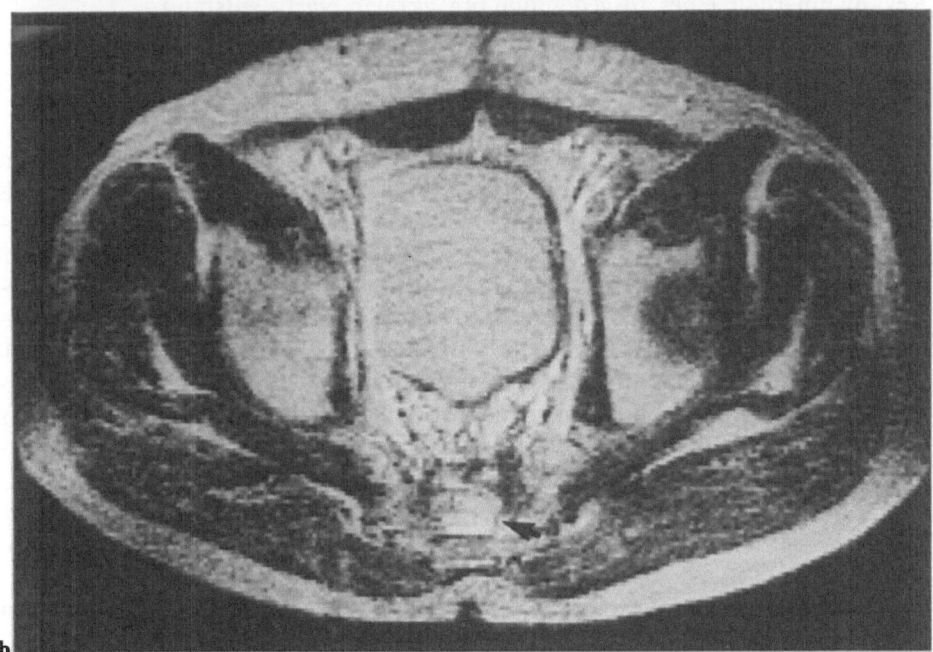

Abb.3a,b. Fall 3, Patient mit Zustand nach abdominoperinealer Rektumamputation. **a** CT, **b** MR

461

Tabelle 1. Vergleich der CT- und MR-Befunde mit der endgültigen klinischen oder histologischen Diagnose bei 29 Patienten

Histologie und Klinik	CT			MR		
	Rezidiv	Narbe	Unklar	Rezidiv	Narbe	Unklar
Rezidiv	9	2	8	14	0	5
Narbe	4	4	5	0	10	3

CT-Befunde

Die computertomographische Rezidivdiagnostik stützte sich auf die bekannten früher beschriebenen Kriterien [5, 10]. Als „unklar" wurden alle die Befunde eingestuft (n = 13) die aufgrund der CT-Untersuchung (ohne Beachtung eventuell vorhandener Voruntersuchungen) nicht sicher zugeordnet werden konnten.

Falsch-positive Befunde fanden sich bei ausgedehnten rundlich konfigurierten Narben in 2 Fällen. In einem Fall wurde ein gestieltes Uterusmyom präsakral als Rezidiv, bei einer weiteren Patientin mit Uterusteilresektion der Gebärmutterrest als Neubildung computertomographisch mißinterpretiert.

Falsch-negative Befunde ergaben sich in 2 Fällen trotz vorhandener Verlaufsuntersuchung: bei einem Patienten mit einem Rezidiv im Musculus piriformis, das zu keiner Verbreiterung des Muskels geführt hatte, und in einem Fall, in dem das Rezidiv innerhalb eines ausgedehnten präsakralen Narbe entstand.

MR-Befunde

Bei der Beurteilung kernspintomographischer Aufnahmen wurde neben den oben aufgeführten computertomographischen Kriterien, insbesondere auf die Signalintensitäten präsakraler Raumforderungen geachtet. 13 von 14 als Rezidiv eingestufte Gewebsvermehrungen zeigten niedrige Signalintensitätswerte im T1-gewichteten Bild (TR = 450 ms, TE = 30 ms), mittlere im protonendichte-gewichteten Bild (TR = 1 500 ms, TE = 50 ms) und hohe Signalintensitäten auf T2-gewichteten Aufnahmen (TR = 1 500 ms, TE = 100 ms oder TR = 750 ms, TE = 200 ms). Nur in einem Fall eines entdifferenzierten, teils fibrösen, teils adenoiden Karzinomrezidivs fand sich in allen Sequenzen eine niedrige Signalintensität. Hier konnte die Rezidivdiagnose sowohl im CT als auch im MR aufgrund der gleichzeitigen Sakruminfiltration gestellt werden.

Die intravenöse Applikation von Gadolinium-DTPA als Relaxationszeitverkürzendes Mittel führte in keinem der 6 Fälle zu einer Verbesserung der diagnostischen Aussagekraft.

Postoperative Narben waren in 7 Fällen mit allen durchgeführten Sequenzen signalarm. Auch ein Uterusmyom bzw. ein Restuterus nach Teilresektion konnten eindeutig identifiziert werden. Unklare Fälle ergaben sich im MR bei inhomogenen oder in allen Sequenzen mittleren Signalintensitäten. Diese waren durch sehr kleine Tumorrezidive und Partialvolumeneffekte oder durch Nahtmaterial verursachte Suszeptibilitätsartefakte nach kontinenzerhaltender Resektion verursacht.

Erschwert war die Diagnose auch bei floriden Strahlenreaktionen oder bei frühen postoperativen entzündlichen Veränderungen wie im Falle eines präsakralen Abszesses, die eine hohe Signalintensität aufwiesen.

Die MR war der CT insgesamt in 19 Fällen (60%) überlegen; bei den übrigen 13 Patienten war sie zumindest gleichwertig.

Diskussion

Die Kernspintomographie erwies sich in der Mehrzahl der Fälle der Computertomographie in der Rezidivdiagnostik überlegen. Neben den von der CT her bekannten morphologischen Kriterien, ergibt sich durch unterschiedliche Signalintensitäten von fibrotischem Narbengewebe einerseits und von Rezidivtumoren andererseits eine zusätzliche Möglichkeit der Unterscheidung [3, 4]. Einige auch mit der MR unklar bleibende Befunde konnten auch mit der CT nicht besser gelöst werden. So ist insbesondere Vorsicht geboten, wenn nach MR-Kriterien ein Rezidiv vermutet wird, aber klinisch oder anamnestisch frische entzündliche oder strahlenbedingte Gewebsvermehrungen in Betracht kommen, da die vermehrten Signalintensitäten keine genaue Zuordnung erlauben [3, 4]. Auch nach kontinenzerhaltenden Eingriffen und bei Verwendung metallischer Nahtmaterialien ergeben sich für beide Schichtbildverfahren durch Artefaktbildung diagnostische Schwierigkeiten im Anastomosenbereich.

Zusammenfassend ist festzustellen, daß die MR eine nützliche, den anderen bildgebenden Verfahren meist überlegene Methode zur Beurteilung postoperativer Verläufe darstellt. Bei einer ähnlichen räumlichen Auflösung wie der CT ergeben sich keinerlei diagnostische Nachteile gegenüber diesem Schichtbildverfahren [1]. So kann erwartet werden, daß bei entsprechender Verfügbarkeit die MR zur Abklärung eines Rezidivverdachtes die CT als bildgebendes Verfahren der Wahl ablöst. Mit der MR ist eine Diagnose auch ohne Verlaufsbeobachtung möglich. Sollten jedoch CT-Voruntersuchungen vorliegen, ist diesem Verfahren wegen der Möglichkeit des direkten Vergleichs der Vorzug zu geben.

Literatur

1. Butch RJ, Stark DD, Wittenberg J, Tepper JE, Saini S, Simeone JF, Mueller PR, Ferrucci JT Jr (1986) Staging rectal cancer by MR and CT. AJR 146:1155
2. Bryan PJ, Butler HE, LiPuma JP (1984) Magnetic resonance of the pelvis. Radiol Clin North Am 22:893
3. Glazer HS, Lee JKT, Levitt RG, Heiken JP, Ling D, Totty WG, Balfe DM, Emani B, Wasserman TH, Murphy WA (1985) Radiation fibrosis: differentiation from recurrent tumor by MR imaging. Radiology 156:721
4. Gomberg JS, Friedman AC, Radecki PD, Grumbach K, Caroline DF (1986) MRI differentiation of recurrent colorectal carcinoma from postoperative fibrosis. Gastrointest Radiol 11:361
5. Grabbe E, Winkler R (1985) Local recurrence after sphincter-saving resection for rectal and rectosigmoid carcinoma. Radiology 155:305

6. Husband JE, Hodson NJ, Parsons CA (1980) Use of computed tomography in recurrent rectal tumors. Radiology 134:677
7. Krestin GP, Beyer D, Steinbrich W (1986) Computed tomography in the differential diagnosis of the enlarged retrorectal space. Gastrointest Radiol 11:364
8. McCarthy SM, Barnes D, Deveney K, Moss AA, Goldberg HI (1985) Detection of recurrent rectosigmoid carcinoma: prospective evaluation of CT and clinical factors. AJR 144:577
9. Moss AA, Thoeni R, Schnyder P, Margulis AR (1981) Value of computed tomography in the detection and staging of recurrent rectal carcinomas. J Comput Assist Tomogr 5:870
10. Steinbrich W, Mödder U, Rosenberger J, Friedmann G (1979) Computertomographische Diagnostik lokaler Rezidive nach Operationen von Rektumkarzinomen. RöFo 131:499

Differenzierung von Tumorrezidiv und Fibrose im weiblichen Becken durch MRI bei 1,5 Tesla

F. Ebner

Bisherige Studien haben widersprechende Ergebnisse der Magnetresonanztomographie (MRT) in der Diagnostik von Tumorrezidiven im weiblichen Becken und in der Differenzierung einer Fibrose ergeben [1, 7]. Zielsetzung vorliegender Studie war:

1. die Ergebnisse von MRT in dieser Fragestellung retrospektiv zu analysieren,
2. die Veränderungen der Signalintensität in bestrahlten Tumoren in Abhängigkeit vom Zeitintervall zu erheben [3, 4] und
3. die technischen Parameter zu optimieren, welche eine Differenzierung von Fibrose und Tumorrezidiv bei einer Feldstärke von 1,5 Tesla ermöglichen würden [2, 5, 6].

Patienten und Methode

Die MR-Untersuchungen von 22 Patientinnen mit vorangegangenen gynäkologischen Tumoren, die zu Kontrolluntersuchungen im Rahmen der Tumornachsorge einer MR-Untersuchung zugewiesen worden waren, wurden retrospektiv analysiert. Eine histologische Verifizierung der MR-Befunde liegt bei 12 Patientinnen nach einer Laparotomie vor, bei 9 Patientinnen nach einer transvaginalen Biopsie. Eine weitere Gruppe von bisher 40 Patientinnen sind inkludiert in eine prospektive Studie, welche z. Z. noch keine gesicherten Ergebnisse zuläßt. Die MRT-Untersuchungen wurden innerhalb von 21 Tagen (durchschnittlich 7,1 Tage) vor Durchführung der Biopsie ausgeführt.

In Verwendung standen 1,5 Tesla (64 MHz) supraleitende Magnetsysteme (Signa, General Electric Company und Gyroscan, Philips). Die Schichtdicke betrug 5 mm mit 0,5–2,5 mm Intervallen. Verschiedene Spinechopulssequenzen wurden angewendet: T_1-gewichtete Sequenzen mit Repetitionszeiten (TR) von 600 oder 800 ms und Echozeiten (TE) 20 oder 25 ms. Bilder mit mittlerer T_2-Gewichtung wurden mit TR von 2000 oder 2500 ms und TE von 20, 25, 30 oder 40 ms angefertigt, Bildsequenzen mit ausgeprägter T_2-Gewichtung TR 2500 ms und TE von 70, 80 oder 100 ms (Tabelle 1).

Messungen der Signalintensität in normalem Gewebe (Skelettmuskulatur und subkutanes Fettgewebe) und pathologischen Geweben (Rezidvtumore, Strahlenfibrose) wurden vorgenommen. Quotienten der Signalintensität von pathologischen Gewebe zu Skelettmuskulatur oder subkutanem Fettgewebe wurden getrennt errechnet für T_1-gewichtete, mäßig T_2- und schwer T_2-gewichtete Pulssequenzen. Eine statistische Analyse mittels ungepaartem Student-T-Test und Er-

Tabelle 1. Spinechopulsesequences und Untersuchungsebenen bei 22 Patienten

Spinechopulsesequences	Axial	Koronal	Sagittal
400, 600, 800/20, 25	22	14	5
2000, 2500/20, 25	9	6	3
2000, 2500/40, 60 [a]	8	4	6
2500/70, 80	17	12	8

[a] TR/TE 2000/60 nur 1 Patient

Tabelle 2. Signalintensität in Rezidivtumoren sowie in Fibrosearealen im Früh- und Spätstadium. (X Mean values, SD Standard deviation, N Number of Patients)

| Ratio | Rezidivtumor | | | | Fibrom | | | | | |
| | | | | | Frühstadium | | | Spätstadium | | |
	TO	X	SD	N	X	SD	N	X	SD	N
T1WI[a]	Muscle	1,38	0,33	8	1,06	0,33	8	1,52	0,18	4
	Fat	0,39	0,08	8	0,36	0,17	8	0,40	0,07	4
Mod.[b]	Muscle	1,65	0,24	6	0,96	0,37	5	–	–	–
T2WI	Fat	0,85	0,13	6	0,46	0,24	5	–	–	–
Heavily	Muscle	3,78	1,26	8	0,90	0,33	7	2,58	0,76	4
T2WI[c]	Fat	1,72	0,62	8	0,31	0,18	7	0,88	0,15	4

[a] T_1-gewichtet. [b] Mittlere T_2-Gewichtung. [c] Schwer T_2-gewichtet.

rechnung der P-Werte wurde durchgeführt und die Signalintensitätsquotienten von Rezidivtumoren mit SI-Quotienten von Fibrosierungsarealen in einem frühen und späten Stadium nach Therapiebeginn verglichen.

Ergebnisse (Tabelle 2)

Zwölf von 22 Patientinnen aus der Gruppe mit histologischer Verifizierung boten zum Zeitpunkt der Untersuchung einen Rezidivtumor. Die Primärtumore waren Zervixkarzinome (n = 8), ein Vaginalkarzinom (n = 1) und Ovarialtumore (n = 4). In dieser Gruppe der histologisch verifizierten Patientinnen hatten 10 eine lokal umschrieben Fibrose, bei weiteren 2 Patientinnen wurde die Koexistenz eines Tumorrezidivs und eines Fibrosierungsareales vorgefunden. Bei 11/12 Patienten mit Tumorrezidiv konnte dieses durch die MR-Untersuchung aufgrund erhöhter Signalintensitäten in Spinechosequenzen mit langer Repetitions- und langer Echozeit nachgewiesen werden.

In T_1-gewichteten Bildern zeigte sich die Signalintensität in Tumorrezidiven gleich oder geringgradig erhöht im Vergleich zur Signalintensität in Skelettmuskulatur (SI 1,38; SD 0,33) und deutlich niedriger als Fettgewebe (SI 0,39, SD 0,08)

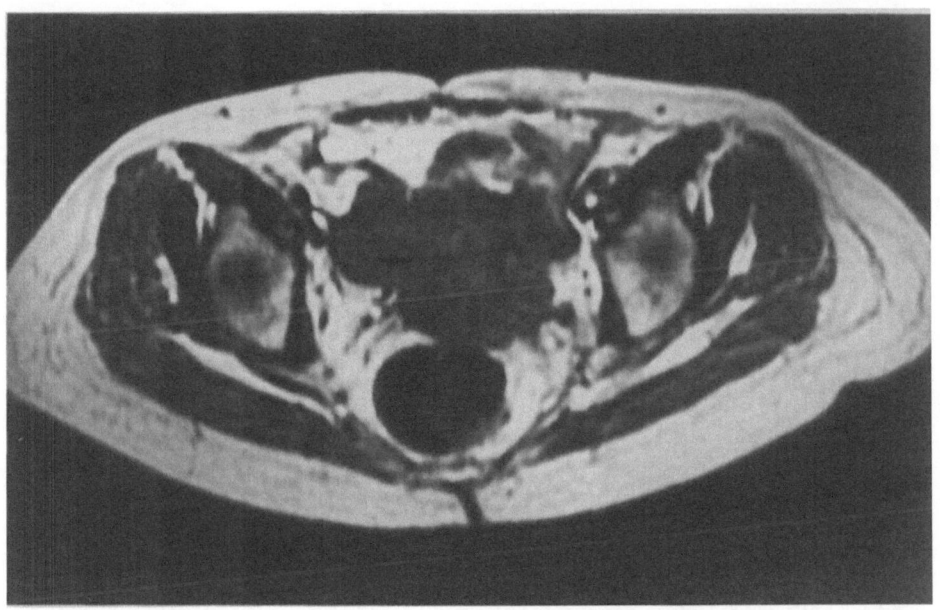

Abb. 1. Tumorrezidiv eines Carcinoma colli uteri, Stadium III (Plattenepithelkarzinom), 25 Jahre nach primärer Radiotherapie. Spinechosequenz: TR: 600 ms, TE: 25 ms, transversale Ebene. Signalintensität des Tumors gleich jener von Skelettmuskulatur (*Pfeil*)

(Abb. 1). Auf Bildsequenzen mit mittlerer T_2-Gewichtung stieg der SI-Quotient Tumor : Muskel auf 1,65 (SD 0,24) und der Quotient Tumor : Fettgewebe auf 0,85 (SD 0,13). In Spinechosequenzen mit stark betonter T_2-Gewichtung bestand ein deutlicher Anstieg der SI-Werte in Tumorrezidiven, was sich in SI-Quotienten von 3,78, SD 1,26, verglichen mit Muskelgewebe ausdrückt und 1,72, SD 0,62, verglichen mit Fettgewebe (Abb. 2).

Bei 12 Patientinnen fanden sich lokalisierte Fibrosierungsareale. Acht von diesen wurden in einem zeitlichen Intervall von mehr als 12 Monaten nach Beendigung der Primärtherapie mittels MRT untersucht, bei 4 Patientinnen aus der histologisch verifizierten Gruppe betrug das zeitliche Intervall 1–6 Monate. Diese beiden Patientengruppen werden im weiteren als Fibrose im Frühstadium und Fibrosse im Spätstadium angesprochen.

In T_1-gewichteten Spinechopulssequenzen zeigte sich die Signalintensität in Fibrosierungsarealen gleich oder geringgradig erhöht verglichen mit der Signalintensität von Muskelgewebe. Auf Pulssequenzen mit betonter T_2-Gewichtung fand sich ein unterschiedliches Verhalten der Signalintensität in Fibrosierungsarealen im Früh- und im Spätstadium. Fibroseareale bei Patienten mit einem zeitlichen Intervall von mehr als 12 Monaten nach Primärtherapie wiesen in Sequenzen mit schwerer T_2-Gewichtung niedrige SI-Werte auf. Diese betrugen verglichen mit Muskelgewebe 0,90 (SD 0,33) und verglichen mit Fettgewebe 0,31 (SD 0,18) (Abb. 3). In Fibrosierungsarealen im Frühstadium wurden höhere SI-Werte gemessen. Die SI-Quotienten betrugen 2,58 (SD 0,76) verglichen mit Muskelge-

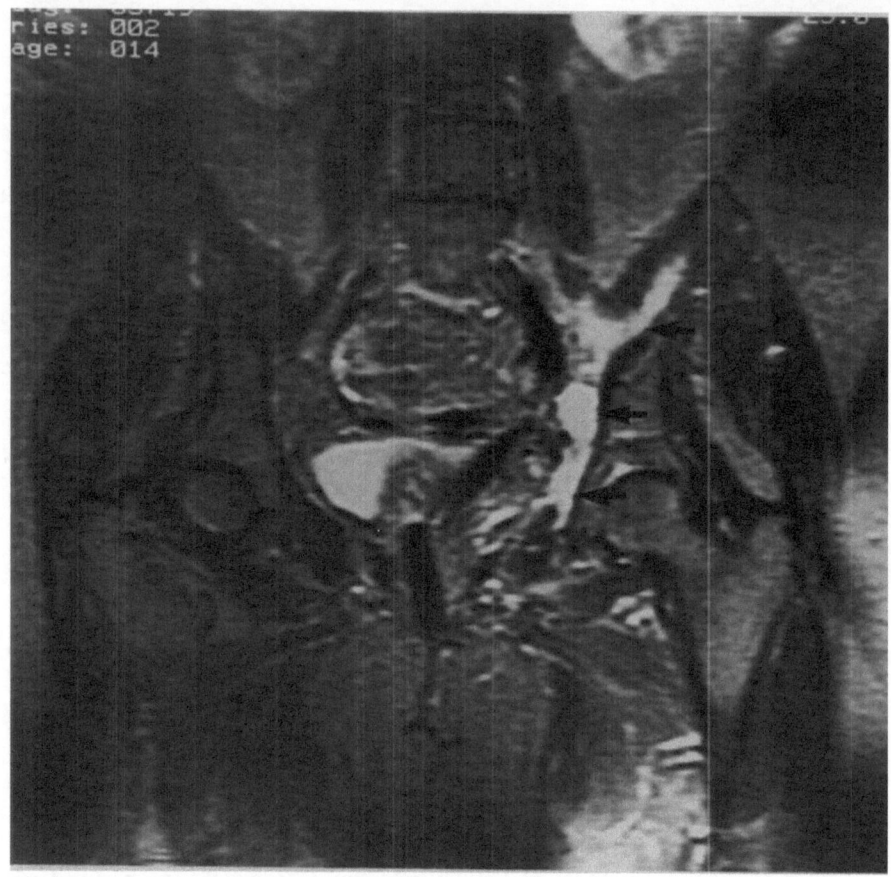

Abb. 2. Tumorrezidiv eines Ovarialkarzinoms (endometrisches Adenokarzinom), 4 Jahre nach Operation, Radiatio und Chemotherapie. Spinechosequenz: TR: 2 500 ms, TE: 80 ms, koronale Ebene. Tumorausbreitung entlang der linken Beckenwand, hohe Signalintensität des Tumorgewebes (*Pfeil*)

webe, und 0,88 (SD 0,15) verglichen mit Fettgewebe auf Pulssequenzen mit schwerer T_2-Gewichtung (Abb. 4).

Die SI-Quotienten von Rezidivtumoren nach soliden Tumoren (Endometrium-, Zervix- und Vaginalkarzinome) wurden verglichen mit den SI-Quotienten von Fibrosierungsbezirken im frühen und späten Stadium. Auf T_2-gewichteten Pulssequenzen bestand kein statistisch signifikanter Unterschied zwischen den SI-Werten von Tumorrezidiven und von Fibrosierungsarealen. Auf Pulssequenzen mit mittlerer T_2-Gewichtung war der Unterschied in den Signalintensitäten zwischen Rezidivtumoren und Fibrosearealen im Spätstadium statistisch signifikant mit einem P-Wert $< 0,05$. In Spinechopulssequenzen mit langer Repetitions- und langer Echozeit (betonte T_2-Gewichtung) bestanden hoch signifikante Unterschiede in den SI-Werten von Rezidivtumoren und von Fibrosierungsarealen im

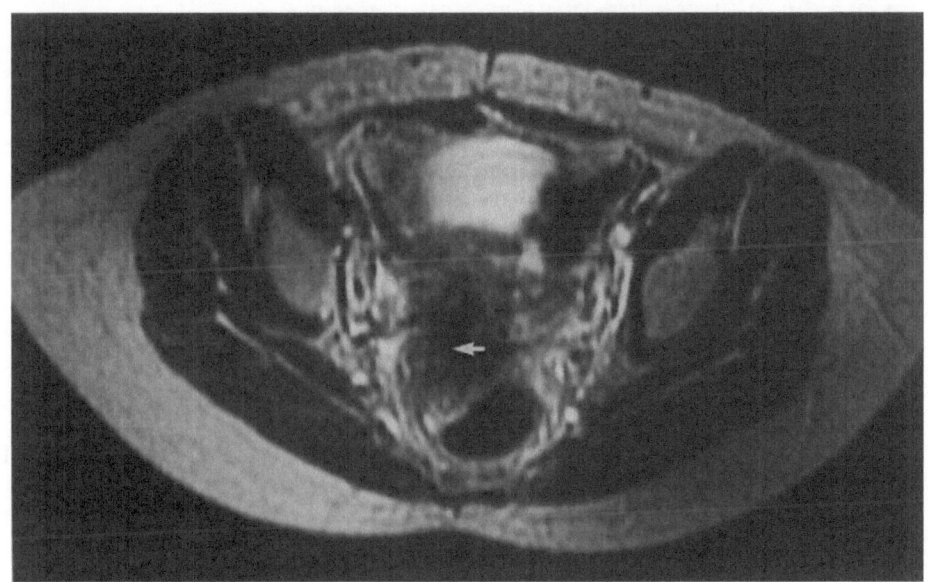

Abb. 3. Koexistenz von Fibrose und Tumorrezidiv eines Carcinoma colli uteri, Stadium III (Plattenepithelkarzinom), 11 Jahre nach primärer Radiotherapie. Spinechosequenz: TR: 2 500 ms, TE: 80 ms, transversale Ebene. Zentrales Fibroseareal niedriger Signalintensität (*Pfeil*)

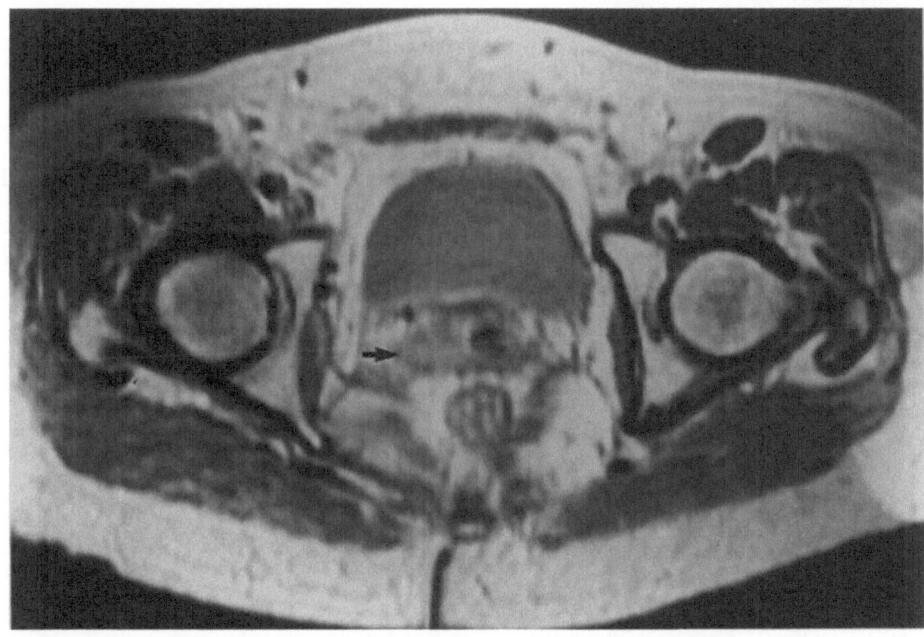

Abb. 4. Frühveränderungen nach Strahlentherapie eines Vaginalkarzinoms, Stadium III. Spinechosequenz: TR: 2 500 ms, TE: 80 ms, transversale Ebene. Erhöhte Signalintensität (*Pfeil*), 2 Monate nach Irradiatio. Transvaginale Biopsie: fibrös-fettige Umwandlung, keine Tumorpersistenz

Tabelle 3. Vergleich der Signalintensitäten von Rezidivtumoren und Fibrosearealen

	Fibrom	
	Frühstadium	Spätstadium
Rezidivtumor T_1WI	$p > 0,05$	$p > 0,05$
Mittlere T_2WI	$-^a$	$p < 0,05$
Schwere T_2WI	$p > 0,05$	$p < 0,001$

[a] Nicht genügend Daten benützbar.

Spätstadium: P-Wert $< 0,001$. Eine statistisch signifikante Differenz wurde auch nachgewiesen, wenn die SI-Werte von Fibrosierungsarealen im Frühstadium mit jenen im Spätstadium verglichen wurden: $P = 0,001$ (Tabelle 3).

Literatur

1. Bies JR, Ellis JA, Kopecky KK et al. (1984) Assessment of primary gynecologic malignancies. Comparison of 0.15 T resistive MRI with CT. AJR 143:1249–1257
2. Fruchter RG, Goldsmith M, Boyce JG, Nicastri AD, Koutcher J, Damadian R (1978) Nuclear magnetic resonance properties of gynecological tissues. Gynecologic Oncology 6:243–255
3. Glazer HS, Levitt RG, Lee JKT, Emami B, Gronemeyer S, Murphy WA (1984) Differentiation of radiation fibrosis from recurrent pulmonary neoplasm by magnetic resonance imaging. AJR 143:729–730
4. Glazer HS, Lee JKT, Levitt RG et al. (1985) Radiation fibrosis: differentiation from recurrent tumor by MR imaging. Radiology 156:721–726
5. Moore FA, Todd LE, Lara de Jimenez R (1983) T_1 relaxation times in vivo of human normal pelvic tissues and gynecologic malignancies. Physiol Chem Physics Medial NMR 15:23–25
6. Saryan LA, Hollis DP, Economou JS, Egglestone JC (1974) Nuclear magnetic resonance studies of cancer. Correlation of water content with tissue relaxation times. J Nat Cancer Inst 52:599–602
7. Worthington JL, Balfe DM, Lee JKT et al. (1986) Uterine neoplasms: MR imaging. Radiology 159:725–730

Wertigkeit der Kernspintomographie bei Prostataerkrankungen

K. Küper, J. Griebel, M. Skalej, M. Strähler

Das Prostatakarzinom ist der dritthäufigste bösartige Tumor des Mannes im fortgeschrittenen Alter und stellt – trotz chirurgischer, radiotherapeutischer oder medikamentöser Therapie – die dritthäufigste Todesursache aller an Malignomen verstorbenen Männer dar.

Für die Wahl der Therapie ist eine exakte Stadieneinteilung von grundlegender Bedeutung.

Bei den Prostatakarzinomen nimmt die Computertomographie eine zentrale Rolle ein, da sie von allen Methoden ein organüberschreitendes Wachstum am zuverlässigsten erfaßt. Für die Erkennung des auf die Prostata begrenzten Karzinoms – die Stadien T1 und T2 – ist die CT jedoch nicht geeignet, auch werden diskrete Infiltrationen in die benachbarten Gewebe, insbesondere in periprostatisches Fettgewebe und Harnblasenboden in bis zu 20% nicht erkannt.

Unsere Erfahrungen beruhen auf den Untersuchungen von 95 Patienten, darunter 45 histologisch nach Biopsie oder Operation gesicherten Adenokarzinomen der Prostata, 25 Patienten mit Prostataadenomen sowie 11 Patienten mit Prostatitis.

Nach anfänglichen Versuchen mit unterschiedlichen Untersuchungsmodi hat sich jetzt folgender standardisierter Untersuchungsgang als sinnvoll ergeben: Eine Doppelechosequenz mit einer Repetitionszeit von 1,6 s und Echozeiten von 22 und 90 ms. Die Schichtdicke beträgt 5 mm. Bei einer Anregung und Multisliceaufnahmen in allen drei Orientierungen ergibt sich einschließlich Rüstzeit pro Patient eine Untersuchungszeit von circa 45 min.

Direkter Tumornachweis

Das Signalverhalten des Karzinoms zeigt sich bei allen dargestellten Tumoren einheitlich. Es verliert mit zunehmender Echozeit deutlich geringer an Signalintensität, so daß es sich relativ zur Umgebung als signalreiche Struktur darstellt (Abb. 1).

Nach der Literatur und auch nach unseren Erfahrungen ist der Signalabfall mit zunehmender Echozeit, d. h. T2-Wichtung beim Tumor geringer, so daß er auf den T2-betonten Aufnahmen sich heller darstellt. Der Tumornachweis gelingt mit einer Häufigkeit von ungefähr 80%, die Sensitivität ist jedoch aufgrund des Nachweises von indirekten Tumorzeichen in Wirklichkeit höher.

So lassen sich intraglanduläre (Abb. 1 a) wie auch organüberschreitende (Abb. 1 b) Karzinome ohne Schwierigkeiten abgrenzen.

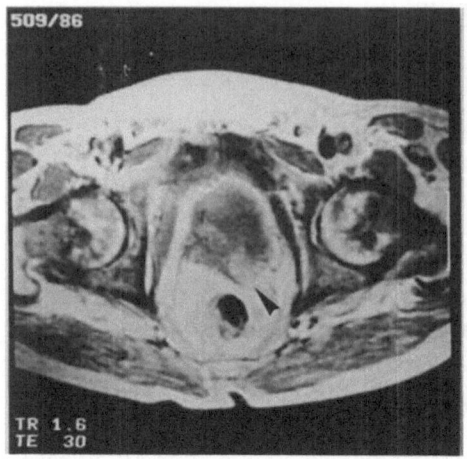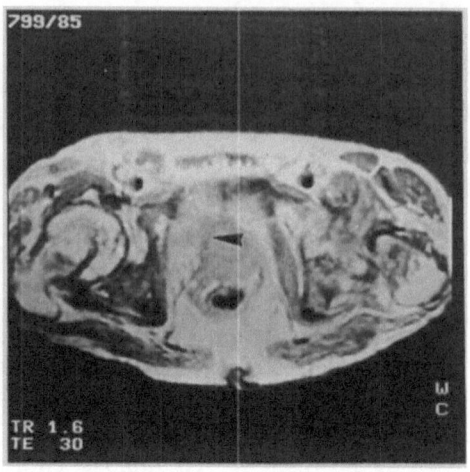

a   b

Abb. 1. a Intraglanduläres Prostatakarzinom, Stadium T2 (*Pfeil*). SE 1,6/30. Knochenmetastasen in beiden Femora. **b** Nach rechts in das peraprostatische Gewebe die Prostata überschreitendes Karzinom (*Pfeil*). SE 1,6/30

Die organüberschreitenden Tumorstadien werfen jedoch selten diagnostische Probleme auf.

Kleinere Karzinome wie auf Abb. 1 demarkieren sich bereits bei geringer T2-Wichtung. Erfahrungsgemäß entziehen sich jedoch die kleinen T1/T2 Karzinome manchmal dem Nachweis, was möglicherweise durch eine subtilere Untersuchungstechnik mit höherem Auflösungsvermögen in Zukunft verbessert werden kann.

Daß bestimmte histologische Klassifizierungen, wie etwa glandulär zystische Karzinome besser darstellbar sind, wie es im amerikanischen Schrifttum beschrieben ist, konnten wir nicht nachvollziehen.

Indirekter Tumornachweis

Gelingt der direkte Tumornachweis nicht in allen Fällen, können indirekte Zeichen ein Hinweis für das Vorliegen eines Karzinoms sein.

Auch sehr diskrete Infiltrationen in benachbarte Strukturen, dazu zählen der M. levator ani sowie der M. obturatorius internus, die Harnblase, das periprostatische Fettgewebe sowie das Rektum, entgehen dem MR-Nachweis nicht (Abb. 1 b und 2 a, b) und sind ein sicheres Malignitätskriterium.

Auch kleine Prostatakarzinome können bei ungünstiger Lokalisation zum Aufstau der Samenbläschen führen (Abb. 3 b).

Jedoch zeigen die Samenblasen aufgrund ihres Flüssigkeitsgehaltes bei zunehmender T2-Wichtung auch beim Gesunden eine Signalzunahme, was bei nicht sehr ausgeprägtem Befund differentialdiagnostische Fragen aufwerfen kann.

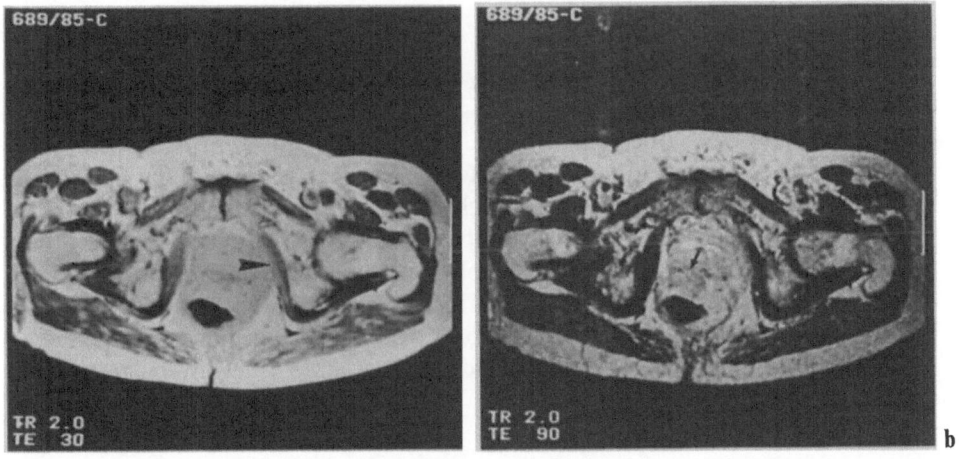

Abb. 2. a Prostatakarzinom mit Infiltration in den M. obturatorius int. (*Pfeil*). SE 2,0/30.
b Derselbe Patient. Infiltration in das perirektale Fettgewebe (*Pfeil*). SE 2,0/90

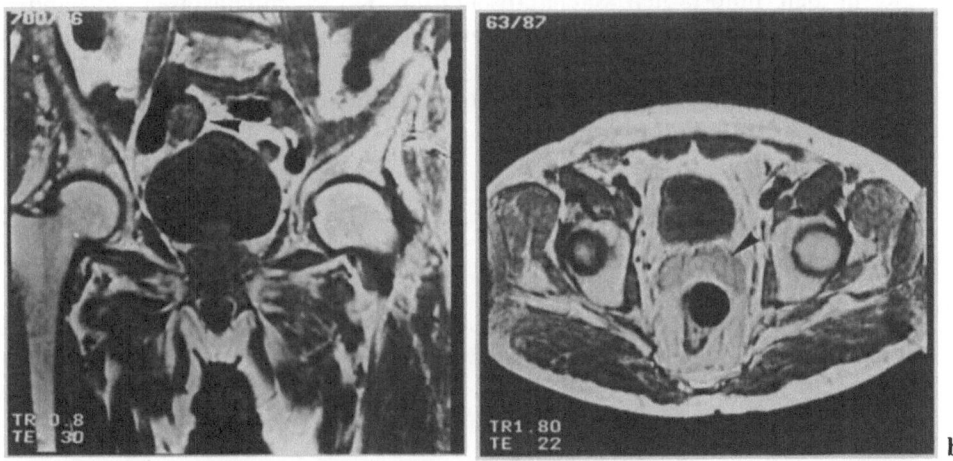

Abb. 3. a Lymphknotenmetastase rechts iliakal bei Prostatakarzinom (*Pfeil*). SE 0,8/30.
Nebenbefundlich nach intravesikal vergrößerter Prostatamittellappen. **b** Gestaute Samenblasen beidseits bei Prostatakarzinom (*Pfeil*). SE 1,8/22

Der einseitige Samenblasenstau ist jedoch immer verdächtig auf das Vorliegen eines infiltrierend wachsenden Prostatakarzinoms.

Lymphangiosis carcinomatosa

Da auch beim Gesunden sich vereinzelt die Lymphbahnen darstellen, ist hier die Abgrenzung zur Lymphangiosis carcinomatosa schwierig. Auch hier kann der Seitenvergleich richtungsweisend sein, eine einseitige Lymphangiosis muß als malignomverdächtig gelten.

Lymphknotenmetastasen

Die Kernspintomographie kann nicht zwischen tumorös und entzündlich befallenem Lymphknoten unterscheiden. Einziges Kriterium ist, wie in der Computertomographie, die Größe und Zahl, wobei Lymphknoten > 15 mm als suspekt gelten (Abb. 3 a). In unserem Patientengut hat sich jedoch gezeigt, daß die Sensitivität der Kernspintomographie für den Nachweis von Lymphknoten im Beckenbereich deutlich höher ist als die der Computertomographie. Die wichtigste Orientierung ist dabei die koronare Schicht, ohne die eine Untersuchung bei Verdacht auf Prostatakarzinom unvollständig ist. Der vergrößerte Lymphknoten, der dasselbe Signalverhalten zeigt wie der Tumor selbst, läßt sich, wenn er von Fettgewebe umgeben ist, besser auf einem T1-Bild, wenn er an Muskelgewebe grenzt, besser auf einem T2-Bild darstellen.

Skelettmetastasen

Sind in den miterfaßten Skelettabschnitten Knochenmetastasen vorhanden (Abb. 1 a), können diese auf ein Malignom hinweisen. Für den Nachweis von Skelettmetastasen ist die Kernspintomographie infolge der hohen Signalintensität des fetthaltigen Knochenmarks auf T1-gewichteten Bildern eine hochsensitive Methode.

Differentialdiagnostische Probleme

Eine Reihe von Veränderungen der Prostata können jedoch vom Signalverhalten her einem Karzinom ähnlich sein, das heißt, die Spezifität der Kernspintomographie ist sehr gering.

Prostataadenom

Auch das Prostataadenom (Abb. 4) nimmt bei zunehmender T2-Wichtung relativ an Signalintensität zu. Es ist jedoch insgesamt homogener, und circa die Hälfte der von uns untersuchten Adenome zeigte eine Besonderheit, die die Einordnung des Befundes erleichterte. Das von dem wachsenden Adenom komprimierte gesunde Prostatagewebe, das der Urologe gemeinhin als chirurgische Kapsel bezeichnet, läßt sich auf den T2-Bildern abgrenzen.

Prostatitis

Kernspintomographisch nicht möglich ist die Abgrenzung eines Karzinoms zur akuten Prostatitis. Vor allen Dingen kleine Abszedierungen (Abb. 5 a, b) können mit intraglandulären Tumoren verwechselt werden.

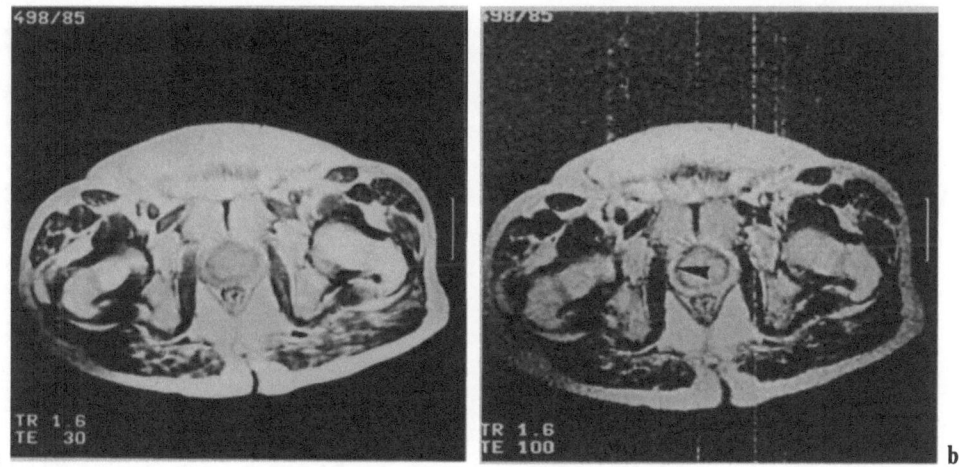

Abb. 4 a, b. Prostataadenom mit chirurgischer Kapsel (**b**, *Pfeil*). SE 1,6/30 (**a**), SE 1,60/100 (**b**)

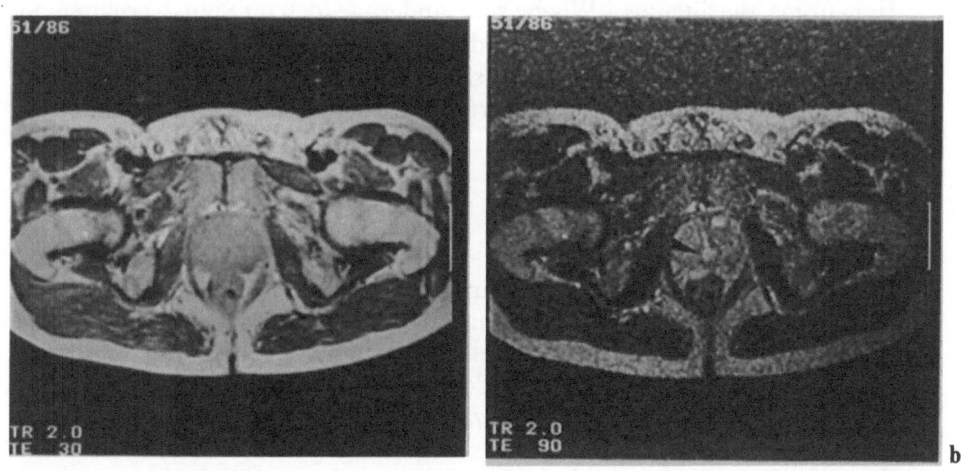

Abb. 5 a, b. Abszedierende Prostatitis. Darstellung der Abszesse (**b**, *Pfeil*) bei T2-Wichtung. SE 2,0/30 (**a**), SE 2,0/90 (**b**)

Durch diagnostische oder therapeutische Maßnahmen bedingte Veränderungen

Die Diagnostik kann ebenfalls erschwert werden, wenn durch zuvor vorgenommene diagnostische oder therapeutische Maßnahmen Veränderungen der Prostata sichtbar werden. Nach langer Liegezeit eines Harnblasenkatheters können entzündliche ödematöse Reaktionen auftreten, die ein dem Karzinom ähnliches Signalverhalten haben.

Frische Blutungen nach Biopsie haben eine kurze T1-Zeit und lange T2-Zeit. Sie sind deshalb auf T1- und T2-Bildern hell und daher leicht als solche zu identifizieren.

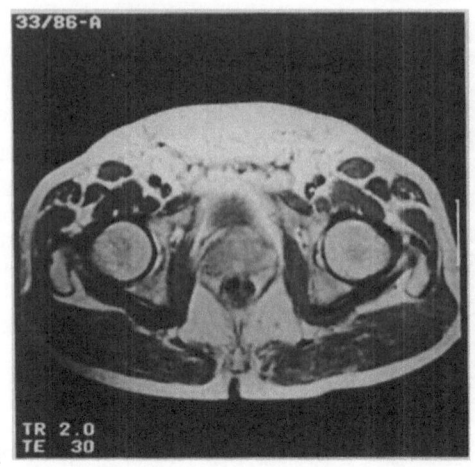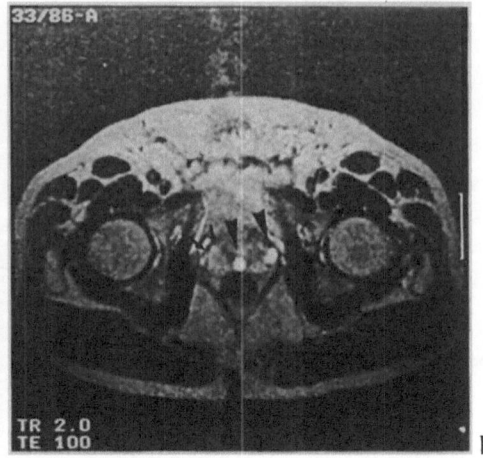

Abb. 6 a, b. Zwei kleine Hämatome (**b**, *Pfeile*) 10 Tage nach Stanzbiopsie. Das Karzinom befindet sich dorsal rechts (**b**, *kleine Pfeile*). SE 2,0/100 (**a**), SE 2,0/30 (**b**)

Hämatome, die älter als 1 Woche sind, ändern jedoch ihr Signalverhalten. Sie werden auf den T1-Bildern zunehmend dunkler und sind dann vom Signalverhalten her von intraglandulären Tumoren schlecht zu unterscheiden (Abb. 6).

Wenn möglich, sollte daher eine kernspintomographische Untersuchung vor solchen Eingriffen erfolgen.

Zusammenfassung

Die Kernspintomographie ist eine sehr sensitive Untersuchungsmethode zum Nachweis und zur Ausbreitungsdiagnostik des Prostatakarzinoms. Für den Nachweis von Lymphknotenmetastasen ist die MR besonders bei koronarer Schichtführung besser geeignet als die Computertomographie. Die Schwierigkeit der Diagnostik liegt in der Abgrenzung zu Prostatitis sowie in vereinzelten Fällen zum Prostataadenom.

Weitere differentialdiagnostische Probleme bestehen bei Veränderungen nach vorherigen diagnostischen oder therapeutischen Maßnahmen, die wenn möglich erst nach einer kernspintomographischen Untersuchung durchgeführt werden sollten.

Literatur

1. Buonocore E, Heseman C, Pawlick W, Montie JE (1984) Clinical and in vitro magnetic resonance imaging of prostatic carcinoma. Amer J Roentgenol 143:1267–1272
2. Hricak H, Williams RD, Spring DB et al. (1983) Anatomy and pathology of the male pelvis by magnetic resonance imaging. Amer J Roentgenol 141:1101–1110
3. Poon PYR, McCallum RW, Henkelman MM et al. (1981) Magnetic resonance imaging of the prostate. Radiology 140:751–761
4. Küper K, Hess CF, Griebel J, Peter K (1986) Die Darstellung des Prostatakarzinoms in der Kernspintomographie bei 1,5 Tesla. RöFo 144:428–434

MRT-Verlaufsstudie des Prostatakarzinoms unter Radiatio

J. H. Langkowski, P. Eggers, M. Heller, R. Maas, H. Kooijman, K. H. Hübener

Einleitung

Beim fortgeschrittenen Prostatakarzinom ist die Strahlentherapie indiziert. Die bisher einzige Methode der Therapiekontrolle ist die Prostatabiopsie, die jedoch erst nach 1–1,5 Jahren aussagefähig ist. Die vorliegende Studie will folgenden Fragestellungen nachgehen:
1. Kann das Prostatakarzinom mittels MRT dargestellt werden?
2. Ist der nichtinvasive Nachweis einer Tumorreaktion auf die Radiatio in vivo zu einem frühen Zeitpunkt mit ausreichender Sicherheit möglich?
3. Kann eine Aussage über die Tumordestruktion unter Radiatio sowie über die Prognose gemacht werden?

Material und Methode

Insgesamt 9 Patienten mit einem Prostatakarzinom Stadium C bzw. T3 und T4, die sich einer strahlentherapeutischen Behandlung unterzogen, erklärten sich bereit, an dieser sehr aufwendigen Studie teilzunehmen. Die Histologie, die Lokalisation des Tumors in der Prostata sowie das Grading sind bekannt. 4 Patienten waren orchieektomiert, bei 2 Patienten wurde vorher eine transurethrale Resektion (TUR) durchgeführt.

Bei 5 Patienten wurde eine reine Photonenbestrahlung mit einem Linearbeschleuniger mit 16 MeV durchgeführt. Es wurden in 4–5 Wochen 40 Gy auf die Beckenregion mit Prostata sowie zusätzlich 25 Gy auf die Prostata allein verabreicht, die damit eine tumorumgreifende Dosis von 65 Gy erhielt. Bei 4 Patienten erfolgte eine gemischte Bestrahlung, wobei die Beckenregion mit Photonen bestrahlt wurde (30–45 Gy in 4–5 Wochen) und dann die Prostata allein mit schnellen Neutronen (4–8 Gy in 1–2 Wochen).

Vor und nach Bestrahlung wurden Ultraschall-, CT- und MR-Untersuchungen durchgeführt. Während der Radiatio erfolgten zunächst jede Woche, später alle 2 Wochen, MR-Untersuchungen bis zum Abschluß der Radiatio sowie 3 und 6 Monate nach Abschluß der Radiatio. Geplant ist nach einem Jahr neben einer erneuten MR-Untersuchung eine Ultraschall- und eine CT-Untersuchung sowie auch eine Biopsie der Prostata.

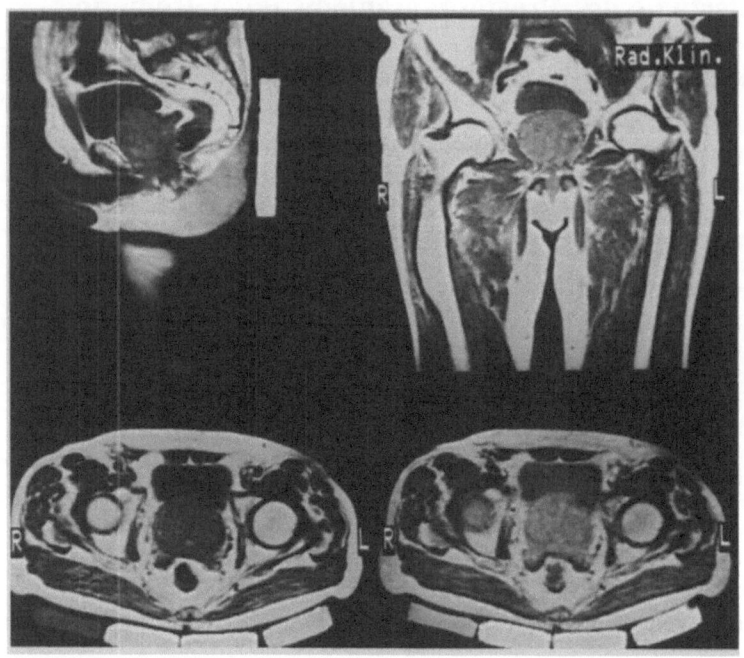

Abb. 1. *Oben links* sagittaler, *rechts* koronarer, *unten* transversale Schnitte durch die Prostata, T1-Wichtung. Das jeweils mit untersuchte Phantom aus unterschiedlichen Gd-DTPA-Konzentrationen liegt unter dem Patienten

MR-Untersuchungen

Die MR-Untersuchungen wurden mit einem 1,5-Tesla-Tomographen (Philips Gyroscan s 15) durchgeführt. Die Langzeitstabilität sowie Fehler bei der Relaxationszeitberechnung liegen für T1 $\leq 2\%$ (Bereich 200–3000 ms) und für T2 $\leq 1\%$. Zur Beurteilung der Morphologie im Verlauf wurden sagittale, koronare und transversale Schichten angefertigt (Abb. 1). Diese Schichten dienten auch zur Lokalisationsbestimmung der sog. "mixed sequence" in transversaler Richtung, aus der die Relaxationszeiten T1 und T2 bestimmt wurden. In Tabelle 1 werden die verwendeten Parameter der "mixed sequence" angegeben. Es handelt sich dabei um eine Kombination aus SE- und IR-Sequenzen. Die reine Scanzeit dieser Sequenz beträgt ca. 30 min, die Ausrechnung dauerte nochmals 35 min.

Tabelle 1. Mixed-sequence-Parameter

SE: TR 1000 ms	Field of view:	400 mm
IR: TR 2000 ms	Slice thickness:	10 mm
IR: TI 400 ms	2 Measurements	
TE 50 ms, 4 Echos		
Scan and reconstruction resolution 256×256		

Auswertung

Hinsichtlich morphologischer Veränderungen im Verlauf der Radiatio wurden die sagittalen, koronaren und transversalen Schichten ausgewertet. Aus den absoluten Relaxationszeiten T1 und T2 aus der "mixed sequence" werden reine T1- bzw. T2-Bilder erstellt. Die Prostata wird in diesen berechneten transversalen Schnitten in 8 quadratische Meßfelder aufgeteilt, für die dann die Relaxationszeiten T1 und T2 mit ihren Standardabweichungen bestimmt werden. Ein großes Meßquadrat wird dabei über die gesamte Prostata gelegt (s. auch Abb. 2), 7 weitere kleinere Quadrate liegen innerhalb der Prostata, u. a. im rechten und linken Prostatalappen. So können von Untersuchung zu Untersuchung jeweils die gleichen Areale der Prostata im zeitlichen Verlauf verglichen und zeitliche Profile gewonnen werden.

Ergebnisse

Betrachtet man die Organschnitte in den 3 Ebenen (sagittal, koronar und transversal), so finden sich die spezifischen anatomischen Strukturen (Isthmus, rechter und linker Prostatalappen, Urethra) im Transversalschnitt, der deshalb zur Analyse der Relaxationszeiten verwendet wird.

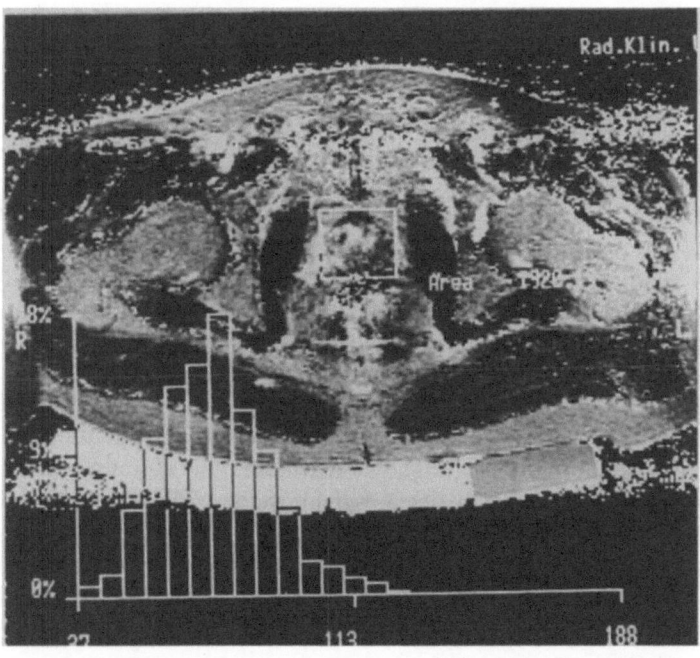

Abb. 2. Berechnetes T2-Bild mit dem großen Meßquadrat über die gesamte Prostata. Die Verteilung der T2-Zeiten in diesem Areal in ms ist aus dem Histogramm ersichtlich. Es zeigen sich die Urethra zentral als signalreiches Areal, der linke nichtkarzinomatöse Prostatalappen signalreich und der tumoröse rechte Lappen signalarm

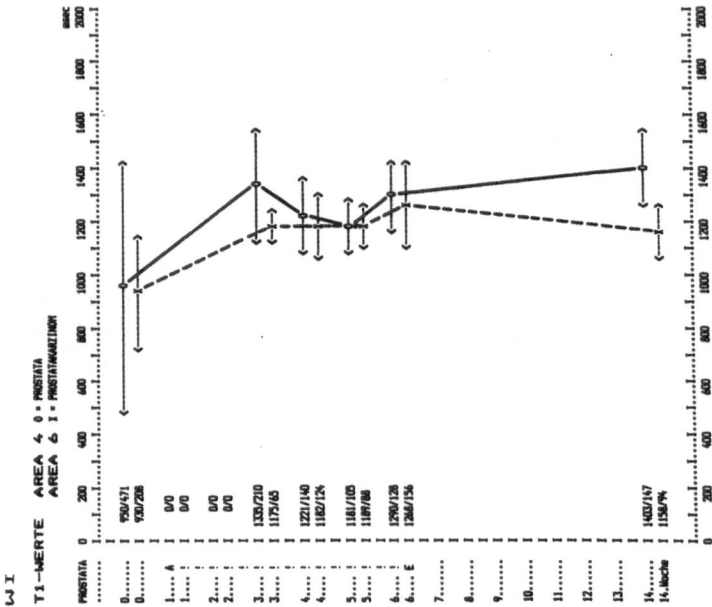

Abb. 3. Zeitlicher Verlauf der T1-Werte mit ihren Standardabweichungen. *Durchgezogene Linie* linker nichttumoröser, *gestrichelte Linie* tumoröser rechter Prostatalappen. *Y-Achse:* T1 in ms, *X-Achse:* Untersuchungsabstände in Wochen ab Beginn der Radiatio

Das Prostatakarzinom ist im T1-gewichteten SE-Bild (Abb. 1) nur schlecht abgrenzbar, bei zunehmender T2-Wichtung kommt es immer deutlicher zur Darstellung. Die beste Darstellung des Tumors zeigt das berechnete Bild aus den absoluten T2-Zeiten (Abb. 2). Die berechneten T1- und T2-Werte des Tumors sind jeweils kleiner als die des normalen nichtkarzinomatösen Prostatagewebes, d. h. der Tumor zeigt sich weniger signalintensiv (s. auch Abb. 2). In Abb. 3–6 werden die Verläufe der Relaxationszeiten für den rechten und linken Prostatalappen aufgetragen, im Anfangsteil der Kurven während und im weiteren Verlauf nach der Radiatio. Stellt man die Meßfelder von Prostatagewebe und Tumorgewebe einander gegenüber, so zeigen die T1-Mittelwertsvergleiche (Abb. 3) weniger differente Ausprägungen als Mittelwertsvergleiche der T2-Zeiten (Abb. 4), die alle um mindestens eine Standardabweichung im Anfangsteil differieren. Die Mittelwerte der T1-Zeiten liegen jeweils im Streubereich des Vergleichsfeldes. Die Verläufe der bisher vorliegenden T1- und T2-Werte zeigen bei den T1-Werten ein „buntes Bild", während die T2-Profile zwischen der 1. und 3. Woche deutliche, wenn auch nicht einheitliche Veränderungen erkennen lassen. Im weiteren zeitlichen Verlauf nähern sich die T2-Werte einander an, bleiben angenähert bzw. differenzieren sich wieder (Abb. 4 und 6).

480

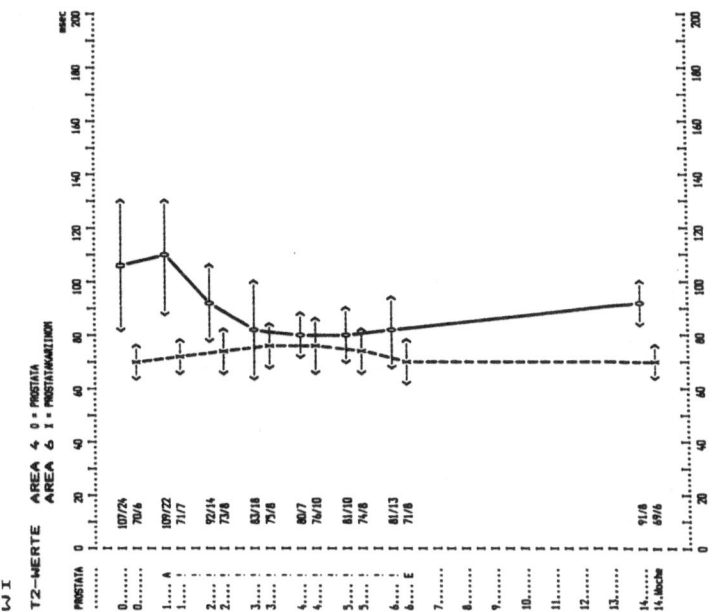

Abb. 4. Zeitlicher Verlauf der T2-Werte mit Standardabweichungen; *durchgezogene Kurve* linker nichttumoröser, *gestrichelte Linie* tumoröser rechter Prostatalappen. *Y-Achse:* T2 in ms, *X-Achse:* Untersuchungsabstände in Wochen ab Radiatiobeginn

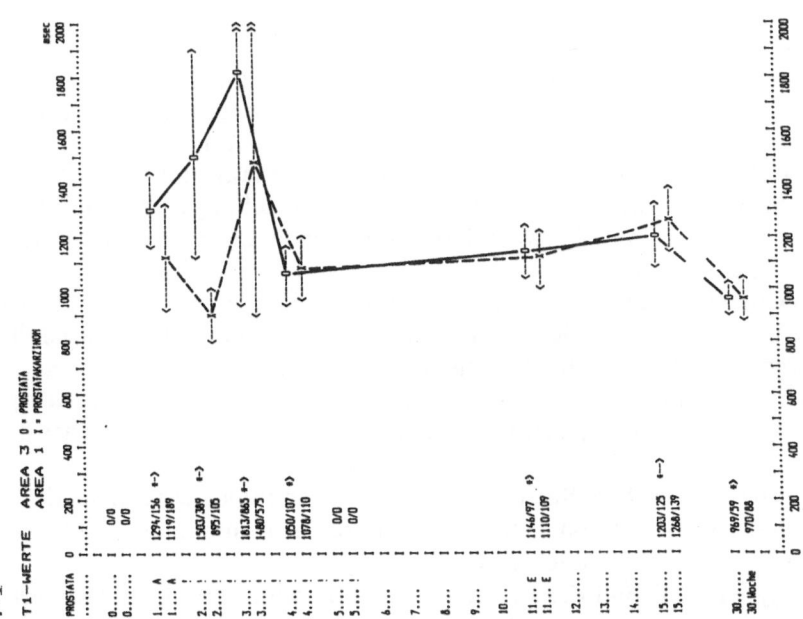

Abb. 5. Längerer zeitlicher Verlauf der T1-Werte; *durchgezogene Linie* linker, *gestrichelte Linie* rechter Prostatalappen. Beide Prostatalappen sind karzinomatös durchsetzt. *Y-Achse:* T1 in ms, *X-Achse:* Untersuchungsabstände in Wochen

481

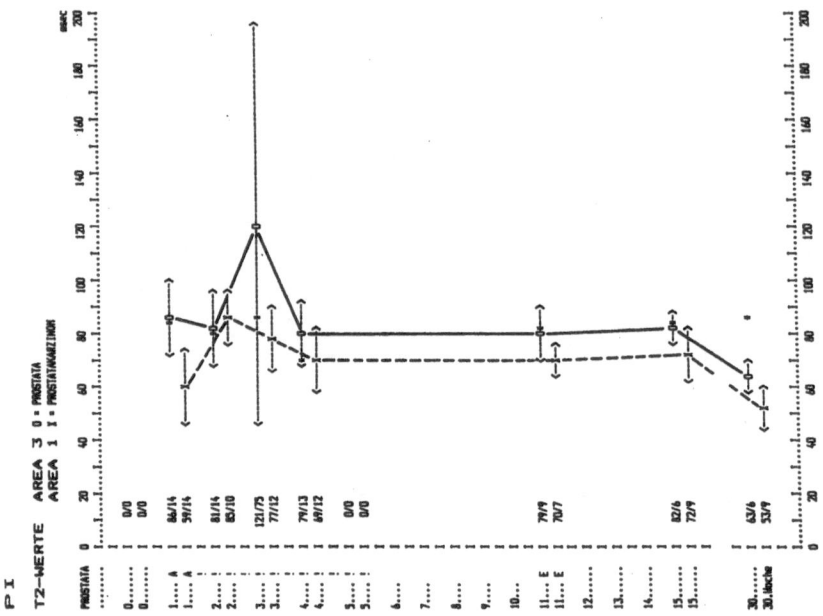

Abb. 6. Zeitlicher Verlauf der T2-Werte, *durchgezogene Linie* linker, *gestrichelte Linie* rechter Prostatalappen, die beide vom Karzinom durchsetzt sind. *Y-Achse:* T2 in ms, *X-Achse:* Untersuchungsabstände in Wochen ab Beginn der Radiatio

Diskussion

Im Gegensatz zu Hricak et al. [3] und Buonocore et al. [1] finden wir für das solide Prostatakarzinom verkürzte T1- bzw. T2-Zeiten. Hierin stimmen wir mit Jenkins et al. [5] überein, die hochsignifikante Differenzen zwischen Prostataerkrankungen (Prostatakarzinom und Prostatahypertrophie), und zwar nur in den T2-Zeiten finden. Sie messen, wie auch die vorliegende Untersuchung zeigt, den T2-Zeiten im Bereich der Prostata gewebecharakterisierende Eigenschaften zu, dazu aber auch Küper et al. [6].

Die verkürzten T2-Zeiten für das solide Prostatakarzinom lassen sich ebenfalls mit den klinischen Befunden korrelieren, die auf Veränderungen hinsichtlich des Wassergehaltes des Gewebes hindeuten:

a) Als Tastbefund werden höckerige, derbe oder steinharte Prostataanteile gefunden, während sich das drüsige Prostatagewebe sekretgefüllt weicher darstellt.

b) Auch im pathologischem Substrat des Prostatakarzinoms werden solide Tumorzellnester gefunden und histochemisch durch Schleimbildung und Lipoidablagerungen gekennzeichnet, s. Noltenius [7].

Das analysierte SE-Bild des Prostatakarzinoms zeigt sich oft im Gegensatz zum Normalgewebe inhomogen. Dieses Bild ändert sich in der quantitativen Analyse. Die T2-Mittelwerte haben geringere Standardabweichungen als die des Normalgewebes und zeigen sich somit homogener. Die quantitative Inhomogenität des Nicht-Tumorgewebes wird möglicherweise durch die Prostatasekretproduktion verursacht. Im zeitlichen Verlauf unter Radiatio verringern sich die Werte der Standardabweichungen und die Mittelwerte der T2-Zeiten als Ausdruck einer zunehmenden Schädigung der intakten Prostatadrüsen durch die Radiatio mit konsekutiver Einstellung der Sekretproduktion. Die nach Abschluß der Radiatio in einigen Fällen erkennbare Differenzierung der T2-Werte dürfte Ausdruck eines sich entwickelnden Ödems im irreversibel geschädigten Prostatagewebe sein.

Signifikante prognostisch relevante Aussagen sind zum jetzigen Zeitpunkt nicht möglich. Die Studie wird fortgesetzt.

Literatur

1. Buonocore E, Heseman C, Pavlicek W, Montie JE (1984) Clinical and in vitro magnetic resonance imaging of prostatic carcinoma. AJR 143:1267–1272
2. Hricak H (1984) Magnetic resonance imaging of the pelvis. In: Margulis AR, Gooding CA (eds) Diagnostic radiology. San Francisco
3. Hricak H, Williams RD, Spring DB, Moon HL, Hedgcock MW, Watson RA, Crooks LE (1983) Anatomy and pathology of the male pelvis by magnetic resonance imaging. AJR 141:1101–1110
4. Hricak H, Williams RD (1984) Magnetic resonance imaging and its application in urology. Urology 23:442–454
5. Jenkins JPR, Isherwood DS, Hickey M et al. (1985) Quantitative magnetic imaging in prostatic disease. Society of Magnetic Resonance in Medicine Fourth Annual Meeting Aug. 19–23
6. Küper K, Hess CF, Griebel J, Peter K (1986) Die Darstellung des Prostatakarzinoms in der Kernspintomographie bei 1,5 Tesla. RÖFO 144:428–434
7. Noltenius H (1981) Systematik der Onkologie. Urban & Schwarzenberg, München

MRT des Skrotums – Anatomie, Pathologie und Vergleich mit der Sonographie

P. C. Hajek, H. Imhof, D. Tscholakoff, R. F. Mattrey

Einleitung

Die Sonographie mit hochauflösenden Schallköpfen ist gegenwärtig das bildgebende Verfahren der Wahl zur Diagnose krankhafter Veränderungen des Skrotalinhaltes [1, 2]. Die magnetische Resonanztomographie (MRT = Kernspintomographie) weist eine hohe Kontrast- und räumliche Auflösung auf. Schichtebenen und Bildausschnitte sind frei wählbar. Sie erfüllt daher alle Voraussetzungen für eine exakte Erfassung aller Strukturen des Skrotums und seiner Umgebung [3, 4]. Ziel dieser Untersuchung ist es:

1. Darstellungsumfang und Kontrastverhalten anatomischer Strukturen des Skrotums im MRT zu erfassen,
2. optimale Darstellungsebenen herauszufinden und
3. die für eine diagnostisch optimale Bildqualität erforderlichen Aufnahmeparameter zu bestimmen;
4. die Möglichkeiten der MRT im Rahmen extratestikulärer pathologischer Veränderungen darzustellen und mit der Sonographie zu vergleichen;
5. die Möglichkeiten der MRT in der Erfassung intratestikulärer Veränderungen zu evaluieren und der Sonographie gegenüberzustellen.

Tabelle 1. Pathologische Veränderungen des Skrotums

Patienten (n = 68)		
Extratestikulär	n	
Epididymitis	10	
Spermatozele	10	
Hydrozele	13	
Varikozele	5	
Intratestikulär		
Seminom		4
Teratokarzinom		2
Embryonalzellkarzinom		3
Leydig-Zelltumor		2
Orchitis		7
Chronische Torsion		4
Trauma		5
Polyorchidismus		1

Methoden

Die Untersuchungen wurden mit einem supraleitenden 1,5-Tesla-MR-Tomograph (Signa, General Electric) und mittels einer runden Oberflächenspule (12,5 cm) durchgeführt.

Bildsequenzen: SE: T1 (TR 600/26) und T2 (TR 2000/25/70) gewichtet.

Weitere Aufnahmeparameter: Matrix: 256 × 128 bzw. 256 × 256, Schichtdicke 3 mm, Bildausschnitt 16 × 16 cm.

10 freiwillige Probanden und 3 Leichenskrota (8 h post mortem) wurden untersucht. Zusätzlich wurden eine Reihe intra- und extratestikulärer Veränderungen (Tabelle 1) kernspintomographisch und sonographisch (7,5 und 10 MHz) untersucht und die Befunde miteinander verglichen.

Ergebnisse

Darstellungsumfang und Kontrastverhalten

Normale Hoden imponieren im MR-Tomogramm als scharf begrenzte, ovale Areale, von homogener Struktur. Auf T1- und protonedichten Bildern zeigen sie eine mittlere, auf T2-gewichteten Bildern eine sehr hohe Signalintensität, vergleichbar mit intraskrotaler Flüssigkeit. Gut sind die Tunica albuginea bzw. vaginalis und das Mediastinum darstellbar. Die Epididymis zeigt eine inhomogene Struktur und ein niedrigeres Signal als der Hoden. Der Ductus deferens ist als dünne, mäanderartige Struktur von ähnlicher Signalintensität wie Hodengewebe konstant abgrenzbar. Auch können alle Schichten des Skrotalsacks sowie der Plexus pampiniformis dargestellt werden.

Optimale Darstellungsebene

Die koronare Schichtebene erlaubt eine umfassende und bilaterale Darstellung aller wichtigen anatomischen Strukturen des Skrotalsacks und von Teilen des Samenstrangs mit der informativen Möglichkeit des Seitenvergleichs. Ein weiterer Vorteil ist die Signalhomogenität der Bilder. Die sagittale und axiale Schichtebene sind gut zur Darstellung der anterioren und posterioren Oberfläche der Hoden geeignet, nachteilig ist jedoch eine schlechte Erfaßbarkeit der Epididymis, des Ductus deferens sowie die von anterior nach posterior abnehmende Signalintensität.

Diagnostisch optimale Bildqualität

Nur durch Anwendung einer 256 × 256 Bildmatrix (Pixelgröße 0,6 × 0,6 mm) sind alle wichtigen anatomischen Strukturen des Skrotum darstellbar. Pulssequenzen mit 2 Signalanregungen resultieren in einem hohen Signal-Rausch-Verhältnis bei einer maximalen Untersuchungsdauer von 17 min. Bei Anwendung von 4 Signalanregungen steigt die Zahl der Bildartefakte, hervorgerufen durch Kontraktionen des M. cremastericus an, was zu einer Reduzierung der Bildqualität führt.

Extratestikuläre Pathologie

Epididymitiden zeigen sich kernspintomographisch als diffuse oder fokale Schwellung des Nebenhodens. Chronische Nebenhodenentzündungen sind durch eine inhomogene Struktur mit unterschiedlichem Signalverhalten charakterisiert. Akute Epididymitiden weisen eine erhöhte Signalintensität, nur gering hypointenser als normales Hodengewebe auf T2-gewichteten Bildern, auf. Abszedierungen stellen sich als umschriebene Verbreiterung der Epididymis mit kleinen zentralen Arealen von flüssigkeitsäquivalenten Signalen dar. *Sonographisch* konnte in allen Fällen die Diagnose einer Epididymitis gestellt werden, die Erkennung einer Nebenhodenabszedierung war jedoch nicht möglich.

Spermatozelen und Hydrozelen zeigen ein flüssigkeitsähnliches Signalverhalten, welches fallweise durch einen hohen Proteingehalt beeinflußt wird. Beide sind auch sonographisch gut darstellbar. Auch Varikozelen sind morphologisch und aufgrund von Phasenverschiebungsartefakten kernspintomographisch darstellbar.

Intratestikuläre Pathologie

Alle pathologischen intratestikulären Veränderungen gelangen am besten auf T2-gewichteten Bildern zur Darstellung und zeigen eine deutlich niedrigere Signalintensität als das umgebende Hodengewebe. Seminome, embryonale Karzinome, Teratokarzinome und Leydig-Zelltumoren zeigen ein jeweils unterschiedliches MR-Substrat. Gut sind eine Tumorkapsel sowie eine gegebenenfalls vorhandene Infiltration des Extratestikulärraumes darstellbar. Dies war in unserer Serie sonographisch nicht eindeutig möglich.

Entzündliche Veränderungen zeigen eine inhomogene Struktur, herabgesetzte Signalintensität, wobei die Veränderungen diffusen Charakter haben und sich nicht scharfrandig von normalem Hodengewebe abgrenzen lassen. Akute und chronische Orchitiden sind kernspintomographisch wesentlich besser als sonographisch darstellbar. Dies gilt auch für die mögliche Komplikation einer Abszedierung mit Durchbruch durch die Tunica albuginea.

Traumatisierte Hoden zeigen auf protonendichten und T2-gewichteten Bildern eine extrem inhomogene Struktur mit Arealen von hoher und niedriger Signalintensität, verursacht durch Blutungs- und Kontusionsherde verschiedenen Alters. Eine Aussage über die Integrität der Tunica albuginea ist kernspintomographisch, im Gegensatz zur Sonographie, in allen Fällen möglich (Abb. 1).

Alle untersuchten chronischen Hodentorsionen zeigten einen deutlich verkleinerten Hoden von inhomogener Struktur und niedriger Signalintensität bei unauffälligem Nebenhoden. Auch sonographisch war die Diagnose möglich.

Die Abklärung eines Patienten mit Polyorchidie gelang aufgrund des für normales Hodengewebe charakteristisch hohen Signals auf T2-gewichteten Bildern kernspintomographisch gut. Zusätzlich konnte, im Gegensatz zur Sonographie, die Anzahl der vorhandenen Nebenhoden eindeutig bestimmt werden.

Diskussion

Die MRT erlaubt es, die anatomischen Strukturen von Hoden und Inguinalregion aufgrund des hohen Bildkontrastes auf T2-gewichteten Sequenzen sowie der ausgezeichneten Ortsauflösung mit hoher Detailerkennbarkeit darzustellen [3, 4].

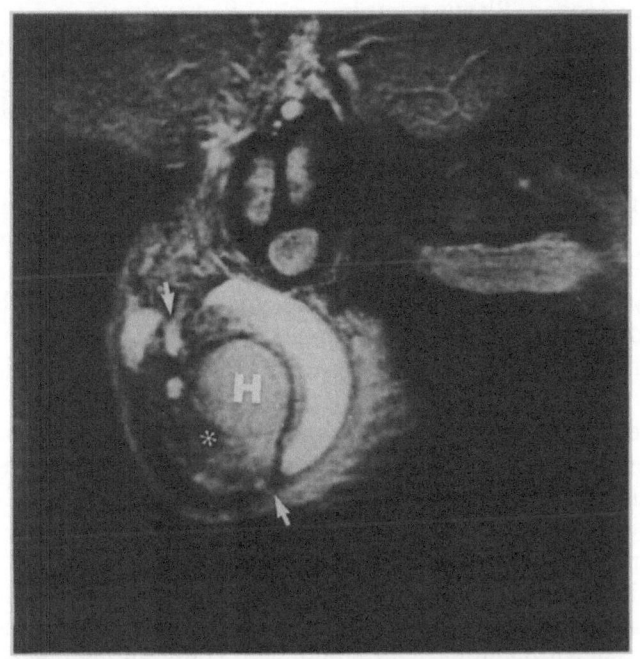

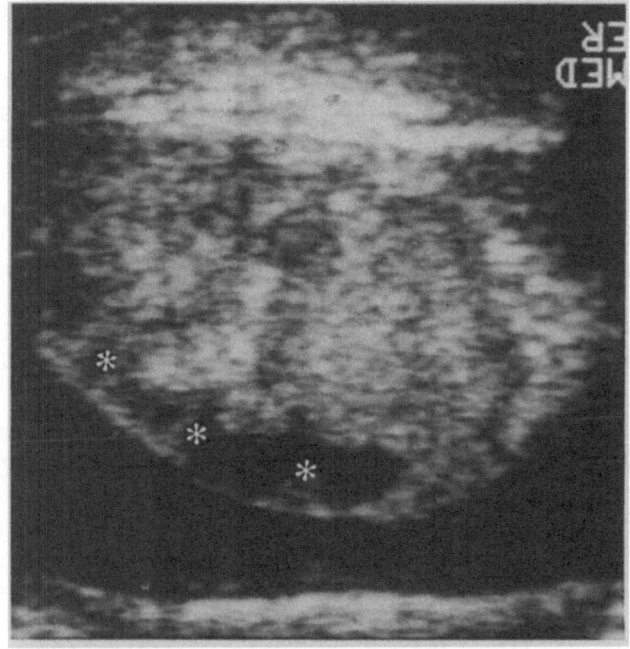

Abb. 1 a, b. Schußverletzung des rechten Hemiskrotums. **a** Koronale MRT (SE 2000/70): Schußkanal (*) durch den Kopf der Epididymis und den Hoden (H). Der Defekt in der Tunica albuginea ist gut darstellbar (↑). **b** Korrelierendes Sonogramm (Längsschnitt, 10 MHz). Schußkanal ohne eindeutig erkennbaren Defekt in der Tunica albuginea (*)

Sonographisch lassen sich Hoden, Plexus pampiniformis, Samenstrang und Inhalt des Inguinalkanals zwar ebenfalls ausgezeichnet darstellen, die Abgrenzung eines normalen Nebenhodens gelingt jedoch nur inkomplett, und die Tunica albuginea kann nur indirekt durch Abgrenzung ihrer äußeren Oberfläche dargestellt werden. Zusätzlich hängt die Darstellbarkeit dieser anatomischen Strukturen von der Erfahrung des Untersuchers ab. Demgegenüber ist der Kernspintomographie eine hohe, untersucherunabhängige Reproduzierbarkeit zu eigen. MRT und Sonographie sind in der Abklärung unkomplizierter Epididymitiden ebenbürtig. Keine dieser Methoden erlaubt jedoch eine exakte Differenzierung von akuten und chronischen Epididymitiden [1–4]. Die Darstellung von Abszedierungen als Komplikation einer Epididymitis gelingt MR-tomographisch im Gegensatz zur Sonographie gut. Die MRT ist daher in dieser Fragestellung der Sonographie überlegen.

Die homogene und sehr hohe Signalintensität von normalem Hodengewebe auf T2-gewichteten Bildern dient als exzellenter Hintergrund zur Darstellung pathologischer intratestikulärer Veränderungen am MRT. Mit Ausnahme älterer Hämatome weisen alle pathologischen Veränderungen des Hodens eine niedrigere Signalintensität als normales Hodengewebe auf.

Das MR-tomographische Erscheinungsbild intratestikulärer Tumore entspricht ihrem pathoanatomischen Substrat. Insgesamt ist die Kernspintomographie der Sonographie in der Ausdehnungsbeurteilung von Tumoren überlegen. Ob MR-tomographisch eine ausreichende Artdiagnose von Tumoren möglich ist, wird jedoch durch eine größere Untersuchungsserie zu überprüfen sein.

In der Erfassung entzündlicher Hodenerkrankungen ist die MR-Tomographie dem Ultraschall überlegen. Die Fähigkeit der MRT, die Tunica albuginea direkt darzustelle, macht sie zur Abklärung von traumatischen Veränderungen des Hodens zum bildgebenden Verfahren der Wahl. Zwar bietet die Sonographie im Rahmen dieser Fragestellung ebenfalls eine hohe Sensitivität, bei unklarem sonographischem Befund ist jedoch, wie unser Untersuchungsgut zeigt, die MRT zur Abklärung traumatischer Veränderungen der Sonographie überlegen. Die Diagnose chronischer Hodentorsionen ist mit MRT wie auch mit der Sonographie aufgrund charakteristischer morphologischer Kriterien möglich. Inwieweit sich diese Ergebnisse auf Patienten mit akuten Torsionen übertragen lassen, bleibt abzuwarten. Erste Berichte [5] deuten an, daß die Phosphor-31-Spektroskopie Möglichkeiten besitzt, den Vitalitätsgrad von Hodengewebe zu bestimmen. Dies könnte zur Entscheidung, ob eine Orchiektomie oder eine Reposition des Hoden erfolgen soll, beitragen.

Insgesamt ist die Kernspintomographie der Sonographie schon heute zur Darstellung normaler Strukturen und zur Erfassung pathologischer, extra- wie auch intratestikulärer Veränderungen zumindest ebenbürtig. Vorteile für die MRT ergeben sich durch die kontrastreichere Darstellung pathologischer Strukturen sowie durch die eindeutige Abgrenzbarkeit gegenüber normalen anatomischen Strukturen.

Literatur

1. Leopold GR (1981) Superficial organs. In: Goldberg B (ed) Ultrasound in cancer. Churchill-Livingstone, New York, pp 123–135
2. Leopold GR, Woo VL, Scheible FW, Nachtsheim D, Gosink BB (1979) High resolution ultrasonography of scrotal pathology. Radiology 131:719–722
3. Baker LL, Hajek PC, Burkhard TK, Dicapua L, Leopold GR, Mattrey RM (1987) Magnetic resonance imaging of the scrotum: normal anatomy. Radiology 163:89–92
4. Baker LL, Hajek PC, Burkhard TK, Dicapua L, Landa HM, Leopold GR, Hesselink JR, Mattrey RF (1987) MR imaging of the scrotum: pathologic conditions. Radiology 163:93–98
5. Bretan PN, Vigneron DB, Hricak H, McClure RD, Yen TSB, Moseley M, Tanagmo EA, James TL (1987) Assessment of testicular metabolic integrity with P-31 MR-spectroscopy. Radiology 162:611–615
6. Mastofi FK, Davis CJ (1983) Pathology of urologic cancer. In: Jaradpour N (ed) Principles and management of urologic cancer. Williams & Wilkins, Baltimore, pp 102–120

Kernspintomographie von Muskelerkrankungen

W. Kaiser, E. Zeitler

In der Diagnostik von Muskelerkrankungen wurden bisher das Elektromyogramm (EMG), die Serologie, das klinische Bild sowie in Einzelfällen die Röntgenweichteildiagnostik, die Xerographie, die Biopsie, die Computertomographie und die Sonographie zur Diagnostik herangezogen. Entscheidend ist jedoch in der exakten Zuordnung die Biopsie. Mit der Kernspintomographie steht uns ein neues Schnittbildverfahren zur Verfügung, das es erlaubt, die Muskulatur in dünnen Schichten mit einem hohen Weichteilekontrast in verschiedenen Orientierungen dreidimensional abzubilden. Der hohe Weichteilkontrast der Kernspintomographie läßt bei Muskelerkrankungen deutliche Vorteile erwarten.

In der Zeit von März 1984 bis 30. September 1987 haben wir 221 Patienten mit Muskelerkrankungen untersucht. In Tabelle 1 sind die verschiedenen Erkrankungen bis Ende September 1987 aufgelistet. Darunter waren folgende Muskelerkrankungen: Progressive Muskeldystrophien, Duchenne Muskeldystrophien mit Patienten und Verwandten als mögliche Überträger; Gliedergürteldystrophie, Fazioskapulohumorale Dystrophie, okuläre Dystrophie, sowie verschiedene Arten von Myositiden, myotone Dystrophien, Neuromyotonien und andere.

Tabelle 1. Kernspintomographie bei Muskelerkrankungen

	Patienten
Progressive Muskeldystrophien M. Duchenne und andere	60
Myositiden	30
Myotone Dystrophien	16
Neuromyotonie	17
Spinale Muskelatrophie	10
Metabolische Muskelerkrankungen	22
M. Madelung	6
Muskelhämatome und posttraumatische B.	11
Gefäßokklusionen/Ischämie	16
Muskel- und Bindegewebstumoren	11
Undefinierte Myopathien	10
Normal	12
	211

Technik

Die Untersuchungen erfolgten mit verschiedenen supraleitenden Kernspintomographen vom Typ Magnetom (Fa. Siemens) in einer Feldstärke zwischen 0,5 und 1,5 Tesla. Überwiegend wurden T_1- und T_2-gewichtete Spinechoaufnahmen mit Repetitionszeiten von 0,5–3,0 s und Echozeiten von 17/120 ms angefertigt. In den letzten 16 Monaten haben wir auch die schnellen Bildsequenzen mit der FLASH- und FISP-Technik mit variablen Flipwinkeln zwischen 10' und 90' eingesetzt.

Die Analyse gesunder Probanden ergab den größten Weichteilkontrast zwischen Fettgewebe und Muskulatur im T_1-betonten Bild. Die unterschiedliche Fasertypenverteilung (z. B. der verschiedene Gehalt an Typ 1 und Typ 2 Muskelfasern mit unterschiedlicher Konzentration der Myofibrillen und unterschiedlichem Gehalt an Mitochondrien) kann mit der Kernspintomographie wie auch mit anderen bildgebenden Verfahren nicht erfaßt werden.

Auch mit FLASH- und FISP-Sequenzen war trotz unterschiedlicher Repetitionszeiten, Echozeiten und Flipwinkel keine Verbesserung des Kontrastes erkennbar. Der größte Weichteilkontrast wird in den stark T_1-betonten Spinechobildern mit einer Repetitionszeit von 0,5 s und einer Echozeit von 17 ms erzielt.

Welche pathologischen Veränderungen lassen sich bei der Kernspintomographie der Muskulatur erkennen?
1. Signalveränderungen im T_1-betonten Bild, die häufig in einzelnen Muskelgruppen besonders stark ausgeprägt sind.
2. Vergrößerte und verbreiterte Septen durch Lipidinfiltration.
3. Relative Zunahme der Signalintensität im T_2-gewichteten Bild, als Ausdruck des verschiedengradigen Ödemzustandes.
4. Defekte in der Übergangszone zwischen Muskulatur und Fettgewebe.
5. Anormale T_1- und T_2-Relaxationszeiten.

Der Morbus Duchenne ist eine X-chromosomal vererbte Muskelerkrankung, die von der Mutter als Überträgerin auf die Hälfte der Söhne übertragen wird. Diese erkranken im Alter von etwa 3 Jahren an einer zunehmenden Muskelschwäche, sind im Alter von etwa 10 Jahren gehunfähig und sterben im Alter zwischen 20 und 25 Jahren an der kardialen Insuffizienz.

Im T_1-betonten Spinechobild konnte bei fortgeschrittener Erkrankung ein weitestgehender Ersatz der gesamten Muskulatur durch Fettgewebe nachgewiesen werden.

Diese vollständige Umwandlung der Muskulatur in Fettgewebe ist nicht nur am Oberschenkel, sondern in allen Muskelgruppen der Beckenregion und der Thoraxmuskulatur nachweisbar. Hohe Signalintensität war auch im Myokard als Ausdruck einer Lipidinfiltration zu dokumentieren. Sie war bei mehreren Patienten im fortgeschrittenen Stadium nachweisbar.

Bisher ist in der genetischen Beratung eine Beurteilung der Familienangehörigen sehr schwierig. Es stellte sich daher die Frage: Können genetische Überträger mit der Kernspintomographie erfaßt werden? Wir haben bis jetzt 13 Mütter von Kindern mit M. Duchenne untersucht, die jeweils einen kranken Sohn hatten, sowie eine Mutter mit 2 kranken Söhnen. Die ersteren sind mögliche Überträger, die letztere ist eine sichere Überträgerin. Auffallend war das pathologische Bild bei der einzigen untersuchten sicheren Überträgerin, also bei der Mutter von 2 kranken Söhnen, die ein typisches Infiltrationsmuster in der medialen und dorsalen Muskulatur des Oberschenkels aufwies, obwohl sie klinisch gesund war. Die Mütter von jeweils nur einem M. Duchenne-Kind, also sog. mögliche Überträgerinnen, zeigten im MR-Bild keine Auffälligkeiten. Die quantitative T_1-Messung zeigte Werte im unteren Normbereich. Bei den anderen Muskeldystrophien war die Fettumwandlung der Muskulatur deutlich geringer ausgeprägt. Der am geringsten befallene Muskel war der M. sartorius. Bis jetzt ist also ungeklärt, ob die Kernspintomographie zur sicheren Erfassung von Überträgerinnen beitragen kann.

Im Bereich der Myositiden muß man zwischen 3 verschiedenen Krankheitsgruppen unterscheiden:
1. Entzündungen mit kurzer Anamnese unter 6 Monaten,
2. Entzündungen mit längerer Anamnese bis zu 5 Jahren und
3. postentzündliche Zustände mit noch längerer Krankheitsdauer über 5 Jahre, die oft ohne adäquate Therapie geblieben sind.

Die Gruppe 1 mit relativ kurzer Anamnese unter 6 Monaten zeigt dieses Bild im T_1-betonten Meßmode. Man sieht die auffallende Verbreiterung der Muskelsepten der Muskulatur durch Lipidinfiltrationen sowie flächigen und herdförmigen Muskelbefall, welcher einer Ödembildung entspricht. Dieses Bild ist allerdings unspezifisch und wir haben es auch bei Gefäßverschlüssen, also Ischämien, bei Diabetes und bei urämischer Myopathie gesehen.

Entscheidend ist vielmehr das T_2-betonte Bild bei der Diagnostik entzündlicher Muskelveränderungen. Als Beispiel zeigen 4 Axialschnitte durch die Oberschenkelmuskulatur im T_1-betonten und im T_2-betonten Bild die heterogene, fleckige Signalinhomogenität als Ausdruck des verschiedengradig lokalisierten Ödems. Dieses Ödem kann mit keiner anderen bildgebenden Diagnostik, auch nicht im CT oder Ultraschall nach unseren Beobachtungen, erfaßt werden.

In der Gruppe 2 (den Myositiden mit längerer Anamnese bis zu 5 Jahren) ist eine topische Selektivität der Umbauprozesse auffallend. Das Beispiel einer Polymyositis mit einer Anamnese von 3 Jahren zeigt nahezu normale Signalstrukturen im Bereich der medialen Muskulatur im Bereich des M. sartorius und gracilis, einen mittelgradigen Umbauprozeß im Bereich des M. quadriceps femoris und eine hochgradige Degeneration im Bereich der dorsalen Adduktorenmuskulatur.

Die sichere Definition erkrankter Muskelgruppen mit KST ist eine zusätzliche Hilfe für gezielte Biopsien. Abbildung 1 zeigt die axiale Kernspintomographie beider Oberschenkel eines Patienten mit einer 4jährigen Myositis. Man erkennt fast normale Signalintensität im Vastus medialis, M. quadriceps femoris, während alle anderen Muskelgruppen unterschiedliche ausgeprägte Veränderungen aufweisen. Die Adduktoren zeigen diffuse, die übrigen Muskeln herdförmig verwaschene Signalzunahme.

Die Gruppe 3 der Myositiden umfaßt die Patienten mit längerer Anamnese von mehr als 5 Jahren, oft ohne adäquate Therapie. Hier sahen wir z. B. eine 18jährige Patientin mit einer Polymyositis aufgrund einer Antigen-Antikörper-Reaktion nach einer Rötelninfektion vor 8 Jahren. Die Patientin wurde mit Kortison und Immorec behandelt und zu uns geschickt mit der Fragestellung, ob überhaupt noch funktionsfähige Muskulatur vorhanden ist, die eine Fortsetzung

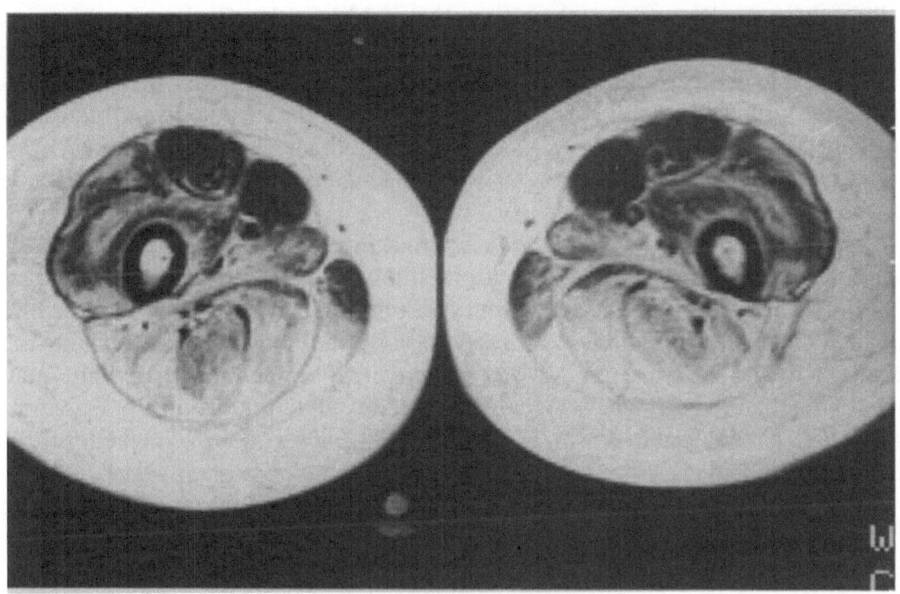

Abb. 1. Myositis, Grad 2, hochgradige Selektivität des Umbaus von Muskulatur in Fettgewebe

der Therapie notwendig macht. Der nahezu totale Abbau der Muskulatur zu Fettgewebe war eindeutig. Nur der M. sartorius und andeutungsweise der M. tensor fasciae latae zeigten noch geringe Restmengen an Muskelgewebe. Die Therapie mit Immorec und Kortison, die sehr nebenwirkungsreich ist, mußte abgebrochen werden. Die klaren Auskünfte, welche die KST hier ermöglichte, wurden die Basis für konsequente kernspintomographische Untersuchung, auf die von neurologischer Seite vor eingreifender Therapie nicht mehr verzichtet wird.

Die myotone Dystrophie, auch M. Curschmann-Steinert, ist eine Muskelerkrankung unklarer Genese, wahrscheinlich handelt es sich um einen Defekt der Membran der Muskelzelle, der autosomal-dominant vererbt wird.

Bei den verschiedenen Patienten mit myotoner Dystrophie fällt die Atrophie der Muskulatur auf und eine perifemorale Signalintensitätserhöhung im Sinne einer Lipidinfiltration. Diese fanden wir bei 5 von 9 Patienten mit myotoner Dystrophie. In der Frühdiagnostik der myotonen Dystrophie ist jedoch das Elektromyogramm nach wie vor die entscheidende Methode.

Spinale Muskelveränderungen zeigen ein völlig anderes Verteilungsmuster. Hier handelt es sich um einen Defekt der Vorderhornzelle des Rückenmarks oder der motorischen Zentren des Hirnstammes. Im Axialbild der Oberschenkelmuskulatur fällt zum ersten die Asymmetrie des Verteilungsprozesses auf. Nur die entsprechenden neuronal degenerierten Muskelgruppen sind betroffen.

In der Gruppe der Stoffwechselstörungen haben wir Patienten mit unterschiedlichen Defekten untersucht, z. B. Typ 1-Faser-Atrophien, zentronukleäre Myopathien, Einschlußkörperchen-Myopathien, familiäre hypokaliämische Lähmungen, alkoholische, diabetische Myopathien, McArdle-Syndrom, Glykogenosen und Karnetinmangel.

Beim Morbus Pompe besteht ein gestörter Abbau des Glykogens. Man erkennt im MR-Bild bei T_1-Betonung ein völlig andersartiges Verteilungsmuster: Die dorsalen Muskelgruppen sind weitgehend intakt, während der M. quadriceps und der M. aductor magnus hochgradig betroffen sind. Auffallend sind fleckförmige helle Signalintensitäten im T_2-betonten Bild, die bei der histologischen Untersuchung den Zellen mit einem hohen Glykogengehalt entsprechen, welche den Vakuolen zugeordnet werden können.

Einmal fanden wir 2 verschiedene Erkrankungen bei demselben Patienten. Zum einen die inhomogene fleckige Signalintensitätsverteilung im T_1-betonten und T_2-betonten Bild als Ausdruck einer alkoholischen Myopathie. Dieses Bild ist jedoch nicht spezifisch für alkoholische Myopathie, sondern wird auch bei der diabetischen und urämischen Myopathie angetroffen. Daneben erkennt man glatt abgrenzbares, homogenes Areal von dunkler Signalintensität im T_1-betonten und heller Signalintensität im T_2-betonten Bild. Dies entsprach einem myxoiden Fascienfibrom.

Zur Gegenüberstellung mit dem Topogramm und der Computertomographie war im T_1-Bild mit Kernspintomographie ein höherer Weichteilkontrast der Kernspintomographie zu demonstrieren.

In gleicher Weise wie an den Oberschenkeln kann der Zustand der Muskulatur am Körperstamm mit Spinechosequenzen in T_1-gewichteten Aufnahmen dokumentiert und überprüft werden (Abb. 2).

In Abb. 3 sind die Ergebnisse systematischer T_1- und T_2-Relaxationszeiten dargestellt mit einem 1 Tesla-Magnetom. Große Standardabweichungen sind

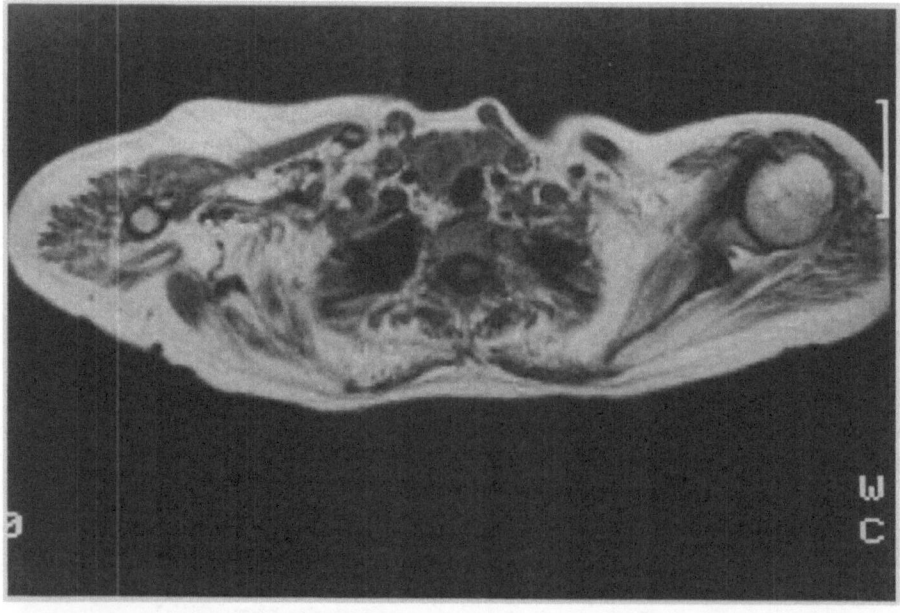

Abb. 2. Fazioskapulahumerale Muskeldystrophie, T_1-betonter Axialschnitt durch die obere Thoraxapertur mit mittelgradigem Umbau aller Muskelgruppen in Fettgewebe

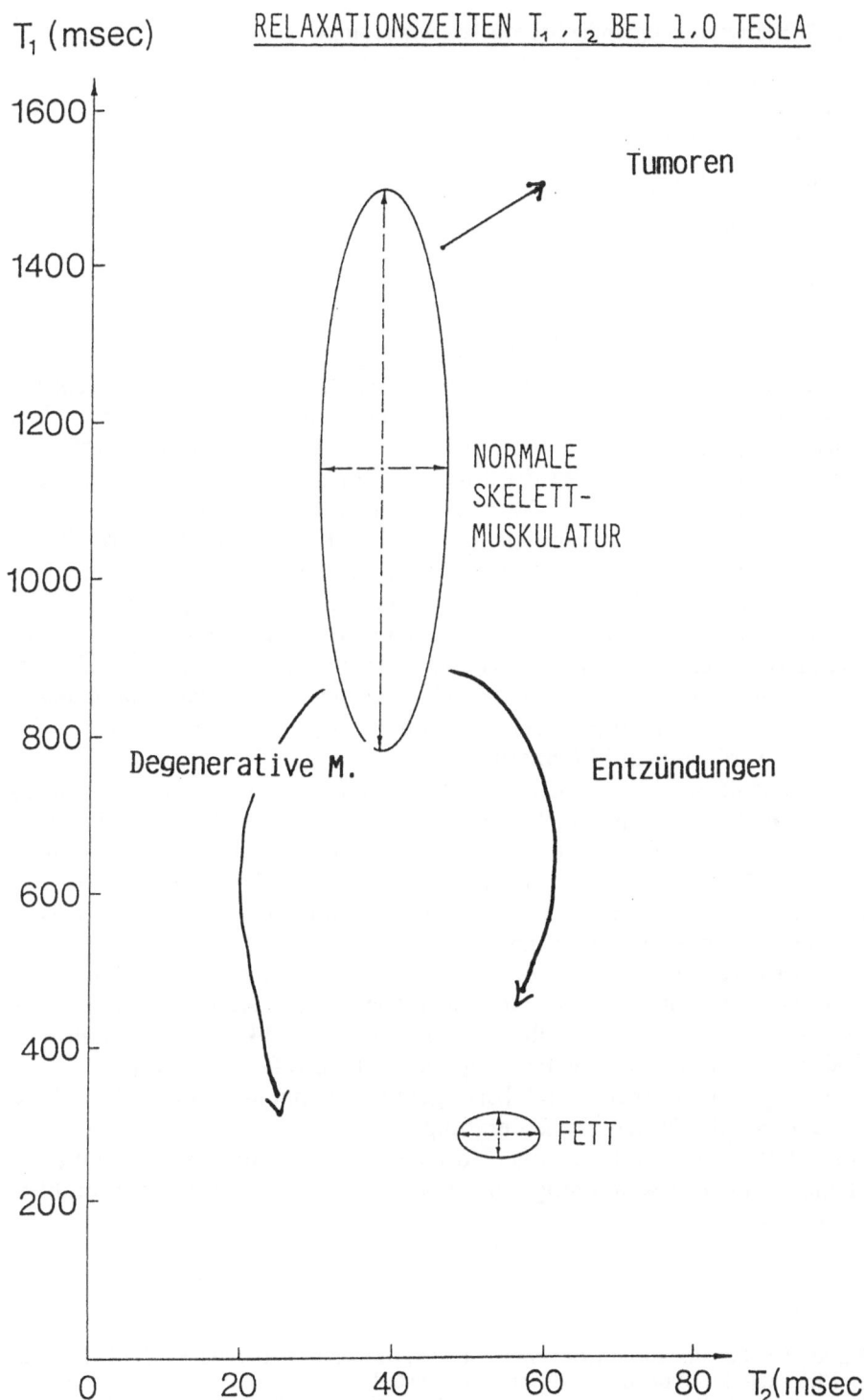

Abb. 3. Relaxationszeiten der normalen Skelettmuskulatur und ihre Änderung bei Muskelerkrankungen

Tabelle 2. Kernspintomographie bei Muskelerkrankungen

- Hohe Sensitivität
- Begrenzte Spezifität
- Quantitative Sicherheit bei der Beurteilung der Schwere
- Quantitative Sicherheit bei der Charakterisierung
- Sichere Biopsieplanung
- Therapiekontrolle
- Genetische Beratung/Überträger
- Keine Strahlenexposition

durch die relativ ungenaue 2-Punkt-Meßmethode verursacht. Wichtig erscheint es darzustellen, daß zwischen der normalen Muskulatur und dem Fettgewebe keine Überlappung besteht. Tumoren zeigten in unserem Patientengut immer einen Anstieg der T_1- und T_2-Relaxationszeiten, während Myopathien einen Abfall der T_1- und einen leichten Anstieg der T_2-Relaxationszeit aufwiesen. Generell entspricht die Erniedrigung des T_1-Wertes der Lipiddegeneration, während die Erhöhung des T_2-Wertes dem Grad der ödematösen Komponente zugeordnet werden kann. Entzündliche Veränderungen bewegen sich in rechts gerichteter, primär myopathische und dystrophische Veränderungen in linksgerichteter Linie des Fettgewebes. Der Quotient T_1 zu T_2 scheint ein sensibler Indikator für beginnende Myopathien zu sein. Auch in Fällen, in denen die Bildgebung noch keine gravierenden Veränderungen erkennen läßt. Normale Muskulatur hat einen T_1 zu T_2 Quotienten von 30 ± 5. Werte von unter 20 und besonders unter 15 sind hochgradig verdächtig auf Myopathien.

Zusammenfassend lassen sich folgende Schlußfolgerungen ziehen (Tabelle 2): Die Kernspintomographie der Muskulatur zeigt eine hohe Sensitivität mit bis jetzt noch unbekannter Spezifität. Es lassen sich pathologische Verteilungsmuster erkennen, die, wenn sie an einer noch größeren Zahl von Untersuchungen bestätigt werden sollen, in Einzelfällen auch pathognomonisch sein können, z. B. Morbus Pompe (Einschlußkörperchenmyositis).

Der Schweregrad einer Muskelveränderung läßt sich qualitativ und quantitativ mit der Kernspintomographie festlegen. Dies hat Konsequenzen für die Planung einer Biopsie, für den Nachweis von Biopsiekomplikationen, z. B. Blutungen oder Narben sowie für die Planung und die Kontrolle der Therapie.

Die Frage der Erfassung von Überträgern ist bis jetzt noch unklar. Dies hätte Konsequenzen für die genetische Beratung.

Ein letzter und nicht unwichtiger Vorteil der Kernspintomographie vor allem bei Kindern: die Kernspintomographie hat im Vergleich zur CT keine Strahlenbelastung.

Literatur

1. Kaiser WA, Schalke BCG, Rohkamm R (1986) Kernspintomographie in der Diagnostik von Muskelerkrankungen. Fortschr Röntgenstr 145/2:195–205
2. Kaiser WA, Hartl W, Sturm H, Schalke BCG, Zeitler E (1987) ^{31}P-NMR-Spektroskopie bei Muskelerkrankungen: Korrelation zur MR-Bildgebung. Fortschr Röntgenstr 146/2:137–144

MR- und CT-Morphologie in der Rezidivdiagnostik maligner mesenchymaler Neoplasmen

G. Reuther, W. Mutschler

Einleitung

Primäre maligne Knochen- und Weichteiltumoren sind mit einer Inzidenz um 5/10^5 selten, obwohl über 80% der Körpermasse mesenchymalen Ursprungs sind. Als Folge dieser geringen Häufigkeit liegen nur Sammelstatistiken zur Schnittbildmorphologie dieser Neoplasmen vor [1, 5, 7]. Über Frühstadien wird nur in Einzelfällen berichtet, da die Primärtumoren bei der Erstentdeckung meist weit über der Nachweisgrenze liegen. Dies drückt sich auch in der UICC-Klassifikation aus, in der ein T1-Stadium bis zu einem Durchmesser von 5 cm entsprechend einem Tumorvolumen von 65 cm³ reicht.

Lokalrezidive weisen aufgrund verbesserter Therapiekonzepte und der hohen Absterberate als Folge von Fernmetastasen eine noch geringere Inzidenz auf. Derzeit ist abhängig von Tumorbiologie und therapeutischem Vorgehen mit einer Lokalrezidive von 5–30% zu rechnen [6, 10]. Eine prospektive bildgebende Tumornachsorge bietet die Möglichkeit, die Sensitivität von CT und MRI für Frühstadien abzuschätzen. Gleichzeitig stellt diese Untersuchungsserie einen Beitrag zur Beurteilung der postoperativen Morphologie in Schnittbildverfahren dar, die bei der Zunahme operativer Eingriffe und deren konsequenter Nachsorge an Bedeutung gewinnt.

Patienten und Methodik

Seit Dezember 1986 wurden alle Patienten mit operativ therapierten mesenchymalen Malignomen einer bildgebenden Kontrolle des Lokalbefundes mit Übersichtsradiographien, CT ind MRI (SE-Verfahren nativ bei 1,0 Tesla Magnetflußdichte) unterzogen. Die Befunde wurden histologisch durch offene Biopsie und Resektion bzw. durch eine unveränderte Kontrolluntersuchung im Abstand von 3–6 Monaten validiert. Die Tumorvolumina sind aus den Schnittbildern unter Annahme von Rotationskörpern und additiv aus den planimetrisch ermittelten Querschnittsflächen unter Berücksichtigung von Schichtdicke und Schichtabstand ermittelt.

Prof. Dr. G. Bargon zum 60. Geburtstag gewidmet.

Tabelle 1. Sensitivität und Treffsicherheit von CT und MRI bei 35 Patienten mit 16 Lokalrezidiven im Vergleich

	MRI	CT
Sensitivität	69%	88%
Treffsicherheit	77%	89%

Ergebnisse

Bei 45 Untersuchungen lagen 16 Lokalrezidive und 4 entzündliche Komplikationen vor. Eine Übersicht der Rezidivgrößen zeigt, daß etwa die Hälfte der Lokalrezidive bereits ein Tumorvolumen über 65 cm^3 aufwiesen und die Hälfte der Befunde klinisch apparent war (Abb. 1). Nur knapp ein Drittel der Tumorvolumina lag noch unter einem Volumen von 5 cm^3 äquivalent einem Durchmesser kleiner als 2 cm. Kernspintomographisch konnten $^{14}/_{16}$ Rezidiven bei 2 falsch positiven Beurteilungen diagnostiziert werden. Computertomographisch war ein Drittel der Rezidive ($^5/_{16}$) nicht nachweisbar und es wurden 3 falsch positive Beurteilungen gegeben. Von den Rezidiven unter 5 cm^3 Volumen blieben computertomographisch alle unerkannt, während $^3/_4$ sich in der MRI manifestierten. $^{10}/_{11}$ der in beiden Verfahren erkennbaren Rezidive waren in ihrer Ausdehnung in gleicher Weise abgebildet. In einem Fall kam der intraossäre Tumoranteil in der CT nur unvollständig zur Darstellung. Von den 4 entzündlichen Veränderungen ließ die CT 1 Einschmelzungsbezirk nicht erkennen und 1 Läsion wurde als neoplastisch eingestuft. Kernspintomographisch waren alle Läsionen erkennbar, jedoch war der entzündliche Charakter in 1 Fall nicht sicher feststellbar. Beim gleichzeitigen Vorliegen von Rezidiv und Infektion (n = 2) wurde in beiden Verfahren das neoplastische Geschehen verkannt (Tabelle 1). 4 Untersuchungen waren infolge von Artefaktbildungen durch metallische Implantate weder in CT, noch in MRI ausreichend beurteilbar.

Diskussion

Die postoperative Morphologie ist charakterisiert durch veränderte anatomische Strukturen mit Minus-Zeichen (Gewebedefizit, muskuläre Atrophie) Plus-Zeichen (Gewebeödem, Granulationsgewebe, Narbengewebe, muskulofasziale und ossäre Plastik, synthetische Implantate) und eine Lage-, Konfigurations- und Konsistenzänderung benachbarter Strukturen. Die computertomographische Elektronendichteverteilung ermöglicht eine hinreichende Gewebedifferenzierung, so daß ein Referenzbefund 6–8 Wochen postoperativ als Vergleich unerläßlich ist. Nur bei einer stark differenten Kontrastmittelaufnahme gegenüber dem umgebenden Gewebe und an Grenzflächen mit hohen Dichteunterschieden ist der Nachweis von Rezidivgewebe unter einem Volumen von ca. 5 cm^3 möglich. Die höhere Kontrastauflösung der Kernspintomographie gibt unterschiedliche Ge-

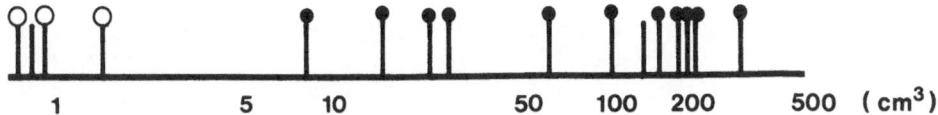

Abb. 1. Verteilung der Tumorvolumina von 16 Lokalrezidiven und deren Nachweis in MRI und CT (●) und nur in der MRI (○)

webe mit differenten, jedoch hinsichtlich Gewebstypisierung und Konsistenz unspezifischen Signalintensitäten wieder (Abb. 2a, b). Eine hohe Sensitivität in der Identifizierung von neoplastischem Gewebe um 1 cm³ ist hierdurch extraossär und intramedullär möglich, erfordert aber eine sorgfältige Bildanalyse anhand makromorphologischer Kriterien.

Falsch positive oder negative Befunde in der MRI resultieren aus der Tatsache, daß neoplastische Gewebe kein in sich einheitliches Signalintensitätsverhalten mit erhöhter Protonendichte und verlängerten Relaxationszeiten aufweisen und nicht immer eine ausreichende Signalintensitätsdifferenz zu nicht proliferierenden bzw. entzündlich veränderten Geweben vorliegt (Abb. 3a, b). Eine Differentialdiagnose zwischen entzündlichen und neoplastischen Läsionen muß sich daher auf unsichere morphologische Zeichen stützen und erlaubt keine eindeutige Unterscheidung. Die Abgrenzung gegenüber Granulationsgewebe und den verschiedenen Stadien des Narbengewebes ist dagegen mit dessen abnehmender Protonendichte und zunehmender Relaxationszeitverkürzung infolge intra- und interzellulären Wasserverlustes zuverlässig möglich. Mit inhärent falsch negativen Befunden ist aufgrund des Fehlens eines pathologischen Signalintensitätsverhaltens beim Vorliegen starker Sklerosierungs- und Ossifikationsreaktionen abhän-

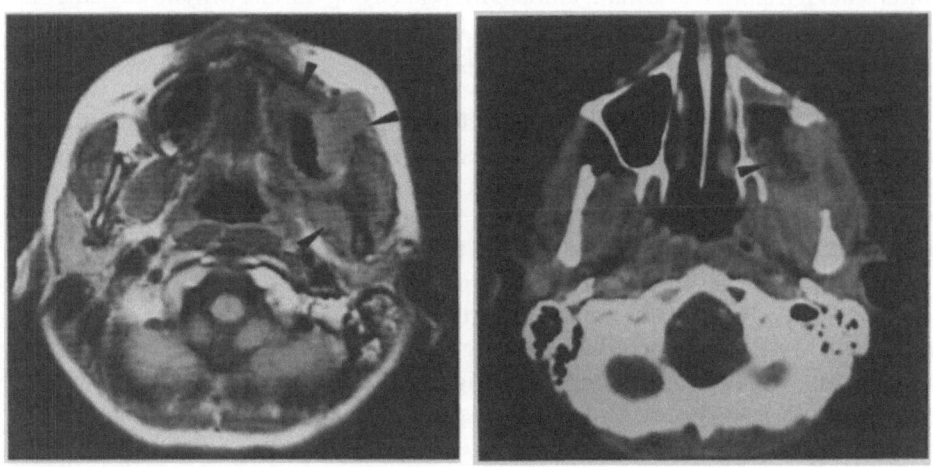

a   b

Abb. 2 a, b. Zweites Lokalrezidiv eines Rhabdomyosarkoms in der linken Wange. Differentes Signalintensitätsverhalten von neoplastischem Gewebe, ödematöser Mukosa des Sinus maxillaris und des retromaxillären vaskularisierten Narbengewebes (*Pfeile*) im T1-betonten MR-Tomogramm (**a**). Im CT (**b**) amorphe Darstellung dieser gleichartig Kontrastmittel aufnehmenden Strukturen bei liegender Tamponade (*Pfeil*)

499

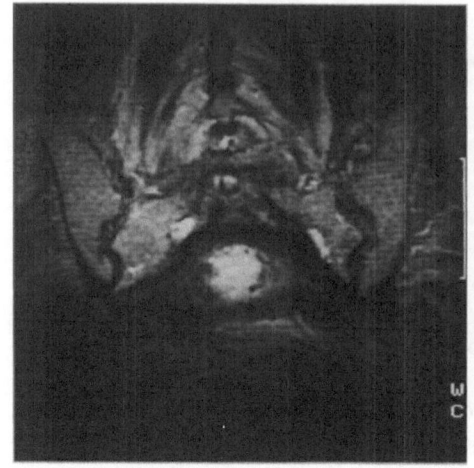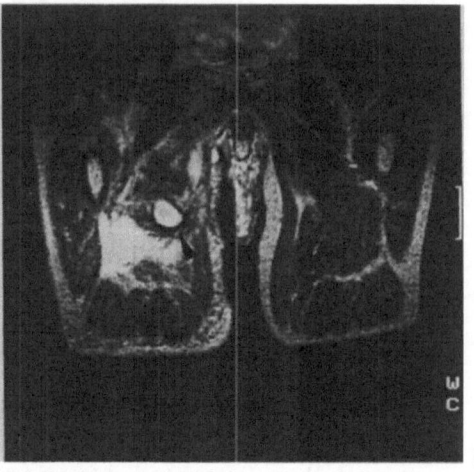

a   b

Abb. 3 a, b. Subsakraler Abszeß nach Teilresektion des Os sacrum bei Chordom (**a**) und zentral nekrotisches Rezidiv eines malignen fibrösen Histiozytoms (**b**) in koronaren T2-betonten MR-Tomogrammen. Das Signalintensitätsverhalten mit hoher Signalintensität zentral und peripher signalarmem Saum ist nicht zu unterscheiden

gig von wäßriger Phase und Kontaktoberfläche durch die starke Relaxationszeitverkürzung und bei disseminierten Tumorzellverbänden zu rechnen, die aufgrund ihrer Volumenrelation nicht bildwirksam werden (Abb. 4a, b).

Falsch positive Befunde in der CT haben ihre Ursache in der erhöhten Kontrastmittelbelegung von Granulationsgewebe und vaskularisiertem Narbengewebe, die allenfalls aufgrund ihrer Konfiguration von neoplastischem Gewebe zu unterscheiden sind. Diese mangelnde Differenzierung durch Anwendung einer intravasalen Kontrastmittelgabe gilt auch für die Gabe komplex gebundenen Gadoliniums in der MRI, die analog auch keine höhere Spezifität des morphologischen Bildes erwarten läßt.

In der Darstellung der Weichteilausdehnung der in beiden Verfahren nachweisbaren Rezidive ergibt sich kein wesentlicher Unterschied und die Kompartmentzuordnung ist äquivalent. Lediglich für die intrakompartimentelle Ausdehnung ergeben sich aus der multiplanaren Schichtwahl und dem knöchernen „Negativbild" intraossär eindeutige Vorteile. In der CT sind nur ossäre Plus- oder Minuszeichen nachweisbar, während infolge von Aufhärtungseffekten im Markraum zwischen Flüssigkeiten und Weichteilgeweben nicht unterschieden werden kann. Die MRI zeigt eine differenziertere intramedulläre Weichteilgewebeverteilung, deren Wertung ohne Berücksichtigung der Spongiosastruktur allerdings eingeschränkt ist (Abb. 4). Die bisherige prospektive Studie zeigt infolge der höheren Sensitivität eine signifikant höhere Diagnoserichtigkeit der MRI für den Lokalrezidivnachweis. Die Kombination aus MRI-Untersuchung und Übersichtsradiogrammen gewährleistet daher derzeit die beste bildgebende Tumornachsorge. Ob dem frühzeitigeren Rezidivnachweis eine prognostische Bedeutung in Anbetracht der Begrenzung der Lebenserwartung durch die Fernmetastasierung zukommt, muß die Fortführung dieser Studie zeigen.

500

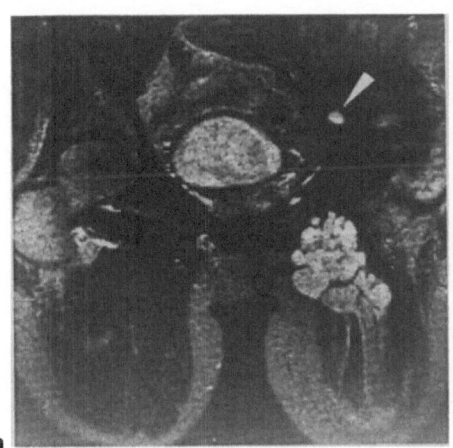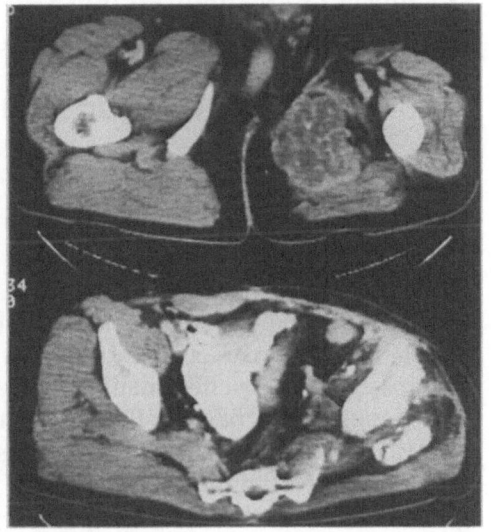

Abb. 4a, b. Zustand nach mehrmaliger Rezidivresektion eines Chondrosarkoms Grad I am Os pubis links. Ein großes Rezidiv in die Extensorenloge des proximalen Oberschenkels vorwachsend ist in koronarem MR-Tomogramm (**a**) und CT (**b**) demarkiert. Im T2-betonten MR-Tomogramm darüber hinaus Nachweis eines Rezidivzapfens an der kranialen Zirkumferenz des Os pubis (*Pfeil*), der im CT (*Pfeil*) als neoplastisches Gewebe nicht erkennbar ist. Die sklerotische Trümmerfeldzone des Os pubis läßt in keinem der beiden Verfahren intraossäre disseminierte Tumorzellverbände erkennen

Literatur

1. Aisen AM, Martel W, Braunstein EM et al. (1986) MRI and CT evaluation of primary bone and soft tissue tumors. AJR 146:749–756
2. Berquist TH, Brown ML, Fitzgerald RH Jr et al. (1985) Magnetic resonance imaging: application in musculoskeletal infection. Magn Reson Imaging 3:219–230
3. Beltran J, Simon DC, Katz W et al. (1987) Increased signal intensity in skeletal muscle adjacent to malignant tumors: pathologic correlation and clinical relevance. Radiology 162:251–255
4. Davis CA, Genant HK, Dunham JS (1986) The effects of bone and proton NMR relaxation times of surrounding liquids. Invest Radiol 21:472–477
5. Hudson TM, Hamlin DJ, Ennekin WK et al. (1985) Magnetic resonance imaging of bone and soft tissue tumors: early experience in 31 patients compared with computed tomography. Skeletal Radiol 13:134–136
6. Markhede G, Angervall L, Stener B (1982) A multivariate analysis of the prognosis after surgical treatment of malignant soft-tissue tumors. Cancer 49:1721–1723
7. Petasnick JP, Turner DA, Charters JR (1986) Soft-tissue masses of the locomotor system: comparison of MR imaging with CT. Radiology 160:125–133
8. Richardson ML, Amparo EG, Gillespie T et al. (1985) Theoretical considerations for optimizing intensity differences between primary musculoskeletal tumors and normal tissue with spin-echo magnetic resonance imaging. Invest Radiol 20:492–497
9. Richardson ML, Kilcoyne RF, Gillespy T et al. (1986) Magnetic resonance imaging of musculoskeletal neoplasms. Radiol Clin North Am 24:259–267
10. Suit HD, Tepper JE (1986) Impact of improved local control on survival in patients with soft tissue sarcoma. Int J Radiat Oncol Biol Phys 12:699–700

SE- und STE-Sequenzen und Gd-DTPA bei Tumoren des Muskel- und Skelettsystems

M. Heller, R. Maas, J. H. Langkowski, H.-H. Jend, H. Kooijman

Sowohl an den Extremitäten als auch am Körperstamm lokalisierte Tumoren des Muskel- und Skelettsystems sind dank der Einführung der Röntgen-Computertomographie (CT) darstellbar und damit diagnostizierbar geworden. Lokalisation, Ausdehnung und Größe, die Beziehung zu benachbarten Geweben und Organen und die Tumorbinnenstruktur sind im allgemeinen im computertomographischen Schnittbild zu bestimmen. Somit wird die Stadieneinteilung und Planung der adäquaten Therapie von Tumoren des Bewegungsapparates durch die CT in erheblichem Umfang mitbestimmt [7].

Die Einführung der magnetischen Resonanztomographie (MRT) verspricht nun erneut eine Bereicherung der diagnostischen Dimension, die sich u. a. in den variableren Bildebenen und dem dramatisch verbesserten Gewebekontrast ausdrückt [6–9]. Die Möglichkeit, den Kontrast zu modifizieren, indem unterschiedliche „adäquate" Pulssequenzen gewählt oder Kontrastmittel appliziert werden, erweitern darüber hinaus das diagnostische Spektrum der MRT.

Material und Methode

Retrospektiv wurden die SE-MRT-Untersuchungen von 27 Patienten und die STE-MRT-Untersuchungen von 20 Patienten (Tabelle 1) mit sehr unterschiedlichen primären und sekundären histologisch gesicherten Knochen- und Weichteiltumoren oder tumorähnlichen Läsionen (Tabelle 2), die an den Extremitäten und am Becken lokalisiert waren, ausgewertet.

Tabelle 1. Zahl, Alter und Geschlecht der Patienten. Modus und Zahl der MRT-Untersuchungen

Anzahl der Patienten		
SE 27		
weiblich 13	männlich 14	Alter 16–77
STE 20		
weiblich 9	männlich 11	Alter 14–77
Anzahl der MRT-Untersuchungen		
SE 43, davon +Gd–DTPA 29		
STE 29, davon +Gd–DTPA 6		

Tabelle 2. Histologien der untersuchten Raumforderungen

Benigne Knochenprozesse	Maligne Knochenprozesse
Streßfraktur	Osteosarkom
Osteomyelitis	Ewing-Sarkom
Echinokokkose	Chondrosarkom
Knocheninfarkte	Metastasen
Knochennekrosen	Mal. Chordom
Benigne Weichteilprozesse	Maligne Weichteilprozesse
Lipom	Liposarkom
Neurofibromatose	Mal. Schwannom
Abszeß	Fibrosarkom
Narbe	Hämangioendotheliom
	Synovialsarkom

Von 43 SE-Untersuchungen erfolgten 29 im Vergleich nativ/Gd-DTPA (0,2 mmol/kg KG). Von 29 STE-Untersuchungen erfolgten 6 im Vergleich nativ/Gd-DTPA (0,2 mmol/kg KG).

Wurde eine SE-Sequenz verwandt, erfolgten T1- und T2-Wichtungen (z. B. TE 20–100 ms, TR 250–2100 ms). Nach der Applikation von Gd-DTPA wurden in der überwiegenden Zahl der Fälle nur die T1-gewichteten Serien wiederholt.

Bei den STE-Sequenzen (TE 40 ms, TR 1500 ms, TD 150–500 ms) konnten zusätzlich in 13 Fällen mit der „STE-multiple-slice-CHESS-Methode" selektive Fett- und Wasserbilder erstellt werden.

Alle MRT-Untersuchungen erfolgten an einem 1,5-Tesla-System (Philips Gyroscan S 15).

Die Festlegung der jeweiligen Untersuchungsebenen ergab sich aus der anatomischen Situation.

In den meisten Fällen standen konventionelle Röntgenbilder, Angiogramme und Computertomogramme zum Vergleich zur Verfügung.

Ergebnisse

Die günstigsten Kontraste zwischen einer „Raumforderung" sowohl des Knochens als auch insbesondere der Weichteile und den umgebenden Geweben zeigten sich
– in T2-gewichteten SE-Bildern,
– in T1-gewichteten SE-Aufnahmen nach der Applikation von Gd-DTPA,
– in STE-Sequenzen.

Die Befunde waren jedoch alle auch in T1-gewichteten SE-Bildern zu erkennen, wenngleich etwas mühevoller.

Wurden STE-Sequenzen zur Anfertigung selektiver Fett- und Wasserbilder benutzt, ließe sich im Einzelfall die „Tumorkapsel" verdeutlichen und liquide Anteile des Tumors herausheben.

Die Kombination von Gd-DTPA und STE-Sequenzen ist nicht sinnvoll. Daher wurde bereits nach kurzer Zeit auf diese Art der Untersuchung verzichtet.

Die Gabe von Gd-DTPA in Verbindung mit T1-gewichteten SE-Sequenzen erlaubte im Vergleich zum „Nativbild" eine Aussage über die Perfusion eines Tumors, also über seine Binnenstruktur und auch seine „Kapsel", ohne daß daraus jedoch auf die Dignität ein Rückschluß möglich geworden wäre oder eine signifikant bessere Abgrenzung hätte vorgenommen werden können.

Die Abgrenzung gegenüber benachbarten Geweben, z. B. Muskeln, Knochen oder Gefäß-Nerven-Bündeln, gelang bei Extremitätentumoren mit Hilfe der transversalen Schichtfolge gelegentlich exakter. Üblicherweise war eine Aufnahmeebene, die sich der longitudinalen Achse der Extremitäten anpaßte, also die sagittale oder koronare Ebene, jedoch besser geeignet, die Tumorausdehnung darzustellen.

Diskussion

Mit der Einführung der MRT wurde eine gegenüber der CT nochmals verbesserte Darstellung sowohl von Knochen als auch von Weichteilen und den sie betreffenden Tumoren erreicht. Daraus ergaben sich, wie es schien, hinsichtlich der topographischen Diagnostik, der Therapieplanung von Tumoren des Muskel- und Skelettsystems neue Möglichkeiten. Was die Bestimmung der Dignität und Artdiagnose anbelangt, ist bisher allerdings kein Fortschritt aufgrund der MRT zu verzeichnen.

Für die Verlaufsdiagnostik, also zur Kontrolle eines Therapieerfolges und zum Nachweis oder Ausschluß eines Rezidivtumors eröffnete die CT neue diagnostische Wege. Bereits bald nach der klinischen Einführung der MRT wurde die Erwartung geäußert, diese Methode werde die Diagnostik des Muskel- und Skelettsystems über die Aussagekraft der CT hinausgehend bereichern (Genant et al. 1984). Es ist jedoch bis heute nicht belegt, daß mit der MRT bei den kritischen Fragen, z. B. der Differenzierung zwischen postoperativen Veränderungen und frühem Tumorrezidiv, der entscheidende Durchbruch gelungen sei.

In der Tat erweist sich der hohe Gewebekontrast des MR Tomogramms, vorausgesetzt die geeigneten Untersuchungsparameter wurden gewählt, sowohl für die Diagnostik von Tumoren der Knochen als auch der Weichteile als vorteilhaft [1, 5, 10].

Vergleichsuntersuchungen zwischen CT und MRT bei Tumoren des Muskel- und Skelettsystems zeigten, daß die MRT bei allen Raumforderungen der Weichteile hinsichtlich der Tumorabgrenzung gegenüber der Muskulatur, den Gefäßbündeln, dem Fettgewebe, den Gelenken und dem Knochen überlegen ist und auch daß Blutungen und Tumornekrosen, also Alterationen der Tumorbinnenstruktur, wesentlich empfindlicher nachgewiesen werden können [6–8]. Dagegen gelingt kaum oder nicht die Abbildung von intratumoralen Verkalkungen oder Gaseinschlüssen, eine Domäne der CT [9].

Die Modifikation der Untersuchungsparameter bzw. die Anwendung neuer Pulssequenzen, wie z. B. stimulierte Echoverfahren [3, 4], selektive Fett- und Wasserbilder und die Applikation von paramagnetischen Substanzen wie Gadolinium-DTPA (Schering AG) bei Erkrankungen des Bewegungsapparates [3, 4] erweiterten zusätzlich das diagnostische Potential der MRT.

So zeigen die eigenen Erfahrungen, daß mit der MRT ein außerordentlich komplexes Instrument zur radiologischen Diagnostik von Weichteil- und Knochentumoren zur Verfügung steht.

Zur Definition der Tumorausdehnung, zur Abgrenzung von den Nachbarschaftsgeweben und zur Differenzierung der Tumorbinnenstruktur sind dabei in der überwiegenden Zahl der Fälle „Nativuntersuchungen" ausreichend. Die Gabe von Gd-DTPA mag zwar den Kontrast zwischen pathologischem Prozeß und gesundem Gewebe verstärken, Randkonturen betonen, das Aussehen der Binnenstruktur modifizieren, ein entscheidender Gewinn für die Diagnostik wird jedoch nicht erzielt.

Literatur

1. Berquist TH (1986) Bone and soft tissue tumors. In: Berquist TH, Ehman RL, Richardson ML (eds) Magnetic resonance of the muskuloskeletal system. Raven Press, New York, pp 85–108
2. Genant HK, Heller M, Richardson ML, Helms CA, Chafetz NI (1984) Magnetic resonance imaging of the musculoskeletal system. In: Moos AA, Ring EJ, Higgins CB (eds) NMR, CT and interventional radiology. UCSF Press, San Francisco, pp 245–259
3. Heller M, Kooijman H, Maas R, Bomsdorf H, Vollmann W (1986) Clinical application of stimulated echo methods at different field strengths: first results. SMRM, 5th Annual Meeting, Montreal, August 18–22
4. Heller M, Kooijman H, Langkowski JH, Maas R, Jend H-H (1986) Spin-Echo (SE) and Stimulated Echo (STE) modes in combination with Gd-DTPA: MR image contrasts. RSNA, 72nd Scientific Assembly and Annual Meeting, Chicago Nov 30–Dec 05
5. Murphy WA, Totty WG (1986) Muskuloskeletal magnetic resonance imaging. In: Kressel HY (ed) Magnetic resonance annual 1986. Raven Press, New York, pp 1–35
6. Petasnick JP, Turner DA, Charters JR, Gitelis S, Zacharias CE (1986) Soft-tissue masses of the locomotor system: comparison of MR imaging with CT. Radiology 160:125–133
7. Pettersson H, Springfield DS, Enneking WF (1987) Radiologic management of muskuloskeletal tumors. Springer, Berlin Heidelberg New York
8. Petterson H, Gillespy T, Hamlin DJ, Enneking WF, Springfield DS, Andrew ER, Spanier S, Slone R (1987) Primary musculoskeletal tumors: examination with MR imaging compared with conventional modalities. Radiology 164:237–236
9. Totty WG, Murphy WA, Lee JKT (1986) Soft-tissue tumors: MR imaging. Radiology 160:135–141
10. Vanel D, Di Paola R, Contesso G (1987) Magnetic resonance imaging in musculoskeletal primary malignant tumors. In: Kressel HY (ed) Magnetic resonance annual 1987. Raven Press, New York, pp 237–261

Sonographie und Computertomographie in der Diagnostik peripherer Weichteiltumoren: Möglichkeiten, Grenzen, Ergebnisse

K.-H. Rotte, H. Kleinau, E. Kriedemann, P. Schmidt-Peter

Periphere Weichteiltumoren liegen nach der Definition der WHO [3] außerhalb des Knochengerüsts, schließen aber die Bauchwand mit ein. Im Rahmen der prätherapeutischen Ausbreitungsdiagnostik, insbesondere vor der Planung eines chirurgischen oder strahlentherapeutischen Vorgehens, kommt den bildgebenden Verfahren eine besondere Bedeutung zu.

Die Mehrzahl der peripheren Weichteiltumoren fallen bereits dem Patienten selbst auf und sind der Inspektion und Palpation zugänglich. Vom Radiologen werden Zusatzinformationen erwartet zur Art- und Dignitätsdiagnose, Lokalisation, Resezierbarkeit, d. h. Größe, Ausdehnung, den Beziehungen zu den Nachbarstrukturen, zum Vorliegen von regionären und ggf. Fernmetastasen sowie im postoperativen Verlauf zum Nachweis von Rest- oder Rezidivtumoren.

Die konventionellen Röntgenübersichtsaufnahmen geben nur ein unvollständiges Bild über die exakte Tumorausdehnung, sie ermöglichen jedoch den Ausschluß einer Knochenmitbeteiligung und den Nachweis von Verkalkungen im Bereich des Weichteiltumors. Die Angiographie als invasive Methode wird vorwiegend präoperativ im Rahmen des "vascular mappings" eingesetzt. Nichtinvasive bildgebende Verfahren wie die Sonographie und die Computertomographie haben in den vergangenen Jahren zu einer Änderung bisheriger Diagnosestrategien bei den peripheren Weichteiltumoren geführt.

Material und Methoden

Seit 1981 untersuchten wir insgesamt 214 Patienten mit peripheren Weichteiltumoren computertomographisch. Bei 62 Patienten erfolgte parallel zur CT die Sonographie.

Hierbei handelt es sich um 34 Frauen und 28 Männer im Alter von 12–78 Jahren. 29 Patienten kamen mit primären Weichteiltumoren und 33 Patienten mit Rezidivtumoren zur Untersuchung. Die histologischen Diagnosen dieser Patienten sind in Tabelle 1 zusammengestellt.

Alle untersuchten Patienten wurden operiert, so daß von diesen Patienten das pathomorphologische Substrat mit den Befunden der bildgebenden Verfahren verglichen werden konnte.

Die sonographischen Untersuchungen erfolgten am Sonodiagnost B 7100 und am R 1500 (Fa. Philips) mit 3,5- bis 7,5-MHz-Schallköpfen.

Computertomographische Untersuchungen wurden am Somatom 2 der Fa. Siemens durchgeführt. Nach einem initialen Topogramm wurden in der Regel

Tabelle 1. Histologische Diagnosen des untersuchten Krankengutes

Histologie	Zahl der Patienten		
	Primärtumor	Rezidive	Gesamt
Lipome	9	1	10
Aggressive Fibrome	2	3	5
Liposarkome	4	8	12
Maligne fibröse Histiozytome	5	11	16
Maligne Mesenchymome	2	1	3
Malignes Hämangioperizytom	1	–	1
Rhabdomyosarkome	2	5	7
Neurogene Sarkome	2	2	4
Fibrosarkome	2	2	4
	29	33	62

Scans mit 8 mm Schichtdicke bei einem Tischvorschub von 8 mm angefertigt. Befundbezogen wurden in Einzelfällen dünnere Schichten gewählt. Intravenöse Kontrastmittelinjektionen erfolgten nur in Einzelfällen zur besseren Tumorabgrenzung von den benachbarten Strukturen oder Gefäßen.

Ergebnisse

Das Ziel der vergleichenden Untersuchungen ist die Überprüfung der Zuverlässigkeit von Sonographie und Computertomographie bezüglich der exakten Ausbreitungsdiagnostik, wobei der Operationsbefund bzw. das pathologisch-anatomische Präparat als Referenzsystem diente.

Bei allen Patienten wurde der Weichteiltumor als solcher mit beiden Methoden nachgewiesen. Divergierende Beurteilungen gab es in der Einschätzung der Tumorausdehnung und der Nachbarschaftsbeziehungen (Tabelle 2).

Tabelle 2. Ergebnisse des Vergleichs Sonographie–Computertomographie

	Sonographie		Computertomographie	
	Primärtumor	Rezidiv	Primärtumor	Rezidiv
Ausbreitung in den Weichteilen korrekt	25/29 (86%)	27/33 (82%)	26/29 (90%)	24/33 (73%)
Überschätzt	2/29 (7%)	2/33 (6%)	2/29 (7%)	3/33 (9%)
Unterschätzt	2/29 (7%)	4/33 (12%)	1/29 (3%)	6/33 (18%)
Nachweis einer Knochenmitbeteiligung	1/8 (12%)	–	7/8 (88%)	1/8 (12%)
Ausbreitung in Knochen und Weichteilen korrekt	25/29 (86%)	26/33 (78%)	28/29 (96%)	26/33 (78%)

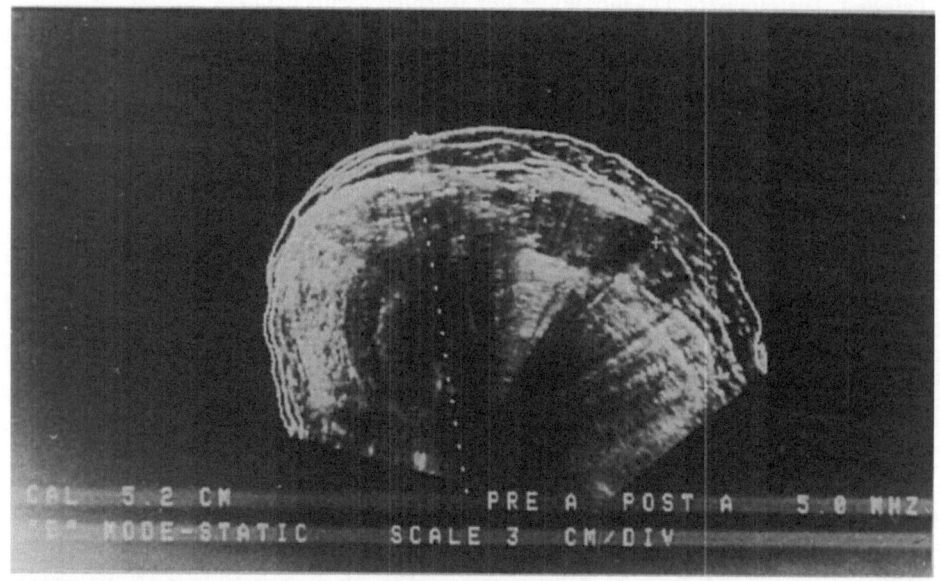

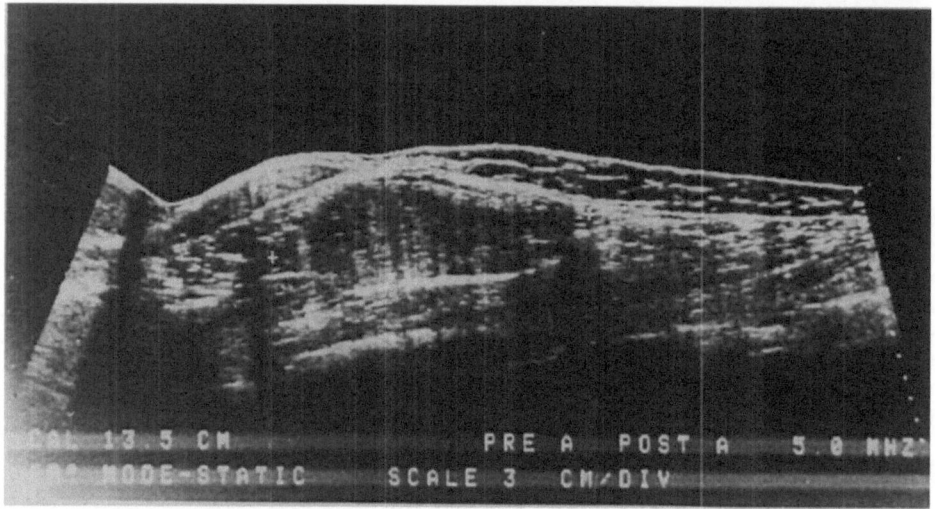

Abb. 1 a–d. Rezidiv eines exstirpierten Myxoliposarkoms des rechten proximalen Oberschenkels bei einem 49jährigen Mann. **a** Sonogramm: Querdurchmesser 5,2 cm. **b** Sonogramm: Längsdurchmesser 13,5 cm. **c** Computertomogramm: Der proximale Tumordurchmesser beträgt 7,5 cm. **d** Computertomogramm: Im mittleren Tumordrittel noch meßbarer Durchmesser von 6 cm im Querschnitt. Die computertomographisch gemessene Längsausdehnung wurde mit 22 cm angegeben. Hierbei handelt es sich um eine computertomographische Überschätzung der Längsausdehnung. Im Op.-Präparat wurde eine reale Tumorgröße von 5,5 cm Querdurchmesser und 14 cm Längsausdehnung gemessen

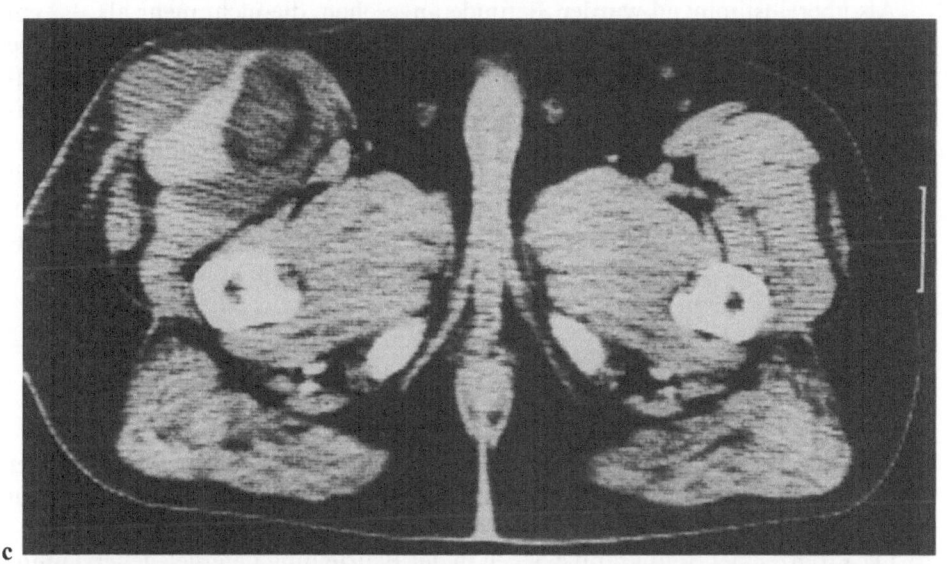

c

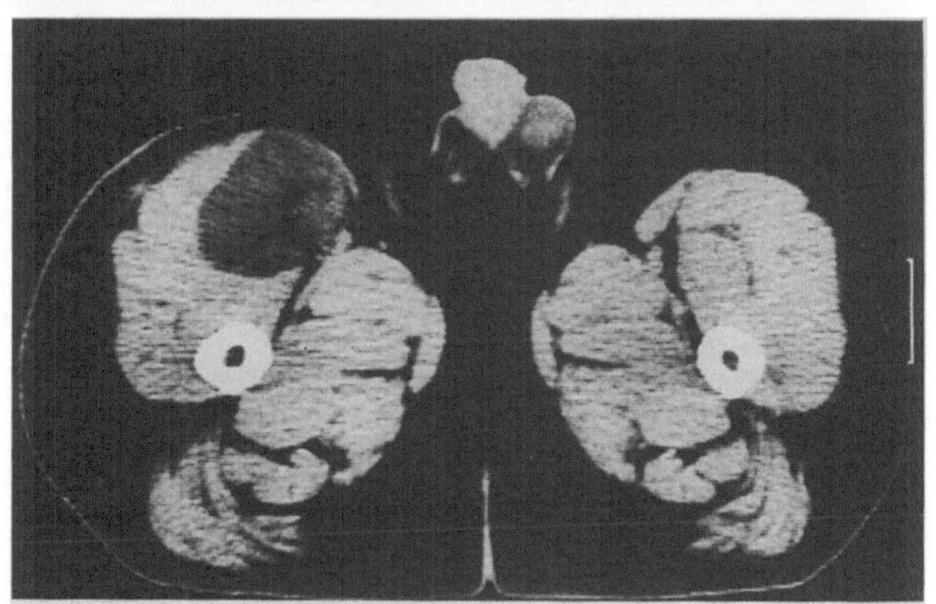

d

509

Als übereinstimmend wurden Befunde angesehen, die nicht mehr als ± 2 cm voneinander divergierten. Diese Schwankungsbreite hat sich ohne Einfluß auf die Resektabilität erwiesen. Die Sonographie erwies sich bei der Beurteilung der Tumoren in den Weichteilen der CT als überlegen, jedoch erlaubt sie eine unzureichende Einschätzung der Knochenbeteiligung. Bei Berücksichtigung der Tumorausbreitung in den Weichteilen und Knochen kommt der CT eine Treffsicherheit von 87% (54 von 62 Pat.) und der Sonographie von 82% (51 von 62 Pat.) zu. Bei Tumorgrößen von 3 cm bis zu 20 cm Längsausdehnung zeigte die Größe keinen Einfluß auf die Inzidenz der Fehlbeurteilungen (s. Abb. 1).

Diskussion

Der Einsatz der Sonographie und der Computertomographie im Rahmen der prätherapeutischen Ausbreitungsdiagnostik von peripheren Weichteiltumoren hat sich als zweckmäßig und zuverlässig erwiesen.

Die Grenzen der Sonographie liegen in der Beurteilung tiefergelegener Tumoren wie im Schulter- und Beckenbereich, bei kleinen Tumoren, bei indifferenten Reflexmustern, bei durch Knochen bedingte Artefakten sowie in der unzureichenden Beurteilung ossärer Veränderungen [1, 2, 4, 6, 7].

Die Grenzen der CT zeigen sich besonders bei einem gleichzeitig vorliegenden Weichteilödem, das zu einer Überschätzung der Tumorausdehnung führen kann. Wenn auch eine Reihe von Weichteiltumoren ein auffälliges Kontrastmittelverhalten zeigte, so ließ sich in unserem Krankengut bei einzelnen mesenchymalen Tumoren und malignen fibrösen Histiozytomen kein typisches Enhancement nachweisen, das eine zuverlässige Abgrenzung von den benachbarten Strukturen erlaubte. Insbesondere bereitete die Differenzierung von Narbengewebe und kleineren Tumorrezidiven differential-diagnostische Probleme sowohl für die Erkennung als auch für die exakte Beurteilung der Ausdehnung. Auch bei mehr diffusem Tumorwachstum, wie wir es bei den malignen fibrösen Histiozytomen beobachten konnten, kam es zu Unterschätzungen der Tumorgröße. Zu den Vorteilen der CT im Vergleich zur Sonographie gehört der zuverlässige Nachweis von ossären Arrosionen oder Destruktionen, die wir in 13% der Fälle nachweisen konnten. Ähnliche Ergebnisse werden auch von Robotti u. Marincek [5] mitgeteilt.

Die Artdiagnose ist mit beiden bildgebenden Verfahren mit Ausnahme der lipomatösen Tumoren nur begrenzt möglich und bedarf der gezielten Biopsie zur definitiven Abklärung, wobei in der Regel der ultraschallgezielten Biopsie der Vorzug vor der CT-gezielten Biopsie gegeben wird.

Im Rahmen der Diagnosestrategie bei peripheren Weichteiltumoren wird zunächst mit konventionellen Röntgenübersichtsaufnahmen ein Tumor ossärer Genese bzw. eine Mitbeteiligung des Knochens ausgeschlossen. Bei unauffälligem Knochenbefund kann die Sonographie als hinreichend zuverlässige Methode für die Beurteilung der lokalen Ausdehnung des Weichteiltumors angesehen werden. Sie bedarf nur bei zweifelhaften Befunden der Ergänzung durch die Computertomographie. Bei fraglichen ossären Veränderungen sowie bei tiefliegenden Weichteiltumoren setzen wir nach den Röntgenübersichtsaufnahmen gleich die CT ein.

510

Sie ist auch dann indiziert, wenn bei Tumoren mit hohem Malignitätsgrad zusätzlich die Lymphabflußwege zum Ausschluß von regionären Lymphknotenmetastasen beurteilt werden müssen. Allerdings kann die CT hier nicht die Lymphographie ersetzen [1].

Literatur

1. Arlart IP (1985) Weichteiltumoren – bildgebende Verfahren. MMW 127:336–339
2. Bernardino ME, Jing BS, Thomas JL, Lindell MM, Zornoza J (1981) The extremity soft-tissue lesion: a comparative study of ultrasound, computed tomography and xeroradiography. Radiology 139:53–59
3. Enzinger FM, Lattes R, Torloni H (1969) Histological typing of soft tissue tumors. International histological classification of tumors. No. 3. WHO, Geneva
4. Peters PE, Friedmann G (1983) Radiologische Diagnostik maligner peripherer Weichteiltumoren. Radiologe 23:502–511
5. Robotti G, Marincek B (1984) Computertomographie bei primären Weichteiltumoren. Digit Bilddiagn 4:8–13
6. Rotte KH, Kriedemann E, Kleinau H, Schmidt-Peter P (1986) Bildgebende Diagnostik peripherer Weichteiltumoren unter besonderer Berücksichtigung der Computertomographie. Arch Geschwulstforsch 56:341–351
7. Yeh HC, Rabinowitz JG (1982) Ultrasonography of the extremities and pelvic girdle and correlation with computed tomography. Radiology 143:519–525

Integrierte Diagnostik von Knochentumoren –
Röntgen, Nuklearmedizin, CT und MRT

H. Imhof, P. Hajek, M. Schratter, D. Tscholakoff, A. Neuhold,
E. Fellinger, N. Pongratz, P. Ritschl, J. Wickenhauser

Die Stadieneinteilung von bösartigen Knochentumoren hat 2 wesentliche Ziele:
1. Lebenserhaltung,
2. Funktionserhaltung.

Konventionelle Röntgenaufnahmen, Szintigraphie, Angiographie und im letzten Jahrzehnt die Computertomographie (CT) spielen dabei eine ganz wesentliche Rolle. Zu diesen radiologischen Verfahren trat in den letzten Jahren die magnetische Resonanztomographie (=MRT-Kernspintomographie). Ihre im Vergleich zur CT höhere Kontrastauflösung sowie die Möglichkeit der Bilddarstellung in 3 Ebenen stellen bedeutende diagnostische Verbesserungen dar. Der klinisch radiologische Stellenwert der MRT im Vergleich zu den bisherigen radiologischen Verfahren soll im folgenden diskutiert werden.

Patienten/Methoden

Insgesamt wurden 42 Patienten (23 männliche, 19 weibliche; Durchschnittsalter: 35 Jahre; Altersbereich: 5–84 Jahre) untersucht. 12 Patienten hatten Osteosarkome, 6 Chondrosarkome, weitere 6 Weichteilsarkome, 3 Riesenzelltumoren (Tabelle 1). Alle Befunde wurden histologisch oder operativ und histologisch gesichert.

Ebenso wurden alle 42 Patienten konventionell röntgenologisch sowie kernspintomographisch untersucht. CT-Untersuchungen erfolgten an 38 Patienten (Tabelle 2). Szintigraphien wurden an 22 Patienten durchgeführt. 5 dieser Patienten mit Osteosarkomen hatten zur Effizienzüberprüfung der Chemotherapie bis zu 5 CT- und Scankontrollen in Abständen von jeweils 4–6 Wochen. Nur 7 Patienten wurden angiographiert (5 Osteosarkome, 1 Ewing-Sarkom, 1 Weichteilsarkom).

Die konventionellen Röntgenuntersuchungen wurden standardmäßig zumindestens in zwei Ebenen durchgeführt. Für die Computertomographien stand ein CT-Gerät der 3. Generation (Somatom DR-3; Fa. Siemens) zur Verfügung (techn. Untersuchungsdaten: 125 kv, 450 mAs; Scanzeit: 5 s; Schichtbreite: 4 bzw. 8 mm; Matrix: 512 × 512).

Die Szintigraphien erfolgten mit einer Gammakamera (ZLC 370 S, Fa. Siemens). Als Radioisotop diente Tc-99-Polyphosphat (Tecos, Fa. Behring) (Standarddosis: 666 mBcq).

Für die Kernspintomographie standen ein 0,5-T- (Tyroscan 15 S, Fa. Philips) bzw. 1,5-Tesla-Gerät (Magnetom 63, Fa. Siemens), zur Verfügung. Standardmäßig wurden von jeder pathologischen Veränderungen T1-, T2- und spindichtebe-

Tabelle 1. Tumorlokalisation und Tumorhistologie

Region	n
Femur	15
Becken	10
Tibia	8
Humerus	3
Klavikula	2
WS, Rippe, UA	4
Histologie	
Osteosarkom	12
Chondrosarkom	6
Weichteilsarkom	6
Riesenzelltumor	3
Hämangiom	2
Malignes Histiozytom	2
Adamentinom	2
Andere	7
Gesamt	42

Tabelle 2. Untersuchungshäufigkeit der einzelnen Tumoren

Untersuchung	Osteo-sarkom n = 12	Chondro-sarkom n = 6	Weichteil-sarkom n = 6	Riesenzell-sarkom n = 3	Ewing-Sarkom n = 2	Andere n = 14
Konvent. Röntgen	12	6	6	3	2	14
CT	12	4	6	2	2	11
Szintigraphie	8	3	2	1	2	6
MRT	12	6	6	3	2	14
Angiographie	5	–	1	–	1	–

tonte Bilder in zumindestens 2 Ebenen angefertigt (Schichtbreite: 5–10 mm; Schichtabstand: 0–4 mm). Je nach Tumorlage wurde Körper- oder Oberflächenspulen verwendet.

Angiographiert wurde auf einer modernen Subtraktionsangiographieanlage (intraarterielle Katheterlage; DVI 2, Fa. Philips).

Alle Erstuntersuchungen wurden innerhalb eines 3wöchigen Zeitraumes durchgeführt. Die Auswertungen erfolgten retrospektiv unter Kenntnis von Anamnese und Klinik.

Auswertungskriterien waren:
– Tumorgröße/Lage,
– Weichteilanteil,
– intramedulläre Tumorzapfen größer als 3 cm,
– Skipläsion,
– Verkalkung,
– Gelenkeinbruch,
– Einbruch in ein neurovaskuläres Kompartiment.

Tabelle 3. Maligne Knochentumoren (n = 27). Vergleich von CT und MRT

	Tumor-größe	Weichteil-tumor	Gefäßein-bruch Nerven-einsch.	Gelenk-einbruch	Intramed. Tumor-zapfen > 3 cm	Skip-läsion
CT = MRT	19	6	4	1	2	–
CT > MRT	2 (1 falsch)	1	1 (falsch)	1 (falsch)	–	–
MRT > CT	6	3	1	1 (falsch)	–	1

Ergebnisse (Tabelle 3)

Bei Zusammenfassung der malignen Tumoren (Osteosarkom, Chondrosarkom, Weichteilsarkom, malignes fibröses Histiozytom, Ewing-Sarkom; n = 27) zeigen Operation, CT und MRT in 19 Fällen übereinstimmende Tumorgrößen. 6mal ergab sich richtigerweise ein um 1–3 cm größerer Tumor im MRT, 2mal ein solcher im CT. Von den letzteren beiden erwies sich allerdings einer als fälschlich so groß.

Ebenso zeigte sich übereinstimmend mit der Operation in 3 Fällen ein größerer Weichteiltumor im MRT als im CT, jedoch nur 1mal im CT.

Intramedulläre Tumorzapfen, die größer als 3 cm waren, fanden sich nur 2mal. Beide waren im CT und MRT gleichermaßen nachweisbar. Skipläsionen zeigten sich 1mal. Diese wurden nur im MRT und Szintigramm dargestellt, im CT hingegen nicht.

Schließlich wurden 3mal Tumorgelenkeinbrüche operativ festgestellt. Einmal wurde dies sowohl im CT als auch im MRT richtig befundet, in den beiden anderen Fällen jeweils entweder im CT oder MRT nur vermutet.

Ein Gefäßeinbruch wurde bei einem Weichteilsarkom im CT falsch-positiv diagnostiziert. Es handelte sich nur um eine Gefäßkompression, wie im MRT richtig erkannt wurde. Tumorverkalkungen (punktiert, zwiebelschalenartig, spiculaeartig etc.), wurden in 7 Fällen festgestellt. Im CT und konventionellen Röntgenbild waren alle erkennbar, im MRT nur in 2 Fällen. Unter den gutartigen Tumoren fiel die besondere Inhomogenität der Riesenzelltumoren (n = 3), der aneurysmatischen Knochenzyste (n = 1) und in geringerem Ausmaß der Adamantinome (n = 2) auf. Die Ausdehnung der pathologischen Veränderungen war in Operation, CT und MRT in allen Fällen gleich groß (Schwankungsbereich kleiner als 1 cm).

Die szintigraphischen Befunde wiesen die bekannten Vor- und Nachteile auf: schlechte morphologische Auflösung bei hoher Empfindlichkeit und großem Darstellungsumfang, wodurch Skelettmetastasen (3mal) bzw. Skipläsionen (1mal) sofort abgrenzbar wurden.

Angiographien wurden nur 7mal durchgeführt. In keinem Fall wurde dadurch die Diagnostik von CT, MRT oder Scan erweitert oder entscheidend geändert.

Diskussion

Unsere Ergebnisse zeigen in Übereinstimmung mit anderen Autoren bei mehr als 20% der malignen Tumoren eine deutliche Überlegenheit der MRT in der exakten Tumorgrößenbestimmung sowie in der Beurteilung der Weichteilausdehnung [1–3, 7]. Die Größendifferenzen zwischen MRT und CT schwanken zwischen 1 und 4 cm, im Durchschnitt 2,5 cm. Dieser Größenunterschied erscheint damit sowohl im Hinblick auf eine funktionserhaltende Therapie als auch in der Chemotherapiekontrolle von großer Bedeutung.

Die einzige Skipläsion wurde sowohl szintigraphisch als auch kernspintomographisch erkannt (Abb. 1), während sich bei den weiteren Auswertungskriterien (Gefäßeinbruch/Nerveneinscheidung, Gelenkeinbruch, intramedullärer Tumorzapfen) für keine Methode ein entscheidender Vorteil ergab. Eine endgültige Bewertung dieser Fragestellungen erscheint jedoch wegen der relativ geringen Zahl an pathologischen Befunden noch nicht möglich.

Bei intensiven, homogenen Tumorverkalkungen, wie wir sie bei 2 osteoplastischen Osteosarkomen fanden, ist die Kortikalis weder auf CT-, noch auf T1- und T2-betonten Bildern abgrenzbar. Mit keiner Methode ist in diesen Fällen ein Nachweis bzw. Ausschluß einer Kortikalisinfiltration möglich. Die für Chondrosarkome typischen, z. T. punktierten oder gewundenen Weichteilverkalkungen führen hingegen auf T2-gewichteten Bildern zu keinem Signalverlust [8]. Vielmehr weisen Chondrosarkome einen typischen gelappten, auf T2-Bildern hyperintensen Aufbau auf (Abb. 2). Der wahrscheinlich bedeutend höhere Gehalt an mobilen Gewebs-H-Atomen dürfte dafür verantwortlich sein. Eine Differenzierung von gutartigen und bösartigen chondromatösen Läsionen aufgrund dieser Kriterien ist jedoch nicht möglich. Die Abgrenzung der Kortikalis gelingt aber in jedem Fall.

Teleangiektatische Osteosarkome (n = 2), Riesenzelltumoren (n = 3) und vor allem aneurysmatische Knochenzysten (n = 1) zeigen ausgeprägte Inhomogenitäten im MRT [2, 3, 5, 6]. Diese sind durch Nekrosen, Narben, Blutungen und (oder) zystische Areale bedingt. Bei Auftreten solcher Veränderungen in typischer Lokalisation sowie in der entsprechenden Altersdekade sollte daher differentialdiagnostisch in erster Linie an diese Tumoren gedacht werden.

Die von vielen Autoren hervorgehobene Überlegenheit der MRT in der Diagnostik von intramedullären Tumorzapfen konnten wir nicht nachweisen. Tumorzapfen über 3 cm Länge waren mit beiden Methoden gleichgut erfaßbar. Zweifellos ist dies einerseits auf unsere aufwendige CT-Technik (überlappende Schnitte, Zooming, HR-Darstellung etc.) zurückzuführen, andererseits ist durch die vergleichende Längsdarstellung der Extremitäten in der MRT eine leichtere Befundlesbarkeit gegeben. Bei größeren Fallzahlen könnte sich dieser Vorteil als doch diagnostisch wichtig erweisen.

Die grundsätzlich im MRT mögliche Knorpeldarstellung in 3 Ebenen sollte bei fraglichen Gelenkeinbrüchen exaktere diagnostische Möglichkeiten schaffen (Abb. 3). Unsere Fehlinterpretationen, die beide Male das Kniegelenk betrafen, sind z. T. auf Artefakte, z. T. auf eine Fehlbeurteilung der Tumorausdehnung zurückzuführen. Begleitende Gelenkergüsse waren retrospektiv in allen Fällen erkennbar.

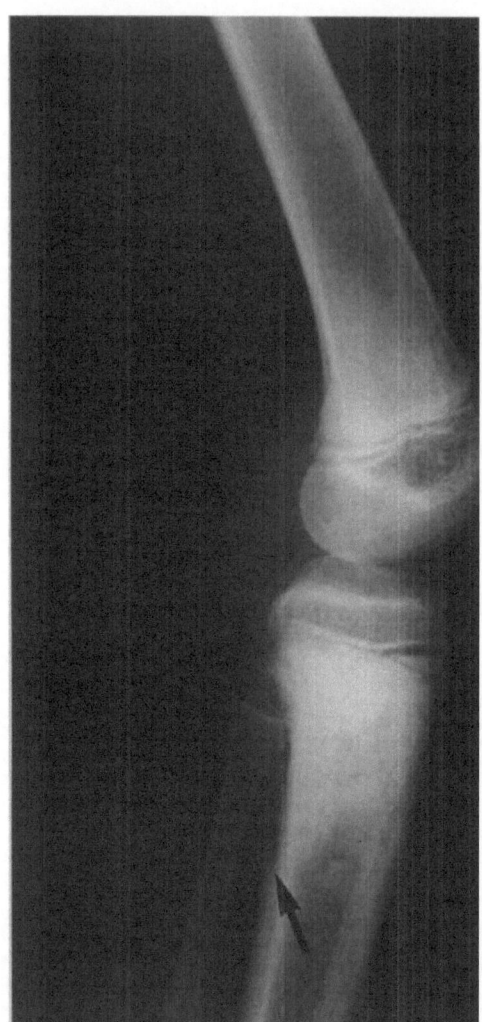

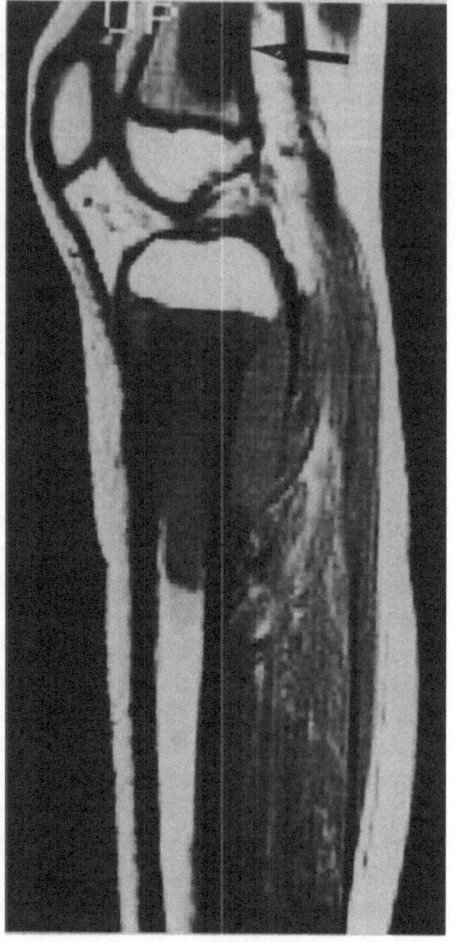

a   b

Abb. 1 a–c. Pat. W. ♂, 10 Jahre. Osteosarkom, proximale Tibia links. **a** Konventionelle
Übersichtsaufnahme (seitlich): Im metaphysären Knochenabschnitt findet sich ein vorwiegend osteoblastischer, unscharf begrenzter Herd. Codman-Dreieck an der Dorsalseite (↑).
Der Femur ist unauffällig. **b** MRT (seitlich, T1-betont): Die hypointense Tumorausdehnung ist exakt abgrenzbar. Im distalen Femur eine Skipläsion (↑). **c** Knochenszintigramm
(p.-a.): Skipläsion im distalen Femur links

Bei 5 Patienten bestand im Rahmen von Verlaufskontrollen der Verdacht auf
ein Rezidivblastom (3 Chondrosarkome, 1 Fibrosarkom, 1 Osteosarkom). Alle
diese Rezidive wurden kernspintomographisch richtig beurteilt. Im CT konnte
keine eindeutige Aussage bezüglich eines Rezidiv gemacht werden. Die 3 negativen Befunde waren im CT und MRT richtig-negativ. Diese Zahlen erlauben wohl
noch keine endgültige Aussage, zeigen jedoch das große diagnostische Potential

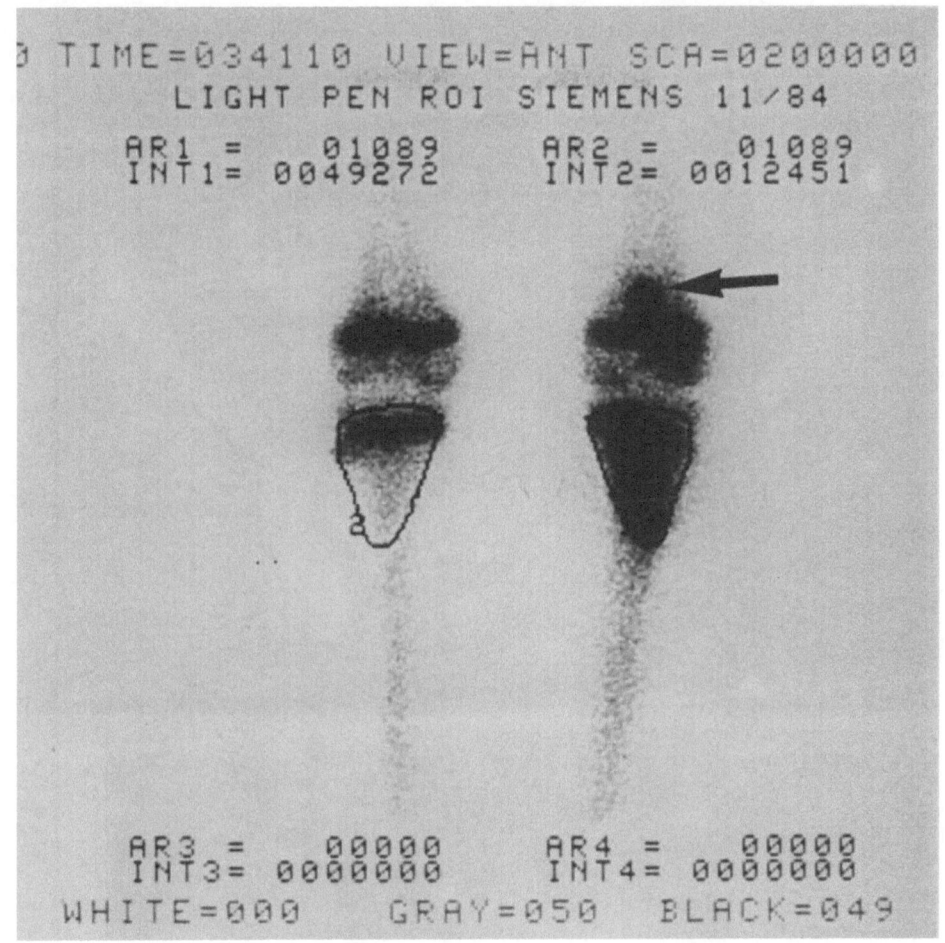

c

der MRT in dieser Fragestellung. Diese Aussage wird noch durch die geringere Beeinflussung des MRT-Bildes bei Prothesen verstärkt.

Unsere beiden Hämangiome betrafen jeweils Brustwirbelkörper. In beiden Fällen fand sich im MRT ein hypointenses feinkörniges Gewebsmuster, welches in ein auf T1-Bildern hyperintenses Gewebe eingelagert war. Vergleichende CT-Dichtemessungen ergaben Fettwerte. Dieser überraschende Befund, der durch erste Literaturberichte bestätigt wird, läßt den heute üblichen Begriff Wirbelhämangiom zumindestens als ungenau erscheinen. Zweifellos ist der Fettgewebsanteil von großer Bedeutung und die Bezeichnung Angiolipom wäre zutreffender (Abb. 4)!

Während die Angiographie nur mehr in besonders gelagerten Einzelfällen zur Anwendung gelangt, ist die Szintigraphie und konventionelle Röntgenaufnahme ein nach wie vor unersetzliches diagnostisches Hilfsmittel: Das konventionelle Röntgenbild für die überblicksmäßige Erstdiagnostik, die schon in vielen Fällen

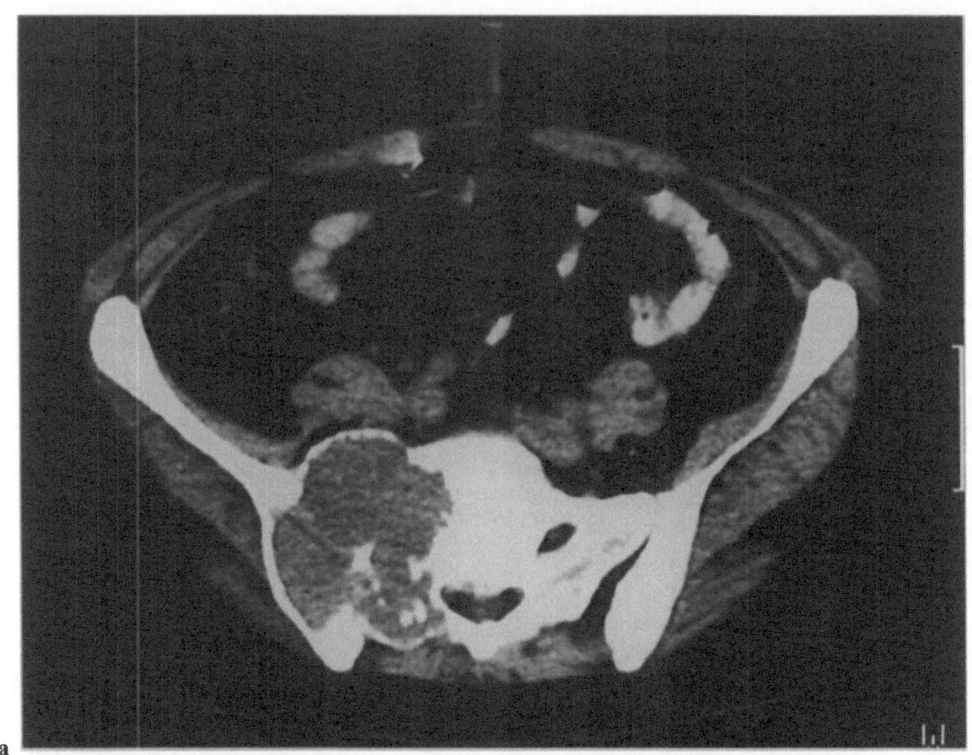

a

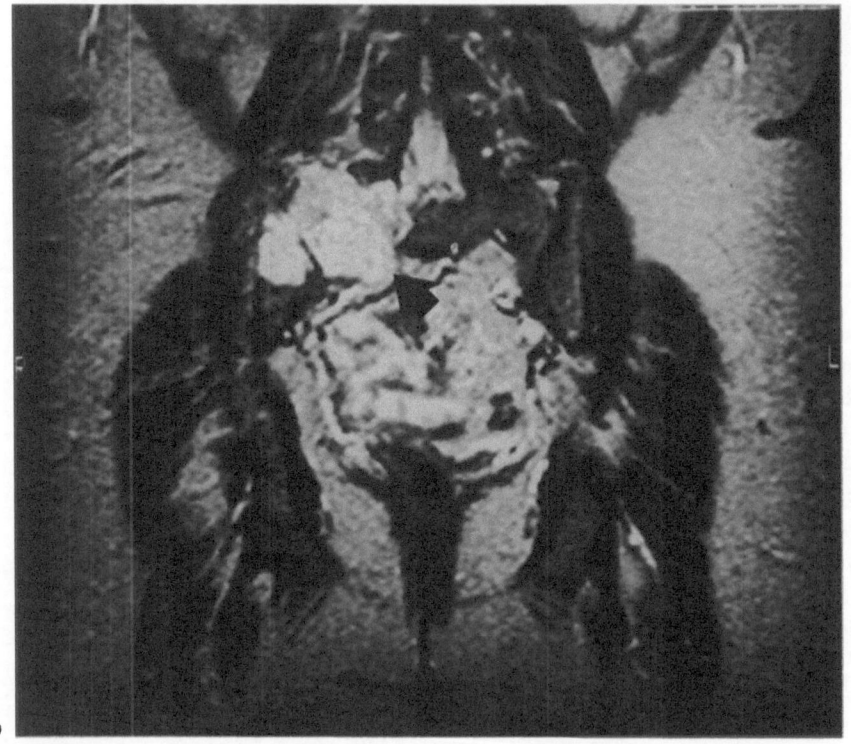

b

518

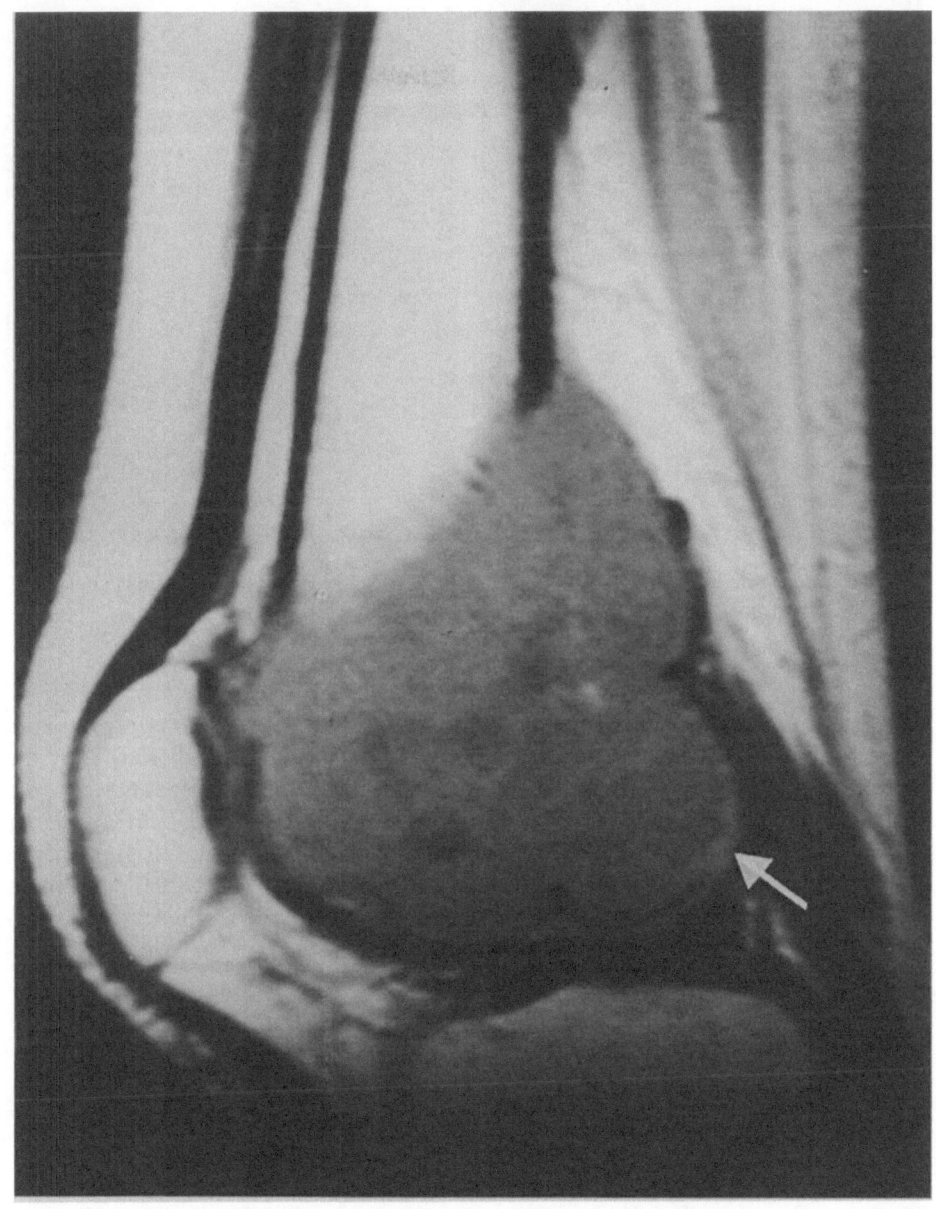

Abb. 3. Pat. B. ♂, 16 Jahre. Riesenzelltumor Grad II, distaler Femur links. MRT (seitlich, T1-betont): Der Tumor expansiv wachsend. An mehreren Stellen die Kortikalis (↑) zum Gelenk unterbrochen

---

Abb. 2 a, b. Pat. R. ♀, 30 Jahre. Chondrosarkom, Os sacrum rechts. **a** CT (axial): Expansiver Tumor mit unregelmäßigen Verkalkungen. Tumorübergriff auf Os ilium. **b** MRT (koronal, T2-betont): Der Tumor ist typisch lappig aufgebaut und extrem hyperintens! (↑)

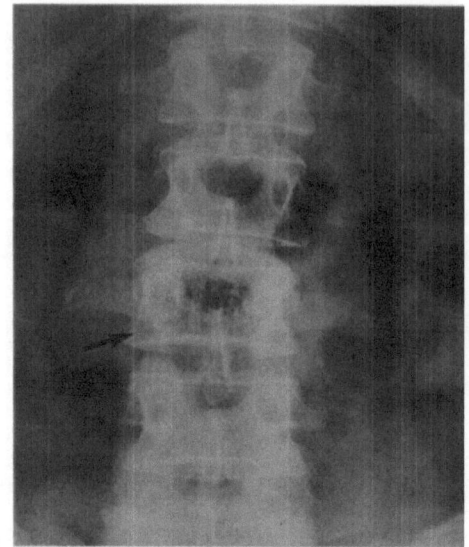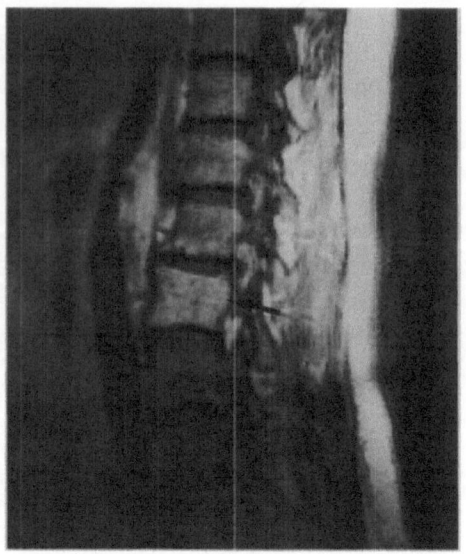

a
b

Abb. 4 a, b. Pat. Sch. ♂, 34 Jahre. **a** 3. LWK a.-p.: Typischer Hämangiomwirbel (↑). **b** MRT (seitlich, T1-betont): Hyperintenses Areal entsprechend höherem Fettgehalt (↑)

eine groborientierende Differentialdiagnostik erlaubt –, die Szintigraphie zum Ausschluß einer systemischen Erkrankung (multipler Knochenbefall). Für die morphologische Diagnostik inklusive intramedullärer Tumorausdehnung ist die Szintigraphie weitgehend ungenügend. Vor allem die fast immer im Zug einer Knochenerkrankung auftretenden Begleitdystrophien führen zu falsch positiven Befunden. In der Chemotherapieverlaufskontrolle hat sie sich jedoch zusammen mit der Perfusionsszintigraphie einen ganz entscheidenden klinisch-diagnostischen Platz errungen. Inwieweit hier die MRT oder auch Spektroskopie noch weitere Verbesserungen erlaubt, wird erst die Zukunft zeigen.

Zusammenfassung

Insgesamt läßt sich daher sagen, daß die MRT in der exakten Bestimmung der Tumorgröße sowie Weichteilausdehnung entscheidende Vorteile gegenüber der CT aufweist. Durch die mögliche Längsdarstellung der Extremitäten ist eine einfache und exakte Beurteilung des Knochenmarks möglich. Chondrosarkome zeigen ein relativ typisches, wenn auch nicht pathognonomisches Bild. Teleangiektatische Osteosarkome, Riesenzelltumoren und aneurysmatische Knochenzysten zeichnen sich durch eine ausgeprägte Inhomogenität im MRT aus.

Diese auch klinisch relevanten Vorteile der MRT in der Stadieneinteilung von malignen Knochentumoren sollten den heute noch notwendigen höheren Zeit- und Geldaufwand der MRT im Vergleich zu CT weit überkompensieren.

Für gutartige Knochentumoren gilt diese Aussage nur eingeschränkt. Die dreidimemsionale Darstellbarkeit einer Läsion sowie die exaktere Weichteilabgrenzung sind aber für jede Operationsplanung nicht zu übersehende, gewichtige Vorteile.

Literatur

1. Berquist TH (1987) Magnetic resonance of the musculo-skeletal system. Raven Press, New York
2. Bloem JL, Bluemm RG, Taminiau AHM et al. (1987) Magnetic resonance imaging of primary malignant bone tumors. Radiographics 7:425–445
3. Bloem JL, Taminiau AHM, Eulderink F, Roos A de, Doornbos J (1987) The impact of MRI on staging malignant musculoskeletal tumors. 6. Tagung d. Society of Magn. Resonance, Aug. 87 (New York City)
4. Freyschmidt L (1980) Knochenerkrankungen im Erwachsenenalter. Springer, Berlin Heidelberg New York
5. Richardson ML, Kilcoyne RF, Gillespy T et al. (1986) Magnetic resonance imaging of musculo-skeletal neoplasmas. Radiol Clin N Amer 24:259–267
6. Scott JA, Rosenthal DI, Brady TJ (1984) Evaluation of musculoskeletal disease with magnetic resonance imaging. Radiol Clin N Amer 22:917–924
7. Vanel D, Paola RD, Contesso G (1987) Magnetic resonance imaging in musculo-skeletal primary malignant tumors. In: Kressel HY (ed) Magnetic resonance annual 1987. Raven Press, New York, pp 237–261
8. Zimmer WD, Berquist TH, Mc Leod RA et al. (1985) Bone tumors: magnetic resonance imaging versus computed tomography. Radiology 155:709–718

Kernspintomographische und szintigraphische Knochenmarkuntersuchungen bei malignen Lymphomen

A. Linden, A. Widding, J. Smolorz, M. Franke, W. Waters,
V. Diehl, H. Schicha

Ziel der prospektiven Studie ist es, bei primär extramedullären malignen Lymphomerkrankungen funktionelle Veränderungen des Knochenmarks szintigraphisch zu erfassen sowie gleichzeitig morphologische Veränderungen anhand des Signalverhaltens in der Kernspintomographie.

Die Ganzkörperszintigraphie wurde per Gammakamera mit rechnergestützter Auswertung nach i.v.-Gabe eines mit ^{99m}Tc-markierten Mikrokolloids der Fa. Solco durchgeführt, während die kernspintomographische Untersuchung der Lumbosakralregion, des Beckens, der Femura sowie wahlweise anderer befallener Körperareale mit Hilfe eines 1,5-Tesla-Gerätes der Fa. Philips im T1-gewichteten Spinechoverfahren erfolgte. Bei Relaxationszeiten von 450–500 ms und einer Echozeit von 30 ms wurden in einer Untersuchung 16 Schichten von je 8 mm Dicke aquiriert. Schnelle bildgebende Verfahren in Fast-field-echo-Technik mit unterschiedlichen Flipwinkeln standen ebenfalls zur Verfügung, wobei ihr zusätzlicher Einsatz in der Femurregion bevorzugt wurde.

Bei Normalpersonen zeigt die szintigraphische Darstellung nach Phagozytose des Mikrokolloids eine überwiegende Deposition im retikuloendothelialen System (RES) von Leber und Milz, während nur etwa 5% im RES des Knochenmarkraumes abgelagert werden, der etwa dem Verteilungsraum des hämatopoetischen Systems entspricht. Zur Darstellung kommen somit Schädel, Stammskelett, proximaler Humerus und das proximale Femurdrittel (Abb. 1).

Kernspintomographisch erscheint der Knochenmarkraum des Femurs mit etwa gleicher Signalintensität wie subkutanes Fettgewebe, während Becken und Lumbosakralregion entsprechend ihrem geringeren Fettgehalt eine etwas niedrigere Signalintensität aufweisen.

Die szintigraphischen Befunde bei Patienten mit malignem Lymphom reichen von einer normalen Darstellung des Knochenmark-RES-Raumes bis zu einer intensiven Ausbreitung bis in den Fußbereich und umfassen ferner umschriebene Anreicherungen und Aussparungen sowie langstreckige Minderbelegungen und inhomogene Anreicherungen.

Eine Beziehung zum Malignitätsgrad der Erkrankung findet sich in der szintigraphischen Darstellung nicht. Darüber hinaus sind die Veränderungen unspezifisch, d. h. sie finden sich auch bei myeloproliferativen Erkrankungen, nach hochdosierter Radiojodtherapie sowie bei Mastozytosepatienten und Patienten mit HIV-Infektion.

Die kernspintomographische Knochenmarkdarstellung zeigt bei Patienten mit malignen Lymphomen neben unauffälligen Befunden mit homogen hoher Signalintensität grob- bis feinfleckige Signalabschwächungen, diffuse oder um-

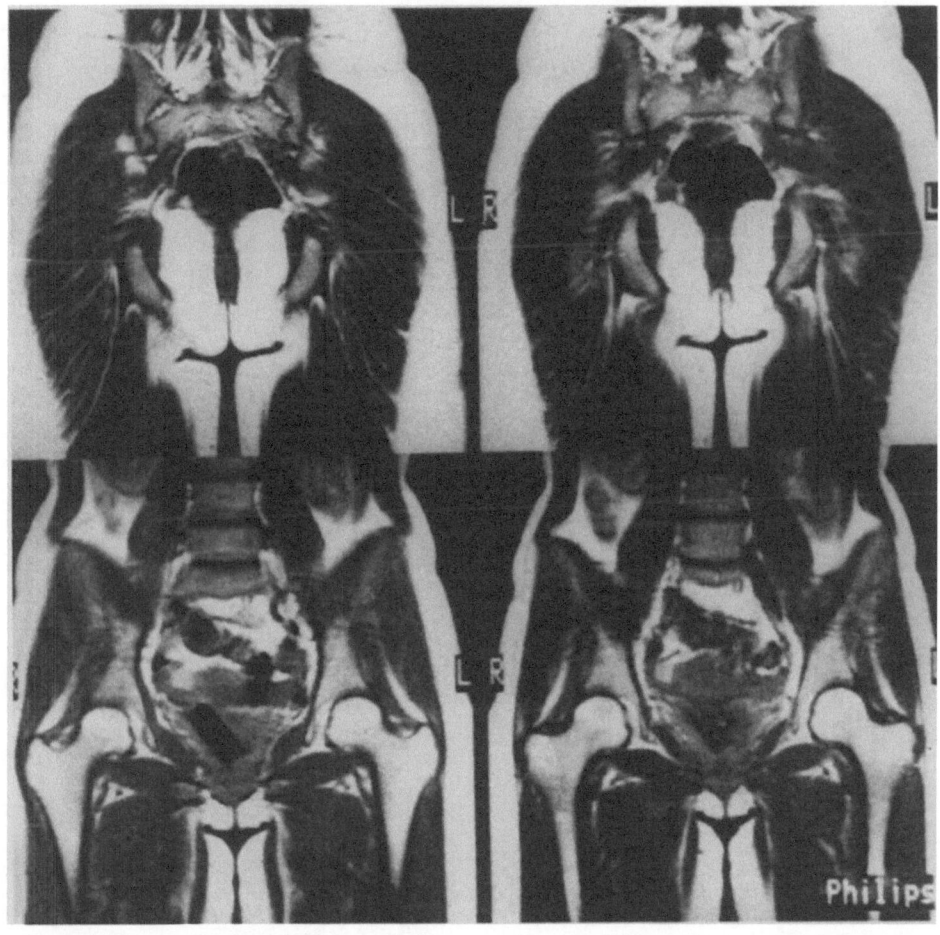

Abb. 1 a

Abb. 1 a, b. Normale Darstellung des Knochenmarkes in der Kernspintomographie (**a**) und in der Knochenmarkszintigraphie (**b**)

schriebene Signalminderungen. Die Veränderungen nehmen in der Regel zentrifugal ab und sparen die Femurepiphysen weitgehend aus (Abb. 2 und 3).

Szintigraphisch unauffällige Befunde ergaben sich bei etwa 15% der Lymphompatienten, ebenso wie in der Kernspintomographie. Die zum Teil schwierige Entscheidung, ob bei szintigraphisch oder kernspintomographisch positiven Befunden diffuse Veränderungen dominieren oder lokale Inhomogenitäten, führt zwar in der Mehrzahl zu übereinstimmenden Beurteilungen, weist jedoch eine größere Anzahl differenter Interpretationen auf (Tabelle 1). Insgesamt wurden diffuse Veränderungen jedoch häufiger gesehen als Herdbefunde. Die Bestimmung der Relaxationszeiten enttäuschte, da nur wenige Herde eine signifikante T1-Verlängerung aufwiesen, und zwar nur bei Patienten mit bereits deutlich sicht-

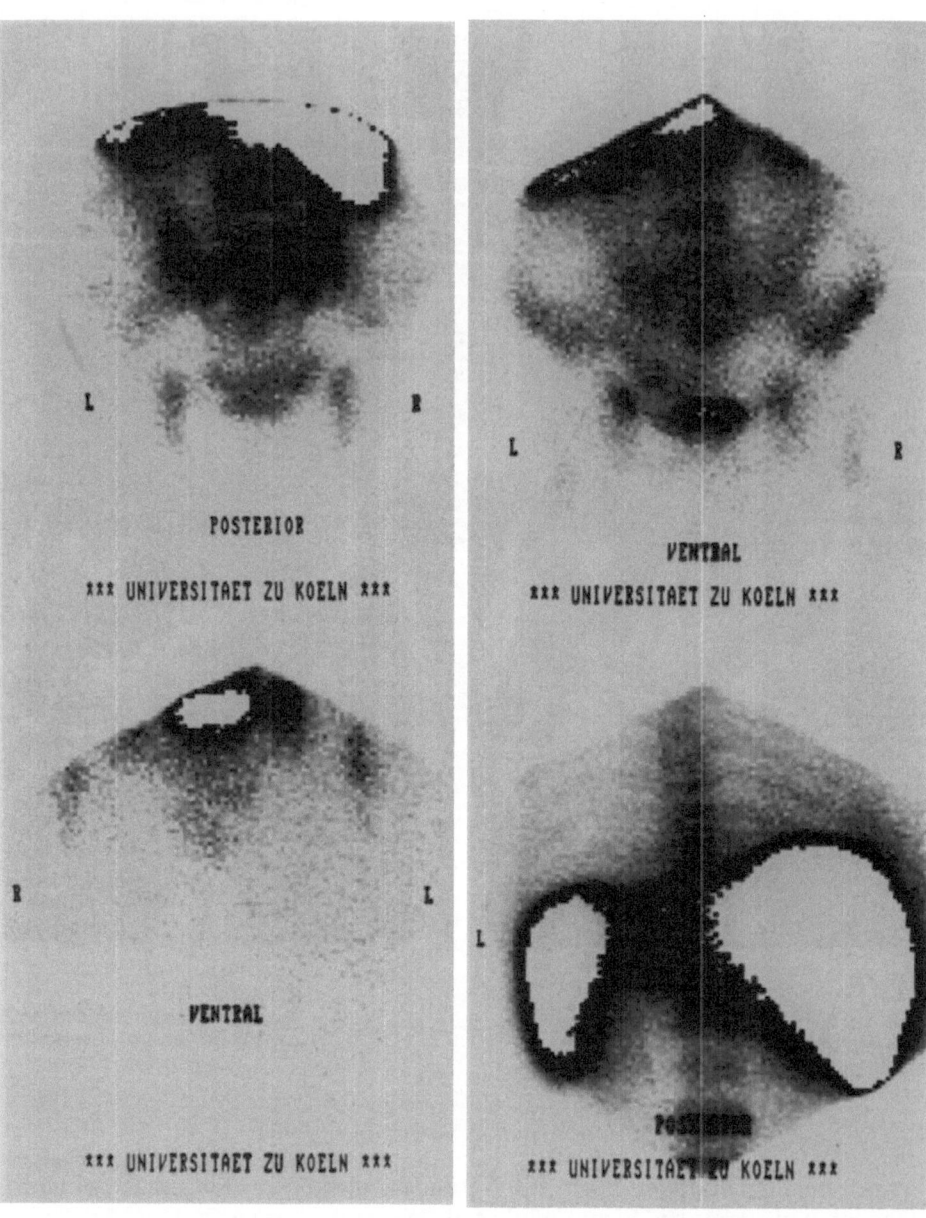

Abb. 1 b

barem Signalabfall, während die Mehrzahl im Streubereich der Norm lag. Eine mögliche Ursache hierfür könnten Partialvolumeneffekte von normalem und verändertem Knochenmarkgewebe sein. Signifikante T2-Verlängerungen wurden nicht beobachtet.

Auch eine Zuordnung zu Art oder Ausprägung des Lymphombefalls war nicht möglich.

524

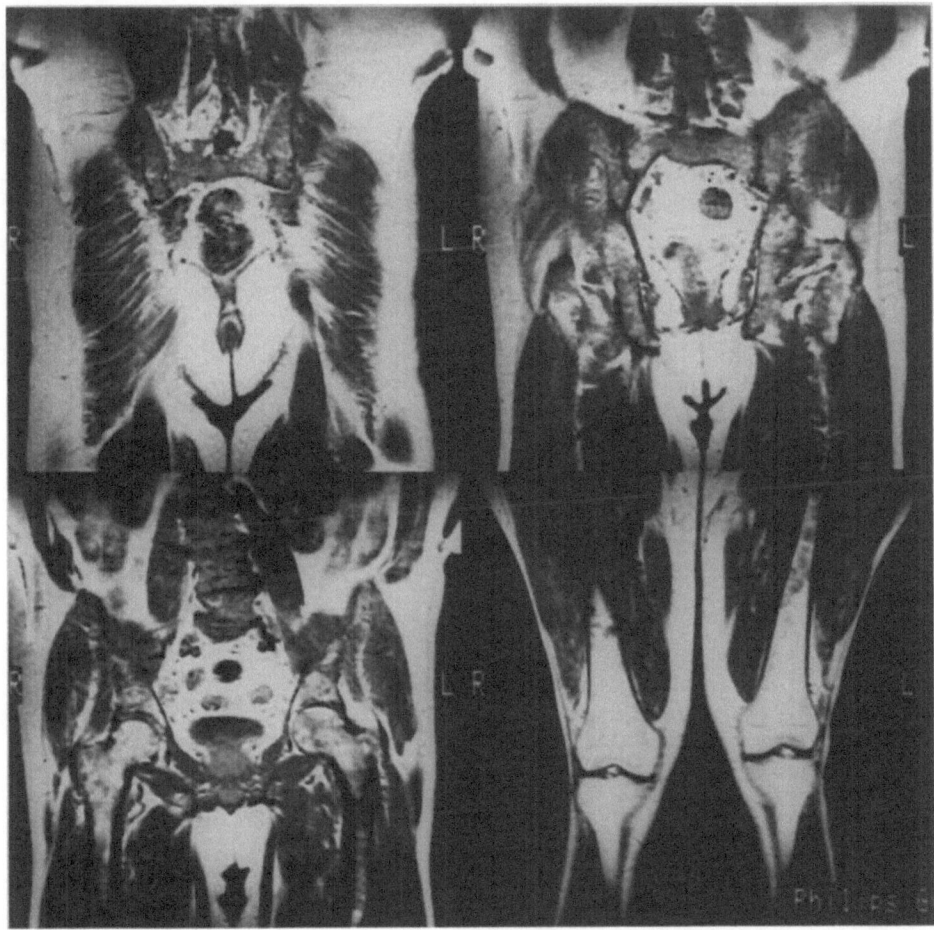

Abb. 2 a

Abb. 2 a, b. Umschriebene Signalabschwächungen des Knochenmarkes in der Kernspinto-mographie (**a**) sowie inhomogene Ausdehnung der Radionuklidbelegung in der Knochen-markszintigraphie (**b**) bei hochmalignem Non-Hodgkin-Lymphom

Tabelle 1. Vergleich von kernspintomographischen und szintigraphischen Knochenmark-untersuchungen bei Patienten mit malignen Lymphozymen

n = 102	Knochenmarkszintigramm		
	0	1	2
NMR			
0	18	10	0
1	9	22	2
2	1	16	24

0 = Szintigraphisch/kernspintomographisch unauffälliger Befund
1 = Szintigraphisch/kernspintomographisch diffuse Veränderungen
2 = Szintigraphisch/kernspintomographisch lokale Veränderungen

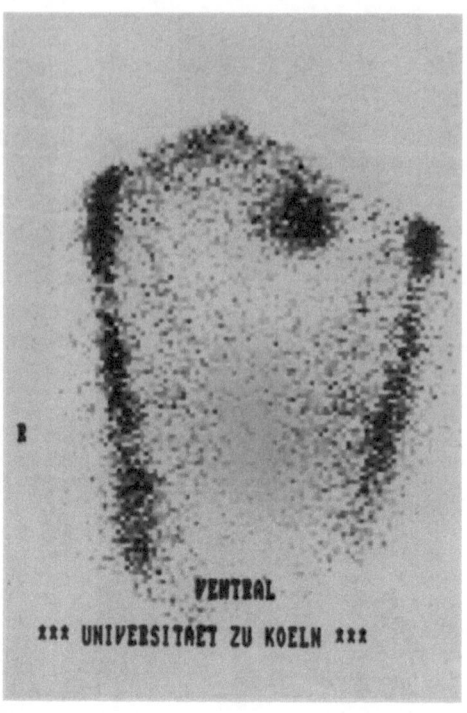

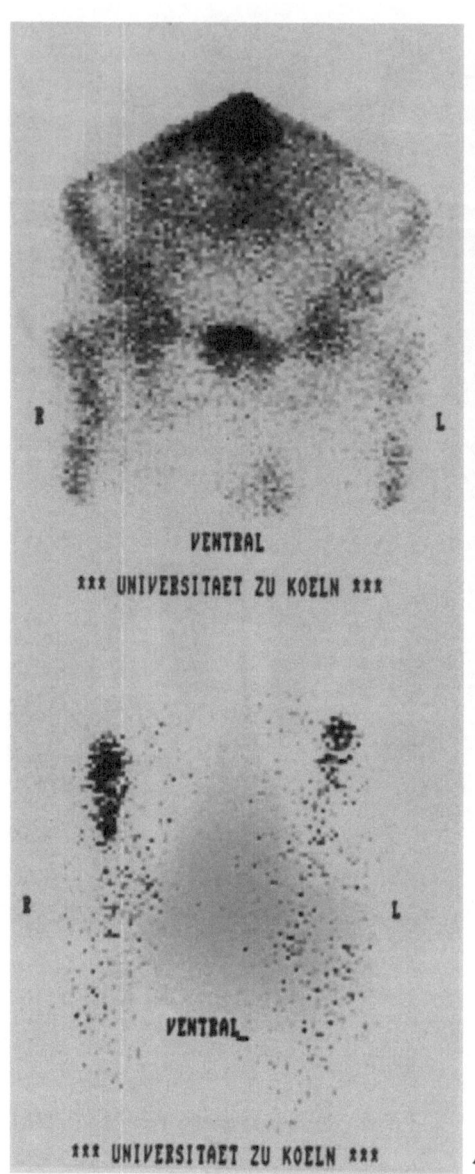

VENTRAL
*** UNIVERSITAET ZU KOELN ***

VENTRAL
*** UNIVERSITAET ZU KOELN ***

VENTRAL
*** UNIVERSITAET ZU KOELN ***

Abb. 2 b

Ein Vergleich mit den histologischen Befunden der Knochenmarkbiopsie, die als Beckenkammbiopsie in einem Zeitraum von 3 Wochen vor oder nach Szintigraphie und Kernspintomographie durchgeführt wurde, ergab folgende Ergebnisse (Tabelle 2): Unauffällige histologische Befunde waren so selten, daß eine statistische Interpretation nicht sinnvoll erscheint. Bei reaktiven Veränderungen, d. h. ohne sicheren Befall des Knochenmarkes im Sinne der Grunderkrankung, waren diffuse szintigraphische und kernspintomographische Veränderungen et-

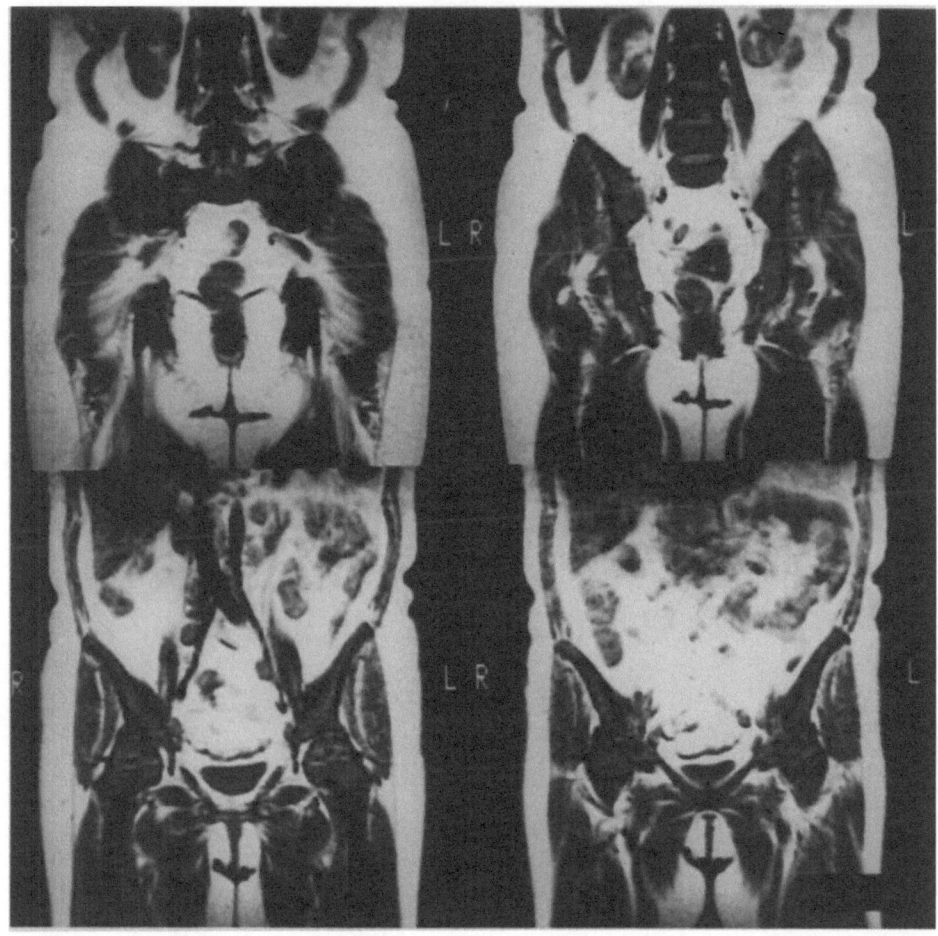

Abb. 3 a

Abb. 3 a, b. Diffuse Signalabschwächung des Knochenmarkes in der Kernspintomographie (**a**) sowie homogene Ausdehnung der Radionuklidbelegung in der Knochenmarkszintigraphie (**b**) bei niedrig malignem Non-Hodgkin-Lymphom

wa gleich häufig vertreten wie Herdbefunde. In diese Gruppe fallen auch die wenigen szintigraphisch und kernspintomographisch unauffälligen Befunde.

Bei einem histologisch gesicherten Befall dominierten umschriebene Veränderungen, falsch-negative Ergebnisse waren eine Rarität und kamen in Kombination von Szintigraphie und Kernspintomographie bislang noch nie vor.

Bei Erstuntersuchungen vor Therapiebeginn wurden mit beiden Untersuchungsmethoden überwiegend diffuse Veränderungen gesehen.

Lediglich bei histologisch nachgewiesener Tumorinfiltration wurde eine größere Anzahl von Herdbefunden gesehen, und zwar szintigraphisch häufiger als kernspintomographisch (Tabelle 3).

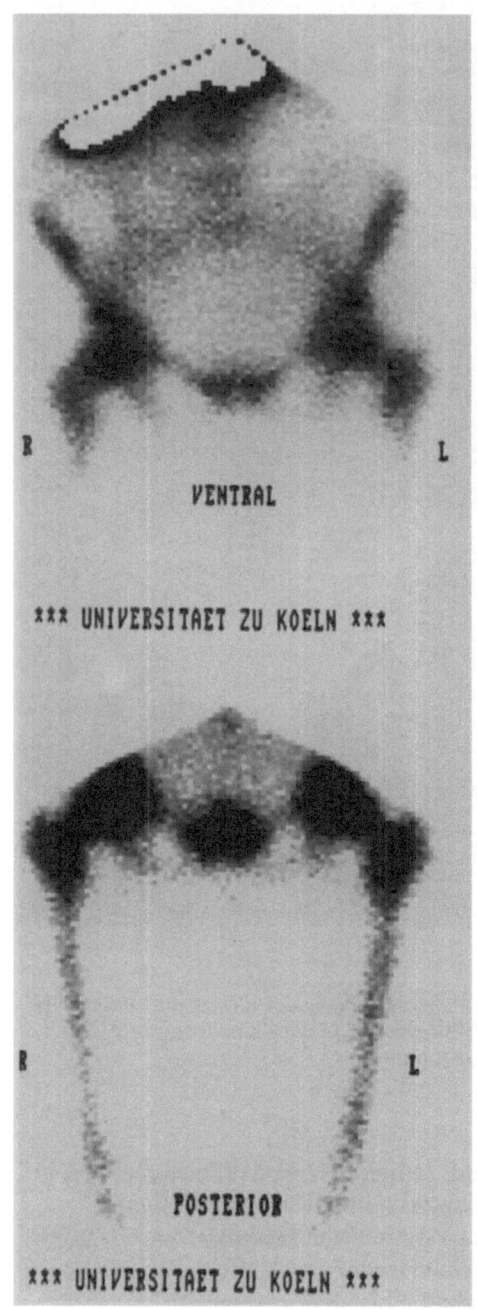

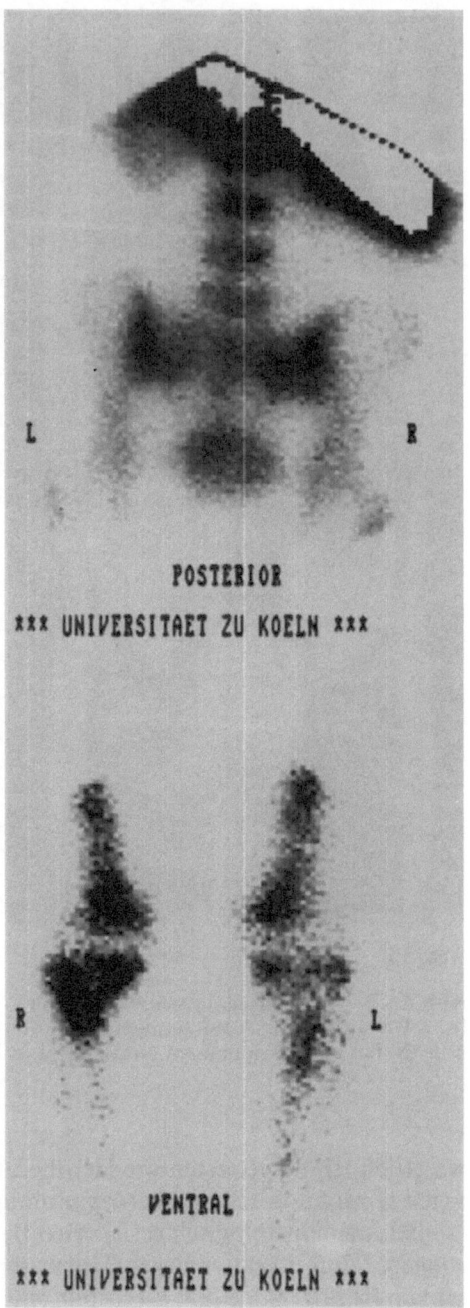

VENTRAL

*** UNIVERSITAET ZU KOELN ***

POSTERIOR

*** UNIVERSITAET ZU KOELN ***

POSTERIOR

*** UNIVERSITAET ZU KOELN ***

VENTRAL

*** UNIVERSITAET ZU KOELN ***

Abb. 3b

528

Tabelle 2. Vergleich von kernspintomographischen und szintigraphischen Knochenmark-untersuchungen bei Patienten mit malignen Lymphomen und unterschiedlichen Becken-kammbiopsien

	Knochenmarkbiopsie								
	Unauffälliger Befund Knochenmark-szintigramm			Reakt. Veränderungen Knochenmark-szintigramm			Befall i. S. der Erkrankung Knochenmark-szintigramm		
	0	1	2	0	1	2	0	1	2
NMR									
0	6	0	0	8	9	0	0	0	0
1	1	3	0	3	11	1	1	4	0
2	0	0	1	0	5	10	0	9	8

0 = unauff. Befund, 1 = diffuse Veränderungen, 2 = lokale Veränderung

Tabelle 3. Erstuntersuchungen vor Therapie bei unterschiedlichen Beckenkammbiopsien

	Knochenmarkbiopsie								
	Unauffälliger Befund Knochenmark-szintigramm			Reakt. Veränderungen Knochenmark-szintigramm			Befall i. S. der Erkrankung Knochenmark-szintigramm		
	0	1	2	0	1	2	0	1	2
0	4	0	0	2	4	0	0	0	0
1	0	0	0	2	4	0	0	3	4
2	0	0	0	0	2	1	0	1	1

0 = unauff. Befund, 1 = diffuse Veränderungen, 2 = lokale Veränderungen

Tabelle 4. Vergleich von kernspintomographischen und szintigraphischen Knochenmark-untersuchungen bei verschiedenen malignen Lymphomen

	M. Hodgkin Knochenmark-szintigramm			Non-Hodgkin-Lymphom niedrig maligne Knochenmark-szintigramm			Non-Hodgkin-Lymphom hoch maligne Knochenmark-szintigramm			Plasmozytom Knochenmark-szintigramm		
	0	1	2	0	1	2	0	1	2	0	1	2
NMR												
0	5	2	0	6	2	0	0	2	0	0	0	0
1	1	7	2	5	6	0	1	7	5	1	0	0
2	0	5	7	1	6	7	0	1	1	0	3	2

0 = unauff. Befund, 1 = diffuse Veränderung, 2 = lokale Veränderung

Die Untersuchung nach der Art der Grunderkrankung (Hodgkin-Lymphom, niedrigmalignes Non-Hodgkin-Lymphom, hochmalignes Non-Hodgkin-Lymphom und Plasmozytom) ergab keine Bevorzugung von diffusen Veränderungen oder Herdbefall (Tabelle 4). Szintigraphisch oder kernspintomographisch unauffällige Befunde wurden am häufigsten bei niedrig malignen Non-Hodgkin-Lymphomen und Hodgkin-Lymphomen beobachtet, seltener bei hochmalignen Non-Hodgkin-Lymphomen und bislang nie bei Plasmozytomen. Bei der Kombination von szintigraphisch und kernspintomographisch unauffälligen Befunden fand sich bisher auch in der Gruppe der hochmalignen Non-Hodgkin-Lymphome kein falsch-negativer Befund.

Zusammenfassend kann gesagt werden, daß die knochenmarkszintigraphische und die kernspintomographische Knochenmarkdarstellung mit einer Häufigkeit von je etwa 85% Knochenmarkveränderungen bei Patienten mit malignen Lymphomen erfassen, auch wenn bei der Mehrzahl von ihnen histologisch noch kein sicherer Befall im Sinne der Grunderkrankung festzustellen ist, sondern lediglich reaktive Veränderungen.

Diagnostische Strategie in der Stadieneinteilung maligner Lymphome (Computertomographie, schnelle Sequenz-CT und Kernspintomographie)

J. Pirschel

In der Stadieneinteilung maligner Lymphome werden die konventionellen röntgendiagnostischen Verfahren heute durch Sonographie, Computertomographie und Kernspintomographie erweitert. Als nichtinvasive Methoden haben sie frühere Untersuchungsverfahren abgelöst und einen deutlichen Wandel des diagnostischen Procedere bewirkt.

Computertomographie

In der Diagnostik des Thoraxraumes und des Mediastinums stellt die Übersichtsaufnahme mit Schicht nach wie vor eine einfache, rasche und billige Untersuchungsmethode dar. Bei typischen Veränderungen wie der schornsteinförmigen Verbreiterung des Mediastinums bei Jugendlichen läßt sich bereits aufgrund der Übersichtsaufnahme das Vorliegen eines Morbus Hodgkin vermuten. Computertomographisch können bereits kleine Lymphknoten erfaßt werden, so daß die CT heute oftmals direkt im Anschluß an die Übersichtsaufnahme ohne zusätzliche konventionelle Tomographie durchgeführt wird. Mit der hochauflösenden CT lassen sich außerdem die Axillen, die obere Thoraxapertur, die Lungenhili und die Lunge optimal untersuchen [1]. Mit den überlagerungsfreien axialen Schnittbildern der CT lassen sich im Thoraxbereich Informationen gewinnen, die in bis zu 60% der Fälle zu einer Änderung des therapeutischen Procedere Anlaß geben können. Dabei sind folgende Möglichkeiten der verbesserten Diagnostik von Bedeutung:

1. Der verbesserte Nachweis mediastinaler und hilärer Lymphome: Die konventionelle Tomographie besitzt ihre größte Sensitivität bei der Lokalisation der Lymphome entlang des Tracheobronchialbaumes. Im CT gesicherte paratracheale Lymphome werden konventionell-tomographisch in nur 89% erkannt, die Sensitivität der Methode nimmt mit zunehmender Entfernung von Luftwegen ab. Im Hilusbereich ist die moderne CT bei ausgefeilter Untersuchungstechnik der konventionellen Hilustomographie ebenbürtig bzw. eher überlegen.

2. Die Ausdehnung tief axillärer, infraklavikulärer und subskapulärer Lymphome und Weichteilmanifestationen kann palpatorisch häufig nicht erkannt werden. Diese anatomisch schwierigen Regionen sind der Computertomographie gut zugänglich. Nach intravenöser Gabe eines Kontrastmittels lassen sich

auch Gefäßummauerungen, Gefäßeinbrüche, Venenthrombosen und Kollateralkreisläufe besser darstellen.

3. Die Diagnostik der Perikardinfiltration und die Erkennung der Tumorausdehnung entlang der vorderen Thoraxwand sind spezifisch computertomographische Diagnosen.

4. Der Nachweis von intrapulmonalen Manifestationen mit insbesondere Lokalisation in den kostophrenischen Winkeln wird verbessert.

5. Mittels der CT können gegenüber der konventionellen Röntgendiagnostik wesentlich häufiger pleurale Manifestationen maligner Lymphome nachgewiesen werden. Mit der CT lassen sich auch die häufigen Pleuraergüsse bereits bei geringer Größe nachweisen, allerdings erlaubt die Densitometrie keinen Hinweis auf die Zusammensetzung und damit die Ätiologie dieser Ergüsse.

Die wesentlichste Änderung des diagnostischen Procedere hat mit der Etablierung von Sonographie und CT die Abklärung des Abdominal- und Retroperitonealraumes erfahren. Während zum Nachweis eines retroperitonealen Lymphknotenbefalles bislang immer die Lymphographie erforderlich war, ist diese in der Diagnostik vergrößerter Lymphknoten durch Sonographie und CT abgelöst worden, sie ist bei klinischem Verdacht auf ein malignes Lymphom nur noch in der Beurteilung der Architektur sonographisch und computertomographisch normal großer Lymphknoten notwendig. Gleichzeitig kann eine eventuelle Beteiligung abdominaler Organe und damit ein Stadium IV nachgewiesen bzw. ausgeschlossen werden. Nachteilig vermögen Sonographie, CT und MR nicht zwischen chronischer Entzündung, reaktiver Hyperplasie und einem Lymphknotenbefall bei einer malignen Systemerkrankung bzw. einem metastatischen Befall anderer Primärtumoren zu unterscheiden. Auch ist die Strukturveränderung eines metastatisch oder systemisch befallenen, normal großen Lymphknotens weder sonographisch, computertomographisch und kernspintomographisch faßbar und bleibt weiterhin die Domäne der Lymphographie, eingeschränkt auf die darstellbaren Lymphknotengruppen. Trotz dieser Nachteile stehen Sonographie und CT im gestuften Einsatz bildgebender Verfahren unbestritten an erster Stelle. Durch den kombinierten Einsatz beider Verfahren hat sich gerade bei der Stadieneinteilung von Systemerkrankungen die Zahl der Lymphographien erheblich reduziert. Mittels Sonographie und CT wird in erhöhtem Ausmaß und erhöhter Treffsicherheit auch ein extranodaler Befall von Weichteilen und Organen nachweisbar [5, 8].

In der Leber ist die mikronoduläre Form der malignen Lymphome mit diffuser Verteilung der Infiltrate im Leberparenchym in der Regel mit bildgebenden Verfahren nicht nachweisbar. Lediglich größere Herde können in der nativen CT als unscharf begrenzte, gering hypodense Areale mit ca. 30–45 HU abgegrenzt werden. Die makronodulären Herdbildungen der Hodgkin- oder NHL-Manifestationen sind weder gegeneinander noch von Metastasen anderer Primärtumoren oder den herdförmigen Infiltrationen hämatologischer Systemerkrankungen zu differenzieren. Der Milzbefall bei malignen Lymphomen ist häufig mit einer Splenomegalie verbunden, jedoch schließt eine normale Milzgröße einen solchen nicht aus. Umschriebene Infiltrationen sind im Nativbild auch bei enger Fensterwahl nur in etwa 10% der Patienten als hypodense rundliche Areale mit einer Dichte von 35–40 HU abgrenzbar. Wie in der Leber sind die hypodensen nodulären Milzinfiltrate maligner Lymphome differentialdiagnostisch nicht von umschriebenen Abszeßbildungen, Infarzierungen oder der seltenen Metastasierung anderer Tumoren sowie den Infiltrationen bei hämatologischen Systemerkrankungen und bei Morbus Boeck abzugrenzen.

Schnelle Sequenz-CT

Als andere Möglichkeit der Darstellung bietet sich die Sequenz-CT mit einer bolusmäßigen Injektion von nierengängigem Kontrastmittel und schnellen Scanrepititionszeiten an [6]. Diese Kombination mit konsekutiv hoher Dichte- und Ortsauflösung erlaubt die Erkennbarkeit auch kleiner Lymphomherde um 5 mm Durchmesser. Während in der Leber Lymphomherde fast immer zum selben Zeitpunkt nach der KM-Injektion erkennbar sind, werden diese in der Milz zu variablen Zeitpunkten und mit unterschiedlicher Dauer sichtbar.

Auch in der Leber läßt die dynamische CT umschriebene Lymphomherde besser abgrenzen. Kleine Herde werden hier manchmal erst im Verlauf der dynamischen Serie sichtbar. Da umschriebene Lymphomherde meist hypovaskularisiert sind, ist der Kontrast zwischen den Herdbefunden und dem Leberparenchym während des ausgeprägten Dichteanstiegs der Leber, also ca. 45–50 s nach Bolusgabe am größten. Non-Hodgkin-Lymphome der Leber zeigen zum Teil eine ausgeprägte Hypervaskularisation und heben sich in der arteriellen Phase hyperdens vom Parenchym ab. Sowohl die native als auch die dynamische CT sind bei einem umschriebenen Lymphombefall der Leber unspezifisch. Von wenig vaskularisierten Metastasen können sie nicht differenziert werden, hypervaskularisierte Infiltrationen bei NHL sind gegenüber primären Lebertumoren nicht eindeutig abzugrenzen. Auch die Zeit-Dichte-Kurven mit Abflachung des Maximums, einer mäßigen Verspätung der Maximumszeit und einem flachen Kurvenabfall sind unspezifisch und werden bei der diffusen Leberverfettung wie auch bei anderen diffusen Infiltrationen hämatologischer Erkrankungen, beim Morbus Boeck und bei portaler Hypertension bei Zirrhose gefunden.

Kernspintomographie

Für eine suffiziente Anwendung der MR im Thoraxbereich sind Spezifikationen erforderlich, um Bewegungsunschärfen zu eliminieren. Störungen des Bildaufbaus durch Herzbewegungen oder Pulsationen der großen Gefäße lassen sich durch EKG-Triggerung ausschalten. Als Alternative zu den Atemgating-Techniken erlauben heute schnelle Sequenzmessungen in Atemstillstand Meßzeiten um 10 s pro Schicht.

Gegenüber dem sowohl in T1- wie auch T2-gewichteten Bildern signalintensivem Fettgewebe und der konstant signalärmeren Muskulatur zeigt lymphatisches Gewebe mittlere Signalintensitäten, so daß seitens des Kontrastes günstige Voraussetzungen für die Identifizierung auch normal großer Lymphknoten bestehen. Als weiterer Vorteil gegenüber der CT ist die Darstellung in beliebigen Raumebenen möglich. So sind für die sichere Abklärung von Prozessen im Bereich des aortopulmonalen Fensters und der Hili koronare Schnitte besonders hilfreich. Eine zusätzliche sagittale Schnittführung empfiehlt sich für die gezielte Beurteilung der retrosternalen und prätrachealen Lymphknotengruppen [4].

Leider kann auch die MR nicht zwischen entzündlich oder neoplastisch-infiltrativ vergrößerten Lymphomen unterscheiden. Den Vorteilen der MR mit der Wahl beliebiger Raumebenen, der besseren Weichteildifferenzierung sowie der besseren Abgrenzung vaskulärer Strukturen vor allem im Hilusbereich, der fehlenden Invasivität und der fehlenden Strahlenbelastung stehen die Vorteile der CT mit höherer räumlicher Auflösung, besserer Beurteilbarkeit bronchialer Strukturen und kürzeren Meßzeiten gegenüber.

Während die mehrfache Gewinnung des Bildes mit entsprechender Verlängerung der Meßzeit und anschließender arithmetischer Mittelung bei Niederfeldmagneten bis 0,5 Tesla die Methode der Wahl ist, deutet sich auch im Abdominalbereich mit der Entwicklung schneller Sequenzen für Hochfeldmagneten untersuchungstechnisch eine elegante Lösung an, welche bei kurzen Meßzeiten eine Untersuchung in Atemstillstand erlaubt [7].

Auch mittels MR ist eine diffuse Infiltration von Leber und Milz nicht erkennbar, lediglich als indirekte Zeichen der Vergrößerung der Organe leicht zu diagnostizieren.

Auffällig ist die unterschiedliche Darstellung herdförmiger lymphatischer Infiltrate in Leber und Milz. Unabhängig vom histologischen Befund werden alle Milzinfiltrationen signalärmer, alle Leberinfiltrationen signalintensiver als die Umgebung abgebildet. Insgesamt jedoch lassen die untersuchten Läsionen bei Leber und Milz ähnliche Signalverläufe erkennen, ohne daß artspezifische Hinweise erkennbar wären. Der beste Kontrast zwischen fokalen Läsionen und Leber zeigt sich für Metastasen, Hämangiome und lymphatischen Infiltrationen bei kleinen Pulswinkeln, während lymphatische Infiltrationen der Milz bei kleinen und mittleren Pulswinkeln am besten dargestellt werden [2]. Damit ist ein Beitrag der Kernspintomographie zur Differentialdiagnose von herdförmigen Leber- oder Milzveränderungen zum gegenwärtigen Zeitpunkt nicht möglich und erscheint auch nicht unbedingt erforderlich, da herdförmige Leber- und Milzveränderungen einer sorgfältigen sonographischen Untersuchungstechnik zugänglich sind [3, 8].

Zusammenfassung

Als bewährte Untersuchungsmethoden in der Stadieneinteilung maligner Lymphome erbringen Sonographie und CT einen beträchtlichen Anteil der diagnostischen Information. Gegenüber der nur im Weichteilbereich anwendbaren Sonographie besticht die CT durch einen herausragenden anatomischen Überblick, höhere räumliche und Detailauflösung sowie ihre Anwendbarkeit am gesamten Körper. Die MR stellt heute, da sich mittels Sonographie und CT viele Fragestellungen kompetent im Vorfeld lösen lassen, ein ergänzendes Verfahren dar, welches bei speziellen Fragestellungen oder unklaren CT-Befunden sinnvoll eingesetzt werden kann.

Literatur

1. Bautz W (1986) Computertomographische Diagnostik maligner Lymphome des Thorax. In: Pirschel J, Hübener K-H (Hrsg) Radiologische Diagnostik und Strahlentherapie maligner Lymphome. Thieme, Stuttgart, S 95–110
2. Griebel J, Hess CF, Kurtz B, Klose U, Küper K (1987) Erste Ergebnisse in der Diagnostik fokaler Leber- und Milzläsionen mittels Gradientenechosequenzen. RÖFO 146:18–23
3. Hess CF, Grodd W, Kurtz B, Jähde E (1987) Fokale Veränderungen der Milz. Sonomorphologische Charakteristika und ihre klinische Bedeutung. RÖFO 146:178–184
4. König H (1986) Kernspintomographische Diagnostik mediastinaler Lymphome. In: Pirschel J, Hübener K-H (Hrsg) Radiologische Diagnostik und Strahlentherapie maliger Lymphome. Thieme, Stuttgart, S 157–166
5. Kurtz B, Pirschel J (1986) Computertomographische Diagnostik maligner Lymphome des Abdomens. In: Pirschel J, Hübener K-H (Hrsg) Radiologische Diagnostik und Strahlentherapie maligner Lymphome. Thieme, Stuttgart, S 111–128
6. Kurtz B, Pirschel J (1986) Dynamische Computertomographie in der Lymphomdiagnostik von Leber und Milz. In: Pirschel J, Hübener K-H (Hrsg) Radiologische Diagnostik und Strahlentherapie maligner Lymphome. Thieme, Stuttgart, S 129–140
7. Küper K, Griebel J (1986) Kernspintomographische Diagnostik abdomineller Manifestationen maligner Lymphome. In: Pirschel J, Hübener K-H (Hrsg) Radiologische Diagnostik und Strahlentherapie maligner Lymphome. Thieme, Stuttgart, S 167–173
8. Pirschel J (1986) Sonographische Diagnostik nodaler und extranodaler Manifestationen maligner Lymphome. In: Pirschel J, Hübener K-H (Hrsg) Radiologische Diagnostik und Strahlentherapie maligner Lymphome. Thieme, Stuttgart, S 63–80

Rationelle Knorpeldiagnostik
mit 3D-MR und Sekundärrekonstruktionstechniken

K. Küper, U. Klose, M. Skalej, H. König

Der hyaline Gelenkknorpel ist mit den konventionellen radiologischen Untersuchungsverfahren direkt nur schlecht darstellbar.

Dies galt auch für die anfängliche kernspintomographische Diagnostik mit Spinechotechniken und Echozeiten, die nur wenig niedriger als 30 ms lagen, da der Knorpel mit seinen sehr kurzen Relaxationszeiten sich in diesem Untersuchungsmode sehr signalarm darstellt.

Mit Schnellbildverfahren, insbesondere mit FLASH-Sequenzen mit einer Repetitionszeit von 50 ms, sehr kurzen Echozeiten von 10 ms und einem Flipwinkel von 30° zeigt die Knorpelsubstanz einen maximalen Kontrast.

Entsprechend der Gelenkfläche, die der Knorpel überzieht, stellt der Knorpel eine vielfach, zum Teil unregelmäßige geformte Fläche dar, die zusätzlich auch noch eine sehr geringe Dicke hat.

Um alle Abschnitte des Gelenkknorpels und die zum Teil sehr kleinen Läsionen sicher und ohne Partialvolumeneffekte beurteilen zu können, wäre für eine lückenlose Erfassung der knorpelüberzogenen Gelenkfläche eine Vielzahl von Schichten möglichst senkrecht zur Knorpeloberfläche erforderlich. Dies bedeutet eine insgesamt lange Untersuchungszeit mit einer Menge an Bildmaterial und entsprechender Untersuchungs- und Befundungszeit.

Zwei Gründe sprechen für die 3D-Technik: Die dünneren Schichten bis hinab zu Bruchteilen von Millimetern und die Möglichkeit, einen isotropen Voxelsatz zu gewinnen, mit dem man Sekundärrekonstruktionen vornehmen kann.

Ergebnis einer 3D Aufnahme ist ein Satz von planparallelen Tomogrammen in einer vorher festlegbaren Richtung. Wählt man den Hardwarezoom derart, daß die Auflösung in der Bildebene und die Schichtdicke gleich sind, resultieren isotrope Voxel, also z. B. Voxel mit einer Kantenlänge von 0,6 mm oder 1 mm in allen 3 Richtungen (Abb. 1).

Aus einem derartigen Datensatz können dann nachträglich die anderen Ebenen durch einfache Rechenoperationen berechnet werden. Bei orthograd aufeinander stehenden Schichten (Abb. 1 a) ist dies durch einfaches Umordnen der Pixel möglich, bei paraxialen Schichten (Abb. 1 b) ist mehr Rechenaufwand erforderlich.

Auf diese Weise kann aus einem 3D-Datensatz nachträglich, also nach Ende der Untersuchung eine beliebige Zahl von Sekundärschichten berechnet werden.

Um die zu untersuchenden Knorpelabschnitte eines Gelenkes lückenlos in optimaler Weise zu erfassen, werden von Gelenk zu Gelenk unterschiedliche, aber fixe Sekundärebenen festgelegt.

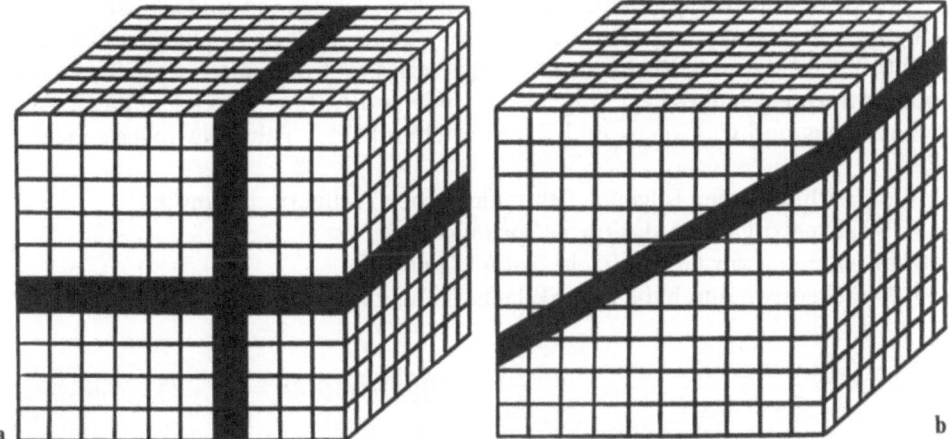

Abb. 1 a, b. Rekonstruktion von Sekundärschnitten aus einem isotropen Voxelsatz (schematisch). **a** Orthograde Sekundärebenen, (**b**) paraxiale Sekundärebenen

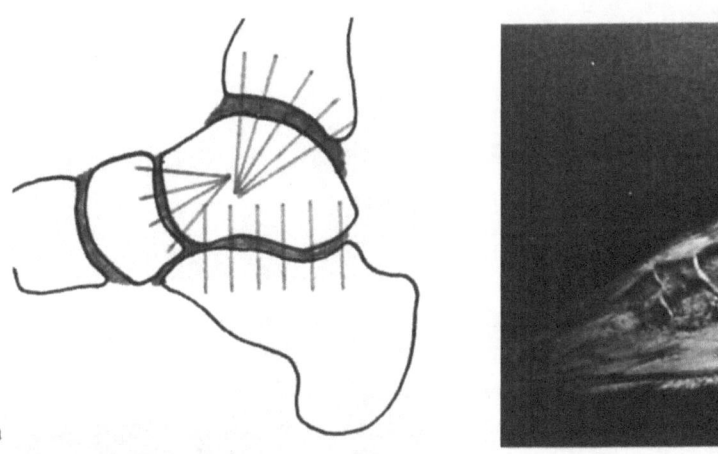

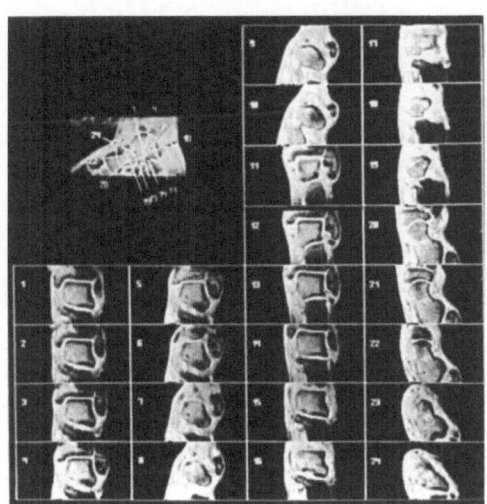

Abb. 2 a–c. Sekundärrekonstruktion des oberen und unteren Sprunggelenks. **a** Lage der Sekundärebenen (*Striche*). **b** Interaktiv eingezeichnete Markierungspunkte zur automatischen Festlegung der Sekundärebenen. **c** Ergebnis der Rekonstruktion auf einem Film. *Links oben* die Übersicht mit den eingezeichneten und numerierten Ebenen

Nach Rekonstruktion eines Übersichtsbildes werden am Bildschirm interaktiv mit dem Markierungsgriffel einige fixe Punkte festgelegt: am Sprunggelenk (Abb. 2) sind dies der Mittelpunkt eines Kreises, auf dem die Gelenkfläche des oberen Sprunggelenkes liegt, ungefähres Ende und Anfang der Gelenkfläche zwischen Talus und Calcaneus und Kreismittelpunkt des Talus-Naviculare-Gelenkes.

Daraufhin werden folgende Sekundärebenen rechnerisch ermittelt:
1– 9 fächerartig durch das obere Sprunggelenk,
10–19 senkrecht zur Gelenkfläche Talus/Calcaneus,
20–24 fächerartig durch die Gelenkfläche Talus/Naviculare.

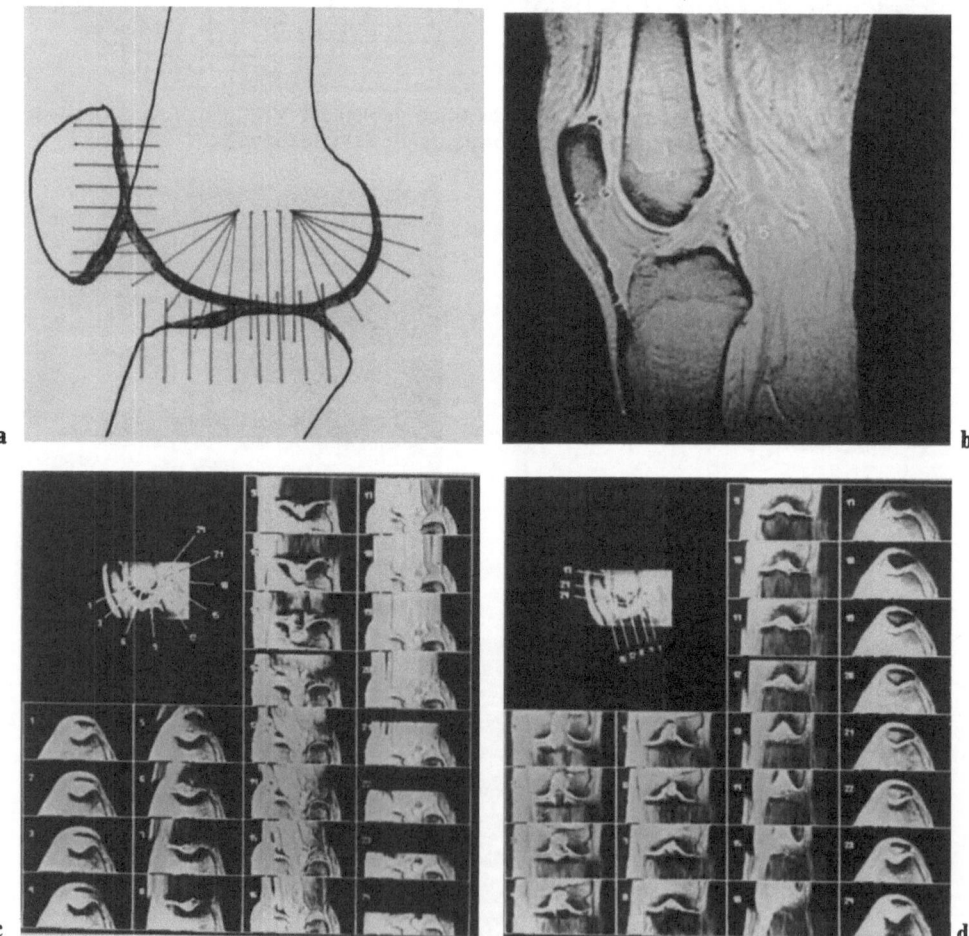

Abb. 3a–d. Sekundärrekonstruktion des Kniegelenkes. **a** Lage der Sekundärebenen (*Striche*). **b** Interaktiv eingezeichnete Markierungspunkte zur automatischen Festlegung der Sekundärebenen. **c** Ergebnis der Rekonstruktion des Kondylenknorpels auf einem Film. *Links oben* im Bild die Übersicht mit den eingezeichneten und numerierten Ebenen. **d** Ergebnis der Rekonstruktion des Knorpels der Tibiakonsole und des Retropatellarknorpels auf einem Film. *Links oben* im Bild die Übersicht mit den eingezeichneten und numerierten Ebenen

538

Im Anschluß daran werden die so festgelegten Sekundärebenen berechnet, und zwar von dem Steuerrechner des Kernspintomographen, also ohne einen zusätzlichen Rechner und bei laufendem Untersuchungsbetrieb. Die Zeit, die dazu benötigt wird, beläuft sich, bei noch nicht ganz optimierter Software, auf 2– 3 min.

Das Ergebnis einer derartigen Sekundärrekonstruktion zeigt Abb. 2c.

Das vollständige Ergebnis ist dann auf einem Bild zusammengefaßt. Eine Übersicht links oben läßt die einzelnen Schnittebenen sicher anatomisch zuordnen.

In entsprechender Weise können Sekundärrekonstruktionen anderer wesentlicher Gelenke angefertigt werden:

Beim Hüftgelenk genügt eine fächerförmige Anordnung der Sekundärschnittebenen. Orientierungspunkte für die automatische Festlegung der Schnittebenen sind dabei der Mittelpunkt des Kopfes und der Beginn der Pfanne.

Beim Kniegelenk liegen die Ebenen jeweils senkrecht zum Knorpelüberzug der Kondylen, zum Tibiaplateau und zur Patellarückseite (Abb. 3). Das Ergebnis ist dabei auf 2 Bildern festgehalten. Bild 1 enthält die Sekundärrekonstruktionsschnitte des Kondylenknorpels (Abb. 3c), Bild 2 den Knorpel des Tibiaplateaus und der Patellarückfläche (Abb. 3d).

Mit der beschriebenen Rekonstruktionstechnik lassen sich auch sehr kleine Knorpelabsprengungen diagnostizieren (Abb. 4).

Daß das Verfahren auch bei kleinen Gelenken einsetzbar ist, zeigt Abb. 5, eine Sekundärrekonstruktion des Kiefergelenkes. Die Schichtdicke für derartig kleine Gelenke beträgt derzeit 0,65 mm.

Lassen sich alle bisher aufgeführten Gelenke relativ gut in der Mitte plazieren, tritt bei den weit außen liegenden Gelenken, z. B. der Schulter oder dem Ellenbogengelenk, bei hohem Zoom ein Problem auf: das Überfalten (Abb. 6a). Da we-

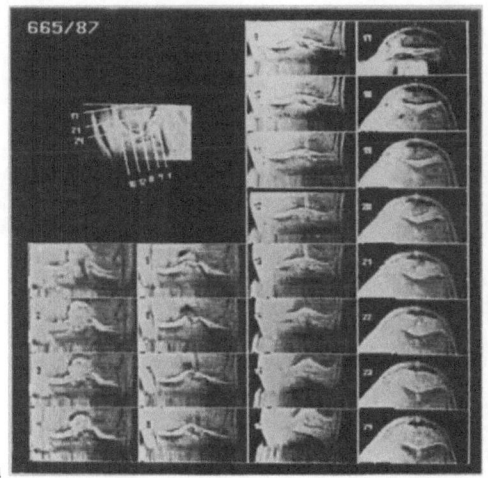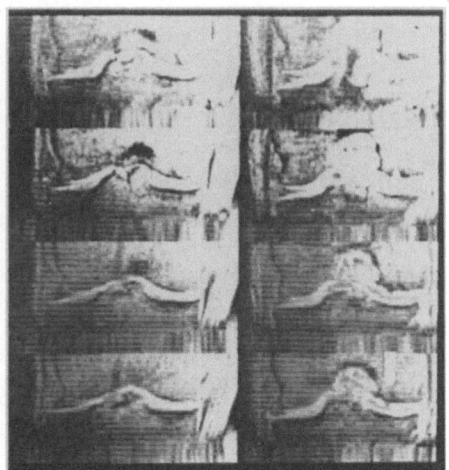

a   b

Abb. 4a, b. Osteochondritis dissecans des Kniegelenks. Kleiner Knorpeldefekt am lateralen Femurkondylus, Größe 2–3 mm. **a** Übersicht. **b** Ausschnittvergrößerung (*Pfeil*: Defekt)

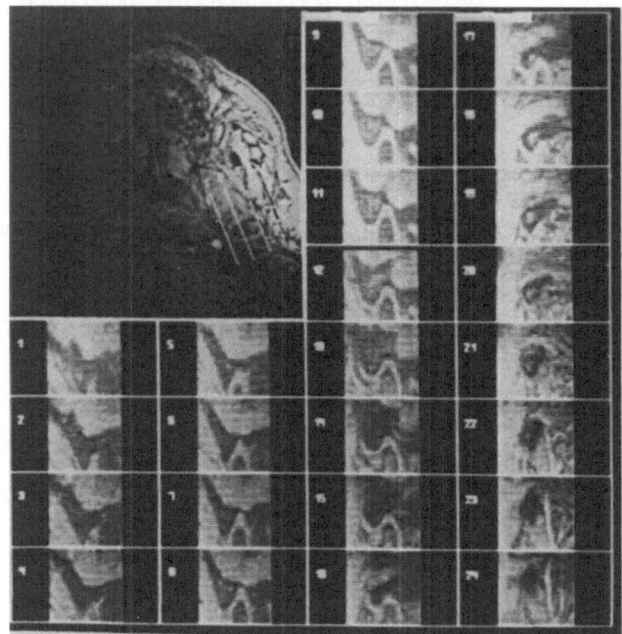

Abb. 5. Sekundärrekonstruktion des Kiefergelenkes, Schichtdicke 0,6 mm, planare Auflösung 0,6 mm

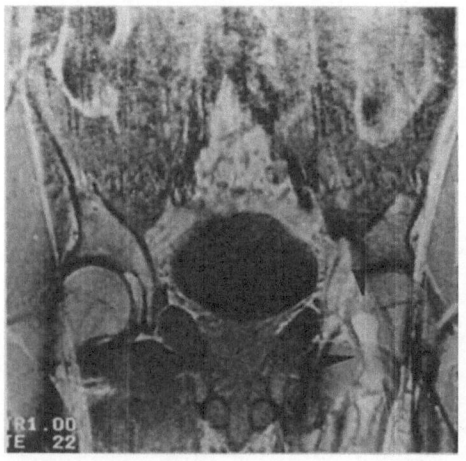
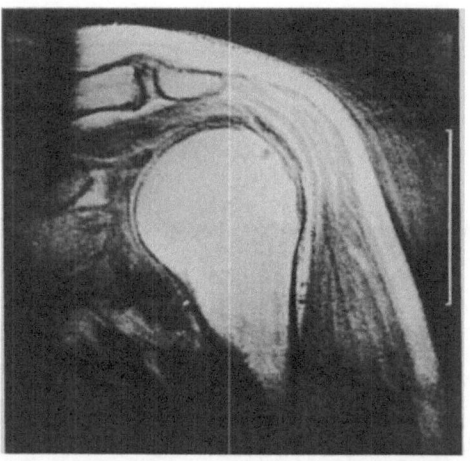

a

b

Abb. 6 a, b. Hochauflösende Zoomtechnik exzentrisch liegender Gelenke mit zusätzlichen Sättigungspulsen. **a** Koronare Schicht in Höhe der Hüftgelenke mit hohem Zoom ohne Sättigungspuls. Überfaltungen über den Hüftgelenken durch die seitlich liegenden Hände (*Pfeile*). **b** Mit Sättigungspuls aufgenommenes Schultergelenk (3facher Zoom, Gesichtsfeld 12,5 cm, planare Auflösung 0,5 mm, keine Überfaltung)

gen der erforderlichen geringen Schichtdicke und der hohen planaren Auflösung ein hoher Zoom notwendig ist, um einen isotropen Voxelsatz zu erhalten, beschreiten wir zur Vermeidung des Overfolding folgenden Weg: Durch einen zusätzlichen Puls wird das Gewebe um das zu untersuchende Gelenk abgesättigt, so daß keine Überfaltungen auftreten. Abbildung 6 b zeigt, daß damit die exzentrisch gelegenen Gelenke ohne Überfaltung abbildbar sind, und daß praktisch nur aus der Gelenkregion Signal empfangen wird.

Zusammenfassung

Mittels 3D-Technik und FLASH-Sequenzen ist es möglich, den Gelenkknorpel optimal darzustellen. Die geschilderten Sekundärrekonstruktionstechniken erlauben eine lückenlose Darstellung aller Knorpelabschnitte frei von Partialvolumeneffekten in einer übersichtlichen Art bei ökonomisch vertretbarer Untersuchungszeit. Durch zusätzliche Anwendung von Sättigungspulsen gelingt es, auch exzentrisch gelegene Gelenke wie Hüftgelenk, Schultergelenk oder Ellenbogengelenk ohne Überfaltungen darzustellen.

Stellenwert der Kernspintomographie in der Kniegelenkdiagnostik im Vergleich zu CT, Sonographie und Arthroskopie

M. Skalej, H. König, M. Lenz, K. Küper

Einleitung

Die diagnostische Wertigkeit der Kernspintomographie (KST) bei Erkrankungen des Kniegelenks ist bereits von vielen Arbeitsgruppen untersucht worden. Übereinstimmend werden dabei von den meisten Untersuchern folgende Eigenschaften als positiv beurteilt:
– die Nichtinvasivität,
– die freie Schichtwahl,
– der gute Weichteilkontrast,
– die Beeinflussung des Kontrastverhaltens ohne KM durch Variation der Meßparameter.

Übereinstimmung besteht ebenfalls in der Beurteilung der negativen Eigenschaften des Verfahrens. Diese sind vor allem:
– das Auflösungsvermögen,
– die lange Untersuchungsdauer,
– die damit verbundenen hohen Kosten.

Da sich die Methode aber immer noch in der Phase einer sehr raschen technischen Weiterentwicklung befindet und die genannten Nachteile nicht grundsätzlicher Natur sind, sondern vom gegenwärtigen technischen Stand bestimmt werden, wurde erneut der Stellenwert des Verfahrens im Vergleich mit anderen Methoden überprüft, wobei versucht wurde, ausgehend von eigenen Erfahrungen und denen anderer Untersucher den Untersuchungsgang für jede Fragestellung unter Ausnutzung der technischen Möglichkeiten zu optimieren.

Patienten und Methode

Bei den untersuchten Patienten lagen überwiegend chronische Gelenkbeschwerden vor, da akute traumatische Läsionen meist direkt der Therapie zugeführt werden und daher für eine vergleichende Studie nicht zur Verfügung stehen.

Es wurden insgesamt 87 Patienten mit der KST untersucht, 30 Patienten wurden sonographiert, 23 Patienten wurden mit der CT untersucht und bei 26 dieser Patienten wurde bis jetzt eine Arthroskopie durchgeführt. Bei 40 Patienten bestand der Verdacht einer Meniskusläsion, bei 10 Patienten eine Arthose, in 7 Fällen eine Arthritis, Knorpeldefekte lagen bei 13 Patienten vor, 2 Patienten wiesen ein Knorpeltransplantat auf, 15 Patienten hatten sonstige Erkrankungen des

Knies, z. B. Baker-Cysten, Tumoren oder einen Gelenkerguß unklarer Genese. In 6 Fällen fand sich kernspintomographisch ein Normalbefund.

Kernspintomographie

Die KST-Untersuchungen wurden mit einem Siemens-Magnetom der Feldstärke 1,5 Tesla durchgeführt. Als Empfangsspule diente eine planare Oberflächenspule, die von medial an das betreffende Knie angelegt wurde.

Es wurden folgende Meßsequenzen angewendet:
- Spinecho: TR = 1 800 ms, TE = 22/90 ms, Schichtdicke 3 mm, sagittal, koronar.
- FLASH: TR = 50 ms, TE = 10 ms, Pulswinkel 10–70°, Schichtdicke 4 mm, sagittal, koronar.
- FLASH-3D: TR = 50 ms, TE = 7–10 ms, Pulswinkel 30°, Schichtdicke 0,8 mm, axial.

CT

Verwendet wurde ein Siemens-Somatom DR-3, nach Anfertigen eines Topogramms Schnittführung parallel zum Tibiaplateau durch entsprechende Gantrykippung; Schichtdicke 2 mm, Vorschub 1 mm, Untersuchung nativ.

Sonographie

Verwendet wurden die Geräte Picker LSC 7000 und Siemens Sonoline XL mit einem 5-MHz-Schallkopf ohne Vorlaufstrecke.

Ergebnisse

Kernspintomographie

Die Spinechosequenz gibt auf dem Spin-Dichte-gewichteten Bild (Abb. 1) einen sehr guten Überblick über sämtliche Strukturen des Kniegelenks bei hervorragendem Weichteilkontrast. Die Menisken erscheinen homogen dunkel, degenerative oder traumatische Meniskusveränderungen erscheinen als Aufhellungen. Der gute Kontrast der Kreuzbänder, die dunkel im Vergleich zum hellen Gewebe der Umgebung erscheinen, ermöglicht das Erkennen von morphologischen Veränderungen.

Das T2-betonte Bild zeigt ein deutlich schlechteres Signal-Rausch-Verhältnis, gut sichtbar sind jedoch entzündliche Veränderungen an den Strukturen des Kniegelenks sowie Ergußbildung.

Die koronare Abbildung ist vor allem bei Erkrankungen des medialen und lateralen Kapselapparates und zur Beurteilung der Intermediärteile beider Menisken notwendig, alle anderen Fragestellungen lassen sich mit Hilfe der Sagittalschnitte beantworten. Die mit einer FLASH-Sequenz erzeugten Bilder (Abb. 2) eignen sich aufgrund des Signalverhaltens hervorragend zur Knorpeldiagnostik,

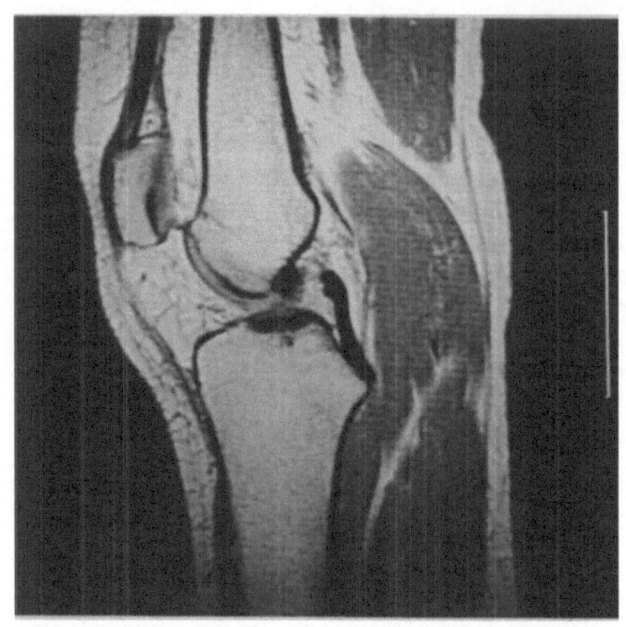

Abb. 1. Sagittalschnitt durch ein Kniegelenk, Normalbefund; SE-Sequenz: TR = 1,8 s, TE = 22 ms, 2 Anregungen, Schichtdicke 3 mm

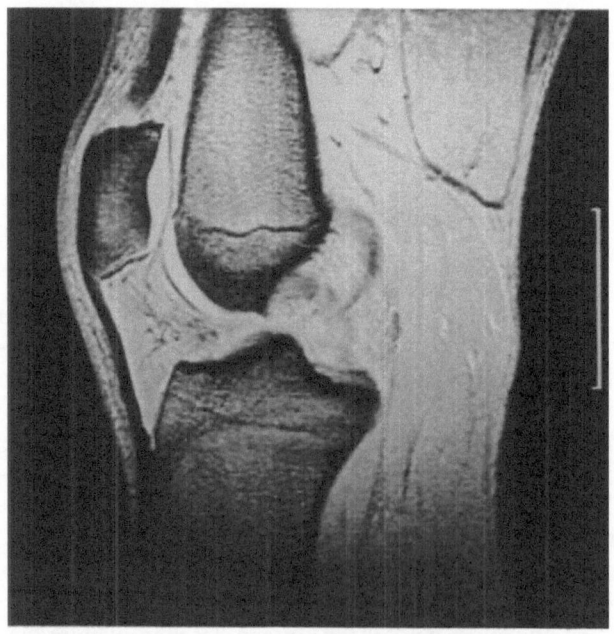

Abb. 2. Sagittalschnitt durch ein Kniegelenk, Normalbefund; FLASH-Sequenz: TR = 50 ms, TE = 10 ms, 4 Anregungen, Pulswinkel 30°, Schichtdicke 3 mm

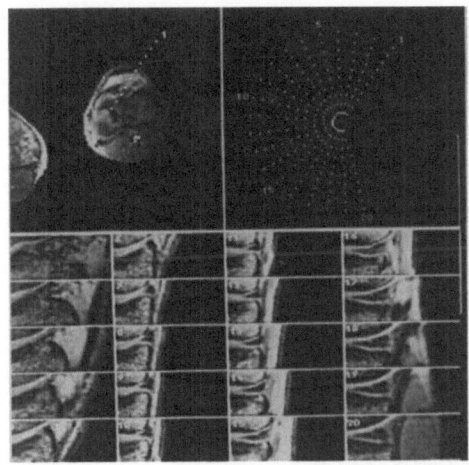
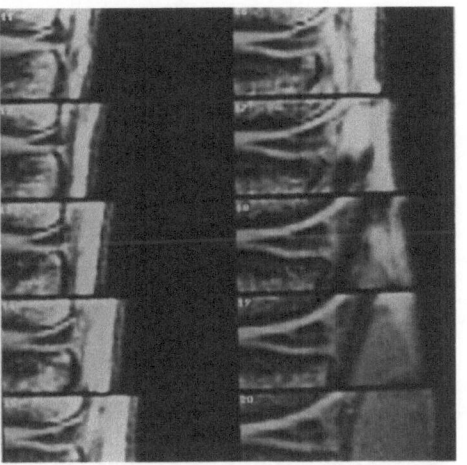

a

b

Abb. 3. a Sekundärrekonstruktion des linken Innenmeniskus; Riß im Hinterhorn; FLASH-3D-Sequenz: TR = 50 ms, TE = 10 ms, 2 Anregungen, Pulswinkel 30°, Schichtdicke 0,8 mm, 31 Schichten. **b** Ausschnittvergrößerung der Teilbilder 16–20 aus **a**, Einriß im Hinterhorn, der als linienartige Aufhellung erkennbar ist

dieser stellt sich sehr hell dar, während die übrigen Gelenkstrukturen grau oder dunkel abgebildet werden. Das Signalmaximum ergibt sich hier bei kleinen Pulswinkeln im Bereich von 20–30°.

Durch die Form der Menisken bestehen besondere Anforderungen hinsichtlich der Schnittwahl, der Schichtdicke sowie des Auflösungsvermögens. Da die herkömmliche Technik der Messung in orthogonalen Ebenen mit dem 2DFT-Verfahren durch die damit erzielbare Schichtdicke und starke Partialvolumeneffekte vor allem im Vergleich zum CT unbefriedigend war, wurde ein spezielles Untersuchungsprogramm entwickelt. Mit der bereits beschriebenen FLASH-3D-Sequenz wird durch 3DFT-Technik ein isotroper 3D-Datensatz mit den Menisken und angrenzenden Gelenkstrukturen aufgenommen, aus dem durch Sekundärrekonstruktion 20 Bilder berechnet werden (Abb. 3 a, b), auf denen der Meniskus orthograd angeschnitten ist. Diese Bilder haben eine Schichtdicke von 0,8 mm, eine In-Plane-Auflösung von ebenfalls 0,8 mm und weisen durch die strukturangepaßte Schichtwahl bei der Rekonstruktion keinerlei Partialvolumeneffekte auf. Mit diesem Untersuchungsverfahren konnten alle arthroskopisch gesicherten Meniskusrisse ebenfalls nachgewiesen werden; in einigen Fällen konnten die kernspintomographisch als degenerativ beurteilten Veränderungen in der Arthroskopie nicht nachvollzogen werden, da es sich um Veränderungen handelte, die die Meniskusoberfläche nicht erreichten. In einem Fall konnte ein Meniskusriß, der kernspintomographisch gesehen wurde, in der Arthroskopie zunächst nicht bestätigt werden. Bei einer zweiten Arthroskopie wurde jedoch der kernspintomographische Befund bestätigt.

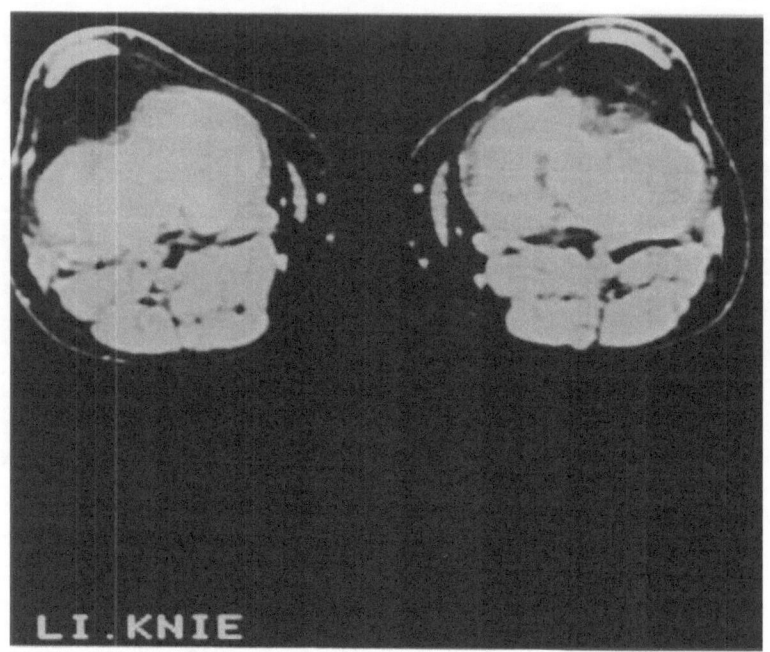

Abb. 4. CT-Darstellung eines Einrisses im Hinterhorn des linken Außenmeniskus, Schichtdicke 2 mm, Nativuntersuchung

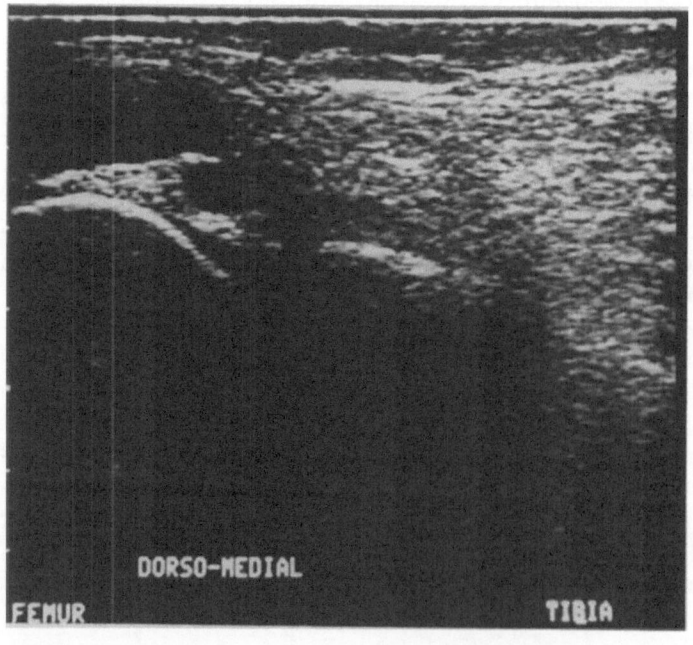

Abb. 5. Sonographische Darstellung einer Meniskuszyste

546

CT

In der nativen CT-Untersuchung konnten ebenfalls ca. 90% der Meniskusläsionen (Abb. 4) nachgewiesen werden. Bei den Patienten mit entzündlichen oder degenerativen Knorpelveränderungen war jedoch keine Aussage möglich.

Sonographie

Im Ultraschall zeigte sich deutlich, daß sich aufgrund des begrenzten Auflösungsvermögens erst größere morphologische Veränderungen am Gelenkknorpel oder den Menisken nachweisen lassen (Abb. 5). Ein Gelenkerguß läßt sich gut nachweisen, erschwert jedoch gleichzeitig die Beurteilung der Knorpeloberfläche. Weichteilveränderungen, z. B. an den Kreuzbändern oder der Gelenkkapsel, lassen sich gut beurteilen.

Zusammenfassung

In der vergleichenden Studie konnte nachgewiesen werden, daß die Kernspintomographie neben der Arthroskopie als einzige Methode die befriedigende Beurteilung aller Strukturen des Kniegelenks erlaubt. Durch Anwendung der beschriebenen Untersuchungstechnik ist die Kernspintomographie in der Aussagekraft und im Zeitbedarf bei der Diagnostik von Meniskusläsionen der nativen CT ebenbürtig geworden. Alle anderen Fragestellungen können mit der nativen CT nicht befriedigend beurteilt werden.

Überlegen erwies sich die Kernspintomographie bei allen Fragestellungen dem Ultraschall, mit dem wegen des begrenzten Auflösungsvermögens nur größere Läsionen nachgewiesen werden konnten.

Gegenüber der Arthroskopie besitzt die Kernspintomographie den Vorteil, alle Bereiche des Kniegelenks gleich gut darstellen zu können und vor allem Veränderungen innerhalb der Menisken, die die arthroskopisch beurteilbare Oberfläche noch nicht erreicht haben und damit unsichtbar sind, zu erfassen.

Insgesamt scheint es sinnvoll, bei unklarem klinischem Befund vor einer diagnostischen Arthroskopie, die den Patienten von allen Methoden am meisten belastet und am aufwendigsten ist, eine kernspintomographische Untersuchung des Kniegelenks durchzuführen. Für einzelne Fragestellungen kommen auch die native CT (Menisken) und der Ultraschall (Weichteile, Knorpel) in Frage, wobei vor allem die bessere Verfügbarkeit dieser Methoden zu berücksichtigen ist, jedoch ist die Kernspintomographie bezüglich der diagnostischen Aussagekraft mindestens gleichwertig oder überlegen.

Literatur

1. Avrahami E, Schreiber R, Benmair J (1986) Magnetic resonance imaging of the temporo-mandibular joint and meniscus dislocation. Brit J Radiol 39:1153
2. Beyer D, Steinbrich W, Friedmann G, Elmers JW (1986) Use of surface coils in magnetic resonance imaging of orbit and knee. Diagn Imag Clin Med 55:84

3. Burk DL, Kanal E, Brunberg JA (1986) 1.5 Tesla surface-coil MRI of the knee. AJR 147:293
4. König H, Deimling M (1986) Bedeutung schneller Gradientenechosequenzen für die kernspintomographische Gelenkdiagnostik. RÖFO 145:307
5. Manco LG, Lozman J, Coleman ND (1987) Noninvasive evaluation of knee meniscal tears: preliminary comparison of MR imaging and CT. Radiology 163:727
6. Skaley M, Klose U, Küper K (im Druck) Optimierte Untersuchungstechnik von Meniskopathien durch kernspintomographisches 3D-Imaging bei 1,5 Tesla. RÖFO
7. Skalej M, Klose U, Schmiedl U, Küper K (1978) Examinations of menisci by secundary reconstructions from 3D-data-sets. Society of magnetic resonance in medicine; sixth annual meeting and exhibition, August 17–21, 1978, New York; Book of abstracts, vol 1, p 339

Magnetresonanz (MR) des Kniegelenks

E. Justich, F. Ebner

Die vorliegenden Ergebnisse mit der Magnet Resonanz-Tomographie der Kniegelenke basieren auf den Erfahrungen im Zeitraum November 1984 bis Dezember 1986 eines der Autoren (F. E.) an der MRI-Section, Hospital of Pennsylvania, Philadelphia, und seit Januar 1987 an der Universitätsklinik für Radiologie in Graz. Insgesamt wurden 100 (76/24) MR-Untersuchungen an Kniegelenken durchgeführt. MR-Systeme: Signa 1,5 Tesla (General Electric, Milwaukee, WI) an der University of Pennsylvania und Gyroscan S15 (Firma Philips, Eindhoven) Universität Graz.

Untersuchungsprotokolle: University of Pennsylvania (Tabelle 1) und Radiologische Klinik Graz (Tabelle 2).

Untersuchungstechnik

Rückenlage des Patienten. Spulen: Bei vergleichenden Kniegelenksuntersuchungen Kopfspule, bei einzelnen Kniegelenken flache Kreisspulen (8 und 11 cm Durchmesser), seit September 1987 eine Wrap-around-Spule. Zur besseren Darstellung des vorderen Kreuzbandes 20° Außenrotation des Kniegelenks und Fixierung mit Halteband.

Ergebnisse

Mit T_1 betonten Spinechosequenzen in 2 Ebenen kommt es zu einer sehr guten Darstellung der einzelnen Strukturen des Kniegelenks. Hyaliner Knorpel und Gelenkflüssigkeit haben beide eine mittlere Signalintensität und sind gewöhnlich nicht zu unterscheiden. Nur bei Gelenkergüssen und bei T_2 betonten Spinechoaufnahmen gelingt eine Unterscheidung. Gründe sind partialvolume Effekte und die ähnliche Signalintensität von hyalinem Knorpel und Gelenkflüssigkeit.

Mögliche Fehlinterpretationen bei der MR der Kniegelenke:
1. Sehnenscheide des M. popliteus/DD: Einriß des Hinterhorns des lateralen Meniskus.
2. Vergrößerte Venen im Hoffa-Fettkörper/DD: Meniskusläsionen im Vorderhorn.
3. Schlechte Erkennbarkeit von kleinen Gelenkergüssen [4].

Tabelle 1. University of Pennsylvania: MR-Kniegelenk

Ebene	FOV (cm)	Matrix	TR	TE	SL (mm)	Skip	Ave	Slices	Indikation
Sagittal	16	128	600	20	3	0,3	2	8	Kreuzbänder
Koronal	16	128	600	20[a] opposed	5	0,2	2	8	Knochennekrose
Sagittal	14	128	2 500	20/80	5	0,2	2	16	Meniskus
Koronal	14	128	2 500	20/80	5	0,2	1	11	Meniskus

[a] Wasser-Fett-Trennung

Tabelle 2. Universität Graz: MR-Kniegelenk

Ebene	FOV (cm)	Matrix	TR	TE	SL (mm)	Skip	Ave	Slices	FFE-Winkel	Dauer	Indikation
Sagittal	20	256	600	30	5	0,1	4	10	–	5 min	Routine
Koronal	20	256	600	30	5	0,1	4	10	–	5 min	Routine
FFE 2D	16	256	450	18	6	0,1	6	10	60	13 min	alle Indikationen
FFE 3D	18	256	56	28	2	–	4	10	60	12 min	alle Indikationen
DIXON (mixed mode)	18	256	500	30	5	0,5	2	3	–	9 min	Knochentumore Knochennekrose

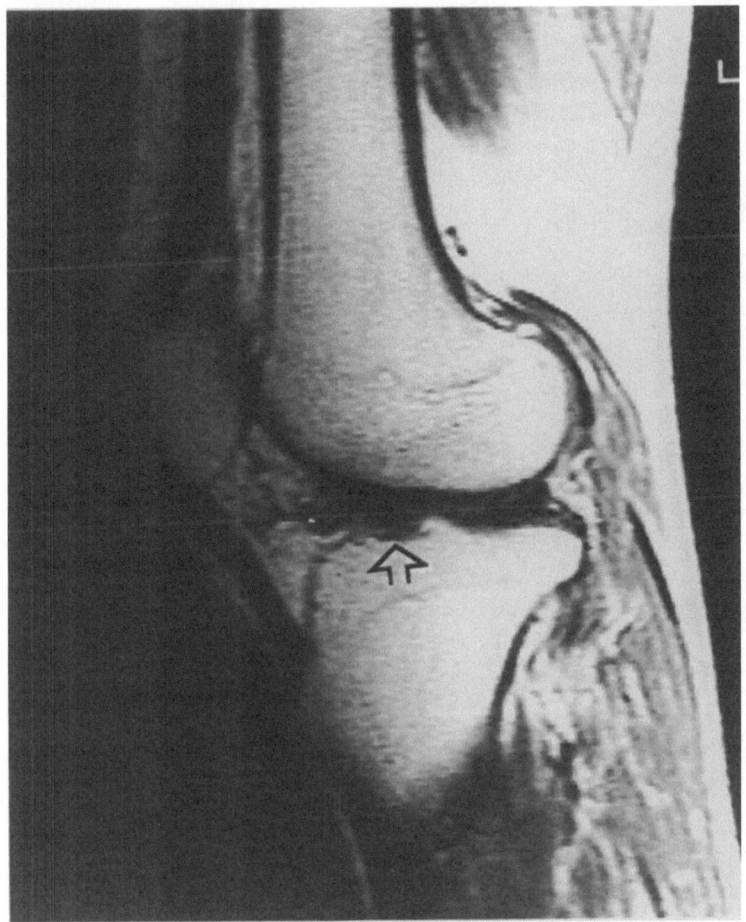

Abb. 1. (SE 600/30) Knöcherner freier Gelenkkörper im vorderen Tibiaplateau (–). Deformierende Arthrose

Das hintere Kreuzband ist in 90% gut abgebildet, das schwächere vordere Kreuzband in seinem gesamten Verlauf auch bei Außenrotation um 20° nur in 65% der Fälle.

Bei der *Osteochondrosis dissecans* gelingt die Unterscheidung zu Anlageanomalien im Kindesalter und die Demonstration der verschiedenen Stadien mit und ohne erhaltene Knorpelstruktur, sowie der Nachweis freier Gelenkkörper. Abhängig vom Grad ist meist eine verminderte Signalintensität im subchondralen Knochengewebe feststellbar. Freie Gelenkkörper können aufgrund ihrer Signalintensität in knöcherne, dargestellt als helle Läsionen mit dunklem Rand (Abb. 1) und Knorpelläsionen mit inhomogen erhöhter Signalintensität umgeben von Gelenkflüssigkeit differenziert werden.

Fälle von *Knochennekrose* erscheinen auf T_1 gewichteten Spinechoaufnahmen als Läsionen mit erniedrigter Signalintensität mit einer stark erniedrigten Signal-

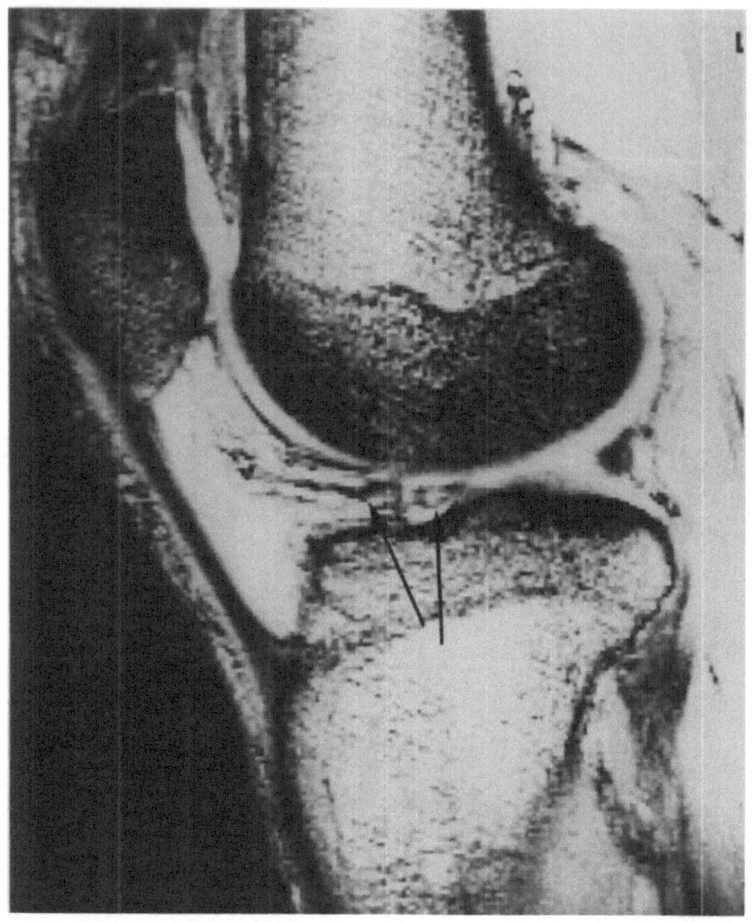

Abb. 2. (FFE 450/18, Winkel 60°) Degenerative Meniskusläsion mit horizontalem Einriß. Fibrosierung des Hoffa-Fettkörpers bei chronisch entzündlichen Veränderungen

intensität des girlandenförmigen Randsaumes. Auf T_2 gewichteten Aufnahmen werden die Nekrosezonen hyperintens, bei Wasser-Fett-Trennung mit verschiedenen Techniken werden schließlich im OH-Bild die hellen Randsäume deutlich erkennbar.

Meniskusläsionen: Im Rahmen der normalen Alterung des Meniskus kann man 3 verschiedene Schweregrade nachweisen: Grad I: kleine punktförmige Zonen vermehrter Signalintensität im sonst dunklen Faserknorpel des Meniskus. Grad II: Myxoide Degeneration mit ausgedehnten fleckförmigen oder linienförmigen signalintensiven Läsionen im Meniskus ohne Übergreifen auf eine Oberfläche. Grad III: Übergreifen der Läsionen an eine Oberfläche [4].

Überwiegend sind diese horizontalen Einrisse die Ursache chronischer Scherungstraumen. Sie sind im Alter häufiger anzutreffen (Abb. 2) [5].

Vertikale Meniskuseinrisse mit und ohne Luxation sind meist die Folge eines akuten Traumas und treffen überwiegend jüngere Patienten. Auch hier kommt es zur Darstellung des Einrisses durch eine signalhyperintense Zone bedingt durch Gelenkflüssigkeit. Fehlinterpretationen ergeben sich in der Interpretation eines schmalen Meniskus bei Luxation des medialen Meniskusanteiles.

Läsionen des *Bandapparates* lassen sich zumeist mit T_1 betonten Aufnahmen in sagittaler und frontaler Ebene darstellen [3]. Zur Unterscheidung von geringen Gelenkergüssen und kleinen Hämatomen sowie zur deutlichen Darstellung des kaudalen Anteiles des vorderen Kreuzbandes empfiehlt sich die Durchführung zusätzlicher T_2 betonter Spinecho- oder FFE-Serien. Bei Kollateralbandläsionen können 4 Schweregrade unterschieden werden: 1. Einriß einzelner Fasern, 2. deutlicher Einriß größerer Ligamentanteile, 3. totaler Ligamentabriß, 4. Abriß mit Knochenausriß.

Schmerzhafte Zustände des Kniegelenks sind ebenfalls eine Domäne der Magnetresonanztomographie. Die deformierende Arthrose zeigt die Verschmälerung des hyalinen Gelenksknorpels, subchondrale ossäre Reaktionen sowie mögliche Gelenkergüsse. Im Rahmen von Arthritiden können der Erguß, Knorpel- und Knochenläsionen sowie das Auftreten eines Pannus deutlich dargestellt werden. Läsionen des Ligamentum patellae im Sinne von Einrissen oder der sog. Fibrose lassen sich leicht darstellen [2]. Weichteilprozesse im Bereich der Fossa poplitea und in der Muskulatur, posttraumatische Veränderungen, Zysten und Aneurysmen sowie Thrombosen der Gefäße sind darstellbar. Bei *Knochentumoren* empfiehlt sich die Darstellung der Läsionen auf T_1 und T_2 betonten Aufnahmen in zumindest 2 Ebenen, wobei die T_1 betonten Aufnahmen überwiegend die Beteiligung des Knochenmarks und der Spongiosa, die T_2 betonten Aufnahmen eine Relation der pathologischen Läsion zur Kortikalis darstellen [1].

Die klinische Wertigkeit verschiedener FFE-Sequenzen bzw. die Anwendung von Wasser-Fett-Trennungssequenzen ist klinisch noch nicht genügend erforscht. Vorteile vor allem der dreidimensionalen Darstellung mittels schneller FFE-Sequenzen sind eine rasche Untersuchungszeit, die Darstellung dünnerer Schichten (1–3 mm) und die mögliche Rekonstruktion in verschiedenen Ebenen für die Darstellung der Menisci und Kreuzbänder. Vorteile der Wasser-Fett-Trennung sollen in der besseren Abgrenzung von Knochennekrosen sowie bei der Beurteilung eines Therapieerfolges bei Knochenmarkerkrankungen und Knochentumoren liegen [6].

Die MR-Darstellung des Kniegelenks wird in Zukunft einen weiten Raum im Rahmen der verschiedenen Untersuchungsmöglichkeiten bei Erkrankungen der Kniegelenke einnehmen.

Literatur

1. Bloem JL, Bluemm RG, Taminiau AHM, van Oosteron AT, Stolk J, Doornbos J (1987) Magnetic resonance imaging of primary maglignet bone tumors. Radiographics 7:425–445
2. Burk DL Jr, Kanal E, Brunberg JA (1986) 1.5-T surface-coil MRI of the knee. AJR 147:293–300

3. Li DKB, Adams ME, McConkey JP (1986) Magnetic resonance imaging of the ligaments and menisci of the knee. Radiol Clin North Am 24:209–221
4. Lotysch M (1986) Scrutinizing knee joints: MRI offers new insight. Diagnostic Imaging:90–94
5. Stoller DW, Cloyce M, Crues JV, Kaplant L, Mink JH (1987) Meniscal tears: pathologic correlation with MR imaging. Radiology 163:731–735
6. Totterman S, Szumowski J, Hornak JP, Weiss S, Wicks A, Katzberg RW (1987) MR fat suppression technique in the evaluation of normal structures of the knee. SMRM, 6th Annual Meeting, August 17–21, 1987, New York, p 128

Hochauflösende Real-time-Sonographie des Kniegelenkes

F. Kainberger, G. Seidl, A. Engel, R. Windhager, P. Hübsch, P. Barton

Die Diagnostik des degenerativen, entzündlichen und posttraumatischen Kniegelenksschadens hat durch die Einführung von neuen bildgebenden Methoden und modernen Arthroskopiegeräten eine Wandlung erfahren. Mit hochauflösenden Real-time-Sonographiegeräten lassen sich Weichteilstrukturen des Bewegungsapparates gut darstellen. Über die Arthrosonographie des Kniegelenkes liegen erst vorläufige Untersuchungsergebnisse vor, die zudem meist nicht mit entsprechend hohen Applikatorfrequenzen (5–10 MHz) gewonnen wurden. Erste Untersuchungen stammen von McDonald et al. aus dem Jahr 1972 und befaßten sich mit der Diagnostik von Baker-Zysten.

Um die Aussagekraft der Sonographie bei verschiedenen Krankheitsbildern am Kniegelenk zu definieren, wurden die an 273 Patienten gewonnenen Befunde ausgewertet und mit den rezenten Literaturangaben verglichen [1–10].

Patienten und Methode

Im ersten Teil der Studie wurde an 35 kniegesunden Probanden das normale Reflexverhalten der intra- und paraartikulären Weichteile analysiert. Im Zeitraum zwischen März 1986 und August 1987 wurden 238 Patienten im Alter von 7–83 Jahren (Durchschnittsalter 36,5 Jahre, 147 männlich, 91 weiblich) sonographisch untersucht. Es konnten 190 Befunde ausgewertet werden, wobei zur Korrelation in jedem Fall eine klinische Diagnose und ein Nativröntgenbild vorlagen, in 128 Fällen das Ergebnis einer Arthroskopie oder einer anderen invasiven Prozedur (Arthrotomie, Biopsie, Punktion). Untersucht wurde mit Real-time-Sektorschallköpfen (Ultra-Mark 8, SMS) oder Linear-phased-Arrays (5, 7,5 und 10 MHz). Bei speziellen Fragestellungen wurde ein Farbdopplergerät (Angiodynographie, Quantum/Philips) eingesetzt.

Unsere standardisierte Untersuchungstechnik beinhaltet supra- und infrapatellare Sagittal- und Transversalschnitte, anschließend in Bauchlage popliteale Schnitte. Bei bestimmten Indikationen (Verlagerung artikulärer Flüssigkeit, Darstellung von Bändern oder Menisken) ist eine dynamische Funktionsuntersuchung während Flexions- und Rotationsbewegungen möglich. Eine Kunststoffvorlaufstrecke dient zur Vermeidung von Nahfeldartefakten.

Tabelle 1. Sensitivität der Sonographie im Vergleich zur klinischen Diagnostik und zu operativen Eingriffen

	Positiver US-Befund	Positive klin. Diagn.	Positive Punktion oder op. Eingriff
Raumforderungen	23	25	19
Baker-Zysten	58	51	42
Ergüsse/Synoviitis	48	41	34
M. Schlatter	28	29	3
Knorpelläsionen	12	7	15
Meniskusrupturen	5	17	15
Sonstige	16	14	–
Gesamt	190		128

Ergebnisse

Die Sonographie besitzt eine hohe Sensitivität bei Raumforderungen und extrakavitären Prozessen. In der Diagnostik pathologischer Veränderungen innerhalb des Gelenkkavums ist sie gegenüber der Arthroskopie und anderen invasiven Eingriffen deutlich unterlegen (Tabelle 1).

Synovialzysten waren im Gegensatz zum Palpationsbefund (51mal positiv) in 58 Fällen nachweisbar. 2 Baker-Zysten wurden nicht erkannt (in einem Fall kurz nach Punktion bei leerem Zystenlumen). 23 benigne oder maligne Raumforderungen wurden richtig diagnostiziert, 2 waren aufgrund identer Echogenität mit dem Umgebungsgewebe nicht darstellbar. Mit der Angiodynographie waren bei 6 neoplastischen Raumforderungen pathologische Gefäße nachweisbar (Abb. 1), 3mal konnte ein solider von einem vaskulären Prozeß differenziert werden. Ergüsse warn in 48 Fällen nachweisbar (Abb. 2), mit dem Palpationsbefund nur 41mal. Ein 29mal klinisch diagnostizierter M. Osgood-Schlatter war in 28 Fällen sonographisch darstellbar. Knorpeldefekte konnten 12mal, mit der Arthroskopie bzw. anderen bildgebenden Verfahren 15mal diagnostiziert werden. Von 17 Meniskusrupturen waren nur 5 sonographisch erfaßbar.

16mal wurden andere Gelenkaffektionen (Bursitiden, intraartikuläre Verkalkungen, Fremdkörper) diagnostiziert.

Diskussion

Mit Applikatorfrequenzen von 5–10 MHz und den daraus resultierenden kurzen Wellenlängen ist zusammen mit einem leistungsfähigen digitalen Bildverarbeitungssystem eine detaillierte Analyse oberflächlicher Gewebsstrukturen möglich.

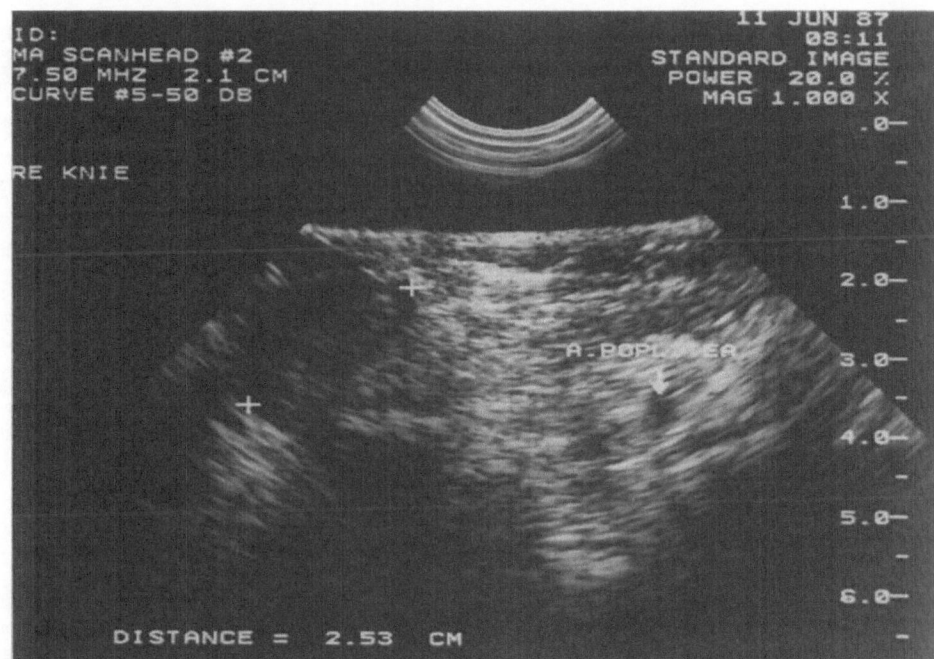

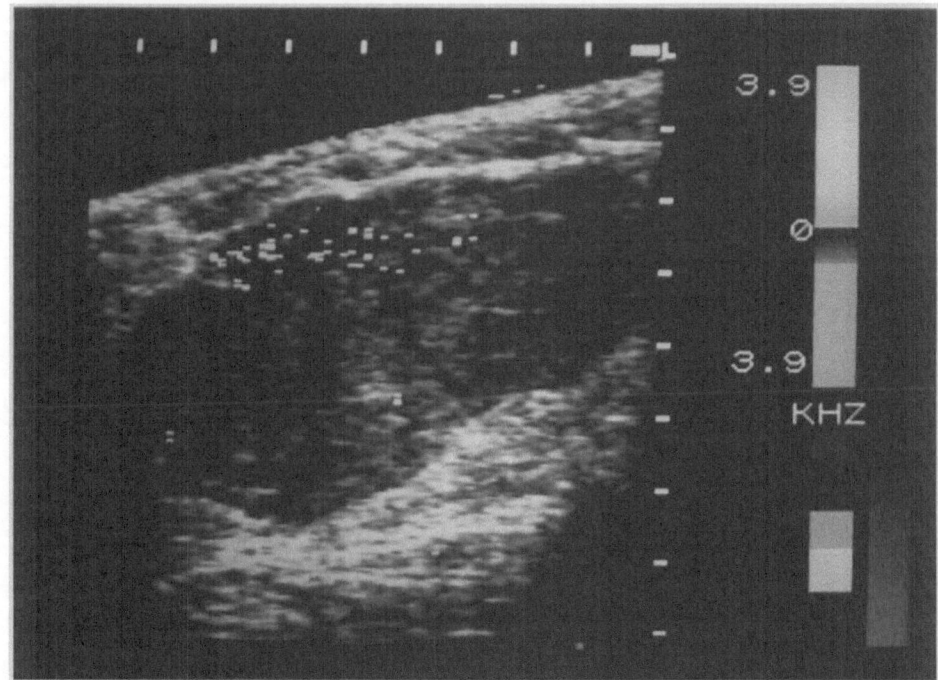

Abb. 1. a Mäßig echodichte Raumforderung in der Fossa poplitea mit Bezug zur Gelenkkapsel (*Pfeil*). **b** Mit der Angiodynographie lassen sich eindeutig pathologische Gefäße nachweisen, womit eine Baker-Zyste ausgeschlossen werden kann. Histologie: malignes Liposarkom

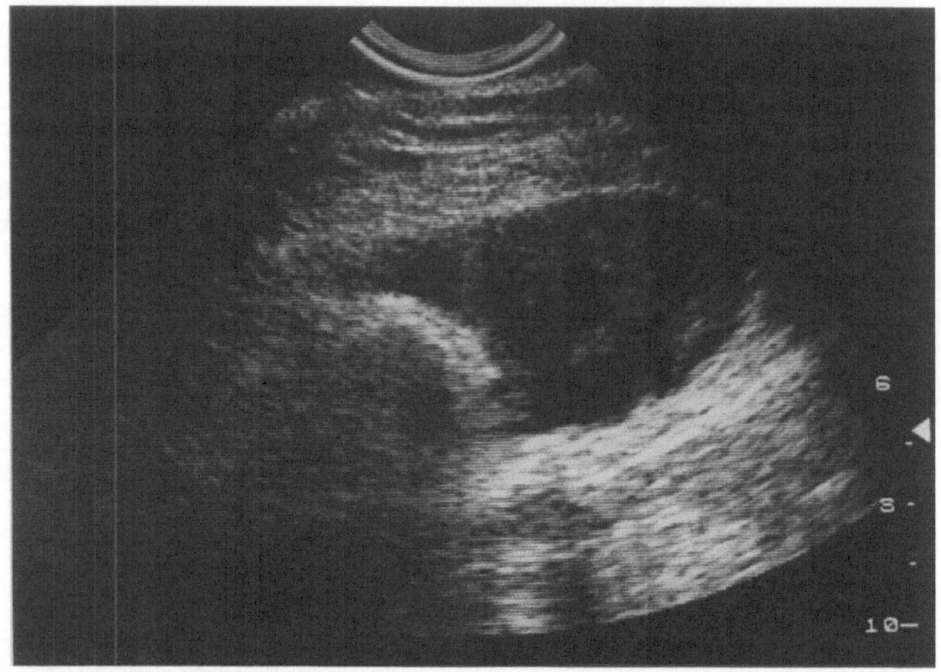

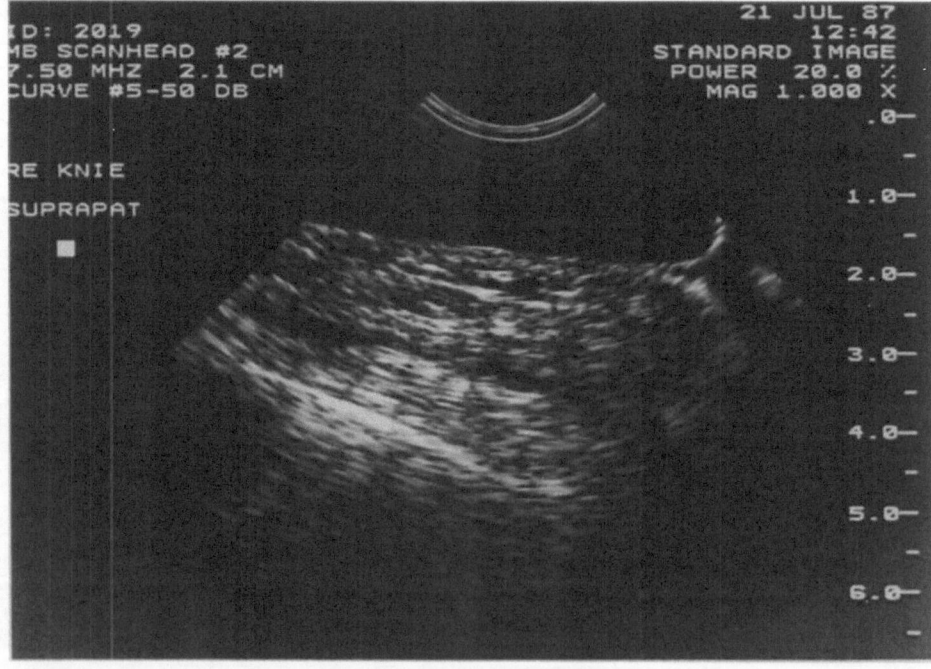

Abb. 2. a Suprapatellarer Transversalschnitt: Ausgedehnter Kniegelenkerguß mit flottierenden Synovialzotten bei einer Patientin mit rheumatoider Arthritis. **b** Suprapatellarer Sagittalschnitt: Auch minimale Ergüsse lassen sich sonographisch eindeutig nachweisen, trotz – wie in diesem Falle – negativem klinischem Palpationsbefund

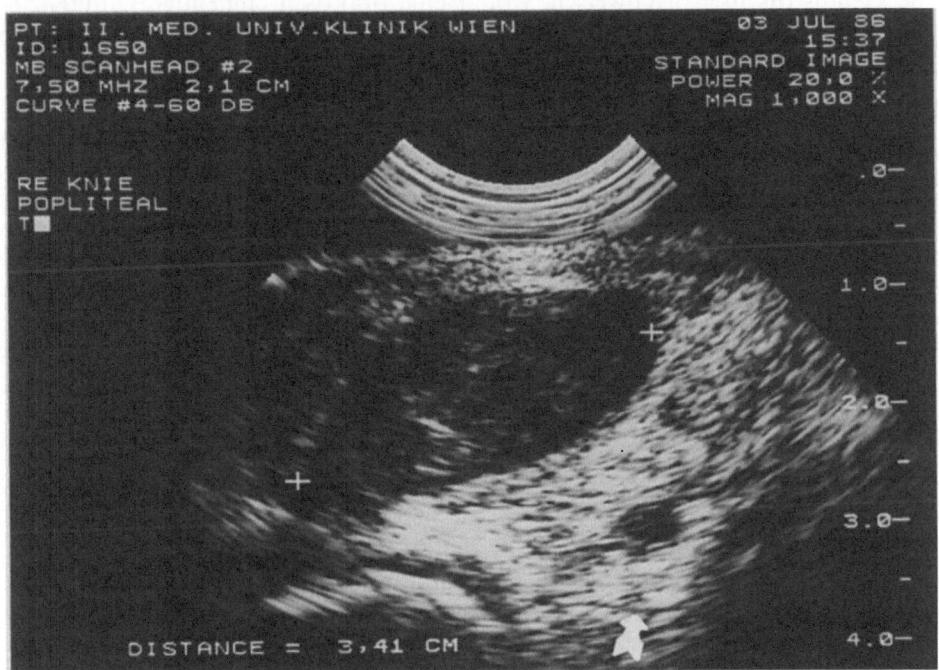

Abb. 3. Synovialzyste (Baker-Zyste) eines Patienten mit rheumatoider Arthritis. Der Zysteninhalt ist von echodichten detritusartigen Massen ausgefüllt, weshalb eine vorangegangene Punktion frustran verlief. Das echoarme Band (*Pfeil*) entspricht der fibrösen Gelenkkapsel

Raumforderungen

Raumforderungen, im besonderen solche zystischer Natur, stellen die wichtigste Indikation dar. Die Diagnostik synovialer Zysten, von denen die Baker-Zyste am häufigsten ist [8], hat eine höhere Treffsicherheit als der klinische Palpationsbefund. Aussagen hinsichtlich Form, Lokalisation und Ausdehnung sind verläßlich. Wegen der unterschiedlichen Beschaffenheit des Zysteninhalts (Sedimentation zellulärer Bestandteile, liquid, serosangionös) soll eine Punktion erst nach vorhergegangener Ultraschalluntersuchung erfolgen (Abb. 3). Für Verlaufskontrollen unter Therapie ist die Sonographie sensitiver als die klinische Untersuchung. Durch Nachweis ihrer typischen Verbindung zum Gelenkkavum ist eine Differenzierung gegenüber anderen Raumforderungen (Neoplasmen, vaskuläre Prozesse wie Poplitealaneurysmen, Hämatom, Abszeß) möglich. Die Arthrographie sollte bei Synovialzysten nur im Falle eines inkonklusiven Sonographiebefundes und bei etwaiger klinischer Fragestellung nach Zystenruptur oder Obliteration des Zystenhalses erfolgen.

Für benigne und maligne Neoplasmen [2], die meist echoarm strukturiert sind, besteht der Wert der Sonographie in einer guten Aussagekraft hinsichtlich Lokalisation, Ausdehnung, Begrenzung und Miteinbeziehung vaskulärer Strukturen. Durch Einsatz eines Farbdopplergerätes (Angiodynographie) lassen sich abnorme Gefäßstrukturen nachweisen, womit eine praktisch eindeutige Differenzierung zystischer und solider Raumforderungen möglich ist. Ultraschallgezielte Punktionen erhöhen insbesondere bei kleinen Raumforderungen die Treffsicherheit. Meniskusganglien [9] können auch bei atypischem Palpationsbefund als meist echoarme oder zystisch-echoleere Raumforderungen nachgewiesen werden (Sensitivität 92%).

Ergüsse und Synoviitis

Ergüsse führen bereits ab 10–20 ml zu meist echoleeren Lamellen [3] im Gelenkkavum, oft mit Darstellung echodichter Synovialzotten. Während die Arthrographie bei der akuten Synoviitis kontraindiziert ist, ermöglicht die Sonographie die Unterscheidung exsudativer und proliferativer Formen einer rheumatoiden Arthritis in 70% [10], was für die Therapie und die Prognose von Bedeutung sein kann.

Sehnen und Bänder

Sehnen- und Bandschwellungen sowie Rupturen sind sehr gut darstellbar [5]. Nach wie vor steht hier die klare klinische Diagnostik im Vordergrund. Geringgradige (hämorrhagische) Ergüsse, die auf Begleitschäden (z. B. Menisken) hinweisen, stellen eine absolute Indikation zur Arthroskopie dar und sind sonographisch gut zu verifizieren. Die in der Tiefe liegenden Kreuzbänder [4] sind am besten mit hochauflösenden 5-MHz-annular-phase-Arrays darstellbar. In der Diagnostik von Kreuzbandrupturen ist allerdings die klinische Diagnostik derzeit überlegen.

Der M. Schlatter läßt sich in seinem frühen Stadium aufgrund einer spindelförmigen Schwellung im Sehnenansatzbereich und echoarmer Umgebungsentzündung sonographisch diagnostizieren. Die Diagnose kann vor dem Auftreten nativradiologischer Symptome gestellt werden. Verlaufskontrollen ermöglichen objektive Aussagen während physikalischer Therapie.

Menisken und hyaliner Knorpel

Die Menisken sind in allen Abschnitten, auch im Bereich der Hinterhörner, einsehbar. Die Treffsicherheit bei Rupturen ist im Gegensatz zu anderen Literaturangaben [8] nach unseren Erfahrungen weniger hoch. Die Arthroskopie, mit der gleichzeitig kurative Maßnahmen möglich sind, und die Arthrographie (für Risse des medialen Meniskus) stehen hier nach wie vor an erster Stelle.

Der hyaline Gelenkknorpel stellt sich im Gegensatz zum echodichten Faserknorpel des Meniskus infolge seines unterschiedlichen Flüssigkeitsgehaltes als echoarmes Band dar und kann besonders an den Femurkondylen eingesehen werden. Eine exakte Dickenbestimmung ist möglich, wobei die Normalwerte in Abhängigkeit vom Lebensalter und der Lokalisation der Meßpunkte zwischen 1,2 und 2,9 mm angegeben werden [1, 9]. Arthrotische und entzündliche Knorpeldestruktionen führen zu Verschmälerungen, Defekte bei Osteochondrosis dissecans können in Form von Stufenbildungen der subchondralen Grenzlamelle und echoarmen Substanzdefekten nachgewiesen werden. Änderungen der Knorpel-struktur, wie sie bei der Arthrose zweifellos ablaufen, sind am Kniegelenk zur Zeit nicht erfaßbar.

Unsere Erfahrungen zeigen, daß die Stärke der Sonographie in der Darstellung der artikulären und periartikulären Weichteile liegt. Die Binnenstrukturen und das Gelenkkavum werden besser mit der Arthroskopie, bei bestimmten Indikationen auch mit Arthrographie oder MRI beurteilt. Zusammen mit dem Nativröntgen, das als erste bildgebende Informationsquelle unangetastet bleibt, kann sie vor aufwendigeren bzw. invasiven Untersuchungsmethoden (MRI, CT, Arthrographie) eingesetzt werden.

Literatur

1. Aisen AM et al. (1984) Sonographic evaluation of the cartilage of the knee. Radiology 153:781–784
2. Gagnerie F et al. (1986) Three cases of pigmented villonodular synovitis of the knee. Ultrasound and computed tomographic findings. RÖFO 145:227–228
3. Kainberger F et al. (1987) Quantitative Evaluierung von Kniegelenksergüssen mit hochauflösender Real-time-Sonographie. Ultraschall 8
4. Röhr E (1985) Experimentelle Untersuchung zur sonographischen Darstellung der Kreuzbänder. RÖFO 143:467–468
5. Schricker T, Hien NM, Wirth CJ (1987) Klinische Ergebnisse sonographischer Funktionsuntersuchungen bei Kapselbandläsionen am Knie- und Sprunggelenk. Ultraschall 8:27–31
6. Selby B et al. (1986) High resolution sonography of the menisci of the knee. Invest Radiol 21:332–335
7. Seidl G, Scherak O, Hofner W (1979) Antefemoral dissecting cysts in rheumatoid arthritis. Radiology 133:343–347
8. Sohn Ch, Gerngroß H, Bähren W, Swobodnik W (1987) Sonographie des Meniskus und seiner Läsionen. Ultraschall 8:32–36
9. Tran TK, Vogle H, Nabavi MH (1987) Sonographie des Kniegelenkes. Radiologe 27:57–63
10. Woerth WD et al. (1986) Stellenwert der Arthrosonographie in der Beurteilung der exsudativen und proliferativen Synovialitis. Z Rheumatol 45:263–266

Computertomographie, CT-Arthrographie und magnetische Resonanztomographie (MR) des Schultergelenkes

G. Bongartz, M. Reiser, R. Erlemann, K. Lehner, W. Wiesmann, P. E. Peters

Das Schultergelenk zeichnet sich durch einen besonders großen Bewegungsumfang aus, der durch eine weite Kapsel, eine kleine knöcherne Pfanne und eine vorwiegend ligamentäre und muskuläre Führung gewährleistet wird. Von besonderer klinischer Bedeutung für die Diagnostik des Schultergelenkes sind die Schulterluxationen und die Schädigung der Rotatorenmanschette. Neben den konventionellen röntgenologischen Verfahren, die sich auf Übersichtsaufnahmen und zahlreiche Spezialprojektionen stützen, werden für bestimmte Indikationen die Sonographie und die Arthrographie eingesetzt. Ziel unserer Untersuchungen war es festzustellen, ob die CT und MR die diagnostischen Möglichkeiten bei Verletzungen und Erkrankungen des Schultergelenkes zu verbessern vermag.

Patienten und Methodik

Insgesamt wurden 86 Patienten und 5 gesunde Probanden untersucht.

Computertomographie

Es wurde eine Schichtdicke von 3 mm gewählt, wobei der Arm in leichter Innenrotation stabil gelagert wurde. In Einzelfällen wurden zusätzlich sagittale Schichten angefertigt, wobei der Patient unmittelbar neben der Gantry saß. Zur CT-Arthrographie wurden 4 ml eines verdünnten, nichtionischen Kontrastmittels (Jodgehalt: 15 g Jod/l) intraartikulär injiziert. Für das Doppelkontrastverfahren wurden zusätzlich 10 ml Luft eingesetzt. Einige Patienten wurden nach alleiniger Luftinstillation untersucht. In 3 Fällen wurde sowohl die Nativ-CT als auch die CT-Arthrographie angewendet.

Magnetresonanztomographie (MR)

Die Untersuchungen wurden an einer MR-Anlage mit 1,5 Tesla (Magnetom, Siemens) durchgeführt. Der Patient wurde dazu auf eine Oberflächenspule gelagert. Neben axialen Schichten wurden paraxiale Aufnahmesequenzen parallel und senkrecht zur Gelenkfläche der Scapula angefertigt. Es kamen T1-, T2- und protonengewichtete Spinechosequenzen sowie Gradientenechosequenzen (FLASH) mit unterschiedlichen Flipwinkeln, teilweise im 3D-Verfahren zur Anwendung.

Ergebnisse

Computertomographie und CT-Arthrographie

Die häufige vordere untere Schulterluxation kann zu einer Impression des vorderen Pfannenrandes der Scapula in den laterodorsalen Abschnitt des Humeruskopfes führen. Es resultiert der sogenannte *Hill-Sachs-Defekt* (Abb. 1). Dieser kann durch Aufnahmen in leichter Abduktion und Innenrotation nativdiagnostisch dargestellt werden. Die Computertomographie erweist sich zur exakten Beurteilung der Größe des Hill-Sachs-Defektes als wesentlich empfindlicher [2]. Der Hill-Sachs-Defekt ist bereits im Nativscan darstellbar. Um eine Verwechslung mit dem Collum chirurgicum des Humeruskopfes auszuschließen, sind Schichten in Höhe des Processus coracoideus für die Darstellung der Hill-Sachs-Läsion maßgebend. Sie stellt einen prädisponierenden Faktor für die Reluxation dar.

Die *Bankart-Läsion*, eine kartilaginäre Abscherung des vorderen unteren Anteiles des Labrum glenoidale ist im CT nur nach Kontrastfüllung des Gelenkraumes erfaßbar (Abb. 2). Als geeignete Methode erwies sich hierbei die Doppelkon-

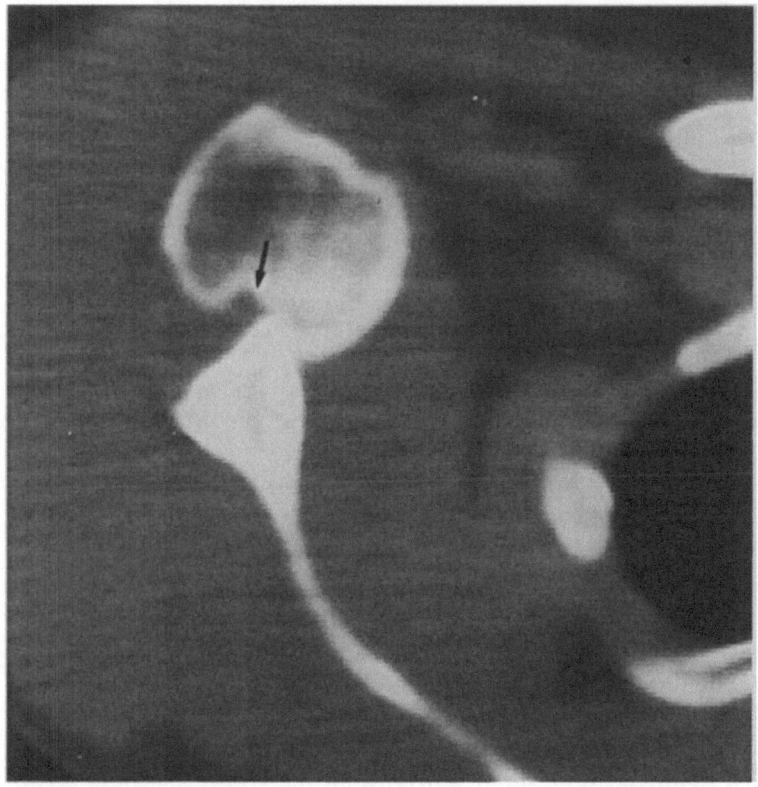

Abb. 1. Nativ-CT bei vorderer Schulterluxation. Es besteht ein tiefer Hill-Sachs-Defekt (*Pfeil*) in dem der vordere untere Rand der glenoidalen Gelenkfläche der Scapula verkeilt ist

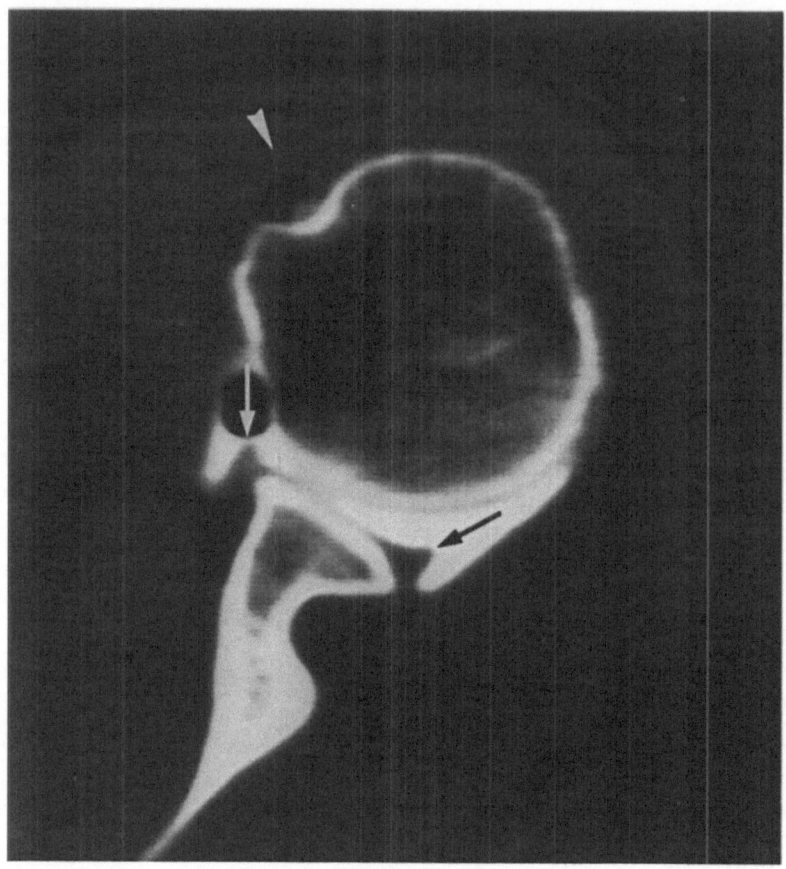

Abb. 2. CT-Arthrographie des Schultergelenkes. Normaler Befund. Das Labrum glenoidale (*Pfeil*) grenzt sich als dreiecksförmige Struktur ab. Luftfüllung im Bereich der Bizepssehnenscheide (*Pfeilspitze*)

trastfüllung [2] oder die Injektion von verdünntem Kontrastmittel. Bei reiner Luftfüllung des Schultergelenkes können das Labrum glenoidale und der Gelenkknorpel aufgrund des hohen Dichteunterschiedes von kartilaginärem Gewebe und Luft scheinbar verkleinert oder fehlend dargestellt werden. Im Doppel- und Monokontrastverfahren dagegen ist das Labrum glenoidale ventral und dorsal als dreieckige, weichteildichte Konfiguration erkennbar. Eine Schädigung des Labrum glenoidale ist an einer Abrundung, Kontrastmittelimbibition oder einer völligen Abscherung dieser Struktur im CT-Arthrogramm erkennbar (Abb. 3).

Knöcherne Defekte des vorderen unteren Pfannenrandes, wie sie bei Schulterluxation auftreten können, sind auf der konventionellen Röntgenaufnahme nur erkennbar, wenn sie eine ausreichende Größe besitzen und nicht von anderen knöchernen Strukturen überlagert werden. Diese knöchernen Pfannenfrakturen sind im Nativ-CT mit hoher Empfindlichkeit nachweisbar (Abb. 4).

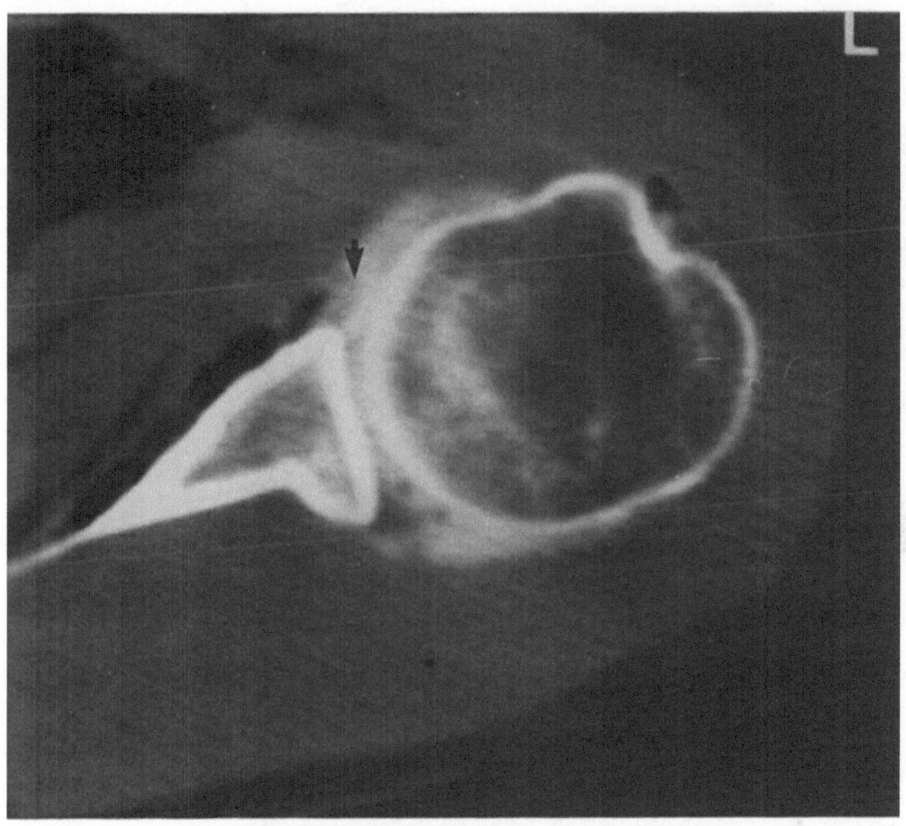

Abb. 3. CT-Arthrographie nach Doppelkontrastfüllung des Schultergelenkes. Patient mit rezidivierender Schulterluxation. Das Labrum glenoidale ist ventral mit Kontrastmittel imbibiert. Der dorsale Abschnitt des Labrum glenoidale kommt regelrecht zur Darstellung

Die Ergußbildung im Schultergelenk ist im konventionellen Röntgenbild nur in sehr ausgeprägten Fällen nachweisbar. Computertomographisch findet sich eine Aufweitung des Kapselraumes mit einem Inhalt von wasseräquivalenten Dichtewerten. Das von Dihlmann erstmals beschriebene hintere Kapselfettzeichen [3] resultiert aus einer Verlagerung der Fettschicht und stellt ein empfindliches Kriterium für den computertomographischen Nachweis eines Ergusses im Schultergelenk dar.

Verletzungen der Rotatorenmanschette sind im Nativ-CT nicht erkennbar. Erst nach Luft- oder Kontrastmittelinjektion kann die Läsion aufgrund einer Füllung der Bursa subacromialis oder/und subdeltoidea dargestellt werden (Abb. 5). Dabei empfiehlt sich die sagittale Schichtebene am sitzenden Patienten, da so bereits kleinere subakromiale Luftansammlungen bei Teilrupturen der Rotatorenmanschette deutlich werden können [1].

Auch bei *Frakturen, Tumoren und Infektionen* im Bereich des Schultergelenkes kann die Computertomographie bisweilen wesentliche Zusatzinformationen in

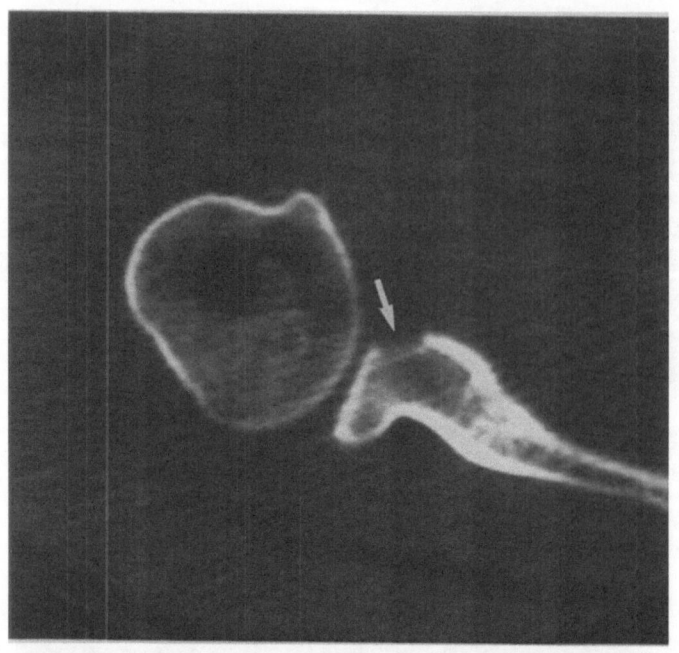

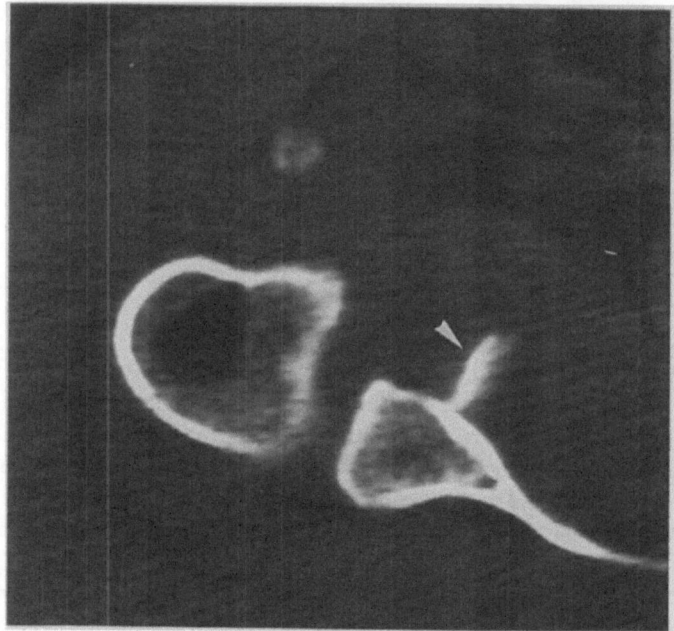

Abb. 4 a, b. Traumatische Schulterluxation. **a** Im Nativ-CT ist ein knöcherner Defekt (*Pfeil*) im ventralen Anteil der glenoidalen Gelenkfläche der Scapula erkennbar. **b** Die kaudal gelegene Schicht zeigt ein knöchernes Fragment medial und ventral der glenoidalen Gelenkfläche der Scapula

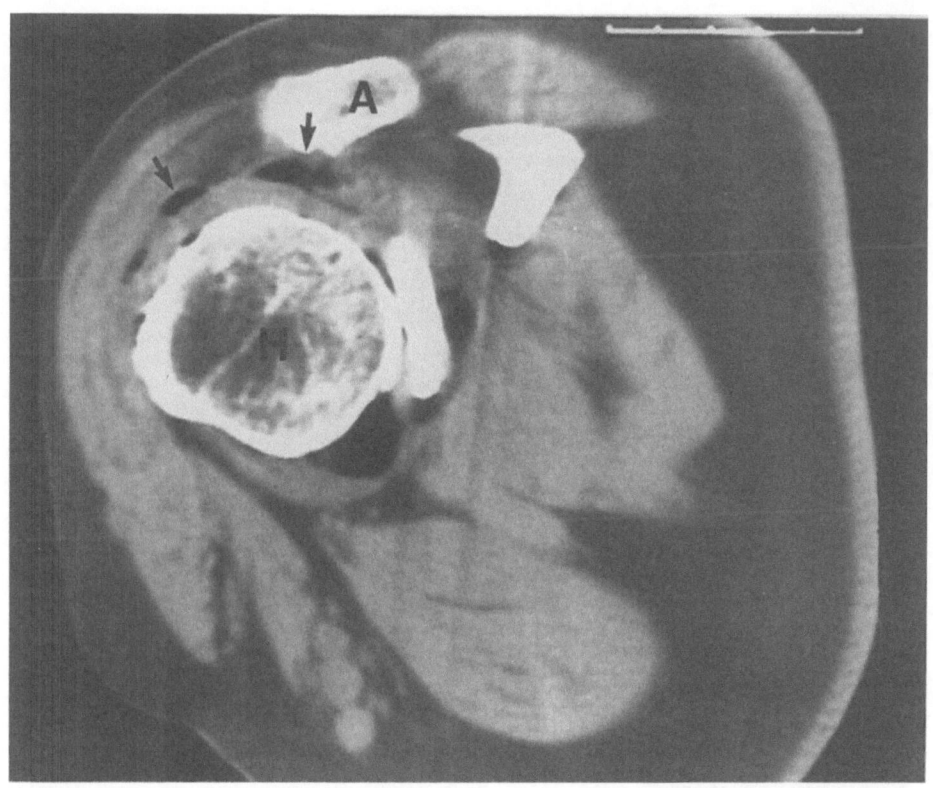

Abb. 5. Sagittales CT-Arthrogramm nach intraartikulärer Luftinsufflation bei bekannter Kontrastmittelunverträglichkeit. Luftaustritt in die Bursa subacromialis und subdeltoidea (*Pfeile*). Die Rotatorenmanschette umgibt den Humeruskopf kranial (*H* Humeruskopf, *A* Akromion). Diagnose: Ruptur der Rotatorenmanschette

Ergänzung zu den konventionellen Röntgenaufnahmen beitragen. Aufgrund des komplexen anatomischen Aufbaues des Schultergelenkes ist die überlagerungsfreie Querschnittsdarstellung ein wesentlicher Vorteil. Tumoren werden in ihrer Ausdehnung auf das Gelenk und in die angrenzenden Weichteile exakt erfaßt. Bei Frakturen des Humeruskopfes ist die Lage und Ausdehnung der Frakturelemente verbessert darstellbar. Die eingeschränkte Beweglichkeit im Schultergelenk, die für verschiedene Spezialprojektionen in der konventionellen Röntgendiagnostik einen limitierenden Faktor darstellt, beeinträchtigt die computertomographische Diagnostik nicht.

Magnetische Resonanz-Tomographie (MR)

Auf *axialen Schichten* des Schultergelenkes ist das Labrum glenoidale direkt als signalarme Zone abgrenzbar [4, 7] (Abb. 6a). Der hyaline Gelenkknorpel ist im T2-gewichteten Spinechobild sowie auf geeigneten Gradientenechoaufnahmen mit intermediärer bis hoher Signaldichte abgrenzbar. Aufnahmen *senkrecht zur*

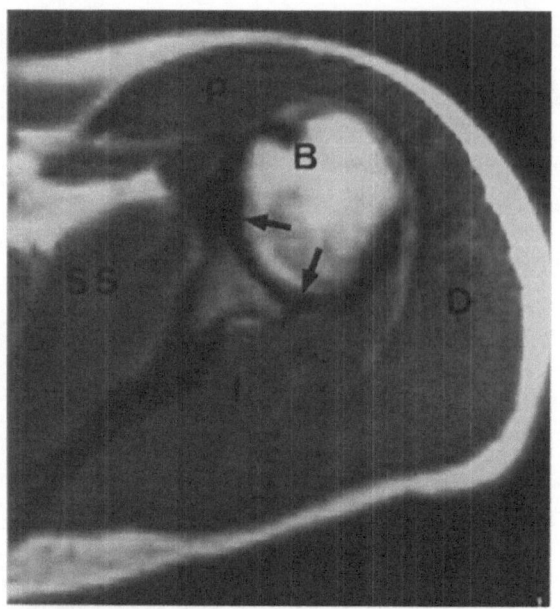

a

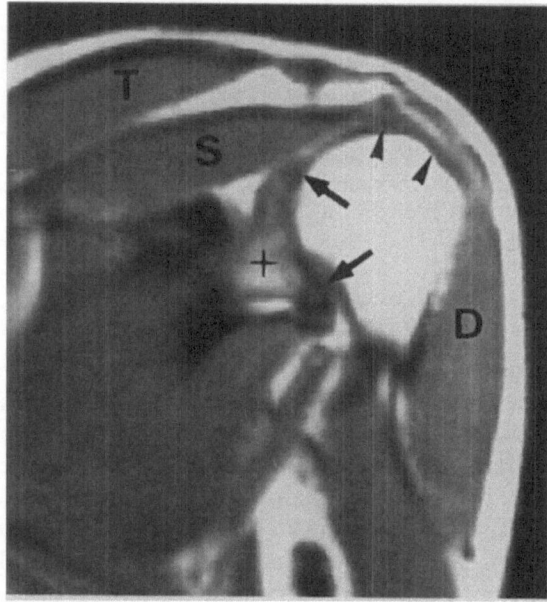

b

Abb. 6 a, b. MR-Tomographie der Schulter. Gesunder Proband. **a** Axiales MR-Tomogramm (*SS* M. subscapularis, *P* M. pectoralis, *D* M. deltoideus, *I* M. infraspinatus, *B* lange Bizepssehne, *Pfeile* Labrum glenoidale). Das Labrum glenoidale kommt als signalfreie Zone zur Darstellung. **b** Paraxiale MR-Schicht senkrecht zur Gelenkfläche der Scapula (*Kreuz*). Das Labrum glenoidale (*Pfeile*) ist kranial und kaudal als signalfreies, dreieckiges Areal abgrenzbar (*S* M. supraspinatus, *T* M. trapezius, *D* M. deltoideus). Die Sehne des M. supraspinatus (*Pfeilspitzen*) kommt mit niedriger Signalintensität lateral des Muskelbauches zur Darstellung und liegt dem Humeruskopf laterokranial an

568

Gelenkfläche der Scapula eignen sich für die Darstellung der Rotatorenmanschette [5, 7]. Die beteiligten Muskeln (M. supraspinatus, M. infraspinatus und M. teres minor) sind in ihrem Verlauf einzeln abgrenzbar (Abb. 6 b). Ihre Ansatzsehnen können als signalarme Zone oberhalb des Humeruskopfes identifiziert werden. Auf Aufnahmen parallel zur Gelenkfläche der Scapula ist die Umhüllung des Humeruskopfes durch die muskuläre Manschette erkennbar.

Bei Läsionen der Rotatorenmanschette zeigt diese eine lokalisierte Zunahme der Signalintensität. Es liegen bisher keine ausreichenden Erfahrungen darüber vor, ob die Sensitivität der MR der Arthrographie und Sonographie gleichwertig oder gar überlegen ist.

Bei posttraumatischer oder habitueller *Schulterluxation* können Schädigungen des Labrum glenoidale aufgrund der gleichen morphologischen Veränderungen diagnostiziert werden, die für die CT-Arthrographie beschrieben wurden. Eine Kontrastmittelgabe ist dazu nicht notwendig. Begleitende Ergußbildungen im

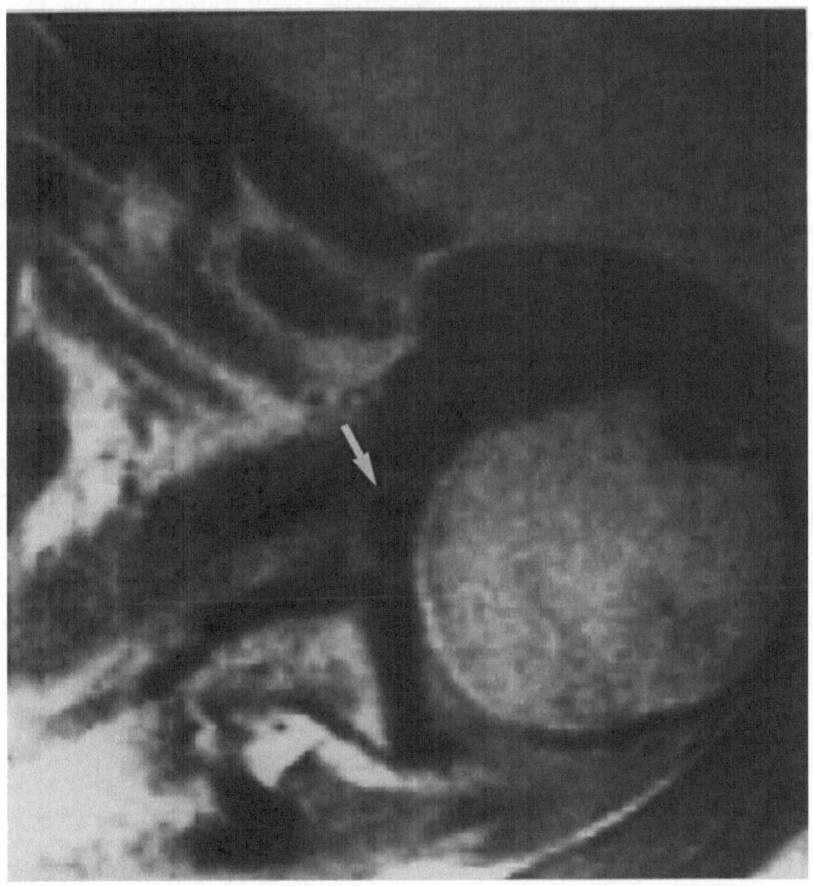

Abb. 7. Zustand nach vorderer Schulterluxation. Der ventrale Anteil des Labrum glenoidale ist abgetrennt und als isoliertes Fragment (*Pfeil*) erkennbar. Hohe Signalintensität des Gelenkknorpels des Humeruskopfes (*Pfeilspitzen*)

Schultergelenk sind insbesondere im T2-gewichteten Bild mit hoher Signalintensität abgrenzbar. Knöcherne Absprengungen des vorderen Pfannenrandes, die nur aus Kortikalis bestehen, können wegen der geringen Kontrastdifferenz zu den umgebenden Weichteilen nur unzureichend erfaßt werden. Die gleichzeitig auftretenden Schädigungen des Labrum glenoidale sind dagegen direkt nachzuweisen (Abb. 7).

Diskussion

Die Computertomographie und CT-Arthrographie erweisen sich als eine hilfreiche Bereicherung in der Diagnostik von Patienten mit traumatischer oder rezidivierender Schulterluxation [1, 6]. Während im Nativ-CT der Hill-Sachs-Defekt verbessert darstellbar ist und knöcherne Absprengungen am unteren Pfannenrand der Scapula empfindlich nachweisbar sind, können mit der CT-Arthrographie auch Schäden der kartilaginären Gelenkanteile erfaßt werden. Für die Darstellung des Labrum glenoidale ist die intraartikuläre Injektion von Kontrastmittel oder die Doppelkontrastarthrographie geeignet [2, 8]. Im Luft-Monokontrastverfahren kommt es zu virtuellen Verdünnungen des Labrum glenoidale und des Gelenkknorpels. Die intraartikuläre Injektion von Kontrastmittel kann im Einzelfall unter Umständen knöcherne Absprengungen verbergen, da sie nicht von Kontrastmitteldepots differenziert werden können. Da diese knöchernen Fragmente jedoch meist mit einem Anteil des Labrum glenoidale zusammenhängen, ist im allgemeinen keine differentialdiagnostische Schwierigkeit gegeben.

Die CT und die CT-Arthrographie erbringen bei Verletzungen der Rotatorenmanschette meist keine wesentlichen Zusatzinformationen. Sehr kleine Defekte können jedoch unter Umständen aufgrund der höheren Dichteauflösung der CT nachgewiesen werden, wenn im konventionellen Arthrogramm eine Ruptur nicht erkennbar war [1].

Eine Aussage über die klinische Wertigkeit der MR bei Schulterverletzungen und -erkrankungen ist derzeit noch nicht abschließend möglich. Die Methode erscheint erfolgversprechend für die Diagnostik von Verletzungen der Rotatorenmanschette und des Labrum glenoidale [4, 5, 7]. Damit könnte sich auch für die Schulterluxation und ihre Folgezustände ein Indikationsgebiet der MR ergeben. Der Verzicht auf die intraartikuläre Kontrastmittelapplikation stellt gegenüber der Arthrographie einen wesentlichen Vorteil dar. Durch speziell der Schulteranatomie angepaßte Spulen wird die Auflösung der MR deutlich verbessert werden.

Literatur

1. Beltran J, Gray L, Bools JC, Zuelzer W, Weis LD, Unverferth LJ (1986) Rotator cuff lesions of the shoulder: evaluation by direct sagittal CT arthrography. Radiology 160:161–165
2. Deutsch AL, Resnick D, Mink JH, Berman JL, Cone RO, Resnick CS, Danzig L, Guerra J (1984) Computed and conventional arthrotomography of the glenohumeral joint: normal anatomy and clinical experience. Radiology 153:603–609

3. Dihlmann W, Bandick J (1987) Computertomographie der Schulterweichteile. Teil I: Synovialisreaktionen. RÖFO 147:1–5
4. Kieft GJ, Bloem JL, Obermann WR, Verbout AJ, Rozing PM, Doornbos J (1986) Normal shoulder: MR imaging. Radiology 158:741–745
5. Middleton WD, Kneeland JB, Carrera GF, Cates JD, Kellmann GD, Campagna NG, Nesmonowicz A, Froncisz W, Hyse JS (1987) High-resolution MR imaging of the normal rotator cuff. AJR 148:559–564
6. Rafii M, Firooznia H, Golimbu C, Minkoff J, Banoma J (1986) CT arthrography of capsular structures of the shoulder. AJR 146:361–367
7. Seeger LL, Ruskowski JT, Bassett LW, Kay SP, Kahlmann RD, Ellman H (1987) MR imaging of the normal shoulder: anatomic correlation. AJR 148:83–91
8. Shuman WP, Kilcoyne RF, Matsen RA, Rogers JV, Mack LA (1983) Double-contrast computed tomography of the glenoid labrum. AJR 141:581–584

Ultraschalluntersuchung des Schultergelenkes: Untersuchungstechnik und erste Erfahrungen

A. Gerlach, R. Schneider, R. Weiske

Einleitung

Bei einer großen Anzahl von Patienten mit akuten oder chronischen Schulterbeschwerden ist die Ursache mit konventionellen Röntgenverfahren nicht abzuklären. Am Schultergelenk, das dynamisch stabilisiert ist, sind – abgesehen von Frakturen – krankhafte Veränderungen am Knochen oder Knorpel nur selten oder relativ spät zu erkennen. Bei vielen dieser Patienten manifestiert sich die Erkrankung an den Weichteilen des Schultergelenkes, insbesondere der Rotatorenmanschette, da sie den größten Belastungen ausgesetzt ist.

Die Sonographie ist gut geeignet, die Schulterweichteile morphologisch und funktionell darzustellen.

Material und Methode

Wir haben 52 Patienten – 32 Männer und 20 Frauen zwischen 24 und 75 Jahren –, überwiegend aus der unfallchirurgischen Klinik unseres Hauses sowie 12 freiwillige Probanden untersucht.

Die Indikationen zur Schultersonographie waren:
1. Verdacht auf Impingement-Syndrom,
2. Verdacht auf Rotatorenmanschettenruptur,
3. Zustand nach vorderer Schulterluxation.

In Literaturangaben [3] werden zusätzlich die folgenden Indikationen erwähnt:
4. Rheumatische Schultererkrankungen,
5. Tumoren und Metastasen,
6. AC-Gelenksprengung.

Die Untersuchung unserer Patienten erfolgte mit einem Picker-Sonographiegerät LS 7000 A mit einem 7,5 MHz Linearschallkopf ohne Wasservorlaufstrekke. Es wurden im Seitenvergleich beide Schultern dargestellt. Die Untersuchungstechnik entspricht weitgehend der von Mack und Harland [3, 5] beschriebenen. Der Patient wird im Sitzen untersucht, der Oberarm liegt dem Oberkörper an, der Ellenbogen ist um 90° angewinkelt und bei Beginn der Untersuchung innenrotiert. Die Schulter wird sowohl von ventral als auch von dorsal abgebildet. Besonderer Wert wird auf die dynamische Untersuchung mit Rotation im Schultergelenk gelegt.

Sonoanatomie des normalen Schultergelenkes

Die Schulter wird sowohl von ventral als auch von dorsal untersucht. Begonnen wird mit einem ventralen Horizontalschnitt (Abb. 1). Orientierungspunkte sind das Tuberculum majus, Tuberculum minus mit dem Sulcus intertubercularis, in dem die Bizepssehne quer getroffen als rundlich-ovale reflexreiche Struktur umgeben von einem reflexarmen Saum erscheint. Über die lange Bizepssehne zieht die Sehne des M. supraspinatus in Längsrichtung hinweg und stellt sich bis zu ihrem Ansatz am Tuberculum majus dar. Von hier ausgehend wird der subakromiale Raum inspiziert unter leichter Drehung und Kippung des Schallkopfes.

Die Sehnen der Rotatorenmanschette stellen sich als reflexarmes Band dar, das dem Humeruskopf aufliegt. Die Gelenkkapsel ist nicht sichtbar. Zwischen Rotatorensehne und M. deltoideus erkennt man einen reflexreichen Saum, der der Region der Bursa subdeltoidea bzw. subacromialis entspricht. Der M. deltoideus ist ebenfalls homogen und reflexarm. Bei Rotation gleitet die intakte Rotatorensehne harmonisch über den Humeruskopf. Abbildung 2 zeigt einen dorsalen Horizontalschnitt unterhalb der Spina scapulae. Markierungspunkte sind medial die Skapula mit der Gelenkpfanne, lateral der Humeruskopf. Über der Skapula liegt der reflexarme M. infraspinatus, der mit seiner Sehne über den Humerus-

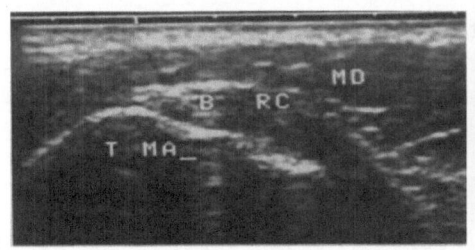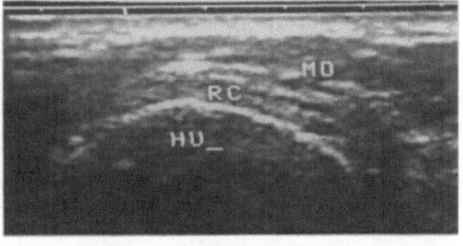

a   b

Abb. 1 a, b. Normalbefund von ventral. *RC* Rotatorenmanschette, *MD* M. deltoideus, *HU* Humeruskopf, *B* Bizepssehne quer, *T MA* Tub. majus, *T Min* Tub. minus

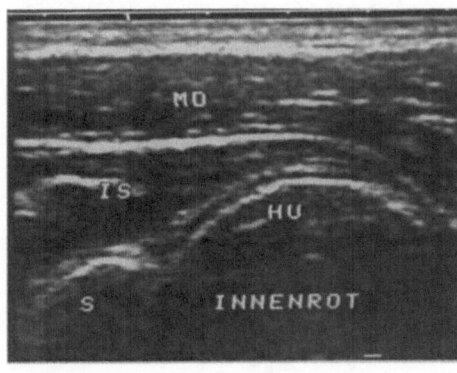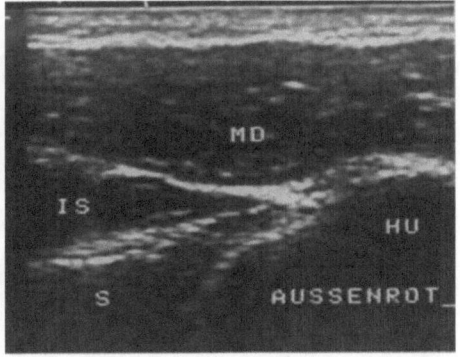

a   b

Abb. 2 a, b. Normalbefund von dorsal. **a** Innenrotation; **b** Außenrotation, *S* Scapula, *IS* M. infraspinatus

573

kopf zieht. Darüber liegt getrannt durch eine reflexreiche Faszie der M. deltoideus. Bei Außenrotation läßt sich das „Eintauchen" des dorsalen Humeruskopfanteiles in die Gelenkpfanne verfolgen.

Sonoanatomie pathologischer Befunde am Schultergelenk

Degenerative Veränderungen der Rotatorenmanschette werden von Refior et al. [7] mit histomorphologischen Untersuchungen bei 33% aller Leichen ab dem 3. Dezennium gefunden. Sie treten in Form von fibrokartilaginären Transformationen des Sehnengewebes und als Mikro- und Makroverkalkungen auf. Auf dem Boden derartiger Veränderungen können Bagatelltraumen zu Rupturen der Rotatorensehne führen.

Sonographisch lassen sich bei degenerativen Veränderungen folgende Befunde erheben (Abb. 3):
1. inhomogenes Reflexmuster der Rotatorenmanschette,
2. reflexreiche Verkalkungen
    a) mit dorsaler Schallauslöschung,
    b) als grobe Echos ohne dorsale Schallauslöschung.

Nicht alle röntgenmorphologisch darstellbaren Verkalkungen werden sonographisch erfaßt, insbesondere dann nicht, wenn sie in die Kontur des Tuberculum majus übergehen.

Die sonographischen Kriterien einer Rotatorenmanschettenruptur, die typischerweise in einer hypovaskularisierten Zone in der Supraspinatussehne ansatznah am Tuberculum majus auftritt, [2] sind in der Literatur nicht einheitlich be-

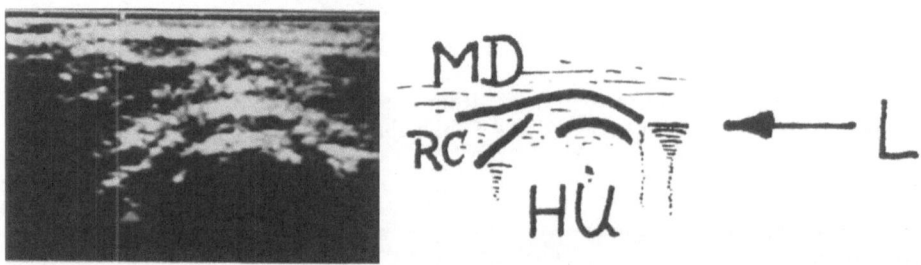

Abb. 3. Degenerative Veränderungen der Rotatorenmanschette mit Verkalkungen

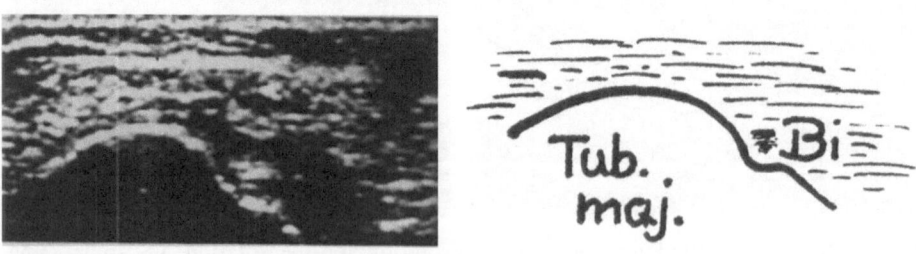

Abb. 4. Rotatorenmanschettenruptur

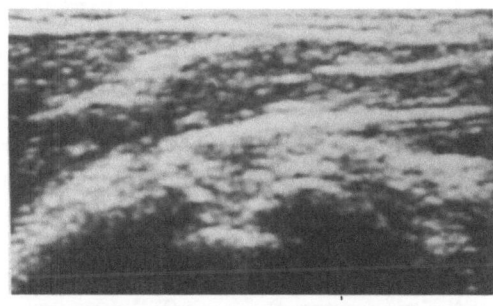 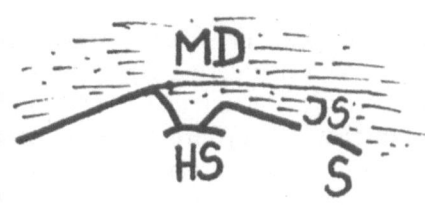

Abb. 5. Schulter von dorsal; Hill-Sachs-Läsion

schrieben [3–6, 8]. Folgende Zeichen gelten als pathognomonisch für eine Rotatorenmanschettenruptur:

1. Fehlende Darstellung der echoarmen Rotatorenmanschette bei Totalruptur mit Retraktion der Sehne.
2. Echoarmer Defekt in der Grenzschicht zwischen Sehne und Musculus deltoideus (Abb. 4).
3. Stufe in der Grenzfläche zwischen Sehne und M. deltoideus.
4. Echoarme Bezirke mit echoreichem Randsaum in der Rotatorensehne.
5. Echoreiche Herde und echoreiche Bänder in der Sehne.

Aufgrund unserer bisherigen Erfahrungen halten wir nur die ersten 3 Kriterien für zuverlässig.

Bei Zustand nach vorderer Schulterluxation wird neben der Rotatorenmanschette der dorsale Humeruskopf mit einem dorsalen Horizontalschnitt untersucht, um Hill-Sachs-Defekte zu diagnostizieren und um ihre Größe und insbesondere ein „Eintauchen" in die Gelenkpfanne bei Außenrotation festzustellen.

Hill-Sachs-Defekte sind sonographisch als Einkerbung im normalerweise konvexen Humeruskopf zu erkennen (Abb. 5).

Eigene Ergebnisse

Bei den 12 freiwilligen Probanden fanden wir 5 Normalbefunde und 7mal degenerative Veränderungen in der Rotatorenmanschette abhängig vom Alter des Patienten und der Belastung des Gelenkes.

Bei 52 Patienten mit Schulterbeschwerden diagnostizierten wir 32mal degenerative Veränderungen; 11mal konnte der Verdacht auf eine Rotatorenmanschettenruptur geäußert werden, der 7mal operativ und/oder arthrographisch bestätigt wurde. Bei 4 Patienten war die Diagnose falsch-positiv. Eine falsch-negative Diagnose wurde nicht gestellt.

Bei der geringen Fallzahl können wir keine statistisch signifikante Aussage machen.

575

Diskussion

Die hohe Zahl der falsch-positiven Befunde beruht auf den bislang nicht ausreichend klar definierten Kriterien für die Diagnose einer Ruptur der Rotatorenmanschette. Reflexreiche Herde und Bänder sowie segmentale Verdünnungen der Manschette [4, 6] verleiteten am häufigsten zu falsch-positiven Befunden. Auch echoarme Herde im periartikulären Weichteilgewebe [8] sind kein verläßliches Zeichen für eine Ruptur. Sicher erfaßt werden konnten alle großen Rupturen.

Der Ultraschall der Schulter wird bei uns als nichtinvasive kostengünstige Erstuntersuchung bei Schulterbeschwerden eingesetzt. Bei unauffälligem sonographischen Befund erübrigt sich die invasive Arthrographie. Mit zunehmender Erfahrung hoffen wir, die falsch-positiven Befunde besser interpretieren zu können.

Literatur

1. Brunner U, Habermeyer P, Krueger P, Sachs G, Schweberer L (1985) Klinik und Klassifizierung der periartikulären Erkrankungen des Glenohumeralgelenkes. Unfallchirurg 88:495–499
2. Codman EA (1934) The shoulder. Thomas Todd Co, Boston
3. Harland U (1987) Schultersonographie. Ultraschall K. Prax 2:10–18
4. Hedtmann A, Fett H, Moraldo M (1987) Ultraschalldiagnostik der Schulter bei Sportverletzungen. Dtsch Z Sportmed 38:86–11
5. Mack LA, Matsen FA, Kilcoyne RF, Davis PK, Sickler ME (1985) US evaluation of the rotator cuff. Radiology 157:205–209
6. Middleton WD, Reinus WR, Totty WG, Melson CL, Murphy WA (1986) Ultrasonographic evaluation of the rotator cuff an biceps tendon. J Bone Joint Surg 68:440–450
7. Refior HJ, Tempka A, Stauch F (1984) Autoptische Untersuchungen zur Makro- und Mikromorphologie der Rotatorenmanschette. In: Reichelt A (Hrsg) Periarticuläre Schultererkrankungen. Buchreihe f. Orthopädie und orthopädische Grenzgebiete 8:26
8. Triebel HJ, Wening V, Witte G (1986) Rotatorenmanschettenrupturen des Schultergelenkes. Sonographie-Arthrographie. Röntgen-Bl 39:266–272

Magnetresonanztomographie (MRT) der Osteochondrosis dissecans

K. Lehner, G. Rodammer, A. Heuck, P. Lukas, E. Pasquay

Bei der Osteochondrosis dissecans (OD) wird spontan oder nach Trauma durch einen Sklerosesaum ein knöchernes Dissekat oder ein oberflächlich gelegener Herd vom übrigen gesunden Knochenmarksaum abgegrenzt. Im Gegensatz zu Dissekaten oder frei gewordenen Gelenkkörpern sind im knöchernen Verband verbleibende Nekroseherde mit konventioneller Röntgendiagnostik nur schwer nachweisbar. Mit der OD einhergehende Läsionen des Gelenkknorpels können allenfalls durch eine Kombination von Arthrographie mit konventioneller Schichtung oder Computertomographie beurteilt werden. Die Magnetresonanztomographie (MRT) gibt im Gegensatz dazu ganz neuartige Einblicke in dieses Krankheitsbild, was sich auch auf das therapeutische Vorgehen auswirkt.

Patientengut und Methode

Seit 1984 wurden bei 50 Patienten mit einer Oberflächen- oder Kopfspule MR-Tomogramme in der sagittalen und koronaren, z. T. auch axialen Ebene mit T1-betonten Spinechosequenzen (TR 500 und TE 50 ms) angefertigt. Für die günstigste Abbildungsebene wurden auch T2- bzw. protonengewichtete Sequenzen (TR = 1 500, TE = 150 bzw. 50 ms), sowie teilweise auch Gradientenechosequenzen (FFE, Gyroscan Philips) mit einem Flipwinkel von 40–60°, TR etwa 50 ms und TE 26 ms zur Anwendung gebracht.

Ergebnisse

Beurteilung des OD-Herdes

Wie auf konventionellen Röntgenbildern oder Tomogrammen und Computertomogrammen gibt sich auch in der MRT der OD-Herd durch einen signalarmen Sklerosesaum (Abb. 1) zu erkennen. Dieser Sklerosesaum bleibt auch nach Revitalisierung und Wiedereingliederung des OD-Herdes in den spongiösen Knochenverband erkennbar. Der OD-Herd selbst kann als abgelöstes Dissekat (Abb. 2a) oder in unveränderter Lagebeziehung zur knöchernen Umgebung vorliegen. Dabei war in etwa der Hälfte der Fälle der OD-Herd bzw. das Dissekat als Ausdruck der Nekrose signalarm abgebildet. Genauso häufig war aber auch in Dissekaten oder nicht abgelösten OD-Herden in den T1-betonten Bildern noch helles Fettsignal (Abb. 1 und 2a) nachweisbar.

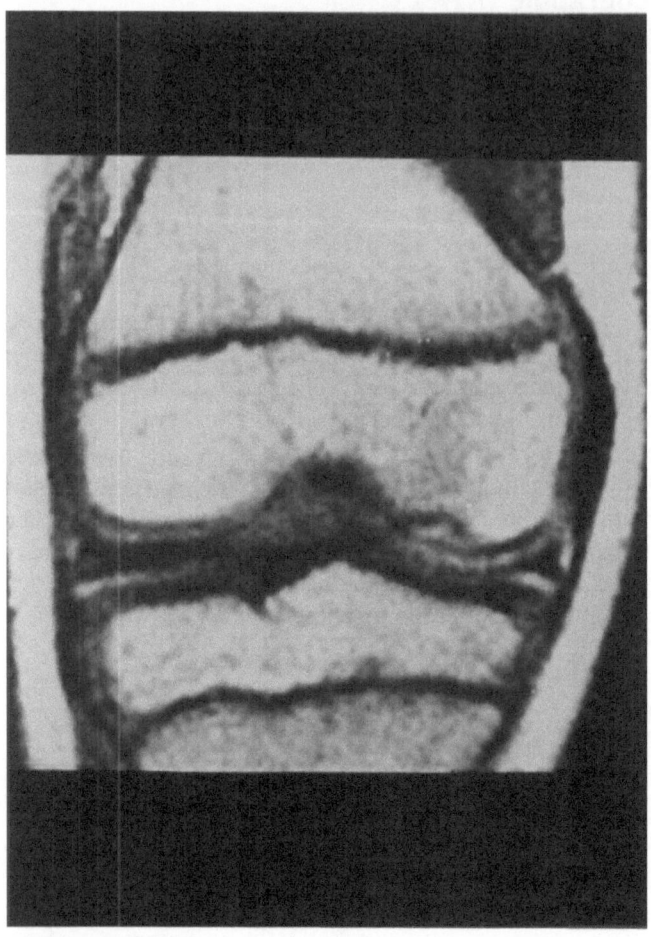

Abb. 1. 11jähriger Patient mit OD des medialen Femurkondylus. Der OD-Herd ist durch einen Sklerosesaum abgegrenzt und enthält helles Fettmark; der Gelenkknorpel darüber ist intakt

Abgrenzung von Ossifikationsvarianten

Bei 3 Kindern mit spontanem Gelenkschmerz war auf der Übersichtsaufnahme eine Einziehung der knöchernen Gelenkkontur (Abb. 3a) zu sehen. Die Morphologie dieser Veränderung ließ eine Differentialdiagnose zwischen OD-Herd einerseits und epiphysärer Ossifikationsvariante andererseits nicht zu. Die MRT erlaubte in diesen Fällen eine eindeutige Diagnose zugunsten des Vorliegens einer Ossifikationsvariante, da die Einziehung der knöchernen Kontur durch einen dicken Wachstums- und Gelenkknorpel ausgeglichen und kein knöcherner OD-Herd abgrenzbar war (Abb. 3b).

578

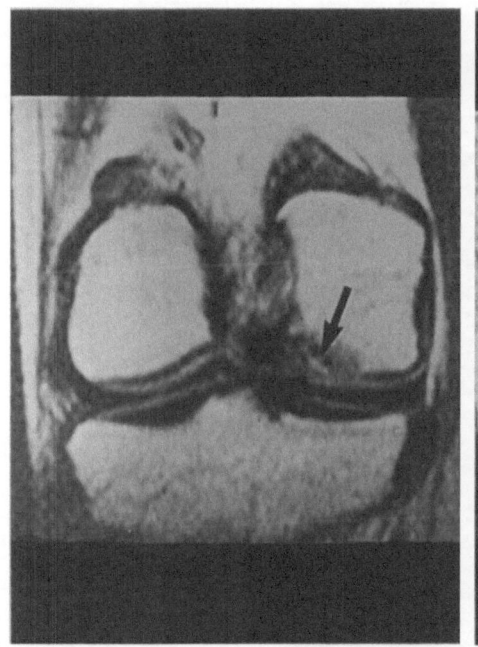

a

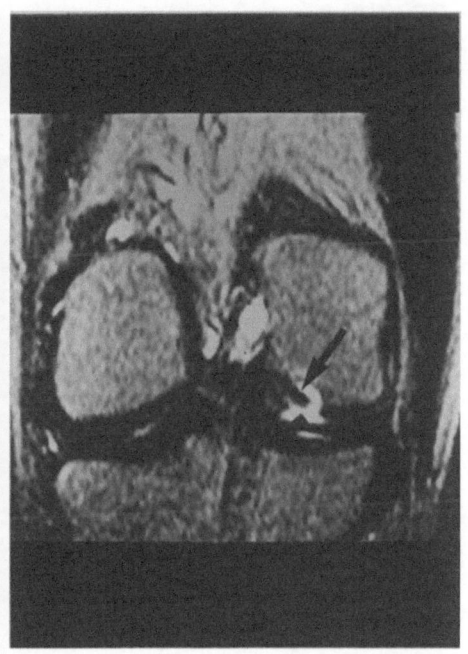

b

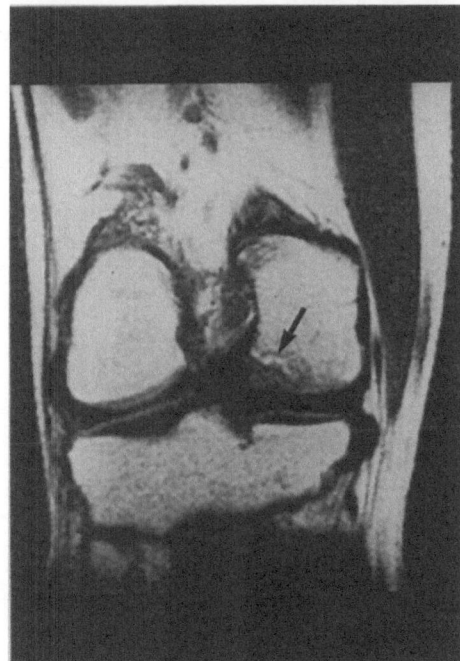

c

Abb. 2a–c. 19jähriger Patient mit OD-Herd am medialen Femurkondylus. **a** Unter der verquollenen und gegen Gelenkerguß nicht klar abgrenzbaren Knorpelschicht (*Pfeilköpfe*) liegt ein Fettmark enthaltendes Dissekat (*Pfeil*) im Mausbett. **b** Im T2-betonten Bild wird ein flüssigkeitsgefüllter Hohlraum unter dem Gelenkknorpel sichtbar (*Pfeilkopf*). Das Dissekat wird von Flüssigkeit ummantelt (*Pfeil*). **c** Die MRT nach Anbohrung des Sklerosesaumes läßt jenseits des Sklerosesaumes zur Gelenkoberfläche hin einen Saum signalreichen, neugebildeten, spongiösen Knochengewebes erkennen (*Pfeil*)

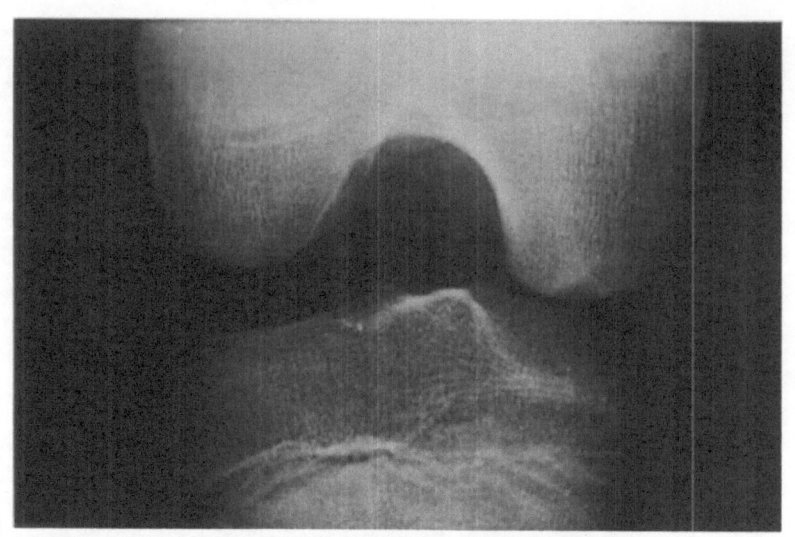

a

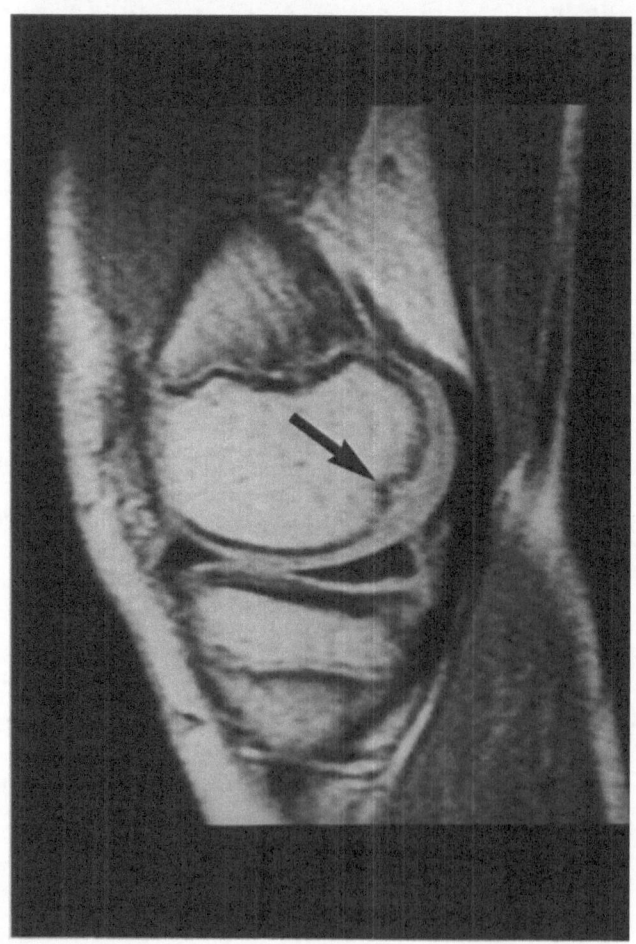

b

Zustand des Gelenkknorpels über dem OD-Herd

Bei 34 Patienten konnte die Beurteilung des Gelenkknorpels mit Hilfe der MRT mit einem arthroskopischen Befund verglichen werden. In T1- bzw. protonengewichteten Schichtbildern zeigte dabei die unmittelbare Morphologie den Gelenkknorpel in 5 Fällen als intakt (Abb. 1) und in 4 Fällen als grob defekt. Bei weiteren 28 Patienten konnte die Schicht des Gelenkknorpels über dem OD-Herd nicht gegen gleichzeitig vorhandene Ergußflüssigkeit differenziert werden. Die Anwendung von FFE-Sequenzen ergab hier eine Verbesserung der diagnostischen Aussagemöglichkeit.

Dagegen konnte aber der Gelenkerguß im T2-betonten Bild als Indikator benutzt werden, um festzustellen, ob die Flüssigkeit durch Knorpeldefekte in die Tiefe des OD-Herdes eingedrungen war (Abb. 2 b). Mit Hilfe dieses Zeichens wurde die Knorpeloberfläche in 10 Fällen als intakt und in 18 Fällen als defekt beschrieben; in den damit korrelierenden 25 Arthroskopien konnte der MRT-Befund ausnahmslos bestätigt werden. Im Vergleich mit der Arthroskopie waren in mehreren Fällen subchondrale und in den Knochen hineinreichende flüssigkeitsgefüllte Hohlräume häufiger und quantitativ genauer nachweisbar. Die Umhüllung eines vorhandenen Dissekates durch Ergußflüssigkeit wurde in guter Übereinstimmung mit der Arthroskopie als Zeichen für eine Lockerung des Dissekates interpretiert (Abb. 2 b).

Diskussion

In folgenden Aspekten [2–5] geben die geschilderten MRT-Befunde bei der Diagnose „OD" dem Therapeuten wertvolle Entscheidungshilfen an die Hand:
a) Die MRT erlaubt erstmals die sichere Differenzierung zwischen OD-Herd und Ossifikationsvariante.
b) Bei intakter Knorpelschicht über dem OD-Herd und nicht gelockertem Dissekat wird der Operateur eine Gelenkeröffnung vermeiden und lieber eine extraartikuläre Anbohrung des OD-Herdes (Pridie-Bohrung) durchführen.
c) Bei intakter Knorpeloberfläche und Nachweis von Fettmark im OD-Herd selbst (Abb. 1) könnte der abgegrenzte OD-Herd noch vital oder bereits wieder revitalisiert sein. Für beide Möglichkeiten könnte auf eine Bohrung verzichtet werden, vor allem, wenn sich in einer späteren Kontroll-MRT nicht durch Abräumen des Fettmarkes im OD-Herd das Bild einer signalarmen Nekrose ergeben hat.

Abb. 3 a, b. 13jähriger Patient mit Kniegelenkschmerzen. **a** Da im Röntgenübersichtsbild am medialen Femurkondylus eine Einziehung der knöchernen Gelenkfläche besteht, stellt sich die Differentialdiagnose zwischen OD und Ossifikationsvariante. **b** Im MRT zeigt sich kein Nekroseherd; die knöcherne Kontureinziehung ist mit dickerem Wachstums- und Gelenkknorpel kompensiert (*Pfeil*)

d) Umgekehrt ist die MRT eine vorzügliche Methode der Therapiekontrolle nach Beck- oder Pridie-Bohrung, da die Revitalisierung des OD-Herdes durch Anlagerung von neugebildetem spongiösem Knochengewebe signalreich nachweisbar ist (Abb. 2 c).

Literatur

1. Claus L, Burri C, Kiefer H, Mutschler W (1986) Resorbierbare Implantate zur Refixierung von osteochondralen Fragmenten in Gelenkflächen. Acta Traumatol 16:74
2. Lehner K, Heuck A, Rodamer G, Raff W, Haller W (1987) MRI bei der Osteochondrosis dissecans. RÖFO 147:73–77
3. Pridie KH (1959) A method of resurfacing osteoarthritic knee joints. J Bone Joint Surg 41-B:618
4. Smillie JS (1960) Osteochondritis dissecans – loose bodies in joints. Livingstone, Edinburgh
5. Wagner H (1964) Operative Behandlung der Osteochondrosis dissecans des Kniegelenkes. Z Orthop 98:333

Osteochondrosis dissecans tali sowie andere Sprunggelenkläsionen. – Rekonstruktion von beliebigen Schichtorientierungen aus 3D-MR-Datensätzen

N. Obletter, K. Glas, P. Held, H. Kett, K. Mayerhofer, A. Breit

Die Osteochondrosis tali, die subchondrale Knochenzyste, die Osteochondronekrose und deren Übergangsformen von der subchondralen Osteonekrose bis zur Osteochondritis dissecans sind ohne konventionelle Tomographie fast nie und auch mit dieser nur aufwendig mit Schichtungen in mehreren Ebenen zu unterscheiden. Die in konventionellen Röntgenaufnahmen nicht darstellbaren Knorpelschichten kommen in der MRT zur intermediär signalgebenden Abbildung.

Zur Methode

Es werden mit 3D-, FISP- oder 3D-Flash-Sequenzen Datensätze aus Volumina bis 150 mm Dicke errechnet. Durch ein schnellrechnendes Bildverarbeitungssystem (MIPRON) werden die in Form isotroper Voxel von ca. $1,2\ mm^3$ vorliegenden Daten interaktiv verarbeitet. Hierbei ist die Herstellung jeder beliebigen, auch gekrümmten Schicht innerhalb des untersuchten Volumens möglich.

Der Hauptvorteil der 3D-Gradienten-Echo-Technik gegenüber der konventionellen Spinechotechnik liegt im höheren Auflösungsvermögen. Durch die minimale Schichtdicke von 1,2 mm gegenüber 3–4 mm bei der herkömmlichen Methode lassen sich entsprechend kleinere Dissekate nachweisen.

Durch Röntgentomographie und andere bildgebende Verfahren bisher nicht entdeckte Frakturen ohne Dislokation der Frakturelemente (Abb. 1) können nachgewiesen werden (Abb. 2 und 3).

Die meist nur 0,5–2 mm dicken Knorpelschichten sind in der 3D-Gradienten-Echo-Technik wesentlich exakter abgrenzbar als bei den konventionellen Spinechosequenzen.

Im Gegensatz zur konventionellen Röntgendiagnostik kann man feststellen, ob das Dissekat – vorausgesetzt es ist größer als etwa 2,5 mm – noch knochenmarkspezifisches Signal besitzt oder nicht (Abb. 5). Es läßt sich also eine relative Aussage über die Vitalität des Dissekates machen, was für das weitere therapeutische Procedere von Bedeutung ist.

Im Vergleich zur Röntgentomographie ist immer ein Seitenvergleich möglich, weil beide Sprunggelenke in gleicher Technik in der Kopfspule untersucht werden.

Bei der Osteochondrosis dissecans tali kann im T_2-betonten Mode (Abb. 4) und bei FISP 70 (Abb. 5) festgestellt werden, ob das Fragment von Flüssigkeit umspült wird oder nicht. Damit kann eine Aussage darüber gemacht werden, ob es sich tatsächlich um ein Disskat per definitionem handelt oder nicht. Im T_1-be-

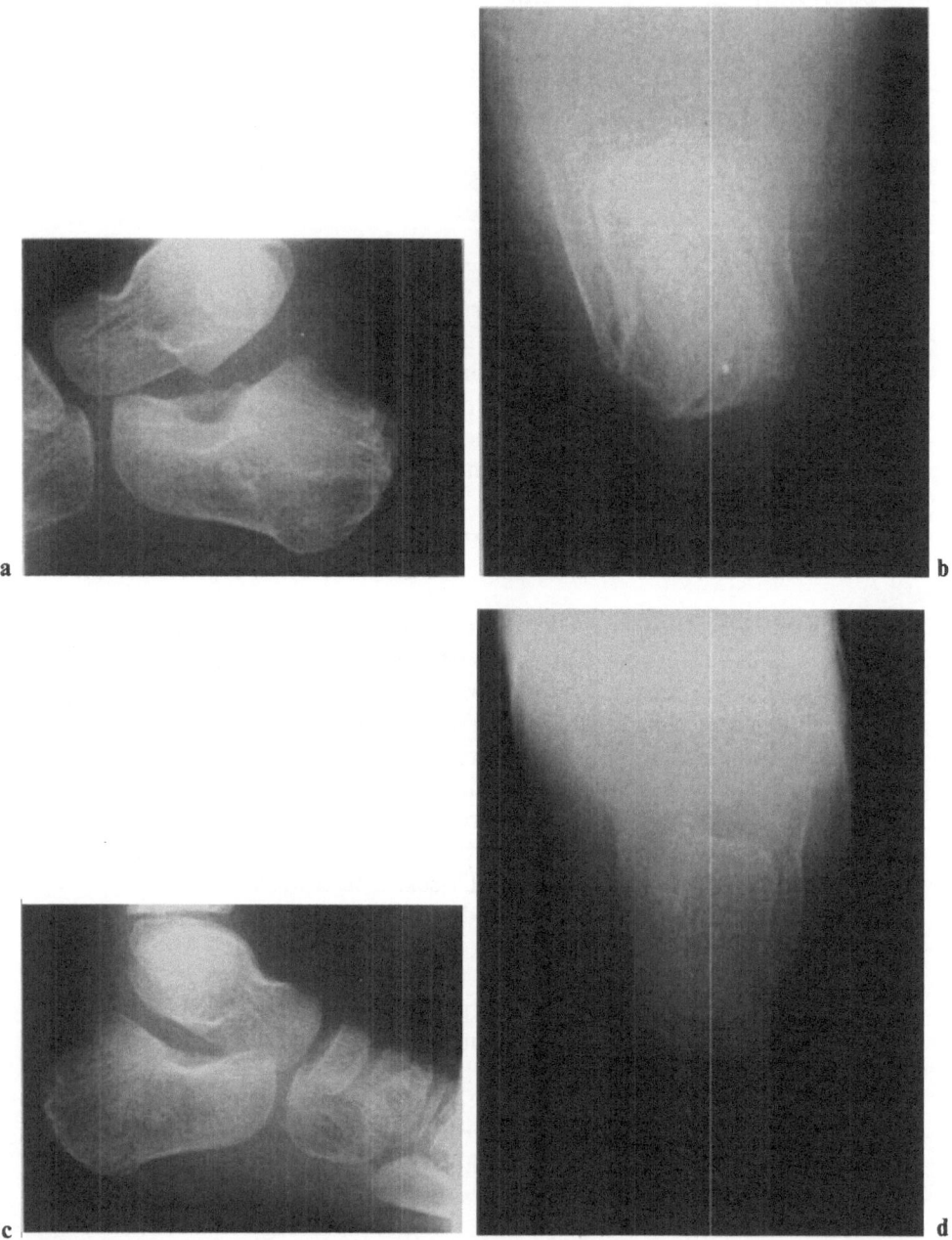

Abb. 1 a–d. Kalkaneusfraktur in der Röntgennativaufnahme links und rechts nachweisbar, kein Frakturnachweis an den Tali. **a** linkes Sprunggelenk seitlich, **b** linkes Sprunggelenk a. p., **c** rechtes Sprunggelenk seitlich, **d** rechtes Sprunggelenk a. p.

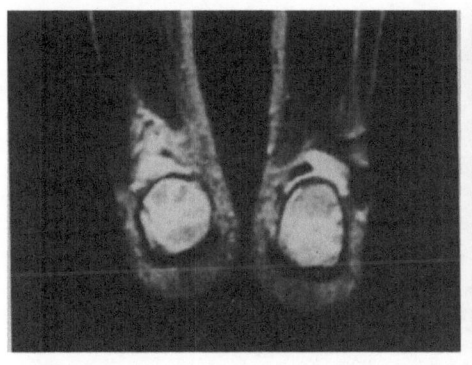 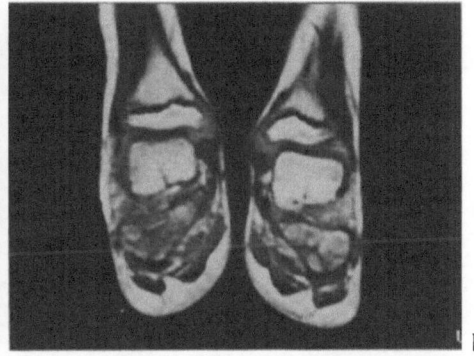

a

b

Abb. 2. a Gleicher Fall wie in Abb. 1. Im T_2-betonten koronalen Schnitt Kalkaneusfraktur beidseits. Signalintensive intraspongiöse Hämatomlinien. **b** Im Protonendichtemode zusätzliche Fraktur beider Tali im koronalen Schnitt

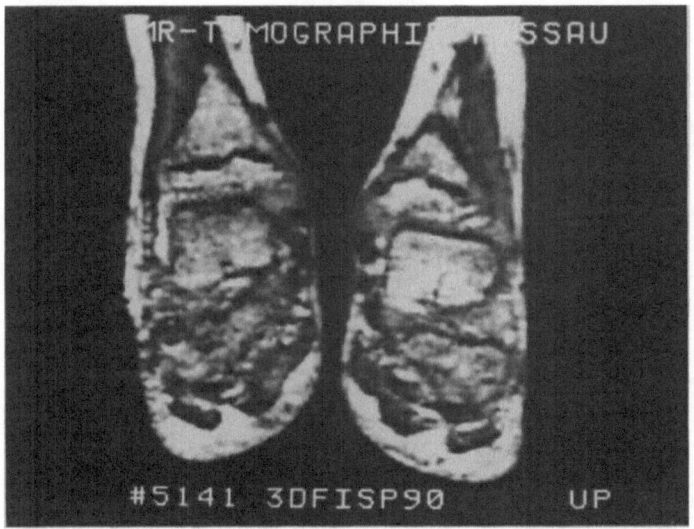

Abb. 3. 3D-Gradiententechnik. Gleicher Fall wie in Abb. 1 und 2. Kalkaneusfraktur beidseits. Links kommt die Fraktur im Vergleich zu Abbildung 2b nur wegen der geringeren Schichtdicke kurzstreckiger zur Darstellung. Knorpelstrukturen von intermediärer Signalgebung (*grau*). Ergußbildung in den oberen Sprunggelenken intensive Signalgebung (*weiß*)

tonten Mode (Abb. 6) wird das Dissekat signallos dargestellt. In beiden Modes wird also Größe und Form des Dissekats dargestellt.

Bisher nicht möglich ist die Beantwortung der Frage, ob sich eine Knorpelschicht um das Dissekat gebildet hat oder nicht. Hier kann vielleicht eine weitere Verfeinerung der 3D-Gradientenechosequenzen weiterhelfen.

Aus dem Untersuchungsvolumen können beliebige Schichten – auch gekrümmte – berechnet werden. Die Darstellung der genauen Lokalisierung, Form

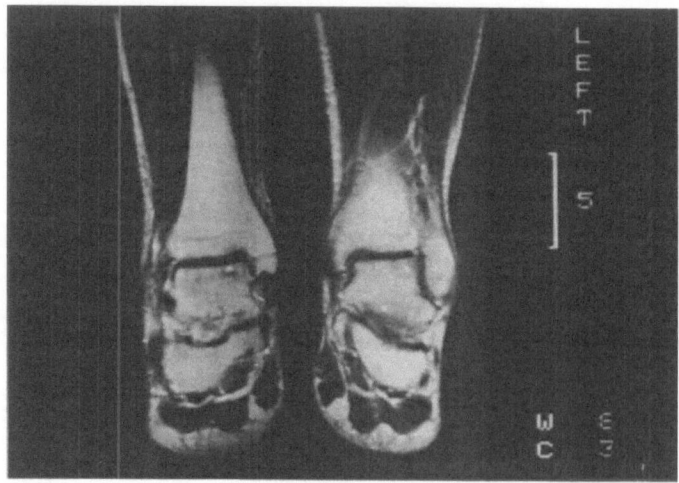

Abb. 4. Osteochondrosis dissecans tali im linken Sprunggelenk. Im T_2-betonten Mode zeigt sich, daß das Dissekat von Flüssigkeit umspült wird

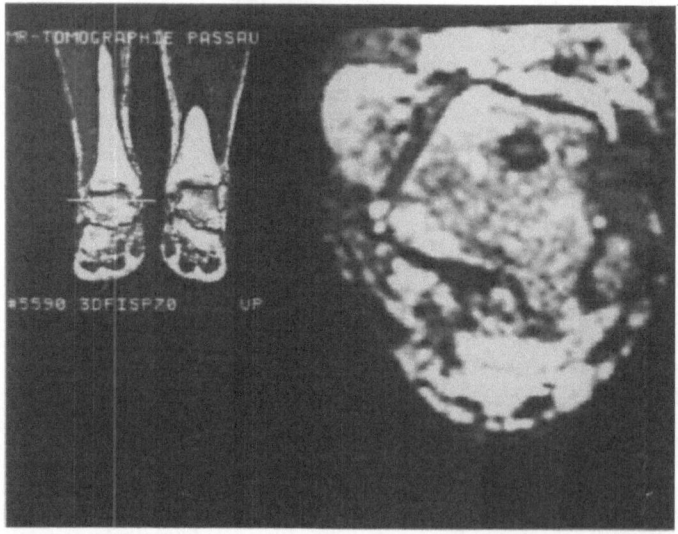

Abb. 5. Der gleiche Fall wie in Abb. 4 in 3D-Gradiententechnik. Das Dissekat zeigt in seinem Zentrum knochenmarkspezifisches Signal. Links im kleinen Foto ist die Cutline in der koronalen Ebene markiert. Knorpelschicht zwischen Fibula und Tibia gut erkennbar

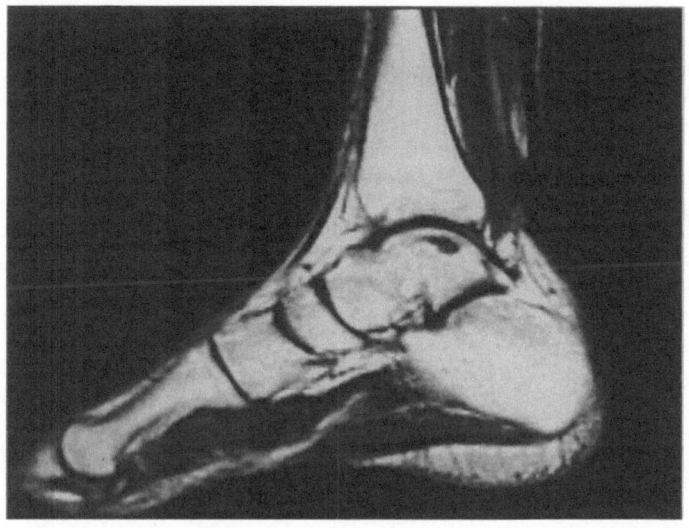

Abb. 6. Gleicher Fall wie in den Abb. 4 und 5. Sagittale Ebene durch medianen Talusabschnitt. Im T_1-betonten Mode wird das Dissekat signallos markiert

und Größe des Dissekats, die dadurch ermöglicht wird, leistet große Hilfe für die operative Strategie. So kann zum Beispiel die Entscheidung zwischen Beck-Bohrung und Pridie-Bohrung erleichtert werden.

Zusammenfassung

Der Einsatz von 3D-Gradientenechosequenzen (Volume mode) erlaubt die Aufnahme von Bildinformationen aus größeren Volumina in kurzer Zeit. Aus diesen 3D-Datensätzen kann man mit Hilfe eines Bildverarbeitungssystems Schnittbilder mit beliebiger Orientierung und Schichtposition berechnen. Wir vergleichen bei der Osteochondrosis dissecans tali Aufnahmen, die mit Spinechotechnik erstellt wurden mit solchen, die aus 3D-Datensätzen berechnet wurden. Während auf den konventionellen Spinechoaufnahmen die Signalcharakteristik leichter zu beurteilen ist, erreicht man bei den 3D-Gradientenechosequenzen eine bessere Ortsauflösung ($1,2 \text{ mm}^3$) von komplizierten Strukturen am oberen Sprunggelenk. Dies ist insbesondere für die Festlegung der Operationsstrategie, aber auch für postoperative Kontrollen von großem Vorteil. Die Knorpelschichten sind bei diesem Auflösungsvermögen weit besser beurteilbar als auf den konventionellen Spinechosequenzen. Ein weiterer Vorteil besteht in der Aufdeckung und Lokalisierung diskreter Frakturen, die auf Röntgennativbildern nicht nachweisbar waren.

Literatur

1. Dihlmann W (1982) Gelenke-Wirbelverbindungen. Thieme, Stuttgart New York, S 408–410 und 431–433
2. Frahm J, Haase A, Matthaei D (1986) Rapid three-dimensional MR imaging using the FLASH technique. J Comput Assist Tomogr 10:363–368
3. Haase A, Frahm J, Matthaei D, Hänicke W, Merboldt KD (1986) FLASH imaging. Rapid NMR imaging using low flip-angle pulses. J Magn Reson 67:259–266
4. Köhler A, Zimmer EA (1982) Grenzen des normalen und Anfänge des Pathologischen im Röntgenbild des Skeletts. Thieme, Stuttgart New York, S 777–792
5. Yulish BS, Mulopulos GP, Goodfellow DB, Bryan PJ, Modic MT, Dollinger BM (1987) MR imaging of osteochondral lesions of talus. J Comput Assist Tomogr 11(2):296–301

An Image Display System Architecture for PACS

J. H. Perry

For clinical and commercial success, PACS must efficiently provide the services currently supplied by film-based image transmission, storage, and display systems, making these systems convenient models for analysis of a PACS architecture. Implicit in the concept of PACS is that primary diagnosis can be done at an electronic workstation, making its efficiency an important design consideration.

A Film-based System

A highly simplified description of a current film-based system includes images being acquired either directly on film or transferred to film before the primary diagnosis is made. Films are transported by clerical staff to diagnostic areas, where they are mounted on film multiviewers. Radiologists view the images and dictate their diagnoses, after which the films are transferred by clerical staff to an active film storage area. After a period of time, the films are moved to a long-term storage area, sometimes outside the hospital. When required for subsequent review, films are requisitioned from storage.

In this system, image retrieval and transmission are slow, but during primary diagnosis they are hidden from the radiologist by transmission to the multiviewer in advance of need. By caching recent films in the active film storage area, the time for subsequent retrieval is minimized, but it is significant and visible to the user; however, for routine diagnosis, this system appears to the radiologist to be very efficient.

The multiviewer, when pre-loaded with films, is a very high speed device. Most multiviewers allow selection of a set of eight or ten films for simultaneous display within six seconds. The resolution of film is variously reported to be between 2048 and 4096 pixels across a 14-inch film, making the multiviewer a very high resolution display system. Although images which were acquired directly in digital format and transferred to film could be expected to be affected by the process, images which were acquired directly on film are superbly displayed by the multiviewer. Thus, the multiviewer is a good model for analysis of the performance requirements of a PACS display system.

PACS Architectural Considerations

Many of the components which are required in a PACS have performance limitations which must be considered in the system's architecture.

The actual throughput of networks today is limited by the software used to implement their communication protocols and by the speed of the processors on which the protocol software is run. Typically, even networks in the 50 to 100 million bits per second (mbps) class provide less than 10 mbps to any one node. For 1024×1024 images with 12 bit pixels, image transmission times of several seconds are experienced.

Optical disk image storage devices today are slower than networks, typically one or two mbps. When considering the time required to mount the disk cartridge in the drive, they become significantly slower. Magnetic disks, while much lower in capacity than optical disks, typically provide five or ten mbps. Parallel transfer magnetic disks in the 500 megabyte class provide over 60 mbps.

With the limitations in retrieval and transmission times described above, it is evident that matching the performance of a film-based system will require a systems approach.

Interestingly, the performances of these electronic components are superior to those of the corresponding components of the film-based system, showing how the film system has been constructed to hide the limitations of its components.

A PACS Architecture

Figure 1 shows an architecture which is designed to exceed the performance of the film-based system by caching images at multiple levels to provide very rapid image retrieval during primary diagnosis. The link between the PACS and the

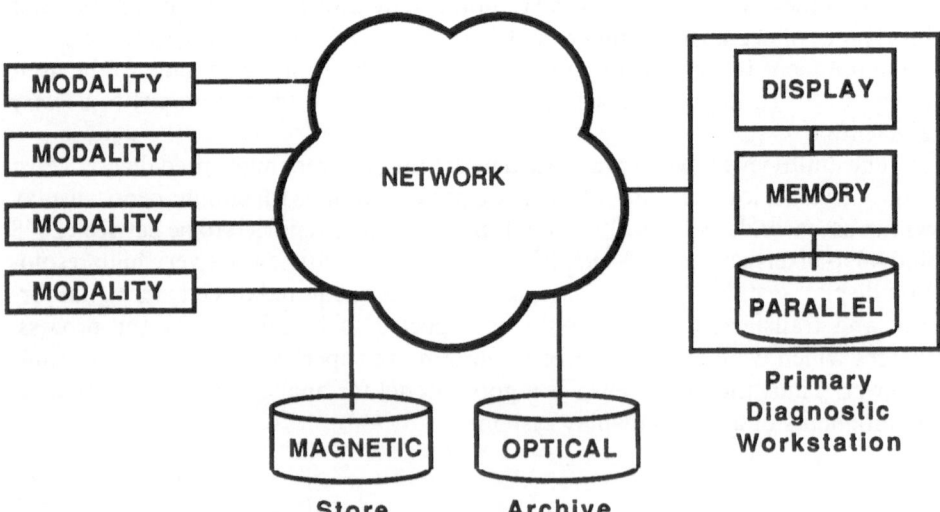

Fig. 1. A PACS architecture

hospital information system is used to notify PACS when a patient is registered, after which the images of previous examinations are transferred from relatively slow, long-term Archive nodes based on optical technology, to faster, short-term Store nodes based on magnetic technology, making them available before the current examination is complete. Images received from acquisition modalities are placed simultaneously in both the Store and the Archive. Either automatically or through human intervention, related images are grouped into electronic folders and distributed to diagnostic workstations where they are cached on parallel transfer magnetic disk. During the diagnostic process, images are cached in memory within a video display controller, providing essentially instantenous retrieval. For non-routine requests, images are supplied by the highest performance device on which they are stored.

By caching at multiple levels, the system attempts to keep copies of images in devices which are most accessible to the user. Thus, the performance of the optical disk, conventional magnetic disk, and network may be hidden from the user at the diagnostik workstation in the same way that it is done in the film-based system.

A Primary Diagnostic Workstation Architecture

Several types of workstations are required for the complete implementation of a PACS, including a high-performance workstation for primary diagnosis, an image processing workstation for specialized procedures, a small workstation for radiologists' offices, nursing stations, etc., and a teleradiology workstation to connect remote facilities to PACS.

Figure 2 presents a more detailed look at the architecture of a PACS primary diagnostic workstation.

Eight large (50 cm) display monitors are provided to match the film multiviewer. Although it is possible in an electronic display system to present images in new ways which may reduce the number of display monitors which are required, during the early stages of PACS introduction, it appears to be prudent to match the multiviewer.

The difference in resolution between film and video displays must be addressed to produce a satisfactory PACS. Typical video displays are 1024×1024, although technology now allows 2048×2048 displays at high cost. The video resolution of the primary diagnostic workstation is 1024×1024, and special display capabilities are provided to accomodate images up to 4096×4096. These capabilities include subsampling large images to provide 1024×1024 survey images with a magnifying glass window within which the full original resolution is presented. A second capability provides a movable 1024×1024 window into a larger image within which the full original resolution is presented.

Images are cached in the workstation on a parallel transfer disk, which can transfer eight 1024×1024 images through a high-speed channel to the display controller in four seconds. Within the display controller, a large number of images are cached in memory, allowing image rearrangement and other manipulations to occur at up to forty 1024×1024 frames per second.

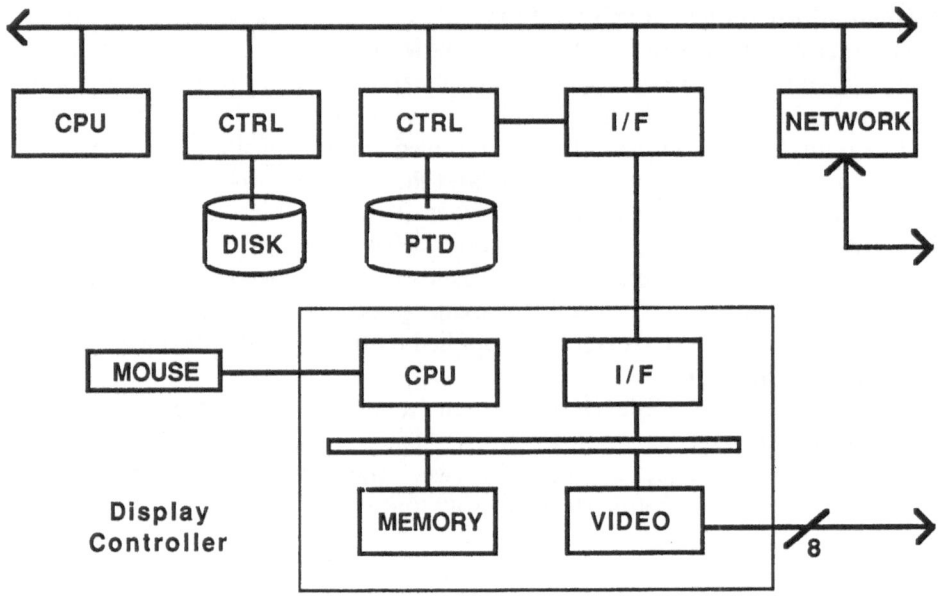

Fig. 2. A primary diagnostic workstation architecture

One of the most important aspects of a video display is the actual format of the video signal. Two basic formats are used. In non-interlaced video, successive lines are displayed in sequence. In interlaced video, the lines are divided into two fields, with the even-numbered lines making up one field and the odd-numbered lines the other. The fields are displayed in sequence. The value of interlaced video is that for a given line rate, the overall brightness of the screen is refreshed twice as often as in non-interlaced video, reducing the perception of flicker. Since flicker is perceived primarily in the peripheral field of vision, in multi-monitor systems where most of the monitors are in the peripheral field, the video format is critically important. Typical medical video displays refresh the screen at 60 Hz in a non-interlaced format, below the flicker frequency for about 30% of the population. The primary diagnostic workstation employs 60 Hz interlaced video to refresh the brightness at 120 fields per second, above the flicker frequency for all but a few human beings. Although not often discussed, elimination of video flicker will be critical to the acceptability of doing primary diagnosis at an electronic workstation.

Creating a user interface which deemphasizes the computer aspects of a system and makes the system easy to learn and use is important to the acceptance of an electronic workstation. The primary diagnostic workstation employs a mouse pointing device to interact in a consistent way with both images and graphical objects such as windows, controls, and menus tailored to the actions required. The interface is optimized for the functions which are most often used.

Although this discussion has emphasized matching the performance of the film-based system, it is possible to take advantage of the special capabilities which an electronic system such as PACS provides. The primary diagnostic workstation provides features for presentation of multiple, synchronized cine displays at high frame rates, high-speed magnification of images, mouse-controlled display of multiple stacks of images, comparison overlays of multiple images, image processing overlays, as well as for windowing digitized film images. These features may be found to be very important to diagnosis in the future, but today they must be seen to be secondary in importance to the fundamental requirement to match the performance and functionality of the diagnostic system presently in use.

PACS: Erfahrungen beim Einsatz in der Klinik

G. Gell, G. H. Schneider, M. Wiltgen, M. Becker, G. Seufert,
C. Greinacher, H. Gnoyke

Einleitung

Die Entwicklung digitaler bildgebender Verfahren ebenso wie die Entwicklung im Computerbereich führen tendenziell zur Möglichkeit eines Krankenhauses, in dem die Entstehung, Übertragung, Auswertung und Archivierung von Bildern auf digitalem Weg erfolgt.

Im Angelsächsischen werden solche Systeme Picture Archiving and Communication Systems PACS genannt.

Die möglichen Vorteile eines solchen PACS sind in der Literatur ausreichend diskutiert worden [5–7], so daß wir uns in dieser Arbeit mit konkreten Erfahrungen aus einem PACS-Pilot-Projekt befassen wollen, das gemeinsam von der Firma Siemens AG, Unternehmensbereich Medizinische Technik, und der Universitätsklinik für Radiologie sowie der Universitätsklinik für Neurochirurgie der Universität Graz mit Unterstützung des österreichischen Bundesministeriums für Wissenschaft und Forschung durchgeführt wird. Insbesondere wollen wir anhand der gewonnenen Erfahrungen diskutieren, ob für die heute bereits digital vorliegenden Bilder von CT und MR ein PACS so aufgebaut werden kann, daß für Arzt, Patient und Krankenhaus dabei ein Nutzen entsteht und die Vorteile mögliche Nachteile überwiegen. Falls dies möglich ist, erscheint es vernünftig, jetzt mit dem Aufbau eines PACS für alle bereits digitalen Bereiche der Radiologie zu beginnen und bezüglich der im Moment ungelösten Kapazitätsprobleme bei der Handhabung der Bilder der digitalen Radiographie [1, 8, 9] auf die absehbare Entwicklung schneller Netze [4] und umfangreicher Speicher zu vertrauen.

Konfiguration des PACS-Pilot-Projektes

Das PACS-Pilot Projekt verbindet in der bisher realisierten Konfiguration (Abb. 1) drei CT-Geräte vom Typ Siemens Somatom DRH, DR3, DR2 und eine unabhängige Auswerteinheit (Evaluskop) mit einem auf Ethernet basierenden Netzwerk (CTnet). Ein weiteres Ethernet-Netzwerk (PACSnet) koppelt den an der radiologischen Klinik stehenden Rechner (VAX 750 des Subzentrums Kliniken des Universitätsrechenzentrums) mit einer PACS-Diagnosekonsole (Siemens PDM) und weiteren Rechnern und Terminals im gesamten Bereich des Krankenhauses, die überwiegend Aufgaben aus der medizinischen Dokumentation erfüllen. Die beiden Netze sind miteinander über einen Brückenrechner (Datenkon-

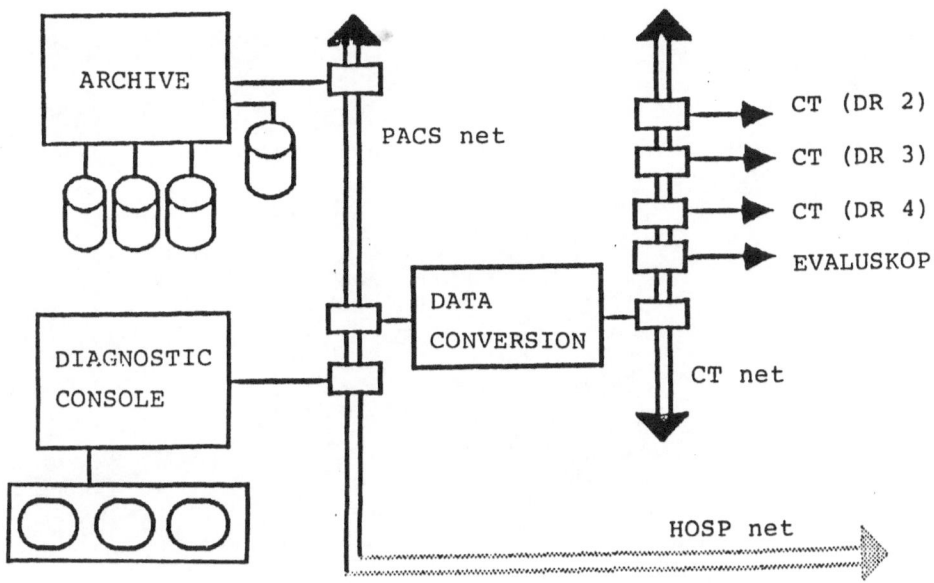

Abb. 1. Konfiguration des PACS-Pilot-Projektes

verter) verbunden, der die CT-Bilder in das international standardisierte ACR-NEMA Format [2] übersetzt.

Die physische Trennung der beiden Netze CTnet und PACSnet bietet den Vorteil, daß im CTnet Untersuchungen zum Verhalten des Netzes bei höherer Belastung ohne Beeinträchtigung des Krankenhausbetriebes durchgeführt werden können.

An der VAX 750 ist das medizinische Informationssystem AURA [3] installiert, über das Teile der Administration (Patientenaufnahme, Befundschreibung, Befundarchivierung, Vorbefundabfrage) und die medizinische Dokumentation und wissenschaftliche Auswertung der Befunde für die Universitätskliniken für Radiologie einschließlich der Strahlentherapie und Nuklearmedizin, für Neurochirurgie und für das pathologische Institut abgewickelt werden. Dieses Dokumentationssystem soll mit PACS gekoppelt werden, daß über das Dokumentationssystem der Zugriff auf Vorbefunde und das automatische Aufsuchen der dazugehörigen Bilder im PACS ermöglicht wird. Zur Zeit ist auch die Bilddatenspeicherung des PACS auf dieser VAX 750 installiert.

Für die Zukunft ist geplant, einen eigenen Bilddatenbankrechner mit magnetischen und optischen Plattenspeichern zu installieren, die Diagnosekonsole zu erweitern und eventuell eine zweite Diagnosekonsole hinzuzufügen, sowie ein vorhandenes MR-Gerät (Philips Gyroscan) in das PACS einzubinden und kleinere Bildabrufstationen in peripheren Kliniken (Neurochirurgie, Neurologie) zu installieren.

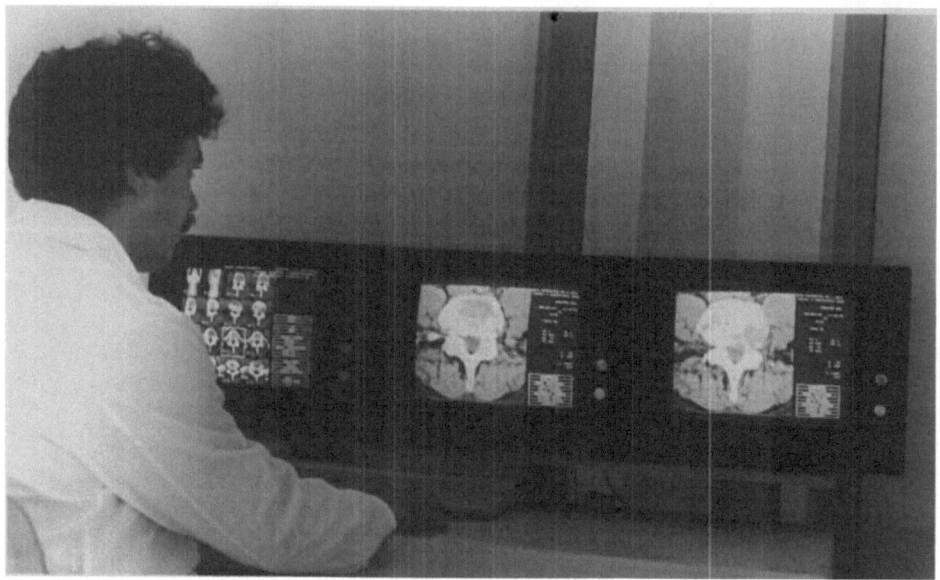

Abb. 2. Diagnosekonsole des Pilotprojektes

Die Diagnosekonsole

Die Diagnosekonsole (Abb. 2) stellt den eigentlichen Berührungspunkt zwischen Arzt und PACS dar und ist damit von entscheidender Bedeutung für die Akzeptanz des Systems.

Unsere Konsole besteht in ihrer Pilotversion aus einem Hostrechner (Microvax II) mit ca. 320 MB lokalem Plattenspeicher (RD 53, Siemens Megafile), einem schnellen Bildrechnersystem und derzeit 3 Bildschirmen (37 cm Diagonale) mit einer Bildwiederholfrequenz von 60 Hz interlaced und einer Videoauflösung von 1 350 Bildpunkten pro Zeile mal 1 249 Zeilen. Die Bilddarstellung auf diesen Bildschirmen geschieht derzeit in einer Darstellungsmatrix von 512 × 512-Bildpunkten. Der Hostrechner ist über Ethernet mit dem Rechner für die Bildspeicherung verbunden.

Bedienelemente sind eine Volltastatur und eine Maus (ein Gerät durch dessen Bewegung auf der Tischplatte man einen Punkt über die Bildschirme steuern kann). Die Tastatur wird nur zur Identifikation des Benutzers benötigt; alle anderen Funktionen der Konsole werden über eine Menütechnik interaktiv mit der Maus angewählt.

Das schnelle Bildrechnersystem erlaubt die wichtigsten Bildverarbeitungsfunktionen wie Fensterung, Zoom, Filter, Histogrammberechnung, Pixelmessung, das Einzeichnen von Linien und Symbolen, Bildsubtraktionen, Distanz- und Winkelmessungen und ähnliches.

Ablauf- und Datenorganisation im PACS-Projekt

Im CTnet können Bilder von jedem angeschlossenen Gerät zu jedem anderen angeschlossenen Gerät übertragen werden. Im Normalfall werden die Bilder folgendermaßen in das PACS abgegeben:

Die Assistentin gibt nach Beendigung einer Untersuchung den Befehl, alle Bilder dieser Untersuchung zu übertragen. Die Übertragung läuft dann im Hintergrund ab, während am CT-Gerät die nächste Untersuchung durchgeführt wird. Zunächst werden die Bilder im Brückenrechner auf ACR-NEMA Format umgesetzt und dann an das Bildarchiv weitergeleitet. Dort werden die Bilder logisch in Mappen, die zu einem Patienten bzw. einer Untersuchung gehören, zusammengefaßt und vorläufig in das Archiv eingebaut. Sofern für einen Patienten schon bei früheren Untersuchungen eine Mappe angelegt wurde, werden die neuen Bilder in diese Mappe eingefügt. Eine Kopie der Mappe (samt Voruntersuchungen) wird an die Diagnosekonsole weitergeleitet und steht dort zur Befundung zur Verfügung. Der ganze bisher beschriebene Vorgang läuft vollautomatisch ab, sobald die Assistentin den Befehl zur Übertragung der Bilder erteilt hat.

Wenn der Radiologe zur Diagnosekonsole kommt, sind alle Mappen, die befundet werden sollen, lokal gespeichert und ohne Zeitverlust aufrufbar. Der Arzt wählt mit Hilfe der Maus den gewünschten Patienten aus einer Liste mit Patientennamen und Untersuchungsart. Das System bietet dem Radiologen daraufhin zur Orientierung max. 16 verkleinerte Bilder (Token images) des Patienten auf einem der beiden Bildschirme (Übersichtsbild) an. Einzelne Bilder daraus können, wieder mit Hilfe der Maus, dann ausgewählt und am zweiten Bildschirm formatfüllend dargestellt werden.

Am Ende der Befundung entscheidet der Radiologe, welche Schichten in welchem Format endgültig gespeichert werden sollen. Aus Gründen der Platzersparnis können Schichten, die keine für die Diagnose wichtige Information enthalten, mit reduzierter Matrixgröße abgelegt werden (Token images).

Erfahrungen

Das Ziel eines PACS-Pilotprojektes ist es, Erfahrungen zu gewinnen, um die Einsatzmöglichkeiten eines PACS zu beurteilen, und Engpässe und Verbesserungsmöglichkeiten aufzuzeigen. Dies ist ein dynamischer Vorgang, bei dem das System iterativ weiterentwickelt und optimiert wird. Insofern stellt unsere Beschreibung der Leistung des Systems einen Schnappschuß eines bestimmten Entwicklungsmoments dar, der zeigt, was bis heute erreicht wurde.

Bildübertragung

Wie schon oben erwähnt, erlaubt CTnet es, Bilder von einem CT-Gerät zu einem anderen CT-Gerät zu senden. Zu unserer Überraschung wurde gerade diese zunächst eher redundant erscheinende Funktion in der Praxis spontan akzeptiert und angewendet, um den Arbeitsanfall innerhalb der Station besser auszugleichen, also etwa bei Ausfall der Multiformatkamera an einem CT-Scanner die Bilder für das Erzeugen der Filme an einen anderen Scanner zu übertragen.

Die Transaktion zur Übertragung der kompletten Bildserie einer CT-Untersuchung (20 CT-Bilder 512 × 512 Pixel) dauert derzeit etwa 13 min. Diese Transaktion beinhaltet
– Lesen der Bilder aus dem lokalen Speicher des SOMATOM,
– Transport der Bilder vom SOMATOM über das CTnet in den Brückenrechner,
– Umsetzen in das ACR-NEMA Format,
– Generierung der Token-images für die Übersichtsbilder,
– Transport der Bilder in das Bildarchiv,
– Einordnen der Bilder in Patienten- bzw. Untersuchungsmappen,
– Einträge in das Directory der Datenbank (IMS),
– Transport der Bilder zur Diagnosekonsole,
– Einordnen der Bilder in den lokalen Speicher der Diagnosekonsole.

Diese Transaktionszeit läßt sich zweifellos noch verkürzen (durch Optimierung der Software und Installation eines eigenen Archivrechners, da die VAX 750 durch andere Aufgaben sehr stark in Anspruch genommen ist). Unter Berücksichtigung der Übertragungskapazität des Netzes, aber insbesondere auch der Kanalraten der Hostrechner und der Plattenkanäle, wird man ohne Einsatz neuer Technologien nicht davon abgehen können, die für die Diagnose nötigen Bilder zunächst in Hintergrundprozessen bereitzustellen. Dies entspricht ja durchaus der konventionellen Vorgangsweise, bei der der Arzt mit der Beurteilung erst beginnt, nachdem Hilfskräfte alle relevanten Bilder und Informationen zusammengetragen, geordnet und aufbereitet (zum Beispiel in einen Bildwechsler geladen) haben.

Die Vorteile der digitalen Übertragung bestehen dabei in der Arbeitsersparnis (beim Hilfspersonal für Archivverwaltung, Transport u. ä.) und der Datensicherheit, da bei der digitalen Übertragung ja immer kopiert wird und das Original erhalten bleibt (oder explizit gelöscht werden muß), so daß ein Verlust von Bildern ausgeschlossen ist und auch Bilder zu beliebig vielen Konsolen gleichzeitig übertragen werden können.

Archivierung

Zur Langzeitarchivierung größerer Bilddatenbestände im Direktzugriff liegen noch keine eigenen Erfahrungen vor, da in der bisherigen Ausbaustufe des Projektes der digitale Speicherplatz dafür nicht ausgereicht hat.

Die Organisation des Archivs mit der hierarchischen Zusammenfassung der Bilder zu Untersuchungsmappen und der Untersuchungen zu Patientenmappen, die gemeinsam aufgerufen und übertragen werden können, hat sich in der Praxis bewährt.

Bildauswertung (Diagnose)

Eine entscheidende Frage für den Erfolg von PACS ist, ob die Radiologen die filmlose Befundung am Bildschirm akzeptieren werden. Unsere bisherigen Erfahrungen, die für eine definitive Beantwortung dieser Frage aber noch nicht ausreichen, sind durchaus positiv: Die Qualität der Bildschirme der Diagnosekonsole bezüglich Ortsauflösung, Kontrastauflösung und Flimmerfreiheit ist deutlich besser als jene der Schirme an den CT-Geräten und die Beurteilung ist, zumindest für CT- und MR-Bilder, dem Film ebenbürtig. Die oben beschriebenen Bildfunktionen der Diagnosekonsole wie Fensterung, Zoom, quantitative Auswertungen und ähnliches sprechen zugunsten der Diagnose am Bildschirm.

Die Handhabung der Konsole zur Auswahl der Bilder, Aufruf der Funktionen und ähnliches ist durch die Verwendung der Maus nach einiger Gewöhnung sehr bequem und eher schneller als das manuelle Aufhängen und Abnehmen der Filme am Schaukasten.

Ein derzeitiger Nachteil der Konsole gegenüber dem Schaukasten liegt in der geringen Zahl der gleichzeitig sichtbaren Bilder. Bei unserer Konfiguration mit ursprünglich nur zwei Bildschirmen konnte man gleichzeitig zum Übersichtsbild mit 16 Einzelbildern nur eine oder (bei 256×256 Matrizen) 4 Schichten in voller Auflösung betrachten. Dies ist jedenfalls zu wenig, besonders wenn man für eine synoptische Diagnosestellung auch die Bilder anderer Untersuchungen (MR, DSA etc.) oder früherer Untersuchungen desselben Typs heranziehen will. Wir haben deshalb die Zahl der Bildschirme der Diagnosekonsole auf drei erhöht.

Das zweite offene Problem ist, daß Filme praktisch überall angesehen werden können, während man in einem filmlosen PACS immer ein relativ teures und ortsfestes Gerät benötigt. Hier ist einerseits die Entwicklung billiger Bildterminals mit hoher Bildqualität aber mit geringem Funktionsumfang nötig, und andererseits muß nach wie vor die Möglichkeit zur Erzeugung von Hardcopies bestehen.

Zusammenfassung

Nach unseren Erfahrungen nehmen wir an, daß mit der derzeit handelsüblichen digitalen Technologie ein PACS aufgebaut werden kann, das zumindest für CT- und MR-Untersuchungen den Film innerhalb der Radiologie weitgehend ersetzen kann und in der Funktionalität der konventionellen Arbeitsweise mit Röntgenfilmen am Schaukasten zumindest ebenbürtig und in einigen Bereichen auch überlegen ist.

Literatur

1. Bautz W, Kolbe H (1985) Bilddatenvolumen des Zentrums für Radiologie der Universität Tübingen 1983: Ist ein digitales Bildarchivierungs- und Kommunikationssystem realisierbar? Vortrag während des 4. Grazer Radiologischen Symposiums, 3.–5. Oktober 1985
2. ACR-NEMA Standards Publication/No. 300 (1985) Digital imaging and communications
3. Gell G (1983) AURA: routine documentation of medical texts. Meth Inform Med 14:63–68
4. Greinacher CFC (1986) PACS: Ein Bildkommunikationssystem für die radiologische Abteilung. Röntgenpraxis 39:381–389

5. Greinacher CFC (1987) Systemarchitektur und Bausteine eines digitalen Bildinformationssystems für die Radiologie, in [7], 544–557
6. Lemke HU, Rhodes ML, Jaffee CC, Felix R (Hrsg) (1985) Computergestützte Radiologie, Vorträge des Internationalen Symposiums CAR 85. Springer, Berlin Heidelberg New York
7. Lemke HU, Rhodes ML, Jaffee CC, Felix R (Hrsg) (1987) Computer assisted radiology. Proceedings of the International Symposium CAR 87. Springer, Berlin Heidelberg New York
8. Pfeiler M, Marhoff P, Schipper P (1984) Die digitale Bildtechnik in der konventionellen Röntgendiagnostik: Bestandsaufnahme und Ausblick. electromedica 52:1–12
9. Reinfelder HE (1987) Erzeugung und Verarbeitung großflächiger digitaler Röntgenbilder. In [6] 163–173

Erste Erfahrungen mit dem Radiologie-Informationssystem RADOS im Kommunikationssystem eines Klinikums

W. Bautz, C. Heinsohn, W. Mayer

Die Universität Tübingen wird 1988 einen Neubau des Klinikums beziehen, in dem die Abteilungen der Radiologischen Universitätsklinik räumlich weitgehend zentralisiert werden. Für diesen Neubau ist, wie später für das Gesamtklinikum, eine umfassende Datenkommunikation geplant (Abb. 1), und wir waren aufgefordert, ein RIS (Radiologie-Informationssystem) zu konzipieren, das diesem Vorhaben Rechnung trägt. Bei der Größe des Projekts konnte die Planung nur von kommerziellen Systemen großer Hersteller ausgehen, die langfristig einen zufriedenstellenden Service und Systempflege garantieren können. In Zusammenarbeit mit der Firma Philips haben wir für die röntgendiagnostischen Abteilungen und die Strahlentherapie der Radiologischen Klinik ein kommunikationsfähiges RIS entworfen, das auf dem RADOS (Radiologie-Organisations-System) basiert. Wir verfügen bereits über eine Pilotinstallation des RADOS in einer Abteilung unserer Klinik, mit deren Hilfe die neuen Organisations- und Kommunikationsformen erprobt und das Personal mit der DV-unterstützten Abteilungsorganisation für eine reibungslose Inbetriebnahme des Neuklinikums vertraut gemacht werden soll.

Installationsplanung

Die Organisationsstrukturen und Aufgaben der Abteilungen für Röntgendiagnostik und Neuroradiologie sind ähnlich, und es lag nahe, daß sich beide Abteilungen desselben Rechners bedienen. In der weiteren Planung wurde konsequent die Idee der Kommunikationsfähigkeit der einzelnen radiologischen Abteilungen auf Subsystemebene verfolgt, wobei die Strahlentherapie miteinbezogen wurde. So gelangten wir zu der in Abb. 2 veranschaulichten Konzeption. Die CPU besteht aus mehreren über ein Ethernet gekoppelten Zentralprozessoren Micro-VAX II. Dieses Konzept trägt den zu erwartenden hohen Belastungen des Gesamtsystems Rechnung und ist erweiterungsfähig. Die Auftrennung einzelner Abteilungen unter Berücksichtigung gemeinsamer Datenbereiche auf Anwenderebene ist möglich. Die Ethernet-Architektur erlaubt über die Hochgeschwindigkeitsleitungen den Anschluß an das Klinikumsnetz, womit die Basis für die Kommunikation geschaffen wird und alle Terminals und Drucker Zugang zur klinikumübergreifenden Kommunikation finden. Als Massenspeicher kommen Winchesterplatten zum Einsatz, für die Langzeitarchivierung sind optische Speichermedien vorgesehen.

601

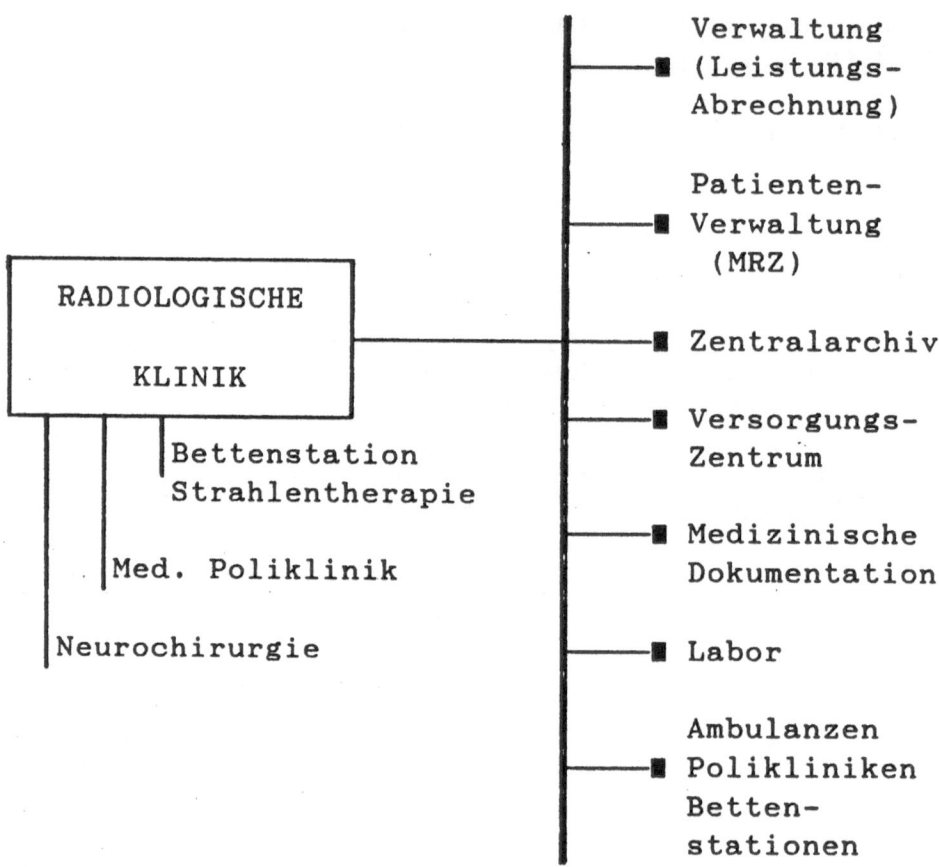

Abb. 1. Datennetz des Klinikums

Dezentrale Patientendatenaufnahme und -verwaltung

Alle Ambulanzen, Polikliniken, Stationsstützpunkte und auch die radiologischen
Abteilungen können dezentral Patienten aufnehmen. Dazu verfügen diese Stellen
jeweils über einen PC, mit dem die Patientenstammdaten erfaßt werden können.
Die PC sind über ein eigenes Netz mit einer Patientendatenbank im medizinischen
Rechenzentrum verbunden. Die einmal erfaßten Patientenstammdaten können
von jeder Stelle des Klinikums abgefragt werden.

Die Radiologische Klinik ist damit mit 2 Patientendaten-Verwaltungssyste-
men konfrontiert (klinikumübergreifendes System und RIS). Um eine Doppeler-
fassung von Patientenstammdaten zu vermeiden, war es notwendig, die Aufgaben
des PC in das RIS zu integrieren: Wenn ein Patient oder ein Anforderungsbeleg
zur Röntgenanmeldung gelangt, arbeitet das RIS zunächst als Bildschirmtermi-
nal des allgemeinen Patientendaten-Verwaltungssystems. Im weiteren Aufnah-
medialog schaltet dann das System zum RIS durch, die Patientenstammdaten
werden in das RIS aufgenommen und die Anforderungserfassung und die Ter-
minbuchung im RIS durchgeführt.

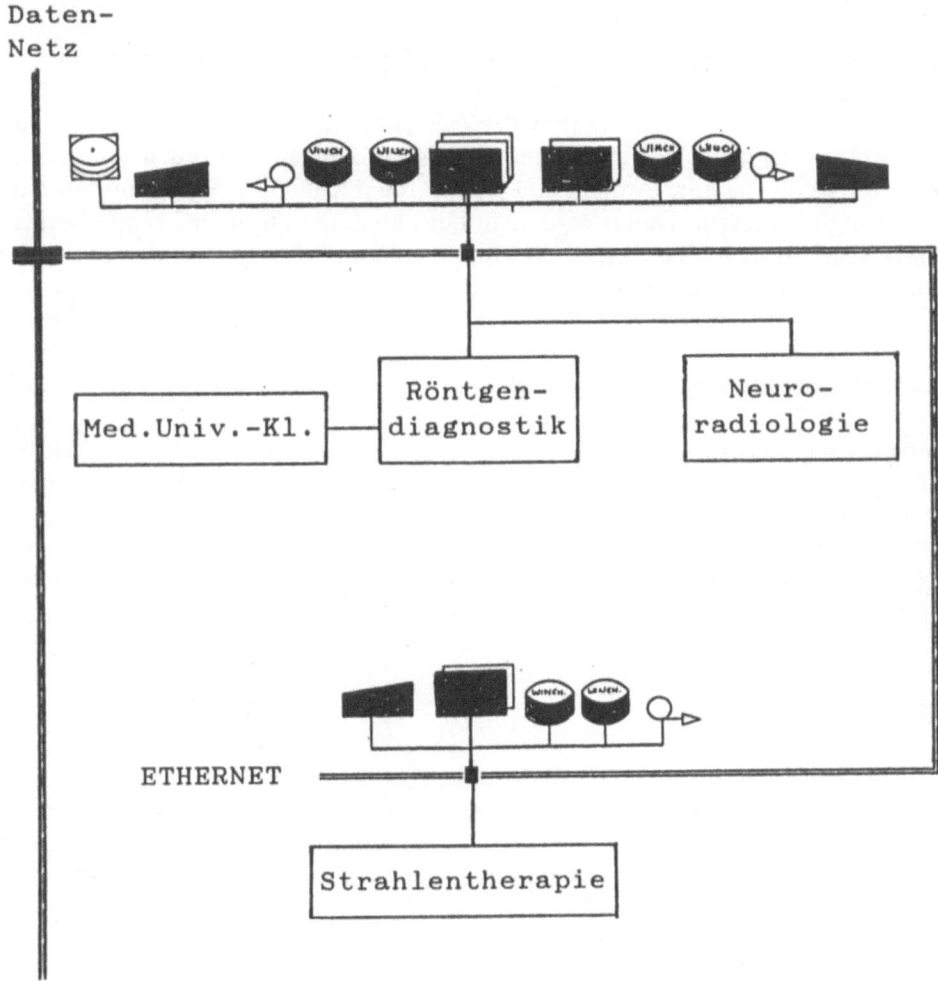

Abb. 2. Installationsplan

Zentralarchiv

Die Röntgenabteilungen verfügen in Zukunft nur noch über ein kleines Präsenz-
archiv, in dem die Röntgenfilmtüten weniger Monaten bereitgehalten werden.
Die anderen Röntgenfilmtüten müssen zusammen mit den übrigen Patientenun-
terlagen (z. B. Krankenblätter) im Zentralarchiv des Klinikums archiviert werden, das nicht der Verwaltung der Radiologischen Klinik untersteht. Das RIS der
Radiologischen Klinik unterstützt aber das Zentralarchiv, Filmtütenanforderun-
gen werden über das Datennetz des Klinikums dem Zentralarchiv übermittelt.
Um die Organisation der Filmtütenausgabe zu verbessern, werden die Röntgenfilmtüten mit einem Barcode-Etikett versehen. Die auszugebende Filmtüte wird
mit Hilfe eines Lichtgriffels schnell und sicher registriert, vom RIS werden nach
vorgegebenen Zeitabständen automatisch Mahnlisten erstellt.

603

Leistungsabrechnung

Ein wichtiges Argument für die Installation eines RIS ist die Verbesserung der Leistungserfassung. Moderne Röntgengeneratoren verfügen über Schnittstellen, die eine automatische Registrierung der Zahl der Belichtungen und der Daten für die Strahlenschutzaufzeichnung ermöglichen. Die Leistungen werden vom RIS in Leistungsschlüssel transformiert und der zentralen Klinikumsverwaltung zur Abrechnung übermittelt. Damit wird nicht nur abteilungsintern die Leistungserfassung, sondern auch die gesamte Leistungsabrechnung entscheidend verbessert, da viele personalaufwendige und fehlerträchtige Übertragungsschritte entfallen.

Befundanforderung/Befundbericht

Wir sehen gegenwärtig auch aus rechtlichen Gründen noch keine Möglichkeit für eine papierlose Leistungsanforderung und Befundübermittlung über das Datennetz. Mittelfristig streben wir dieses Verfahren jedoch an. Als Zwischenlösung installieren wir in der Medizinischen Poliklinik und in der Ambulanz der Neurochirurgie Drucker (Peripheriegeräte des RIS), mit denen vorläufige Befundberichte von Untersuchungen ambulanter Patienten ausgedruckt werden können.

RIS-Strahlentherapie

Es wird kein kommerzielles RIS für Strahlentherapie-Abteilungen angeboten, das unsere Anforderungen erfüllt. Die Firma Philips entwickelt in Zusammenarbeit mit uns ein solches System. Dieses System kann man in 3 Bereiche aufteilen, die untereinander vernetzt sind: 1. ein Managementsystem, ähnlich dem RADOS für die Röntgendiagnostik, 2. ein System, das die Daten der Bestrahlungsplanungssysteme, der Linearbeschleuniger und der Protokollierungssysteme erfaßt und 3. in den weiteren Ausbaustufen die Bildkommunikation.

PACS

Bislang werden digitale Untersuchungen sowohl in Form von Hardcopies dokumentiert und archiviert als auch besonders für wissenschaftliche Zwecke auf Magnetbändern. Diese Magnetbandarchive erfordern eine intensive Pflege, zu der keine unserer Abteilungen fähig ist, und haben einen großen Platzbedarf. Allein für einen Ganzkörper-Computertomographen besitzen wir ein Magnetbandarchiv mit ca. 4000 Bändern, das räumlich nicht erweitert werden kann. Das Problem des Archivraums hat uns veranlaßt, in Zukunft nur noch auf optischen Platten zu archivieren, die Umrüstung eines Großteils der Geräte wird im nächsten Jahr erfolgen. Gleichzeitig soll ein Teil der Multiformatkameras durch digital arbeitende Dokumentationssysteme, wie Laserkameras ersetzt werden. Die Installation des RIS und die geplante Umrüstung schaffen die Voraussetzung für den Aufbau eines PACS (Insellösung).

Computerunterstützte radiologische Nierendiagnostik – Anwendung eines Expertensystems

H. Imhof, W. Horn, B. Pfahringer

Expertensysteme arbeiten wie der diagnostizierende Arzt nach dem „Wenn-dann-Prinzip". „Wenn-Sachverhalte" (= Röntgenbasissymptome) werden in einem möglichst großen Ausmaß gespeichert und anschließend an „Dann-Erfahrungsdaten" (= Vermutungsdiagnosen) gekoppelt. Primäres Ziel ist, diagnostische Entscheidungshilfen anzubieten. Darüber hinaus können solche Systeme auch als Lern- und Lehrhilfen herangezogen werden.

Unser Projektziel ist ein *benutzerfreundliches*, radiologisches Diagnosesystem („RADIO"), welches folgende Voraussetzungen erfüllt:
1. Aufbau der Wissensbasis in einer für Radiologen üblichen Nutzerform;
2. Wachstumsmöglichkeit der Wissensbasis, wobei alle alten und neuen Wissensrelationen sowie Unvereinbarkeiten aufgezeigt werden (hohe Systemflexibilität);
3. Entwicklung einer komfortablen Benutzerschnittstelle (der Nutzer wird durch das System geführt!);
4. das System soll auf einem IBM-PC (640 kB, MS-DOS) laufen.

Methoden

Das Expertensystem wurde unter Zuhilfenahme des am österreichischen Forschungsinstitut für Artificial Intelligence entwickeltem Knowledge Engineering Tools VIE-KET/ [2–4] als Framesystem implementiert. Die Verarbeitung des in Form von Frames gespeicherten Wissens wurde den inhaltlichen Kontexten genau angepaßt. Diese Technologie erlaubt einen raschen Dialog und Wissenserwerbtransfer.

Als erstes zu bearbeitendes Teilgebiet wurde die Uroradiologie ausgewählt. Grundlage der diagnostischen Wissensbasis waren der Zielkatalog für die Facharztausbildung in Radiologie [5] sowie das Lehrbuch *Radiology of the kidney* von A. J. Davidson [1]. Ausgehend von dieser Wissensbasis wird das System in mehreren Stufen erweitert.

Aufbau des RADIO-Systems

Jede Basiswissenseinheit wird in einem „Frame" definiert. Ausgegangen wird dabei von den Frames „DIAGNOSE" „SYMPTOM" und „METHODE". Mit jedem Frame (= Basiswissenseinheit) sind mehrere „Sub-Frames" verbunden, wo-

Framebeispiel „Kontrastmittelansammlung in der Papillenregion"	Symptom:

DIAGNOSE
    * Papillennekrose
    * Kelchdivertikel
    * Markschwammniere
METHODE
    * Ausscheidungsurogramm
    * Computertomographie	

Abb. 1. Framebeispiel

durch der hierarchische (bzw. heterarchische) Aufbau der Wissensbasis entsteht. Die Relationen untereinander werden durch Slots und Slot-Werte gewährleistet. Als Beispiel sei ein Symptomen-Frame mit dem Inhalt „Kontrastmittelansammlung in der Papillenregion" und seine Verknüpfung (Slots) mit Diagnose und Methoden dargestellt (Abb. 1).

Die Reihenfolge der Diagnosen ist nach epidemiologischer Häufigkeit geordnet.

Mit der Verknüpfung von Symptom – Diagnosen bzw. Symptom – Methoden wird gleichzeitig auch die umgekehrte Verkettung festgelegt. In unserem Beispiel ist daher auch die umgekehrte Suche ausgehend von der Methode (Urographie) möglich. Eines der dabei ausgeworfenen Symptome ist die „Kontrastmittelansammlung in der Papillenregion".

Wesentliche Voraussetzung für einen systematischen Aufbau einer solchen Wissensbasis ist die „Vererbung" aller Slotinhalte sowie die hierarchische, baumähnliche Struktur von Symptomen und Diagnosen. Dies erlaubt eine stufenweise Vertiefung der Wissensinhalte. Derzeit werden von uns maximal 5 Hierarchiestufen genutzt (Abb. 2).

Alle in jeder Hierarchiestufe eingegebenen Symptome werden an „Tochter"- und „Enkelstufen" weitervererbt. Durch die schrittweise diagnostische Spezialisierung werden die Differentialdiagnosen immer mehr spezifisch, aber nicht unbedingt in der Zahl eingeengt.

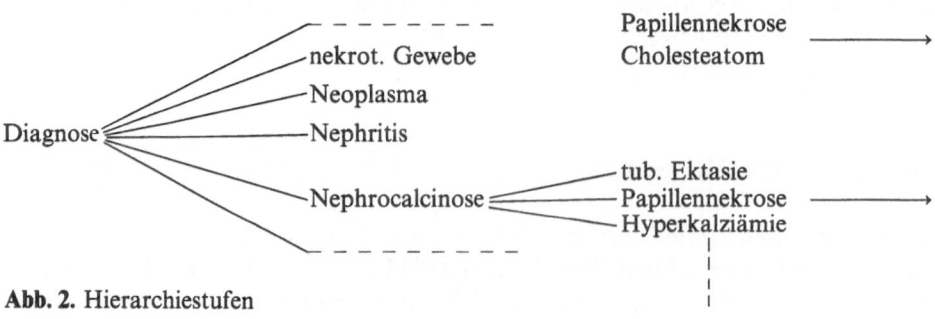

Abb. 2. Hierarchiestufen

Anwendung des RADIO-Systems

Grundsätzlich erlaubt die baumähnliche, hierarchische Struktur des Systems eine dem Anwender angepaßte Nutzung. Für diagnostische Zwecke wird die volle Kapazität der Wissensinhalte genutzt, für Studentenlehrzwecke läßt sich das vertiefte Wissen auf wenige Stufen einschränken.

Die Anwendung kann in zweifacher Form erfolgen:

a) Diagnostische Hilfe in der Befundung einer i. v. Urographie: Aufgrund vorliegender Röntgenaufnahmen müssen röntgenologische Basissymptome erkannt werden. Diese Basissymptome führen zu einer bestimmten Zahl von Differentialdiagnosen. Jene, die alle 3 Basissymptome enthalten, werden graphisch mit 3 Punkten, jene, für die nur 2 Merkmale zutreffen, mit 2 Punkten usw. markiert. Wesentlich ist aber, daß die Verwendung von mehreren Symptomen nicht zu einer einfachen Addition der möglichen Diagnosen führt, sondern einzelne Symptomkombinationen bestimmte Diagnosen ausschließen. Dieser Prozeß ist kein vererbbarer, sondern wird im Zuge einer Testanwendung dem System eingegeben, führt aber natürlich zu einer deutlich schärferen Differentialdiagnose. Daraus ergibt sich, daß eine Vielzahl von Basissymptomen meist exaktere Differentialdiagnosen erlauben.

Sobald der Befunder zu einem bestimmten diagnostischen Schluß gekommen ist, kann er durch Umkehrung des Systems die für seine Diagnose typischen Basissymptome abfragen. Dadurch wird einerseits die Richtigkeit der Differentialdiagnose erhärtet, andererseits entsteht ein deutlicher Lehreffekt.

b) Die zweite Anwendungsmöglichkeit besteht im Lehr- und Lerneffekt: Nach Eingabe einer bestimmten Untersuchungsmodalität (z. B. Computertomographie) können für bestimmte Diagnosen die typischen, radiologischen Basissymptome abgefragt werden.

Diskussion

Wesentliche Vorteile dieses Systems sind die ausgeprägte Nutzerfreundlichkeit – über den Bildschirm wird jede mögliche Funktion angegeben – sowie Wachstumsmöglichkeit des Systems. Derzeit beinhaltet unser System 6 verschiedene radiologische Methoden, 72 Basissymptome und 220 verschiedene Diagnosen in max. 5 Hierarchiestufen. Dieses Wissen erreicht durchaus schon in manchen Bereichen das eines Facharztes für Radiologie, in Spezialfragestellungen wird dieses sicherlich schon überschritten. Trotzdem soll damit nicht gesagt werden, daß dieses Expertensystem bereits einen Facharzt ersetzt, denn die entscheidenden Punkte sind die noch ungenügenden Verknüpfungen und vor allem Ausschlußdiagnosen. Durch systematische Anwendung dieses Systems in der Routinebefundung hoffen wir aber in einem halben Jahr diese bisherigen Nachteile ausgemerzt zu haben. Als weiterer Ausbau ist einerseits eine Vertiefung der Hierarchien vorgesehen, wodurch letztlich auch Vorschläge zur weiteren klinischen Abklärung verschiedener Differentialdiagnosen geliefert werden könnten, andererseits als Überbau die Einführung von klinisch-anamnestischen Daten.

Literatur

1. Davidson AJ (1985) Radiology of the kidney. Saunders, Philadelphia
2. Horn W, Imhof H, Pfahringer B, Salomonowitz E, Fox J, Fieschi M, Engelbrecht R (eds) (1987) A radiological expert system for the PC-design and implementation issues. In: AIME-87. Proc. European Conference on Artificial Intelligence in Medicine, Springer, Berlin Heidelberg New York Tokyo, pp 169–176
3. Holzbaur C, Pfahringer B (1987) Synthesis of hybrid languages. Appl Artif Intellig 1:39–52
4. Pfahringer B, Holzbauer C (1986) VIE-KET User manual. Austrian Research Institute for Artificial Intelligence, Wien
5. Pokieser H (1982) Radiologie-Zielkatalog für die Facharztausbildung. Österr. Bundesinstitut für Gesundheitswesen, Wien

Wissensbasierte Interpretation kranialer MR-Bilder

W. Menhardt, K.-H. Schmidt

Einleitung

MR-Bilder sind Funktionen verschiedener Maschinenparameter und ortsabhängiger Gewebeparameter: Zu den Gewebeparametern zählen unter anderen die Wasserstoffprotonendichte (Spindichte) rho, die Spin-Gitter-Relaxationszeit T1 und die Spin-Spin-Relaxationszeit T2; als Maschinenparameter werden Größen wie die Repetitionszeit (TR) oder die Echozeit (TE) bezeichnet. So gilt für das Signal einer Spin-Echo-Pulssequenz an jedem Bildpunkt näherungsweise

$$S = rho * (1\text{-}exp(-TR/T1)) * exp(-TE/T2). \tag{1}$$

Für feste Maschinenparameter kann man ein Kernspintomogramm ansehen als eine Repräsentation eines fünfdimensionalen, aus rho, T1, T2 und den beiden Raumkoordinaten gebildeten Merkmalsraumes. Ein Computersystem, das in der Lage ist, diesen Merkmalsraum automatisch auszuwerten, kann einen Radiologen bei der Planung von weiteren MR-Messungen sowie bei der Identifikation und Abgrenzung von Bildstrukturen unterstützen.

Grundsätzlich gibt es drei Wissensquellen, die eine Einschränkung der medizinisch möglichen Interpretationen für Bildstrukturen erlauben:
a) Wissen über die MR-Gewebeparameter,
b) anatomisches und morphologisches Wissen,
c) Wissen über die Krankheitsarten (Nosologie).

In diesem Beitrag stellen wir das Zusammenwirken dieser Wissensquellen bei der automatischen Interpretation kranialer MR-Bilder vor, wobei wir unter Interpretation die Extraktion und das Kennzeichnen verschiedener Strukturen im Bild verstehen.

Mittels nosologischer Informationen werden die Symptome und Zeichen eines Patienten gewichtet und mit Hypothesen über die bei einem Patienten vorliegende Krankheitsart versehen. Die nosologischen Daten sind in mehrere Wissensbasen aufgetrennt: Für jede Krankheitsart gibt es eine Basis mit der für das Gesamtsystem relevanten Symptomatologie.

Die Krankheitsart und Ausprägung der Symptome erlauben lokalisatorische Aussagen, die einem Expertensystem zur Konfigurierung von Bildinterpretationsmoduln als Ziel übermittel werden [5, 6]. Jedes dieser Moduln ist in der Lage, in anatomischen Strukturen aufgrund anatomischen und morphologischen Wissens sowie Wissens über MR-Parameter Detailstrukturen zu extrahieren [3]. Eine Hierarchie solcher Struktur-Detailstruktur-Relationen führt zu einer Sequenz von Bildinterpretationsmoduln, die geeignet ist, aus einem gemessenen Bild die gewünschte, aufgrund der Nosologie vermutete pathologische oder nichtpathologische Detailstruktur zu extrahieren.

Zieldefinition

Die Festlegung eines Zieles, zu dem eine Konfiguration führen soll, erfolgt in zwei Schritten.

Zunächst wird interaktiv ein Patientenprofil festgelegt, das eine Menge von Aussagen der Form:
Patient P hat Symptom oder Zeichen S
als wahr oder falsch etabliert. Dabei werden nur solche Symptome oder Zeichen verwendet, die auch lokalisatorische Aussagen wie:
„Es existiert positive Evidenz für das Vorhandensein einer Pathologie in der linken Hemisphäre"
gestatten.

Alle möglichen Lokalisationen sind in einem gerichteten Baum repräsentiert: Jeder seiner Knoten ist bis auf den Wurzelknoten „IMAGE" und den Knoten „BACKGROUND" mit einem anatomischen Namen versehen (Abb. 1); als Name eines Nachfolgeknotens dürfen dabei nur die Bezeichnung einer anatomischen Teilstruktur der vom Vorgängerknoten bezeichneten Struktur oder die Bezeichnung einer Menge von anatomischen Teilstrukturen, die zusammen die vom Vorgängerknoten bezeichnete Struktur ergeben, verwendet werden.

Als Ziele werden alle Knoten definiert, für die positive Evidenz über die Präsenz einer Pathologie vorliegt. Bei paarig auftretenden Strukturen werden Seiteninformationen verwendet, wenn der neurologische Befund dies zuläßt.

Dem System sind beim Start der Konfiguration nur die durch die Position im oben definierten Baum festgelegte intensionale Bedeutung eines anatomischen Namens und die für den genannten Bereich dokumentierten normalen MR-Parameter bekannt. Aufgabe der Konfigurierung ist es nun, mit diesem Startwissen für das Tomogramm eines Patienten jedem als Ziel definierten anatomischen Namen eine Pixelmenge zuzuordnen.

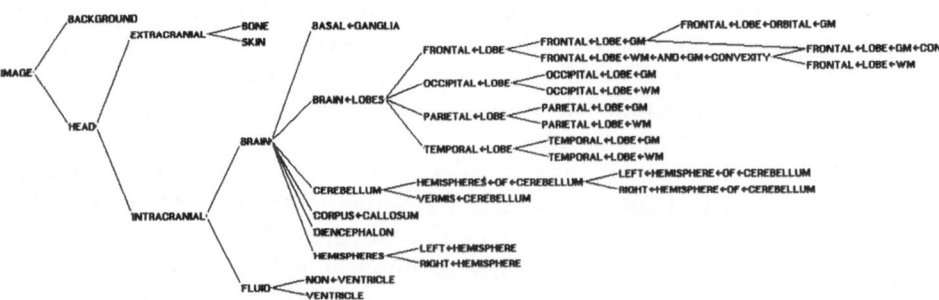

Abb. 1. Teilbaum für eine transaxiale supraorbitale Schädelschicht

Operatoren

Mittels anatomischen und morphologischen Wissens sowie Wissen über MR-Gewebeparameter wird die medizinische Beobachtungssprache (8) operationalisiert, indem unterschiedliche Attribute dieser Sprache in den Operatoren zur Erreichung eines Zieles benutzt werden; auf welche Weise dies für die im folgenden vorgestellten Operatoren FIND_HEAD, FIND_INTRACRANIAL, FIND_FLUIDS und FIND_VENTRICLE geschieht, zeigt Tabelle 1 [4].

Tabelle 1. Operationalisierung der medizinischen Beobachtungen

Attribute	Medizinische Wertausprägungen	Operationalisierte	Operatoren
Signalintensität	Binär Hell/dunkel	Metrisch	FIND_FLUIDS
Form	Alltagssprache	Analytisch	FIND_HEAD FIND_INTRACRANIAL
Kontur	Binär Scharf/unscharf	Metrisch	FIND_HEAD FIND_INTRACRANIAL
Lokalisation	Anatomische Namen	Koordinaten Relationen	FIND_INTRACRANIAL FIND_VENTRICLE
Anzahl, Größe	Metrische Terme	Metrisch	FIND_VENTRICLE

Wir erläutern nun für die genannten Operatoren, welche Techniken zur Anwendung gebracht werden, um das Ventrikelsystem in einem kranialen, supraorbitalen MR-Tomogramm zu detektieren. Dabei werden die Spindichte rho und die transversale Relaxationszeit T2 (s. Gl. 1) als räumlich aufgelöste MR-Gewebeparameter ausgenutzt. Die Erläuterungen werden im Sinne des in Abb. 1 wiedergegebenen Baumes gegliedert:

IMAGE	– FIND_HEAD→	HEAD
HEAD	– FIND_INTRACRANIAL→	INTRACRANIAL
INTRACRANIAL	– FIND_FLUIDS→	FLUIDS
FLUIDS	– FIND_VENTRICLE→	VENTRICLE

Auf die in der linken Spalte angegebenen Strukturen werden jeweils die an den Pfeilen genannten Operatoren angewendet; die Resultate finden sich in der rechten Spalte.

Jeder Operator wird gesondert beschrieben. Zunächst wird jeweils eine Zusammenfassung des genutzen Wissens, danach eine Erklärung der Abbildung dieses Wissens in einer Rechnerprozedur dargestellt.

Operator FIND_HEAD

Bei intaktem Schädel ist die äußerste anatomische Struktur des Kopfes an allen Stellen die Kopfhaut; sie hat gemeinsam mit den Geweben und Flüssigkeiten des

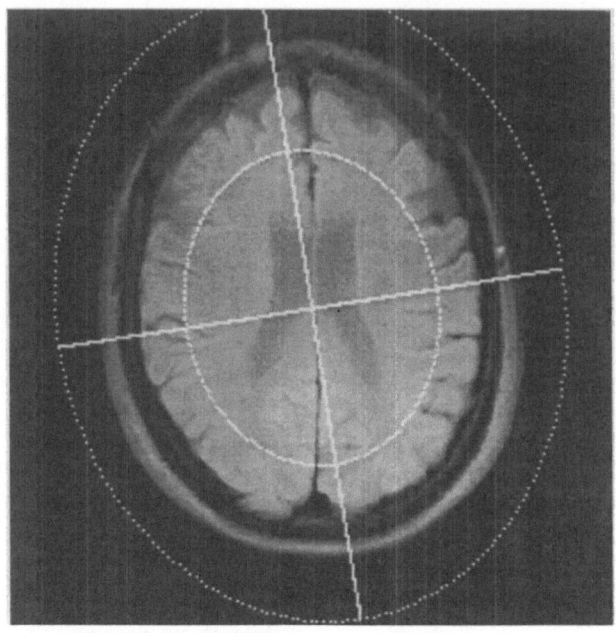

Abb. 2. Spindichtebild mit Achsenkreuz des elliptischen Koordinatensystems; die Ellipsen zeigen Punkte gleichen Abstands um den Ursprung in diesem Koordinatensystem

Gehirns im Gegensatz zu Knochen und Verkalkungen relativ hohe Spindichtewerte (Abb. 2).

Außerdem kann man annehmen, daß die äußere Umrandung des Kopfes, also die Kopfkontur, eine ellipsenähnliche Form hat. Da die Bereiche mit einer niedrigen Spindichte relativ geringe Fläche aufweisen, ist es in erster Näherung erlaubt, den Kopf in den betrachteten Schichten als Ellipsenscheibe zu betrachten.

Dies motiviert die Erzeugung eines elliptischen Koordinatensystems für diese Tomogramme (Abb. 2). Der Koordinatenursprung wird berechnet, indem alle Punkte des Spindichtebildes als Massenpunkte betrachtet werden, deren Masse der Spindichte proportional ist. Eine Berechnung des Schwerpunktes des so interpretierten Spindichtebildes ergibt den Koordinatenursprung für das elliptische Koordinatensystem. In ähnlicher Weise können die beiden Basisvektoren mit Hilfe der Kovarianzmatrix berechnet werden: die Eigenvektoren dieser Matrix ergeben multipliziert mit den zugehörigen Eigenwerten die gewünschte Basis. Diese Vorgehensweise entspricht der Errechnung der beiden Hauptträgheitsachsen mit ihren Drehmomenten [9].

Eine Darstellung des Schädels im eben beschriebenen Koordinatensystem zeigt eine kreisscheibenähnliche Struktur. Eine Polarkoordinatentransformation nach (r,phi) führt daher zu einer Darstellung, in der die Kopfkontur etwa einer Geraden parallel zur phi-achse entspricht (s. Abb. 4).

In diesem, aus einer doppelten Koordinatentransformation hervorgegangenen Bild wird nun eine Detektion der Kopfkontur vorgenommen. Zunächst wird in den Ecken des ursprünglichen Bildes die mittlere – durch Rauschen bestimmte – Spindichte im Hintergrund bestimmt und eine Gerade mit $r = r(max)$ als Anfangslösung angenommen. Danach wird eine aus zwei Schritten bestehende Itera-

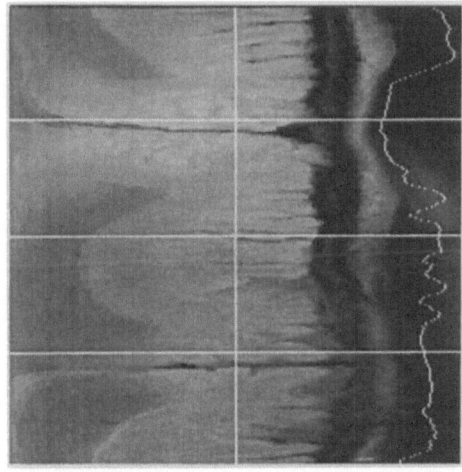

Abb. 3. Transformiertes Spindichtebild (r: horizontal, phi: vertikal) mit einer Zwischenlösung der Kopfkontur nach vier Iterationen

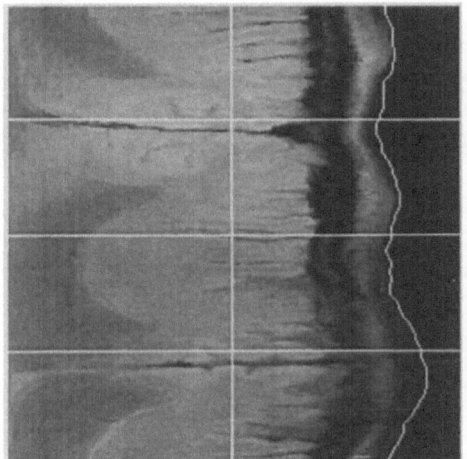

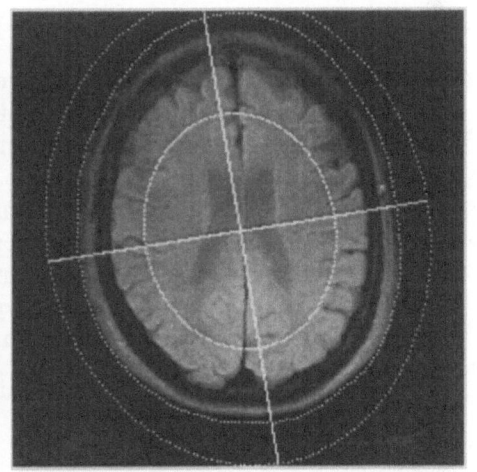

Abb. 4. Wie Abb. 3 mit der Lösung der Kontur des Kopfes

Abb. 5. Rücktransformiert von Abb. 4 inklusive der detektierten Kontur des Kopfes

tionsschleife aktiviert. Im ersten Schritt wird der Wert r(phi) der Kontur für jeden Wert phi so lange vermindert, wie der entsprechende Spindichtewert unter dem mittleren Spindichtewert des Hintergrundes liegt. Aufgrund des Hintergrundrauschens werden diese Werte von r(phi) für verschiedene Werte von phi recht unterschiedlich sein.

In einem zweiten Schritt wird nun jeder Wert r(phi) durch den Mittelwert der r(phi) für eine bestimmte phi-Umgebung ersetzt (Abb. 3). Das ist gerade deshalb erlaubt, weil als Kontur des Kopfes im transformierten Bild eine geradenähnliche Struktur erwartet werden darf.

Die Iteration wird abgebrochen, sobald es von einer Iterationsschleife zur nächsten keine Änderung mehr gibt (Abb. 4 und 5).

Operator FIND_INTRACRANIAL

Zur Detektion des intrakranialen Bereiches in den betrachteten Tomogrammen wird zunächst die bereits bekannte Kontur des Kopfes ausgenutzt, da bei intakten Schädelkalotten die Kontur des intrakranialen Bereichs etwa parallel zur Kopfkontur verläuft. Außerdem wird benutzt, daß die Spindichtewerte im Knochen niedrig, innerhalb des vom Knochen begrenzten Bereiches aber hoch sind. Schließlich wird vorausgesetzt, daß der Knochen die einzige ellipsenförmige Struktur mit niedrigen Spindichtewerten innerhalb des Kopfes ist.

Diese Informationen werden ausgenutzt, indem die gesamte Kopfkontur im transformierten Bild so lange zu niedrigeren r-Werten verschoben wird, bis die Summe der Spindichtewerte entlang der Kontur minimal ist. Damit wird gewährleistet, daß die Kontur im Knochen liegt. Um nun den inneren Rand des Knochens (gleichzeitig der äußere Rand des intrakranialen Bereiches) zu finden, wird der unter FIND.HEAD beschriebene Algorithmus mit der eben beschriebenen Anfangslösung angewandt.

Operator FIND_FLUIDS

Die Gehirnflüssigkeit hat einen relativ hohen Wert der transversalen Relaxationszeit T2 (Abb. 6). Die Häufigkeitsverteilung (Histogramm) der T2-Werte im interkranialen Bereich zeigt zwei Modi: der untere Modus entspricht der Gehirnmasse, der obere den Gehirnflüssigkeiten (Abb. 7).

An diese Verteilung wird die Summe zweier Gauss-Verteilungen angepaßt, welche wiederum zur Entscheidung über die Zugehörigkeit eines Bildpunktes zu den Gehirnflüssigkeiten oder der Gehirnmasse geeignet ist.

Zur Datenreduktion wird hier ein segmentiertes Bild verwendet (Abb. 8). Ein solches Bild besteht aus einer Menge von einigen hundert zusammenhängenden,

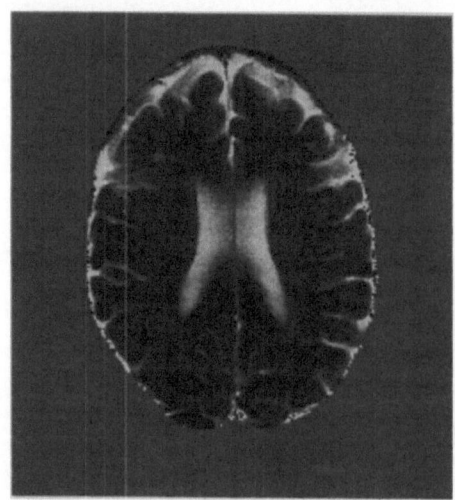

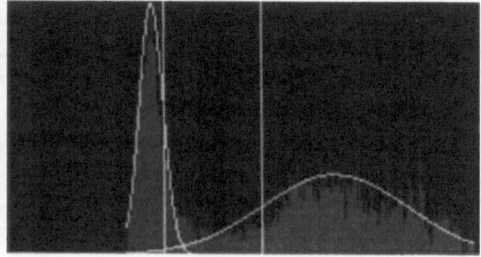

Abb. 6. T2-Bild des intrakranialen Bereiches

Abb. 7. Modifiziertes T2-Histogramm des intrakranialen Bereichs

614

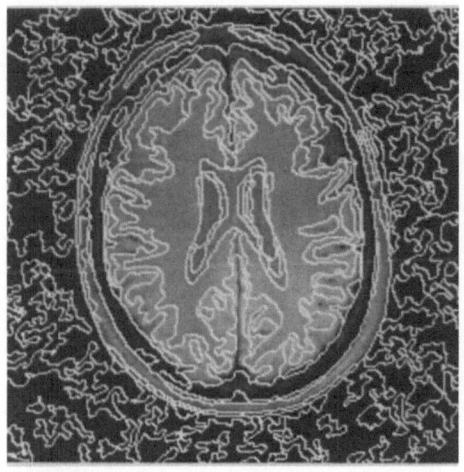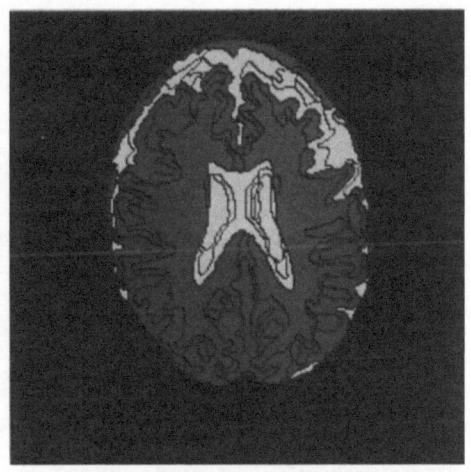

Abb. 8. Spindichtebild, überlagert mit den Regionengrenzen der Segmentierung

Abb. 9. Als Gehirnflüssigkeit (*weiß*) oder Gehirnmasse (*grau*) interpretierte Regionen

in den Gewebeparametern relativ homogenen Regionen. Es wird im Wege einer Clusteranalyse im dreidimensionalen Gewebeparameterraum in Kombination mit einer räumlichen Zusammenhangsanalyse erzeugt [1, 7]. Man kann davon ausgehen, daß alle Punkte einer solchen Region nur einem Gewebetyp angehören, da sie sich in ihren Gewebeparameterwerten kaum unterscheiden.

Eine Entscheidung über die Zugehörigkeit einer solchen Region des intrakranialen Bereiches zu den Gehirnflüssigkeiten oder der Gehirnmasse wird nun in folgender Weise herbeigeführt: Es wird die Summe jener Bildpunkte einer Region, die dem unteren Modus des Histogramms angehören mit der Summe jener Bildpunkte, die dem oberen Modus angehören, verglichen; der Mehrheit der Punkte entsprechend wird dann die gesamte Region interpretiert (Abb. 9).

Operator FIND_VENTRICLE

Das Ventrikelsystem besteht aus den internen Flüssigkeitsräumen des Gehirns, deren Detektion dadurch erschwert ist, daß sich in einem Tomogramm auch kleine interne Flüssigkeitsräume zeigen, die tatsächlich in anderen Schichten Verbindungen zu den äußeren Flüssigkeitsräumen haben.

Grundsätzlich kann über das Ventrikelsystem aber vorrausgesetzt werden, daß es sich, zumindest in der hier betrachteten Schicht, um einen Flüssigkeitsraum handelt, der nicht an den Rand des intrakranialen Bereichs grenzt und in der Mitte des Kopfes, also nahe dem oben beschriebenen Schwerpunkt, liegt. Entsprechend diesen Voraussetzungen werden zunächst von einem regelbasierten System [2] Gruppen von zusammenhängenden Gehirnflüssigkeitsregionen gebildet. Alle Gruppen, die am Rand des intrakranialen Bereichs liegen, werden als Kandidaten für das Ventrikelsystem ausgeschlossen. Danach wird aus den verbleibenden Gruppen von Regionen jene ausgewählt, die dem Spindichteschwerpunkt am

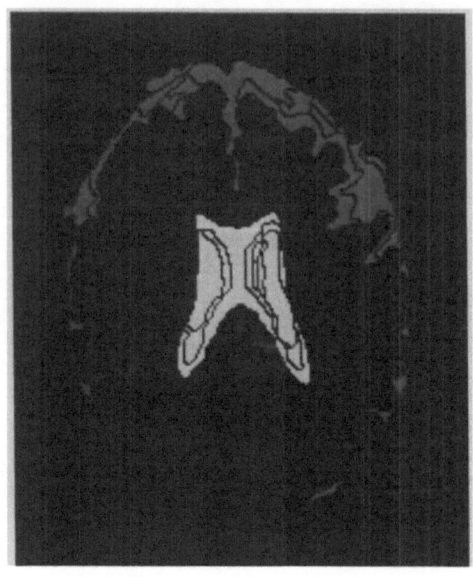

Abb. 10. Als Ventrikelsystem (*weiß*) oder externe Gehirnflüssigkeit (*grau*) interpretierte Regionen

nächsten liegt. Diese Regionengruppe wird als Ventrikelsystem interpretiert, während alle anderen als externe Flüssigkeitsräume (CSF) interpretiert werden (Abb. 10).

Literatur

1. Duda RO, Hart PE (1973) Pattern classification and scene analysis. Wiley & Sons, New York
2. Forgy C (1981) OPS5 User's Manual, Dept. Comput. Sci., Carnegie-Mellon Univ., Pittsburg, PA
3. Menhardt W (1986) Ein Ansatz zur Interpretation von MR-Bildern. In: Proceedings 8. DAGM-Symposion Paderborn. Springer, Berlin Heidelberg New York (Informatik-Fachberichte, Band 125, pp 250–254)
4. Menhardt W, Schmidt H (1987) Automated interpretation of transaxial MR-images of the brain. Proceedings of Car '87, computer assisted radiology. Springer, Berlin Heidelberg New York
5. Menhardt W, Schmidt H (1987) Wissensbasierte Konfigurierung von Interpretationsoperatoren anhand eines hierarchischen Szenenmodells. In: Proceedings 9. DAGM, Braunschweig
6. Neumann B (1986) Wissensbasierte Konfigurierung von Bildverarbeitungssystemen. In: Proceedings 8. DAGM-Symposion Paderborn. Springer, Berlin Heidelberg New York (Informatik-Fachberichte, Band 125, S 206–218)
7. Ohlander RB (1975) Analysis of natural scenes. Dissertation, Comp. Sc. Dept., Carnegie-Mellon Univ., Pittsburgh/PA
8. Schmidt KH (im Druck) Explikation medizinischer Beobachtungssprachen. In: Proceedings Workshop „Wissensarten und ihre Darstellung". Springer, Berlin Heidelberg New York (Informatik-Fachberichte)
9. Stiehl HS (1980) Automatische Verarbeitung und Analyse von kranialen Computertomogrammen. Dissertation, TU Berlin

Perorale Kontrastmittel für die MRT des Abdomens

C. D. Claussen, W. Kornmesser, M. Laniado,
S. Kaminsky, B. Hamm, R. Felix

Die magnetische Resonanztomographie (MRT) des Abdomens wurde bisher durch zwei methodische Nachteile beeinträchtigt: die Bewegungsartefakte und das Fehlen eines oralen Kontrastmittels (KM). Mit der Entwicklung spezieller Spinecho(SE)-Techniken (TR 200–300 ms, TE 14–16 ms in Mehrschichttechnik) und der Einführung schneller T1-betonter Meßsequenzen (FLASH-Technik) haben sich neue Perspektiven für eine artefaktfreie Darstellung des Abdomens eröffnet.

Die orale Kontrastmittelapplikation hat sich in der Computertomographie (CT) schon kurz nach Einführung dieser Technik zur Abgrenzung des Magen-Darm-Traktes als notwendig erwiesen und seitdem fest etabliert. Als orales Kontrastmittel wird eine jodhaltige Substanz (z. B. Gastrografin) verwendet, der als Zusatz zur besseren Kontrastierung des Darms Mannit beigegeben wird und die im Vergleich zur konventionellen Röntgendiagnostik deutlich verdünnt ist.

In Analogie zu diesen Erfahrungen wurden in den vergangenen Jahren am Klinikum Charlottenburg zur Kontrastierung des Gastrointestinal(GI)-Traktes verschiedene paramagnetische Kontrastmittel tierexperimentell untersucht und erste Probanden- und Patientenuntersuchungen durchgeführt.

Tierexperimentelle Studien

In ersten tierexperimentellen Studien wurden unterschiedliche positive (Gadolinium-DTPA und Fe-III-Ammoniumzitrat) und negative (Dextranmagnetid) Kontrastmittel für den GI-Trakt eingesetzt und miteinander verglichen. Die positiven Kontrastmittel zeigten in relativ T1- und T2-gewichteten Aufnahmen höhere Kontraste zur signalarmen Leber und Muskulatur und Darmwand als die negativen Kontrastmittel, die eine Abgrenzung der Darmwand nicht ermöglichten.

Phase I der klinischen Prüfung

1986 wurden im Rahmen der Phase I der klinischen Prüfung von Gd-DTPA als orales Kontrastmittel in der MRT 20 Probandenuntersuchungen durchgeführt. Vor und nach KM-Gabe wurden SE-Sequenzen (TR 200–2000 ms, TE 16–70 ms) und neuentwickelte Gradientenechosequenzen (TR 40 ms, TE 16 ms) mit einer Meßzeit von 21 s angewendet. Vier unterschiedliche Kontrastmittelformulierun-

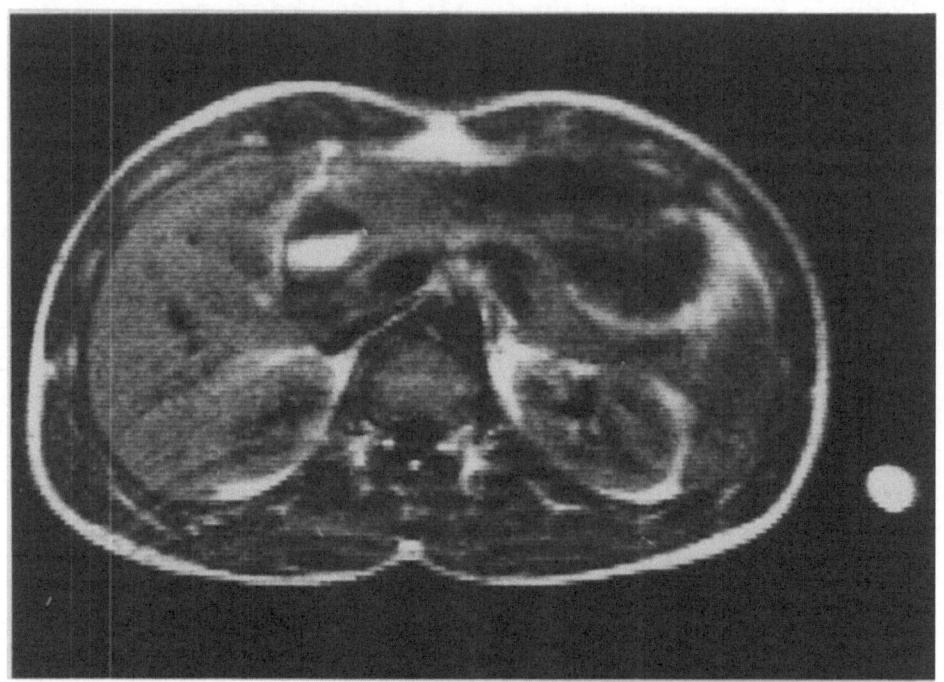

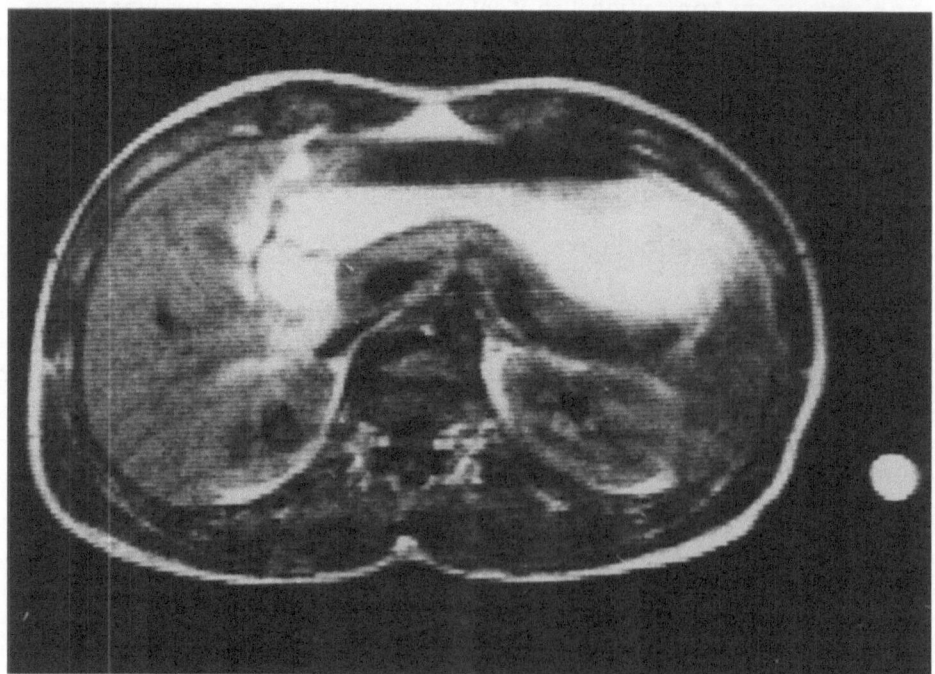

Abb. 1 a, b. Transversalschnitt des oberen Abdomens. **a** Vor oraler Gabe von Gd-DTPA (SE 500/35). **b** Nach oraler KM-Applikation signalintensive Kontrastierung des Magen- und Duodenallumens. Gute Abgrenzung des gesamten Pankreas

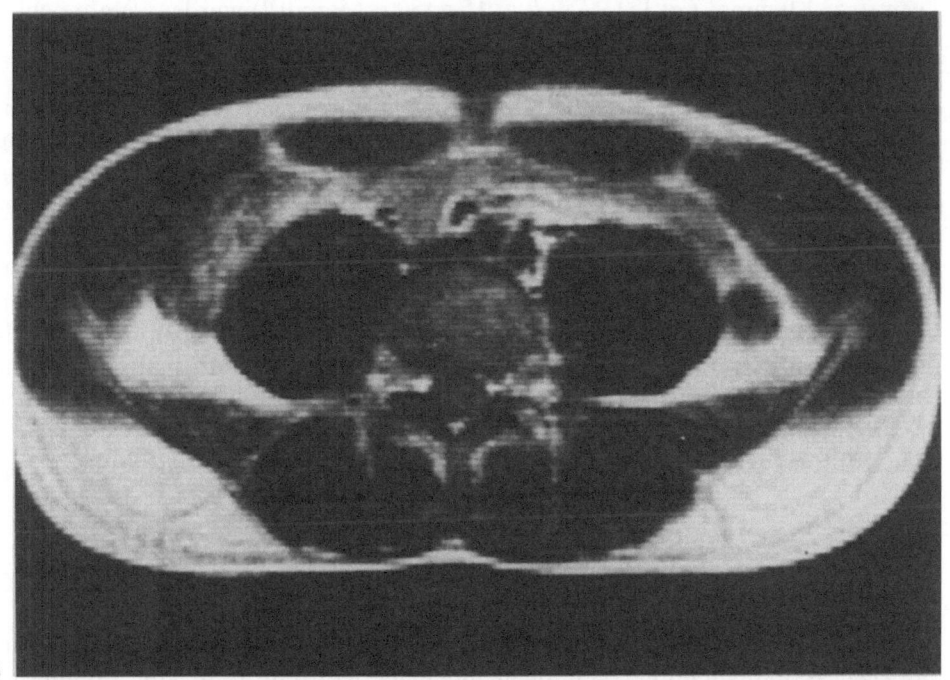

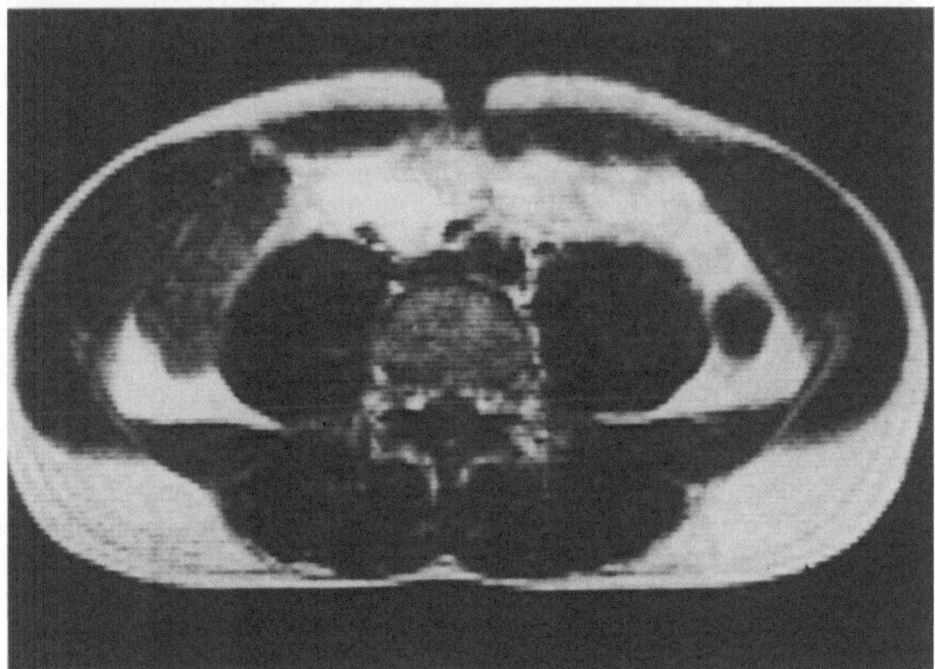

Abb. 2 a, b. Axiale Schicht in Höhe der Crista iliaca (SE 500/70). **a** Vor oraler KM-Applikation. **b** Deutliche signalintensive Kontrastierung des Dünndarms. Dadurch gute Abgrenzung retroperitonealer Strukturen

gen (0,5; 1,0 mmol Gd-DTPA/l; 0 g; 15 g, 30 g Mannit/l) wurden verabreicht – insgesamt 10 ml/kg KG.

In allen Meßsequenzen wurden signalreiche Kontrastmittel im Magen- und Darmlumen nachgewiesen. Vor KM-Gabe war der Pankreaskopf bei den Probandenuntersuchungen in keinem Falle abgrenzbar; durch die Kontrastierung des Duodenallumens ergab sich bei 16 Probanden eine verbesserte Abgrenzung des Pankreaskopfes (Abb. 1). Die Gradientenechoaufnahmen im Oberbauch waren wegen starker Pulsationsartefakte der Blutgefäße in diesen Probandenuntersuchungen diagnostisch in vielen Fällen nicht verwertbar. Im unteren Abdomen war eine vollständige Kontrastierung des Dünndarms nur mit einem Zusatz von mindestens 15 g Mannit/l vorhanden. Während Kontrastmittel mit einer Gd-DTPA-Konzentration von 0,5 mmol/l in T1-betonten Aufnahmen nur eine unzureichende Signalintensitätsanhebung des Darmlumens bewirkten, war bei einer Konzentration von 1,0 mmol/l Gd-DTPA in allen Meßsequenzen ein ausreichender Kontrast des Darmlumens zum umgebenden Gewebe erzielbar (Abb. 2).

Phase II der klinischen Prüfung

Aus diesen Resultaten ergab sich, daß für die Phase II der klinischen Prüfung von Gd-DTPA Patientenuntersuchungen mit einer Konzentration von 1,0 mmol/l Gd-DTPA und einem Mannitzusatz von 15 g/l durchgeführt wurden.

Im Rahmen dieser Phase II der klinischen Prüfung mit dem oralen Kontrastmittel Gd-DTPA wurden bisher 31 Patienten untersucht. Die wesentlichen Erkrankungen betrafen entzündliche und tumoröse Prozesse im Bereich des Pankreas, Tumoren und Entzündungen der Magen-Darm-Wand, abdominelle Lymphome und Tumoren des Beckens. Auch hier wurden wiederum Spinechosequenzen (TR 200–2000 ms, TE 20–70 ms) und Gradientenechosequenzen (TR 315 ms, TE 16 ms) mit 15 benachbarten Schichten vor und nach Kontrastmittelgabe angewendet. Neben der obligaten oralen Gabe von 10 ml KM/kg KG wurde zusätzlich bei einigen Patienten Kontrastmittel rektal appliziert.

Um die durch die orale Flüssigkeitszufuhr gesteigerte Darmperistaltik zu reduzieren, wurde in dem zweiten Teil der klinischen Prüfung bei 15 Patienten Buscopan i. v. injiziert.

Neben den axialen Aufnahmen wurden zusätzlich sagittale und koronare Schnittebenen gewählt. Die Beurteilungskriterien waren die Abgrenzbarkeit des Pankreas, die vollständige signalreiche Kontrastierung des Darmlumens, die Abgrenzung pathologischer Läsionen und ein Vergleich zur CT vor und nach oraler Kontrastmittelapplikation.

Ergebnisse der Phase II der klinischen Prüfung

Auch bei den Aufnahmen vor oraler Kontrastmittelgabe war in jedem Fall das Pankreas erkennbar; Pankreasschwanz und -körper waren in den Fällen vom Magen zu differenzieren, wenn eine Fettlamelle zwischen Magenhinterwand und Pankreas sichtbar war. Bei Fehlen der Fettlamelle war die Abgrenzbarkeit auch in diesen Bereichen häufig nicht gegeben. Nur in Ausnahmefällen war auf den Präkontrastaufnahmen eine sichere Abgrenzung des Pankreaskopfes von dem umgebenden Duodenum und dem Leberhilus möglich. Bei 24 von 25 Patienten, bei denen das Pankreas untersucht wurde, wurde nach oraler Kontrastmittelgabe eine befriedigende bis deutliche Magen- und Duodenalkontrastierung erreicht. Die Kontrastierung des Magen- und Darmlumens war bis 40 Minuten nach oraler Kontrastmittelapplikation nachweisbar und führte zu einer wesentlichen Verbesserung der Abgrenzung des gesamten Pankreas, insbesondere des Pankreaskopfes in 23 von 25 Fällen. Mit allen angewendeten Meßsequenzen zeigte sich in der Mehrzahl der pathologischen Läsionen auch im Pankreas eine Signalintensität, die der des nicht kontrastierten Darmlumens vergleichbar war, so daß der unkontrastierte Darm in vielen Fällen nicht sicher von der pathologischen Läsion abgrenzbar war. Lediglich in vier Fällen war es durch Anwendung von T2-betonten Sequenzen möglich, die Läsionen signalreich abzubilden, so daß eine Differenzierung vom nicht kontrastierten Darmlumen möglich war.

Nach oraler Kontrastmittelgabe zeigten alle Patienten eine signalreiche Kontrastierung des Darmlumens. Diese Kontrastierung führte bei allen Meßsequenzen zu einem erhöhten Kontrast zwischen Darmlumen und parenchymatösen Organen und retroperitonealer Muskulatur. Hingegen verringerte sich der Kontrast zum ebenfalls signalreichen abdominellen Fettgewebe in T1-betonten Sequenzen. Mit T2-betonten Meßsequenzen konnte jedoch das kontrastierte Darmlumen deutlich signalreicher als abdominelles Fett dargestellt werden, so daß eine Abgrenzung des Darmlumens in jedem Falle auch vom umgebenden Fettgewebe möglich war. In den meisten Fällen wurde die Abgrenzung der pathologischen Strukturen vom Gastrointestinaltrakt durch die Kontrastmittelgabe verbessert, in vielen Fällen erst durch Kontrastmittel ermöglicht. Insbesondere T1-betonte Spinechoaufnahmen sowie die neuentwickelten Mehrschicht-Gradientenechoaufnahmen (FLASH) waren diagnostisch aufschlußreich. Die intravenöse Injektion von Buscopan bewirkte durch die Ausschaltung der Darmperistaltik eine deutlich verbesserte Bildqualität.

Weder in den Probandenuntersuchungen der Phase I noch bei den Patientenuntersuchungen der Phase II der klinischen Prüfung traten wesentliche Unverträglichkeitsreaktionen auf. In 12 Fällen zeigten sich gastrointestinale Unregelmäßigkeiten wie leichte Diarrhöen und Blähungen, die der Zugabe von Mannit zuzuschreiben sind. Veränderungen der Blutwerte konnten nicht nachgewiesen werden.

Schlußfolgerungen

- Gadolinium-DTPA bewirkt eine positive Kontrastierung des Darmlumens und eine eindeutige Identifizierung des Darmes.
- Gadolinium-DTPA führt zu einem erhöhten Kontrast zwischen Darmlumen und parenchymatösen Organen und pathologischen Strukturen.
- Die Kernspintomographie nach oralem Kontrastmittel führt im Abdomen zu vergleichbaren Ergebnissen wie die CT.

621

Literatur

1. Clanton JA, Runge VM, Carroll FE, Partain CL, James AE (1984) The use of oral contrast and respiratory gating in MR imaging of the pancreas (abstract). Radiology 153:159
2. Claussen C, Kornmesser W, Kaminsky S, Laniado M, Felix R (im Druck) Klinischer Einsatz oraler paramagnetischer Kontrastmittel. Teil III: Phase II der klinischen Prüfung von Gd-DTPA. RÖFO
3. Hahn PF, Stark DD, Saini S, Lewis JM, Wittenberg J, Ferrucci JT (1987) Ferrite particles for bowel contrast in MR imaging: design issues and feasibility studies. Radiology 164:37–41
4. Kornmesser W, Laniado M, Hamm B, Clauß W, Weinmann HJ, Schultz E, Wolf KJ, Felix R (im Druck) Orale Kontrastmittel für die magnetische Resonanztomographie des Abdomens. RÖFO
5. Laniado M, Kaminsky S, Semmler W, Weinmann HJ, Zurth C, Claussen C (1987) Orale Kontrastmittel für die magnetische Resonanztomographie des Abdomens. Teil I: Tierexperimenteller Vergleich positiver und negativer Kontrastmittel. RÖFO 147:325–332
6. Mattrey RF, Hajek PC, Gylys-Morin V et al. (1987) Perfluorochemicals as gastrointestinal contrast agents for MR imaging: preliminary studies in rats and humans. AJR 148:1259–1263
7. Runge VM, Stewart RG, Clanton JA et al. (1983) Work in progress: potential oral and intravenous paramagnetic NMR contrast agents. Radiology 147:789–791
8. Weinmann HJ, Brasch RC, Press WR, Wesbey GE (1984) Characteristics of gadolinium-DTPA complex: a potential NMR contrast agent. AJR 142:619–624
9. Wesbey GE, Brach RC, Goldberg HI, Engelstad B, Moss AA (1985) Dilute oral iron solutions as gastrointestinal contrast agents for magnetic resonance imaging: initial clinical experience. Magnet Reson Imag 3:57–64
10. Young IR, Clarke GL, Bailes DR, Pennock JM, Doyle FH, Bydder GM (1981) Enhancement of relaxation rate with paramagnetic contrast agents in NMR imaging. CT 5:543–547

Fast Field Echo Imaging of Head and Neck Masses

E. L. Mooyaart, R. L. Kamman, L. te Strake

Introduction

Magnetic resonance imaging (MRI) has been reported to be a promising method in diagnosing head and neck masses [1–4]. In general, T1- and T2-weighted pulse sequences are used for the study of the nature and extension of the abnormal tissue. When using conventional spin echo (SE) techniques, a compromise has to be made between signal-to-noise ratio, spatial resolution, and acquisition time. For T2-weighted pulse sequences, acquisition time usually ranges between 10 and 20 min.

Fast field echo (FFE) imaging is a relatively new technique, which greatly reduces the acquisition time particularly of T2-weighted images. To evaluate the use of FFE in cases of head and neck masses, 15 patients with palpable masses in the head and neck region were examined with FFE. The images were compared with SE T1- and T2-weighted images.

Materials and Methods

Fifteen patients with palpable masses in the head and neck region were examined, using a 1.5-T superconductive magnet (Philips gyroscan S15). SE and FFE images were obtained using a multislice two-dimensional Fourier (2D-FT) technique.

SE parameters were: repetition time (TR) 650 ms; echo time (TE) 30 ms for T1-weighted images; and TR 2000 ms; TE 50, 100 ms for T2-weighted images. FFE parameters were: TR 650 ms, flip angle of 30°, TE 17 ms, and TR 650 ms, flip angle of 30°, TE 20 ms, both resulting in apparent T2 images.

Axial 5- to 10-mm-thick slices, depending on the size of the lesion, were obtained using a 256×178 matrix, and the field of view was 250 mm. For SE images and FFE two acquisitions were made. Acquisition time for SE T1-weighted images was 5 min, for T2-weighted images 12 min; for FFE acquisition time was 4 min.

Results

In all cases, the FFE measurements provided images with a better signal-to-noise ratio than the acquired SE T2-weighted images, whereas spatial resolution was

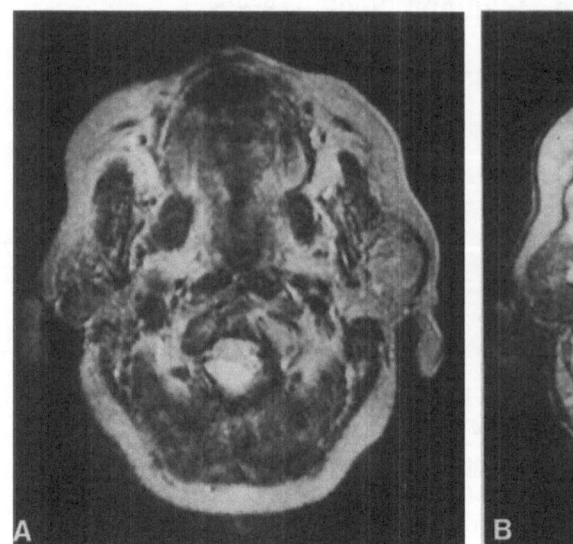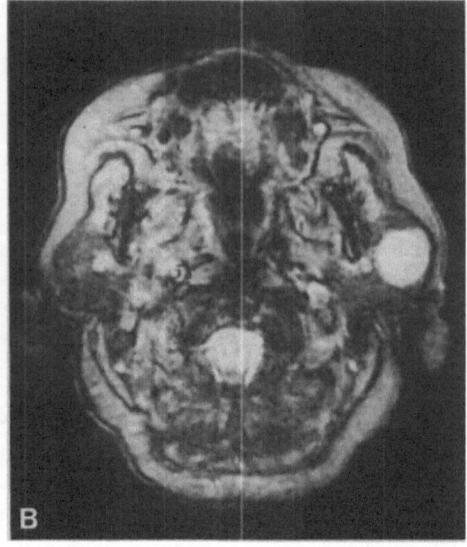

Fig. 1. A SE T2-weighted image. The lesion in the left parotid gland is hardly visible. **B** Same patient. With FFE, the lesion in the left parotid gland can easily be depicted

less than that of the SE T1-weighted images. Additionally, in a number of cases there was a higher contrast-to-noise ratio than that of the SE T2-weighted images, resulting in more contrast between pathological and normal tissue.

In one case, a lesion in the parotid gland that could not be detected on the T2-weighted SE images was easily depicted with FFE (Fig. 1). A disadvantage of FFE is the presence of flow artefacts, which are significantly stronger than with the SE technique; however, by choosing a proper direction of the phase-encoding gradient, this problem was solved in most cases. When a TE of 17 ms was used, dark lines around muscles were seen due to signal cancellation from fat/water phase differences.

Discussion

Partial flip angle imaging enhances lesions in which the water content is increased [5]. The combination of a multislice FFE technique with a 30° pulse angle resulted in images of a better signal- and contrast-to-noise ratio than with the T2-weighted SE technique, with a 66% reduction of acquisition time.

Unfortunately, the use of gradient reversal refocussing makes this technique sensitive for motion effect and field inhomogeneities. Blood flow especially results in major artefacts that can obscure pathological lesions. However, our results show that FFE can play an important role in MRI of head and neck masses, not only because of a significant reduction of acquisition time but also because of an improvement of contrast-to-noise ratio in some pathological conditions.

References

1. Stark DD, Moss AA, Gamsv G, Clark OH, Gooding GAW, Webb WR (1984) Magnetic resonance of the neck. Radiology 160/2:447–461
2. Mandelblatt SM, Braun IF, Davis PC, Fry SM, Jacobs LH, Hoffman JC (1987) Parotid masses: MR imaging. Radiology 163/2:411–414
3. Teresi LM, Lufkin RB, Wortham DG, Abemayor E, Hanafee WN (1987) Parotid masses: MR imaging. Radiology 163/2:405–409
4. Spritzen CE, Gefter WB, Hamilton R, Greenberg BM, Axel L, Kressel HY (1987) Abnormal parathyroid glands. High resolution MR imaging. Radiology 162/2:487–491
5. Mills TC, Ortendahl DA, Hylton NM, Crooks LE, Carlson JW, Kaufman L (1987) Partial flip angle MR imaging. Radiology 162/2:531–539

Bedeutung schneller Meßsequenzen für die MR-Diagnostik zerebraler Erkrankungen Ein Vergleich kontrastmittelunterstützter Spinechoaufnahmen mit Einzelschicht- und Mehrschicht-FLASH-Aufnahmen

W. Schörner, B. Sander, W. Kornmesser, M. Laniado, H. Henkes, R. Felix

In der magnetischen Resonanztomographie (MR) zerebraler Erkrankungen finden für Nativuntersuchungen heute nahezu ausschließlich T2-betonte Spinecho-(SE)-Aufnahmen Anwendung, während für Kontrastmittel (KM)-unterstützte MR-Studien vorzugsweise T1-betonte SE-Aufnahmen zum Einsatz gelangen. Diese SE-Techniken stellen den Standard in der zerebralen Diagnostik dar, an dem jede neu eingeführte Aufnahmetechnik zu messen ist [1, 3].

Die bisherigen Erfahrungen mit der schnellen Bildgebung zeigen, daß T2-betonte Schnellbildverfahren in der Darstellung intrakranialer Läsionen gegenüber konventionellen SE-Aufnahmen nicht konkurrenzfähig sind [2, 5]. Methodenspezifische Bildartefakte haben zur Folge, daß die Anforderungen an Bildkontrast und räumliches Auflösungsvermögen bei Anwendung schneller T2-betonter Bildsequenzen nicht erfüllt werden.

Die weitaus besseren Resultate, die mit T1-gewichteten schnellen Bildsequenzen zu erzielen sind, haben uns veranlaßt, die diagnostische Wertigkeit Gadolinium(Gd)-DTPA-unterstützter T1-gewichteter Schnellbildsequenzen mit der herkömmlicher T1-gewichteter SE-Sequenzen zu vergleichen. Wir berichten nachfolgend über den Vergleich zweier FLASH-Techniken mit SE-Verfahren in der Gadolinium(Gd)-DTPA-unterstützten MR intrakranieller Tumoren.

Patienten und Methode

Bei 60 Patienten mit intrakraniellen Tumoren wurde eine MR-Untersuchung (0,5 T Magnetom, Siemens) vor und nach Injektion von 0,1 mmol Gd-DTPA/kg (Schering AG) vorgenommen. Bei 32 Patienten (Kollektiv A) wurden in einer für die Tumordarstellung repräsentativen Schicht T1-betonte SE-Aufnahmen (SE 400/30) und FLASH-Aufnahmen im Einzelschichtverfahren (FLASH 40/16, Anregungswinkel 40 Grad) erstellt. Für 28 Patienten (Kollektiv B) wurden Aufnah-

Tabelle 1. Sequenzparameter[a]

Sequenz	TR [ms]	TE [ms]	Anregungs- winkel	Schicht- anzahl	Datenak- quisitionen	Meßzeit (s)
SE 400/30	400	30	90°	4	2	204
FLASH 40/16	40	16	40°	1	4	42
FLASH 315/14	315	14	90°	15	1	83

[a] Für alle Aufnahmen galt: Schichtdicke: 10 mm, Matrix 256 × 256

men in o. g. SE-Technik sowie FLASH-Aufnahmen im Mehrschichtverfahren (FLASH 315/14, Anregungswinkel 90 Grad) vorgenommen (Tabelle 1). Für jede Sequenz wurden Aufnahmen vor und nach Gd-DTPA angefertigt. In den Postkontrastaufnahmen erfolgte hinsichtlich der Tumorabgrenzbarkeit eine visuelle Auswertung.

Ergebnisse

Vergleich von Postkontrast-SE-400/30- und Postkontrast-FLASH 40/16-Aufnahmen (Kollektiv A)

In der Postkontrast-SE-Technik wurde in 29 von 32 Fällen eine gute oder sehr gute Tumorabgrenzbarkeit nachgewiesen. Die Postkontrast-FLASH-40/16-Aufnahmen erlaubten nur in 14 von 32 Fällen eine diagnostisch befriedigende Differenzierung von Tumor und Umgebungsgeweben (Tabelle 2). Die vorliegenden Ergebnisse zeigen, daß die FLASH-40/16-Technik bei einem Teil der Patienten innerhalb einer kurzen Meßzeit diagnostisch ausreichende Ergebnisse lieferte. Im Vergleich zu konventionellen Postkontrast-SE-400/30-Aufnahmen erwies sich jedoch die FLASH-Einzelschichtsequenz wegen häufig auftretender Bildartefakte als nicht konkurrenzfähig (Abb. 1).

Tabelle 2. Tumorabgrenzbarkeit in Postkontrast-FLASH.40/16- und -SE-400/30-Aufnahmen (Kollektiv A) sowie in Postkontrast-FLASH-315/14- und -SE-400/30-Aufnahmen (Kollektiv B)

Kollektiv	Postkontrast-Sequenz	Tumorabgrenzbarkeit[a]			
		0	+	+ +	+ + +
A (n = 32 Pat.)	FLASH 40/16	5	13	12	2
	SE 400/30	1	2	5	24
B (n = 28 Pat.)	FLASH 315/14	2	2	4	20
	SE 400/30	1	1	6	20

[a] Graduierung: 0 = keine, + = geringe, + + = gute, + + + = sehr gute Abgrenzbarkeit

Vergleich von Postkontrast-SE-400/30- und Postkontrast-FLASH-315/14-Aufnahmen (Kollektiv B)

Die Tumorabgrenzbarkeit wurden in den Postkontrast-SE-Aufnahmen in 26 der 28 Fälle als gut oder sehr gut eingestuft. Für die Postkontrast-FLASH-Aufnahmen ergab sich in 24 der 28 Fälle eine gute bzw. sehr gute Differenzierung zwischen dem anreichernden Tumor oder den Umgebungsstrukturen (Tabelle 2, Abb. 2). Einschränkungen für die Mehrschicht-FLASH Technik ergaben sich durch die größere Empfindlichkeit gegenüber Metallartefakten (z. B. Zahnprothesen, Metallclips). Dagegen wurden diagnostisch relevante Artefakte durch Blutfluß (von Gefäßen ausgehend, in Richtung des Phasenkodiergradienten sich bandförmig fortpflanzende Bildstörung) oder durch Suszeptibilitätsunterschiede der Gewebe (z. B. in schädelbasisnahen Schichten) nicht festgestellt.

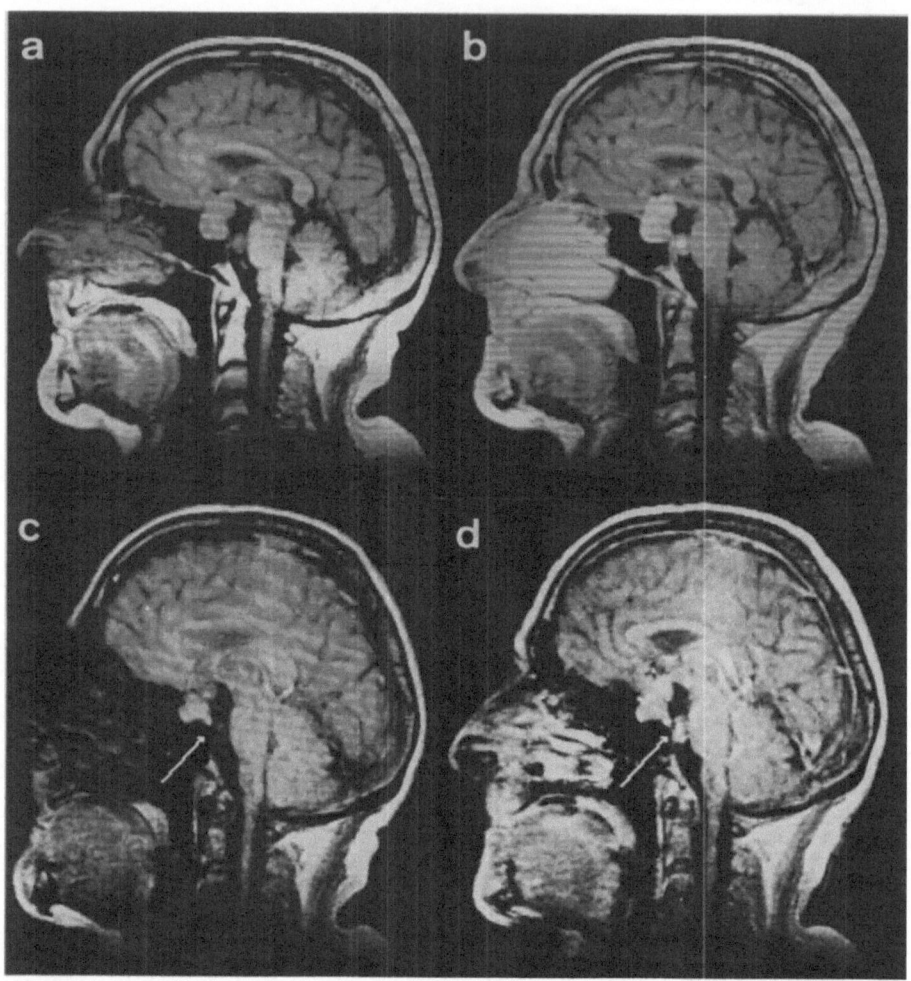

Abb. 1 a–d. Darstellung eines Hypophysentumors vor (**a, c**) und nach Gd-DTPA (**b, d**) in konventionellen SE-400/30- (**a, b**) und Einzelschicht-FLASH-40/16-Aufnahmen (**c, d**). Die SE-Aufnahmen (**a, b**) zeigen eine deutlich höhere Bildqualität als die durch Artefakte gestörten Einzelschicht-FLASH-40/16-Aufnahmen (**c, d**). In Hinblick auf die Tumorabgrenzbarkeit kann durch die Gd-DTPA-Applikation eine deutliche Befundverbesserung erzielt werden; der retroselläre Tumoranteil (*Pfeil*) ist erst nach Gd-DTPA sicher identifizierbar

Bewertung und Zusammenfassung

Die Einführung von FLASH-Aufnahmen mit sehr kurzer Pulswiederholzeit (z. B. TR = 40 ms) erlaubt die Darstellung einer Einzelschicht in einem Meßzeitraum von weniger als 1 min. Durch Applikation von Gd-DTPA kann ein besserer Tumorkontrast gegenüber nativen FLASH-Aufnahmen erzielt werden [6]. In ca. 50% der Fälle wird in Postkontrast-FLASH-40/16-Aufnahmen jedoch keine ausreichende Differenzierung von Tumor und Umgebungsgewebe erreicht. Die Meß-

628

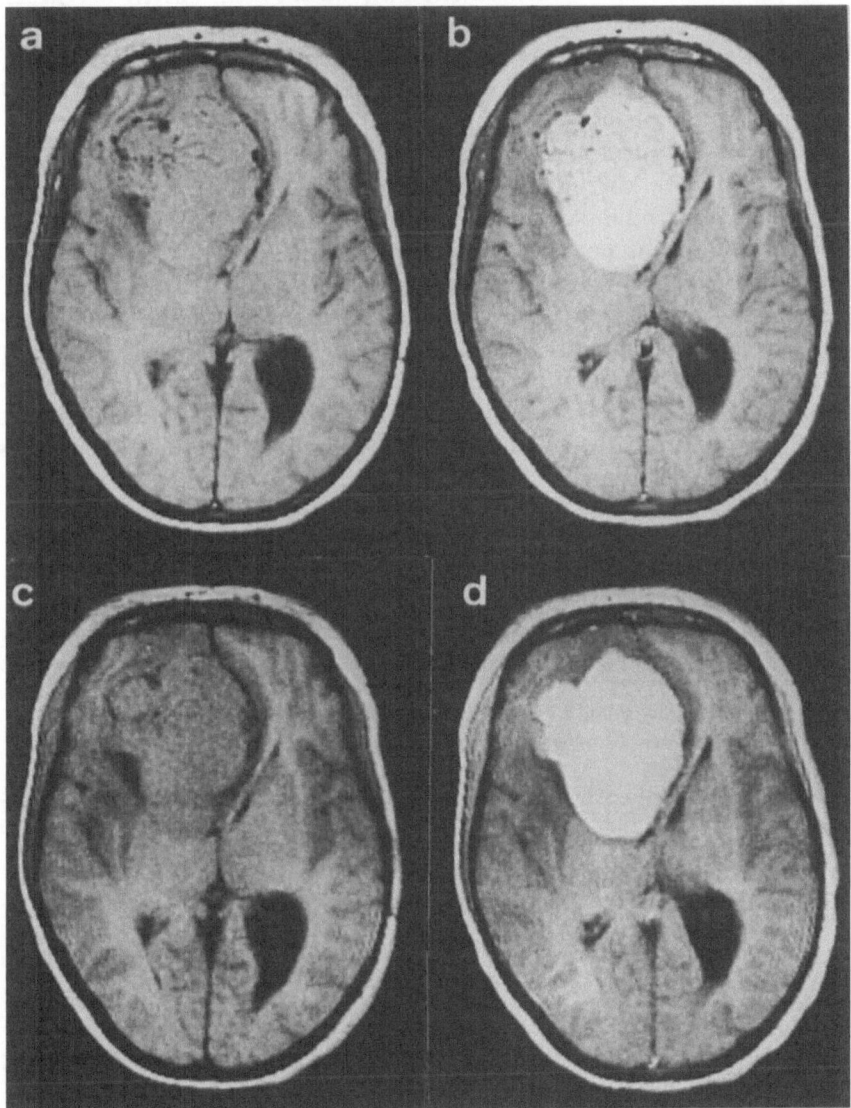

Abb. 2 a–d. Darstellung eines Olfaktorius-Meningeoms vor (**a, c**) und nach Gd-DTPA (**b, d**) in SE-400/30- (**a, b**) und FLASH-315/14-Aufnahmen (**c, d**). Nach Gd-DTPA ist in beiden Postkontrastaufnahmen eine sehr intensive Anreicherung des Tumors erkennbar. Bei hohem Bildkontrast ist die Differenzierung zwischen Tumor und Umgebungsstrukturen in beiden Postkontrastaufnahmen (**b, d**) sehr gut möglich

zeitverkürzung für die FLASH-Sequenz – die sich bei alleiniger Berücksichtigung einer Einzelschicht ergibt – wiegt die Bildqualitätsverluste, die sich durch Suszeptibilitäts-, Fluß- und Metallartefakte ergeben, nicht auf.

Von dem ursprünglichen Konzept extrem kurzer Pulswiederholzeiten (und damit kurzer Aufnahmezeiten) sind wir deshalb abgegangen und haben eine

FLASH-Sequenz mit langer Pulswiederholzeit, welche den Vorteil der Mehrschichtfähigkeit bietet, für Postkontrastaufnahmen eingesetzt [5]. Die FLASH-315/14-Technik erlaubt die Darstellung des gesamten Hirnvolumens (15 Schichten) in einer Meßzeit von ca. 1,3 min. Gegenüber der konventionellen SE-Technik (SE 400/30) – die Darstellung des gesamten Hirnvolumens (15 SE-Schichten) würde ca. 13 min benötigen – ergibt sich damit für die Mehrschicht-FLASH-Technik eine Meßzeitverkürzung um den Faktor 10.

Die klinische Anwendung der Mehrschicht-FLASH-Technik zeigt, daß sich hinsichtlich der diagnostischen Wertigkeit vergleichbare Resultate wie bei der SE-Technik ergeben. Bildstörungen, wie sie für die Einzelschicht-FLASH 40/16-Aufnahme regelmäßig auftreten, ergeben sich mit Ausnahme von möglichen Metallartefakten für die Mehrschicht-FLASH-Technik nicht. Unter Berücksichtigung der drastischen Meßzeitverkürzung und der vergleichbaren diagnostischen Ergebnisse (bezogen auf die SE-Technik) erscheint für Postkontrastuntersuchungen intrakranieller Tumoren die Mehrschicht-FLASH-315/14-Sequenz heute das Aufnahmeverfahren der Wahl.

Literatur

1. Brant-Zawadzki M, Norman D, Newton TH, Kelly WM, Kjos B, Mills CM, Dillon W, Sobel D, Crooks LE (1984) Magnetic resonance of the brain: the optimal screening technique. Radiology 152:71–77
2. Heywang SH, Nägele M, Wolf T (1987) Klinische Anwendung von Fast Imaging Techniken. MR' 87, 2. Internationales Kernspintomographie Symposium, 29.1.–1.2.1987, Garmisch-Partenkirchen
3. Laniado M, Niendorf HP, Schörner W, Felix R (1986) Spin-echo and inversion-recovery sequences for Gadolinium-DTPA-enhanced MRI of intracranial tumors. Acta Radiol (Suppl) 369:469–471
4. Sander B (1987) Improved clinical application of FLASH imaging using multi slice technique. Topical conference on fast magnetic resonance imaging techniques, 15.–17.5.1987, Cleveland
5. Steinbrich W, Friedmann G (1987) Kontraste an normalen und pathologischen Geweben: Gegenüberstellung Spin-Echo- und Fast-Field-Echo (FFE)-Verfahren. MR' 87, 2. Internationales Kernspintomographie Symposium, 29.1.–1.2.1987, Garmisch-Partenkirchen
6. Weiss T, Mitsch E, Laniado M, Sander B, Kornmesser W, Deimling M, Felix R (1987) Schnelle Kernspintomographie: Erste Untersuchungsresultate mit der neuen Gradienten-Echo-Sequenz. RÖFO 146:214–222

Klinische Ergebnisse
vergleichender MR-tomographischer Untersuchungen des ZNS mit konventioneller und schneller Bildgebung

W. Dewes, F. Träber, J. Gieseke, Th. Harder, P. Thurn*

Problemstellung

Im allgemeinen gilt die EKG-getriggerte T2-gewichtete Spinecho(SE)-Sequenz mit langer Repetitionszeit (TR 1 500–1 800 ms) und langer Echozeit (TE 50, 100 ms, 2 Echos) als das Optimum der MR-Untersuchungen des ZNS bezüglich der räumlich gut aufgelösten und kontrastreichen Darstellung normaler anatomischer Verhältnisse und pathologischer Gewebsveränderungen [1–3]. Die Spinrephasierung durch 180°-Echopulse liefert scharfe und weitgehend artefaktfreie Bilder, der Einsatz der EKG-Triggerung minimiert die Pulsationsartefakte. Nachteilig für Patienten, die nicht längere Zeit ruhig liegen können, bei Routineuntersuchungen oder bei Verlaufskontrollen wirken sich die relativ langen Untersuchungszeiten bei Verwendung der Spinechosequenzen aus. Die oft gestellte Forderung nach Möglichkeiten, die Bilderstellung schneller zu gestalten, sind bislang nicht zufriedenstellend gelöst worden [3–5]. Dies ist besonders wichtig bei der Frage nach pathologischen Veränderungen im Bereich des Zentralnervensystems, da ca. 50% der angeforderten MR-Tomogramme in unserer Klinik das Gehirn und den Spinalkanal betreffen.

Die von uns in Zusammenarbeit mit der Fa. Philips durchgeführte Modifizierung der FFE-Sequenz basiert auf folgender Überlegung:

Da im Gegensatz zur Diagnostik im Thorax oder Abdomen die Atembewegung nicht stört, läßt sich auch eine der SE-Multi-slice-Technik entsprechende Gradientenecho-Multi-slice-Sequenz anwenden, bei der für jede Projektion nacheinander alle Schichten angeregt und gemessen werden und erst dann zur nächsten Projektion übergegangen wird. Die für das Signalverhalten maßgebliche effektive Gesamtrepetitionszeit beträgt z. B. für 13 Schichten und eine Repetitionszeit des HF-Pulses von 62 ms dann 800 ms. Der von uns gefundene Bereich optimaler Flipwinkel liegt zwischen 12 und 25°. Unter diesen Bedingungen sind nach dieser Zeit fast alle im ZNS vorhandenen Gewebsarten vollständig relaxiert, so daß sich beispielsweise bei TE 38 ms, einem Flipwinkel von 23° und 2 Meßdurchgängen ein sehr gutes Signal-Rausch-Verhältnis und ein ausgezeichneter T2-Kontrast ergibt. Darüber hinaus können durch die Akquisition mehrerer Gradientenechos unterschiedlich stark T2-gewichtete Bilder gewonnen werden. Ein effektives TR von ca. 800 ms entspricht in etwa einem normalen Herzzyklus, so daß auch eine EKG-Triggerung der beschriebenen Multi-slice-Gradientenecho-Sequenz ohne wesentliche Meßzeitverlängerung erfolgen kann. Es sollte die

* Die Autoren bedanken sich bei Frau E. Disput für die Anfertigung der Abbildungen.

diagnostische Wertigkeit und die klinische Anwendbarkeit dieser Sequenz im Vergleich zu den routinemäßig durchgeführten SE-Sequenzen ermittelt werden. Bezüglich der physikalischen Grundlagen verweisen wir auf den Beitrag von Träber et al. (s. S. 676), der die Erstellung von T1- und T2-gewichteten Gradientenecho-Sequenzen an unserem MR-System beschreibt.

Patienten

Seit Januar 1987 wurde bei 114 Patienten im Anschluß an die routinemäßig durchgeführte SE-Sequenz (TR 1500–1800 EKG-getriggert, TE 50/100 oder TE 30/100, 2 Echos) eine Untersuchung mit der oben beschriebenen modifizierten Multi-slice-Gradientenecho-Sequenz angeschlossen. Bei 81 Patienten wurde das Gehirn untersucht. 68 Patienten wiesen pathologische Hirngewebsveränderungen auf. 33mal wurde der Spinalkanal untersucht, davon hatten 18 Patienten pathologische Veränderungen des Spinalkanals. Zusätzlich wurden 44 Patienten ausschließlich mit der schnellen Bildsequenz untersucht, bei 21 Patienten das Gehirn und bei 23 Patienten der Spinalkanal. Bei den 23 Patienten, bei denen der Spinalkanal ohne vorangegangene T2-gewichtete Spinecho-Sequenz untersucht wurde, wurde eine T1-betonte Spinecho-Sequenz bzw. Gradientenecho-Sequenz als Suchsequenz vorangestellt. Von den letztgenannten 44 Patienten hatten 16 Patienten pathologische Veränderungen.

Ergebnisse

Verzerrungen, Inhomogenitäten oder Artefakte des mit Kupfersulfatlösung gefüllten Testphantoms waren bei Verwendung der modifizierten Gradientenecho-Sequenz nicht zu beobachten. Die kleinste trennbare Struktur hatte sowohl in der SE-Sequenz in beiden Echos als auch in der Gradientenecho-Sequenz in beiden Echos einen Durchmesser von knapp unter 1 mm, Auflösungsunterschiede zwischen der SE-Sequenz und der Gradientenecho-Sequenz waren nicht zu erkennen. Für 60 durchgeführte Untersuchungen wurden das Signal-Rausch-Verhältnis und das Kontrast-Rausch-Verhältnis der SE-Sequenz und der Gradientenecho-Sequenz berechnet und miteinander verglichen. Unter Berücksichtigung der EKG-triggerungsbedingt gering unterschiedlichen Repetitionszeit für die SE-Sequenz ergaben sich ein um 32% verbessertes Signal-Rausch-Verhältnis und ein um 50% höheres Kontrast-Rausch-Verhältnis zugunsten der Gradientenecho-Sequenz. Die Bildqualität unserer Gradientenecho-Sequenz war durch eine der SE-Sequenz vergleichbare Orts- und Kontrastauflösung bei Verwendung einer Schicht-an-Schicht-Bilderstellung sehr gut und konnte darüber hinaus bei entsprechender Fragestellung durch die Verwendung einer Schichtdicke von 8,7 mm bei einem Schichtmittenabstand von 8 mm noch weiter verbessert werden. Dies ist einerseits durch geringere Partialvolumeneffekte, andererseits durch geringere Einflüsse der in den Nachbarschichten bestehenden Restmagnetisierung bedingt. Auch bei Schichtdicken von 4 und 6 mm war das Kontrast-Rausch-Verhältnis deutlich besser als beim 2. Echo der konventionellen SE-Sequenzen bei entspre-

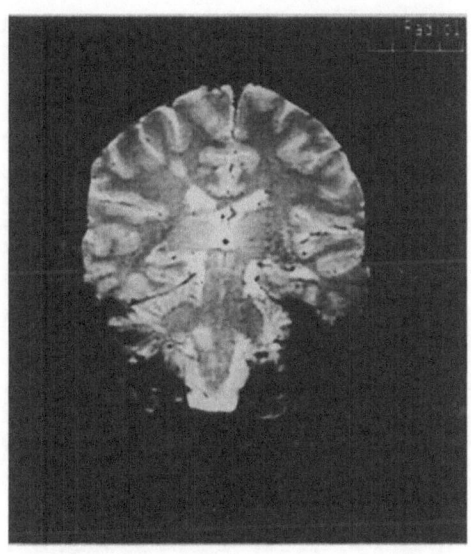

Abb. 1. Entmarkungsherd im Hirnstamm rechts bei Encephalitis disseminata. Gradientenecho-Sequenz TR 865/ TE 35 ms, koronar 4 mm Schichtdicke, 4 Meßdurchgänge, Flipwinkel 15°

chender Schichtdicke. Die Gradientenecho-Sequenz zeigte relativ wenig Artefakte. Lediglich im Bereich des basalen Frontal- und Temporallappens traten im Vergleich zur SE-Sequenz Partialvolumeneffekte auf, die durch eine etwas steilere Kippung der Untersuchungsachse jedoch weiter reduziert werden konnten. Die bekannten stärkeren Suszeptibilitätsartefakte aufgrund der Magnetfeldinhomogenitäten an Grenzflächen zwischen Luft und Gewebe im Bereich des Ethmoidal- und Mastoidzellsystems waren ebenfalls nachzuweisen.

Die bekannten Flow-Phänomene des Blutes bei allen schnellen Bildsequenzen bestanden auch bei der ungetriggerten Sequenz, Pulsationsartefakte der Arterien waren bei den T2-gewichteten Bildern allenfalls noch minimal sichtbar. Durch EKG-Triggerung auf jede Herzphase ergab sich jedoch bei dieser Gradientenecho-Sequenz bei Bedarf die Möglichkeit, unterschiedlich stark T2-gewichtete Bilder mit noch geringeren Pulsationsartefakten zu erhalten (Abb. 1). Die Gradientenecho-Sequenz erwies sich als sehr empfindlich bei verkalkten Strukturen des ZNS, da sie im Vergleich zu der SE-Sequenz deutlichere Signalauslöschungen der Verkalkungen zeigte. Bewegungsartefakte bei unruhigen Patienten führen bei der von uns verwendeten Gradientenecho-Sequenz nach unseren bisherigen Erfahrungen in gleichem Maße zu einer Verschlechterung der Bildqualität wie bei der SE-Sequenz, 19 Patienten waren jedoch in der Lage, die kürzeren Gradientenecho-Sequenzen ruhiger durchzuhalten als die längeren SE-Sequenzen. Dies kam insbesondere bei Untersuchungen des Spinalkanals zum Tragen, jedoch in 9 Fällen auch bei den Untersuchungen des Gehirns. Die Untersuchungszeiten des Gehirns und des Hirnstamms betrugen für die EKG-getriggerten-SE-Sequenzen bei 1,5 Tesla mit einem Meßdurchgang und in Abhängigkeit von der Herzfrequenz 15–20 min, für die modifizierte FFE-Sequenz mit 2 Meßdurchgängen ungetriggert 7, getriggert je nach Herzfrequenz 7–8 min. Die Untersuchung des Spinalkanals dauerte für eine SE-Sequenz mit zwei Meßdurchgängen ungefähr 30 min, für

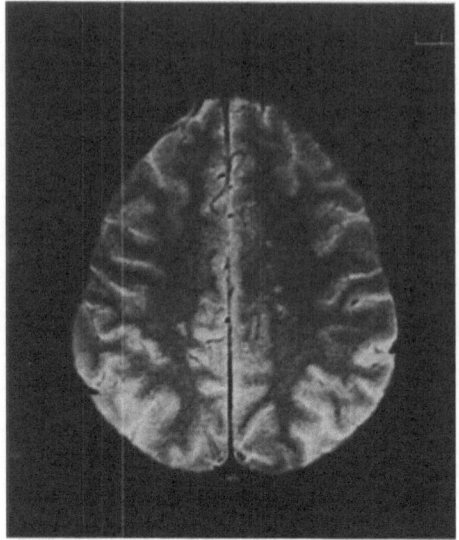 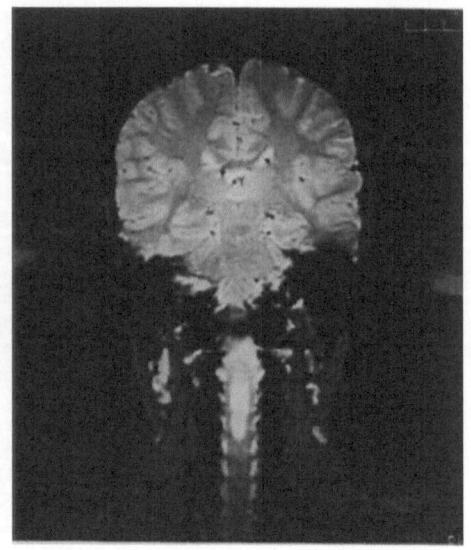

Abb. 2. Entmarkungsherde beidseits parietal bei Encephalitis disseminata. Gradientenecho-Sequenz TR 818/ TE 17 ms, transversal, 6,7 mm Schichtdicke, 2 Meßdurchgänge, Flipwinkel 15°

Abb. 3. Syringomyelie. Gradientenecho-Sequenz TR 626/TE 40 ms, koronar, 4 mm Schichtdicke, 4 Meßdurchgänge, Flipwinkel 15°

die von uns modifizierte FFE-Sequenz je nach Herzfrequenz und Schichtanzahl 7–10 min bei 4 Meßdurchgängen. Ansonsten waren die normalen Strukturen und die pathologischen Veränderungen des Gehirns, des Hirnstamms und des Spinalkanals mit der von uns vorgestellten Untersuchungssequenz weitgehend artefaktfrei abbildbar (Abb. 2 und 3).

Diskussion

Mit der von uns verwendeten Modifikation des serienmäßigen Schnellbildverfahrens FFE ist es möglich, bei sehr guter Bildqualität und Auflösung, die Untersuchungszeiten im Bereich des ZNS auf 7–10 min deutlich zu reduzieren, ohne auf die bekannten Vorteile der Spinecho-Sequenz zu verzichten. Eine zusätzliche Zeitersparnis kann eine Kombination dieser modifizierten FFE-Sequenz mit einer Akquisitionsmatrix erbringen, die Anregungen in dem diagnostisch nicht relevanten Gebiet vermeidet.

Die von uns verwendete modifizierte Gradientenecho-Sequenz stellt somit sicherlich eines der ersten Schnellbildverfahren dar, das im Rahmen der klinischen Routine einsetzbar ist, da nach unseren bisherigen Erfahrungen – abgesehen von dem Bereich der basalen Hirnanteile – kein Informationsverlust nachzuweisen war, und darüber hinaus sowohl das Signal-Rausch-Verhältnis als auch der Kontrast zwischen pathologischen Gewebsveränderungen und gesunden Anteilen des ZNS in der Regel besser war als bei den konventionellen T2-gewichteten SE-Sequenzen. Im Zusammenwirken mit einer schnelleren und vereinfachten Archivierung der Untersuchungen führen die deutlich kürzeren Meßzeiten bei den Routineuntersuchungen und Befundkontrollen von Erkrankungen des ZNS zu einer Verkürzung der Gesamtuntersuchungszeiten. Bei Erkrankungen im basisnahen Bereich des Gehirns kann jedoch wegen der stärkeren Artefakte nicht auf die konventionelle SE-Sequenz verzichtet werden.

Literatur

1. Meulen P v d, Groen JP, Cuppen JJM (1985) Very fast imaging by field echos and small angle excitation. Mag Reson Imag 3:297
2. Schörner W, Treisch J, Felix R, Kazner E (1986) Indikationen der magnetischen Resonanztomographie in der Diagnostik zerebraler Erkrankungen. RÖFO 144:210
3. Zanella FE, Steinbrich W, Friedmann G, Koulousakis A (1986) Magnetische Resonanztomographie (MR) bei spinalen Raumforderungen. RÖFO 145:326
4. Mezrich RS, Axel L, Dougherty L, Kressel HY (1986) Strip scan: A method for faster MR imaging. RadioGraphics 6:833
5. Mills TC, Ortendahl DA, Hylton NM et al. (1987) Partial flip angel MR imaging. Radiology 162:531

Ergänzung neurodiagnostischer Untersuchungen mit Hilfe einer erweiterten MR-Tomographie-Methodik, die eine Rekonstruktion von Schichten in beliebiger Orientierung erlaubt

N. Obletter, H. Kett, H. Böhm-Jurkovic, B. Hammer, A. Breit

Methode

3D-Gradientenecho-Sequenzen, vor allem 3D-FLASH [1] mit einem Flipwinkel von 40° und 3D-FISP [2] mit einem Flipwinkel von 90°, werden zu Untersuchungen des Schädels und der Wirbelsäule angewandt. Mit diesen Meßsequenzen ist eine Aufnahmematrix von $256 \times 256 \times 127$ (etwa 8 Millionen) kubische Voxels möglich. Die Kantenlänge der Voxels beträgt 2 mm bei Aufnahmen mit der Körperspule und 1,2 mm bei Aufnahmen mit der Kopfspule und mit Sonderspulen.

Beliebige, auch gekrümmte Schichten, können aus diesem Datensatz mit Hilfe eines speziellen Bildverarbeitungssystems berechnet werden. Die Untersuchungsdauer beträgt bei einer Repetitionszeit TR = 29 ms und einer Echozeit TE = 14 ms etwa 14 min.

Wir vergleichen 2 Fälle, die jeweils mit dem Röntgen-Computertomographen und dem Magnetresonanztomographen untersucht wurden. Die MR-Untersuchungen bestanden sowohl aus Spinecho-Sequenzen, als auch aus 3D-Gradientenecho-Sequenzen.

Ziel des Vergleichs war die Abwägung der Wertigkeit der zwei verschiedenen Methoden, sowie die Beantwortung der Frage, ob beide Modalitäten notwendig sind, oder ob sie sich sinnvoll ergänzen.

Fall 1

Der erste hier demonstrierte Fall bot klinisch eine angedeutete Abducensparese links, eine inkomplette Oculomotoriusparese links, occipitofrontale Kopfschmerzen wurden beklagt.

Das kraniale CT mit und ohne Kontrastmittel zeigt einen doppelbögig konkav glatt begrenzten ossären Defekt an der linken Pyramidenspitze, wie sie für eine ossäre Druckatrophie, jedoch nicht für eine Osteodestruktion typisch ist (Abb. 1). Ein pathologisches Enhancement durch Kontrastmittel war nicht nachweisbar. Die Läsion selbst war deutlich hypodens, ödemtypische Veränderungen an den benachbarten Hirnabschnitten waren nicht erkennbar.

Die MR-Tomographie bot auf den Spinecho-Sequenzen sowohl im T1- als auch im T2-betonten Mode eine deutliche signalhyperintensive glatt begrenzte ovaläre Läsion von 3×2 cm. Ein Ausläufer dieser zystoiden Struktur reicht an das Cavum Meckeli heran, eine liquortypische Signalgebung der meningealen Scheide des Nervus facialis und Nervus statoacusticus links ist nicht mehr nach-

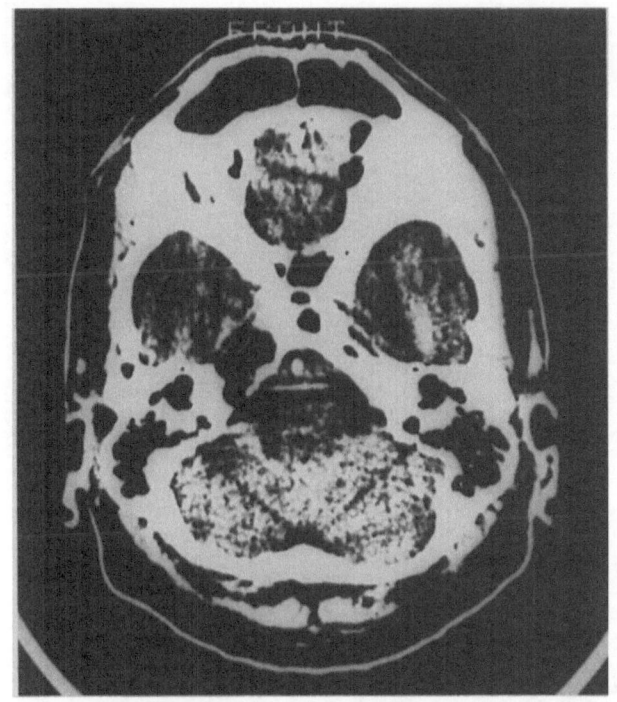

Abb. 1. CT mit Kontrastmittel: Läsion im medialen Drittel der linken Pyramide des Os temporale

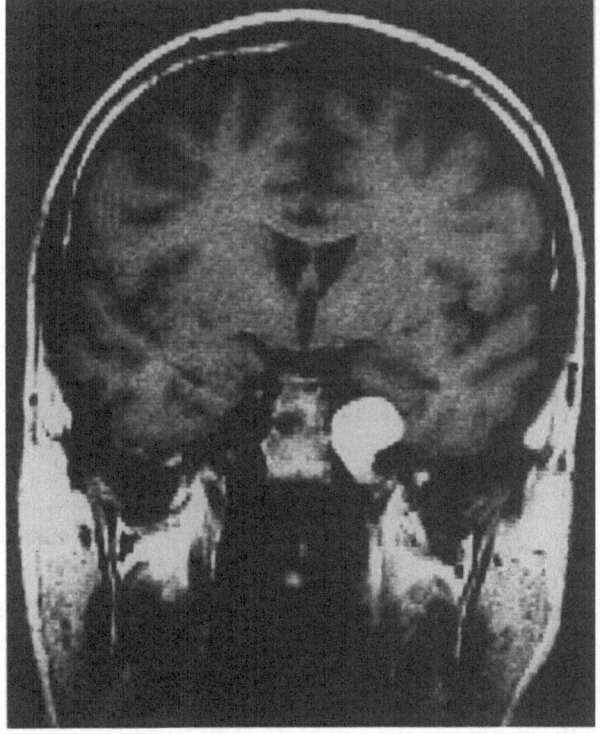

Abb. 2. Koronare Schicht 1,2 mm in Höhe des Porus acusticus internus, T1-betont, signalintensive Läsion an der linken Felsenbeinspitze

637

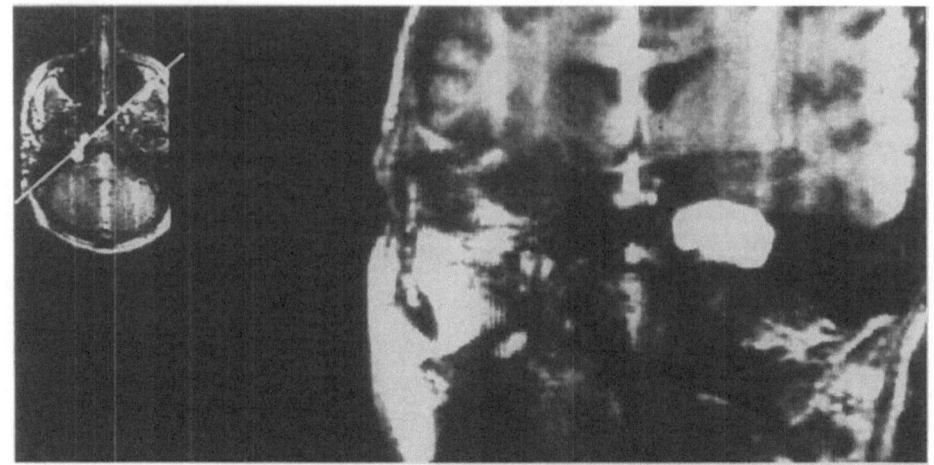

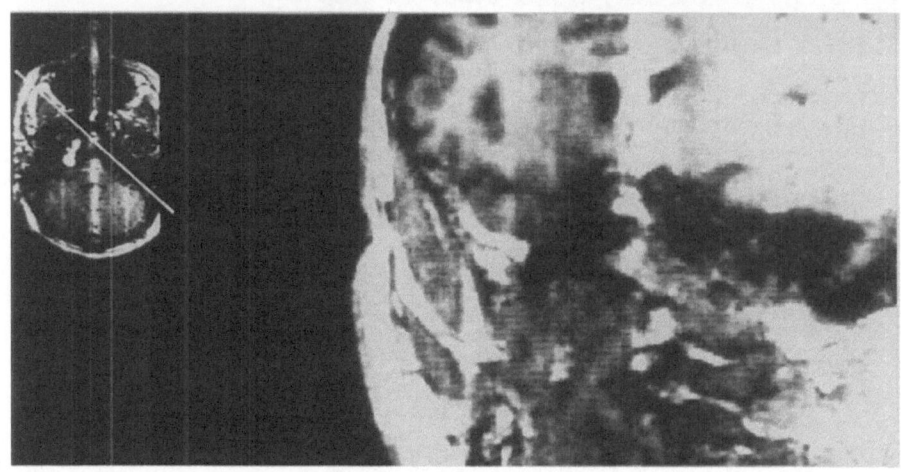

Abb. 3 a, b. Schräg koronare Schnitte parallel zur Felsenbeinkante. Der Seitenvergleich zeigt gut, daß ein intrameatales Geschehen ebenso wie ein Aneurysma auszuschließen ist

weisbar. Jedoch kommen seitengleich die liquorgefüllten Bogengänge und Cochleae zur Darstellung. Die koronaren Schnitte lassen keinen Zusammenhang zwischen dem Porus acusticus internus links und dem pathologischen Geschehen erkennen (Abb. 2). Die Signalhyperintensität ohne Gabe von Gadolinium DTPA (Kontrastmittel) ist bei dieser Läsion ungewöhnlich, sie wird in diesem Ausmaß nur in Zusammenhang mit subakuten Blutungen gesehen. Der Knochensubstanzverlust der Pyramidenspitze links umfaßt das mediale Drittel, ödemtypische Signalanhebungen am Temporallappen und Hirnstamm sind nicht nachweisbar. An den lateralen $^2/_3$ des Os temporale sind keine pathologischen Signale erkennbar.

Die aus dem 3D-Datensatz berechneten Abbildungen lassen eine noch genauere Abgrenzung der Läsion im Bereich der linken Pyramidenspitze zu. Aufgrund der 1,2-mm-Schnitte waren sowohl der Syphon der linken Arteria carotis interna, als auch der kranial von der zystoiden Läsion verlaufende Nervus abducens einwandfrei abzugrenzen. Ein Zusammenhang zwischen den Porus acusticus internus links läßt sich aufgrund der schräg koronar, parallel zur Pyramidenoberkante gelegten Ebene sicher ausschließen (Abb. 3).

Aufgrund der Morphologie und des Signalverhaltens konnte ein Acusticusneurinom oder ein thrombosiertes Aneurysma ausgeschlossen werden. Ein Verdacht auf ein eingeblutetes zystisches Neurinom des 5. Hirnnervs wurde ausgesprochen.

Die Kraniotomie ergab den Aspekt einer eingebluteten Knochenzyste im Bereich der linken Pyramide von 3 × 2 cm, die total ausgeräumt wurde. Die Histologie der Zystenwand erschien mit einer Epidermoidzyste vereinbar.

Diskussion

Im vorliegenden Fall bei eingebluteter Knochenzyste zeigt sich die Überlegenheit der MR-Tomographie gegenüber der Computertomographie, vor allem durch die Darstellung in 3 Ebenen und die Annäherung an eine Gewebeklassifizierung durch den Signalcharakter. Die höhere Ortsauflösung der 3D-Gradientenecho-Modes ermöglicht den klaren Ausschluß eines aneurysmatischen Geschehens und läßt ein Acusticusneurinom unwahrscheinlich erscheinen. Die exakte Abgrenzung der N. faciales und N. statoacustici gelingt am Kleinhirnbrückenwinkel links aufgrund der Kompression auch auf den 3D-Gradientenecho-Aufnahmen nicht.

Fall 2

Im 2. Fall sehen wir auf der Thoraxübersichtsaufnahme eine extrem rechts konvexe Kyphoskoliose bei bekanntem Morbus Recklinghausen (Abb. 4). Der Patient weist seit langer Zeit erhebliche neurologische Defizite auf.

Die Auswahl der CT-Schnitte aus dem Bereich der Konvexität der Kyphoskoliose weist nach, daß ein Ausschluß von intraspinalen Raumforderungen in diesem Bereich nicht möglich ist. Die Überlagerung durch Aufhärtungsartefakte einerseits und die Anschnittsebenen lassen eine exakte Beurteilung unmöglich erscheinen (Abb. 5).

Die MRT-Untersuchung wurde zunächst mit sagittalen Schnittebenen im Spinecho-Mode (TR 1,5 s, TE 28 und 90 ms) durchgeführt.

Hier fällt eine Differenzierung einzelner Myelonabschnitte zwar wesentlich leichter als auf den CT-Aufnahmen, eine sichere Abgrenzung des Myelons in allen Abschnitten und insbesondere ein sicherer Ausschluß von intraspinalen sowie intramedullären Raumforderungen ist jedoch auch auf dieser Aufnahme nicht möglich.

Es wurde eine pseudosagittale Schicht berechnet und in einer Ebene gezeigt, auf der das zervikale und thorakale Myelon sowie der Conus medullaris vollständig dargestellt sind. Im gewundenen Verlauf des Myelons läßt sich weder eine Si-

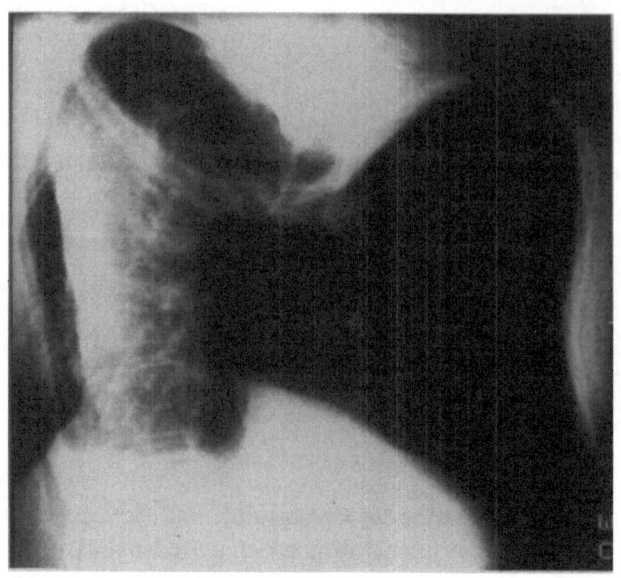

Abb. 4. Thoraxübersicht: Extrem rechtskonvexe Kyphoskoliose

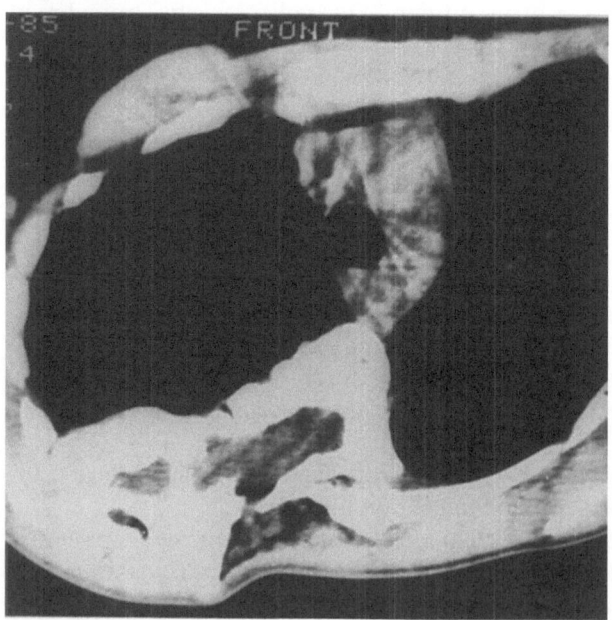

Abb. 5. CT in Höhe Th 3/4: Myelon und Spinalkanal kaum beurteilbar

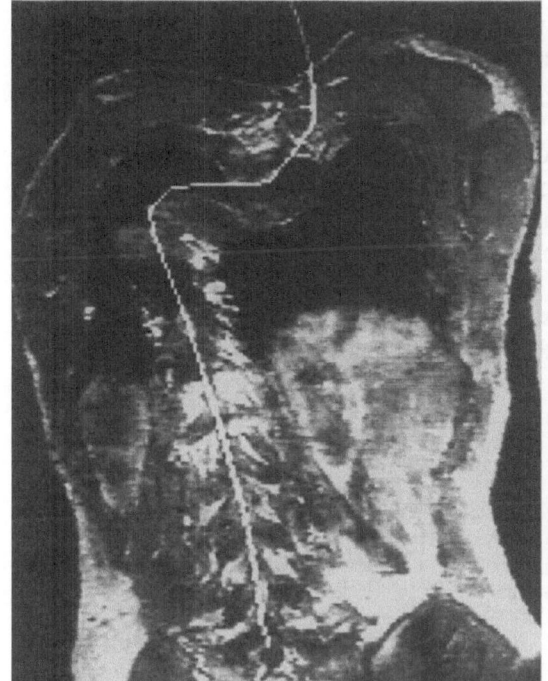

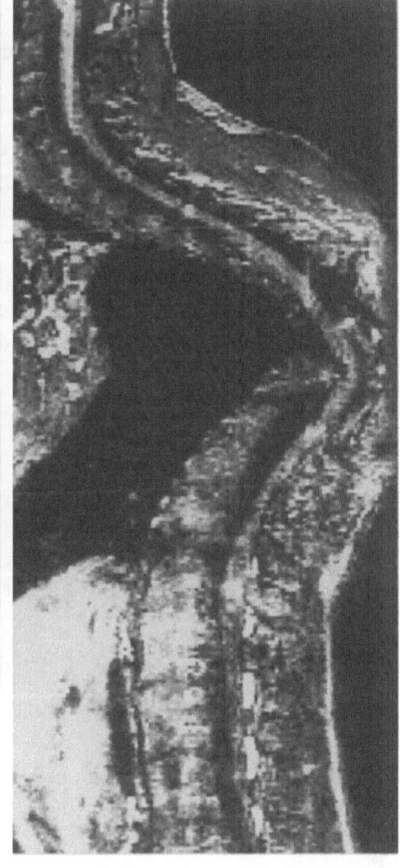

Abb. 6 a, b. Koronare Schicht 1,2 mm mit Definitionslinie. Pseudosagittale Darstellung des gesamten Myelons in einer Ebene. Der Schnitt wurde entlang der gekrümmten Definitionslinie berechnet. Keine Kompression, keine intraspinale Raumforderung, keine Syrinx

gnalschwankung noch eine Verjüngung nachweisen. Eine intraspinale Raumforderung ist nicht erkennbar. Eine Syringomyelie kann mit Sicherheit ausgeschlossen werden (Abb. 6).

Diskussion

In dem Fall mit ausgeprägter Kyphoskoliose bei Morbus Recklinghausen ist die Darstellung des Myelons durch CT und konventionelle Spinecho-Sequenzen unbefriedigend. Nur durch die Rekonstruktion einer gekrümmten Schicht aus einem 3D-Datensatz ist eine Beurteilung des Myelons und des Spinalkanals erreichbar. Eine Syringomyelie, intramedulläre Raumforderungen sowie eine ossär bedingte Kompression des Myelons können mit Sicherheit ausgeschlossen werden.

Zusammenfassung

Die Abgrenzung von Prozessen im Kleinhirnbrückenwinkel und in der Felsenbeinpyramide gelingt durch MR-Tomographie mit herkömmlichen Spinecho-Sequenzen besser als durch CT. Die weitaus höhere Auflösung, die Möglichkeit individueller Schnittführung durch nachverarbeitete 3D-Gradientenecho-Sequenzen bedeutet gegenüber den konventionellen Spinecho-Sequenzen einen weiteren diagnostischen Fortschritt. Bei extremen Kyphoskoliosen kann durch CT die Frage nach Myelomalazien, Syringomyelien und intraspinalen Raumforderungen sehr oft nicht beantwortet werden. Die konventionelle MR-Tomographie mit Spinecho-Sequenzen stellt hier einen bedeutsamen Fortschritt dar. Ein exakter Ausschluß von intraspinalen Raumforderungen, die Beantwortung der Frage nach Ausdehnung und Kammerung von Syringomyelien und die Frage nach der Lokalisation von Myelomalazien kann jedoch nur aufgrund der Rekonstruktion gekrümmter Flächen aus 3D-Datensätzen beantwortet werden. Sie ist heute schon die Methode der Wahl in neuroradiologischer Diagnostik bei Kyphoskoliose.

Literatur

1. Frahm J, Haase A, Matthaei D (1986) Rapid three-dimensional MR imaging using the FLASH technique. J Comput Assist Tomogr 10:363–368
2. Oppelt A, Graumann R, Barfuß H, Fischer H, Hartl W (1986) FISP: eine neue schnelle Pulssequenz für die Kernspintomographie. Electromedica 54:15–18

Weiterentwicklungen der Kernspintomographie auf der Grundlage der FLASH-MR-Sequenz

D. Matthaei, A. Haase

Einleitung

Die NMR-Tomographie hat methodische Vorteile gegenüber allen vergleichbaren Untersuchungsverfahren durch ihre Nichtinvasivität und den ausgeprägten Weichteilkontrast. Die Methode hatte jedoch zunächst den Nachteil der langen Meßzeiten. Diese führten neben den Bewegungsartefakten zu sehr langen Untersuchungszeiten. Deshalb ist die Bemühung um schnellere Meßverfahren eine wesentliche Entwicklungstendenz seit den Anfängen der klinischen NMR-Tomographie [1–3].

FLASH-MR-Imaging

Vor etwa zwei Jahren wurde das FLASH-Verfahren entwickelt [4, 6], das NMR-Schnittbilder in wenigen Sekunden erstellen kann. Neben einem Gradientenecho kommt bei diesem Verfahren eine Teilpulsanregung zur Anwendung. Das NMR-Signal wird hierbei durch einen (verglichen mit dem bei konventionellen Bildgebungsverfahren verwendeten Hochfrequenzpuls) schwachen „Bruchteilimpuls" angeregt und durch geeignete Schaltungen von Magnetfeldgradienten detektiert. Die Kombination dieser beiden Komponenten in einem NMR-Verfahren gestattet es, beliebig viele Messungen in schneller Folge durchzuführen, da das NMR-Spinsystem niemals gesättigt ist.

Nach ersten klinischen Erfahrungen wird das Verfahren die Patientenuntersuchungszeiten nicht verkürzen, sondern eher zusätzliche Variationen der NMR-Tomographie mit erweiterter diagnostischer Aussagekraft ermöglichen. Das Verfahren erschließt nämlich in den gewohnten Untersuchungszeiten mehr Informationen. Der Zeit- und Signalgewinn kann beispielsweise in die Zeit- oder Spektralauflösung investiert werden. So können auf schnell wiederholten Bildern Organfunktionen in der Form eines Filmes [5] dargestellt werden (dynamische NMR). Die Untersuchungsobjekte können außerdem mit dreidimensionaler isotroper Auflösung gemessen werden [7], wobei die große Zahl der Einzelanregungen eine statistische Mittelung periodischer Bewegungen bewirkt. Abbildung 1 zeigt an einem dreidimensionalen Datensatz der menschlichen Hand, daß die Rekonstruktion „krummer" Schichten auch das Nachfahren nicht-orthogonaler Strukturen ermöglicht. Hier ist dies an den Mittelhandknochen eines Probanden gezeigt.

Nach der Vorstellung der Ausgangssequenz sind sowohl physikalisch verwandte Sequenzen entwickelt als auch anwendungsorientierte Veränderungen der

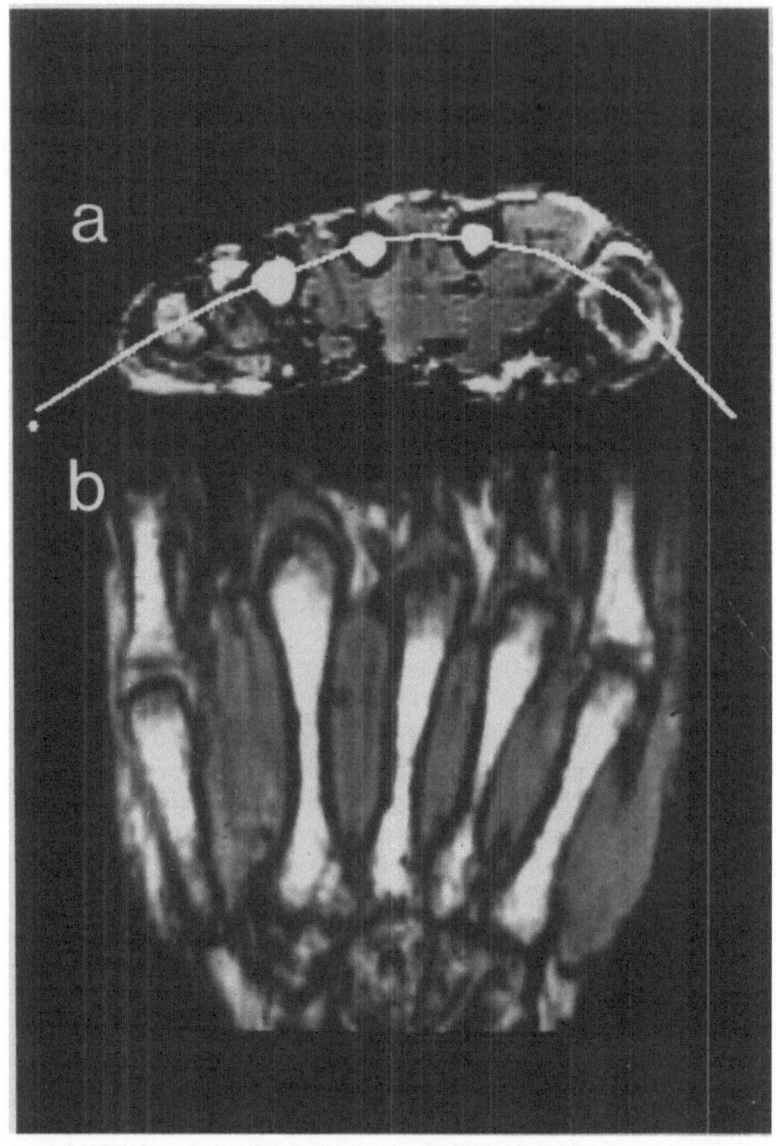

Abb. 1. a Transaxialer Schnitt durch einen 3D-Datensatz. **b** Rekonstruktion einer Schicht, die den Mittelhandknochen angepaßt ist (BRUKER-medspec/2.3 T/40 cm)

FLASH-Sequenz beschrieben worden, die es gestatten, verschiedene klinische Fragestellungen anzugehen. Hier sollen zwei Sequenzen vorgestellt werden, die Flußphänomene in der FLASH-Sequenz unterdrücken oder quantitativ ausnutzen. Außerdem sollen prinzipielle Möglichkeiten vorgestellt werden, die das FLASH-Prinzip für die In-vivo-NMR-Spektroskopie nutzen.

Flußunterdrückung durch systemische Sättigung (SYS-FLASH)

Da die HF-Anregung keine absolut rechteckigen Profile zeigen kann, haben die FLASH-Tomogramme in Abhängigkeit von dem Flipwinkel und dem T1-Wert der untersuchten Substanz sehr unterschiedliche Schichtprofile. Dies kann in extremen Situationen (z. B. bei der Untersuchung von Liquorräumen mit hohem Flipwinkel) zur Entstehung von zwei Schichten führen.

Auf Einzelbildern führt der Fluß in die Schicht durch Störung des Gleichgewichtszustandes zu Artefakten, die ein lokales Maximum und einen Streifen in einer Richtung zeigen. Diese Artefakte lassen sich unterdrücken, wenn vor dem FLASH-Experiment ein unselektiver Sättigungspuls verwendet wird (Abb. 2a). Diese systematische Sättigung von Substanzen mit langem T1-Wert führt auch bei kleinem Flipwinkel des Sättigungspulses dazu, daß das Blut, der Urin und der Liquor nach der Sättigung auf ihrem gesamten Weg durch die HF-Spule keine Flußartefakte mehr erzeugen. Das Verfahren wurde SYS-FLASH (Systemic Saturation) [10] genannt, und es gestattet außerdem T1-Kontrastierung durch variable Wahl der systemischen Vorsättigung. Auch wird durch die Vorsättigung eine deutlich verbesserte Schichtform erreicht. In Abb. 3 ist ein normales FLASH-Tomogramm des Abdomens einer Tomographie mit der SYS-FLASH-Messung gegenübergestellt, die die beschriebenen Effekte erkennen läßt.

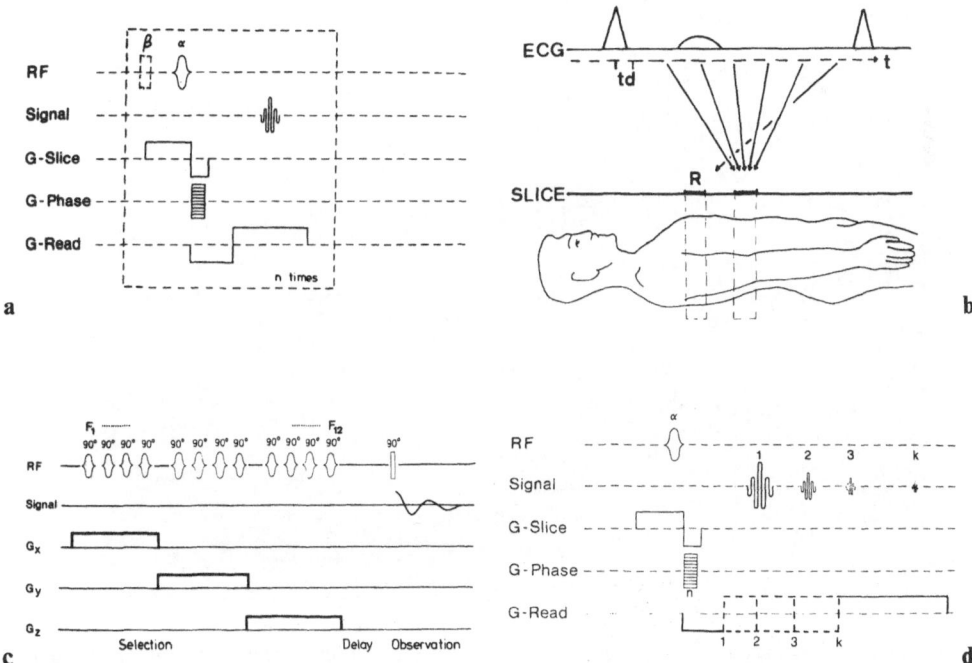

Abb. 2. a Schematische Darstellung der SYS-FLASH-Pulssequenz, **b** zeitlilche und räumliche Abfolge der Einzelexperimente in der getriggerten Flußmessung, **c** schematische Darstellung der LOCUS-Pulssequenz, **d** schematische Darstellung der SPLASH-Pulssequenz

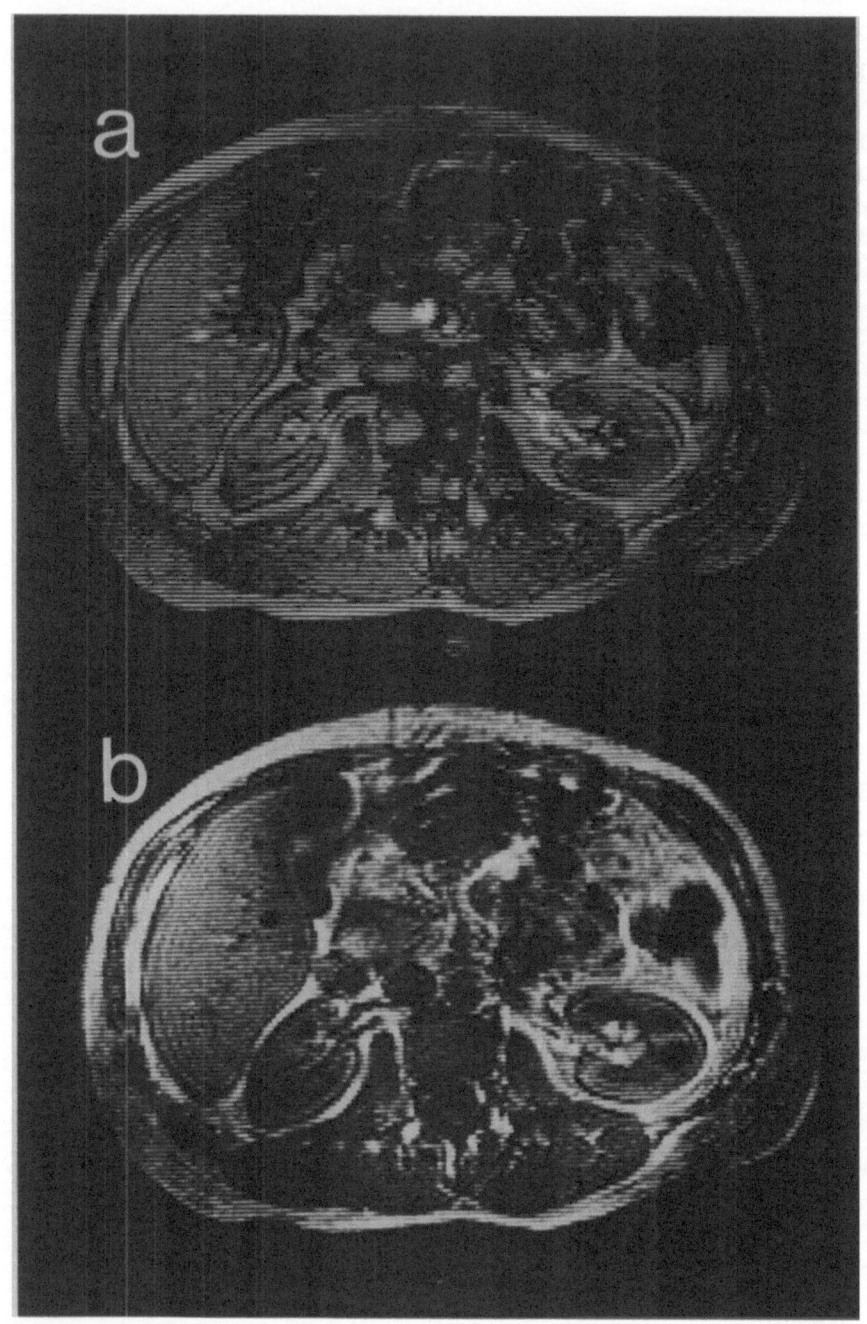

Abb. 3 a, b. Transaxialschnitte durch das Abdomen **a** ohne und **b** mit SYS-Puls. Besonders der Flußartefakt über der Aorta ist vollständig unterdrückt (SIEMENS/Magnetom/ 1.5 T)

EKG-getriggerte Flußuntersuchungen mit internem Standard

Durch die kontinuierliche Teilpulsanregung des FLASH-Verfahrens entsteht nach wenigen HF-Pulsen in der Schicht ein Sättigungszustand, der nur durch einfließendes Material oder zeitabhängige Variationen der Anregungsbedingungen gestört wird. Das kräftige Flußsignal, dessen Betrag bei laminarem Fluß senkrecht zur Ebene proportional zur Flußgeschwindigkeit ist, kann durch EKG-Triggerung zur arteriellen und venösen Blutflußmessung herangezogen werden.

Auf einer EKG-getriggerten Messung vieler FLASH-MR-Tomogramme über den Herzzyklus entsteht eine Flußkurve, die die Blutflußgeschwindigkeit in Abhängigkeit vom Herzzyklus auf bis zu 50 Bildern beschreibt. Werden diese Bilder hintereinander als Film abgespielt, so ergibt sich ein "quasi-real-time" Eindruck des pulsatilen Flusses. Der Eintritt von „frischen Spins" zwischen zwei Bildaufnahmezeitpunkten wird damit dargestellt. Eine zeitabhängige graphische Auswertung der Bildintensitäten ergibt eine Flußkurve, die für die Beurteilung der untersuchten Gefäße herangezogen werden kann.

Die Quantifizierung dieser Kurven gelingt nun, wenn man pro Zyklus in dem untersuchten Gefäß einmal eine Referenzschicht stromaufwärts mißt (Abb. 2 b).

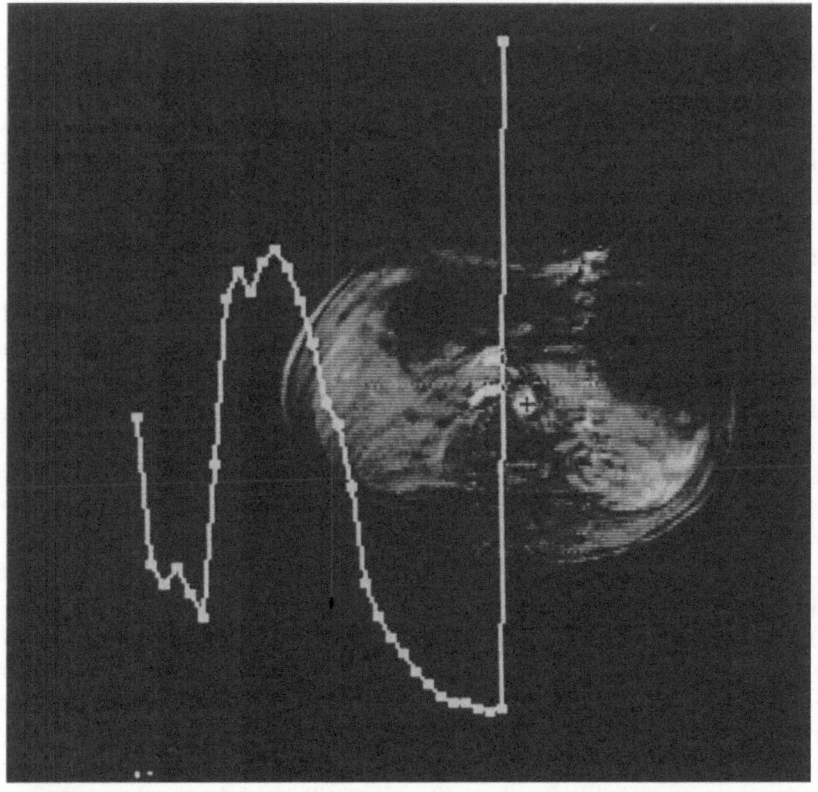

Abb. 4. Arterielle Flußkurve über der abdominellen Aorta mit Standard. Das Standardsignal entspricht 3 cm Fluß (Schichtdicke)/20 ms Bildrepetitionszeit

Die Pixelintensität dieser Messung entspricht dann den ungesättigten Spins einer Schichtdicke der Referenzschicht. Aus der Pixelintensität lassen sich über die Intensitäten der Untersuchungsschicht die Flußwerte in dem untersuchten Gefäß direkt berechnen [11]. Auf Abb. 4 ist dies auf ersten Messungen in der Aorta abdominalis dargestellt; die Werte für eine 3 cm dicke Schicht liegen deutlich in dem Bereich, der für Messungen mit anderen Methoden bekannt ist.

Dieses Verfahren ist geeignet, in großen Gefäßen mit laminarem Fluß schnell (2–3 min) quantitative Blutflußmessungen durchzuführen. Verläuft das Gefäß nicht senkrecht zur Bildebene und sind die Spins durch einen vorhergehenden Durchgang durch die Bildebene vorgesättigt (Aortenbogen, Herzkammern), so können lediglich vergleichende, qualitative Untersuchungen durchgeführt werden.

In-vivo-NMR-Spektroskopie

Das NMR-Verfahren ist mit der spektralen Information auch zur Untersuchung von biochemischen Zusammenhängen geeignet. Dieses Verfahren hat bisher kaum medizinische Anwendung gefunden, da ein geeignetes Lokalisierungsprinzip fehlte, und da die Signalausbeute aus biologischen Systemen extrem gering ausfällt. Auch die NMR-Spektroskopie kann die Lehre aus dem Signalgewinn des FLASH-Verfahrens ziehen. Durch den Signalgewinn kommen wir der lokalisierten NMR-Spektroskopie einen Schritt näher. Dies erlangt hier besondere Bedeutung, weil jedes Lokalisationsverfahren zwangsläufig mit einem zusätzlichen Signalverlust verbunden ist. Es sollen zwei Möglichkeiten aufgezeigt werden, die den Signalgewinn und die schnelle Verfügbarkeit des FLASH-Verfahrens für die In-vivo-MR-Spektroskopie nutzbar machen.

Das LOCUS-Spektroskopieverfahren

Bei dem LOCUS-NMR-Spektroskopieverfahren (LOCalization of Unaffected Spins) [9] wird ein Bild oder Spektroskopie-Experiment nach Unterdrückung von Mantelvolumina dargestellt. Vor dem Tomographie- oder Spektroskopie-Experiment werden in mehreren Raumrichtungen selektive HF-Sättigungspulse gesetzt, die nur das eigentliche Zielvolumen unberührt lassen (Abb. 2c). Das interessierende Volumen kann so nach der Lokalisierung ohne zusätzliche Störung der Spins mit einem klassischen NMR-Spektroskopie-Experiment untersucht werden. Prinzipiell können hier fast alle in der klassischen NMR-Spektroskopie bekannten Experimente angewandt werden. Mit einem FLASH-MR-Bild wird die Lage der untersuchten Region dargestellt. Beide Verfahren sind in Abb. 5 wiedergegeben. An einem Wassertopf ist in Abb. 5a die Wirkung der Sättigungspulse in allen Raumrichtungen demonstriert. Auf der Aufnahme eines Kaninchenkopfes wird das bildkontrollierte Lokalisierungsprinzip bei gleichzeitiger Verwendung einer Oberflächenspule deutlich, während auf den Spektren in Abb. 5d die Protonenspektren aus dem Hirnbereich des Kaninchens gezeigt werden, die nach einer Glukosebelastung und anschließendem Kreislaufstillstand beobachtet werden können. Insbesondere wird der innerhalb von Minuten eintretende Laktatanstieg deutlich.

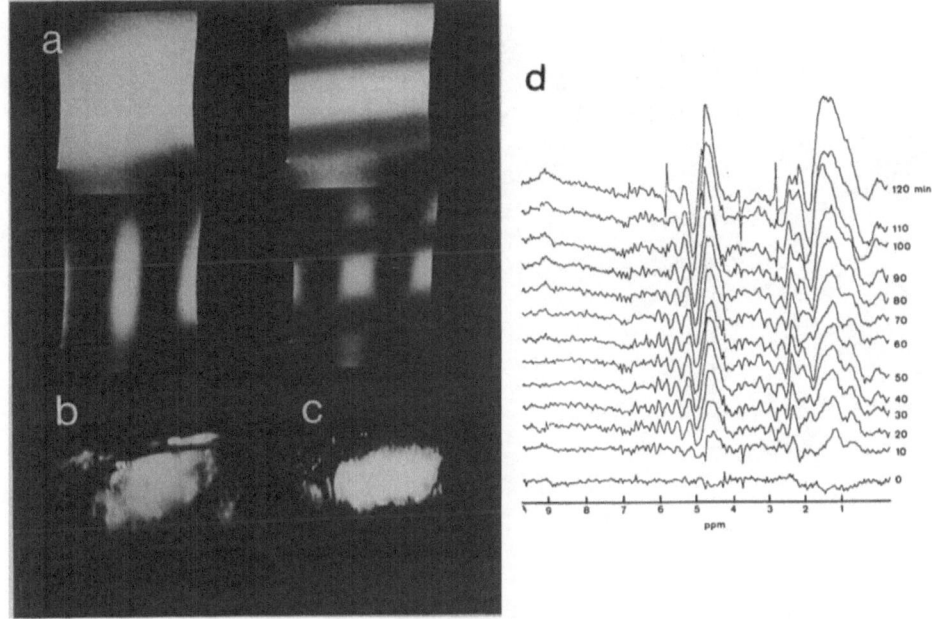

Abb. 5. a Demonstration von unterschiedlich plazierten Sättigungspulsen an einem Wassertopf, **b** Transaxialschnitt mit Oberflächenspule ohne Ortsselektion, **c** Transaxialschnitt mit Oberflächenspule und Ortsselektion, **d** Protonenspektren aus dem lokalisierten zerebralen Bereich nach Glukosebelastung und Barbituratüberdosis, die den Laktatanstieg bei 1,5 ppm demonstrieren

Das SPLASH-Verfahren

Bei dem SPLASH-NMR-imaging (SPectroscopic FLASH) [8] werden viele Einzelbilder entlang der NMR-spektroskopischen Achse aufgenomen, wobei jedes Bild zu einem anderen Informationsort eines Spektrums gehört (Abb. 2d). Die anschließende Auswertung der Bilder durch jeden Bildpunkt ergibt pro Bildpunkt ein Spektrum, dessen Auflösung entsprechend der Anzahl der spektralen Meßpunkte beliebig variiert werden kann. Auch kann die Bildauflösung mit entsprechendem Einfluß auf die Meßzeit verringert oder erhöht werden. So ist es beispielsweise möglich, mit einer sehr geringen Bildauflösung eine hohe spektrale Information zu erreichen oder umgekehrt. Das Vorhandensein eines Spektrums für jeden Bildpunkt ermöglicht es außerdem, die Magnetfeldqualität durch örtliche Schwankungen auf den Bildern zu kontrollieren. In Abb. 6 ist dies an einem Handbild demonstriert. Verfolgt man die Bilder entlang der spektralen Auflösung von links oben nach rechts unten, so fällt auf, daß Fettbilder (subkutanes Fett und Knochenmark) und Wasserbilder (Gelenkkonturen, Muskulatur und Gefäße) nicht sauber getrennt sind. Das „Verbiegen" dieser spektralen Bildtrennung kommt durch unterschiedliche Ausprägungen des Bo-Magnetfeldes zustande. Dies wird durch örtliche „Krümmungen" der Magnetfeldlinien hervorgerufen, die ein prinzipielles Problem der In-vivo-NMR darstellen. Die unterschiedli-

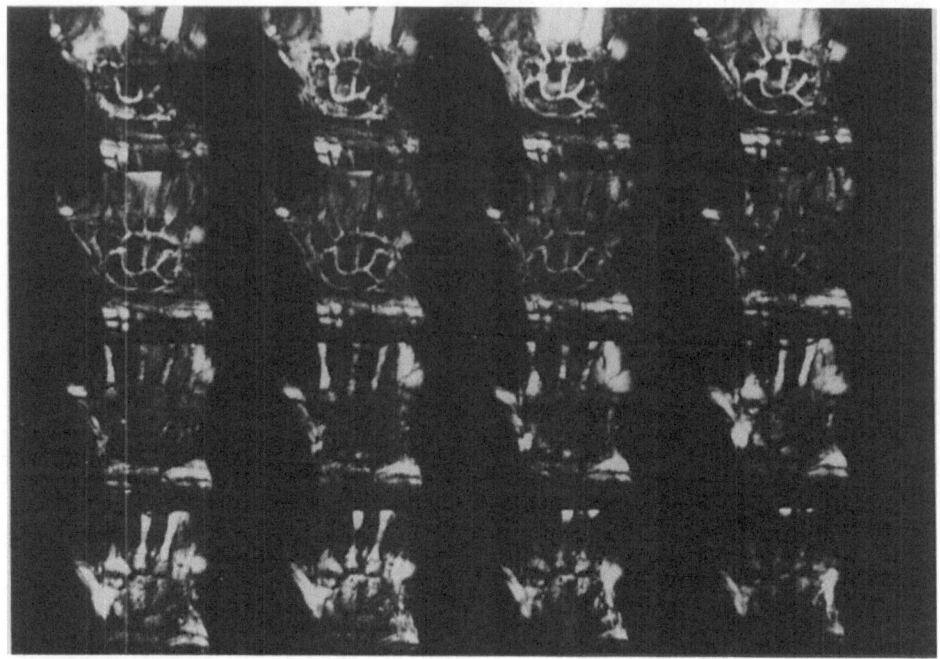

Abb. 6. Horizontalschnitte durch die menschliche Hand mit dem SPLASH-Verfahren. Die spektrale Bildauflösung von Fett bis Wasser ist auf den Bildern von links oben bis rechts unten zu verfolgen

chen Suszeptibilitäten (Empfänglichkeiten für Magnetfeldlinien) der untersuchten Gewebe führen dazu, daß die Stärke der lokalen Magnetfelder in einem Objekt deutlich schwankt. Nur in homogenen größeren Gewebebezirken ist damit eine spektroskopische Untersuchung möglich. Gerade auf dem gezeigten Handbild ist wegen des engen Nebeneinanders sehr unterschiedlicher Strukturen kaum ein Bezirk vorhanden, der die Bedingungen für die In-vivo-Spektroskopie erfüllt.

An diesem einfachen Beispiel wird deutlich, daß die SPLASH-Methode dazu beitragen kann, bei verschiedenen NMR-spektroskopischen Untersuchungen die spektroskopiefähigen Gebiete aufzufinden. Diese Untersuchung kann mit dem SPLASH-Verfahren in wenigen Minuten durchgeführt werden. Man kann hier von einer Spektroskopieplanung sprechen, die der zeitaufwendigen NMR-Spektroskopie vorausgeht.

Ausblick

Durch schnelle Sequenzen wird der Informationsgehalt der klinischen NMR-Untersuchungen deutlich erhöht. Die Bildaufnahmegeschwindigkeit ist jetzt mit CT-Verfahren vergleichbar, wobei die mögliche Variation der Bildinhalte vermutlich bei der NMR größer ist. Damit sind längere klinische Untersuchungszeiten bei der NMR zu erwarten.

Das Umsetzen der höheren Signalgehalte auf die NMR-Spektroskopie kann den Zugang spektroskopischer Untersuchungen für die Klinik bedeuten. Gleichzeitig wird deutlich, daß das Suszeptibilitätsproblem den Einsatz der NMR-Spektroskopie einschränkt. Zu den bekannten Einschränkungen des Untersuchungsvolumens auf einige Kubikzentimeter wegen des geringen Signals kommt damit eine Restriktion wegen der Suszeptibilitätsverhältnisse. Da es sich hier um Einschränkungen handelt, die vom Untersuchungsobjekt vorgegeben sind, können technologische Neuerungen kaum Abhilfe schaffen. Die Hoffnungen zielen auf Verbesserungen der NMR-Methode selbst.

Die schnellen NMR-Verfahren stehen noch am Beginn ihrer Entwicklung. Verschiedene Verfahren, die Meßzeiten in der Größenordnung des FLASH-Verfahrens haben, gehören ebenso zu diesen Meßmethoden, wie das ECHO-PLANAR Verfahren von Mansfield und das INSTANT-NMR-Verfahren von Pykett und Rzedzian, die theoretisch NMR-Tomogramme in wenigen Millisekunden erzeugen können. Die klinische Evaluierung dieser Methoden verspricht viele interessante Ergänzungen zu bestehenden diagnostischen Fragestellungen.

Literatur

1. Mansfield P, Morris PG (1982) In: Waugh JD (ed) Advances in magnetic resonance (Suppl 2)
2. Rzedzian RR, Pykett IL (1986) An instant scan technique for real-time MR imaging. Radiology 161:333
3. Hennig J, Nauerth A, Friedburg HG (1986) RARE-MR-imaging. Magn Res Med 3:823–827
4. Haase A, Frahm J, Matthaei D, Hänicke W, Merboldt KD (1986) FLASH imaging. Rapid NMR imaging using small flip angle pulses. J Magn Res 67:258–263
5. Matthaei D, Frahm J, Haase A, Hänicke W (1985) Regional physiological functions depicted by sequences of rapid magnetic resonance images. Lancet II:893
6. Matthaei D, Frahm J, Haase A (1985) FLASH-imaging. Schnelle NMR-Tomogramme im Sekundenbereich. 4. Grazer Rad Symp, p 96
7. Matthaei D, Frahm J, Haase A, Hänicke W, Merboldt KD (1986) Three-dimensional FLASH MR imaging of thorax and abdomen without triggering or gating. Magn Res Imag 4:381–386
8. Haase A, Matthaei D (1987) Spectroscopic low angle shot imaging. SPLASH-MR-Imaging. J Magn Res 71:550–553
9. Haase A (1986) Localization of unaffected spins. LOCUS-NMR. J Magn Res Med 3:963–969
10. Matthaei D, Haase A (1987) SYS-FLASH. Systemic saturation in FLASH MR imaging. J Magn Res Med 4
11. Matthaei D, Haase A, Hänicke W, Merboldt KD, Deimling W (1987) FLASH-flow-MR-imaging using an internal standard. Magn Res Imag 5

Gadolinium-Dimeglumin-Gadopentetat im Vergleich mit der CPMG-Sequenz und der Bildsynthese *

H. P. Higer, M. Just, M. Grigat, S. Meindl, M. Jungke,
G. Bielke, S. Kunze, D. Voth, P. Pfannenstiel

Einleitung

Indikationen des Kontrastmitteleinsatzes am Schädel sind mittlerweile sicherer geworden, dennoch sind offene Fragen geblieben.

1. Sind vergleichbare morphologische Informationen durch Wahl geeigneter Pulssequenzparameter auch nativ zu erhalten?
2. Stellt die Kontrastmittelanreicherung das gesamte Tumorvolumen dar?

Unklar ist auch, was nach Kontrastmittelgabe mit Läsionen geschieht, die kein Kontrastmittel anreichern, ob die Läsion gleichermaßen gut darstellbar ist oder schlechter als nativ. Zum Vergleich ist eine schicht- und pixelidentische Messung vor und nach Kontrastmittelgabe erforderlich. Da der beliebigen Erprobung von Pulssequenzen am Patienten mit konventionellen Methoden zeitliche Grenzen gesetzt sind, wurde versucht, diese Fragen durch den Einsatz der Bildsynthese zu klären, die optimale Kontrastierung von Läsionen im Nachhinein durch Simulation beliebiger Pulssequenzen ermöglicht.

Patienten und Methode

Bei 33 Patienten wurden 12 intrakranielle-extrazerebrale (extraaxiale) Tumoren, 15 intrazerebrale Tumoren, 1 Infarkt, 1 Pankreastumor und 4 Normalbefunde untersucht.

Ein Fall ergab einen unklaren Befund im Hypothalamus. Von 32 Patienten mit Schädelbefunden wurden 15 mit einer verschachtelten CPMG-Dreifach- und 5 mit einer CMPG-Vierfach-Sequenz vor und nach Kontrastmittelgabe schicht- und pixelidentisch untersucht. In 12 Fällen wurden T2-gewichtete Sequenzen vor und T1-gewichtete Sequenzen nach Kontrastmittelgabe durchgeführt ohne weitere Nachbearbeitung. Eine Abdomenuntersuchung mit Dreifach-Sequenz wurde nicht weiter bearbeitet.

Die Feldstärke betrug 0,28 T, die Schichtdicke 10 mm, die Meßzeit pro Schicht 16 min, die gemessene Matrix 128×128 (Pixelgröße 0,8–1,0 mm^2). Die Aquisitionsparameter waren

a) (E8P3 = dreifach) $TR_{1/2/3} = 320/640/1\,920$ ms,
b) (E8P4 = vierfach) $TR_{1/2/3/4} = 150/300/600/1\,800$ ms.

* Mit Unterstützung der SCHERING AG Berlin, gefördert durch den Bundesminister für Forschung und Technologie.

Für beide Messungen war $TE_{1-8} = 34\text{--}272$ ms. Die Meßgenauigkeit betrug im Spektrometervergleich $\pm 5\%$ für T2 und $\pm 10\%$ für T1 [3, 4].

Aus den zwei Bildsätzen à 24 bzw. 32 Bildern wurden T_1-, T_2- und rho (Protonendichte)-Bilder berechnet, die der Bildsynthese zugeführt wurden. Die Bildsynthese erlaubte die Simulation von Spinecho-Sequenzen bis hin in den virtuellen Bereich.

Bei den kranialen Tumoren wurde neben der Auswertung der Einzelbilder der CPMG-Sequenzen beider Serien in 19 Fällen die Bildsynthese bei der Nativserie durchgeführt, um zu klären, ob ein vergleichbarer Kontrast auch nativ herstellbar oder zumindest vergleichbare morphologische Information gewinnbar sind. In 18 dieser Fälle wurde auch die Kontrastmittelserie der Bildsynthese unterzogen.

Ergebnisse

Alle Fälle

In 6 Fällen waren die Nativ- und die Kontrastmittelserie identisch, da keine erkennbare Anreicherung von Kontrastmittel stattfand. Darunter befanden sich 4 Normalbefunde, ein Hypophysenadenom und der im CT anreichernde Pankreastumor. Sehr geringe Anreicherung bzw. Kontrastierung zeigte sich in 5 Fällen, darunter eine eingeblutete Metastase, drei Optikusmeningeome und ein niedergradiges Gliom. Gute Anreicherung zeigte sich in 6 Fällen und sehr gute bei den übrigen 16 Fällen. Im Falle eines niedergradigen Glioms mit geringer Anreicherung und bei einem Mikroadenom der Hypophyse war die Nativserie sogar der Kontrastmittelserie überlegen.

Klare Zusatzinformation lieferte Kontrastmittel bei einem Gliomrezidiv, bei einem Kleinhirnbrückenwinkel-Tumor und einem Hypophysenadenom. Abgesehen von diesen drei Fällen zeigte sich keine diagnostisch relevante Überlegenheit gegenüber der nativen, stark T2-gewichteten CPMG-Sequenz.

Der Vergleich der Nativ- mit der Kontrastmittelserie ergab, daß mit starker T2-Gewichtung ($TR > 1\,500$ ms, $TE > 200$ ms) keine der Läsionen übersehen worden wäre, da sie entweder anatomische Veränderungen bewirkten oder bereits vom Signal her ins Auge stachen.

Synthetisierte Fälle

a) Originaldatensätze:

Tumor: In 6 Fällen zeigten sich Aussparungen der Kontrastmittelanreicherung im Tumorgewebe, das nicht nekrotisch war. Bei zwei dieser Fälle lagen diese Aussparungen peripher einer ringförmigen Anreicherung, was zur Unterschätzung der Tumorgröße in der Kontrastmittelserie führte.

Der solide Tumor war bei T1-Gewichtung überwiegend besser (15 Fälle) mit Kontrastmittel abgrenzbar, dreimal gleich gut nativ und nach Kontrastmittel und zweimal gleich schlecht.

Bei rho-Gewichtung war der Tumor dagegen nur noch in 5 Fällen besser mit Kontrastmittel abgrenzbar und bei T2-Gewichtung nur noch in einem Falle.

Ödem: Falls ein Ödem vorlag, war es bei T1-Gewichtung nicht oder schlecht abgrenzbar, bei rho-Gewichtung nur einmal besser mit Kontrastmittel und bei T2-Gewichtung gleich gut in beiden Serien.

b) *Bildsynthese:*

In einem Falle entfiel die Bildsynthese wegen fehlender Kontrastmittelanreicherung. In den übrigen Fällen erzielte die native Bildsynthese nur dreimal im realen Bereich (TE > 0 ms) aber 16mal im virtuellen (TE < 0 ms) die beste Kontrastierung. Die virtuellen Werte bewegten sich zwischen TR = 100–200 ms und TE = −100 bis −150 ms im Mittel.

Bei den Kontrastmittelserien war nur zweimal der Kontrast durch Synthese von virtuellen Bildern zu steigern. Wenn immer die T2-Gewebedifferenzierung gut war, erzielte die Bildsynthese gute Kontrastierungen, die mit dem Kontrastmittelbild vergleichbar waren. Bei schlechterem T2-Kontrast war die Bildsynthese nur zweimal erfolgreich. Bei ausschließlicher Nativuntersuchung mit T1-Gewichtung wären 2, bei rho-Gewichtung 1 und bei T2-Gewichtung keine Läsion übersehen worden. Die kleinste Kontrastmittel anreichernde Läsion lag dabei bei 0,8 cm (Falxmeningeom). Die allerkleinste Läsion (0,3 cm), ein Mikroadenom der Hypophyse (operativ bestätigt), wäre allerdings mit einer ausschließlich T1-gewichteten Kontrastmittelserie nicht erkannt worden.

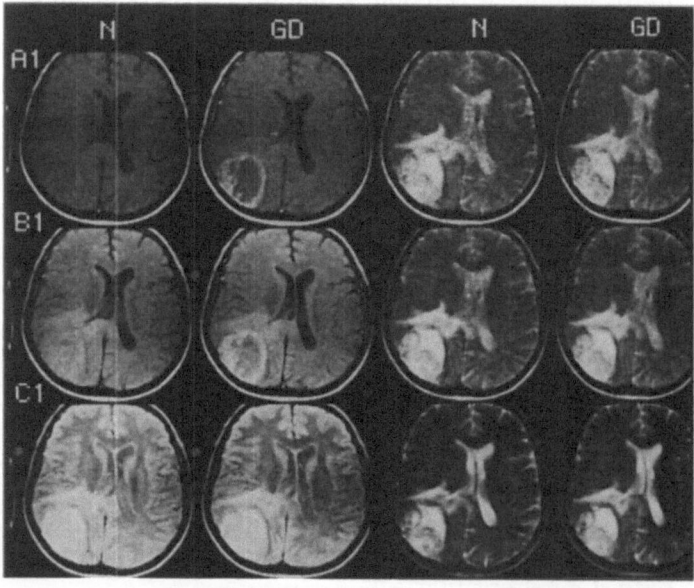

Abb. 1. Histologisch gesichertes Glioblastom. Sequenzübersicht (E8P3). *A*: TR = 320 ms, *B*: TR = 640 ms, *C*: TR:1 920 ms. *Rechts* TE = 34 ms, *links* TE = 272 ms, *N* = nativ, *GD* = Gadolinium

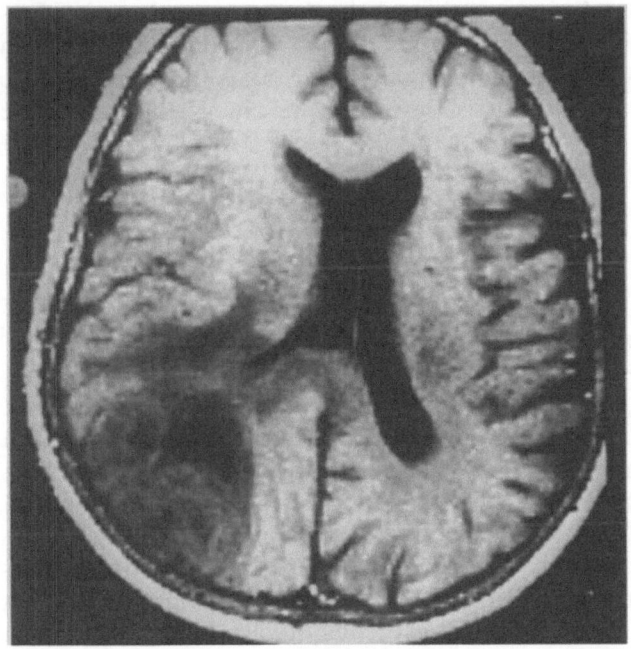

Abb. 2. (Wie Abb. 1.) Synthetisiertes Bild, nativ mit TR/TE = 150/ − 150 ms. Deutlich erkennbar ist die Infiltration der hinteren Balkenanteile

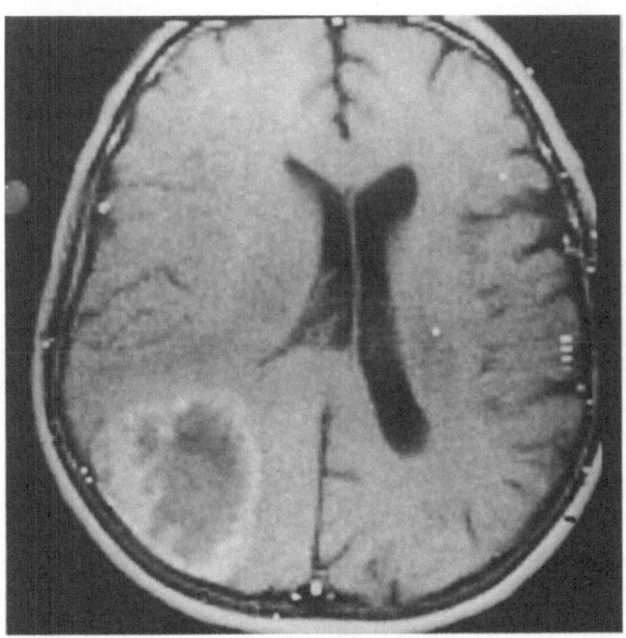

Abb. 3. (Wie Abb. 1.) Synthetisiertes Bild nach Kontrastmittel mit TR/TE = 500/35 ms. Weniger differenzierte Binnenstruktur als im Vergleich mit Abb. 2. Die Balkeninfiltration stellt sich nicht eindeutig dar

In der Kontrastierung des Tumors erwies sich die Kontrastmittelserie in 7 Fällen der Nativserie (inklusive Bildsynthese) überlegen, was jedoch nur in einem Falle Konsequenzen für die Differentialdiagnose hatte. Dagegen zeigte sich die Nativserie in 5 Fällen der Kontrastmittelserie in der Darstellung der Morphologie überlegen (Abb. 1–3).

Diskussion

Der Vergleich vor und nach Kontrastmittelgabe zeigte wenig Informationsgewinn der Kontrastmittelserien gegenüber den T2-gewichteten Multiechosequenzen bei intrazerebralen Läsionen, aber eine deutliche Erhöhung der Sensitivität bei extraaxialen Tumoren, sofern diese kleiner als 8 mm sind [2]. Andernfalls ist die Diagnose auch mit Hilfe stark T2-gewichteter Bilder zu stellen. Erstaunlich flau war die Kontrastierung von Optikusscheidenmeningeomen. Die Kontrastierung extraaxialer Tumoren durch Kontrastmittel war per Bildsynthese nicht zu erzeugen. Die Untersuchung eines intrazerebralen Tumors mit der gleichen T1-gewichteten Sequenz sowohl nativ als auch mit Kontrastmittel erwies sich als fragwürdig, da die Diskriminationsfähigkeit von T1 denkbar gering ist. Deutlich ergiebiger ist es, die Nativuntersuchung T2-gewichtet durchzuführen, da so auch nicht anreichernde Läsionen bzw. Gewebeanteile darstellbar sind [1]. Die Kontrastmittelanreicherung bei intrazerebralen Tumoren, die auf die Region der

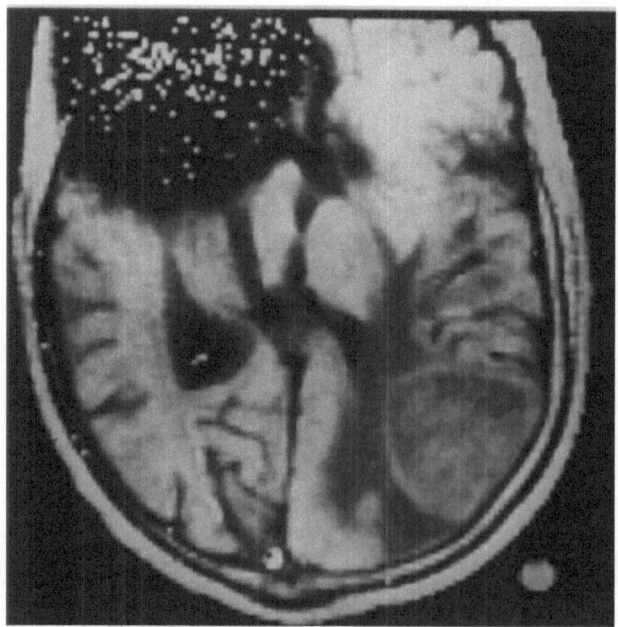

Abb. 4. Histologisch gesichertes Astrozytom II-III (WHO). Synthetisiertes Bild, nativ mit TR/TE = 500/−100 ms. Sehr gute morphologische Auflösung

656

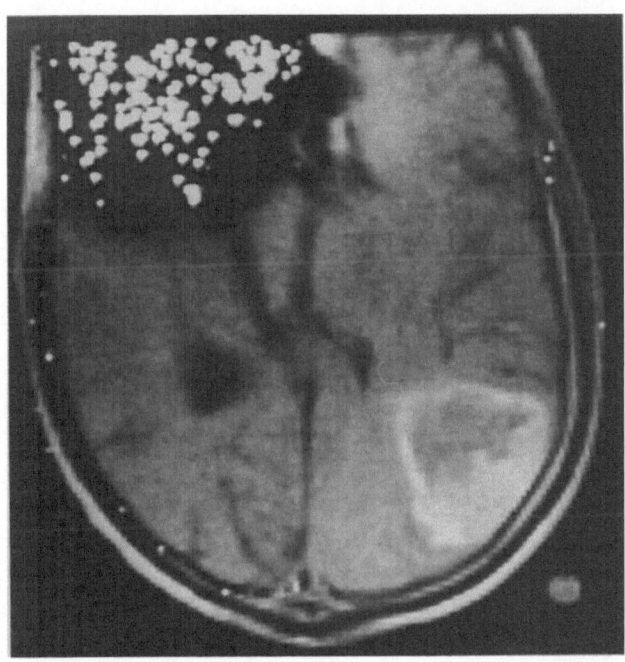

Abb. 5. (Wie Abb. 4.) Synthetisiertes Bild nach Kontrastmittel mit TR/TE = 500/35 ms. Der Vergleich zwischen Abb. 4 und 5 zeigt KM-Aussparungen im Tumor

Blut-Hirn-Schrankenstörung beschränkt ist, erwies sich als nicht unbedingt mit dem gesamten Tumorvolumen identisch. Die mit Hilfe der Bildsynthese optimierte Morphologie zeigte deutlich, daß es Regionen gibt, die nicht zum Ödem und auch nicht zur Nekrose gerechnet werden können, sondern solide Anteile aufweisen, aber kein Kontrastmittel anreichern (Abb. 4 und 5).

Die Bildsynthese zeigte, daß nativ ähnliche oder bessere Kontrastverhältnisse wie nach Kontrastmittelgabe bei zerebralen Tumoren nur im virtuellen Bereich erzeugbar sind. Da der T2-Kontrast jedoch zur Detektion und Differenzierung einer Läsion ausreichend war, ist die Bildsynthese für die Routinediagnostik nicht unbedingt erforderlich.

Die differentialdiagnostischen Möglichkeiten der verschachtelten Drei- bzw. Vierfach-Sequenz mit der Möglichkeit der semiquantitativen Parameterbeurteilung sind bei intrazerebralen Tumoren dem Kontrastmittel durchaus äquivalent. Möglicherweise ist diese vorteilhafte Beurteilung der T2-gewichteten Nativuntersuchung aber auch an die Anwendung der CPMG-Sequenz bei Mittelfeldsystemen gebunden. Die Entwicklung zu höheren Feldstärken hin und den damit verbundenen Artefakten bei ungetriggerter starker T2-Gewichtung läßt dies leider außer Acht und verbaut u. U. eine meßtechnische Möglichkeit der Gewebecharakterisierung im Gehirn.

Literatur

1. Claussen C, Laniado M, Schörner W, Niendorf H-P, Weinmann H-J, Fiegler W, Felix R (1985) Gadolinium-DTPA in MR imaging of glioblastomas and intracranial metastases. Radiology 6:669–674
2. Heindel W, Steinbrich W, Friedmann G (1986) MR bei Hirntumoren – Gegenüberstellung der Ergebnisse Multiechotechnik und Gadolinium-DTPA. RÖFO 145:158–162
3. Higer HP, Bielke G, Meindl S, Schmidberger P, Meves M, Jungke M, Just M, Pfannenstiel P (1986) Anwendungsmöglichkeiten einer speziellen Pulssequenz (Schachtelsequenz) zur Verbesserung der Spezifität bei der NMR-Tomographie. Digit Bilddiagn 6:1–5
4. Higer HP, Bielke G (1986) Gewebecharakterisierung mit T1, T2 und Protonendichte: Traum und Wirklichkeit. RÖFO 144:597–605

Computed Imaging with Stimulated Luminescence Technique

E. Boijsen

During the last 5 years, several new types of computed radiographic systems intended to replace conventional radiographic techniques have appeared. The screen-film system has thus been replaced as an X-ray sensor either by an image intensifier TV camera system or by various types of linear array sensors, as in computerized tomography (CT), converting the signals into digital form [2, 6]. These sensors have limitations, so the image quality is not comparable to that of the screen-film combination. Improvements in image intensifiers, TV cameras, and array systems do, however, give promise of higher quality in the future.

Another type of computed radiography gives better image quality and may very well replace the conventional screen-film system. It is based on the photostimulable phosphor imaging plate technology developed by the Fuji Photo Film Company [7]. In this system, the X-ray sensor, i.e., the imaging plate, is entirely separated from the computer and is functioning as a screen-film cassette. This means that routine radiography can be performed with conventional radiographic equipment. After excitation, the imaging plate is scanned with a laser beam to produce luminescence, which is converted to signals by a photodetector. The signals are converted to digital form and then sent into an image processor, where the image is contrast enhanced and spatial frequency enhanced.

Other types of digital manipulation can also be performed by the image processor. An image recorder converts the information into an analog image, which can be on film, paper, or video screen. Despite the fact that digitalization of an image always means degradation in terms of spatial resolution, the image quality is said to be comparable or even superior to that of the conventional screen-film system. The main reason for this should be that the response characteristics of the photostimulable phosphor are perfectly linear over a range of more than four orders of magnitude. This means that subject contrast is captured with the same efficiency at low and high doses. The overall contrast and density is preserved over an exposure range of 50:1. This yields a clinically important improvement in image uniformity, which means that under- or overexposed films are virtually nonexistent. As mentioned, the image can be displayed and manipulated in different ways in order to enhance certain structures, such as soft tissues in the extremities, vessels, or low-contrast lesions in the lungs.

There are at present several clinical reports showing the utility of the stimulated luminescence technique [3–5], but very few investigations concerning the scientific value of the method have appeared [1]. We have, therefore, started a research program, as have several other institutions, in order to answer a number of questions which are important if the unit is to be in a position to replace the

659

present conventional system. Since February 1987, we have performed more than 10 000 exposures, mainly in chest radiography, acute abdomen, urography, skeletal radiography, and mammography. We have not yet completed any of our research programs, but our general impression is that the laser-stimulated luminescence technique has the capacity to take over most of the conventional radiography.

We will try to find answers to the following questions in our research programs:

1. Will the image quality be adequate for routine use in every case in which we use conventional radiography today?
2. Do we need film documentation and film storage, or will we be able to store all information on optical discs and use video display for information and reporting?
3. Will it be possible to document the information on paper? (We are in the process of recording the information on paper using an ink-writer specially constructed for this purpose. The main intention is to reduce the high costs for film documentation.)
4. Will we reduce the expenses by avoiding retakes needed because of incorrectly exposed films?
5. Can the radiation dose to the patients be lowered, and if so, can we reduce the capacity of X-ray generators and tubes?
6. Will the system be cost-effective compared with the conventional technique?
7. How will the system, when it is in full operation, influence the organization of the department? Can we reduce the expenses for personnel and film handling?

References

1. Fajardo LL, Hillman BJ, Hunter TB et al. (1987) Excretory urography using computed tomography. Radiology 162:345–351
2. Fraser RG, Bretnach E, Barnes GT (1983) Digital radiography of the chest: clinical experience with a prototype unit. Radiology 148:1–5
3. Fraser RG, Scheinhorn D, Balter S (1985) Digital imaging of the chest. J Thorac Imag 1:1
4. Merritt C, Matthews C, Tutton R et al. (1985) Clinical application of digital radiography: computed radiographic imaging. Radio Graphics 5:397
5. Nakano Y, Hiracka T, Togashi K et al. (1987) Direct radiographic magnification with computed radiography. AJR 148:569–573
6. Sashin D, Sternglass EJ, Slasky BS et al. (1982) Diode array digital radiography: initial clinical experience. AJR 139:1045–1050
7. Sonoda M, Takano M, Miyahara J, Kato H (1983) Computed radiography utilizing scanning laser stimulated luminescence. Radiology 148:833–838

Computerunterstützte Beurteilung der Bildparameter von CT-Bildern

G. Stöffler, G. Gell, G. H. Schneider

Allgemeine Voraussetzungen

In der physikalischen Bilddiagnostik digitaler bildgebender medizinischer Systeme ist im Routinebetrieb folgende Frage von Bedeutung: Gibt es globale Bildqualitätsparameter zur Beurteilung des Langzeitverhaltens der Systeme?

Es liegen Empfehlungen verschiedener Institutionen zur Bildqualitätssicherung vor – die der World Health Organisation, des Department of Health and Human Services of North America und die des Deutschen Industrienormungsausschusses.

Der Schwerpunkt aller Formulierungen dieser Empfehlungen liegt bei der Erfassung und Bewertung statistischer Bildparameter wie der Präzision, Uniformität und Homogenität, der Überprüfung der Kontrastskala, der Beschreibung des räumlichen Auflösungsvermögens, des Niederkontrastverhaltens und der Bildartefakte sowie der Messung der Patientendosis. Doch in keinem dieser Fälle wird auf eine Meßmethode oder -vorschrift eingegangen.

Die Kontrast-Detail-Dosis-Diagramme [2] stellen für eine bestimmte Ionendosis den wichtigen physikalischen Zusammenhang zwischen Rauschen und dem räumlichen Auflösungsvermögen im Bild dar. Doch der routinemäßige Einsatz von Softwareprogrammen zur Erstellung dieser Diagramme zur Systembeurteilung ist sehr zeitintensiv.

Das Bemühen, die Vielfalt der zu überprüfenden die Bildqualität beeinflussenden physikalischen Größen zu reduzieren, konnte mit der Erfassung der Punktbildfunktion und der Beschreibung der ortsabhängigen Amplitude des Bildrauschens in einem zu erwartenden homogenen Bild abgeschlossen werden.

Methode und Material

Zur Erfassung der Bildparameter werden Bilder von Phantomen verschiedener Durchmesser mit homogenen und inhomogenen Objektverteilungen analysiert.

Die Bilddaten einer Transversalschicht, die nur Wasser enthält, werden in Hinblick auf die Ortsabhängigkeit des Bildrauschens untersucht. Da das Bild einer statistischen homogenen Objektverteilung primär homogen ist, führen Veränderungen in den physikalischen Größen standardisierter Aufnahmebedingungen zu Strukturen, so daß durch die vom Istzustand abweichende Geometrie bedingten Bildartefakte mit einer ortsabhängigen Darstellung des Bildrauschens quantifiziert werden kann. Die Fourier-Transformation der zweidimensionalen Bildrauschwerte ergibt die Autokorrelationsfunktion.

Zur Ermittlung der Punktbildfunktion wird die Intensitätsverteilung einer Punktquelle – eines Wolframdrahtes von 0,1 mm und 0,2 mm Durchmesser – im Hinblick auf Meß- und Rekonstruktionsmodus und Abhängigkeit der Objekteigenschaften analysiert.

Das Bild einer Transversalschicht inhomogener Objektverteilungen unterschiedlicher Absorptionsdichten wird mit verschiedenen statistischen Bildparametern bewertet. Bildartefakte, die durch andere als durch die die Geometrie beschreibenden physikalischen Größen verursacht werden, können nur im Bild inhomogener Objektverteilungen auftreten und in diesem untersucht werden. Zusätzlich kann in einem solchen Bild der Einfluß der Veränderung der Punktbildfunktion und des ortsabhängigen Bildrauschens auf die Bildqualität analysiert und bewertet werden [1].

Die Ermittlung der zitierten Bildparameter erfolgt in einer computerunterstützten Menufolge. Regionen wie Kreise, durch geschlossene Polygonzüge definierte Bereiche, Kreisringe und Winkelsektoren können aus einer Anzahl vordefinierter Regionen frei gewählt werden. Die Drehung des Objektes im aktuellen Bild wird durch Angabe geeigneter Koordinaten bezüglich des Bildzentrums der zentrierten definierten Referenzphantome beschrieben, mit welchen auch die Transformationen der Regionen durchgeführt werden. Die zur Berechnung erforderlichen Bimärmasken werden teils durch experimentell bestimmte Grenzwerte und/oder durch Angabe von Bildkoordinaten erstellt.

Die Datenausgabe erfolgt in einer graphischen und/oder zahlenmäßigen Darstellung von Histogrammen, Radienhistogrammen und Winkelhistogrammen. Ein Radienhistogramm liefert die ortsabhängige Verteilung von Bildmittelwerten und dazugehörigen Standardabweichungen in Kreisringen bzw. Winkelsektoren, deren Zentrum im errechneten Bildmittelpunkt oder im berechneten Massenmittelpunkt des abgebildeten Wolframdrahtes liegt. Zur Beurteilung der Übergänge in Objektgrenzschichten werden Profile errechnet. Dabei werden Mittelwerte und Standardabweichungen von Bilddaten für eine konstante Pixelanzahl ermittelt, deren Orientierung normal zu einer definierten Geraden ist. Ausgangs- und Endpunkt für die Profildarstellung werden auf der Geraden festgelegt, indem diese Strecke in äquidistante Intervalle zerlegt wird. Von dieser Funktion können auch Momente höherer Ordnung, Schiefe und Exzeß, ermittelt und dargestellt werden.

Ergebnisse und Beispiele

Die deskriptiven Histogrammparameter können zur Kennzeichnung der Materialmittelwerte und deren Standardabweichung zum Vergleich mit Systemspezifikationsdaten herangezogen werden.

Abbildung 1 zeigt das Histogramm eines durch beliebig oft durchgeführten Shrinkvorganges – der Elimination aller Phantomrandpixel – berechneten Bildausschnittes eines CT-Scans einer Wasserschicht eines 20 cm Phantoms. Dabei geht die Information der ortsabhängigen Variation der Mittelwerte, des Objektrauschens, verloren; zu kleine oder zu große Standardabweichungen sind in be-

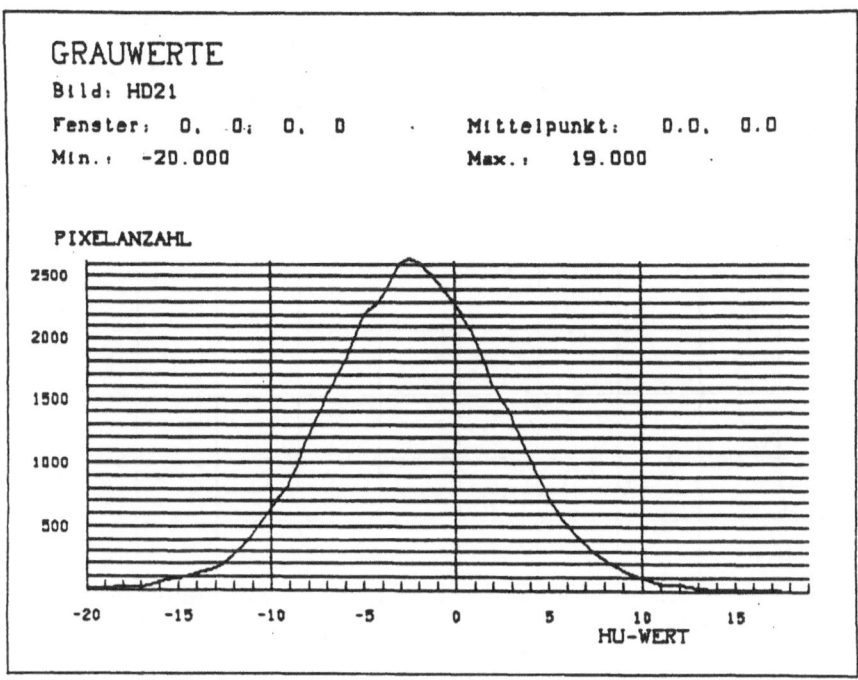

Abb. 1

zug auf ihre räumliche Verteilung nicht interpretierbar. Winkelhistogramme und Radienhistogramme ermöglichen die Darstellung dieser wichtigen Bildeigenschaft.

Abbildung 2 läßt eine gute Bilduniformität mit Ausnahme des im Bildzentrum bestehenden niedrigen Bildwertebereiches erkennen. Das CT-Bild weist einen deutlich erkennbaren Artefakt – eine Region signifikant geringerer Helligkeitsdichte am Sichtmonitor – auf.

Die Abb. 3 und 4 zeigen die Radienhistogramme der Mittelwerte und der zugehörigen Standardabweichungen. Diese zeigen deutlich, daß in der Umgebung von 2,5 cm Radius um den Bildmittelpunkt die ein zu hohes Objektrauschen die zu hohe Standardabweichung verursacht. Ein nicht scharf begrenzter Ring höherer Dichte liegt in der Umgebung niedrigerer Dichte; die Standardabweichung nimmt zum Phantomrand bis unter die untere Toleranzgrenze ab. Das dazugehörige CT-Bild zeigt Abb. 5.

Die Abb. 6 und 7 zeigen die Veränderungen der Mittelwerte und Standardabweichungen der Punktbildfunktion bei gleichen Aufnahme- und Rekonstruktionsbedingungen. Die Punktbildfunktion reagiert sensitiv auf Veränderungen der Aufhärtungsartefakte abhängig von der spektralen Energieverteilung und solchen der relativen Geometrie zwischen Röntgenröhrenfokus und Detektor. Die Punktbildfunktion ändert sich in ihrer Verteilungsform hinsichtlich ihres Amplitudenmaximums abhängig von der effektiven Energie und Dosis und ihrer räumlichen Verteilung. Einer Verbreiterung der Funktion entspricht eine Abnahme der Standardabweichung. Dies bedeutet eine grundlegende Änderung der statisti-

663

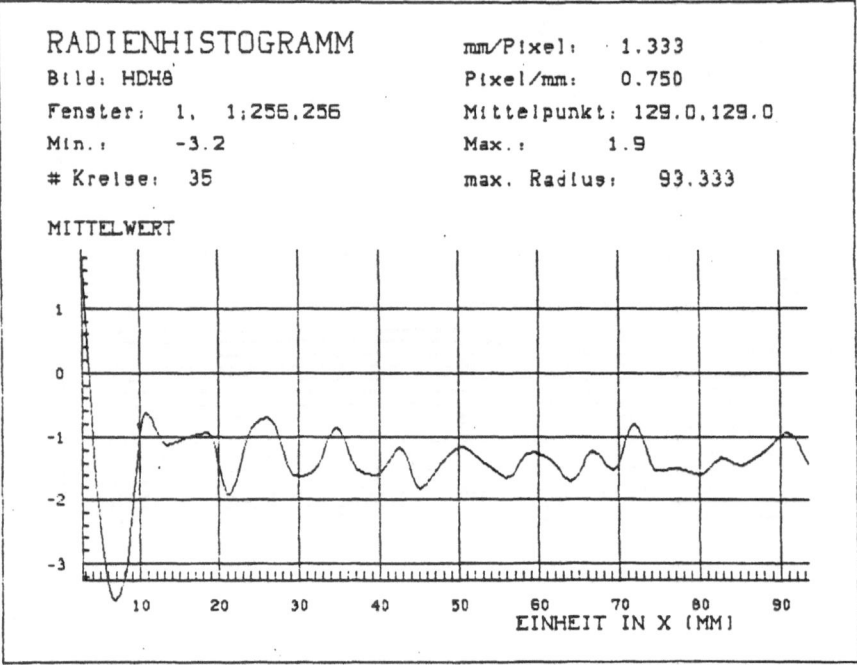

Abb. 2

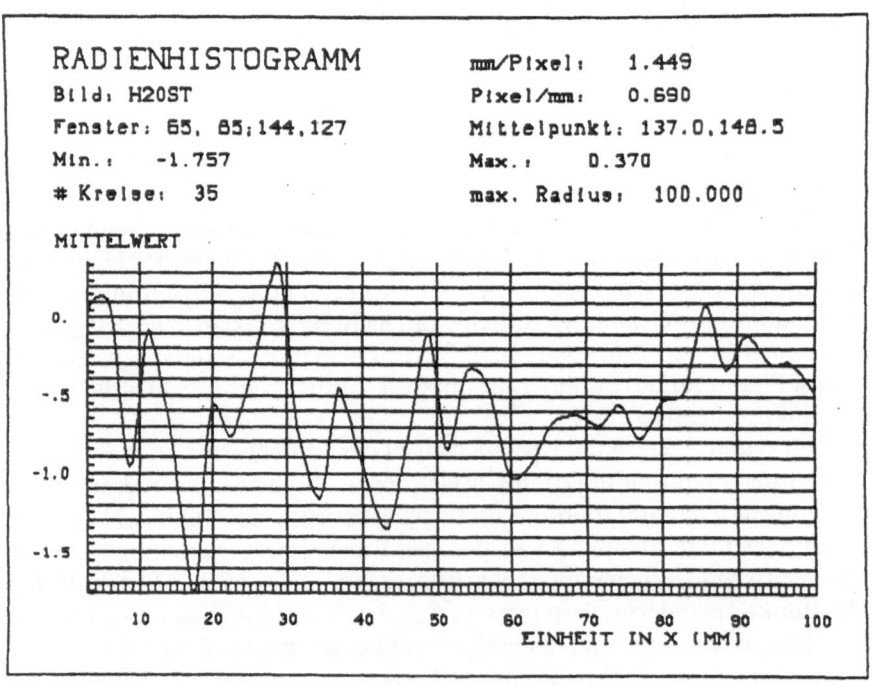

Abb. 3

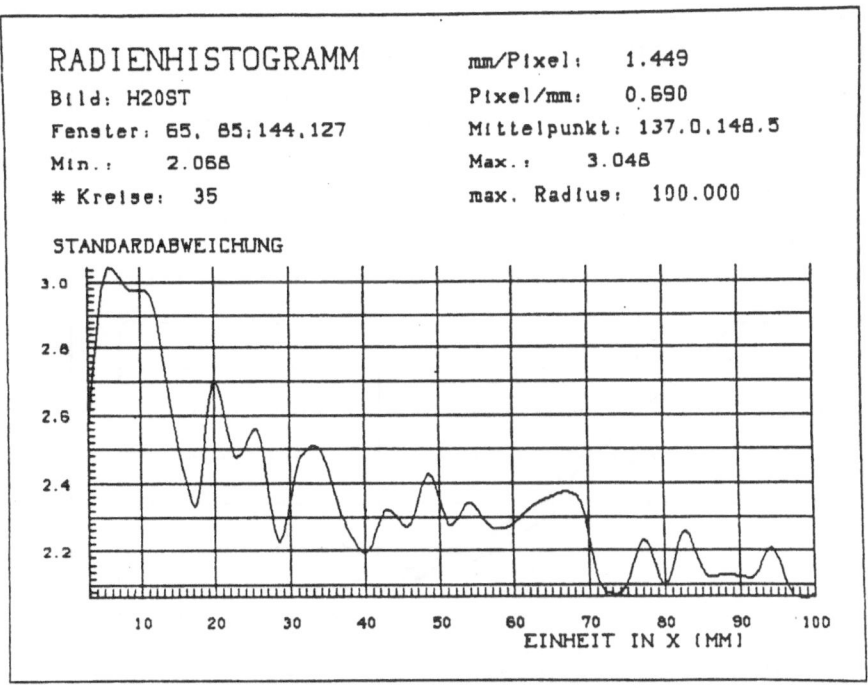

RADIENHISTOGRAMM

Bild: H20ST

Fenster: 65, 85;144,127

Min.: 2.068

\# Kreise: 35

mm/Pixel: 1.449

Pixel/mm: 0.690

Mittelpunkt: 137.0,148.5

Max.: 3.048

max. Radius: 100.000

STANDARDABWEICHUNG

EINHEIT IN X [MM]

Abb. 4

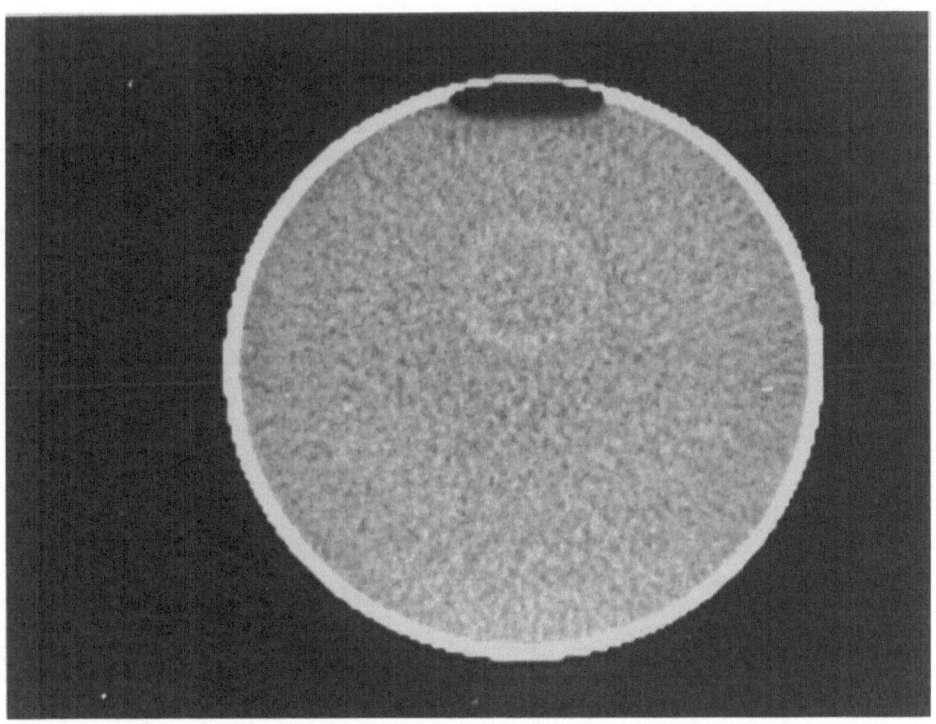

Abb. 5

665

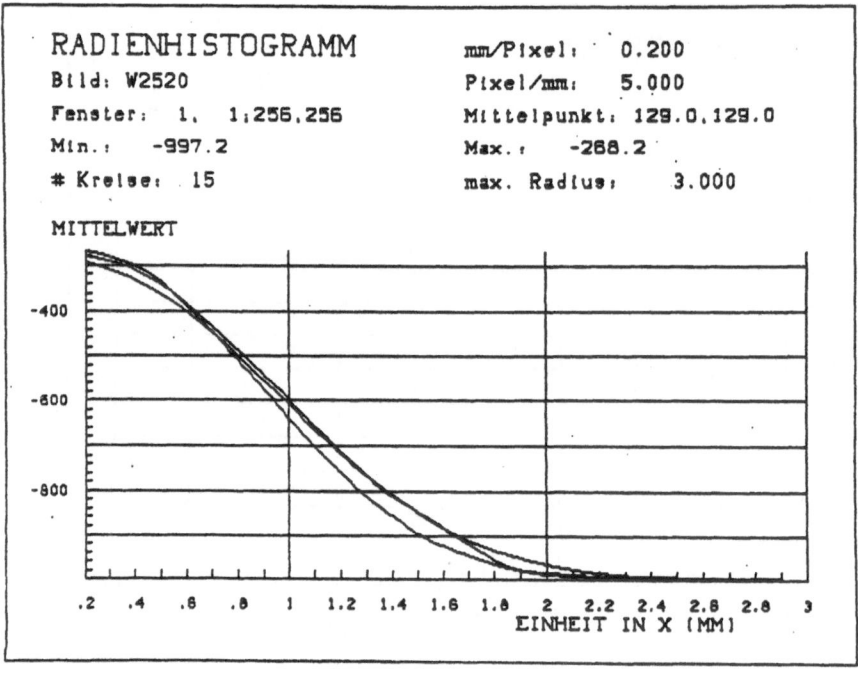

Abb. 6

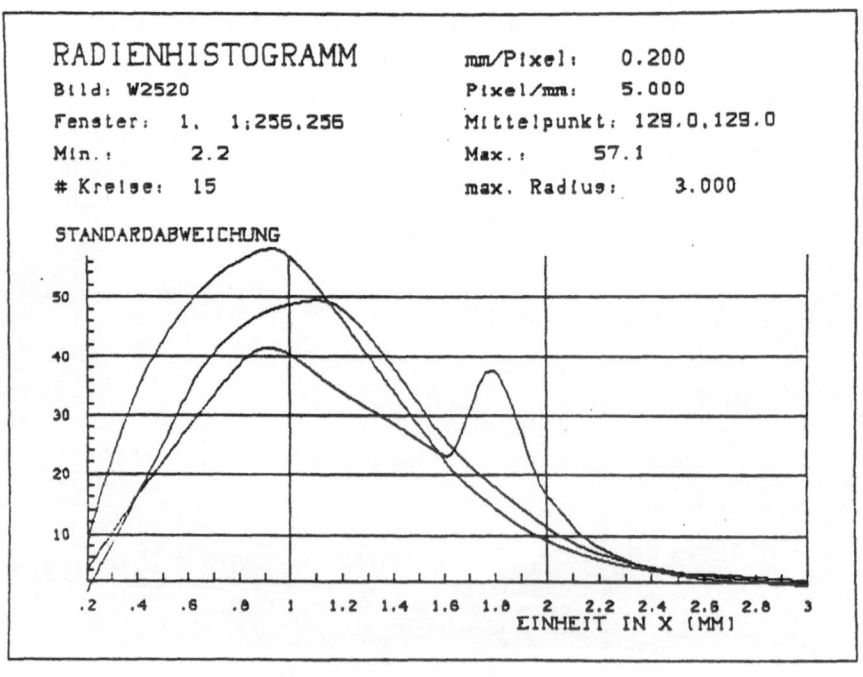

Abb. 7

666

schen Population der Bildwerte. Die optische Verwischung im Bild der Punktquelle wird größer, was einer Verschlechterung des räumlichen Auflösungsvermögens entspricht.

In den Abbildungen werden der maximale Radius und die Anzahl der Berechnungsstützstellen angegeben. Diese sind frei wählbar und gehen auf die Ergebnisse ein, so daß die Berechnung der Übertragungsfunktion eine Optimierungsprozedur erfordert.

Die Analyse der Bilddaten in Bildern inhomogener Objektverteilungen spiegelt im besonderen die Verschlechterung der Punktbildfunktion in Übergängen von hoher Absorptionsdichte wider. Dies wird mit Profildarstellungen dokumentiert. Die Übergänge werden flacher und breiter, das Objektrauschen nimmt bei Abnahme der dazugehörigen Standardabweichung zu. Die Güte der statistischen Parameter nimmt ab; die Kontrastskala ändert sich, wobei die Tendenz materialabhängig ist und die Verschiebungseffekte unlinear sind.

Zusammenfassung

Die Vorteile der automatisierten Bildbewertung liegen in der Reproduzierbarkeit der Lokalisation der Regionen in Hinblick auf geometrisch und physikalisch definierte Referenzphantome. Dadurch können Aussagen über statistische Größen bestimmter Populationen erst verglichen und beurteilt werden. Histogramme sind zwar ein robustes Maß für die Bildqualitätsbeurteilung, doch erlauben sie keine Bewertung bezüglich der Uniformität und Homogenitätsgüte. Die Radienhistogramme stellen ein brauchbares Werkzeug zur Darstellung ortsvarianter statistischer Größen dar. Aus der graphischen Darstellung lassen sich Artefaktstrukturen beschreiben.

Die Punktbildfunktion ist in ihrer Veränderung ein sensitives Werkzeug zur rechtzeitigen Feststellung von Systemdrifts. Die Veränderungen spiegeln sich in der Verschiebung der Materialmittelwerte und ihren Standardabweichungen wider. Die Reduktion der räumlichen Auflösung spiegelt sich in der Verbreiterung der Kantenübergänge in Bildern inhomogener Objektverteilung, besonders in Medien hoher Absorptionsdichte, wider. Dies äußert sich in einer Reduktion des Amplitudenmaximums der Bildwerte und in der Zunahme des Objektrauschens. Dadurch wird die Bestimmung der Objektdichte beeinflußt, und die Absorptionsdichtedifferenzierung wird bei einer festgelegten standardisierten Fenstertechnik erschwert.

Danksagung. Diese Arbeit wurde vom Fonds zur Förderung der wissenschaftlichen Forschung unterstützt: die Fortsetzung des Projektes P4299.

Literatur

1. Stöffler G (to be published) Analysis of the pointspreadfunction of CT-images for quality assurance using automatic pattern recognition. International Working Conferenz on Progress in Biological Function Analysis by Computer Technologies. In: Willems JL, van Bemmel JH, Michel J (eds) Berlin DDR
2. Wagner, Brown, Pastel (1979) Information theory and computed tomography. Medical Physics, vol 6, 2

Modellbau als neues Angebot der Radiologie für die operative Planung

F. Brix, J. Th. Lambrecht, W. Zenker

Einleitung

Schon bald nachdem die Computertomographie in die klinische Routine eingeführt worden war, hatten Wissenschaftler damit begonnen, die Primärdaten für Berechnungswege einzusetzen, die zusätzliche Bildinformationen liefern sollten. Die multiplanaren Rekonstruktionen fanden auf diese Weise schnell ihren Weg in die Praxis [3].

Bereits 1983 machten verschiedene Autoren [4, 8] auf die Möglichkeit aufmerksam, nur noch die Konturdaten des interessierenden Objektes zu verwerten. Chen schlug vor, sie als Oberflächenrelief mit tiefenadaptierter Grauwertabstufung sichtbar zu machen [2]. Dies war die Geburtsstunde der Quasi-3D-Abbildung. Seitdem sind erfolgreiche Anstrengungen unternommen worden, die Darstellungsqualität zu verbessern. Es liegen auch bereits zahlreiche Einzelmitteilungen darüber vor, daß die hinzugewonnene Anschaulichkeit dem Chirurgen als Entscheidungshilfe bei der Wahl des geeigneten Operationsverfahrens willkommen ist [7, 9].

Es lag deshalb auf der Hand, den nächsten Schritt zu tun, die letztlich zweidimensionale bildhafte Präsentation zu verlassen und stattdessen eine wirkliche Kopie der Realität, also ein dreidimensionales Modell zu erstellen. Es war zu erwarten, daß sich mit dieser Option insbesondere schwierige operative Vorhaben am Skelettsystem präzise simulieren lassen würden.

Im folgenden sollen die technische Seite des Verfahrens, anschließend 2 typische Beispiele aus dem chirurgischen Anwendungsspektrum vorgestellt werden.

Verfahren und Vorrichtung

Genau wie die Quasi-3D-Darstellung basiert der Modellbau auf computertomographischen Informationen über Größe und Form des nachzubildenden Objektes. Abbildungstreue und Detailreichtum des späteren Modells sind von Präzision und Umfang dieser Primärdaten abhängig. Deren Qualität steigt
– mit der Zahl der Bildpunkte, also der gewählten Matrix,
– mit der Zahl der seriell gelegten Schnitte pro Zentimeter längs der Untersuchungsrichtung, also abnehmendem Tischinkrement,
– mit kleiner werdender Schichtdicke und
– mit zunehmender Bewegungslosigkeit des fraglichen Körperteils, letztlich also einer sicheren Lagerung und kurzen Dauer der Untersuchung.

Gegenteilige Merkmale bei der Datenerfassung verursachen Qualitätsverluste. Das systeminterne interaktive Rechnerprogramm verarbeitet diese Grundinformationen im Sinne eines Optimierungsprozesses in 3 Schritten zu Steuerdaten:

1. Konturfindung,
2. Interpolation und Visualisierung,
3. Generieren der Steuerdaten.

Die Steuerdaten betreiben das eigentliche Modellschneidegerät, dessen Genauigkeit durch die Zahl seiner Bewegungsachsen, deren Freiheitsgrade sowie durch die Wahl des Abspanverfahrens begrenzt wird.

Zur Konturfindung (interaktiv)

Den ersten Konturpunkt findet der Rechner senkrecht unter einem frei wählbaren Startpunkt dort, wo ein vorher festgelegter Dichtegrenzwert überschritten wird. Alle folgenden Koordinaten werden gewonnen, indem das Programm die Nachbarpunkte mit diesem Referenzpunkt vergleicht. Denjenigen mit der jeweils ähnlichsten Dichte erkennt es als zur Kontur gehörig. Mehrfachkonturen, die ein Objekt beschreiben, werden programmintern zu einem Umriß zusammengefaßt. Teilbereiche lassen sich im vorliegenden CT-Schnitt von der Weiterverarbeitung ganz ausschließen oder zeitweise abtrennen. So können Innenkonturen dargestellt und modelliert werden.

Zur Interpolation und Visualisierung (systemintern und interaktiv)

Die definierten Umrisse aller CT-Schnitte werden zum dreidimensionalen Modell integriert. Dieses Summationsbild ist noch gestuft. Mit Hilfe eines Interpolationsalgorithmus, der einer Splinefunktion ähnelt, berechnet das Programm die Konturen in beliebig vielen Zwischenschnitten.

Der Anwender kann die Oberfläche des Modells auf dem Farbmonitor sichtbar machen. Durch eine geeignete räumliche Anordnung von drei verschiedenfarbigen Lichtquellen (rot und grün in einer Position, blau gegenüberliegend) und den daraus resultierenden Reflexionsverhältnissen läßt sich eine Zuordnung der Farbwertverteilung errechnen. Als Ergebnis entsteht die bekannte „quasi-dreidimensionale" perspektivische Darstellung. Zusätzlich lassen sich der Beobachterstandpunkt und der Ortspunkt der Lichtquellen variieren. Bestimmte Modellbereiche werden dann unterdrückt oder profiliert. Fehler in der Objektoberfläche sind jetzt einfach zu erkennen. Man kann sie lokalisieren und mit dem Algorithmus der Konturfindung manuell korrigieren.

Zur Berechnung der Steuerdaten (systemintern)

Alle Konturen stehen nun als Vektordatensatz zur Verfügung. Der koordiniert mit Schrittmotorbefehlen die gemeinsame Bewegung der fünf Bearbeitungsachsen. Zur Sicherheit berücksichtigt eine Kollisionsdetektion den Befehlssatz für den vorhergehenden und den kommenden Umriß. Diese Maßnahme ist u. a. erforderlich, um eine Bearbeitung bei hintereinander liegenden Oberflächen reali-

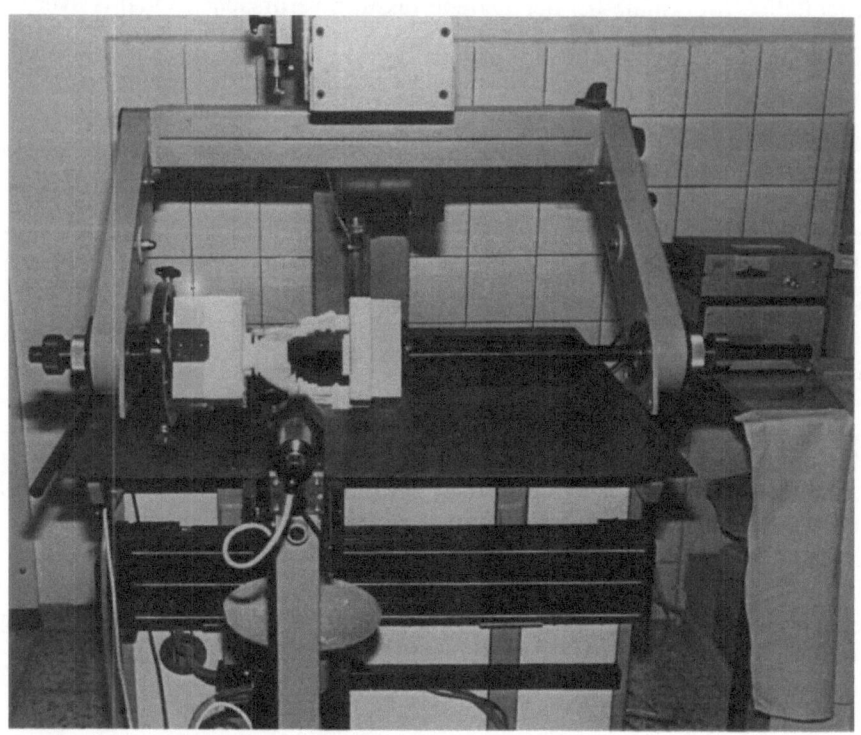

Abb. 1. Ansicht des Modellschneidegerätes mit drei linearen Bewegungs- und zwei Rotationsachsen bei der Bearbeitung des Werkstückes, hier im letzten Arbeitsgang mit dem feinstem Fräswerkzeug

sieren zu können. Anschaulich beschreiben läßt sich dieser Vorgang als Abspansimulation im Erkennbarkeitsbereich der aktuellen Kontur. Optimierungskriterium ist dabei die möglichst senkrechte Werkzeugführung. Schließlich wird um diesen Vektorzug ein zweiter in gleichbleibendem Abstand gelegt. Er steuert die schnelle, grobe Vorbereitung des Werkstücks (z. Z. aus hochfestem Styrodur) für die sich anschließende endgültige Bearbeitung mit einem entsprechend feineren Fräswerkzeug. Das Modell wird nun, so wie in Abb. 1 zu sehen, automatisch erstellt.

Klinischer Einsatz

Je eine Fallbeschreibung aus dem Bereich der Traumatologie sowie der Mund-, Kiefer- und Gesichtschirurgie sollen stellvertretend für andere chirurgische Fachrichtungen, die Perspektiven verdeutlichen, welche sich für die operative Planung aus dem Modellbau ergeben.

670

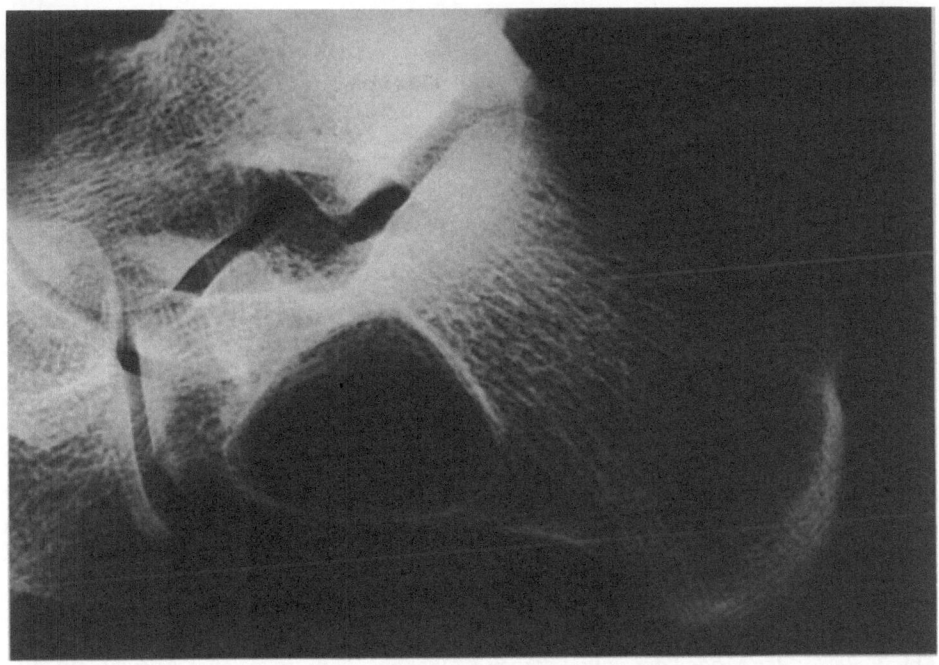

Abb. 2. Seitliche Aufnahme des Fersenbeines. Der zystische Defekt ist gut zu erkennen. In der axialen Projektion ergab sich keine zusätzliche Information

Fall 1

Ein 24jähriger Mann klagte über belastungsabhängige Beschwerden an der rechten Ferse. Die Standard-Röntgenuntersuchung des Fersenbeines zeigte in der seitlichen Aufnahme einen ovalären 2,8 × 3,2 cm großen zystischen Defekt (Abb. 2). Im axialen Strahlengang konnten krankhafte Veränderungen nicht nachgewiesen werden. Die Lagebeziehung zum medialen und lateralen Rand des Fersenbeins war auch in der seitlichen Schichtuntersuchung nicht zu verifizieren. Eine Computertomographie des Kalkaneus konnte nachweisen, daß sich die Zyste von der medialen bis an die laterale Kortikalis ausdehnte. Auf diese Weise ließ sich der operative Zugang bestimmen. Es gelang allerdings noch nicht, die komplexen räumlichen Verhältnisse mit allen Details zu erfassen. Auch das Planungsvorhaben, die postoperativ zu erwartenden Stabilitätsverhältnisse bei variierenden Wandstärken abzuschätzen, konnte erst am Modell verwirklicht werden. Wie Abb. 3 demonstriert, zeigte das Modell sowohl den Riesenzelltumor selbst als auch die Defekthöhle in ihrer vollständigen Beziehung zum restlichen Kalkaneus.

Fall 2

Ein jetzt dreijähriges Mädchen litt an einem M. Crouzon. Die frühzeitig verknöcherten Schädelnähte hatten bereits zum Oxyzephalus und einer asymmetrischen

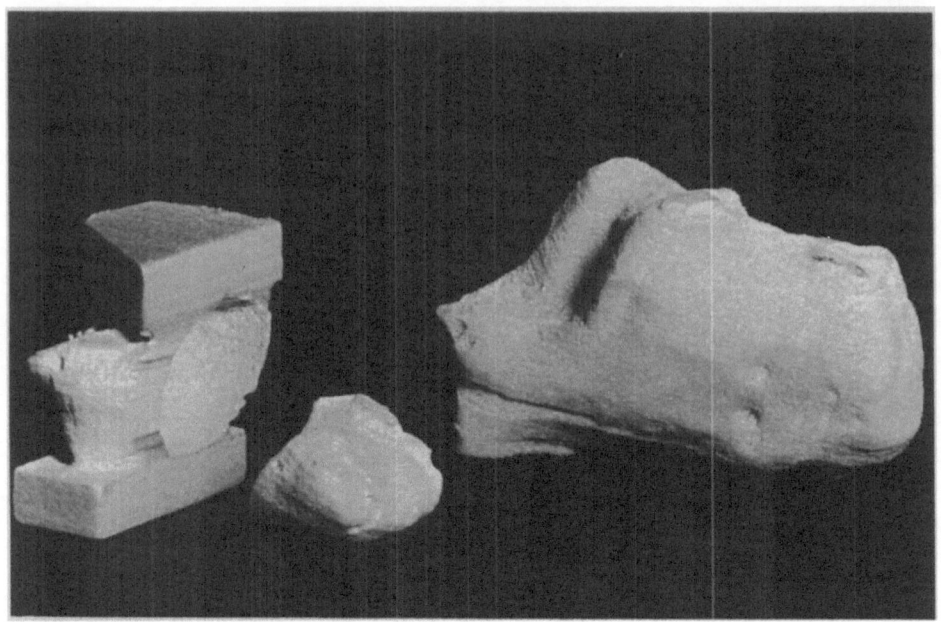

Abb. 3. *Rechts* das Modell des vollständigen Kalkaneus, *links*, in gleicher Ansicht, ein aufgeschnittenes Exemplar, das die Zyste selbst, die Wandstärke sowie ihre Beziehung zum gesamten Fersenbein exakt wiedergibt. In der *Mitte* eine Positivdarstellung des Riesenzelltumors

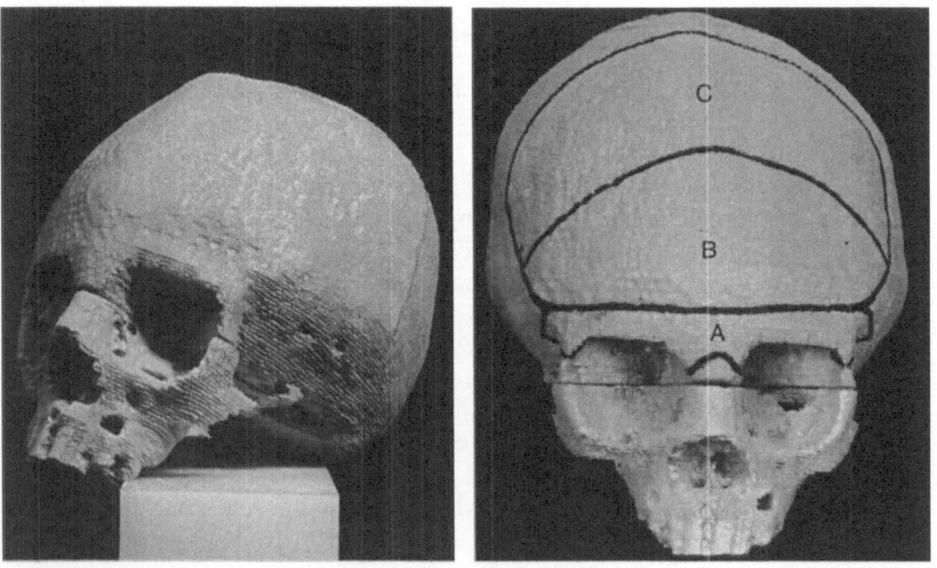

a   b

Abb. 4 a, b. Modell eines deformierten Kinderschädels bei M. Crouzon. Die Gesichtsschädelasymmetrie und Kraniostenose mit der nach hinten fliehenden Frontpartie sind gut zu erkennen. **b** Gleiches Modell in der Frontalansicht. Der spätere Osteotomieverlauf ist eingezeichnet. Es entstehen drei frei bewegliche Teile: Der supraorbitale Balken (*A*), die Stirn (*B*) und die vordere Schädelkonvexität (*C*)

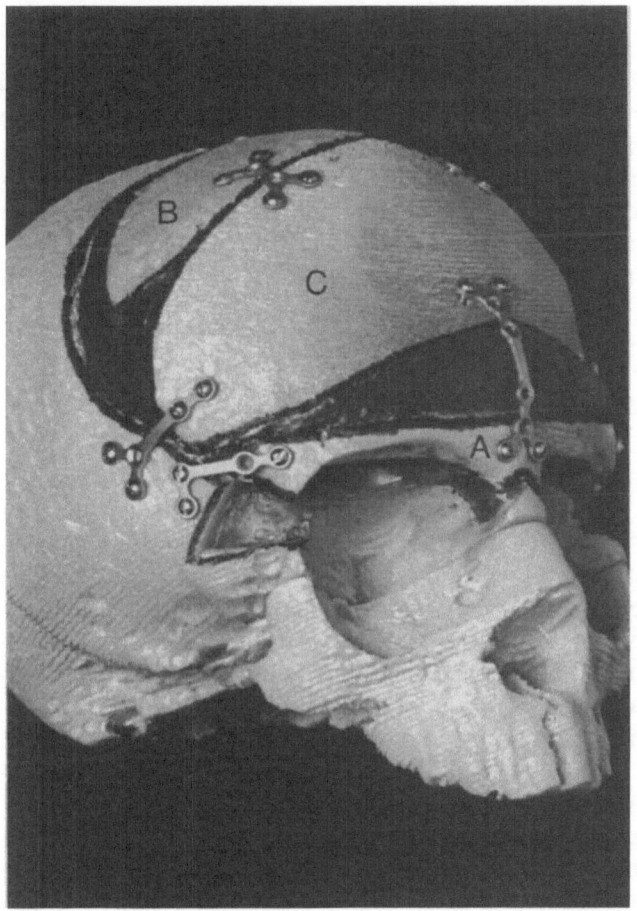

Abb. 5. Kinderschädel bei M. Crouzon nach der Planungsoperation am individuellen Schädelmodell. Im Vergleich mit Abb. 4a und 4b erkennt man die Z-Plastik. Sie kippt den supraorbitalen Balken (*A*) nach vorne. Die ehemals flache Stirn (*B*) wurde gegen die Schädelkonvexität (*C*) ausgetauscht. Die dunkleren Flächen entsprechen der Dura. Sie scheint durch die neuen, künstlich geschaffenen Lücken im Schädeldach hindurch, die mit Spongiosatransplantat aufgefüllt werden können. Der intraorbitale und intrakranielle Raumgewinn ist evident, der ästhetische Gewinn nachvollziehbar. Das gesamte benötigte Osteosynthesmaterial ist vorgeformt und befindet sich in der späteren Halteposition

Mittelgesichtshypoplasie geführt. Abgesehen von diesen ästhetischen Aspekten ergibt sich die Operationsindikation bei intrakranieller Liquordruckerhöhung aus dem später drohenden extremen Exophthalmus und der sog. Kraniostenose. Primäres Ziel der Operation muß es sein, das intraorbitale und intrakranielle Raumangebot zu erhöhen. Zu einem späteren Zeitpunkt kann, falls noch erforderlich, das Mittelgesicht verlagert werden. In diesem Fall war eine Operation nach Marchac vorgesehen [6]. Dabei wird der supraorbitale Balken nach vorne gekippt und mit einer knöchernen Z-Plastik beiderseits die stabile Abstützung auf dem Os temporale erreicht. Die flache Stirnpartie tauscht als freies Knochen-transplantat die Position mit dem hochparietalen Schädeldach, um eine konvexe Stirn zu bilden.

Abbildung 4a zeigt den deformierten Schädel. Die Gesichtsasymmetrie und Kraniostenose mit der nach hinten fliehenden Stirn sind gut zu erkennen. Mit der „Probeoperation" an diesem exakten individuellen Modell läßt sich die Schnitt-führung bei der Osteotomie simulieren, schließlich optimieren. In Abb. 4b ist das gleiche Modell nach dieser ersten Planungsmaßnahme von vorne zu sehen. Der Verlauf der Osteotomielinien wurde eingezeichnet. In Abb. 5 ist die Planung voll-zogen, das spätere Ergebnis millimetergenau vorherbestimmt: Raumgewinn für Augen und Gehirn sowie die Normalisierung der Schädelsilhouette.

Diskussion

In beiden angesprochenen chirurgischen Disziplinen ergeben sich zahlreiche An-wendungsgebiete für den Modellbau. Sie reichen von der einfachen Unterstüt-zung der diagnostischen Aktivitäten über die Operationsplanung bis hin zur An-passung individueller Prothesen [1].

Speziell auf den Bereich der Kieferchirurgie bezogen, bedeutet dies, daß drei-dimensionale Operationssimulationen bei angeborenen kraniofazialen Fehlbil-dungen, bei Dysgnathien und bei Defekten nach Verletzungen oder Tumorresek-tion – auch in mehreren Variationen – skelettal und im Weichteilrelief durchge-führt werden können. Kursunoglu et al. berichten über „quasi-dreidimensionale" CT-Analysen am normalen Kiefergelenk [5]. Auch hier eröffnet sich mit dem pla-stischen individuellen Modell ein weiteres Diagnose- und Therapiespektrum.

Traumatologen können Umstellungsosteotomien und rekonstruktive Eingrif-fe optimieren. Knochenimplantate oder alloplastische Biomaterialien werden di-rekt am oder nach dem Modell geformt.

Allgemein kann bereits präoperativ das geeignete Osteosynthesematerial aus-gewählt und an das Modell adaptiert werden. Nach erneuter Sterilisation steht es später sofort und optimal passend zur Verfügung. Gerade bei komplexen, biswei-len äußerst zeitaufwendigen Maßnahmen ist zu erwarten, daß sich so die Narko-sedauer deutlich verringert.

Die zweidimensional orientierten Planungsverfahren der Vergangenheit lei-sten alles dies nicht oder nicht so umfassend.

Literatur

1. Aldinger G, Fischer A, Kurtz B (1984) Computer-gestützte Herstellung individuell-ana-tomischer Endoprothesen. Z Orthop 122:733–736
2. Chen LS et al. (1985) Surface shading in the cuberille environment. IEEE Trans Comput Graph Appl 5:33–43
3. Glenn WV et al. (1975) Image generation and display techniques for CT scan data. Thin transverse and reconstructed coronal and sagittal planes. Invest Radiol 10:403–416
4. Hemmy DC, David DJ, Herman GT (1983) Three-dimensional reconstruction of cra-niofacial deformity using computed tomography. Neurosurgery 13:534–541

5. Kursunoglu S, Kaplan P, Resnick D, Sartoris DJ (1986) Three-dimensional computed tomographic analysis of the normal temporomandibular joint. J Oral Maxillofac Surg 44:257–259
6. Marchac D (1978) Radical forehead remodeling for craniostenosis. Plast Reconstr Surg 61:823–835
7. DeMarino DP, Steiner E, Poster RB, Katzberg RW, Hengerer AS, Herman GT, Wayne WS, Prosser DC (1986) Three-dimensional computed tomography in Maxillofacial trauma. Arch Otolaryngol Head Neck Surg 112:146–150
8. Marsh JL, Vannier MW (1983) Surface imaging from computerized tomographic scans. Surgery 94:159–165
9. Pate D, Resnick D, Andre M, Sartoris DJ, Kursunoglu S, Bielecki D, Dev P, Vassiliadis A (1986) Perspective: three-dimensional imaging of the musculoskeletal system. AJR 147:545–551

Erstellung T1- und T2-gewichteter MR-Tomogramme mit schnellen Bildsequenzen

F. Träber, J. Gieseke, W. Dewes, A. Steudel, Th. Harder, P. Thurn

Einleitung

Die heute in der Magnetresonanz(MR)-Tomographie benutzten schnellen Bildsequenzen beruhen meist auf der Anwendung von Spin-Flipwinkeln $\alpha < 90°$ und der Signalerzeugung durch Gradientenechos. Die dafür notwendige Rephasierung der Kernspins wird bei dieser Methode nicht durch $180°$-Echopulse erreicht, sondern durch Umkehren der Magnetfeldgradienten für die Ortskodierung. Das Fehlen von Hochfrequenzpulsen hoher Leistung, wie sie bei Spinecho(SE)-Sequenzen auftreten, erlaubt bei Gradientenechosequenzen sehr kurze Pulsrepetitionszeiten TR und Echozeiten TE ohne thermische Belastung des Patienten. Daher kann die Meßzeit für ein Schichtbild so weit reduziert werden, daß Einzelschichtaufnahmen in Atemstillstand durchgeführt werden können, was vor allem in der MR-Abdomendiagnostik von Bedeutung ist. Einen weiteren Anwendungsschwerpunkt der schnellen Bildsequenzen bildet die Verlaufsdarstellung dynamischer Prozesse, z. B. bei Kontrastmittelstudien.

Signalverhalten und T1-Kontrast

SE-Sequenzen mit optimalem T1-Gewebekontrast erhält man bei TR-Zeiten im Bereich 300–800 ms. Für TR < 200 ms nehmen sowohl die Signalintensität als auch der Gewebekontrast aufgrund der unvollständigen T1-Relaxation, d. h. der Sättigung des Spinsystems durch die schnelle HF-Pulsfolge, sehr stark ab. Die longitudinale Gewebemagnetisierung wird zwar durch den $90°$-Puls vollständig in eine Transversalmagnetisierung umgewandelt, erreicht aber nur einen geringen Gleichgewichtswert. In einer T1-gewichteten SE-Sequenz stellt sich deshalb Gewebe mit langem T1 signalarm dar.

Bei einem HF-Puls niedrigerer Leistung, der einen Flipwinkel $\alpha < 90°$ zur Folge hat, bleibt eine Restmagnetisierung $M_o \cos \alpha$ in Longitudinalrichtung bei jeder Anregung erhalten und verstärkt die von der teilweisen T1-Relaxation erzeugte Komponente. Obwohl wegen des kleinen Flipwinkels nur ein geringer Teil dieser Longitudinalmagnetisierung in ein meßbares Empfangssignal überführt wird, kann insbesondere für Gewebe mit langem T1 eine wesentlich höhere Bildintensität resultieren als bei einer SE-Sequenz mit gleichem TR. Bei weiterer Verringerung des Flipwinkels wird jedoch die von der Transversalmagnetisierung induzierte Spannung wieder kleiner und das MR-Signal nimmt ab. Für eine vorgegebene Repetitionszeit existiert daher zu jedem T1-Wert ein bestimmter Flipwinkel, der Ernst-Winkel [2], bei dem die betreffende Gewebeart maximales Signal liefert: $\cos \alpha_E = e^{-TR/T1}$. Für $TR = 50$ ms entspricht z. B. Leberparenchym ($T1 = 480$ ms bei 1,5 T) einem Ernst-Winkel $\alpha_E = 26°$, ein Tumor mit $T1 = 1\,500$ ms hat dagegen $\alpha_E = 13°$. Bei einer SE-Sequenz mit $TR >> T1$ ergibt die obige Formel erwartungsgemäß $\alpha_E = 90°$.

Bei Verwendung möglichst kurzer Gradientenechozeiten unterhalb etwa 20–25 ms erhält man für Repetitionszeiten im Bereich $TR = 30$–50 ms mit Flipwinkeln zwischen 40° und 70° eine stark T1-gewichtete Gradientenechosequenz mit einem Signal/Rausch-Verhältnis, das dem einer vergleichbaren SE-Sequenz deutlich unterlegen ist. Die Aufnahmezeit beträgt aber bei zwei Meßdurchgängen nur 15–25 s pro Schicht und erlaubt daher Atemkommandos. T1-gewichtete schnelle Bildsequenzen ermöglichen bei Untersuchungen im Thorax- und Abdomenbereich Aufnahmen ohne störende Atmungsartefakte. Fließendes Blut erscheint in den meisten Gradientenechosequenzen sehr hell, weil es mit maximaler longitudinaler Magnetisierung in die angeregte Schicht einströmt. Durch geeignete Schaltung der Ortskodiergradienten kann auch der dephasierende Effekt der Bewegung zumindest teilweise kompensiert werden, so daß eine gute Gefäßdarstellung erzielt wird [3]. Die Anreicherung paramagnetischer MR-Kontrastmittel in pathologisch verändertem Gewebe zeigt sich wegen der damit verbundenen T1-Verkürzung bei dynamischen Studien mit T1-gewichteten schnellen Sequenzen zunächst ebenfalls in einer Aufhellung der betroffenen Region.

Bildartefakte bei schnellen Sequenzen

Bei der MR-Bilderzeugung durch Gradientenechos wird zwar die dephasierende Wirkung der dynamischen Feldgradienten ausgeglichen, nicht aber Veränderungen des statischen Magnetfelds aufgrund von Gewebeinhomogenitäten oder paramagnetischen Einlagerungen. Vor allem an Gewebe-Luft-Grenzflächen und in der Umgebung knöcherner Strukturen treten starke Signalverluste auf („Suszeptibilitätsartefakte"). Diese beeinträchtigen die Bildqualität der Gradientenechosequenzen z. B. sehr stark bei Abdomenuntersuchungen (Darmperistaltik) und im Schädelbasis- und HNO-Bereich. Blutströmung und Gefäßpulsation rufen wegen der hohen Signalintensität starke Überlagerungen in Richtung des Phasenkodiergradienten hervor. Die chemische Verschiebung führt in Gewebe mit Fett- und Wassergehalt vor allem bei längeren TE-Zeiten zu einer Phasendifferenz zwischen den Fett- und den Wasserprotonen und damit zu einer Signalverminderung gegenüber SE-Sequenzen.

T2-Kontrast

Wie bei konventionellen MR-Sequenzen nimmt auch bei Gradientenechosequenzen die Abhängigkeit des Bildkontrasts von der Transversalrelaxationszeit T2 mit der Echozeit zu. Am besten geeignet für einen hohen T2-Kontrast sind TE-Zeiten im Bereich 30–40 ms, bei noch größeren Werten führen die Magnetfeldinhomogenitäten zu immer stärkeren Bildartefakten. Außerdem wird dann auch TR zu

677

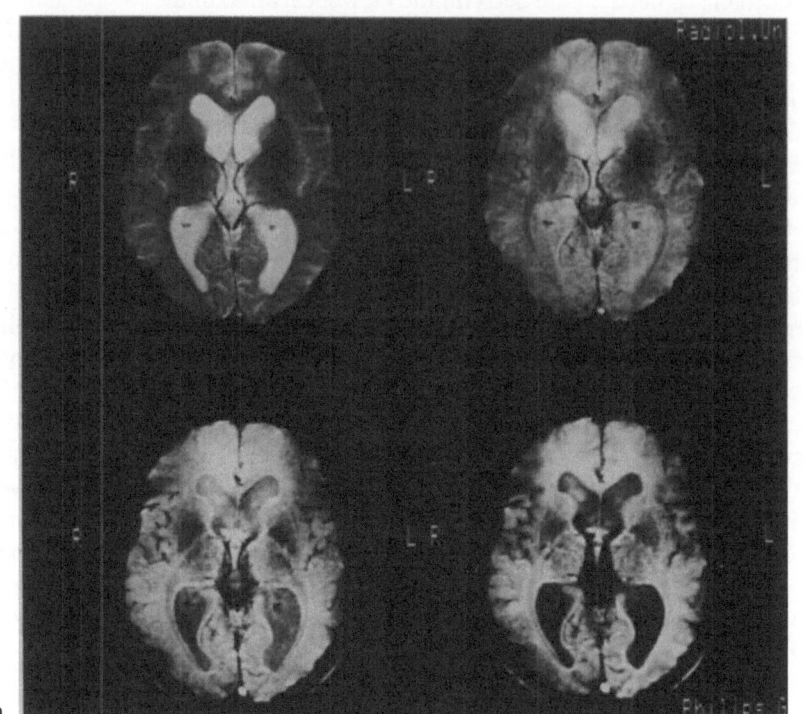

a

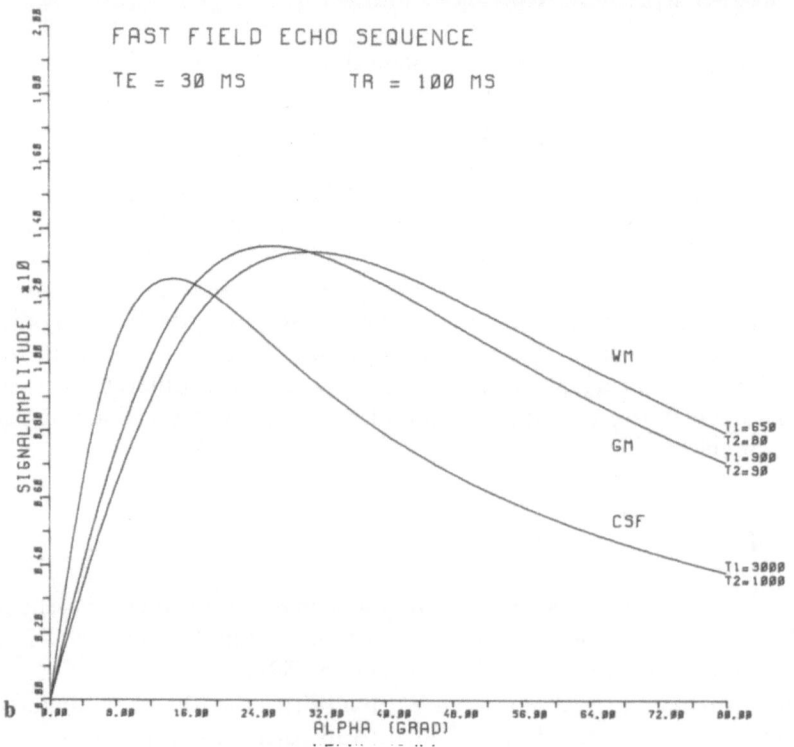

FAST FIELD ECHO SEQUENCE

TE = 30 MS   TR = 100 MS

b

678

lang für Aufnahmen in Atemstillstand. Günstig für T2-gewichtete Schnellbildsequenzen sind TR-Werte von 50–80 ms. Eine Vergrößerung verbessert das Signal-Rausch-Verhältnis, verstärkt aber meist die Bewegungsartefakte. Den größten Einfluß auf den Bildkontrast hat jedoch der Flipwinkel. Bei sehr niedrigen Werten ($\alpha < 10°$) wird nur ein geringer Teil der Longitudinalmagnetisierung durch den HF-Puls beeinflußt und durchläuft anschließend die T1-Relaxation, so daß das MR-Signal nur schwach von T1 abhängt. Trotz der kurzen TR-Zeiten ergibt sich also für Gradientenechosequenzen mit Spin-Flipwinkeln im Bereich 10°–15° und relativ langen TE-Zeiten eine starke T2-Wichtung. Während der T2-Kontrast dem zweiten Echo einer SE-Sequenz mit langem TR vergleichbar ist, liegt das Signal-Rausch-Verhältnis deutlich niedriger. Bei Vergrößerung des Flipwinkels findet ein Übergang zur T1-Wichtung statt, was sich z.B. an der Kontrastumkehr zwischen weißer und grauer Hirnsubstanz und Liquor in Abb. 1a zeigt. Die Aufnahmen wurden mit dem an unserem MR-System (Philips Gyroscan S15 bei 1,5 T) eingesetzten Schnellbildverfahren FFE (Fast Field Echo) [4] bei TR = 100 ms, TE = 30 ms und Flipwinkeln 8°, 16°, 24°, 40° erhalten. Abbildung 1b demonstriert den anhand der T1- und T2-Zeiten für weiße und graue Hirnsubstanz und für Zerebrospinalflüssigkeit bei dieser FFE-Sequenz zu erwartenden MR-Signalverlauf in Abhängigkeit vom Flipwinkel α.

T2-gewichtete FFE-Multislice-Sequenz

Die Untersuchung einer größeren Körperregion mit schnellen Bildsequenzen kann einerseits in einer dem CT-Scan ähnlichen Folge von Einzelbildaufnahmen mit Schichtvorschub und Atemkommandos durchgeführt werden, andererseits aber auch in Mehrschichttechnik. Beim Multislice-Verfahren wird die TR-Zeit bis zur erneuten Anregung der gleichen Schicht zur zeitlich versetzten Anregung der übrigen Schichten genutzt, was bei konventionellen MR-Sequenzen die Meßzeit erheblich reduziert. Bei den Schnellbildsequenzen ist wegen der erforderlichen Gradientenschaltzeiten die kürzestmögliche HF-Pulsfolgezeit bereits in den Einzelaufnahmen realisiert, die reine Meßzeit einer FFE-Multislice-Sequenz ist also genau so lang wie die einer entsprechenden Einzelschichtserie. Für die Multislice-Sequenz mit n Schichten ergibt sich jedoch eine n-fach größere TR-Zeit und damit eine wesentlich höhere Signalintensität. Dieser Vorteil wird bei T1-gewichteten FFE-Multislice-Sequenzen wegen der erneut auftretenden Atemartefakte und des geringen Zeitgewinns gegenüber T1-gewichteten SE-Serien wieder relativiert.
Pathologische Veränderungen des Gehirns und des Spinalkanals weisen meist einen hohen T2-Kontrast zum gesunden Gewebe auf. Da bei MR-Untersuchungen des Zentralnervensystems Bewegungsartefakte selten auftreten, ergibt die

---

Abb. 1 a, b. Gradientenechosequenz FFE 100/30 (TR/TE) bei 1,5 T. **a** Aufnahmen des Gehirns einer Patientin mit Ventrikelvergrößerung, Flipwinkel 8°, 16°, 24°, 40°. **b** MR-Signalverlauf für weiße und graue Hirnsubstanz und für Liquor in Abhängigkeit vom Flipwinkel α

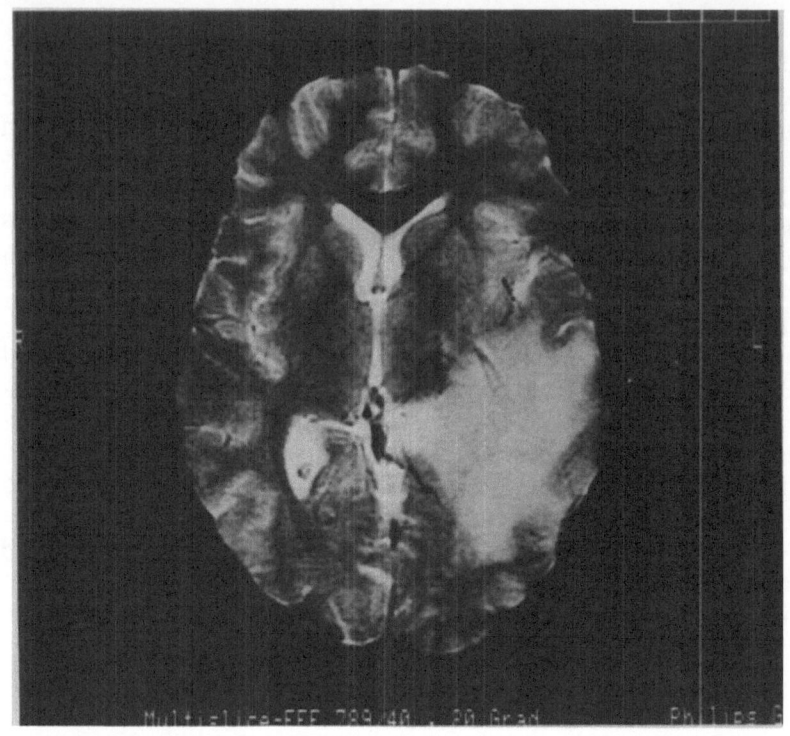

a

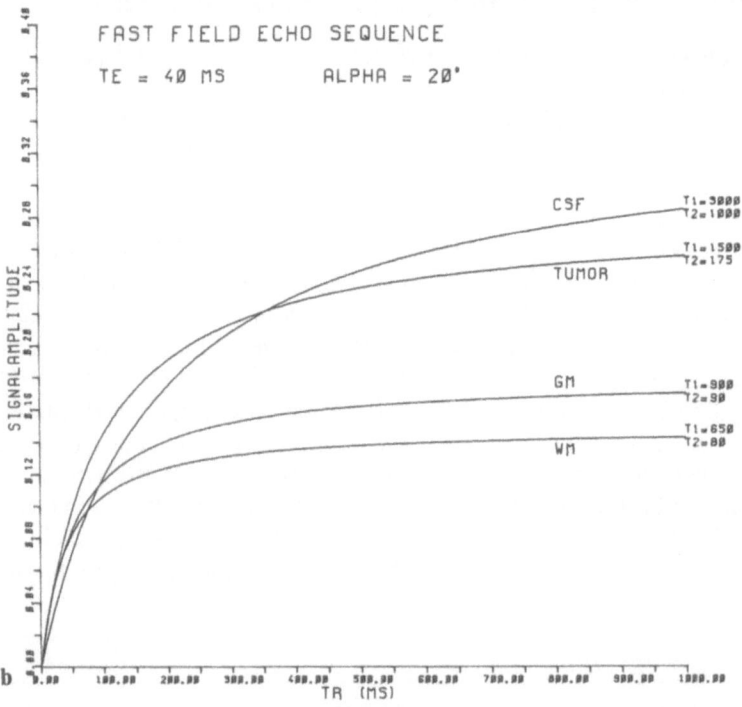

b

Abb. 2a,b. T2-gewichtete FFE-Multislice-Sequenz mit TE = 40 ms, $\alpha = 20°$. **a** Aufnahme einer Patientin mit Hirntumor, FFE 789/20, 40 (2. Echo). **b** Signalintensität für normales und pathologisches Hirngewebe in Abhängigkeit von der Pulsrepetitionszeit TR

Anwendung einer T2-gewichteten FFE-Multislice-Sequenz Aufnahmen mit sehr guter Bildqualität und hoher diagnostischer Wertigkeit bei kurzer Gesamtmeß-zeit (1). Bei Flipwinkeln im Bereich 15°–25°, Gradientenechozeiten TE = 30–40 ms und einer schichtzahlabhängigen TR-Zeit zwischen 400 ms und 800 ms ist das Gewebe fast vollständig T1-relaxiert und besitzt eine hohe Gleichgewichtsma-gnetisierung. Am Beispiel eines Hirntumors ungeklärter Histologie sind in Abb. 2a der Bildkontrast und in Abb. 2b der Signalverlauf der verschiedenen Ge-webearten bei einer solchen FFE-Sequenz dargestellt. Das intensive Signal er-laubt die Wahl dünner Schichten (6–8 mm, 2 Meßdurchgänge beim Gehirn; 4 mm, 4 Meßdurchgänge bei Sagittalaufnahmen des Spinalkanals) bei einer Meß-dauer von weniger als 10 min.

Mit der T2-gewichteten FFE-Multislice-Sequenz steht also ein Schnellbildver-fahren zur Verfügung, das durchaus in der Lage ist, die zeitaufwendige T2-ge-wichtete SE-Serie als Routinesequenz in der MR-Tomographie des Zentralner-vensystems abzulösen.

Literatur

1. Dewes W, Träber F, Gieseke J, Harder Th (1987) Modifizierte T2-gewichtete Gradien-tenecho-Sequenz für die MR-Tomographie des ZNS. RÖFO 147
2. Ernst R, Anderson WA (1966) Application of Fourier transform spectroscopy to mag-netic resonance. Rev Sci Instr 37:93–102
3. Laub G, Bachus R (1987) Visualisation of Vessels with MRI. In: Lemke HU, Rhodes ML, Felix R, Jaffee CC, Schwägermann H (Hrsg) Computer assisted radiology CAR' 87. Springer, Berlin Heidelberg New York, pp 66–73
4. Meulen P van der, Groen JP, Cuppen JJM (1985) Very fast MR imaging by field echoes and small angle excitation. Magn Res Imag 3:297–299

Multivariate MR-Bildsynthese zur Tumorkontrastierung

A. Wittmann, G. Burger, P. Lukas, P. Kohl

Ziel und Ausgangsmaterial

Die Verwendung geeigneter Aufnahmesequenzen erlaubt die bildpunktweise Bestimmung voneinander unabhängiger Merkmale der Protonendichte und der Signalrelaxationszeiten in den zugehörigen bildgebenden Volumenelementen. Durch Kombination dieser Merkmale kann man neue Bilder synthetisieren. Ein Ziel ist dabei die Kontrastverstärkung des pathologischen Gewebes zur erleichterten visuellen Definition des Zielvolumens bzw. seiner automatischen Segmentierung für Zwecke der Bestrahlungsplanung. Ein darüber hinausgehendes Ziel ist eine lerndatengestützte Gewebsdifferenzierung zur Verbesserung der Diagnostik.

Verfahren der multivariaten Diskriminanzanalyse erlauben die Klassifikation und selektive Darstellung der Bildpunkte pathologisch relevanter Bereiche in synthetischen Bildern. Drei verschiedene Vorgehensweisen werden anhand einiger Beispiele vorgestellt. Allen ist gemeinsam, daß mehrere Bilder der gleichen Patientenschicht simultan ausgewertet werden.

Ausgangsmaterial bilden je 2 Echoaufnahmen zweier Spinechosequenzen mit verschiedenen Repetitionszeiten, wie in Abb. 1 am Beispiel einer Probandin dargestellt. Daraus lassen sich nach früher beschriebenen Methoden [2, 4] T_1-, T_2- und Spindichtebilder erzeugen. Mit diesen sog. parametrischen Bildern (Abb. 2), den vier Echobildern und 2 weiteren zur Berechnung von T_1- und Spindichte nötigen Zwischenbildern hat man 10 Bilder als Variate zur Verfügung, die das spezifische Signalverhalten der Gewebe in einer Patientenschicht beschreiben.

Entscheidungsbaumstrategie

Zunächst soll eine Methode besprochen werden, die als Entscheidungsbaumstrategie bezeichnet werden kann. Ihr primäres Ziel ist Segmentation eines diagnostisch relevanten Bereichs.

Am einfachsten und naheliegendsten läßt sich ein Bild durch geeignete Wahl von Grauschwellen segmentieren, d. h. es werden nur Bildbereiche dargestellt oder irgendwie markiert, deren Grauwerte innerhalb (bzw. außerhalb) eines vorgegebenen Grauintervalls (eines „Fensters") liegen. Die Qualität der Segmentierung wird deutlich verbessert, indem in weiteren Bildern der selben Patientenschicht geeignete Graufenster festgelegt und nur die Bildpunkte betrachtet werden, deren Grauwerte gleichzeitig in jedem der Bilder innerhalb des entsprechen-

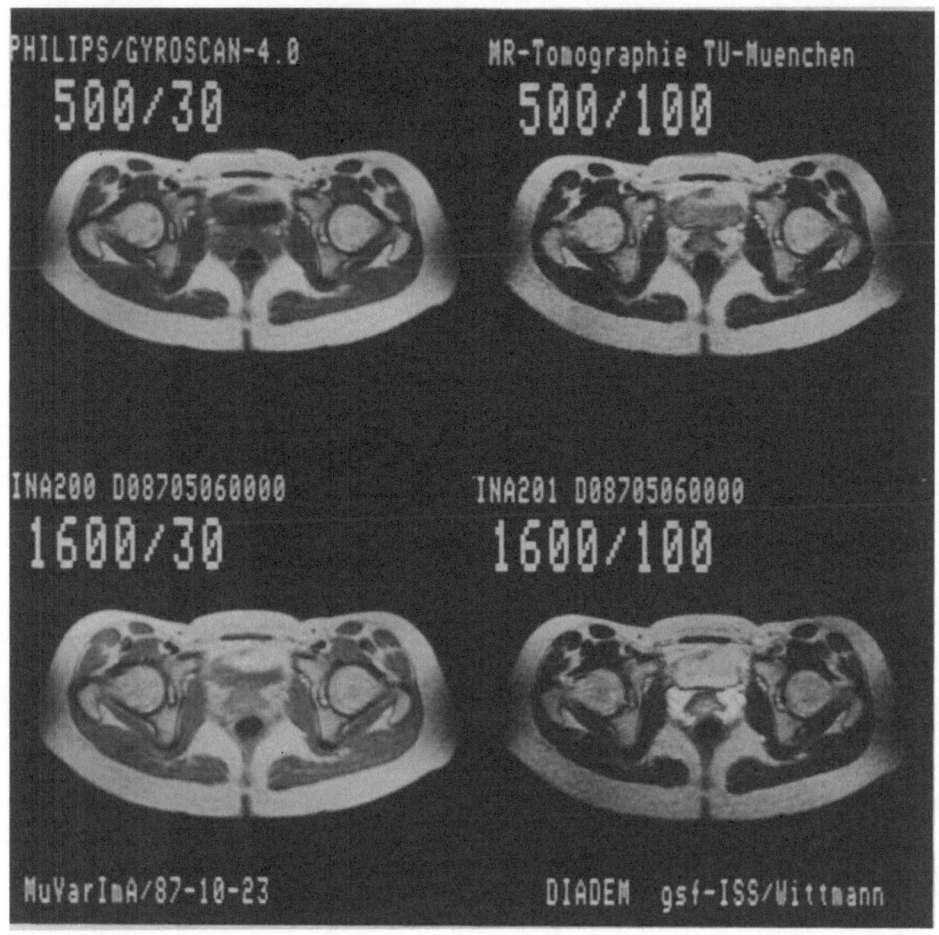

Abb. 1. Bilder zweier Doppelechosequenzen (TE = 30 ms und 100 ms) zu Repetitionszeiten von 500 ms (oben) und 1 600 ms (unten), gemessen bei 0,5 Tesla

den Fensters liegen. Dennoch folgt die resultierende Umgrenzung der tatsächlichen Kontur des interessierenden Bereichs oft eher mäßig, selbst dann, wenn er sich als visuell gut abgrenzbar darstellt.

Der Grund hierfür läßt sich für den Fall von nur 2 zur Segmentation benutzten Bildern leicht veranschaulichen. Jeder Bildpunkt entspricht einem Punkt in der Ebene mit den Grauwerten der beiden Bilder als Achsen (Abb. 3). Die Wahl von Fenstern in den beiden Bildern legt in dieser Grauwertebene ein Rechteck fest, und nur Punkte innerhalb dieses Rechtecks werden bei der Segmentierung berücksichtigt. Die Bildpunkte eines diagnostisch relevanten Bereichs gruppieren sich aber in der Grauwertebene in aller Regel nicht in rechteckiger Formation, und so schließt die Selektion der gewünschten Bildpunkte notgedrungen immer Punkte außerhalb des diagnostisch interessierenden Bereichs mit ein.

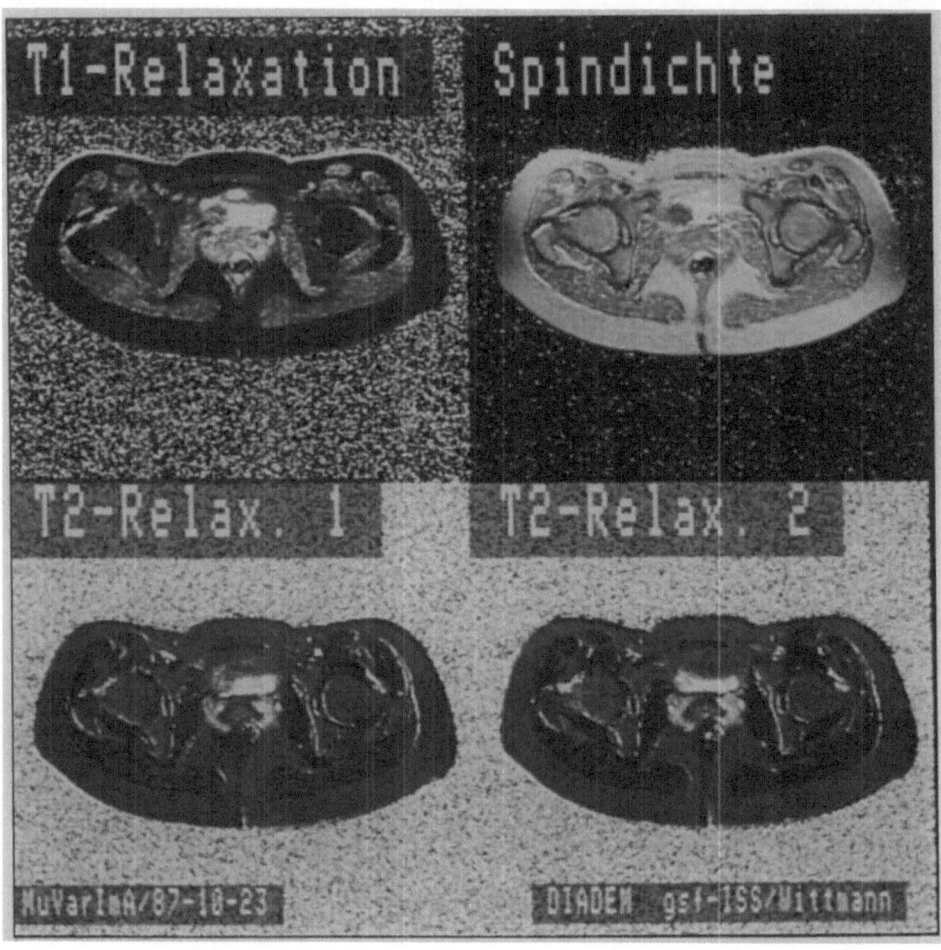

Abb. 2. Parametrische Bilder. Die T_2-Relaxationszeit 1 wurde aus dem Echopaar bei 500 ms Repetitionszeit berechnet, die T_2-Relaxationszeit 2 aus den Echos bei 1 600 ms

Analog definiert bei 3 Bildern die Vorgabe von Fenstern einen Quader im nunmehr dreidimensionalen im folgenden als Merkmalsraum bezeichneten „Grauwertraum". Auch hier gilt, daß der Quader nicht so gelegt werden kann, daß er die interessierenden Punkte umfaßt und alle anderen ausschließt. Die Hinzunahme weiterer Bilder erhöht lediglich die Dimension des Merkmalsraumes, ohne eine prinzipielle Verbesserung zu erzielen. Effektiver ist eine Vorgehensweise, die nachfolgend beschrieben wird.

Generieren von Affinitätsbildern

Zur Erzeugung von „Affinitätsbildern" bedarf es einer Stichprobe oder eines Lerndatensatzes, d.h. eines innerhalb des diagnostisch interessierenden Bereichs

684

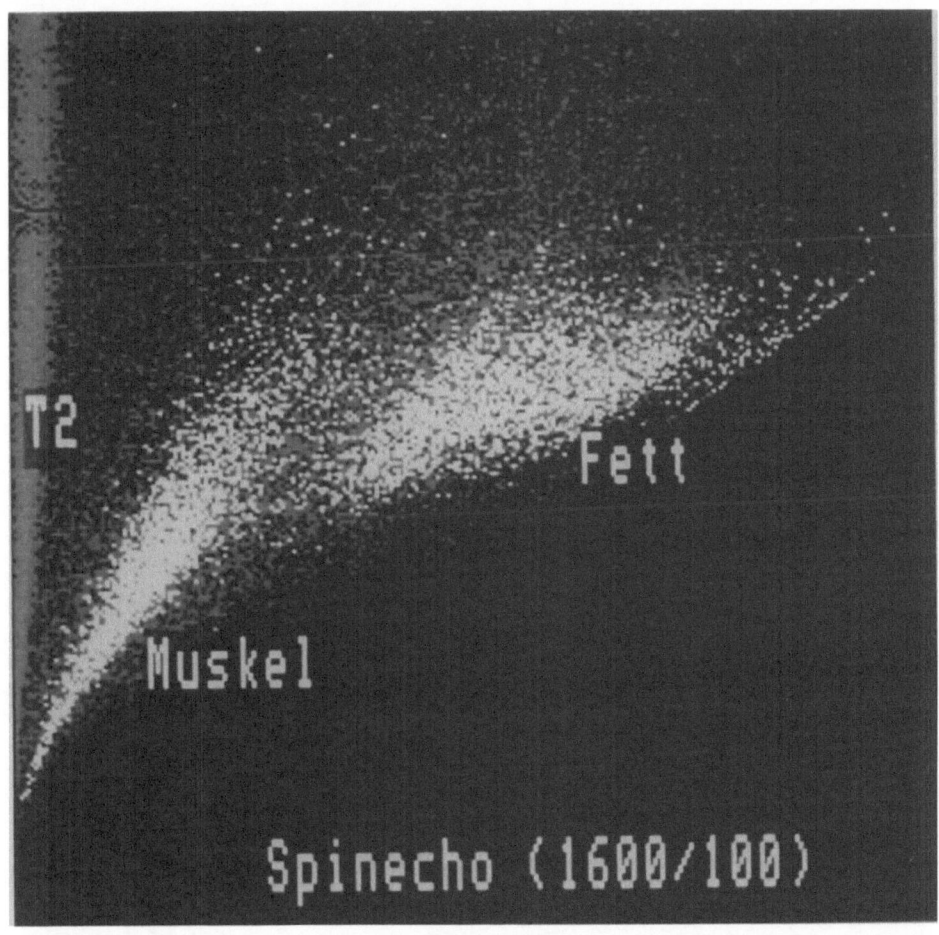

Abb. 3. Zweidimensionales Grauwerthistogramm. Es sind die Werte eines T_2-Bildes (im Bereich von 0–100 ms) über den Werten eines T_2-betonten Spinechobildes (TR = 1 000 ms, TE = 100 ms, willkürliche Einheiten) aufgetragen. Die Punkte aus segmentierten Gewebsbereichen sind weiß, alle übrigen Punkte grau dargestellt. Der Ast entlang der T_2-Achse wird vom Hintergrundrauschen gebildet

segmentierten Gebietes (oder mehrerer Gebiete). Dann werden Bilder erzeugt, in denen die Punkte, die durch das segmentierte Gebiet, der Stichprobe, gut repräsentiert werden, hell, und die, welche schlecht repräsentiert werden, dunkel erscheinen. Es wird sozusagen bildpunktweise eine Ähnlichkeit oder Affinität zur gewählten Stichprobe dargestellt. Dazu ist allerdings ein geeignetes Ähnlichkeitsmaß nötig, das in Grauwerten kodierbar ist.

Das in dieser Arbeit verwendete Ähnlichkeitsmaß sei wieder am Beispiel eines zweidimensionalen Merkmalsraumes erläutert. Die Punkte einer Stichprobe gruppieren sich um ihren Schwerpunkt. Alle übrigen Bildpunkte zeichnen sich meist in der Merkmalebene durch einen größeren Abstand zu diesem Schwerpunkt aus

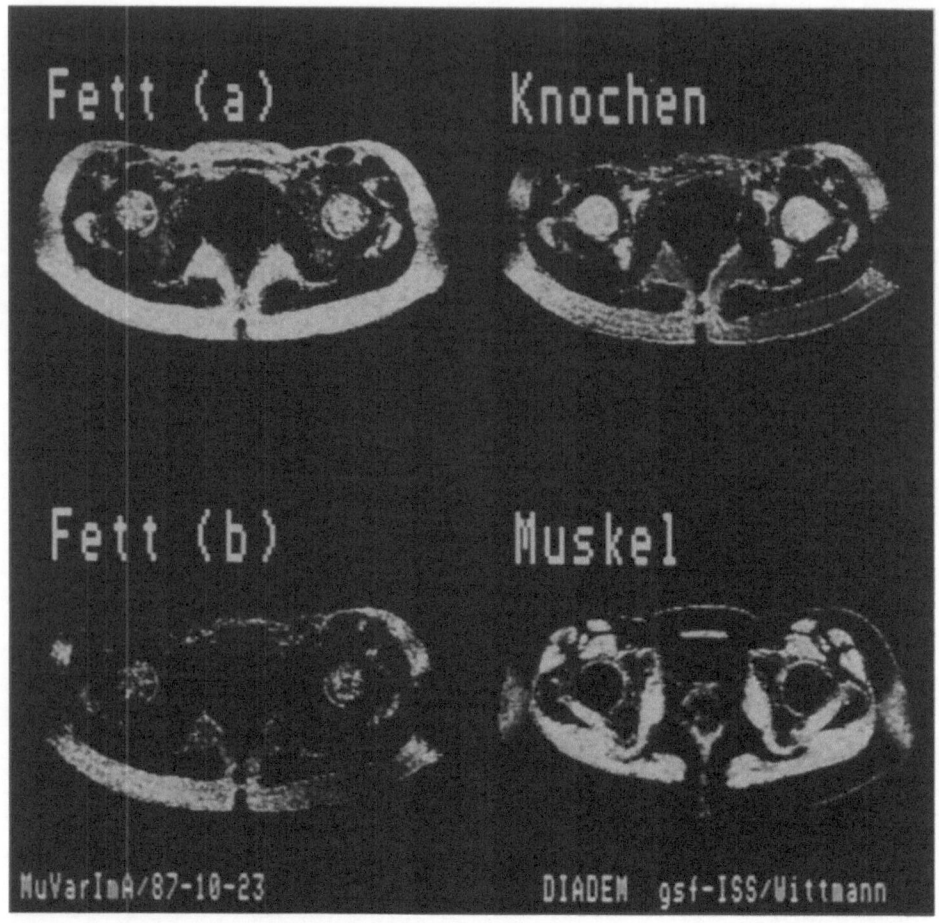

Abb. 4 a, b. Affinitätsbilder zu verschiedenen Gewebsbereichen. Die beiden Fettbilder demonstrieren den Einfluß der Stichprobe auf das Resultat. Im Beispiel **a** wurden Bereiche an mehreren Stellen des subkutanen Fetts markiert, im Beispiel **b** beschränkte man sich auf eine Probe im rechten Gesäß

als die Punkte der Stichprobe (s. Abb. 3). Es liegt nahe, den Abstand vom Schwerpunkt der Stichprobe im Merkmalsraum als Ausgangspunkt eines Ähnlichkeitsmaßes zu nehmen. Der „normale" euklidische Abstand ist dazu allerdings ungeeignet, unter anderem, weil er Korrelationen zwischen den Merkmalen außer acht läßt. Ein besseres Abstandsmaß stellt eine dimensionslose, verallgemeinerte Distanz, die sog. Mahalanobisdistanz d dar [1, 3].

Mit dieser Distanz läßt sich zu einer gegebenen Stichprobe ein „Affinitätsbild" mit Grauwerten $\sim \exp(-d^2/2)$ synthetisieren. In Abb. 4 sind am Beispiel der Probandin Affinitätsbilder zu Fett, Knochen und Muskulatur dargestellt. Auffallend ist, daß sich in den „Fettbildern" auch Knochenpartien hell darstellen, obwohl als Stichprobe nur subkutane Fettbereiche segmentiert worden sind. Offensichtlich ist das Verfahren in der Lage, im Knochen enthaltene Fettanteile zu erkennen. Wegen dieser Fettanteile werden auch Fettpartien hell markiert, wenn Knochenpartien als Stichprobe vorgegeben werden. Das Verfahren ist außerdem extrem sensitiv auf die Wahl der Stichprobe, wie die beiden Fettbilder in Abb. 4 belegen. Im Fall a wurden mehrere repräsentative Bereiche segmentiert, wogegen im Fall b lediglich ein Bereich der rechten Gesäßhälfte vorgegeben wurde.

Kontrastierung durch Hauptachsentransformation

Als drittes soll die Erzeugung von Bildern diskutiert werden, in denen sich 2 oder mehr vorgegebene Bildbereiche im Kontrast maximal unterscheiden. Die Punkte

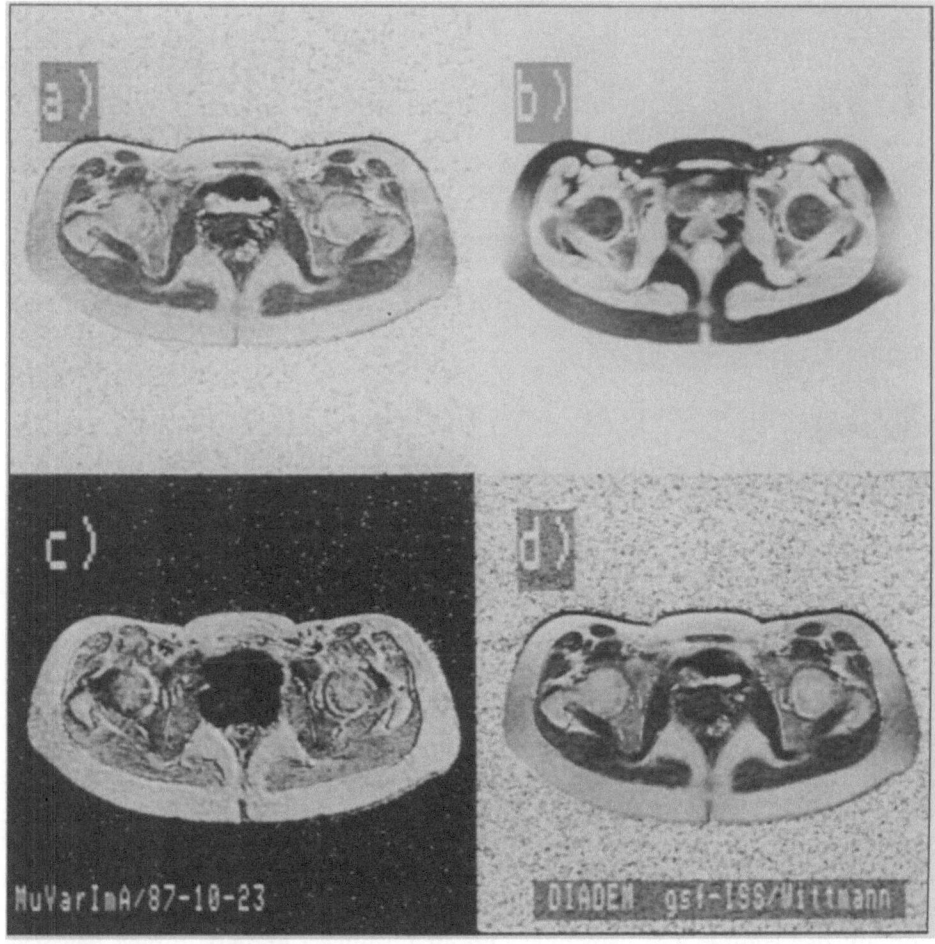

Abb. 5 a–d. Diskriminanzbilder, synthetisiert durch Hauptachsentransformationen, um vorsegmentierte Gewebsbereiche maximal zu kontrastieren. Es sind dies **a** Fett : Muskulatur, **b** Knochen : Muskulatur, **c** Knochen : Fett, **d** Knochen : Fett : Muskulatur

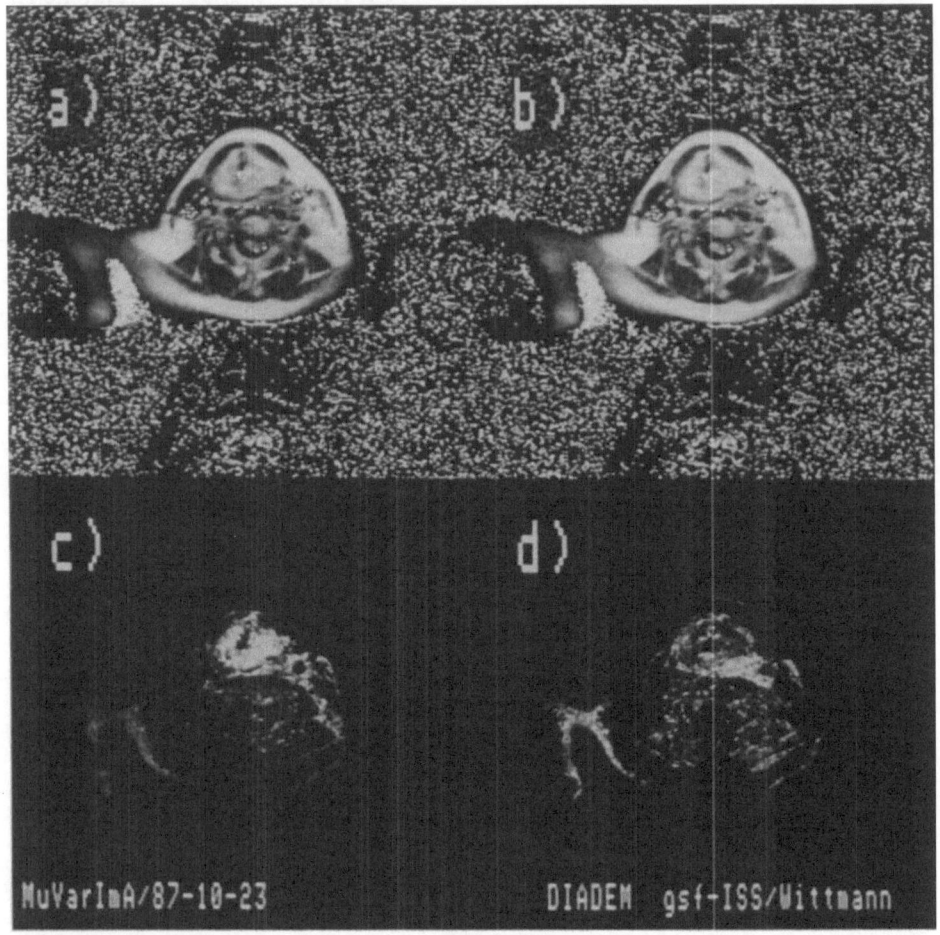

Abb. 6 a–d. Diskriminanz- und Affinitätsbilder eines Tumorpatienten (Hypopharynxtumor). Es sind im einzelnen **a** Diskriminanzbild: Tumor : Region dorsal zum Tumor, **b** Diskriminanzbild: Tumor : Nackenmuskulatur, **c** Affinitätsbild: Tumor, **d** Affinitätsbild: Region dorsal zum Tumor

aus den vorsegmentierten Gebieten bilden im Merkmalsraum verschiedene Punkthaufen (helle Punkte in Abb. 2). Die Projektionen dieser Cluster auf eine willkürlich gewählte Gerade überlappen sich je nach ihrer Lage verschieden stark. Die Gerade, auf der die Überlappung der Projektionen minimiert, d. h. die Trennung der Cluster optimiert wird, heißt Diskriminanzhauptachse [1, 3]. Man gelangt zu Bildern, indem man zu jedem Bildpunkt im Merkmalsraum die Lage seiner Projektion auf der Hauptachse berechnet und als Grauwert kodiert. Einige Beispiele sind in Abb. 5 gezeigt. Die Abb. 5 a–c differenzieren je 2 Gewebsbereiche, das Bild d drei. Wie wegen des Fettgehalts in Knochen zu erwarten ist, kontrastieren diese beiden Gewebe in c nur schlecht.

Am Beispiel eines Hypopharynxtumors (Plattenepitelkarzinom) sind in Abb. 6 noch einmal kontrastoptimierte Bilder und Affinitätsbilder zusammengestellt. Im Bild a soll der Tumor gegen eine Region links-dorsal vom Tumor kontrastieren, im Bild b gegen die Nackenmuskulatur. Da die beiden Diskriminanzhauptachsen im Merkmalsraum fast zusammenfallen, sind beide Bilder einander sehr ähnlich.

Die eher mäßige Abgrenzbarkeit des Tumors gegenüber der dorsalen Region wird beim Betrachten der entsprechenden Affinitätsbilder verständlich. Die dorsale Region stellt sich im Tumorbild c relativ hell dar, und umgekehrt zeichnet sich der Tumor im entsprechenden Bild dieser Region d hell ab, was auf eine hohe Ähnlichkeit der beiden Gewebe in ihrem Signalverhalten schließen läßt.

Zusammenfassung

Es wurden 3 unterschiedliche Vorgehensweisen aus dem Bereich multivariater Datenanalyse mit dem Ziel der Kontrastverstärkung und Segmentierung pathologischen Gewebes vorgestellt. Besonders die Erzeugung sog. Affinitätsbilder scheint besonders effektiv zu sein. Es bleibt allerdings noch herauszufinden, welche weiteren Anwendungsmöglichkeiten für diese Bilder bestehen; z. B. bilden sie die Basis für nichtlineare Diskriminanzanalysen. Wie stark die Qualität dieser Bilder wie auch der durch Hauptachsentransformation gewonnenen Diskriminanzbilder von der Auswahl an Primärbildern abhängt, ist noch nicht hinreichend geklärt. Während die Diskriminanzbilder verbesserungswürdig erscheinen, sind die Affinitätsbilder zur Gewebskontrastierung mehr als zufriedenstellend.

Literatur

1. Bartels PH (1979) Numerical evaluation of cytologic data. II. Comparison of profiles. In: The international academy of cytology (ed) Analytical and quantitative cytology, vol 1/2, pp 77–83
2. Burger G, Rodenacker K, Wittmann A, Buchinger G, Pfändnder K, Deimling M (1985) Die bildanalytische Verarbeitung und Generierung von MR-Bildern. In: Nüsslin F et al. (Hrsg) Aktuelle Fragen zur Physik, Technik und Biologie von NMR in der Medizin. Frankfurt
3. Cooley WW, Lohnes PR (1971) Multivariate data analysis. John Wiley & Sons, New York
4. Wittmann A, Burger G, Rodenacker K, Pfändner K, Breit A (1986) Die Problematik der Bestimmung der Protonendichte mittels Kernspintomographie und ein möglicher Einsatz zur Neutronenbestrahlungsplanung. In: Vogler E, Schneider GH (Hrsg) Digitale bildgebende Verfahren. Integrierte digitale Radiologie. 4. Grazer Radiologisches Symposium. Schering, Berlin, S 828–833

Radiology in Japan

H. Katayama

Introduction

Despite numerous advances in Japanese medicine during the past 30 years, there is still a great need for improving radiology in general and diagnostic radiology in particular in Japan.

Presently, there are about 4500 members of the Japanese Radiological Society (JRS) and about 1000 board-certified radiologists (JCR). There is a shortage of radiologists and the diagnostic radiological subspecialities are not fully represented in Japan. This lack of fully trained radiologists resulted in a "vacuum" which was necessarily "filled" by nonradiologists. Thus, a great deal of radiological work has been performed by those without formal radiological training. This system of radiology was, in a sense, formalized in the mid-1960s with the establishment throughout Japan of so-called Central Departments of Radiology. Central as used here is a misnomer, because these are departments to which nonradiologists came to examine their own patients radiologically.

Under these unfavorable conditions, Japanese radiologists have been trying to break the vicious circle.

Here, I would like to introduce several outstanding achievements of Japanese radiologists.

Double-Contrast Study of the Gastrointestinal Tract [1]

Shirakabe and his group introduced the double-contrast technique into routine radiological examinations of the stomach in the early 1960s. This technique was refined with careful feedback of macroscopic abnormalities onto roentgenograms in vivo. The double-contrast technique and the standardization of radiological examinations of the stomach made it possible to detect minute mucosal lesions.

Reviewing the history of the ability to detect carcinoma of the stomach shows that tumors 2 cm in size were detectable in 1965, those of 1.0 cm became detectable in 1970, and those of 0.5 cm in 1985.

The double-contrast technique was used for diagnosis in the esophagus and colon. The detectability of carcinoma of the esophagus is 5 years behind that of the stomach at present. The colon is examined routinely with double-contrast techniques except in small children and the target to be reached is now detection of lesions smaller than 1.0 cm. Endoscopy is also popular in Japan, and electronic endoscopy is now available.

690

Mass Survey [2]

Carcinoma of the stomach was one of the prevalent diseases in Japan. In 1964, the photoroentgenographic technique which had been used for mass survey of pulmonary tuberculosis was applied for mass survey of the stomach.

Photoroentgenography was soon replaced by image intensifiers and then the X-ray television. At present, endoscopy and other techniques are used as supplementary techniques. In 1985, the number of people examined reached 4 822 708 of whom 14.8% were examined in more detail. Gastric cancer was detected in 5180 cases (0.11%). Stage classification of the detected gastric cancers was as follows: stage I, 2025 (56.4%); stage II 15.5%; stage III, 16.6%; and stage IV, 11.5%. Of resected gastric carcinomas, 56.9% were early carcinoma and endoscopic examination showed the highest incidence in Japan to be of the superficial depressed type of early carcinoma (55.9%).

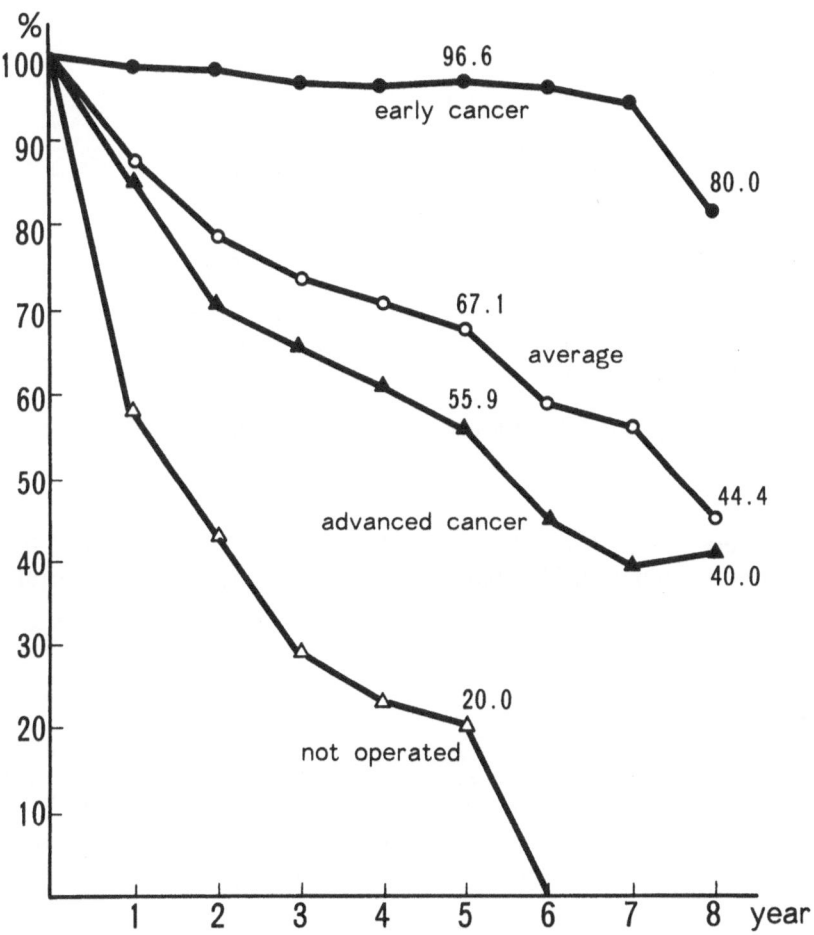

Fig. 1. Postoperative survival rate of gastric cancer detected by mass survey

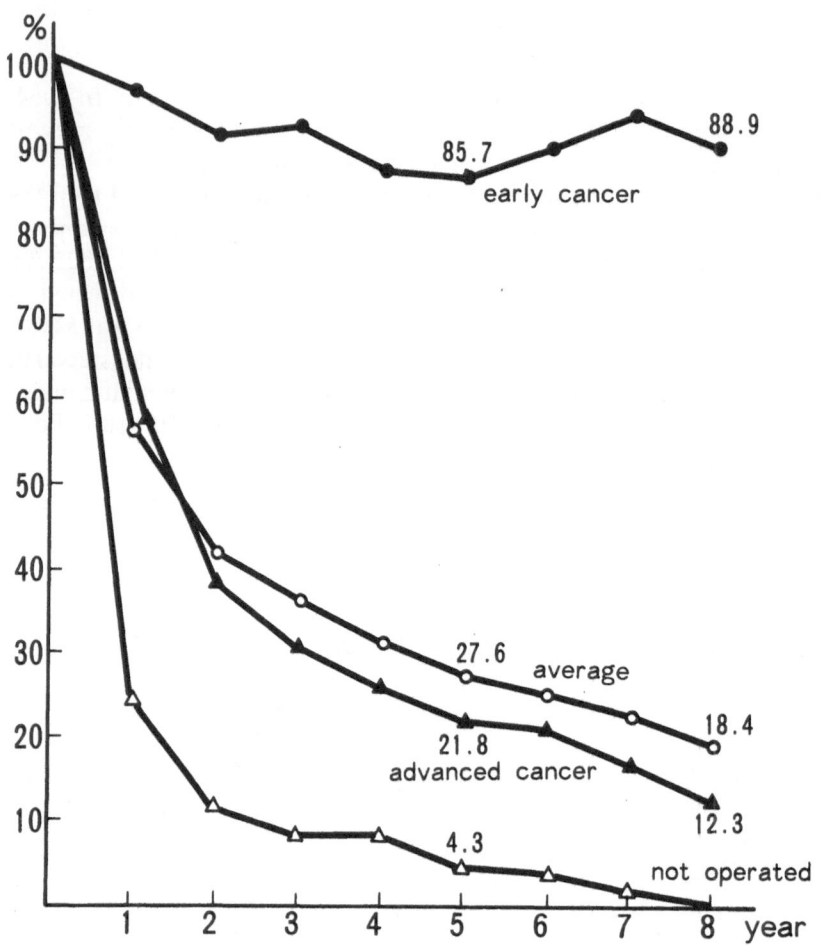

Fig. 2. Postoperative survival rate of gastric cancer detected at outpatient clinics

Curative surgery was performed in over 80% of cases. Mass survey of the stomach has won a reputation in Japan for helping establish a high cure rate (Fig. 1.2).

CT of the Liver [3]

Recent progress in hepatic surgery has meant that more detailed anatomical knowledge is required for location of intrahepatic tumors. Segments of the liver are outlined either by hepatic veins or by portal veins. Moriyama described very well the interpretation of the segmental anatomy on CT images of the liver.

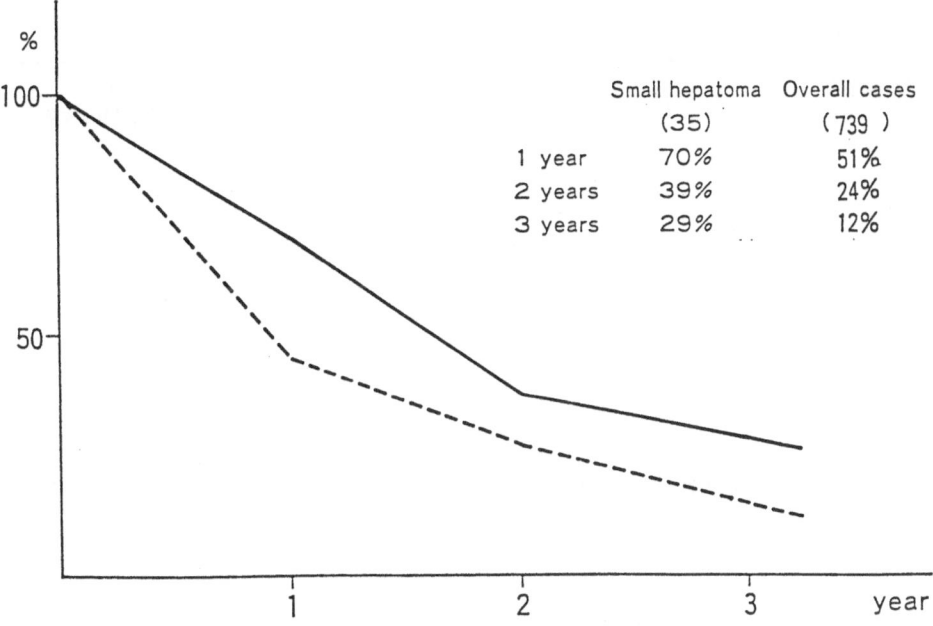

	Small hepatoma (35)	Overall cases (739)
1 year	70%	51%
2 years	39%	24%
3 years	29%	12%

Fig. 3. Cumulative survival rate of small hepatomas treated with TAE

Interventional Radiology [4–6]

In Japan embolization is more popular than angioplasty. This is simply because of the different prevalence of the diseases compared to western countries. Yamada has performed arterial embolization for liver cancer with good results.

In 1983, he described his experience with 120 cases with unresectable hepatoma in which he performed transcatheter hepatic artery embolization (TAE) using a gelatin sponge bloc soaked with antineoplastic agents. The number of cases had been increased to 838 by 1987.

The cumulative 1-year survival rate after TAE was 51%; 2-year, 24%; 3-year, 12%; 4-year, 8%; and 5-year, 6%. Naturally, smaller hepatomas treated with TAE showed a better survival rate (Fig. 3). In most cases follow-up angiography revealed the selective disappearance of tumor vessels and CT demonstrated a marked decrease in tumor density without any changes in the surrounding liver parenchyma.

TAE with lipiodol is also effective for hepatic cancer. Lipiodol CT is also useful in detection of daughter nodules of hepatic carcinoma.

Clinical Survey of Adverse Reactions of Iodinated Contrast Media (H. Katayama, unpublished data)

Iodine contrast media with low osmotic pressure are now available. Low-osmotic-pressure contrast media can be divided roughly into nonionic iodine contrast media and dimeric iodine media.

Table 1. Side effects of contrast media

Side effects	Ionic CM (77040 cases)		Nonionic CM 42581 cases		Odds ratio (Mantel-Haenszel)
	No.	%	No.	%	
Total side effects	10429	13.54	1789	4.2	0.28[a] (0.27–0.29)
Severe side effects	344	0.45	41	0.1	0.21[a] (0.16–0.29)
Severe side effects with intensive therapy	38	0.05	3	0.01	0.14[a] 0.16–0.39)
Death	0		1	0.002	

[a] $\alpha < 0.01\%$.
Severe side effects include edema of the face, shivering, dyspnea, sudden fall of blood pressure, cardiac arrest, unconciousness. CM, Contrast media

A background factor leading to the development of these low-osmotic-pressure iodine contrast media is that though the radiopacity of conventional contrast media given in a high dose is fairly satisfactory, their side effects cannot be neglected. On the other hand, the production cost of low-osmolar contrast media is higher than that of conventional media. Thus, the new low-osmolar iodine contrast media are used only in high-risk patients for the present. In this connection, the issue of what is a high-risk factor has come under discussion from the viewpoint of medical economics. With this in mind, we have been conducting clinical surveys of the side effects of iodine contrast media on an almost nationwide scale. Results obtained so far are as follows. We have examined 123060 cases since September 1986. 3439 cases were dropped because of incomplete descriptions in the records. We found side effects of some sort in 13.5% (10429/77040) of cases with conventional ionic contrast media, and 4.2% of cases (1798/42581) with nonionic low-osmolar contrast media. This was 3–4 times lower than conventional contrast media (Table 1). There was tendency towards a higher incidence of side effects in patients with allergies and positive pretest. This was true even with nonionic low-osmolar contrast media.

A survey is now in progress aiming to reach 300000 cases or more, and the quantity of data thus far collected is enormous. Detailed results will be published in the future.

Conclusion

Finally, I would like to quote Dr. W.J. Russell's (Hiroshima Research Institute for Radiation Effects) words to the effect that Japanese doctors must get more of a feeling for radiology. We must become submersed in it: we must eat radiology, sleep radiology, breathe radiology, and live radiology.

References

1. Shirakabe H, Nishizawa M, Maruyama M, Kobayashi S (1982) Atlas of X-ray diagnosis of early gastric cancer. 2nd edn. Igakushoin, Tokyo
2. Hisamichi S, Iwasaki M, Arisue T et al. (1986) (1985) Cumulative data of mass survey of the gastrointestinal organs in Japan. J Gastroenterol Mass Survey 72:132–146
3. Moriyama N (1986) Interpretation of CT of the liver. 1st edn. Kanehara, Tokyo
4. Yamada R, Sato M, Nakatsuka H, Nakamura K, Takashima S (1983) Hepatic artery embolization in 120 patients with unresectable hepatoma. Radiology 148:397–401
5. Ohishi H, Uchida H, Yoshimura H et al. (1985) Hepatocellular carcinoma defected by iodized oil. Use of anticancer agents. Radiology 154:25–29
6. Ohishi H, Uchida H et al. (1985) CT detection of daughter nodules in hepatocellular carcinoma after Lipiodol infusion via the hepatic artery. Jpn J Clin Radiol 30:263–268

Future Trends of New Modalities

H. Katayama

Introduction

Computed tomography (CT) was introduced into radiology in the early 1970s. It had a revolutionary impact on radiologic diagnosis. There was endemic CT fever at that time.

The development of computed tomography was principally based on good X-ray tubes, good sensors (detectors) and good computers. Techniques of heavy exposure became possible with the development of the heavy-duty X-ray tube. Fast scanning was longer a dream. X-rays had long been the only source of excitation energy, but the magnet appeared to be an important second source of energy. Film had long been the only sensor of radiation apart from the fluoroscopic screen.

NaI appeared in the 1950s as a solid-state sensor and was used in the scintillation scanner. NaI crystals had been gradually increased in size in the 1960s when the gamma camera became available. The success of X-ray CT depended greatly on detectors of high quality. The imaging plate which is used for computed radiography (CR) is another solid-state sensor.

Computers play an important role in CT, and their we use in CT has led to the wide application of computers in diagnostic imaging. CR, ultrasound endoscopy, and MRI all need good computers. Here, I would like to describe the top-level imaging techniques available in Japan.

High-Resolution Fast CT Scan

A new whole-body CT scanner has been developed by Toshiba. This is model TCT-900s, which uses the Nutate/Rotate system and is characterized by good spacial and temporal resolution. Images are of high quality and are without motion artifacts. Dynamic subtraction cine-CT angiography (DSC-CTA) and real-time multiplane reconstruction (MPR) can be performed.

Good images of blood vessels and the posterior fossa can be obtained using these techniques. The high speed of scan has reduced motion artifacts, and so good images can be obtained in small children. The most remarkable improvement can be seen on images of lung parenchyma. The honeycomb pattern and small nodular lesions, the so-called interstitial changes of the lung parenchyma, are beautifully demonstrated by this system.

696

Digital Radiography (DR)

FCR or TCR are available in Japan. FCR was originally developed by Fuji. TCR is a fluoroscopic unit incorporating the FCR system. FCR does not use X-ray film but imaging plates as sensors. Electronic image information on the imaging plate is read by a fine laser beam and converted into digital signals [1].

Contrast enhancement and edge enhancement with low dose exposure are characteristics of FCR images. The average exposure dose is 1/10 that of conventional film-screen roentgenography. FCR is now used for examination of the chest, breasts, extremities and so forth.

Ultrasound

Ultrasound equipment is now widely distributed throughout Japan, and is replacing the stethoscope in a sense. Electronic real-time scanning has been most popular since the early 1950s.

Ultrasound is the method of first choice for detecting abdominal masses in small children. Cardiac ultrasound is essential for diagnosis of valvular and myocardial abnormalities. As I mentioned elsewhere, liver cancer is prevalent in Japan. Ultrasound and/or CT results are the first step in the decision-making tree for liver cancer diagnosis. At present, according to Moriyama [2], 35% of liver cancers less than 1.0 cm in size are detected with CT and 5% with ultrasound of lesions 1.0–2.0 cm in size, 81% are detected with CT and 56% with ultrasound. These results, I think, are not conclusive or universal because of differences in the location of the lesions and the skillfulness of the examiners.

Picture Archiving and Communicating System (PACS)

PACS is another possible future development. In Japan several hospitals are planning to install a PACS when older hospital buildings are renewed. The PACS is one of the topics discussed at radiological meetings in Japan but it will take 10 years or more for us to be able to use it for patient care. The government policy of minimizing medical expenses and the tendency towards decentralization of diagnostic imaging are decelerating the implementation of PACS. Most Japanese doctors, especially older ones, do not want to change the present system. They are allergic to computers CRT diagnosis, PACS and so on.

Endoscopy

The history of endoscopy dates back to 1868 when Dr. Kussmaul developed the first gastroscope. In 1932 a flexible gastroscope was developed by Dr. Schindler and put into practical use. This was followed in 1950 by the development of the first gastrocamera in Japan. In 1957, Dr. Hirschwitz developed a fiberscope which was later improved, mainly in Japan. The electronic endoscope was announced in the United States in 1983. Now a much improved instrument, it is entering the stage of practical use. In Japan, electronic endoscopes are becoming popular, as they have several advantages compared with fiberscopes.

Magnetic Resonance Imaging and Spectroscopy

We are now suffering from MRI fever. About 150 MRI systems will be in use quite soon. About 50% of patients are seen for neuroradiologic examination. MRI is replacing CT in this field. For chest and abdominal examinations motion artifacts must be reduced. However, images of the liver, pancreas and kidney have been improving. Most Japanese radiologists are oriented to superconductive MRI, and 2.0 T MRI will come out in the near future. Spectroscopy has not yet matured and is only in sporadic use at present. High-resolution MRI, reduction of physiologic artifacts, fast scanning, MRI cine, clinical application of spectroscopy, and MRI contrast media are areas of development. The clinical applications of spectroscopy include differential diagnosis based on tissue characterization, monitoring of response to therapy, distinguishing between recurrent or residual tumor and radiation damage, and determining the extent of disease.

Conclusion

New modalities which are available now or which will be available in the future, are all based on good computers. We should not be allergic to computers – we have to touch keyboards. Future trends? I really do not have any idea, because progress in science is so rapid and influenced by many factors which cannot be anticipated for the present.

References

1. Sonoda M, Takano M, Miyahara J, Kato H (1983) Computed radiography utilizing scanning laser stimulated luminescence. Radiology 148:833–838
2. Moriyama N (1987) Diagnostic imaging of the liver – CT scan. Jpn Med 24(7):1157–1163

Klinische Anwendung der 2-Spektren-Radiographie

W. Bautz, H. Bongers

Die 2-Spektren-Methoden ("dual energy methods") können in Subtraktions- und Basismaterialzerlegungsverfahren eingeteilt werden. Im Vergleich zu den Subtraktionsverfahren ermöglicht die Basismaterialzerlegung nicht nur die Darstellung von Materie hoher Ordnungszahl, sondern auch die isolierte Abbildung von Weichteilen und quantitative Messungen. Wir haben die Methode an einem CT-Gerät der 3. Generation (Somatom DR 3, Siemens AG) implementiert. Bei diesem Gerät werden die Basisdaten des 2-Spektren-Radiogramms durch rasche Umschaltung der Röntgenröhrenspannung quasi simultan gemessen. Aus den Basisdaten einer einzigen 2-Spektren-Aufnahme können sowohl die digitalen Radiogramme bei 85 und 125 KV als auch die materialselektiven Radiogramme (Kalzium- und Weichteilbilder) mit geringem Zeitaufwand errechnet werden. In über 400 Patientenuntersuchungen und einer Reihe von Experimenten haben wir das Potential der 2-Spektren-Radiographie im Hinblick auf ihre Anwendung in einem eigenständigen digitalen Radiographiesystem bestimmt. Im folgenden sollen die wichtigsten Ergebnisse unserer Arbeiten kurz skizziert werden.

Isolierte Abbildung der Weichteile ohne Skelettüberlagerung

Die isolierte Darstellung der Weichteile ohne Skelettüberlagerung bringt besondere Vorteile für die Diagnostik der Thoraxorgane. Im Vergleich zur Röntgenfilmtechnik und der digitalen Radiographie (1-Spektren-Radiographie) werden Lungenrundherde in den Weichteilbildern häufiger erkannt. Die Mediastinallinien sind regelmäßig sehr gut abgrenzbar. Ein wesentlicher Nachteil der 2-Spektren-Radiographie mit einem CT-Gerät ist die mangelhafte Ortsauflösung der 2-Spektren-Radiogramme, die die Aussagekraft der Methode bei interstitiellen Lungenerkrankungen erheblich einschränkt. Die isolierte Darstellung der Weichteile bewährt sich auch bei der Diagnostik der Nasennebenhöhlen, der Mastoidzellen sowie der oberen Luftwege. Die Abbildung der oberen Luftwege ist im Vergleich zu den anderen radiographischen Verfahren ausgezeichnet, Stimm- und Taschenbänder werden im Larynx fast immer sichtbar.

Selektive Darstellung von Kalzium

Im Gegensatz zu grobscholligen Verkalkungen (Abb. 1) sind diffuse Verkalkungen auf den Röntgenfilmaufnahmen nur schwer oder überhaupt nicht erkennbar.

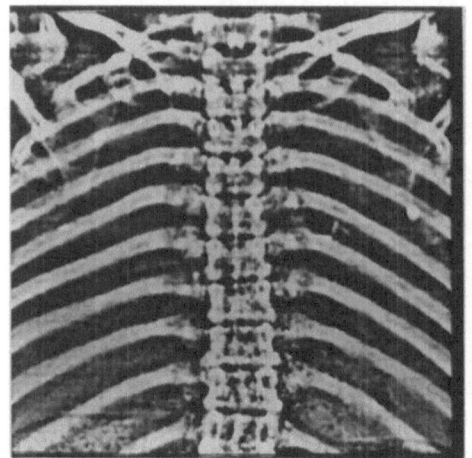
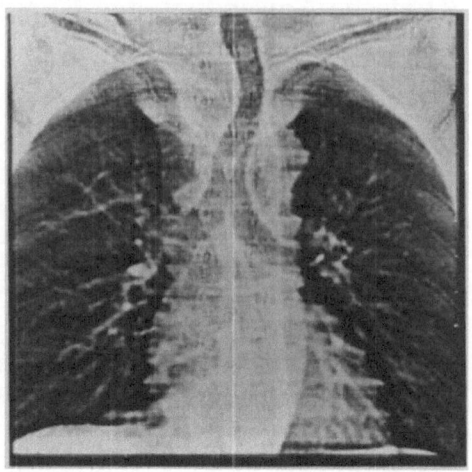

Abb. 1 a, b. Patient mit einem Tuberkulom im rechten Lungenoberlappen. **a** 2-Spektren-Radiogramm (Kalziumbild). Dicht verkalktes Tuberkulom. **b** 2-Spektren-Radiogramm (Weichteilbild)

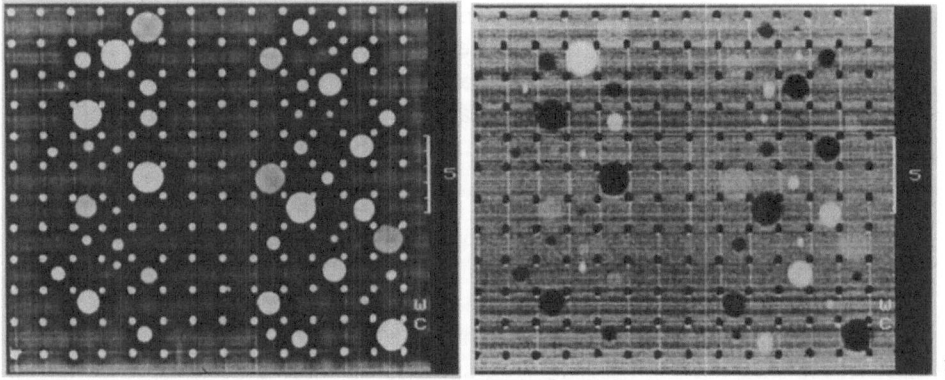

Abb. 2 a, b. Nachweis von homogenen Verkalkungen in Rundherden mit der 2-Spektren-Radiographie (Meßanordnung zur ROC-Analyse, Rasterunterlage). **a** Im digitalen Radiogramm können diffuse Kalkeinlagerungen in den Probekörpern nicht sicher erkannt werden. **b** Das 2-Spektren-Radiogramm (Kalziumbild) zeigt eindeutig die unterschiedlichen Kalziumkonzentrationen in 50% der Probekörper

Digitale Radiogramme sind in diesem Punkt den Röntgenfilmaufnahmen durch ihren hohen Dynamikbereich und die Filtertechnik eher unterlegen. Der Nachweis von diffusen Verkalkungen z. B. in Lungenrundherden ist mit der 2-Spektren-Radiographie sensitiv und wird nur durch das Bildrauschen und durch zu niedrigen Kontrast bei Skelettüberlagerung limitiert (Abb. 2).

Die Überlagerung des Stammskelettes, im Bereich des Thorax besonders durch die Lunge und das Mediastinum, im Abdomen und Becken durch Darm- und Gasschatten, schränkt dessen Diagnostik mit der Röntgenfilmtechnik und der di-

700

gitalen Radiographie stark ein. Mit der 2-Spektren-Radiographie kann das Skelett auch in anatomisch schwierigen Regionen, z. B. der BWS im sagittalen Strahlengang, überlagerungsfrei dargestellt werden. Besondere Vorteile sehen wir hier für die Tumordiagnostik, denn mit einer einzigen Aufnahme können sowohl Weichteilprozesse wie z. B. eine Lungenmetastasierung als auch Osteolysen erkannt werden.

Kontrastmitteluntersuchungen

Durch die Eliminierung der Weichteil- und Gasschatten ist es möglich, die kontrastmittelgefüllten harn- und galleableitenden Wege sowie die Blutgefäße optimal darzustellen. Hier kann die 2-Spektren-Radiographie besonders in der Ausscheidungsurographie an Bedeutung gewinnen, da durch die Eliminierung nierenüberlagernder Weichteil- und Gasschatten Schichtuntersuchungen überflüssig werden können. Bei der DSA wurde die 2-Spektren-Methode in Verbindung mit der temporären Subtraktion als sog. Hybridsubtraktion angewendet. In Übereinstimmung mit Foley sehen wir bei dem hohen technischen Stand der DSA keine praktische Bedeutung dieser Methode.

Xenon wird mit der 2-Spektren-Radiographie mit hoher Sensitivität erfaßt und kann als Inhalationskontrastmittel bei Störungen der Lungenventilation verwendet werden.

Quantitative Messungen von Basismaterialien mit der 2-Spektren-Radiographie

In der Vergangenheit wurden 2-Spektren-Methoden zur Quantifizierung des Knochenmineralgehalts eingesetzt. Mit der hier vorgestellten Methode ist es möglich, sowohl eine Strukturanalyse der Knochen durchzuführen als auch den Mineralgehalt des Knochens quantitativ zu messen. In Präparateuntersuchungen konnten wir eine gute Übereinstimmung der computertomographischen (1- und 2-Spektren-CT) und der 2-Spektren-radiographischen Knochenmineralgehaltsbestimmung feststellen. Bei unseren Messungen verwenden wir als Referenzkörper Hydroxylapatit, das in definierter Konzentration in wasserisodensen Kunststoff eingebettet ist. Im Vergleich zur Computertomographie wird die Wertigkeit der Methode durch methodische Fehlermöglichkeiten bei der Knochendickebestimmung eingeschränkt. Nach unseren Ergebnissen eignen sich für die Knochenmineralgehaltsbestimmung mit der 2-Spektren-Radiographie besonders die Lendenwirbelkörper 2–4.

Gute Ergebnisse zeigen sich auch bei der Quantifizierung der Ausscheidungsfunktion der Nieren mit Hilfe moderner nierengängiger Kontrastmittel.

Perspektiven der Zwei-Spektren-Radiographie

Unsere Ergebnisse zeigen die bereits bestehende klinische Bedeutung der 2-Spektren-Radiographie. Das Potential der Methode kann klinisch voll ausgeschöpft werden, wenn es gelingt, CT-unabhängige digitale Radiographiesysteme mit 2-Spektren-Zusatz, deutlich verbesserter Ortsauflösung, schnelleren Aufnahmezeiten und variablen Aufnahmeformaten zur Untersuchung des gesamten Patienten zu akzeptablen Kosten bereitzustellen. In Zukunft dürften die Speicherleuchtstoffdetektoren zunehmende Bedeutung in der digitalen Radiographie gewinnen. Es ist prinzipiell möglich, für die 2-Spektren-Radiographie Speicherleuchtstoffdetektoren in Sandwichbauweise zu konstruieren, die möglicherweise viele gestellten Forderungen erfüllen können.

Literatur

1. Alvarez RE, Macovski A (1976) Energy-selective reconstructions in X-ray computerized tomography. Phys Med Biol 21:733–744
2. Bautz W, Kalender W (1987) Materialselektive Bildgebung und Dichtebestimmung mit der Zwei-Spektren-Methode. II. Klinische Anwendung der Zwei-Spektren-Radiographie. Digit Bilddiagn 7:95–103
3. Bautz W, Kalender W (1987) Klinische Ergebnisse der Zwei-Spektren-Radiographie bei Thoraxuntersuchungen. RÖFO 146:497–503
4. Brody WR, Butt G, Hall A, Macovski A (1981) A method for selective tissue and bone visualization using dual energy scanned projection radiography. Med Phys 8:353–357
5. Foley WD, Beres J, Smith DF, Bell RM, Milde MW, Lipchik EO (1986) IV and intraarterial hybrid DSA: clinical evaluation. Amer J Roentgenol 147:613–620
6. Fraser RG, Hickey NM, Niklason LT, Sabbagh EA, Luna RF, Alexander CB, Robinson CA, Katzenstein AA, Barnes GT (1986) Calcification in pulmonary nodules: detection with dual-energy digital radiography. Radiology 160:595–601
7. Kalender WA, Bautz W, Felsenberg D, Süß C, Klotz E (1987) Materialselektive Bildgebung und Dichtemessung mit der Zwei-Spektren-Methode. I. Grundlagen und Methodik. Digit Bilddiagn 7:66–72

Bone Densitometry: Accuracy of Dual-Energy Quantitative Computed Tomography with Basis Material Decomposition

W. D. Reinbold, W. A. Kalender, and R. Lente

Quantitative computed tomography (QCT) is an established method for the non-invasive assessment of bone mineral content. The advantage of CT is its capacity for precise three-dimensional anatomic localization and for separation of cancellous and cortical bone. The accuracy of QCT is limited by systemic errors due to beam-hardening effects and to energy drift of scanner and detector.

Spongy bone consists of different concentrations of mineral, soft tissue, and fat, with different linear attenuation coefficients. This coefficient is highly energy dependent for bone mineral and shows less dependency for fat and water-equivalent soft tissue. Scanning with two different X-ray energies allows material-selective image reconstruction and separation of basis materials due to their different atomic numbers. A dual-energy approach was implemented on our Somatom DRH scanner (Siemens Corp.) equipped with an option for rapid kilovolt peak (kV_p) switching. The voltage is switched between 125 kV_p and 85 kV_p from pulse to pulse. This allows the necessary data to be obtained at two kV_p values in a single scan and avoids misregistration due to motion.

These data are processed by basis material decomposition techniques. They allow separation into single-energy data and imaging of the density of soft and calcified tissues selectively. High-material images ("Mat-high") correspond to materials with high atomic numbers, and low-material images ("Mat-low") correspond to soft tissue materials with low atomic numbers. Images of materials can be calculated on the basis of their effective atomic numbers and electron density. Standard CT images can always be calculated from the attenuation data at both high and low kV_p.

Due to the differences in energy dependence of X-ray attenuation for different materials, the calcified vertebral body yields a much higher difference in attenuation than the surrounding soft tissues. Basis material decomposition of the two data sets produces material density images.

To quantitatively compare and evaluate CT images, a new reference phantom is used. The phantom consists of a water-equivalent solid material based on polyethylene to simulate the water value. Bone mineral standard is obtained by mixing 200 mg hydroxyapatite per milliliter into the solid material. The attenuation characteristics of the water-equivalent phantom material in relation to water for energies from 20 keV to 10 MeV are shown in Fig. 1. Based on a proper calibration and a basis material decomposition process, material density images can be produced, and bone density can be calculated in milligrams of apatite per milliliter.

To determine the accuracy of dual-energy QCT, the bone mineral density of 45 lumbar vertebral bodies obtained from 39 subjects was measured. The age

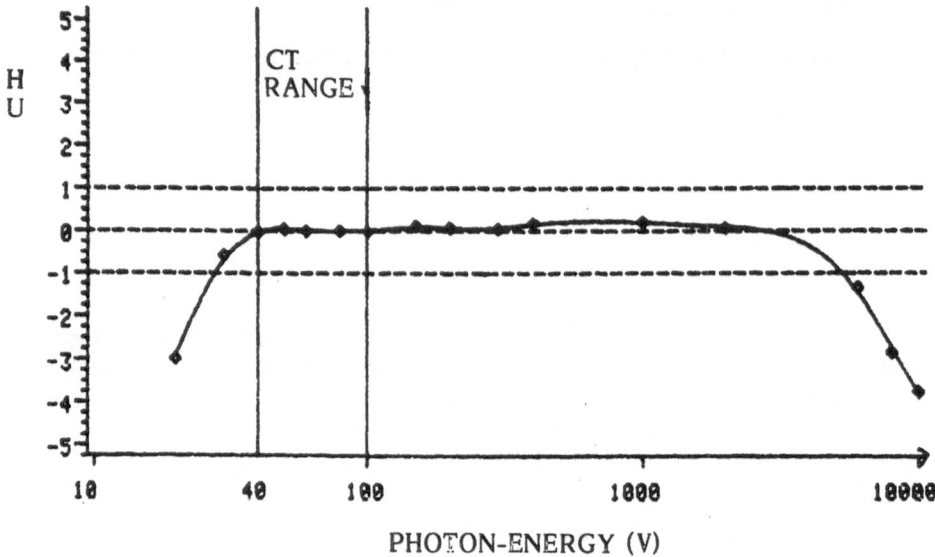

Fig. 1. Attenuation characteristics of the phantom material

range was from 28 to 89 years, and there was no known bone-related disease. The vertebral bodies were excised with all posterior elements from fresh unfixed cadavers. The samples were cleaned and frozen. To excise rectangular blocks of trabecular bone, a high-precision band saw was used.

The sawcut was adjusted so that the saw blade was able to cut off a 9-mm-thick section from the midplane of the vertebral body. This avoids partial volume effects by CT scanning. We tried to keep the volume of the excised spongy bone as high as possible to get a negligible error in determining bone mass and volume. After cutting, the volume of each sample was determined using precision sliding callipers. Thus, volumes of 4–8 cm³ of purely trabecular bone were obtained.

Groups of five samples were mounted on a plastic jig and fixed with rubber bands, with a thin layer of wax at the bottom and on top for better detection of bone edges on the CT screen. Each vertebral sample was carefully positioned by a water gauge so that the plane through the center of the bone was perpendicular to the gantry at zero level. The distances between the centers of vertebral bodies were measured, and they were kept equidistant from each other. The specimens were then placed in a water-filled container.

After defrosting, pressure was lowered to about 100 mmHg with a water jet pump in order to replace air from the samples. The container was sealed and inserted in a water-filled body-shaped plastic phantom. The jig was fixed at the bottom of the body phantom. Body phantom and calibration phantom were fixed at the CT table for the scanning procedure.

An anteroposterior and a lateral topogram of the vertebral specimens in the body phantom were made to check the position of the samples and the jig. All dual-energy scans were done with one 8-mm slice through the center of each bone, using switching between 85 and 125 kV$_p$ and 720 projections. The exact position of the cutlines is documented in an antero-posterior topogram (Fig. 2).

704

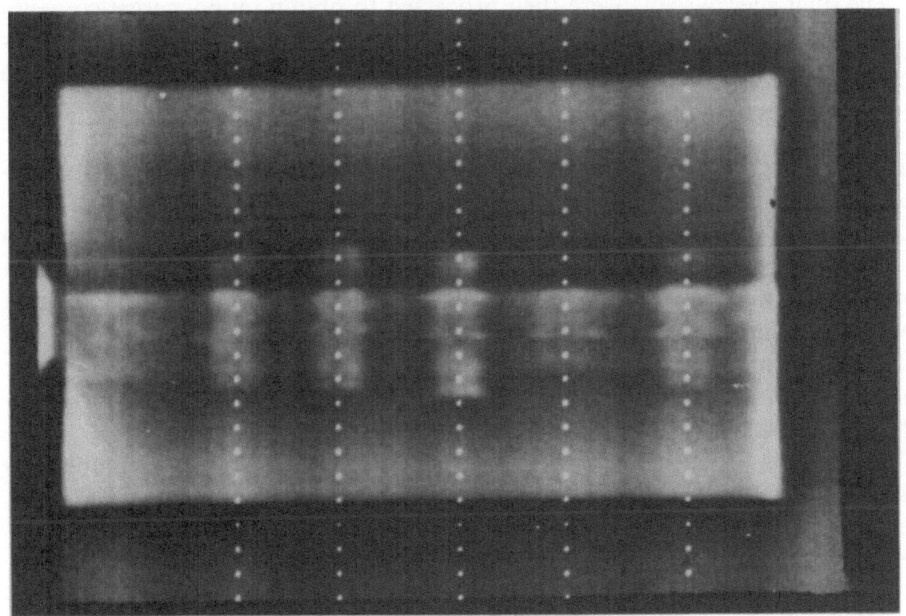

Fig. 2. Anteroposterior topogram. Cutlines for exact positioning of the bone samples

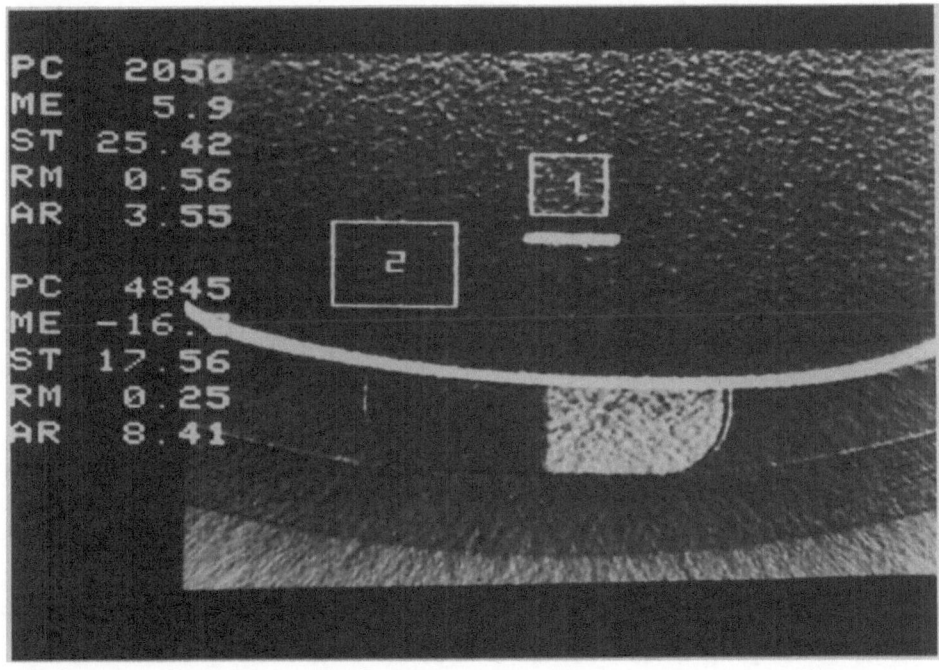

Fig. 3. Evaluation procedure of the vertebral sample

The dual-energy scans were then processed to obtain monoenergetic images at 125 and 85 kV$_p$ and calcium and soft tissue images. Figure 3 shows the evaluation procedure, with a rectangular region of interest within the vertebral bone and another rectangular region of interest within the water of the body phantom. The regions of interest measured by CT were totally adequate to the regions measured after sawing. Bone mineral densities of the examined samples were calculated and expressed in milligrams of apatite per milliliter.

Because of exact sawing and positioning of the samples before scanning, no more sawing or milling procedures were necessary. Before chemical analysis, the bone samples were weighed and placed in a small, airtight storage vial. To extract water, the samples were then freeze-dried in lyophil till constant weight was reached. The fat concentration was measured by chloroform extraction. The bone samples were wrapped up in synthetic cloths and placed in a fat extraction apparatus. Fat concentration was measured in milligrams per milliliter.

Bone mineral density was measured by reducing the spongy remainder to ashes in a blast furnace at 900 °C for at least 12 h. After cooling in a desiccator, the actual ash weight of the samples was measured with a precision balance immediately.

The accuracy of bone measurements by dual-energy QCT was determined by comparing the bone densities of the midplanes of the excised vertebral bodies. There is a marked downward trend in mineral content with increasing age. The chemically analyzed mineral results are plotted as a function of age in Fig. 4. The best-fit regression line gives a decrease of 8.9 mg apatite per milliliter per decade.

The correlation of dual-energy QCT measurements with high-material decomposition of all 45 excised vertebral bodies and their ash weights is demon-

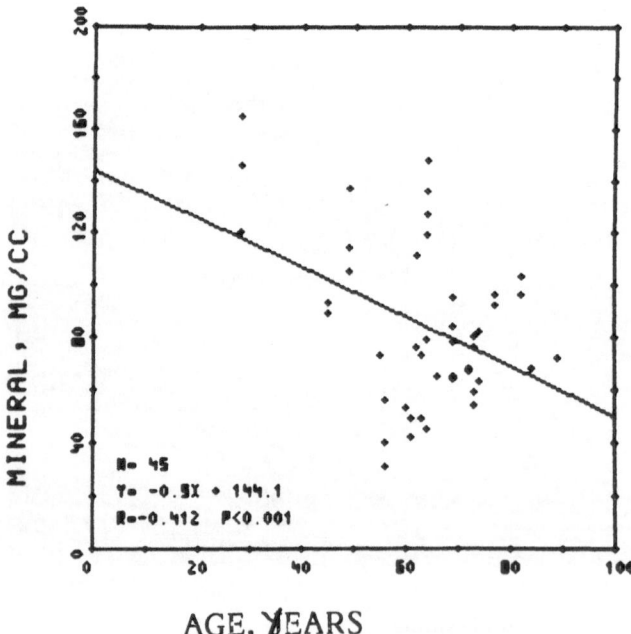

Fig. 4. Negative correlation between age and mineral density of the samples

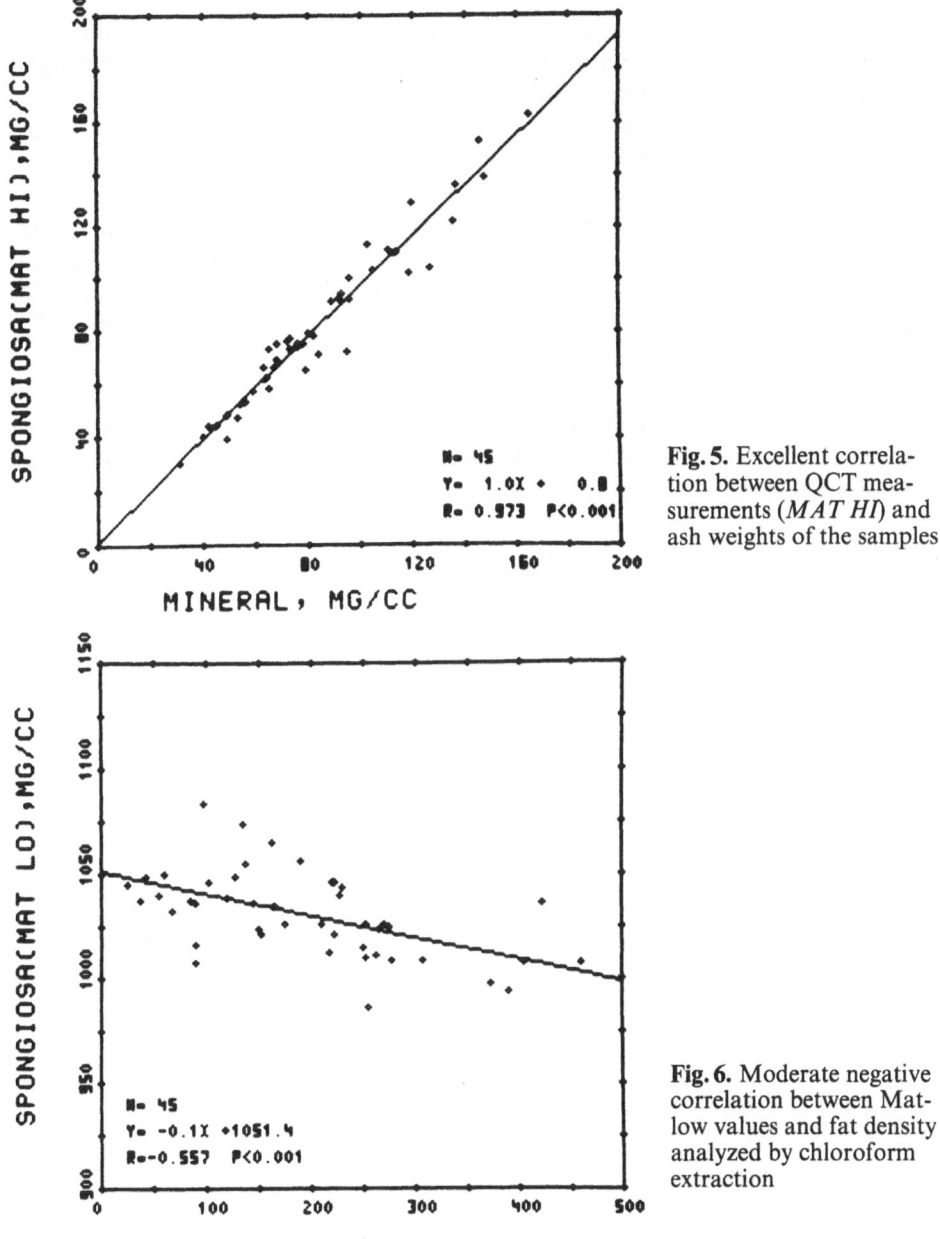

Fig. 5. Excellent correlation between QCT measurements (*MAT HI*) and ash weights of the samples

Fig. 6. Moderate negative correlation between Matlow values and fat density analyzed by chloroform extraction

strated in Fig. 5. The correlation factor of 0.973 demonstrates the good correspondence of the bone model and the high accuracy of the dual-energy measurement. No significant differences are found in the correlations between females and males. Dual-energy measurements cause only a slight overestimation of bone mineral density of 0.66 mg/ml, corresponding to an error in accuracy of 1.4%.

Vertebral fat influences single-energy measurements depending to a high degree on age. Dual-energy measurements determine bone mineral density almost independently of bone marrow composition. The fat content of spongy bone can be estimated by CT images with low-material decomposition of dual-energy data. There is a moderate correlation between Mat-low values and fat density analyzed by chloroform extraction, with a correlation factor of -0.557 (Fig. 6). This must be explained by the dependence of Mat-low values on fat and water-equivalent soft tissue.

Each vertebral specimen was examined with single- and dual-energy measurements and chemical analysis. Standard linear correlation coefficients were calculated for each of these measurements. The single-energy results at 85 and 125 kV_p show an excellent correlation of 0.998. This proves that our dual-energy approach for bone mineral quantification is highly accurate.

Dual-energy QCT allows highly accurate measurements of bone mineral density, with an error of 1.4% independent of fat and soft tissue content. The use of noninvasive techniques to assess bone mineral has greatly enhanced our ability to observe normative changes and to monitor therapeutic interventions.

Untersuchungen zur Diagnostik der Stammskelettosteoporose mit der Zwei-Spektrencomputertomographie

G. W. Weisser, W. Bautz, H. Bongers

Einleitung

Bei der Beurteilung des Skelettmineralgehaltes an der Röntgenübersichtsaufnahme wird im Bereich der LWS erst ein Verlust von ca. 50% sicher dargestellt. Die Computertomographie brachte für die Osteoporosediagnostik einen wesentlichen Fortschritt, der erst seit Einführung der Zweispektrencomputertomographie (DE-CT) breite Beachtung findet.

In der vorliegenden Arbeit sollte anhand von Präparateuntersuchungen an Lendenwirbelkörpern die Wertigkeit der DE-CT im Vergleich zur konventionellen CT untersucht werden.

Material und Methode

35 autoptisch gewonnene Lendenwirbelkörperpräparate wurden in einem Wasserbad gemessen. Nach Anfertigung eines seitlichen Topogramms erfolgten die Messungen planparallel zu den Grund- und Deckplatten in Wirbelkörpermitte sowie 4 mm kranial und kaudal; die Schichtdicke betrug 8 mm.

Zur Kontrolle der computertomographisch ermittelten Dichtewerte wurde Spongiosa und Kortikalis der entsprechenden Meßebene getrennt verascht.

DE-Prinzip

Die Aufnahme von 2 Datensätzen für jede Schnittebene erfolgt durch einen gepulsten Betrieb des CT-Gerätes mit Umschaltungen zwischen 85 kV und 125 kV im Abstand von 6 ms. Hierdurch besteht eine absolute topographische Einstellung der Meßebenen für beide Datensätze (85 kV und 125 kV). Es können dann sowohl monoenergetische Bilder für Meßspannungen von 85 kV und 125 kV als auch materialselektive Computertomogramme errechnet werden, die sich quantitativ auswerten lassen.

Ein unter dem Wasserbad positionierter Referenzkörper wurde jeweils mit erfaßt. Dieser besteht aus wasserisodensem Kunststoff, in einer Hälfte ist Hydroxylapatit in einer Konzentration von 200 mg/ml eingebettet. Aus der Vergleichsmessung des Referenzkörpers kann direkt die Hydroxylapatitkonzentration im Präparat berechnet werden.

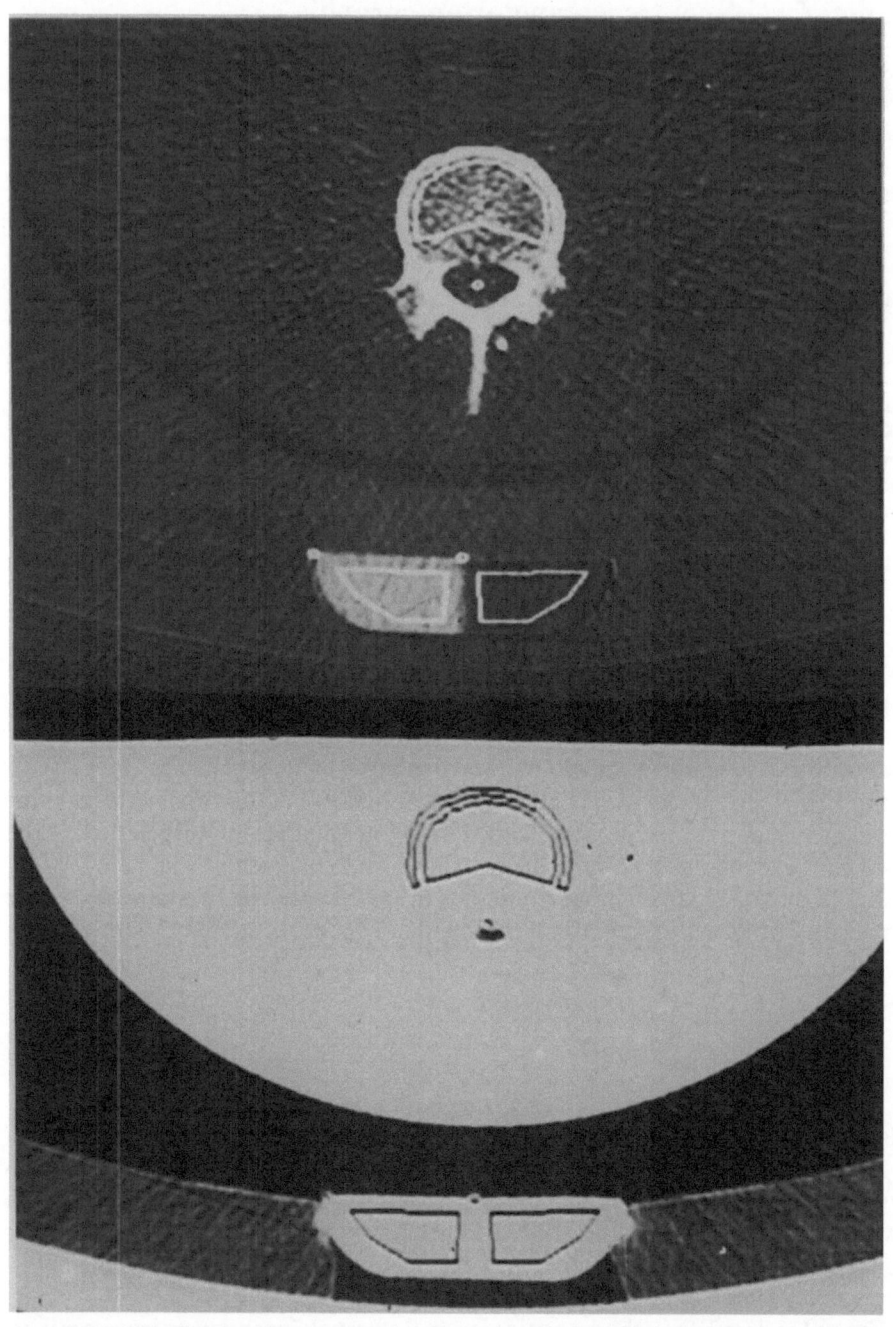

Abb. 1. Aus dem Datensatz der Zweispektren-Computertomographie rekonstruiertes materialselektives Kalziumbild. Auswertung mit Hilfe eines automatischen Konturfindungsprogrammes. In der unteren Bildhälfte schematische Darstellung der automatisch gefundenen Auswertebereiche im Wirbelkörper und Referenzkörper

Ergebnisse und Diskussion

Eine experimentelle Kontrolle des Verfahrens konnte also nur an nicht deformierten Wirbelkörpern in Wirbelkörpermitte erfolgen. Zunächst durchgeführte Messungen in verschiedenen Meßebenen zeigten in den endplattennahen Abschnitten Meßwertdifferenzen bis zu 1,20% im Vergleich zur Wirbelkörpermitte. Bei einer Schichtdicke von 8 mm war eine für den Gesamtwirbelkörper repräsentative Messung möglich, was für die Beurteilung bei klinischen Messungen und Verlaufskontrollen von Bedeutung ist.

Die Messungen wurden zunächst mit einer manuell gewählten kreisförmigen ROI im wirbelvorderkantennahen Spongiosaabschnitt durchgeführt.

Die mit den errechneten Konzentrationen der Veraschungspräparate durchgeführten Korrelationen ergaben für Messungen mit 85 kV Röntgenröhrenspannung gegenüber 125 kV geringfügig verbesserte Ergebnisse; ein signifikanter Unterschied ergab sich jedoch nicht. Auch die Ergebnisse der materialselektiven Bilder mit der Zweispektrencomputertomographie erbrachten demgegenüber keine Verbesserung.

Die Bestimmung des Kalziumgehaltes mit Hilfe eines automatischen Auswerteprogrammes (Konturfindungsprogramm, KFP) zeigte sich in allen Meßmodifikationen den Meßwerten bei einer manuell gewählten ROI überlegen. Bei einer jeweiligen Signifikanz von $p < 0,001$ ergeben sich Korrelationskoeffizienten von 0,95 gegenüber 0,83.

Mit Hilfe eines implementierten Schwellenwertes wird bei dem KFP die ventrale und laterale Wirbelkörperkortikalis gegenüber der angrenzenden Spongiosa exakt abgegrenzt (Abb. 1). Die isolierte Aufarbeitung dieser Kortikalisanteile ergab erwartungsgemäß schlechtere Korrelationen, die jedoch ebenfalls hochsignifikant waren ($p < 0,001$). Durch die dabei eingehenden systematischen Meßfehler ist eine sichere Beurteilung der Mineralgehaltskonzentration im Bereich der Kortikalis methodisch nicht möglich. Da osteoporotische Veränderungen in erster Linie die Spongiosa betreffen, sind bei klinischen Verlaufskontrollen Messungen der Kortikalis nicht sinnvoll.

Zusammenfassung

Mit Hilfe des von uns verwendeten Referenzkörpers läßt sich der Kalziumgehalt in der Spongiosa der Lendenwirbelkörper mit hoher Genauigkeit bestimmen. Der hierbei eingehende systematische Meßfehler durch integrale Messung über Materialien unterschiedlicher Dichte (Trabekel, Knochenmark, Fett) wird bei Anwendung der Zweispektrencomputertomographie minimiert. Die durch das Prinzip der Basismaterialzerlegung weitgehend materialselektive Darstellung erlaubt im Kalziumdichtebild eine direkte Quantifizierung des Kalksalzgehaltes der entsprechenden Meßebene. Die Bestimmung mit Hilfe eines automatischen Auswerteprogrammes bringt gegenüber der Auswertung mit manuell gewählter ROI deutliche Vorteile.

Die Beachtung folgender Meßvorschriften ist für eine gute Reproduzierbarkeit sowie für Verlaufskontrollen unbedingt erforderlich:

- Exakte Positionierung des Patienten.
- Verwendung eines Basismaterialreferenzkörpers.
- Meßschicht in Wirbelkörpermitte planparallel zur Grund- und Deckplatte.
- Schichtdicke 8 mm. Aufnahmezeiten von 14 s bei flacher Atmung haben sich bewährt.
- Miterfassung von grund- und deckplattennahen Abschnitten ergeben nicht auswertbare Meßdaten.

Mit der Zweispektrencomputertomographie steht damit eine schnelle, nicht-invasive Methode zur quantitativen Messung der Hydroxylapatit-Konzentration im Knochen zur Verfügung.

Literatur

1. Banzer D, Schneider U, Wegener OH, Oeser H, Pleul O (1979) Quantitative Mineralsalzbestimmung im Wirbelkörper mittels Computertomographie. Fortschr Röntgenstr 130:77–80
2. Cann CE, Genant HK (1980) Precise measurement of vertebral mineral content using computed tomography. J Comput Assist Tomogr 4:493–500
3. Genant HK, Boyd D (1977) Quantitative bone mineral analysis using dual energy computed tomography. Investigative Radiology 12:545–551
4. Heuck F, Schmidt E (1960) Die quantitative Bestimmung des Mineralgehalts der Knochen aus dem Röntgenbild. Röntgenfortschritte 93:523–554
5. Kalender W, Bautz W, Felsenberg D, Süss C, Klotz E (1987) Materialselektive Bildgebung und Dichtemessung mit der Zwei-Spektren-Methode. I Grundlagen und Methodik. Digit Bilddiagn 7:66–72
6. Kalender WA, Klotz E, Suess C (1987) Vertebral bone mineral analysis: an integrated approach with CT. Radiology 164:419–423
7. Rao GU, Yaghmai I, Wist AO, Arora G (1987) Systematic errors in bone-mineral measurements by quantitative computed tomography. Med Phys 14:62–69
8. Weissberger MA, Zamenhof RG, Aronow S, Neer RM (1978) Computed tomography scanning for the measurement of bone mineral in the human spine. J Comput Assist Tomogr 2:235–262

2-Spektren-CT in der Schilddrüsendiagnostik
– Erste Ergebnisse eines neuen Verfahrens –

Chr. Ozdoba, G. W. Weisser, M. Jauch, W. Bautz

Einleitung

Die 2-Spektren- oder „dual-energy" Computertomographie ist ein relativ neues Verfahren, das die Möglichkeit weitgehend materialselektiver Bildgebung bietet.

Die Methode wird bereits seit längerem zur Osteoporosediagnostik am Stammskelett eingesetzt [1]. Sie erlaubt aufgrund ihrer Materialselektivität weitere Anwendungen, von denen experimentell beispielsweise die Bestimmung des Eisengehaltes in der Leber sowie 2-Spektren-CT mit Jod als Kontrastmittel in der Urographie untersucht wurden [2, 6]. Auch in der Schilddrüsendiagnostik läßt sich das Prinzip der Basismaterialzerlegung ausnutzen.

Methode

Die physikalischen Grundlagen der Methode sind in der Literatur ausführlich dargestellt (Übersicht bei [4]) und werden hier nicht näher erläutert. Unsere Untersuchungen basieren darauf, daß in der Schilddrüsendiagnostik Jod und Wasser als Basismaterialien verwendet werden. Die allgemeinen Grundlagen der Methode sind bei Messungen an der Schilddrüse die gleichen wie bei den gut dokumentierten Knochenuntersuchungen und somit ohne weiteres übertragbar.

Voraussetzung für die erfolgreiche Durchführung von 2-Spektren-Untersuchungen der Schilddrüse sind der Nachweis und die exakte Konzentrationsbestimmung von Jod in den in der Schilddrüse zu erwartenden geringen Konzentrationen.

An Meßkörpern mit einer Kontrastmittelverdünnungsreihe wurden die Dichtewerte verschiedener Jodkonzentrationen in den unterschiedlichen 2-Spektren-Bildern (125 und 85 kV sowie hoch- und niedrigdichte Basismaterialbilder) bestimmt (Abb. 1). Die gemessenen Dichtewerte korrelieren für hochdichte Basismaterialbilder hochlinear mit den Jodkonzentrationen. In den niedrig materialdichten Bildern ergab sich keine Korrelation; die gemessenen Dichtewerte sind praktisch unabhängig von den Jodkonzentrationen. Diese Meßkörper erlauben eine direkte Umrechnung der in Hounsfield-Einheiten gemessenen Dichtewerte in effektive Dichtewerte in µg/ml. Zur Ermittlung von Normwerten führten wir zunächst Messungen an nicht mehr als 12 h alten Schilddrüsenpräparaten durch.

Neben der Ermittlung von Normwerten dienten diese Untersuchungen auch dazu, die geeignete Meßtechnik festzulegen. Bewährt haben sich Schichtdicken von 4 mm und 1 440 Projektionen für jede Schicht (Tabelle 1). Die dabei erforder-

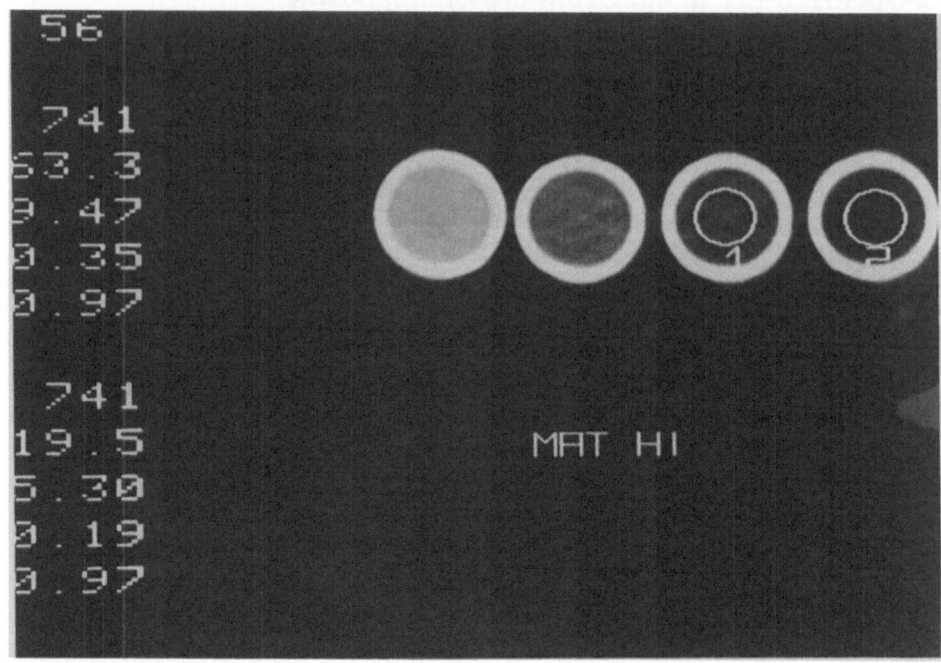

Abb. 1. Meßkörper. Beispiel eines hochdichten Basismaterialbildes mit den zur Eichung des Systems gemessenen Dichtewerten

liche Meßzeit von 14 s pro Scan bereitet auch bei der Messung am Patienten keine Probleme. Die materialselektiven Bilder wurden mit einem Filterprogramm neu gerechnet. Dieses Programm führt zu einer gewissen Kantenbetonung (Abb. 2), so daß ROI-Messungen in Bereichen großer Dichtewertsprünge zu vermeiden sind. Die interessierenden Areale wurden in üblicher Weise mit der Region-of-interest-Technik vermessen; die Dichtewerte der in den unterschiedlichen Techniken aufgenommenen Bilder wurden dann ausgewertet.

Tabelle 1. Untersuchungstechnik

Hardware:
– Computertomograph der 3. Generation (SOMATOM DR 3, Fa. Siemens)

Software:
– Dual-energy-Programm
  125/85 kV Meßspannung
– Filterprogramm (nicht kommerziell verfügbar)

Aufnahmedaten:
– 4 mm Schichtdicke
– 1440 Projektionen pro Scan
– Meßzeit 14 s pro Scan

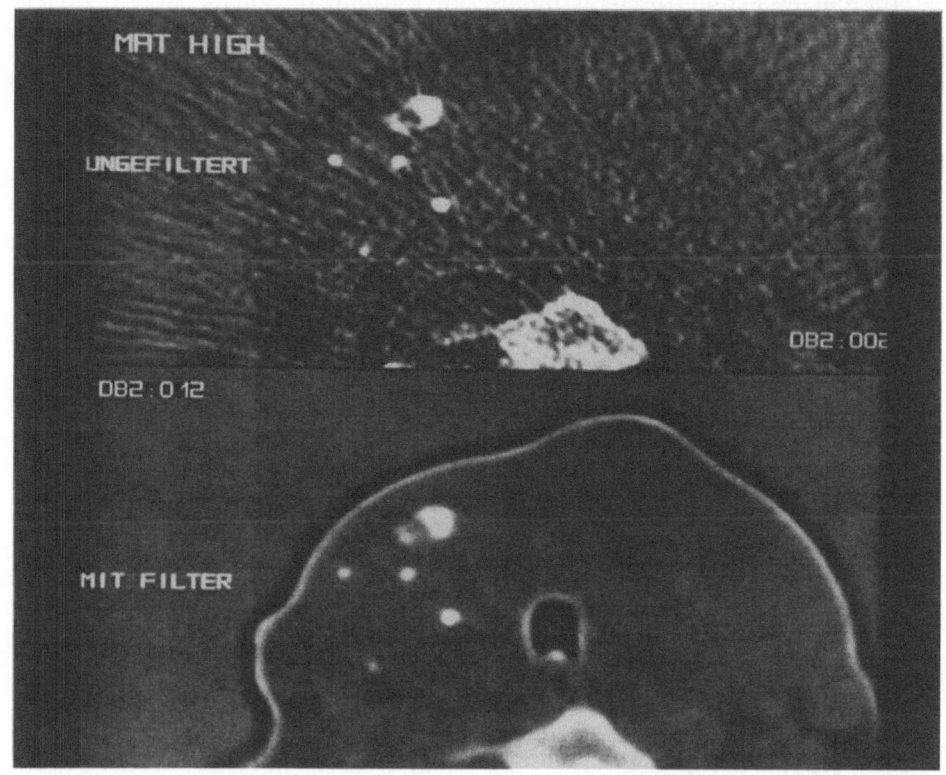

Abb. 2. Filterprogramm: *Oben* normales hochdichtes Basismaterial (MAT HI), *unten* das gleiche Bild nach Neuberechnung mit dem Filterprogramm. Einzelne Strukturen wie Ösophagus und Trachea werden erst im gefilterten Bild abgrenzbar, es kommt zu einer deutlichen Betonung der Kanten (s. Text). Rechenzeit für das Filterbild: 8,5 min

Ergebnisse

In Zusammenarbeit mit unserer Abteilung für Nuklearmedizin haben wir bei 11 Patienten mit Knotenstrumen, autonomen Adenomen und einem Fall eines Schilddrüsenkarzinomrezidivs Jodbestimmungen in der genannten Weise durchgeführt. Als Vergleichsbefunde lagen die Szintigramme und Ultraschalluntersuchungen zur topographischen Diagnostik vor.

Bei der Messung hochdichter Materialbilder ließen sich deutliche Dichtewertunterschiede entsprechend den Unterschieden in der Jodkonzentration in der Abgrenzung autonomer Adenome vom umgebenden supprimierten Schilddrüsengewebe nachweisen. Diffus knotig wachsende Strumen erfordern eine selektive Messung mit multiplen kleinen ROIs zur Darstellung lokaler Jodkonzentrationsmaxima; große ROIs ergeben aufgrund der Mittelung keine verwertbaren Aussagen.

715

Im Fall des Schilddrüsenkarzinomrezidivs konnte die Dual-energy-CT nachweisen, daß das Rezidivgewebe kein Jod enthielt, und damit den szintigraphischen Befund bestätigen.

Diskussion

Die bisherigen, an einer kleinen Fallzahl gefundenen Ergebnisse konnten szintigraphische Vorbefunde bestätigen; das Verfahren erlaubt quantitative Aussagen zum Jodgehalt in einzelnen Schilddrüsenabschnitten.

Als primäre Untersuchungsmethode haben wir die 2-Spektren-CT bisher nicht eingesetzt.

Möglichkeiten hierzu bieten sich beispielsweise bei der Diagnostik von Schilddrüsenkarzinomen: Direkt im Anschluß an die zu diagnostischen Zwecken durchgeführte CT-Untersuchung kann der Jodgehalt des Gewebes zur Frage der möglichen Speicherung und einer eventuellen Radiojodtherapie bestimmt werden. Die Durchführung einer 2-Spektren-Untersuchung ist dabei jederzeit aus dem Routinebetrieb heraus möglich; die Meßzeiten sind gegenüber einer konventionellen Untersuchung allerdings verlängert. Die Auswertungszeiten erreichen bei Berücksichtigung mehrerer ROIs und mit der dargestellten Filterung bis zu 15 min pro Scan.

Eine Wertung des Verfahrens im Vergleich zu bisherigen diagnostischen Methoden führt nach unseren Ergebnissen zu einer eher kritischen Einschätzung.

In der qualitativen Aussage zum Jodgehalt ist die routinemäßige Schilddrüsenszintigraphie der 2-Spektren-CT der Schilddrüse ebenbürtig. Aus der Literatur sind schon seit längerem Untersuchungen bekannt, nach denen auch ein konventionelles monospektrales CT nach entsprechender Eichung relativ sichere Aussagen über den Jodgehalt der Schilddrüse erlaubt [3]. Die Frage der quantitativen Jodbestimmung ist so mit ausreichender Sicherheit durch eine Untersuchung mit konventioneller CT zu klären.

Insgesamt steht dem verhältnismäßig hohen technischen Aufwand, den verlängerten Meßzeiten und den mit Bildfilterung sehr langen Auswertungszeiten der 2-Spektren-CT damit derzeit noch kein adäquater diagnostischer Gewinn gegenüber.

Als vielleicht in Zukunft interessante Methode muß die selektive Messung im Bereich der K-Kante des Jods angesehen werden; erste Untersuchungen aus der Literatur [5] zeigen hier Möglichkeiten reiner Jodbilder, in denen andere Materialien nicht mehr zur Bildgebung beitragen. Im Halsbereich dürften sich allerdings bei den dafür nötigen niedrigen Spannungen um $\simeq 33$ keV Schwierigkeiten durch die Weichteilabsorption ergeben.

Literatur

1. Genant HK, Boyd D (1977) Quantitative bone mineral analysis using dual energy computed tomography. Invest Radiol 12:545–551
2. Goldberg HI, Cann CE, Moss AA, Ohto M, Brito A, Federle M (1982) Noninvasive quantitation of liver iron in dogs with hemochromatosis using dual-energy CT scanning. Invest Radiol 17:375–380

3. Iida Y, Konishi J, Harioka T, Misaki T, Endo K, Torizuka K (1983) Thyroid CT number and its relationship to iodine concentration. Radiology 147:793–795
4. Kalender W, Bautz W, Felsenberg D, Süß C, Klotz E (1987) Materialselektive Bildgebung und Dichtemessung mit der Zwei-Spektren-Methode. I. Grundlagen und Methode. Digit Bilddiagn 7:66–72
5. Riederer SJ, Kruger RA, Mistretta CA (1981) Limitations to iodine isolation using a dual beam non-K-edge approach. Med Phys 8:54–61
6. Sommer FG, Brody WR, Gross D, Macovski A (1982) Renal imaging with dual energy projection radiography. AJR 138:317–322

Studies of Respiratory Disease in Children and Adults Using Echo-Planar Imaging

P. Mansfield, C. O'Callaghan, B. Chapman, R. Coxon, P. Glover,
A. Howseman, G. Jaroszkiewicz, M. Stehling, J. Britton, D. J. Shale,
A. E. Tattersfield, R. E. Coupland

Echo-planar imaging (EPI) is an ultrahigh-speed magnetic resonance imaging method which produces complete snapshot images in 32–64 ms [1, 2]. The technique has been used in children and adults to study respiratory disease and to measure lung volume. Because of its speed, the technique requires no patient sedation.

For lung volume measurements, a set of contiguous images is produced, spanning the whole of the lung. Typically, 16 images are obtained at each level, allowing some improvement in image quality. Lung volume is calculated directly from the images using a planimeter. The stage thickness for our child images is 7 mm.

A series of adults with various respiratory problems have also been studied with EPI. The range of cases includes cystic fibrosis, emphysema and several carcinomas.

The pixel resolution for our child images is 3 mm. Most of the adult images have 6-mm resolution and, as with the child images, comprise 64×64 pixels and take 32 ms to produce. Recent improvements in the adult imaging probe now allow images comprising 128×128 pixels to be produced in 64 ms [3].

References

1. Mansfield P (1977) J Phys C 10:L55
2. Chrispin A et al. (1986) Ped Radiol 16:289
3. Chapman B et al. (1987) Proceedings S.M.R.M. Works in Progress

Computertomographische Untersuchungen zur Erfassung der radiogenen Pneumopathie im Tierexperiment

K. Köhler, H. Tellkamp, Th. Herrmann

Die radiogene Pneumopathie stellt trotz moderner Diagnostik- und Therapieverfahren eine gefürchtete Komplikation der Strahlentherapie dar. Die Behandlung der radiogenen Lungenreaktion hat nur im Anfangsstadium – der Pneumonitis – Aussichten auf Erfolg. Deshalb ist der Strahlentherapeut an einer baldmöglichen Erkennung einer Lungenkomplikation interessiert. Daneben ist die Suche nach neuen, möglichst objektiven Untersuchungskriterien im strahlenbiologischen Experiment eine dringliche Aufgabe [6]. Die Computertomographie (CT) offenbart – besonders über die Dichtewertangaben (in Hounsfield-Einheiten = HE) – neue Lösungswege [1, 5, 7, 8, 10]. Es erschien uns deshalb gerechtfertigt und lohnenswert, die CT zur Erfassung und Objektivierung der radiogenen Lungenreaktion im Tierexperiment einzusetzen.

Material und Methode

Die Untersuchungen führten wir an 56 Jungschweinen der Rasse „Deutsches Edelschwein" (Körpergewicht 20–40 kg) durch. Die Versuchstiere erhielten im Rahmen strahlenbiologischer Untersuchungen zur Dosis-Zeit-Beziehung [3] und zur RBW-Bestimmung des Lungengewebes [4] eine fraktionierte Lungenbestrahlung nur der rechten Lunge mit 1–15 Fraktionen einer Telekobalt- oder 5 Fraktionen einer 6,2-MeV-Neutronenbestrahlung des Rossendorfer Zyklotrons U 120. Es wurde jeweils die gesamte rechte Lunge nach Durchleuchtungskontrolle an einem Therapiesimulator in das Bestrahlungsfeld einbezogen (Volumenbestimmung mit dem CT-Befehl RO am Somatom 2 der rechten Lunge mit 534 cm^3).

Tabelle 1. Angaben zu Bestrahlungsbedingungen und Tieranzahl

Strahlenart	Tieranzahl	Fraktionsanzahl	Einzeldosis (Gy)	Volumen
^{60}Co	12	5	3,8 –5,25	Rechte Lunge
^{60}Co	2	1	11	Rechte Lunge
^{60}Co	7	15	1,9 –2,38	Rechte Lunge
^{60}Co	20	5	4,25–6,25	Halbe rechte Lunge
6,2 MeV Neutronen	12	5	0,7 –1,2	Rechte Lunge
Kontrollen	3	–	–	–

Einige Tiere erhielten zur Untersuchung des Volumeneinflusses auf die radiogene Lungenreaktion eine fünfmalige Telekobaltbestrahlung nur auf die untere halbe rechte Lunge (Volumen 258 cm^3). Tabelle 1 zeigt Fraktionierungsrhythmen, Tieranzahl, Einzeldosen und bestrahltes Volumen in einer Übersicht.

Jedes Tier wurde mindestens zweimal computertomographiert. Die CT-Untersuchungen führten wir am Somatom 2 (Fa. Siemens) durch. Dabei wurden CT-Schnitte nach einem Topogramm in Rückenlage des sedierten Tieres vom Jugulum bis zum unteren Thoraxrand in 24 mm Abstand angefertigt. Die quantitative Auswertung erfolgte als Dichtevergleich einer "region of interest" (ROI) der bestrahlten Lungenseite (= ROI 1) mit der spiegelbildlich gleichen ROI der unbestrahlten Gegenseite (= ROI 2). Als Spiegelachse diente die Verbindungslinie zwischen Processus spinosus des jeweiligen BWK und der Sternummitte, so daß durch den Symmetrievergleich (Befehl: SY) eine computergestützte, objektive Bewertung gegeben war (Abb. 1). Die Histogrammanalyse sowie das Highlighting erschienen uns für die Fragestellungen ungeeignet bzw. nicht aussagekräftig genug [9]. Wir bewerteten:

1. die alleinigen Dichteveränderungen in der bestrahlten und unbestrahlten Lunge in Abhängigkeit von der Dosis,
2. die Dichtedifferenz (ROI 2–ROI 1) in Abhängigkeit von der Dosis.

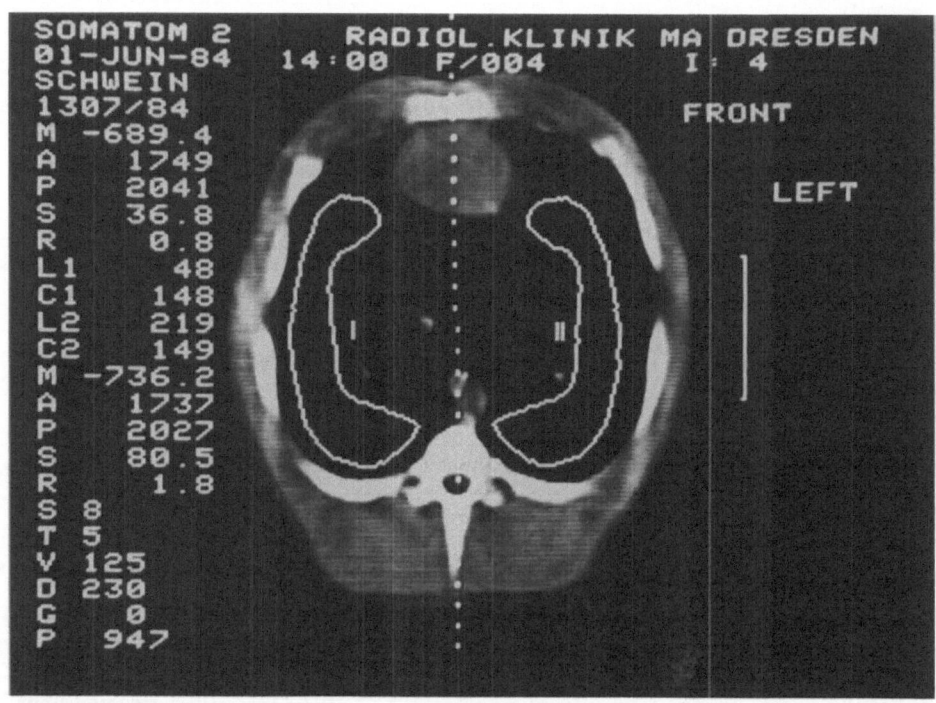

Abb. 1. Computertomographischer Symmetrievergleich der Lungendichte. *I* bestrahlte Lunge, *II* unbestrahlte Lunge

Ergebnisse und Diskussion

Die statistische Aufarbeitung der Dichtedifferenzen zwischen rechter und linker Lunge ergab bei 42 unbestrahlten Versuchstieren einen Mittelwert von praktisch ±0 HE (exakt: 0,7 HE). Die Standardabweichung betrug ±26 HE, so daß Dichtedifferenzen größer 52 HE ($\bar{x} + 2$ S) als pathologisch betrachtet werden konnten.

Abbildung 2 demonstriert eine radiogene Lungenreaktion im CT-Bild. In Abb. 3 sind die Dichtedifferenzen in Abhängigkeit von der applizierten Einzeldosis für die mit 5 Fraktionen bestrahlten Versuchstiere eingetragen. Der Wert $\bar{x}$ + 2 S wird bei Neutronen mit der Einzeldosis 1,0 Gy, bei ^{60}Co-Bestrahlung des halben Volumens bei 4,0 Gy und bei Einbeziehung der gesamten rechten Lunge bei 5,25 Gy erstmals überschritten. Die mit allen Meßwerten (also auch den im Bereich $\bar{x} + 2$ S) durchgeführten Regressionsanalysen erbrachten die eingezeichneten 3 Regressionsgeraden, wobei sich signifikante Unterschiede zwischen den neutronen- und kobaltbestrahlten Tieren ergaben. Aus Abb. 3 läßt sich ein RBW-Wert der verwendeten 6,2-MeV-Zyklotronneutronen von etwa 4 ableiten. Eine volumenabhängige Abnahme der Toleranzdosis konnte also im vorliegenden Material nicht gefunden werden. Die im Computertomogramm nachweisbare Lungenreaktion beschränkte sich ausschließlich auf das bestrahlte Lungengewebe. Dichtemessungen im unbestrahlten Parenchym der rechten Lunge ließen kei-

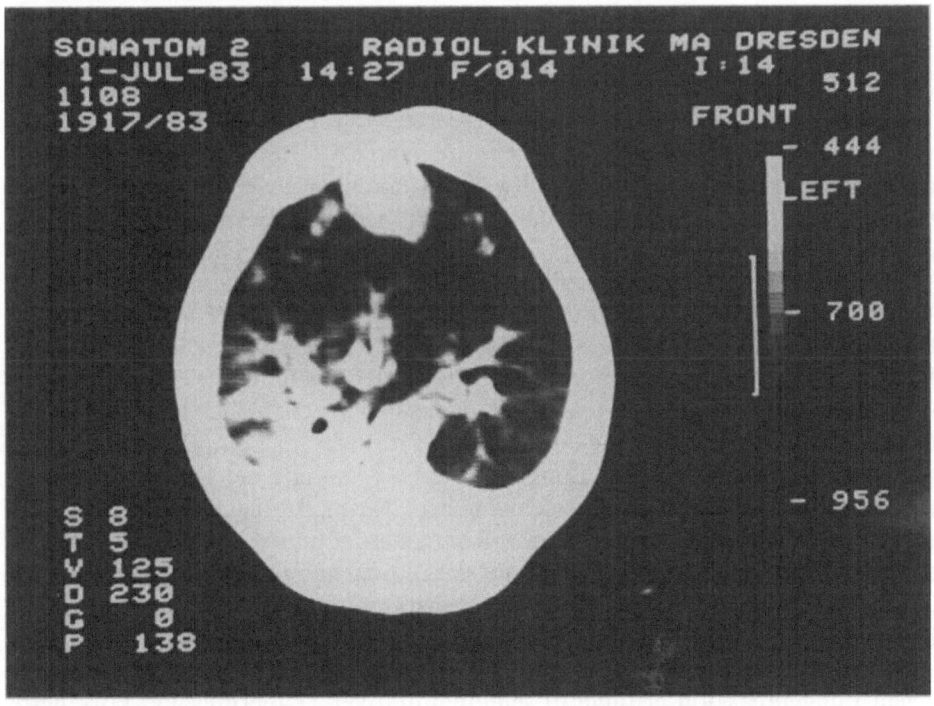

Abb. 2. Radiogene Pneumopathie der rechten Lunge im CT-Bild

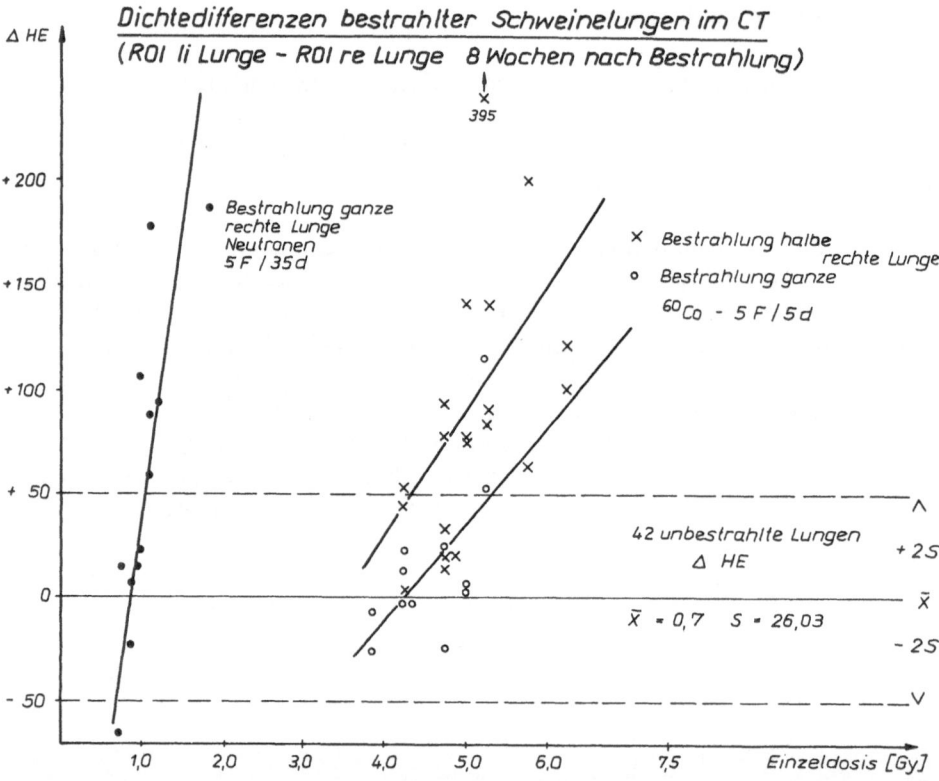

Abb. 3. Dichtedifferenzen bestrahlter Schweinelungen (Dichte ROI 2 – Dichte ROI 1) bei unterschiedlichen Bestrahlungsmodalitäten. Eingezeichnet sind die Regressionsgeraden

ne signifikanten Unterschiede zur Gegenseite erkennen. Die nur an wenigen Tieren durchgeführte Untersuchung bei 15 Fraktionen ^{60}Co-Bestrahlung (Tabelle 1) erbrachte eine Überschreitung des Grenzwertes der Dichtedifferenz bei $15 \times 2{,}38$ Gy. Das bestrahlte Lungengewebe zeigte ein Dichtemaximum etwa 5 Wochen nach Bestrahlungsabschluß. Dieses Ergebnis korreliert gut mit den Erfahrungen der konventionellen Röntgendiagnostik, insbesondere bei der Herausbildung einer Strahlenpneumonitis im Thorax-Röntgenbild. Die Abb. 4 veranschaulicht die Lungendichtezunahme in den ersten Wochen nach Radiatio in Abhängigkeit von der Dosis. Nach der 5. Woche p. r. war im Computertomogramm wiederum eine Abnahme der Lungendichte (= Zunahme der Belüftung) in den meisten Fällen – jedoch in unterschiedlichem Ausmaß – nachweisbar. Im Vergleich mit der konventionellen Thorax-Röntgenaufnahme zeigte sich das Computertomogramm in der „Früherkennung" der radiogenen Lungenreaktion deutlich überlegen. Dieses Ergebnis steht in Übereinstimmung mit Untersuchungen von Hermann et al. [2] an Kaninchenlungen. Alle unsere Versuchstiere wurden nach 8 Wochen oder 8 Monaten p. r. getötet. Der histologische Nachweis einer radiogenen Lungenreaktion erfolgte in semiquantitativer Skalierung und korrelierte sehr gut mit der HE-Differenz bei den Tieren, die unmittelbar vorher untersucht wurden (Tötung 8 Wochen p. r.).

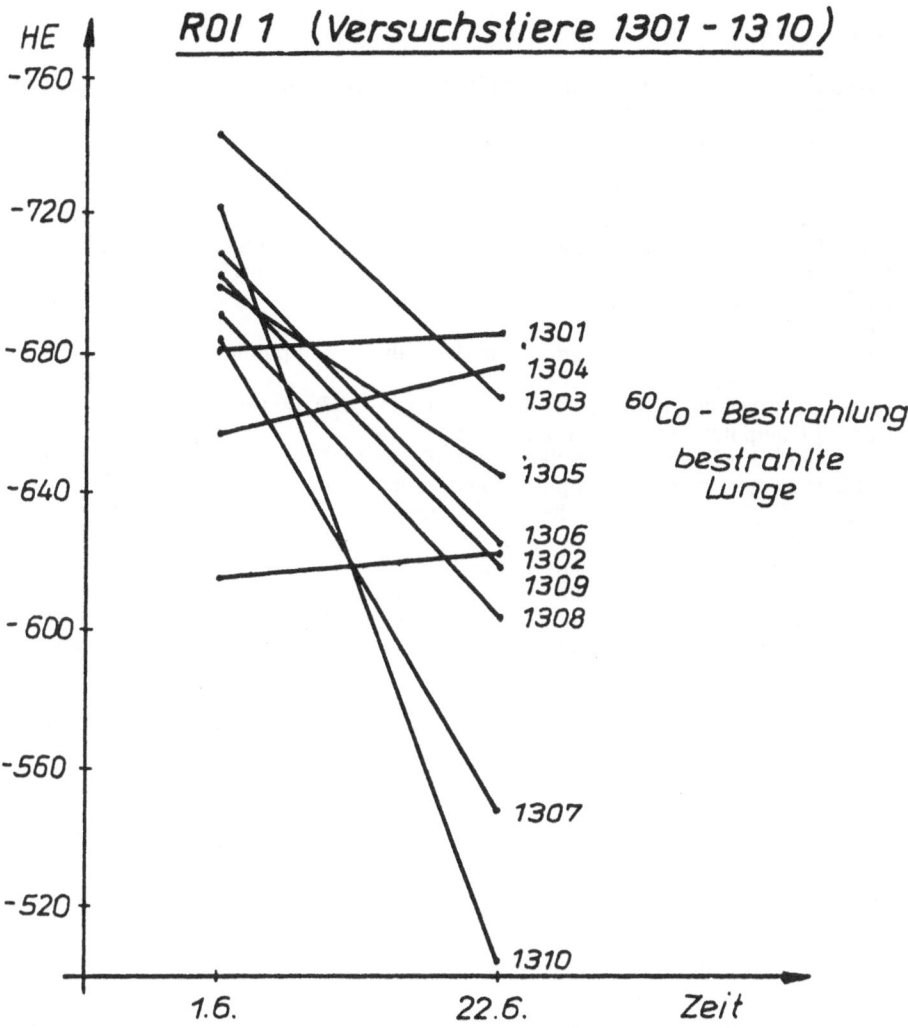

Abb. 4. Lungendichteveränderung in den ersten Wochen nach Bestrahlung in Abhängigkeit von der Dosis. Tiere 1301 und 1302: 5 × 4,25 Gy; Tiere 1306, 1307, 1308: 5 × 5,0 Gy; Tiere 1309, 1310: 5 × 5,25 Gy in der Zeit vom 23.–27. 4.

Die vorliegende tierexperimentelle Studie zeigt, daß die Computertomographie die derzeit beste röntgenologische Methode ist, um objektiv meßbare Angaben über Lungenveränderungen bei lokaler Strahleneinwirkung zu erhalten. Die computertomographische Untersuchung erweist sich damit als ein geeignetes „Endpoint"-Kriterium für strahlenbiologische Experimente. Die Sensitivität der CT übertrifft bei weitem die konventionelle Thorax-Röntgenaufnahme. Die Lungendichteänderungen im CT sind unspezifisch, d. h. aus dem Computertomogramm allein können keine Angaben zur Ursache getroffen werden. Lungendichteminderungen finden sich z. B. auch bei der Pneumonie, bei Dys- bzw. Atelektasen sowie bei interstitiellen Lungenerkrankungen.

Literatur

1. Hedlund LW, Vock P, Effmann EL (1983) Evaluating lung density by computed tomography. Seminars Resp Med 5:76–88
2. Hermann HJ, Wetzel E, Heller M, Hofmann W (1980) Vergleichende Untersuchungen (Computertomographie, Röntgendiagnostik, Szintigraphie) zum Nachweis strahlenbedingter Veränderungen der Lunge. Strahlentherapie 156:248–252
3. Herrmann Th, Voigtmann L, Knorr A, Lorenz J, Johannsen U (1986) Dose-time relationship of the radiogenic lung reaction in pigs. Radiother Oncol 5:127–135
4. Herrmann Th, Voigtmann L, Knorr A, Lorenz J, Johannsen U (1986) Fractionated lung irradiation in young pigs with 6,2 MeV-neutrons and 60-cobalt. Radiother Oncol 7:69–75
5. Kreel L (1976) Computertomography in the evaluation of pulmonary asbestosis. Acta Radiol Diagn:405–412
6. Pagani JJ, Libshitz HI (1982) CT manifestations of radiation-induced change in chest tissue. J Computer Ass Tomogr 6:243–248
7. Rosenbium IJ, Mauceri RA, Wellenstein DE et al. (1980) Density patterns in the normal lung as determined by computed tomography. Radiology 137:409–416
8. Tellkamp H, Rosenkranz G (1984) Die Nutzung der CT zur quantitativen Mineralgehaltsbestimmung. Radiol Diagn 25:41–46
9. Tellkamp H (1986) Morphometrische und funktionsdynamische CT-Studien am Gehirn sowie deren praktische Nutzung zur Verlaufsbeobachtung bestrahlter intrakranieller Tumoren. Habil.-Schrift, Medizinische Akademie Dresden
10. Wegener OH (1979) Die Dichtebestimmung des Lungengewebes mittels Computertomographie. Habil.-Schrift, Berlin-West

Wertigkeit der Anwendung von Gd-DTPA bei mediastinalen Raumforderungen

D. Hahn, M. Nägele, K. Seelos, J. Lissner

Material und Methoden

Die diagnostische Wertigkeit von Gd-DTPA als intravenöses Kontrastmittel in der Kernspintomographie wurde bei 26 Patienten mit mediastinalen Raumforderungen untersucht. Alle Untersuchungen wurden an einem supraleitenden Magneten (Magnetom, Siemens AG) mit 1,0 Tesla durchgeführt.

Für alle Patienten wurde dasselbe Untersuchungsprotokoll angewandt. Es wurden die konventionellen Spinecho-Sequenzen mit kurzer Echo-Delay-Zeit bzw. Gradientenechos mit unterschiedlichen Flipwinkeln verglichen. Um den Einfluß der EKG-Triggerung zu überprüfen, wurden jeweils 2 Sequenzen mit und ohne Triggerung durchgeführt.

Die Messung der Signalintensität wurde bei jeder angewandten Sequenz vor und nach Kontrastmittelgabe durchgeführt, um die relative Kontrastmittelaufnahme im Tumorgewebe, Fettgewebe, Muskel und Knochenmark auszuwerten.

Aufgrund des aufwendigen Untersuchungsprotokolls betrug die Untersuchungszeit das doppelte einer Routineuntersuchung mit und ohne Kontrastmittel.

Ergebnisse

Die Anwendung von paramagnetischem Kontrastmittel bei mediastinalen Raumforderungen zeigte sowohl Vor- als auch Nachteile.

In 11 von 26 Fällen konnte nach Applikation von Gd-DTPA die innere Struktur der Raumforderung, wie z. B. Nekrosen oder zystische Veränderungen besser abgegrenzt werden, da der solide Tumoranteil eine deutliche Kontrastmittelaufnahme aufwies.

Der Einsatz von Gd-DTPA erlaubte auch in einem Teil der Fälle eine bessere Abgrenzung der Gefäßwand bei diffus wachsenden Tumoren im Mediastinum.

Ein wesentlicher Nachteil der Anwendung von paramagnetischen Kontrastmitteln im Mediastinum liegt jedoch in dem Verlust des Kontrastes zwischen Tumor und mediastinalem Fettgewebe, der sich in 8 von 26 Fällen als eindeutiger Nachteil erwies.

Spinecho-Sequenzen mit einer Repetitionszeit um 500 ms und einer Echo-Delay-Zeit von 30 oder 17 ms ergaben eine hervorragende anatomische Darstellung der mediastinalen Strukturen.

Schnelle Sequenzen mit Gradientenechos unter Verwendung unterschiedlicher Flipwinkel weisen dagegen deutliche Artefakte speziell in Richtung des Phasenkodiergradienten auf, nämlich Bewegungsartefakte durch Atmung, Blutfluß und den Herzschlag.

Die Messung der Signalintensität bei Gradientenechos mit Flipwinkeln von 10, 40 und 70° zeigt, daß eine Vergrößerung des Flipwinkels zu einer Zunahme der T1-Gewichtung führt.

Zur Auswertung des Einflusses verschiedener Flipwinkel auf die relative Signalintensitätszunahme nach Kontrastmittelgabe verglichen wir die mittlere Intensitätszunahme aller Tumoren für Flipwinkel von 10, 40 und 70°. Erwartungsgemäß fand sich eine zunehmende Signalintensitätsrate mit zunehmendem Flipwinkel.

Zur endgültigen Auswertung der Signalintensitätszunahmerate wurden eine Spinecho-Sequenz mit einer Repetitionszeit von 500 ms und eine Echo-Delay-Zeit von 30 ms gewählt, da diese Meßsequenz die geringsten Artefakte aufwies. Die mittlere Intensitätsrate der 26 Tumoren lag für Fett bei 1,03, für Knochenmark bei 1,13, für Muskelgewebe bei 1,16 und für Tumorgewebe bei 1,50. Besonders maligne Lymphome, Lymphknotenmetastasen, Histiocytome und Neurofibrome zeigten eine hohe Intensitätszunahme im Vergleich zu entzündlichen oder benignen Veränderungen.

Zusammenfassung

75% der malignen Tumoren wiesen eine Signalintensitätszunahme von mehr als 1,5 auf. Die benignen Veränderungen lagen deutlich niedriger. Die deutliche Kontrastmittelaufnahme in den mediastinalen Raumforderungen erlaubt eine bessere Unterscheidung von soliden, liquiden und nekrotischen Tumoranteilen.

Weitere Untersuchungen sind jedoch notwendig, um die Frage zu klären, ob paramagnetische Kontrastmittel in der differentialdiagnostischen Abklärung der Dignitätsbeurteilung von Tumoren hilfreich sein können.

Der Einsatz von Gd-DTPA bei Spinecho-Sequenzen mit einer Repetitionszeit von 500 ms und einer Echo-Delay-Zeit von 17 ms erscheint sinnvoll zur Zeitersparnis, zur Gewebsdifferenzierung und als Ersatz für eine T2-gewichtete Sequenz. Gradientenechos erscheinen dagegen aufgrund der massiven Artefakte im Mediastinum als nicht hilfreich.

Die lokoregionale Chemotherapie des Mammakarzinoms T4

J. Timmermann, O. Mahmalat, R. L. A. Neumann, R. de Dycker,
A. E. Schindler, H. Wever

Einleitung

Die brusterhaltende Therapie des kleinen Mammakarzinoms mit begleitender Chemotherapie hat die Überlebenszeit des rezidivfreien Intervalls verbessert [1].

Die Behandlung des Stadiums T4 des Mammakarzinoms ist unverändert problematisch. Die Standardbehandlung der Kombination von systemischer Therapie und Radiatio bis zu dem klinischen Bild, daß der Lokalbefund operabel wird, ist mit einer hohen Nebenwirkungsrate verbunden.

Neue Erkenntnisse bei der chemotherapeutischen Organperfusion führten uns zu einer Alternative der Behandlung des Stadiums T4 mit Hilfe einer lokoregionalen Chemotherapie [2].

Die Zielvorstellung dieser neuen lokoregionalen Therapietechnik ist eine Reduktion des Primärtumors zur verbesserten Operabilität, die Prognose für das Lokalrezidiv zu verbessern und eine Langzeitprognose für den Tumortyp zu finden.

Material und Methode

Im Zeitraum November 1985 bis Juni 1987 behandelten wir 16 Patientinnen mit einem histologisch gesicherten Mammakarzinom Stadium T4. 2 Patientinnen hatten ein doppelseitiges Mammakarzinom T4. 11 Karzinome wiesen einen inflammatorischen Typ auf, 5 Karzinome wuchsen exulzerierend.

Die histologische Sicherung erfolgte durch eine Stanzbiopsie vor Beginn der Therapie; es handelte sich vorwiegend um ein disseminiert wachsendes, duktal invasives Mammakarzinom.

Die Patientinnen wurden in einer Kombination von systemischer und lokoregionaler Chemotherapie behandelt. Die systemische Therapie erfolgte nach dem modifizierten Bonadonna-Schema, die lokoregionale Therapie über einen Katheter intraarteriell.

Es wurde 5-Fluorouracil bei 3 Patientinnen, Mitoxantron (Novantron) bei 13 Patientinnen appliziert.

Die Einführung des Katheters erfolgte über die A. brachialis, die Stabilisierung selektiv in der A. thoracica lateralis und in einer weiteren Sitzung in der A. thoracica interna. Die Perfusion erfolgte über 72 h in einer Dosierung von 3 000 mg 5-Fluorouracil oder 30 mg Mitoxantron (Abb. 1).

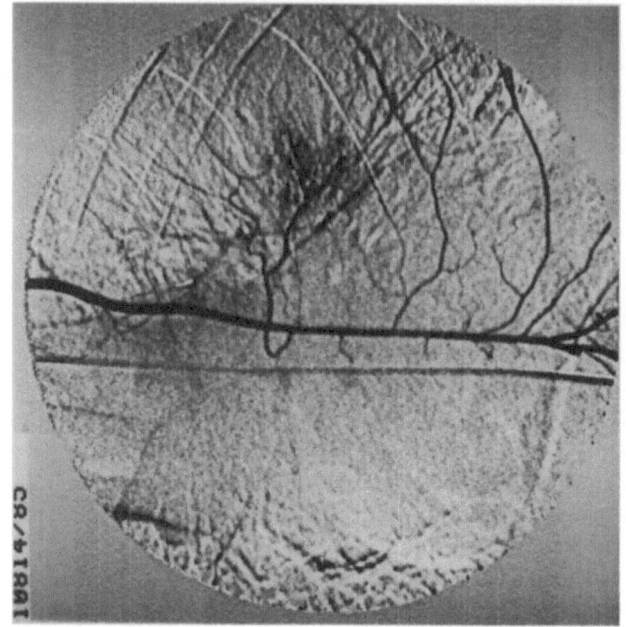

a

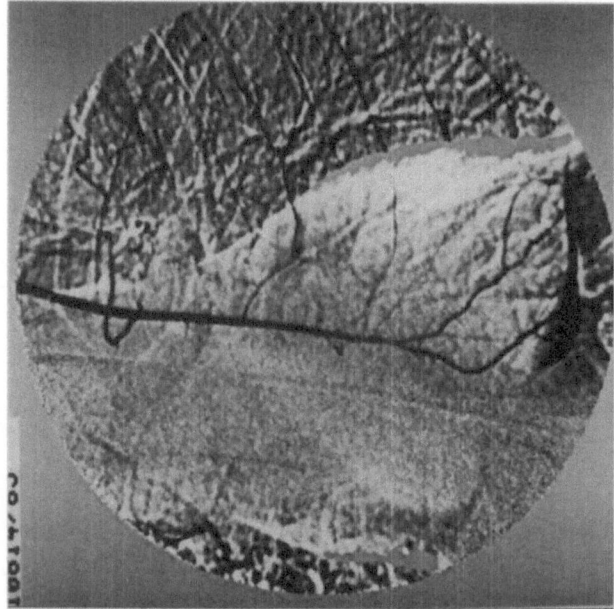

b

Abb. 1. a Superselektive
Darstellung der A. mam-
maria, Kontrastanhebung
im Tumorgebiet. **b** Superselektive Darstellung der A.
mammaria nach 72 h Zyto-
statikatherapie. Keine Kontrastanhebung im Tumorge-
biet

Tabelle 1. Therapieergebnisse bei 5 Patientinnen

	Therapie	Tumorgröße [cm]		Rezeptoren		Tumormarker CEA (5)		Ca 15–3 (20)	
		Präop.	Postop.	Präop.	Postop.	Präop.	Postop.	Präop.	Postop.
P.G.	Lokoreg. CMF	12	3	ER+ PR−	ER+ PR−	15	0	40	10
G.E.	Lokoreg. CMF	12	3	ER+ PR+	ER+ PR+	25	0	30	20
R.E.	Lokoreg.	11	4	ER+ PR+	ER+ PR+	4,1	2,9	90	26
A.K.	Lokoreg.	14	3	ER+ PR+	ER+ PR+	18	1,4	50	20
G.L.	Lokoreg.	12	3	ER+ PR−	ER+ PR−	16	0	70	25

Ergebnisse

Bei allen behandelten Tumoren tritt eine Tumorreduktion vom Stadium T4 in ein Stadium T2 auf. Die Regression des Tumorbefundes beträgt nach Therapie 30% des Ausgangsbefundes ($\pm 5\%$). Die Leukozytendepression ist im Vergleich zur systemischen Therapie gering. Die Östradiolrezeptoren sind in einer Gruppe von 3 Patientinnen kaum verändert (Tabelle 1).

Das mammographische Bild zeigt entsprechend dem klinischen Tastbefund eine Reduktion der Tumorgröße mit einem Rückgang des inflammatorischen Befundes im Tumorbereich. Histologisch zeigt sich bei der Operation ein weitgehend devitalisierter Gewebebefund.

In einer Gruppe von 6 Patientinnen, die im Zeitraum von November 1985 bis Dezember 1986 untersucht sind, zeigt sich kein Lokalrezidiv.

Diskussion

Das Standardverfahren bei fortgeschrittenen Mammakarzinomen ist die Kombination von systemischer Chemotherapie mit lokaler hochdosierter Radiatio [3]. Die lokoregionale Therapie gibt die Möglichkeit, innerhalb eines Zeitraumes von 2 Monaten nach Feststellung des Tumorbefundes die Operation durchzuführen. Die Komplikationsrate bei der lokoregionalen Therapie zeigt, daß die Perfusionstherapie in dieser regionalen Form gut vertragen wird und es bei der alleinigen Verwendung nur zu geringen systemischen Effekten kommt [4, 5].

Ein wichtiger Hinweis scheint der unveränderte Rezeptorstatus unter der lokoregionalen Chemotherapie zu sein. Es kommt weder bei der Östrogen- noch bei der Progesteronrezeptorbildung zu einer Konversion. Der Verlauf der Tumormarker zeigt eindrucksvoll die Wirksamkeit der Chemotherapie (Tabelle 1).

Das Follow-up der ersten 6 Patientinnen als Gruppe der ersten Phase zeigt, daß die Rate der Lokalrezidive durch diese Therapie zu senken ist. Langzeitergebnisse sind bei der vorliegenden Studie bisher nicht zu erheben. Die ersten Ergebnisse bringen uns zu der Entscheidung, diese Studie in der vorgegebenen Form langfristig weiter zu verfolgen.

Literatur

1. Fischer B (1984) The clinical scientific basis of adjuvant chemotherapy in breast cancer. Recent Results Cancer Res 96:8–17
2. Dycker RP de, Neumann RLA, Timmermann J: Die lokoregionale Chemotherapie beim fortgeschrittenen Mammacarcinom. MMW
3. Fischer B (1979) Breast cancer management – alternatives to radical mastectomie. N Engl J Med 301:326–328
4. Dycker RP de, Neumann RLA, Timmermann J (im Druck) Lokoregionale Chemotherapie des Mammacarcinoms. Symposium München 1986: Möglichkeiten und Grenzen der lokoregionalen Tumortherapie
5. Dycker RP de, Neumann RLA, Timmermann J (1987) Die lokoregionale Chemotherapie als Alternative in der Behandlung des fortgeschrittenen Mammacarcinoms. Österreichische Gesellschaft für Senologie, Oberlech

Digitale Radiographie mit Speicherleuchtstoffplatten in der Thoraxdiagnostik

Th. Hübsch, M. Schuler

Einleitung

Das digitale Radiographiesystem mit Speicherleuchtstoffplatten wurde bereits auf dem Grazer Symposium 1985 vorgestellt [1, 6, 7] und die physikalischen wie technischen Prinzipien dargestellt. Mehrere Publikationen [2, 3, 4] berichten über Anwendungsmöglichkeiten und Erfahrungen im klinischen Einsatz.

In unserer Studie sollte die Frage beantwortet werden, ob wegen der schlechteren Ortsauflösung (2,5 Lp/mm) gegenüber dem konventionellen Filmfoliensystem (5 Lp/mm) ein Informationsverlust bezüglich der klinischen Aussagekraft in der Thoraxdiagnostik besteht.

Die Ortsauflösung ist abhängig von der Korngröße der Folie (ca. 50 μm $\varnothing$), vom Durchmesser des auslesenden Laserstrahls (100–200 μm), von der Dicke der Folie (Streuung des Laserstrahls in dicken Folien) und von der Bildmatrix ($2\,000 \times 2\,000$ pixel) [5].

Material und Methodik

Wir beurteilten die Aufnahmepaare, d. h. digitales und konventionelles Bild (die am gleichen Tag angefertigt wurden) von 50 Patienten mit einem weiten Spektrum pathologischer Veränderungen.

Die Beurteilung der digitalen Bilder erfolgte anhand von Hardcopies sowohl am digitalen Originalbild wie an den nachverarbeiteten Varianten (Kantenanhebung durch unscharfe Maske und Fensterwahl).

An normalen Thoraxstrukturen sollten vergleichend beurteilt werden das Mediastinum, die peripheren Lungengefäße und das Thoraxskelett.

Die möglichen pathologischen Mediastinal-, Lungen- oder Skelettveränderungen wurden erst am digitalen Bild beurteilt, dann das konventionelle Bild zum Vergleich herangezogen.

2 Beobachter interpretierten die Bildpaare unabhängig voneinander. In die Auswertung gingen nur diejenigen Merkmale ein, die von beiden Beobachtern konkordant im konventionellen Bild, das als Bewertungsstandard galt, gesehen wurden. Eine differente Beurteilung des digitalen Bildes ging dagegen mit in die Auswertung ein.

Die folgenden Zahlen entsprechen der Häufigkeit der Beobachtungen (2 Beobachter) und nicht der Fallzahl.

Ergebnisse

Die vergleichende Bewertung der normalen anatomischen Strukturen zeigt Tabelle 1. Bezüglich der Mediastinalstrukturen wurde das digitale Bild in 50% überlegen beurteilt.

In 4% waren die Gefäße in der Lungenperipherie im digitalen Bild schlechter beurteilbar. Bezüglich der Skelettstrukturen wurde das digitale Bild in 27% gegenüber dem konventionellen als unterlegen eingestuft.

Die vergleichende Beurteilung der pathologischen Strukturen zeigt Tabelle 2. Die Zahlen in Klammern geben an, wie häufig die einzelnen Merkmale im konventionellen Bild beobachtet wurden. Kein Unterschied in bezug auf Bildqualität und Diagnose gab es bei Atelektasen (4), Pleuraergüssen (16), Pleuraschwarten (46), Hilusprozessen (28), Rundherden (24) und alveolären Infiltrationen (10).

Falsch-negativ im digitalen Bild beurteilt wurden:

Interstitielle Infiltrationen (26) $2 \times$ (8%) bei einem Patienten mit Morbus Hodgkin, der die interstitiellen, teils nodulären Veränderungen unter Therapie entwickelte (Abb. 1, Fall 1).

Verkalkungen (20) $2 \times$ (10%). Dabei handelt es sich um eine Patientin mit Lungenkalzinose auf dem Boden einer chronischen Niereninsuffizienz. Zwar waren

Tabelle 1. Normale anatomische Strukturen. Digitales Bild dem konventionellen Bild

Angaben in %	Unterlegen	Gleichwertig	Überlegen
Mediastinale Strukturen	0	50	50
Gefäße in der Lungenperipherie	4	96	
Skelettstrukturen	27	73	

Tabelle 2. Erkennbarkeit pathologischer Veränderungen im digitalen Bild bei eindeutigem Nachweis im konventionellen Bild

Angaben in %	Falsch-negativ	Sensi-tivität	Falsch-positiv	Spezi-fität	Treff-sicherheit
Atelektase	0	100	0	100	100
Pleuraerguß	0	100	0	100	100
Hilusprozeß	0	100	0	100	100
Rundherd	0	100	0	100	100
Alveoläre Infiltration	0	100	0	100	100
Interstitielle Infiltration	8	92	0	100	98
Septale Linien	0	100	2	98	98
Erhöhte Transparenz	0	100	2	98	98
Lokalisierte Parenchymnarbe	5	95	0	100	98
Verkalkungen	10	90	0	100	98
Skelettveränderungen	9	91	0	100	98

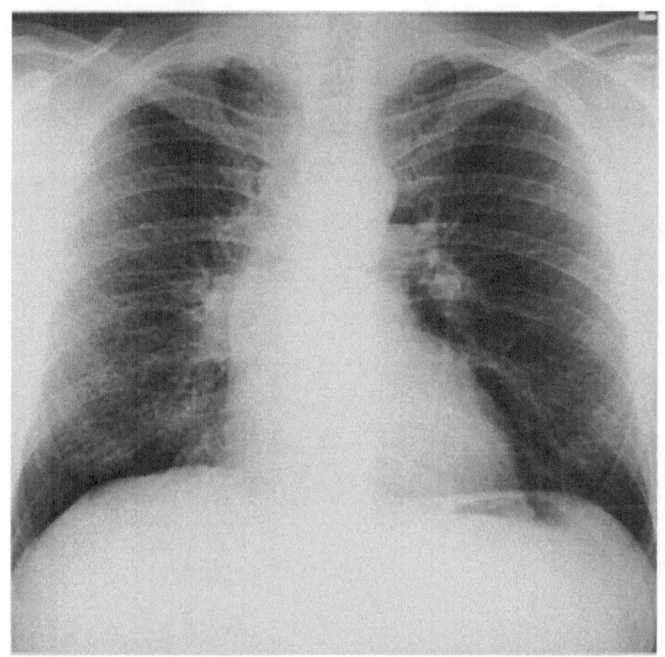

a

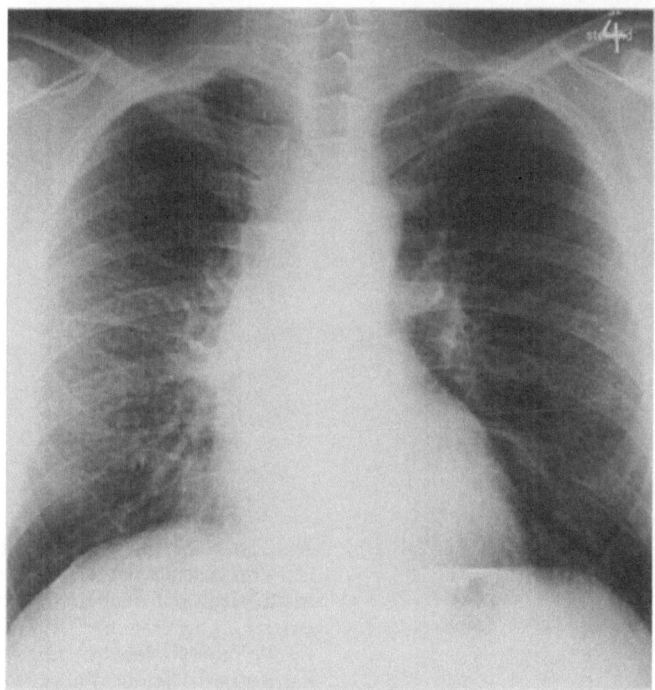

b

Abb. 1 a, b. 35jähriger Patient mit Morbus Hodgkin. Ohne Kenntnis des konventionellen Bildes (**a**) waren die retikulonodulären Veränderungen im digitalen Bild (**b**) nicht eindeutig zu identifizieren, vor allem da die Verarbeitung des Originalbildes zu dunkel war

733

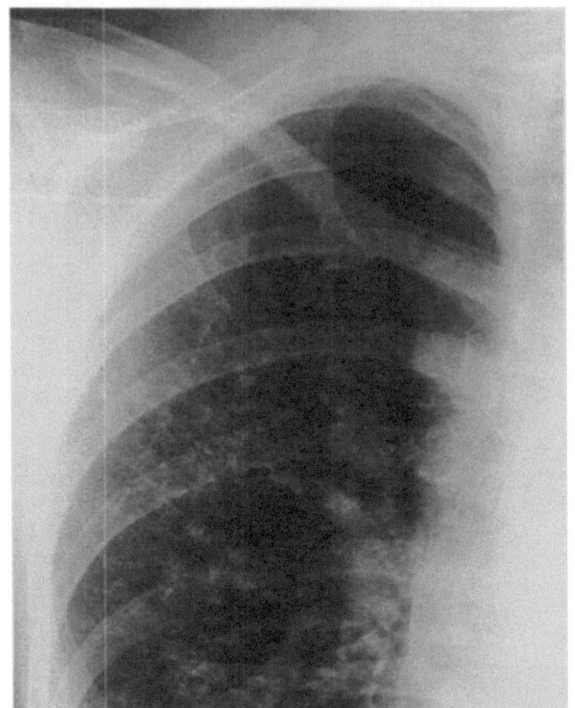

a

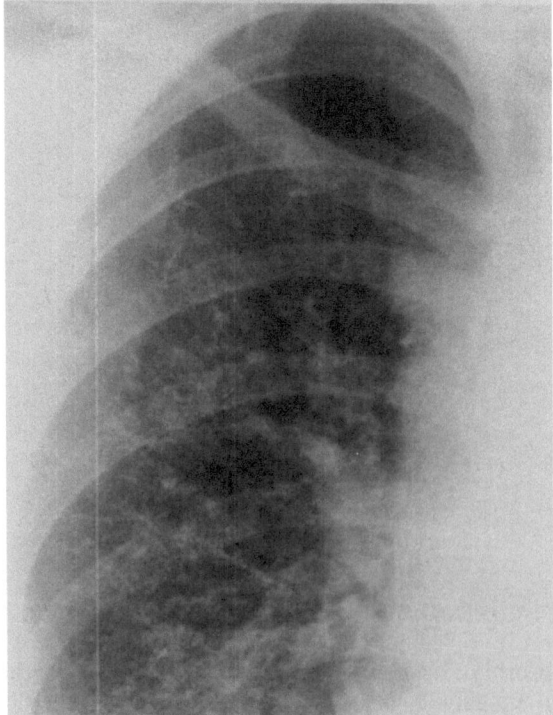

b

Abb. 2a, b. 22jährige Patientin
mit chronischer Nieren-
insuffizienz auf dem Boden
einer Glomerulonephritis. Das
konventionelle Bild (**a**) zeigt
eindeutig die feinen Verkalkungen, die im digitalen Bild (**b**)
deutlich unschärfer abgebildet
werden und dadurch nicht als
solche zu erkennen waren

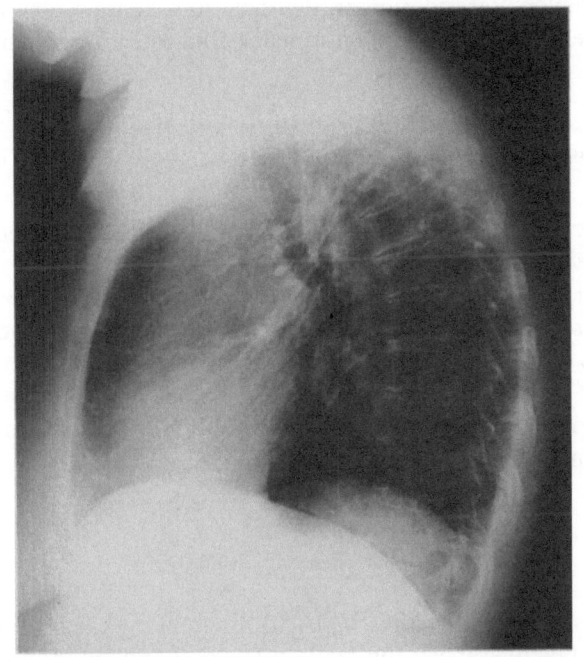

a

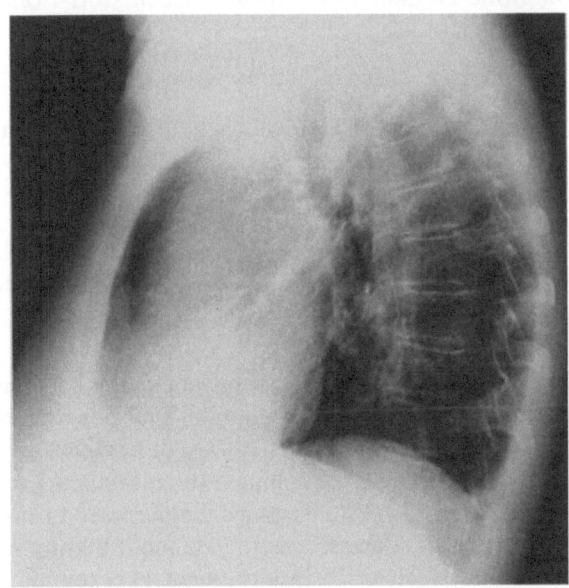

b

Abb. 3a, b. 57jährige Patientin
mit postspezifischen Veränderungen und Osteoporose. Die
Struktur der Wirbelkörper ist
im seitlichen Bild (**a**) bei eindeutig schlechterer Bildqualität
im Vergleich zum konventionellen Bild (**b**) nicht mehr zu
beurteilen

im digitalen Bild die interstitiellen Veränderungen deutlich zu erkennen, deren Verkalkung wurde aber im Gegensatz zum konventionellen Bild nicht diagnostiziert (Abb. 2, Fall 2).

Skelettveränderungen (24) 2× (9%) im Fall einer Patientin mit Osteoporose, die man im digitalen seitlichen Bild an der Struktur der Wirbelkörper nicht erkennen konnte (Abb. 3, Fall 3).

Lokalisierte Parenchymnarben (38) 2× (5%), hierbei handelte es sich um einen sehr diskreten Befund im konventionellen Bild.

Falsch-positive Befunde ergab das digitale Bild bei septalen Linien (10) 2× (2%) und bei erhöhter Transparenz (12) 2× (2%). Bei falsch-negativen und falsch-positiven Befunden gab es zwischen den Beobachtern in der Interpretation keine Unterschiede.

Die Treffsicherheit des digitalen Bildes liegt für alle gewählten Merkmale im Vergleich zum konventionellen Bild zwischen 98% und 100%.

Diskussion und Beispiele

Die eindeutig bessere Beurteilbarkeit der Mediastinalstrukturen im digitalen Bild ist durch die Möglichkeit der Nachverarbeitung bedingt (Kantenanhebung und Fensterwahl) wie auch durch die hohe Dynamik der Speicherleuchtstoff-Folie, die es ermöglicht, Über- oder Unterbelichtungen zu korrigieren. Doch trotz der besseren Darstellung wurden pathologische Mediastinalprozesse im digitalen Bild nicht häufiger diagnostiziert.

Die wenigen Fälle, bei denen die Lungengefäße schlechter beurteilbar waren, spielten diagnostisch keine Rolle.

Die Ursache für die unterlegene Beurteilung der Skelettstrukturen im digitalen Bild liegt einmal in der niedrigeren Ortsauflösung und zum anderen in der Empfindlichkeit der Speicherleuchtstoffplatte für Streustrahlung, die sich besonders im seitlichen Bild auswirkt. Trotz der insgesamt unterlegenen Bildqualität wurde von beiden Beobachtern nur jeweils 1 falsch-negativer Befund (Fall 3) erhoben.

Das verminderte Ortsauflösungsvermögen war auch entscheidend bei den falsch-negativen Befunden im Fall 1 und 2. Dabei muß man bei Fall 1 noch berücksichtigen, daß die Ausarbeitung der digitalen Bilder relativ dunkel gewählt worden war, wodurch die peripher gelegenen und sehr feinen interstitiellen Veränderungen noch schlechter zu sehen waren. Im Fall 2 erschienen die zarten Lungenverkalkungen im digitalen Bild unscharf, dadurch waren sie nicht mehr eindeutig als Verkalkung innerhalb der interstitiellen Veränderungen zu erkennen.

Für die Diagnose letztendlich ohne Bedeutung waren die falsch-positive Beurteilung von septalen Linien bzw. die falsch-negative einer sehr diskreten Parenchymnarbe. Gleiches gilt für die falsche Interpretation einseitig erhöhter Transparenz, die im digitalen Bild großteils durch fehlerhafte Positionierung des Patienten vorgetäuscht wurde.

Bei der Wertung von Tabelle 2 muß man berücksichtigen, daß die falsch-positiven bzw. -negativen Befunde zwar von beiden Beobachtern, aber jeweils nur in einem Fall aus 50 Patienten erhoben wurden und nur teilweise klinisch relevant waren.

Die letzten Aufnahmen unserer Untersuchungsserie wurden mit einer neuen Folie der Firma Siemens angefertigt. Die Korngröße dieser Folie wurde auf 5–8 µm reduziert, wodurch das örtliche Auflösungsvermögen bis zu 4–5 Lp/mm steigt. Die damit angefertigten Bilder sind auch hinsichtlich der Skelettstrukturen praktisch nicht mehr von konventionellen Aufnahmen zu unterscheiden.

Zusammenfassung

Die diagnostische Aussagekraft der Speicherleuchtstoffplatten ist für die Thorax-diagnostik ausreichend und gleichwertig dem konventionellen Bild. Weiter kann gefolgert werden, daß eine Ortsauflösung von 2,5 Lp/mm für die Thoraxdiagnostik ausreichend ist.

Dieses digitale Offline-System bietet für die Zukunft den Vorteil, daß es in ein digitales Kommunikationssystem integrierbar ist.

Literatur

1. Döhring W, Prokop M, Stender HH (1985) Der derzeitige Entwicklungsstand der digitalen Projektions-Radiologie. 4. Grazer Radiologisches Symposium
2. Döhring W, Prokop M, Bergh I (1986) Prinzip und Anwendung der digitalen Luminiszenzradiographie. 67. Deutscher Röntgenkongreß Hannover
3. Hintze A, Jötten G (1986) Digitale Radiographie, Erfahrungen mit dem SP-System. RÖFO 145:91–97
4. Hisatoyo Kato, Junji Miyahara, Masao Takano (1985) New computed radiography using scanning laser stimulated luminescence. Neurosurg Rev 8:53–62
5. Lange G, Reinfelder H-E, Conrad B, Kuhn H, Oppelt A (1985) Siemens AG Erlangen. Image digitization in radiography. ICR-Kongreß, Hawai
6. Salomonowitz E, Schurawitzki H, Imhof H, Prokieser H (1985) Erste Ergebnisse mit einem neuartigen Abbildungssystem (SPS-Bildplatte). 4. Grazer Radiologisches Symposium
7. Schittenhelm R, Horbaschek H, Reinfelder H-E (1986) Trends bei Bildsystemen für die digitale Radiographie. 4. Grazer Radiologisches Symposium

DS-1000 – Ein digitales BV-FS-Radiographiesystem in der Thoraxdiagnostik

M. Schuler, Th. Hübsch

Einleitung

Von der digitalen Radiographie verspricht man sich außer der Möglichkeit der Integration in ein Bildverarbeitungs- und Kommunikationssystem noch andere Vorteile, wie die Steigerung der aus dem Bild gewinnbaren Information durch Nachverarbeitung, verringerte Dosisbelastung oder Verbesserung der Wirtschaftlichkeit infolge niedrigerer Betriebskosten.

Heute gebräuchliche Technologien zur Erzeugung digitaler Projektionsbilder sind hauptsächlich großflächige Bildkonverter wie die Speicherleuchtstoffplatte und das digitalisierte Bildverstärkerfernsehen [9].

In der digitalen Röntgenanlage DS 1000 wird das Bildsignal einer BV-FS-Kette in Echtzeit verarbeitet, d. h. mittels eines Analog-Digital-Konverters digitalisiert, in einem Halbleiterspeicher abgelegt und sofort am Bildmonitor wiedergegeben (Abb. 1). Die Bildmatrix enthält 1 024 × 1 024 Bildpunkte. Bei Verwendung des 47-cm-Formates des Bildverstärkers erreicht man eine maximale Ortsauflösung von 1,1 Lp/mm.

Mit einem Fensterverstärker (gradationsbetonte Bildverarbeitung) kann der Kontrast in vorwählbaren Schwärzungsbereichen angehoben werden (Abb. 2). Durch die sogenannte Ortsfrequenzfilterung (kantenbetonte Bildverarbeitung) werden Strukturen und Kanten betont und homogene Schwärzungsniveaus abgeschwächt. Das Bild wird schärfer und gleichzeitig transparenter.

Untersuchungsstrategie

Von den etwa 300 mit dem DS 1000 untersuchten Patienten wurden 70 ausgewählt, deren konventionelle Röntgenbilder ein weiteres Spektrum pathologischer Befunde aufwiesen.

Von 5 Auswertern wurde ein standardisierter Fragenkatalog beantwortet. Zuerst mußten 8 normale anatomische Strukturen und danach 10 häufige pathologische Veränderungen auf ihre Anwesenheit bzw. Erkennbarkeit im digitalen und konventionellen Thoraxbild beurteilt werden. Abschließend war die Frage zu beantworten, ob durch die verschiedenen Methoden des Postprocessing ein Informationsgewinn bei der Erkennung der normalen bzw. pathologischen Strukturen erzielt werden kann.

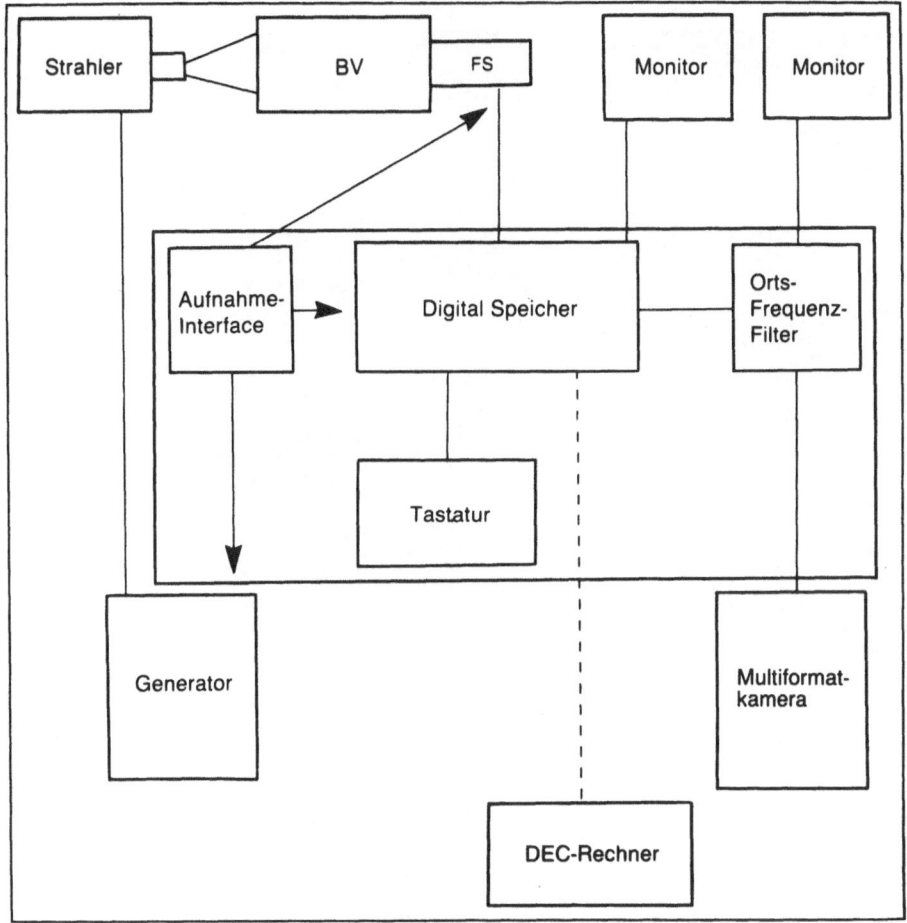

Abb. 1. Schematischer Aufbau des Digitalen Radiographiesystems DS 1000

Ergebnisse

Es wurden die Sensitivität, Spezifität und Treffsicherheit für das digitale Thoraxbild in bezug auf die konventionelle Thoraxuntersuchung ermittelt (Tabelle 1).

Die Sensitivität betrug für Atelektasen, Pleuraerguß, Hilusprozeß, Rundherd
und erhöhte Transparenz 96–97%, beim Nachweis von alveolären und interstitiellen Infiltraten war sie mit 90% und 88%, bei septalen Linien mit 80%, bei lokalisierten Parenchymnarben mit 92% und bei Verkalkungen mit 85% deutlich
niedriger.

Die Treffsicherheit der digitalen Aufnahmemethode belief sich bei vielen pathologischen Veränderungen auf 95–97%, war jedoch bei interstitiellen Veränderungen mit 92%, septalen Linien mit 88%, lokalisierten Parenchymnarben mit
92% und Verkalkungen mit 93% niedriger.

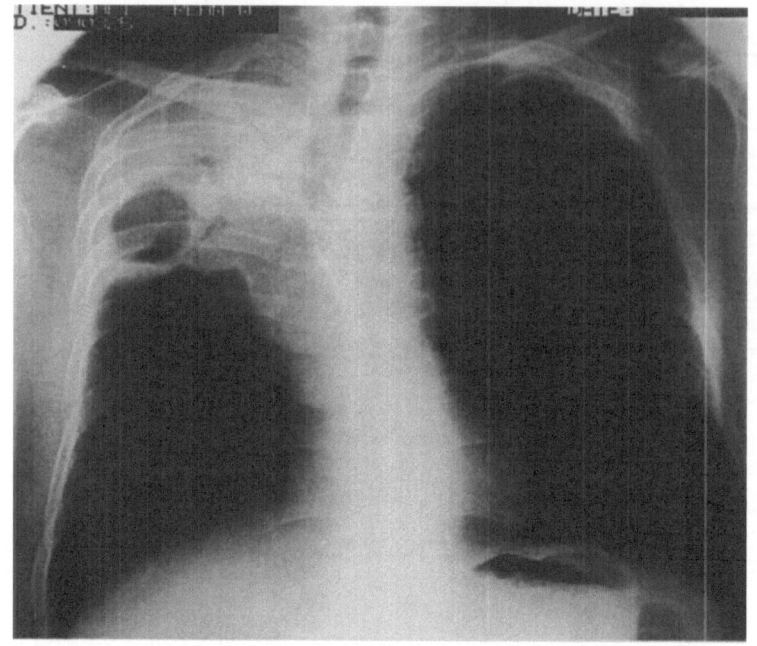

a

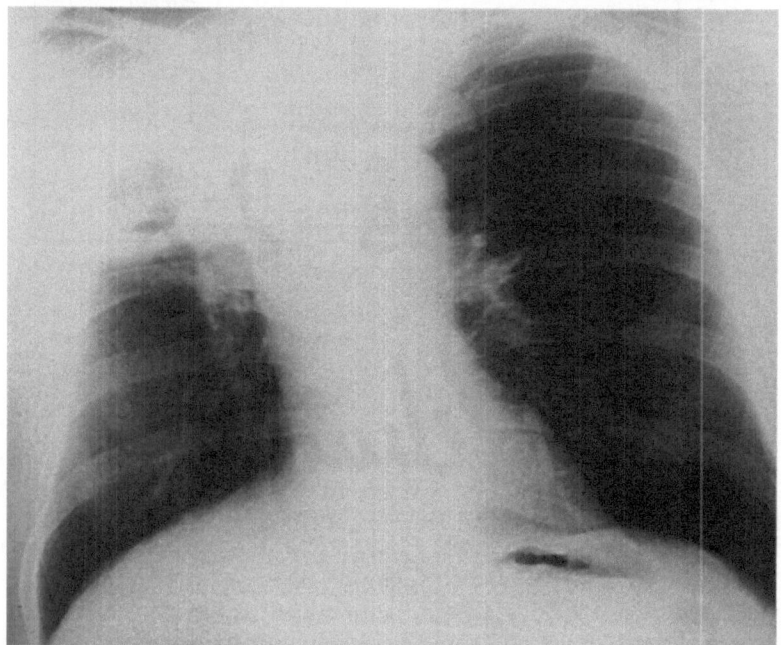

b

Abb. 2 a, b. Patient mit Retentionspneumonie und Einschmelzungsherd bei Bronchialkarzinom. Durch gradationsbetonte Bildverarbeitung optimale Darstellung der Mediastinalstrukturen (**a**) und der Lungengefäßstrukturen (**b**)

Tabelle 1. Erkennbarkeit pathologischer Veränderungen im digitalen Bild bei eindeutigem Nachweis im konventionellen Bild

Angaben in %	Falsch-negativ	Sensi-tivität	Falsch-positiv	Spezifi-tät	Treff-sicherheit
Atelektase	0	100	5	95	96
Pleuraerguß	3	97	3	97	97
Hilusprozeß	3	97	4	96	97
Rundherd	4	96	6	94	95
Alveoläre Infiltration	10	90	4	96	95
Interstitielle Infiltration	12	88	5	95	92
Septale Linien	20	80	0	100	88
Erhöhte Transparenz	3	97	4	96	96
Lokale Parenchymnarbe	8	92	7	93	92
Verkalkungen	15	85	4	96	93

Interpretation der Ergebnisse

Das digitale BV-FS-Aufnahmesystem DS 1000 unter Einbeziehung der Bildnachverarbeitungsmöglichkeiten ist dem konventionellen Bild bei der Erkennung anatomischer Mediastinalstrukturen und pathologischer Veränderungen in den Fällen zumindest ebenbürtig, in denen ein guter Detailkontrast und nicht so sehr eine hohe Ortsauflösung entscheidend ist.

Das Vertrauensmaß in die diagnostischen Aussagen ist in diesen Fällen trotz des ungewohnten Bildformats und -charakters genauso hoch wie beim konventionellen Bild.

So lassen sich z. B. diskrete Infiltrationen, Rundherde auch an für die Projektionsradiographie ungünstigen Positionen (retrokardial oder hinter dem Zwerchfell) (Abb. 3), Veränderungen der Transparenz (Emphysem, Bulla, Pneu, einseitig helle Lunge), mediastinale und hiläre Raumforderungen oder pleurale Veränderungen mit ausgezeichneter Bildqualität nachweisen.

Eine Informationseinbuße ist zu verzeichnen bei Bildstrukturen, die eine sehr hohe Ortsauflösung zur exakten Abbildung fordern, wie diskrete interstitielle Infiltrationen, septale Linien, lokalisierte Parenchymnarben, diskrete Verkalkungen, kortikale und spongiöse Knochenstrukturen.

Der Informationsverlust bei interstitiellen Veränderungen betrifft hauptsächlich die feinen linearen und retikulären Elemente, noduläre und miliare Strukturen entgehen dem Nachweis nicht (Abb. 4).

Des weiteren ist ein wichtiges diagnostisches Kriterium der Normalität, die scharfe Abgrenzbarkeit der Blutgefäße, durch die niedrige Ortsauflösung des Digitalbildes schwerer nachzuweisen. Diese Tatsache muß zwangsläufig zu einer verminderten Treffsicherheit bei der Erkennung eines beginnenden interstitiellen Lungenödems führen, das bekanntlich an einer unscharfen Konturierung der Gefäße und einer Verschlechterung des Lungenhilus erkennbar wird [8].

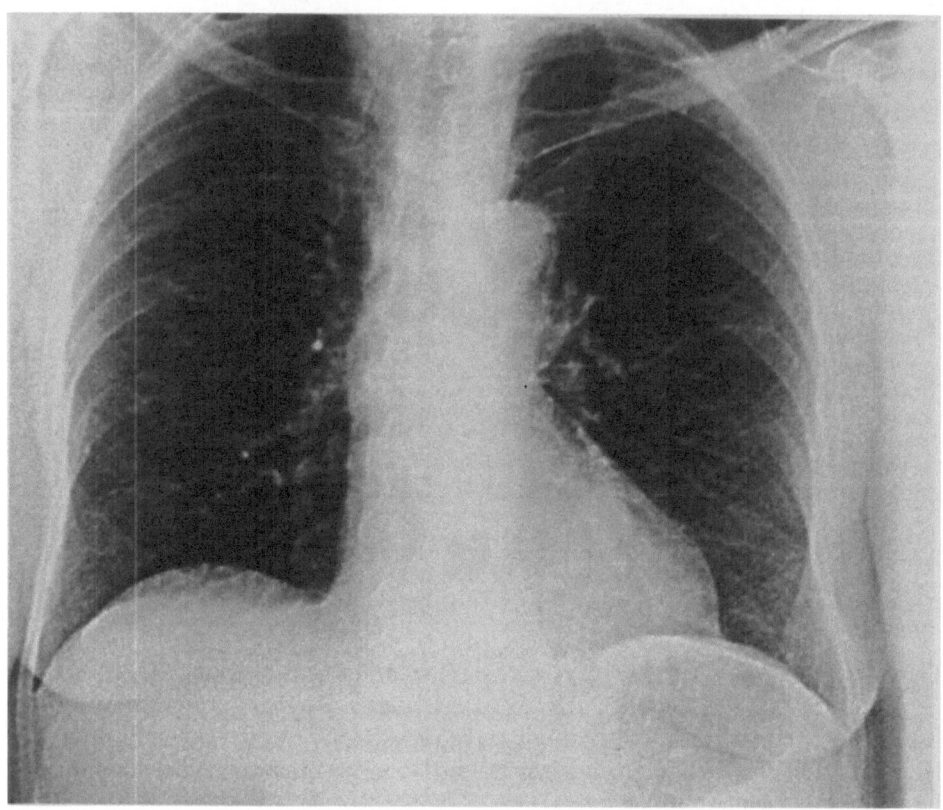

Abb. 3. Patient mit retrokardialem Rundherd. Gute Darstellbarkeit des Rundherdes durch die ausgezeichnete Kontrastauflösung des digitalen BV-FS-Systems

Schon im konventionellen Röntgenbild gibt es gelegentlich Interpretations-
probleme durch Überlagerung mehrerer Strukturen unterschiedlichen Charak-
ters. Dieses Phänomen ist im digitalen Bild mit der schlechteren Ortsauflösung in
noch stärkerem Maß anzutreffen, wodurch die Fehlerrate bei der Bildinterpretation ansteigen muß. Summationseffekte aus Lungengefäßen, narbigen Strukturen, Kompaktainseln und Pleuraplaques können beispielsweise als Rundschatten
fehlinterpretiert werden.

Auch die vergleichsweise niedrige Treffsicherheit bei der Erkennung lokalisierter Parenchymnarben, zu der auch ein erheblicher Anteil falsch-positiver Diagnosen beiträgt, kann durch die schlechtere Ortsauflösung erklärt werden.

Nachzuweisen ist der Informationsverlust auch bei der Darstellung des Tho-
raxskeletts und von Verkalkungen. Frakturen und andere Knochenveränderungen sind im digitalen Bild schlechter erkennbar als im konventionellen Bild. Konventionelle Aufnahmen in Knochentechnik bleiben weiterhin unersetzbar.

Von den Postprocessingmethoden hat die kantenbetonte Bildverarbeitung
den höchsten Stellenwert. Durch Strukturbetonung und Abschwächung homogener Bildanteile werden Mediastinalstrukturen transparenter Gefäße insbesondere

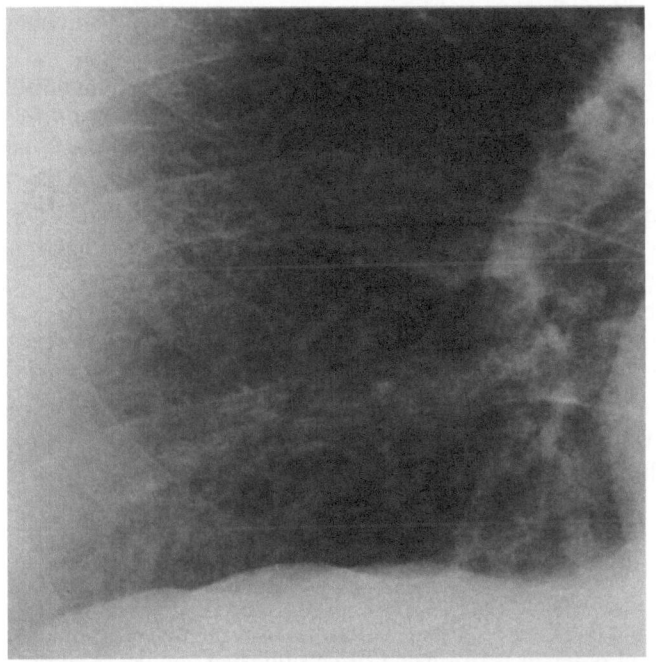

a

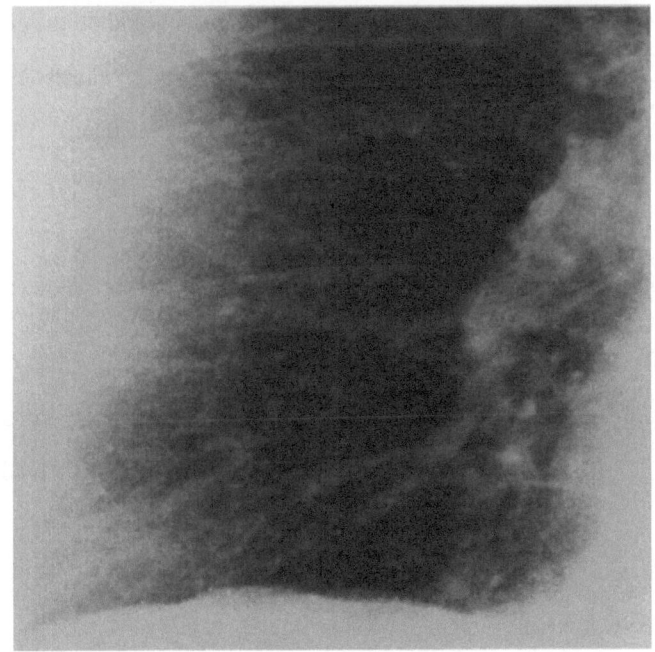

b

Abb. 4 a, b. Patient mit Histiozytose X. Diskreter Informationsverlust bei Darstellung der interstitiellen Veränderungen im digitalen Bild (**b**) gegenüber dem konventionellen Bild (**a**). Der Informationsverlust betrifft hauptsächlich lineare und retikuläre Elemente, noduläre Strukturen entgehen dem Nachweis nicht

in der Lungenperipherie, interstitielle Infiltrationen, septale Linien, Knochen-strukturen und Verkalkungen deutlicher und schärfer abgrenzbar.

Auf der anderen Seite kann die Kantenbetonung insbesondere den ungeübten Beobachter zu Fehl- oder Überinterpretationen verleiten, wodurch z. B. intersti-tielle Veränderungen falsch-positiv diagnostiziert werden können. Indurationen können fälschlicherweise als Verkalkungen fehlinterpretiert werden.

Die gradationsbetonte Bildverarbeitung bewährt sich insbesondere zur Ver-besserung des Bildeindrucks bei schlecht exponierten Aufnahmen. Mediastinal-strukturen und Lungenstrukturen können unabhängig voneinander auf zwei un-terschiedlich nachverarbeiteten Bildern optimal dargestellt werden.

Aufgrund unserer Studie und auch anderer Ergebnisse aus der Literatur [1, 3–7, 10] muß letztlich gefolgert werden, daß eine maximale Ortsauflösung von 1,1 Lp/mm bei einem digitalen BV-FS-Radiographiesystem nicht ausreicht, um sämtliche diagnosewichtigen Röntgendetails in der Thoraxdiagnostik sicher und verwechslungsfrei zu erkennen.

Literatur

1. Chakraborty P, Breatnach E, Yester M (1986) Digital and conventional chest imaging: a modified ROC study of observer performance using simulated nodules. Radiology 158:35–39
2. Foley W, Wilson C, Keyes G (1981) The effect of varying spatial resolution on the de-tectability of diffuse pulmonary nodules. Radiology 141
3. Fraser R, Breatnach E, Barnes G (1983) Digital radiography of the chest: clinical ex-perience with a prototype unit. Radiology 148
4. Goodman L, Foley D, Wilson C (1986) Digital and conventional chest images: ob-server performance with film digital radiography system. Radiology 158:27–33
5. Khedache S, Mansson LG, Schlossman D (1987) Die digitale Lungenröntgenographie mit einem großformatigen Bildverstärker. Electromedica 55
6. Lams P, Cocklin M (1986) Spatial resolution requirements for digital chest radio-graphs: An ROC study of observer performance in selected. Radiology 158:11–19
7. MacMahon H, Vyborny C, Metz C (1986) Digital radiography of subtle pulmonary abnormalities: an ROC study of the effect of pixel size on observer performance. Radi-ology 158:21–26
8. Neufang K, Friedmann G, Peters P (1982) Erste klinische Erfahrungen mit einem neu-en Großbildverstärker in der Thoraxdiagnostik. RÖFO 137:535–539
9. Schittenhelm R (1986) Bildsysteme für die Digitale Radiographie: Heutiger Stand und Perspektiven. Electromedica 54
10. Seeley G, Newell II J (1985) The use of psychophysical principles in the design of a total digital radiology department. Radiol Clin North Amer 23

Intensiv-Thoraxröntgenaufnahmen mit digitaler Aufnahmetechnik: Vergleich konventioneller und digitaler Projektionsradiogramme

P. Reimer, M. Prokop, M. Galanski, W. Döhring

Einleitung und Problemstellung

Die Anfertigung von Thoraxaufnahmen intensivtherapiepflichtiger Patienten ist mit besonderen Schwierigkeiten verbunden, die daraus resultieren, daß die Aufnahmen mit mobilen Geräten begrenzter Leistungsfähigkeit bei nicht oder nur bedingt kooperationsfähigen Patienten angefertigt werden müssen. Die Aufnahmen haben deswegen nicht den gewohnten Qualitätsstandard.

Nachteilig wirken sich vor allem die mangelhafte Inspirationstiefe, die Aufnahmeposition in Rückenlage und Bewegungsartefakte aus.

Die häufigsten technischen Mängel sind Belichtungsfehler, Belichtungsschwankungen bei Verlaufsserien, ein zu geringer Kontrast bei erhöhter Unschärfe und Zentrierungsfehler bei Rasteraufnahmen.

Eine Verbesserung der Aufnahmequalität versucht man durch den Einsatz von Hochleistungsgeräten, kurze Belichtungszeiten, eine Hartstrahltechnik, Rasterkassetten und durch Dokumentation der Belichtungswerte mit dem Ziel konstanter Belichtungen und damit vergleichbarer Aufnahmen zu erzielen. Der Einsatz von Belichtungsautomaten oder eine Atemtriggerung hat sich nicht bewährt. Trotz aller technischen Hilfsmittel hängt der Erfolg der Bemühungen letztlich von der Sorgfalt des Bedienungspersonals ab. Auch unter günstigsten Voraussetzungen wird die Qualität von Standardaufnahmen nicht erreicht. Da es bei Thoraxkontrollaufnahmen intensivpflichtiger Patienten in erster Linie auf wenige sehr spezielle Fragestellungen ankommt, kann dies in der Regel toleriert werden [1, 2, 4, 6, 7]. Wegen der letztlich immer noch unbefriedigenden Resultate herkömmlicher Aufnahmetechniken auf Intensivstationen lag der Einsatz moderner digitaler Techniken wie der digitalen Lumineszenzradiographie nahe.

Material und Methode

Wir verwendeten für unsere Untersuchungen den Prototyp einer digitalen Lumineszenzradiographieeinheit, das FCR-101 System, das uns von der Firma Philips zur Verfügung gestellt wurde. Als Detektor kommt hierbei eine mit Europium dotierte Bariumhalogenidfolie zum Einsatz, welche sich durch eine lineare Charakteristik und einen weiten Dynamikbereich auszeichnet. Die Abtastung der Folie erfolgt mit einem 100 µm feinen Laserstrahl. Die Matrixgröße beträgt ca. 2 000 × 2 000. Eine Meßwertnormierung vor der Weiterverarbeitung und Speicherung der Bilddaten garantiert die optimale Ausnutzung des Grauwertbereiches

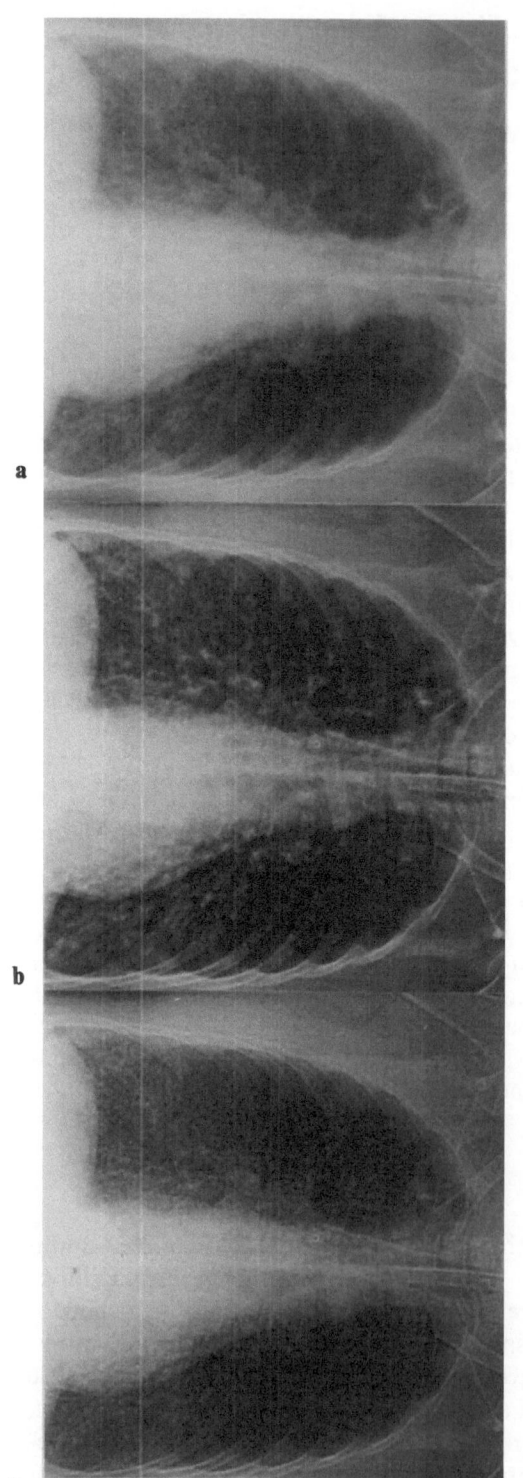

a

b

c

Abb. 1 a–c. Einfluß differenter Bildver-
arbeitungsparameter. **a** Konventionell
angepaßte Verarbeitung. **b** Betonung
niederer Ortsfrequenzen; guter Kontrast, Hervorheben herdförmiger Details. **c** Betonung mittlerer und hoher
Ortsfrequenzen; Bildverfremdung, Bildstrukturen mittlerer Größe werden unterdrückt

dadurch, daß der Signalbereich mit relevanter Bildinformation automatisch erkannt und dargestellt wird [2, 5]. Von den drei prinzipiell möglichen Verarbeitungen wurde die niederfrequente ausgewählt, da sie die Vorteile der Kantenanhebung am besten nutzt, einen guten Kontrast gewährleistet und herdförmige Strukturdetails hervorhebt. Als Nachteil ist lediglich eine Nivellierung von Flächenkontrasten zu sehen. Die hochfrequenzbetonte Verarbeitung beeinträchtigt die Abbildung von Strukturen mittlerer Größe (0,5 bis über 1 cm) und kann dadurch zu einer Bildverfremdung führen.

Die konventionell angepaßte Verarbeitung nutzt die Möglichkeiten der digitalen Technik nur unzureichend (Abb. 1). Als mobiles Röntgengerät diente das Siemens-Mobilett, das eine Hartstrahltechnik und kurze Belichtungszeiten im Millisekundenbereich ermöglicht.

Die konventionellen und die digitalen Thoraxröntgenaufnahmen wurden unter identischen Bedingungen mit folgenden variablen Parametern angefertigt:

75 kV ohne Streustrahlenraster, 100 kV mit und ohne Streustrahlenraster, 125 kV mit Streustrahlenraster im Falle der konventionellen Aufnahmetechnik, mit und ohne Raster im Falle der digitalen Aufnahmetechnik. Die Belichtungszeiten lagen unter 10 ms, die Dosis rangierte von 0,5–1,2 mAs. Der FFA betrug 110–120 cm.

In jeder Gruppe mit unterschiedlicher kV-Stufe wurden 20 Patienten untersucht. Darüber hinaus wurden Thoraxphantomaufnahmen mit verschiedenen Katheterpositionen und Konfigurationen durchgeführt, um die Möglichkeiten und Grenzen einer Dosisreduktion zu überprüfen.

Sowohl die konventionellen als auch die digitalen Radiogramme wurden von 3 Radiologen anhand eines Fragebogens hinsichtlich physikalischer Bildparameter und anatomischer Details ausgewertet.

Ergebnisse

Die vergleichende Auswertung der konventionellen und digitalen Thoraxaufnahmen machte folgende Vorteile der digitalen Technik deutlich:

1. Der größere Bildumfang garantiert eine gute Darstellung von Lungen, Thoraxskelett und Weichteilen (Abb. 2).
2. Die Abbildungsqualität ist zumindest gleichwertig, wenn nicht besser als die konventioneller Aufnahmen. Dies betrifft die Darstellung anatomisch relevanter Strukturen wie der Lungengefäßzeichnung, des retrokardialen und retrodiaphragmalen Raumes sowie des Mediastinums (Abb. 2).
3. Die gleichmäßige Filmschwärzung ermöglicht eine verläßliche Beurteilung von Verlaufsserien. Bei der konventionellen Aufnahmetechnik waren demgegenüber Fehlbelichtungen in Form von Über- oder Unterbelichtungen nicht selten, die Verlaufsbeurteilung dadurch nicht oder nur eingeschränkt möglich (Abb. 3).
4. Die Hartstrahltechnik ist bei dem digitalen Verfahren nicht unbedingt an die Verwendung eines Streustrahlenrasters gebunden. Allerdings wird auch bei der digitalen Technik die Bildqualität durch Verwendung eines Rasters verbessert.

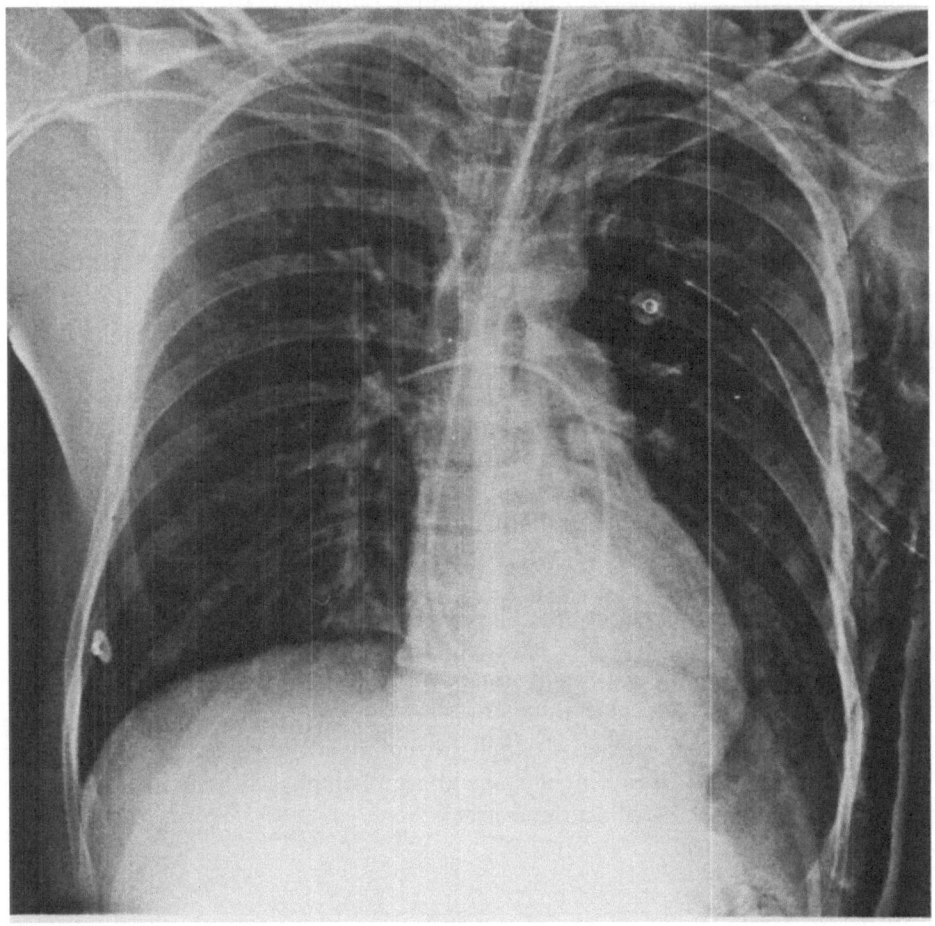

Abb. 2. Vorteile digitaler Intensiv-Thoraxröntgenaufnahmen. Großer Bildumfang mit guter Darstellung der Thoraxwand (Weichteile und Rippen), sowie des Retrokardraumes, der Mediastinalorgane und der retrodiaphragmalen Lungenabschnitte

Als Grenzen der digitalen Technik sind zu nennen:
1. Die Möglichkeiten der Dosisreduktion sind begrenzt, da durch die Minderung des Signal-Rausch-Abstandes die Wiedergabe von Feinstrukturen beispielsweise der Pleuralinie oder von Kathetern mangelhaft werden kann (Abb. 4). Immerhin scheint eine Dosisreduktion auf dem Wege der Hartstrahltechnik möglich.
2. Die Darstellung sowohl der Anatomie wie der Pathologie hängt ganz entscheidend von der Art der Bildbearbeitung ab. Bei ungünstigen Bearbeitungsparametern können pathologische Befunde kaschiert werden, wie das Beispiel eines Pleuraergusses mit flächenhafter Transparenzminderung des Lungenfeldes zeigt (Abb. 5). Die Bildbearbeitung kann die Aufnahme auch derart verfremden, daß dem Radiologen die Befundinterpretation erschwert oder unmöglich

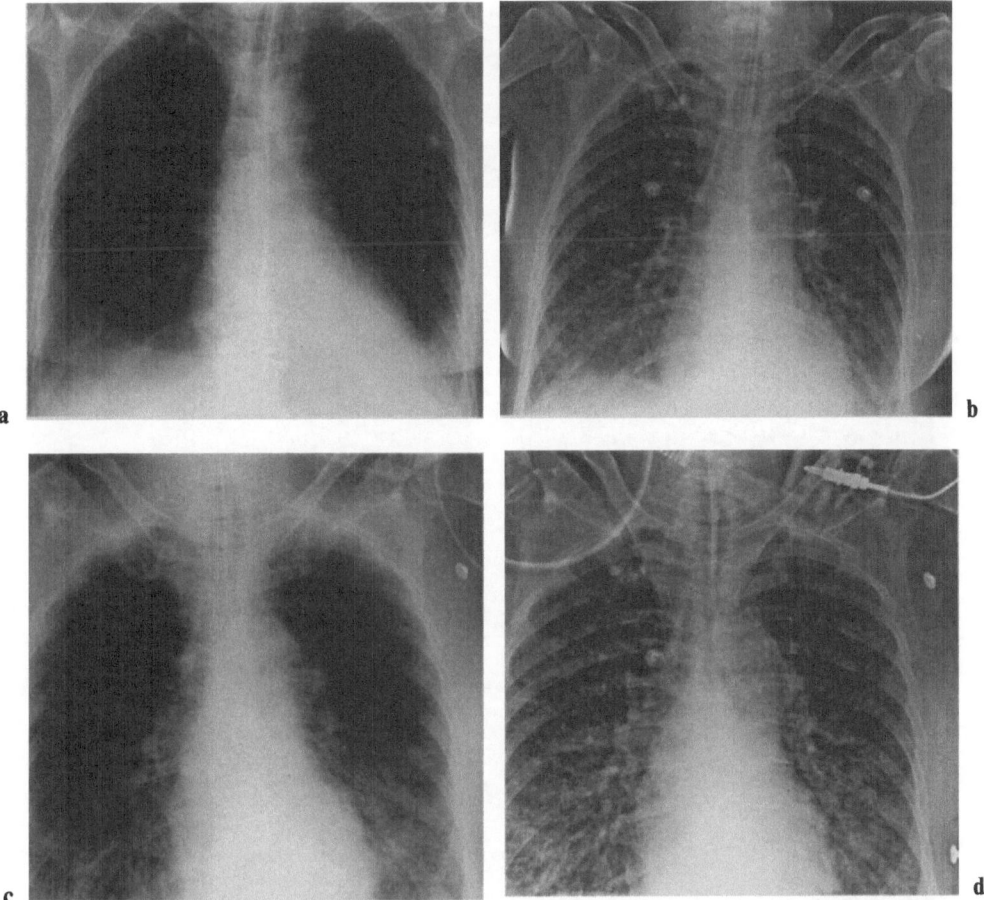

Abb. 3 a–d. Verlaufsserie. **a, b** Konventionelle Aufnahmen mit differenter Schwärzung, was eine Verlaufsbeurteilung erschwert. **c, d** Digitale Aufnahmen mit konstanter Bildqualität

wird (vgl. Abb. 1). Andererseits können Befunde deutlicher herausgearbeitet werden.
3. Eine leichtere Beurteilung von Kathetern, Tuben oder ähnlichem Material ist in der Regel nicht möglich.

Schlußfolgerungen

Will man zu einer Wertung kommen, so müssen die Vorteile und Grenzen der digitalen Technik im Licht der klinischen Fragestellungen gesehen werden, d. h. sie müssen den diagnostischen Minimalanforderungen gegenübergestellt werden. Bei der Intensivmedizin kommt es im Gegensatz zur sonstigen Thoraxdiagnostik nur auf die Beantwortung weniger gezielter Fragestellungen an. Dies sind der Nachweis oder Ausschluß eines Pneumothorax oder Pleuraergusses, einer Atelektase

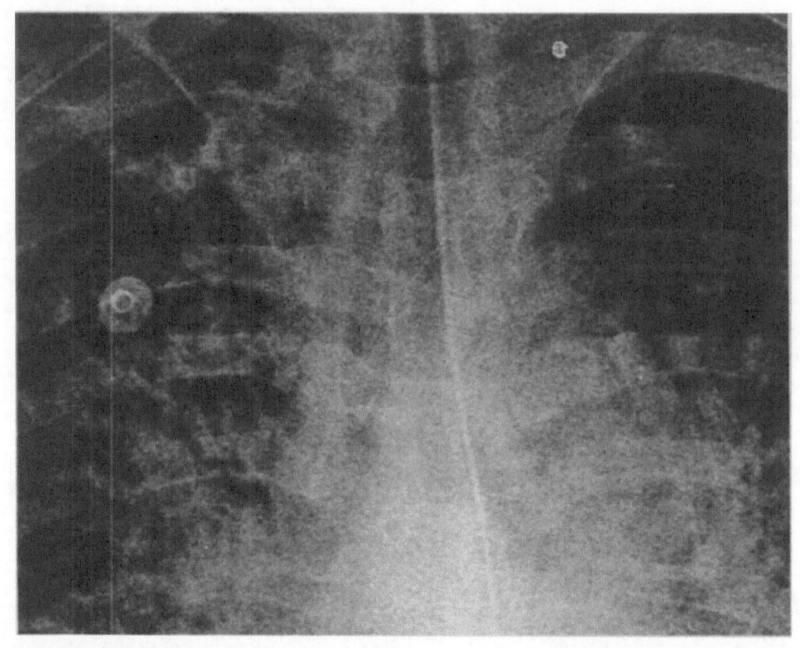

a

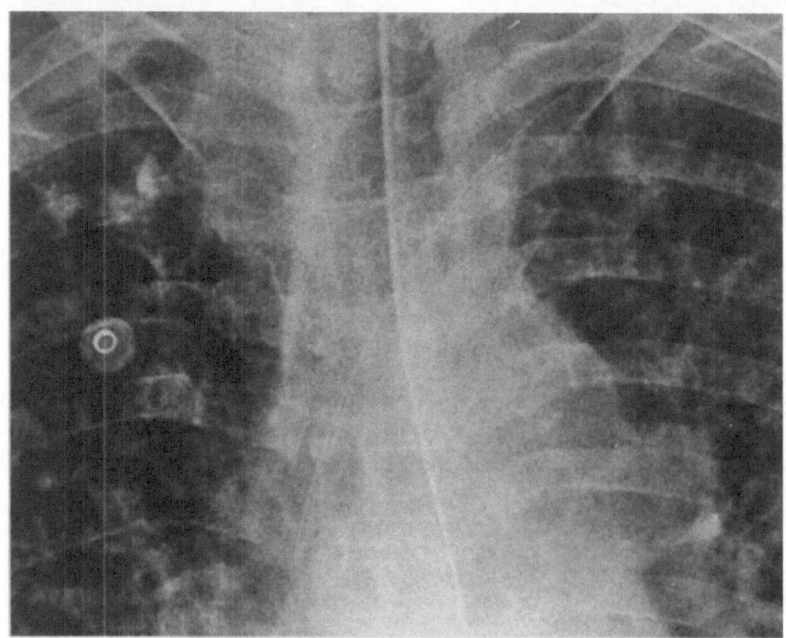

b

Abb. 4 a, b. Zunahme des Bildrauschens mit Detailverlust durch Dosisreduktion. **a** 75 kV, 0,8 mAs, **b** 75 kV, 0,5 mAs

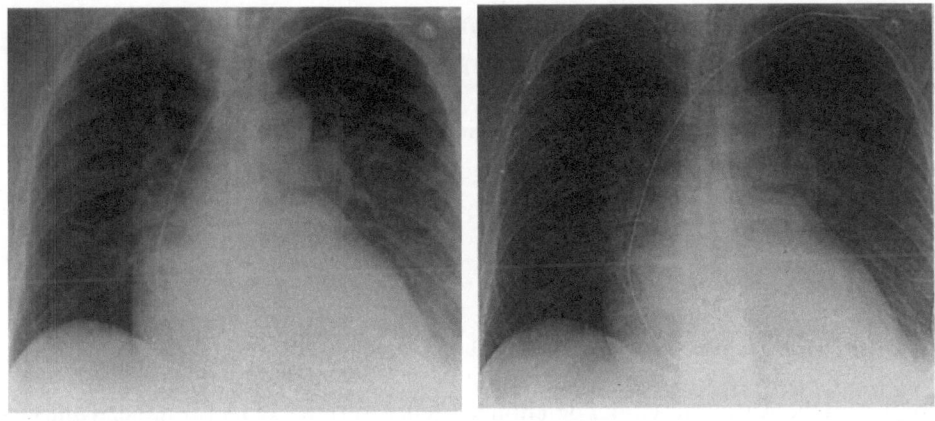

a   b

Abb. 5 a, b. Einfluß unterschiedlicher Bearbeitungsparameter auf die Erkennbarkeit flächenhafter Transparenzänderungen. In **a** ist der linksseitige Pleuraerguß kaum, in **b** dagegen deutlich erkennbar

oder Pneumonie, eines Atemnotsyndroms oder eines Ödems sowie die Lagekontrolle von Kathetern u. ä. Darüber hinaus kommt dem Monitoring eine ganz entscheidende Bedeutung zu. Vor diesem Hintergrund relativieren sich die Vorteile der digitalen Radiographie, da alle genannten Fragen auch mit den Aufnahmen in konventioneller Technik befriedigend beantwortet werden können. Der größte Nutzen dürfte in einer generell besseren und gleichmäßigeren Bildqualität und Schwärzung zu sehen sein, wodurch die Voraussetzungen für eine sichere Verlaufsbeurteilung gegeben sind. Ein größerer Informationsgehalt hinsichtlich diagnostisch relevanter Befunde ist nach unseren Erfahrungen nicht zu erwarten. Eine wesentliche Dosisreduktion scheint ohne das Risiko eines Informationsverlustes oder notwendiger Wiederholungsaufnahmen nicht möglich zu sein.

Literatur

1. Adams FG (1979) A simplified approach to the reporting of intensive therapy unit chest radiographs. Clin Radiol 30:219
2. Döhring W, Prokop M, Stender S (1986) Der derzeitige Entwicklungsstand der digitalen Projektionsradiographie. In: Vogler E, Schneider GH (Hrsg) Digitale bildgebende Verfahren – Integrierte digitale Radiologie. Schering, Berlin
3. Goodman LR, Putman CE (1983) Intensive care radiology: imaging of the critically ill. Saunders, Philadelphia
4. Ovenfors CO, Hedgcock MW (1978) Intensive care unit radiology: problems of interpretation. Radiol Clin N Amer 16:407
5. Sonoda M, Takano M, Miyahara J, Kato H (1983) Computed radiography utilizing scanning laser stimulated luminescence. Radiology 148:833
6. Stender HS, Mellmann J, Trentz OA (1979) Fehlermöglichkeiten bei der Interpretation der Röntgenthoraxaufnahme in der Intensivmedizin. Prakt Anästh 14:154
7. Thelen M, Franken T, Rommelsheim K (1979) Apparative Voraussetzung einer standardisierten Röntgendiagnostik in der Intensivstation. Prakt Anästh 14:97

Digitale Subtraktionsangiographie des Herzens –
Ein kritischer Vergleich mit der nichtdigitalen Methodik

K. Richter, F. Uhlich, J. Waigand, G. Schröder, V. Boewer,
W. Rehfeld, Ch. Richter, G. Strähmel

Zur intravenösen und intraarteriellen DSA des Herzens

Während die Auffassung über den hohen Stellenwert der DSA für nahezu alle Organe allgemein anerkannt ist, sind die Meinungen über die praktische Bedeutung dieser Untersuchungstechnik in der Herzdiagnostik noch immer geteilt. Im Schrifttum überwiegen bei weitem positive Einschätzungen, und zwar vor allem deshalb, weil die DSA morphologische Informationen hohen Details mit funktionsanalytischen Aussagen verbinden kann. Andererseits ist zu berücksichtigen, daß aussagekräftige und weit verbreitete noninvasive Untersuchungsmethoden, insbesondere die Echokardiographie sowie nuklearmedizinische Verfahren zur Verfügung stehen, deren Möglichkeiten bei Überlegungen zum Stellenwert der DSA nicht außer acht gelassen werden dürfen. Wir gehen davon aus, daß trotz der optimistischen Berichte über die Funktionsbeurteilung der linken Herzkammer mit der intravenösen DSA eine Leistungskonkurrenz mit der 3dimensionalen Echokardiographie ernsthaft nicht zur Diskussion steht. Unter diesem Aspekt setzen wir die DSA in der Herzdiagnostik überwiegend intraarteriell ein, um die hämodynamischen Kenngrößen des linken Herzens in der gleichen Untersuchung zu gewinnen. Demgegenüber dient uns die zentralvenöse DSA (einschließlich EKG-Triggerung) zur Untersuchung des rechten Herzens und der pulmonalen Strohmbahn.

Zur Analyse der linksventrikulären Kinetik

In einer Untersuchungsreihe unterzogen wir 156 Patienten im Alter von 19–59 Jahren, die wegen koronarer Herzkrankheit (103), erworbenen Herzklappenfehlern (27) oder (hypertrophischen oder dilatativen) Kardiomyopathien (26) invasiv untersucht wurden, einem Vergleich zwischen klassischer Angiokardiographie mit Kinematographie einerseits und DSA andererseits. Die klassische Methodik umfaßte die monoplane Laevokardiographie in RAO 30° mit 50 Bildern pro Sekunde, die computerassistierte Auswertung mit dem AVD-System (Siemens), die Ermittlung der Vergrößerung durch Verschieben des Patienten in Längsachse um eine definierte Strecke (nach Kaltenbach), die Applikation von 40 ml Kontrastmittel (ionisch) mit einem Flow von 12 ml/s. Für die DSA mit dem Gerätesystem Digitron wurde das Kontrastmittel in einer auf 40% verminderten Konzentration in der gleichen Projektion verabreicht. Die Bildfrequenz betrug 25 Bilder pro Sekunde, Ermittlung der Vergrößerung mit Hilfe einer Dot-Platte. Die Festlegung der inneren Ventrikelkontur erfolgte einerseits manuell mit Griffeltechnik und andererseits durch automatische Konturerkennung.

Resultate der Vergleiche zwischen DSA und Kinematographie mit AVD:
Ejektionsfraktion, Korrelation 0,96.
Enddiastolischer Volumenindex, Korrelation 0,81.
Endsystolischer Volumenindex, Korrelation 0,92.

Resultate der Vergleiche zwischen manueller Konturberandung und automatischer Konturerkennung bei DSA:
Ejektionsfraktion, Korrelation 0,95.
Enddiastolischer Volumenindex, Korrelation 0,93.
Endsystolischer Volumenindex, Korrelation 0,99.

Danach ist die zur routinemäßigen Bewertung der Ventrikelfunktion hinreichende enddiastolisch-endsystolische Zweibildanalyse mit der gegenwärtig verfügbaren DSA-Software exakt durchführbar einschließlich der automatischen Konturerkennung. Indessen bilden Phasenanalysen nach Bild-zu-Bild-Analysen sowie die Integration hämodynamischer Parameter in die Funktionsanalyse, z. B. für Druck-Volumen-Diagramme, eine noch zu lösende Aufgabe der DSA-Software-Entwicklung.

Zur Koronarangiographie

Bei den zur Analyse der linksventrikulären Kinetik untersuchten 156 Patienten wurde auch die Koronarangiographie mit kinematographischer Methodik der Koronarangiographie mit DSA vergleichend gegenübergestellt. Die Vorgehensweise war für beide Verfahren gleichsinnig, d. h. die Darstellung der linken Koronararterie erfolgte in mindestens 3 Projektionen (RAO 30°, LAO 45/kranial 30°, lateral), die der rechten Koronararterie in mindestens 2 Projektionen (lateral und LAO 60/kaudal 15°). Die Bildfrequenz betrug bei Kinematographie 25 Bilder pro Sekunde, bei DSA 8 Bilder pro Sekunde. Das Kontrastmittel wurde bei DSA-Methodik auf eine Konzentration von 15–20% reduziert. Als Resultat der verminderten Menge des (ionischen) Kontrastmittels war die bradykardisierende Wirkung nicht mehr nachweisbar und eine T-Negativierung zeigte sich im EKG nur noch vereinzelt und andeutungsweise. Diesen Vorteilen standen bei weniger als 10% der Patienten eine diagnostisch nicht ausreichende Abbildungsgüte der DSA-Koronarogramme gegenüber, bedingt durch ungenügende Kooperation der betroffenen Patienten.

Als Ergebnis des Vergleichs setzen wir überwiegend die Koronarographie mit DSA ein. In allen Fällen, bei denen es um den Ausschluß einer koronaren Herzkrankheit geht, z. B. bei Patienten mit Kardiomyopathie oder Vitien, dient uns die DSA als Methode der Wahl. Bei Patienten mit koronarer Herzkrankheit, bei denen eine Entscheidung über ein koronarchirurgisches Vorgehen getroffen werden muß, ergänzen wir die statischen DSA-Aufnahmen durch befundbezogen ausgewählte Kinekoronarographien.

Digital Subtraction Angiography in the Diagnosis of Vascular Rings

D. S. Moodie, M. Otero-Cagide, R. Sterba, and C. C. Gill

Faulty embryonic development of the aortic arch results in a congenital malformation called a vascular ring [1]. There are many different types of vascular rings and symptoms are produced by compression of the trachea and/or the esophagus.

The barium swallow is the primary diagnostic test for this condition. Bronchoscopy and tracheography may be dangerous in infants with respiratory difficulties and are not advocated as routine diagnostic procedures [1, 2]. The role of angiography is important but it is controversial with regards to the information it provides. Most surgeons, however, following a positive barium esophagram, request arteriographic studies to define exactly the type of vascular ring present. Intravenous digital subtraction angiography has been shown to be a safe and effective technique in the study and evaluation of the thoracic aorta [3]. We describe here our experience with digital subtraction angiography in the evaluation and diagnosis of eight patients in whom a vascular ring had been clinically expected.

Patient Population. Eight patients, five males and three females, ranging in age from 4 months to 53 years were evaluated. The clinical data are presented in Table 1. The techniques of intravenous digital subtraction angiography at the Cleveland Clinic were performed as previously described [4]. All studies but one were done by intravenous injection. The infants required a percutaneous femoral venipuncture and one adult and an older child were studied from an antecubital approach.

Results

In two infants, the presence of a vascular ring was excluded by demonstrating on digital subtraction angiography an anatomically normal aortic arch (Figs. 1, 2).

In three patients a right aortic arch was present. Two of these patients had mirror-image branching and a left ligamentum arteriosum. The third patient had an aberrant left subclavian artery and a left ligamentum arteriosum.

One patient had tetralogy of Fallot and had undergone a systemic pulmonary artery shunt 1 year prior to his evaluation. An intraarterial digital subtraction angiogram revealed the presence of pulmonary atresia, occlusion of the previously constructed ascending aorta–main pulmonary artery shunt, and a vascular ring consisting of an anomalous right subclavian artery and a systemic collat-

754

Table 1. Clinical characteristics

Case no.	Sex	Age (years)	Presenting Symptom	DSA	Other studies
1	F	4	Recurrent respiratory infections	Normal aortic arch anatomy	None
2	M	20 mo.	Stridor	Normal aortic arch anatomy	Bronchoscopy: external compression of right anterior tracheal wall
3	F	53	Occasional dysphagia	Right aortic arch, right descending aorta, mirror image origin of the arch vessels, aberrant left subclavian artery	Esophagogram: esophagus displaced to left and anteriorly at the level of the aortic arch; no evidence of obstruction
4	M	4 mo.	Dysphagia	Right aortic arch, right descending aorta, mirror image origin of the arch vessels	Esophagogram: indentation on the posterior aspect of the esophagus
5	M	5 mo.	Stridor	Right aortic arch, right descending aorta, mirror image origin of the arch vessels	Esophagogram: indentation on the posterior aspect of the esophagus Tracheoscopy: vascular impingement on two sides of the trachea
6	M	14 mo.	Stridor, dysphagia, chronic vomiting	[a] Anomalous right subclavian artery, systemic collateral vessel arising from the aorta and supplying the right lung hilum	Esophagogram: indentation on the posterior aspect of the esophagus Esophageal manometry: two vascular impressions on either side of the esophagus just below cricopharynx Esophagoscopy: marked deformity in upper esophagus at site of aberrant subclavian artery Tracheoscopy: vascular impingement on two sides of the trachea
7	F	28	Cough	Coarctation of the aorta, double arch	None
8	M	4 mo.	Stridor, dysphagia, vomiting	Double arch	None

DSA = digital subtraction angiography; mo., months.
[a] Intra-arterial DSA.

755

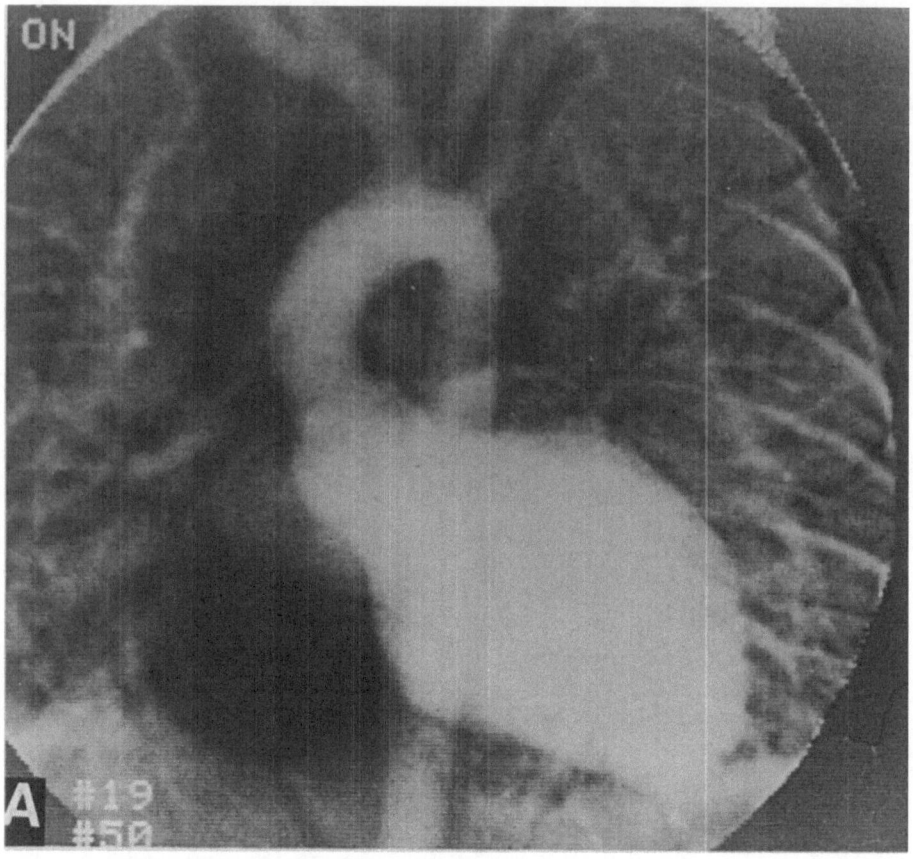

Fig. 1. Intravenous digital subtraction angiogram in a 4-year-old patient, demonstrating a normal ascending aorta, aortic arch, and head and neck vessels. The coronary arteries are also well visualized

eral arising from the aorta and supplying a confluence of vessels in the right lung hilum. Two patients had a double aortic arch (Fig. 3).

Discussion

The diagnosis of vascular ring is made utilizing a barium esophagram in symptomatic patients. Angiography is important in defining the anatomic details to plan the best surgical approach. Conventional aortography is not a totally safe procedure, particularly in small infants.

Previously, a group of seven pediatric patients, all under the age of 24 months, were described in whom vascular rings were evaluated by conventional angiogra-

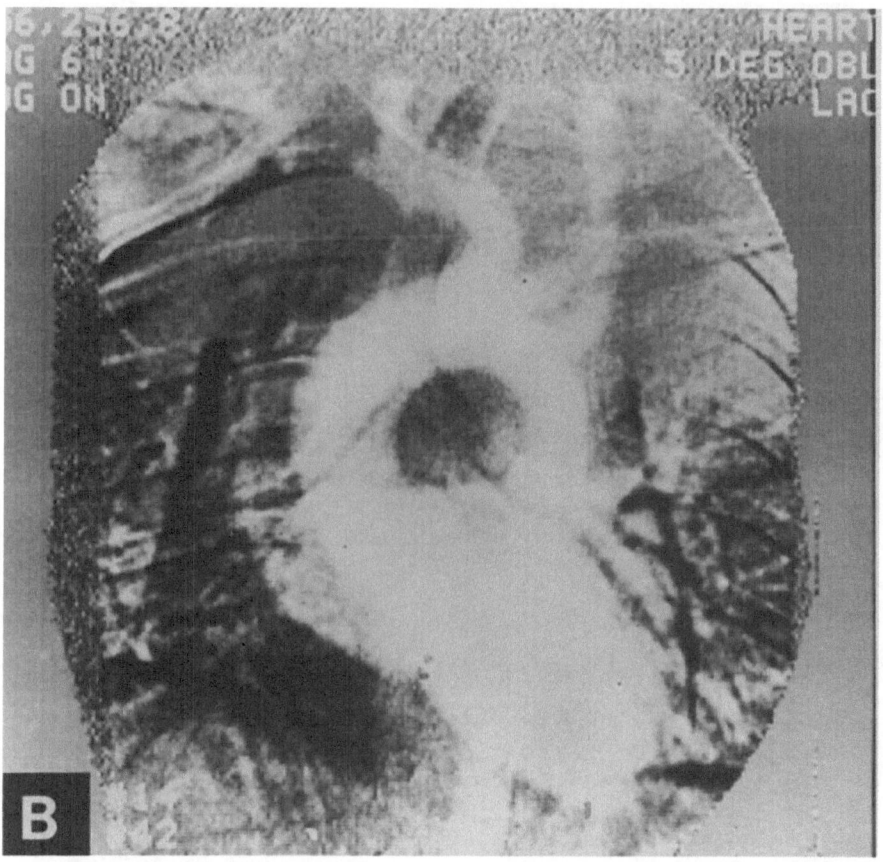

Fig. 2. Intravenous digital subtraction angiogram, left anterior oblique projection. There is a normal aortic arch with an anomalous right subclavian artery, which can be seen to cross the trachea. Reprinted with permission from the American Heart Journal 112:1306

phy and later intravenous digital subtraction angiography was performed. Six of the seven digital angiographic images were diagnostic [5]. We performed intravenous digital subtraction angiography safely in seven patients in whom a vascular ring had been suspected. In one patient, digital subtraction angiography was done via an arterial approach because of difficulties in gaining venous access. In all patients, good quality imaging of the aortic arch was obtained allowing a correct diagnosis in six and excluding the presence of a vascular ring in two patients. Our group is different from the previously reported cases [5] because we had three older patients (ages 4, 28, and 53 years) and we performed digital subtraction angiography as the only angiographic diagnostic method. Digital subtraction angiography is a good angiographic diagnostic method in patients with vascular ring and obviates the need for arterial catheterization.

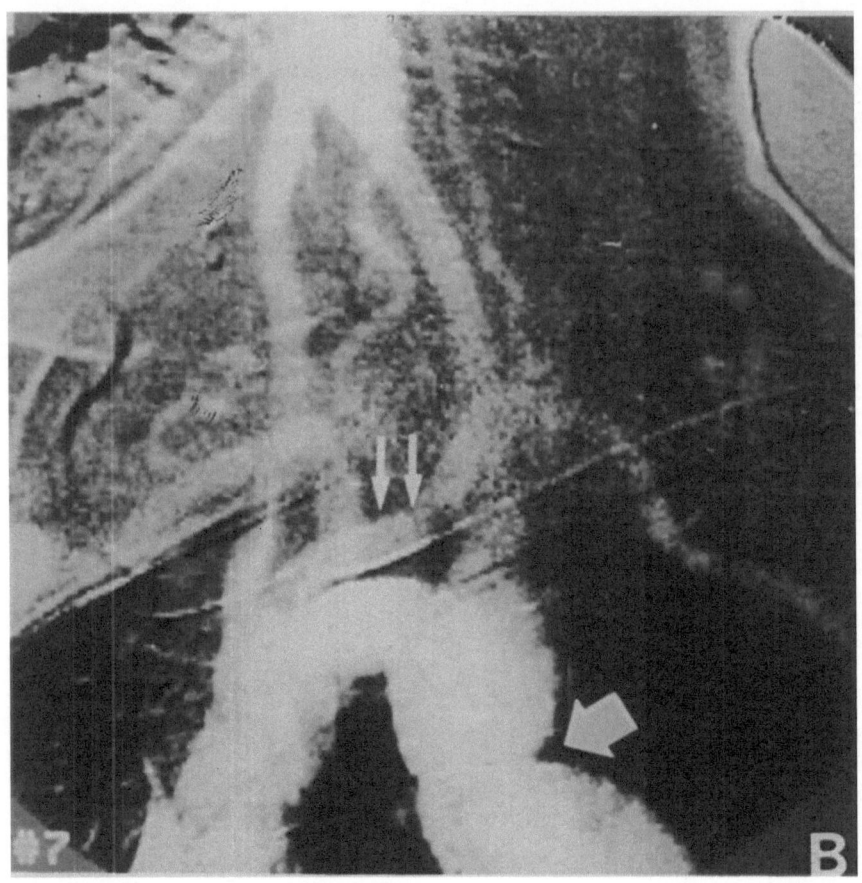

Fig. 3. Intravenous digital subtraction angiogram in a 28-year-old Amish female, demonstrating a coarctation of the aorta (*large arrow*). The two *small arrows* indicate the hypoplastic anterior arch. The larger posterior arch is also well visualized. Reprinted with permission from Moodie DS, Yiannikas J (eds) (1986) Digital subtraction angiography of the heart and lungs. Grune and Stratton, New York, p 48

References

1. Arciniegas E (1979) Vascular anomalies compressing the trachea and esophagus. In: Arcinieagas E (ed) Pediatric surgery. Yearbook of Medical Publishers, Chicago, p 649
2. Eklof O, Ekstrom G, Eriksson DO, Michaelsson M, Stephenson J, Soderlung S, Thoren C, Wallgren G (1971) Arterial anomalies causing compression of the trachea and/or the esophagus. Acta Pediatr Scand 60:81
3. Moodie DS, Yiannikas J, Gill CC, Buonocore E, Pavlicek W (1982) Intravenous digital subtraction angiography in the evaluation of congenital abnormalities of the aorta and aortic arch. Am Heart J 104:628
4. Moodie DS, Yiannikas J (1986) Digital subtraction angiography of the heart and lungs. Grune and Stratton, New York
5. Tonkin ILD, Gold RE, Moser D, Laster RE (1984) Evaluation of vascular rings with digital subtraction angiography. Am J Radiol 142:1287

Postoperative Follow-up of Acute Type A Aortic Dissections: Comparison of Noninvasive Methods

P. Hendrickx, J. Laas, G. Schlüter, and W. Daniel

Introduction

After operative treatment of type A aortic dissections, repeated follow-up studies are necessary. It is clear that these examinations have to be minimally invasive; therefore selective angiography is not suitable. On the other hand, the so-called noninvasive methods must be reliable enough to establish the extent of the disease, and to discover potentially fatal complications such as aneurysms and the involvement of the aortic side-branches, especially the great supraaortic and abdominal vessels. Moreover, prognostically positive signs such as clotted parts of the false channel must be detected. These were the four central points which were of concern in our study.

Materials and Methods

In the period between 1980 and 1986, 41 patients were operated on because of acute type A aortic dissections. In 1986, a series of 23 of them could be examined, with direct comparison of the following minimally invasive methods:

Intravenous Digital Subtraction Angiography (DSA; DVI II). For each run, 40 ml of a nonionic contrast medium (Ultravist 370) with an overlying layer of an isotonic NaCl solution were injected at a flow rate of 15 ml/s via an antecubital vein. ECG-synchronized DSA images from the thoracic aorta were obtained in several projections (at least AP and LAO 45°), whereas the abdominal aorta was exclusively examined in an AP projection.

Computed Tomography (CT; Somatom SF). After plain scanning of the aorta, bolus injections of 50 ml contrast medium were applied at the level of the aortic root, at the site of operation of the ascending aorta, and at the distal ascending and abdominal aorta.

Transthoracic Echocardiography (Diasonics 3400 R, phased array). The ascending aorta was examined carefully using a 2.5-MHz transducer.

Transesophageal Echocardiography (Diasonics Echoscope, phased array). To examine the descending part of the aorta, a 3.5-MHz transducer (sector 84°) was put on the tip of a gastroscope.

Thirteen patients had died before the onset of the follow-up study, and five others could not be included in the evaluation because they refused one or more of these examinations.

Results

Concerning our first question, that of the extension of the dissection, Table 1 shows the superiority of dynamic CT in demonstrating dissections at the levels of the aortic root, the reconstructed part, and the distal ascending aorta. Intravenous DSA, however, proved to be the most reliable method at the level of the aortic arch and in more distal parts of the aorta. The echocardiographic procedures scored markedly poorer.

The perfusion of the great supra-aortic and abdominal side-branches was only evaluated on intravenous DSA (Table 2). About 73% of all arteries were nourished exclusively by the true channel. Of the 207 arteries evaluated, only 20 (most of them renal arteries) showed a delayed opacification due to perfusion by the false channel, whereas in 18 mainly iliac arteries, both lumina could be demonstrated simultaneously, showing a "double contrast" [2]. A classification was not possible by intravenous DSA in only 8.7% of all arteries.

Table 3 shows the distribution of aneurysms that were found in 8/23 patients. Most of them were situated at the level of the descending aorta. Here, CT and DSA scored equally well. Dynamic CT was the only reliable method to demon-

Table 1. Assessment of the extension of the dissection by intravenous DSA (IV–DSA), dynamic CT (B–CT), transthoracic echocardiography (TTE) and transesophageal echocardiography (TOE)

		IV–DSA	B–CT	TTE	TOE
Aortic root	2/23	–	2	–	–
Reco/repla	3/23	2	3	–	–
Distal ascending aorta	14/23	11	14	–	–
Aortic arch	15/23	15	2	–	–
Descending aorta	19/23	19	18	–	15
Abdominal aorta	19/23	19	19	–	–
Iliac arteries	14/23	14	–	–	–

Table 2. Results of IV–DSA in the evaluation of the perfusion of supraaortic, abdominal, and iliac side-branches of the aorta (true/false/both, nourished by the true/false/both channels; ?, classification with IV–DSA not possible)

	True	False	Both	?
Truncus brachiocephalicus	18	1	2	2
A. carotis sinistra	20	–	–	3
A. subclavia sinistra	20	–	–	3
Truncus coeliacus	21	1	–	1
A. mesenterica superior	20	–	1	2
A. renalis sinistra	14	7	1	1
A. renalis dextra	14	7	–	2
A. iliaca sinistra	12	2	7	2
A. iliaca dextra	12	2	7	2
Total (207 arteries)	72.9%	9.7%	8.7%	8.7%

Table 3. Distribution of aneurysms found in the aorta after operative treatment of type A aortic dissections

		IV–DSA	B–CT	TTE	TOE
Aortic root	1/23	1	1	1	1
Reco/repla	–	–	–	–	–
Distal ascending aorta	1/23	1	1	–	–
Aortic arch	–	–	–	–	–
Descending aorta	6/23	6	6	–	2
Abdominal aorta	2/23	2	2	–	–
Iliac arteries	1/23	1	1	–	–

Table 4. Distribution of clotted parts found in the false channel

		IV–DSA	B–CT	TTE	TOE
Aortic root	–	–	–	–	–
Reco/repla	1/23	–	1	–	–
Distal ascending aorta	–	–	–	–	–
Aortic arch	–	–	–	–	–
Descending aorta	5/23	–	5	–	2
Abdominal aorta	1/23	–	1	–	–
Iliac arteries	–	–	–	–	–

strate clotted parts of the false channel (Table 4). They too, were predominantly found in the descending part of the aorta. In all, they were seen in 6/23 patients.

Discussion

Aortic dissection is a condition characterized by hemorrhage into the medial layer of the aortic wall with a variable longitudinal extension. The process may or may not be accompanied by aneurysmatic dilatation of the aorta. Aortic dissections today are being classified into two groups. The proximal or type A dissection is any dissection that involves the ascending aorta anterogradely of retrogradely. The distal or type B dissection involves only the aorta distal to the origin of the left subclavian artery [1].

Type A aortic dissections can be operated in various ways, two of them being important nowadays [4]. In an *aortic replacement*, a part of the ascending aorta, mostly containing the site of the primary intimal tear (entry), is resected and replaced by a vascular prosthesis. Usually, an insufficient aortic valve is also replaced. When the aortic valve and ascending aorta are replaced in one piece, the prosthesis is called a *composite replacement* or *conduit*. A *reconstruction* of the dissected ascending aorta constitutes a newer technique. Here, the entry and the false channel are sutured, and the aortic wall is strengthened with a patch. For radiological follow-up examinations it is important to know that a redissection is possible in the reconstructed area of the aorta (Fig. 1), whereas it is, of course, impossible after replacement by a prosthesis. A clear differentiation between both op-

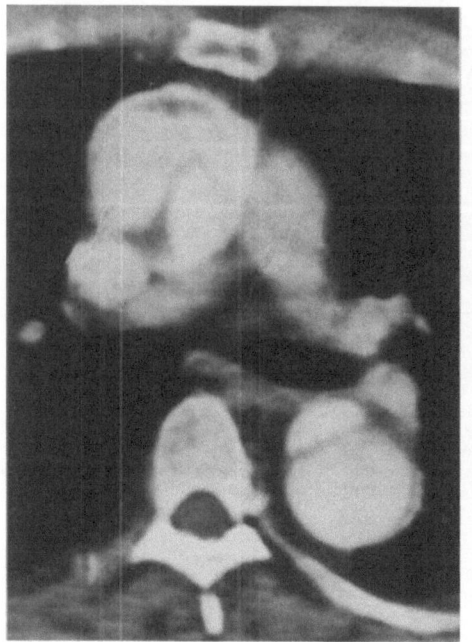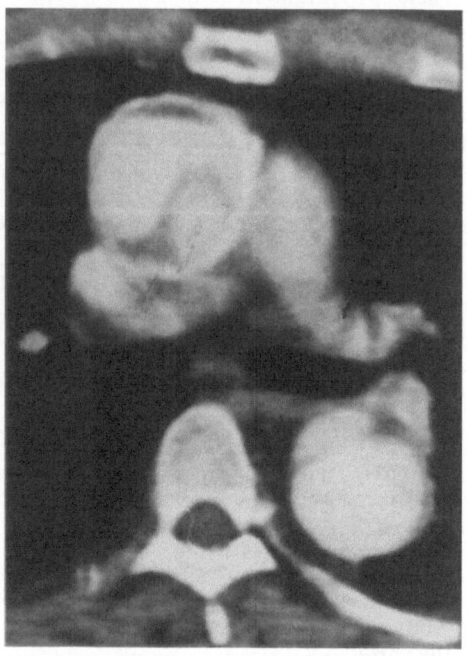

a   b

Fig. 1a, b. Two years after reconstruction of the ascending aorta for acute type A aortic dissection. CT images, after bolus injection of contrast medium (**a** early, **b** later) show a redissection in the ascending aorta. In the descending aorta, the true channel is relatively narrow compared with the wide false channel

erative techniques is not possible applying the imaging modalities used in our study. The only sign for recognition of a composite replacement is the missing bulbus aortae.

Intravenous DSA and dynamic CT proved to be perfect complementary methods for follow-up studies of operated type A dissections. The extension of the disease and any eventual recurrent dissection of the aortic root or the reconstructed part of the ascending aorta are demonstrated more reliably by CT, whereas DSA shows a dissection better in the aortic arch. The very low score of CT at this location may be due to the fact that we performed no direct bolus injection at this level, on the grounds of contrast medium limitations.

In 19/23 patients (83%) the false channel remained perfused distal to the operated ascending aorta. This fact mitigates the importance of our investigations concerning the perfusion of the aortic side-branches. A real ischemia indeed is very rare. However, it is clear that those vital arteries that are threatened by ischemia must be known. We have evaluated the supraaortic and abdominal side-branches of the aorta only by intravenous DSA, because it would need too much contrast medium in CT. In a surprisingly high number (91%) of all investigated arteries (Table 2) a reliable evaluation was possible (Fig. 2). In the case of an uncertain classification by DSA, we think a selected bolus injection can clarify the situation, especially in the abdomen.

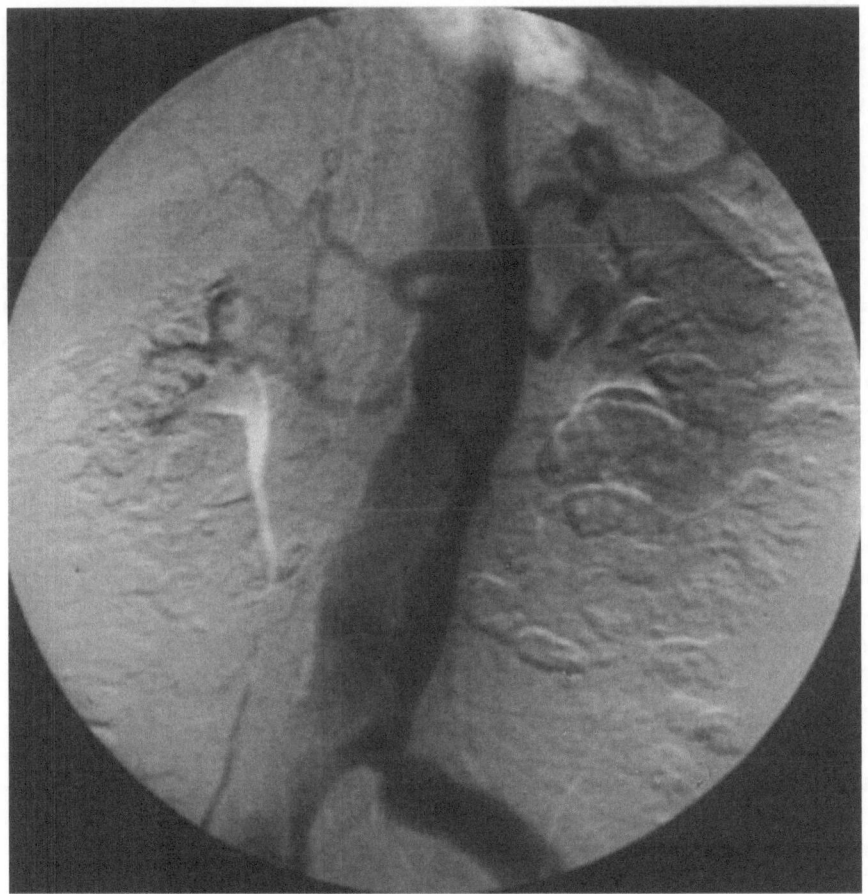

Fig. 2. Five years after operative treatment of an acute type A aortic dissection. In the abdominal aorta, dissection persists as usual. Intravenous DSA shows a compressed true channel, nourishing the celiac trunk, the mesenteric artery, and the left renal artery. The right renal artery is perfused later by the aneurysmatically dilated false channel. Distally, both channels extend into the right iliac artery.

It is well known that CT and DSA are both reliable methods for detecting aneurysms of the false channel, although with CT measurements are more precise and reproducible. If the false channel is not expanding, clotted parts are regarded as a positive prognostic sign [1, 4]. By contrast, Fig. 3 shows the prognostically bad case of a false lumen containing clotted parts that is dilating in the course of the disease. It is clear that dynamic CT is the best method to detect these thrombosed parts.

Despite their potential to come to a rapid and accurate diagnosis in acute type A aortic dissections [3], the echocardiographic procedures were not very convincing in the operated thorax. The transthoracic evaluation of the ascending aorta was clearly disturbed by changes induced by the operation. Studies of the descending aorta by the transesophageal approach demonstrated only 15/19 dis-

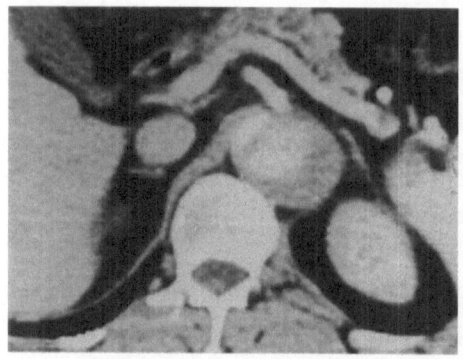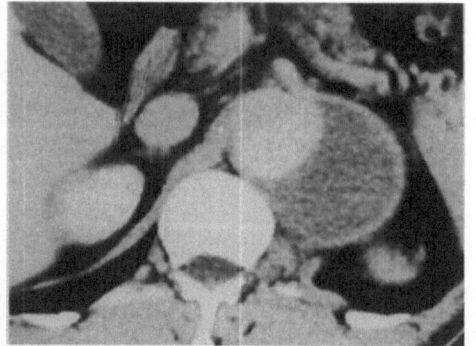

a   b

Fig. 3.a Immediately after operative treatment of an acute type A aortic dissection, CT shows clots in the false channel of the abdominal aorta. **b** Three years later, the false channel, especially the clotted part, is clearly expanding

sections, 2/6 aneurysms and 2/5 clotted parts of the false channel that were found by other means.

For routine follow-up during the first year after operative treatment of acute type A aortic dissections we propose 3-monthly follow-up DSA and CT examinations. After that, a yearly follow-up with one of these methods seems to be enough when no complications are suspected. In the case of impending or beginning complications, subsequent follow-up examinations have to be performed earlier.

Summary

Dynamic CT and intravenous DSA are ideal complementary, minimally invasive procedures for the follow-up of operated acute type A aortic dissections. Intravenous DSA provides a clear angiographic image with visualization of both true and false channels and their distal extension and the supra-aortic and abdominal vessels they supply. Dynamic CT demonstrates best the proximal extension of the dissections at the level of the ascending aorta, and also allows a more precise measurement of the aortic width and therefore an early recognition of a developing aneurysms. It is the only reliable method to visualize clotted parts in the false channel. Echocardiographic procedures bring no relevant additional information.

References

1. Dee P, Martin R, Oudkerk M, Overbosch E (1983) The diagnosis of aortic dissection. Curr Probl Diagn Radiol 12:3–56
2. Hendrickx P, Luska G, Laas J, Haverich A (1986) I.V. DSA zur Diagnostik und Verlaufskontrolle der thorakalen Aortendissektion. Fortschr Röntgenstr 144:505–509
3. Laas J, Schlüter G, Haverich A, Daniel W, Hendrickx Ph, Borst HG (1987) Präoperative Diagnostik bei akuter Aortendissektion typ A. Thorac Cardiovasc Surgeon 35(Spec Issue I):22–42
4. Stegmann T (1987) Aortendissektion: nicht mit dem Herzinfarkt verwechseln. Diagnostik und Behandlungsprinzipien der Aortendissektion. Dtsch Ärztebl 84:B283–B285

Three-Dimensional Coronary Angiography
with Digital Flashing Tomosynthesis

P. Haaker, E. Klotz, R. Koppe, R. Linde, D. G. Mathey,
L. C. Stiel, and G. M. Stiel

Tomosynthesis presents a simple procedure for angiography because the recording step requires only one injection of contrast medium. Digital flashing tomosynthesis (DFTS) is based on a new nonlinear reconstruction producing fewer artifacts than conventional back projection in the case of subtraction angiography. Therefore, the number of X-ray tubes can be reduced to four, and synthetic projections can be calculated from reconstructed slices. These projections can be used for 3-D presentations.

Introduction

Tomosynthesis methods have been proposed by many groups [1–5]. Tomosynthesis is particularly valuable whenever objects have to be imaged free of superposition from adjacent structures. These conditions are commonly met within the diagnostic evaluation of the coronary artery system. In flashing tomosynthesis [5], the 3-D information is obtained in a single angiographic run. We developed a digital version [6, 7]. This method uses a nonlinear reconstruction algorithm, which produces in the case of subtraction angiography [8] fewer artifacts than conventional back projection does. The reduction of artifacts allows the computation of zonograms – with arbitrary slice thickness – and new synthetic projections, whereby improvements in perception can be achieved. In the usual mode, slices often contain only small fragments of the vascular structure, making the interpretation very difficult. In zonograms, arteries can be inspected over larger parts. Synthetic projections can be used for 3-D presentations, e.g., simulated rotation of the object or stereo views. The DFTS recording system, which consists of four X-ray tubes, is not suited for direct stereo views because the angle between the tubes has to be larger than the human stereobase in order to project all stenotic artery segments. Therefore, we compute synthetic projections from reconstructed slices, which together with the original projections form four stereo-image pairs corresponding to the human stereobase. With a 3-D joystick, the vessel configuration can be analyzed and measured. The four images are correlated to each other because the original images are recorded at the same time. A consequence is a more accurate and faster diagnostic evaluation of the vessel tree and its stenotic areas.

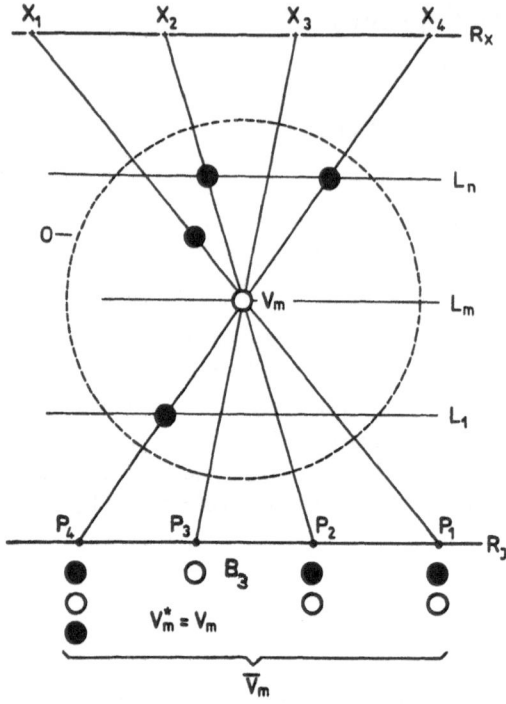

Fig. 1. Comparison between back projection and "extreme-value" decoding. The background voxel V_m (*white point*) is falsely reconstructed as a structure point because P_1, P_2, and P_4 are overprojected by structure voxels (*black points*)

Method

Tomosynthesis Geometry

The object O to be imaged is placed between two parallel planes R_X and R_J (Fig. 1). In the upper plane, the X-ray tubes $X_1, \ldots, X_k$ are positioned, and in the lower plane, the projections $B_1, \ldots, B_k$ are recorded (in this example $k = 4$). A voxel V_m in layer L_m, $1 \leq m \leq n$ is projected into k pixels P_κ of every projection B_κ, $1 \leq \kappa \leq k$. Each of these pixels is a superimposition of the projections of all other voxels on the corresponding rays:

$$P_\kappa = \sum_{\nu = 1}^{n} V_{\kappa\nu}, \quad V_{\kappa m} = V_m \tag{1}$$

For example, P_3 (B_3) in Fig. 1 is generated only by the voxel V_m in layer L_m.

Reconstruction

The back projection simply fills the voxel V_m with the average gray level

$$\bar{V}_m = \frac{1}{k} \sum_{\kappa = 1}^{k} P_\kappa \tag{2}$$

Back projection produces good reconstructions if a large number of projections can be obtained and the object is homogeneous, i.e., there are no abrupt discontinuities in contrast. This condition is not met by vessels filled with a contrast medium. For this particular case, we have developed a nonlinear

766

reconstruction method, which we call "extreme-value" reconstruction, which delivers slices with fewer artifacts than conventional back projection.

This method [5] fills the voxel V_m with the minimum gray level

$$V_m^* = \min_{\kappa = 1}^{k} P_\kappa \tag{3}$$

Obviously, a necessary condition for a correct reconstruction is that every voxel of the object is projected free in at least one of the projections. This holds in most cases for "dilute" objects, which are characterized by the fact that most of their voxels are empty. Vessels are objects of this kind if soft tissue and bones are cancelled by, for example, digital subtraction angiography (DSA). In this case, tomosynthesis can be performed successfully with very few projections.

Generation of Synthetic Projections

To simplify matters, we consider the case that only two X-ray tubes, X_1 and X_2, are placed at a distance D on R_X (Fig. 2). We consider two bundles of rays coming from X_1 and X_2 which intersect in R_J at a distance H from R_X in pixels of size d. The set of pixels defines the projection images B_1 and B_2. As a consequence of elementary geometric properties [9], all intersection points (voxels) of the two ray bundles are located on planes $L_1,\ldots,L_n$, called induced planes, parallel to R_X

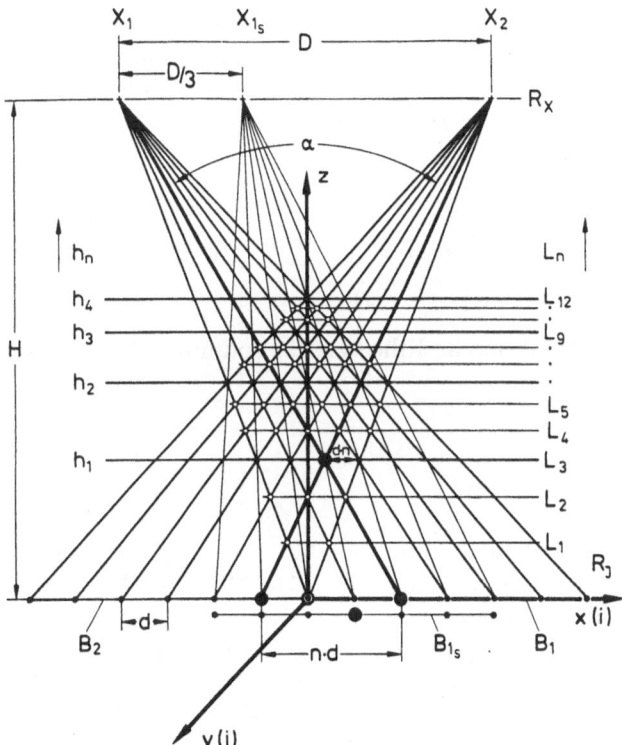

Fig. 2. Generation of a synthetic projection

767

and R_J. The metric configuration of the induced planes is determined by the parameters D, d, and H. An arbitrary layer L_n has the distance

$$h_n(D) = \frac{H}{1 + \dfrac{D}{n \cdot d}} \tag{4}$$

from R_J. For the distance between the voxels in layer L_n, we get the relation

$$d_n(D) = \frac{d \cdot D}{d + n \cdot d} \tag{5}$$

The distance between the two pixels into which an arbitrary voxel of L_n (in Fig. 2, n = 3) is projected will be $n \cdot d$. Therefore, the reconstruction of layer L_n can be performed in the following way: (a) The projection images B_1 and B_2 are shifted with respect to each other by n pixels; (b) apply Eq. 3 to each of the pixels of the resulting image matrices in turn.

We assume that at the distance D/m from the X-ray tube X_1 an additional tube X_{1_s} should be arranged (for example, m = 3), which generates, the synthetic projection image B_{1_s}. The projection X_{1_s} induces with X_1 layers, which match only a subset of layers induced by X_1 and X_2. From Eq. 4 follows

$$h_{n \cdot m} = h_n \cdot m(D) = h_n(D/m) = L_n \ . \tag{6}$$

This means: the nth layer induced by X_1 and X_{1_s} coincides with the $(n \cdot m)$th layer induced by the original tubes X_1 and X_2. In the example shown in Fig. 2, the layers L_3, L_6, L_9 and L_{12} are used for synthesizing the pseudoprojection B_{1_s}.

In general, the reconstructed layers L_n are shifted by n/m pixels and projected onto the plane R_J. In order to suppress the background, every pixel of B_{1_s} is filled with the maximum density of all voxels projected onto it.

3-D Measurement

For a cartesian coordinate system (see. Fig. 2) we get from Eqs. 4 and 5 for the metrical position:

$$x = i \cdot d_n, \ y = j \cdot d_n, \ z = h_n \tag{7}$$

where i and j denote the horizontal line and the vertical column indices in the image matrix, respectively.

Results

We have studied clinically the DFTS method in comparison with 35-mm cineangiography in 15 patients. The technical performances and results from slice reconstructions have already been described [7].

Figure 3a shows a tomogram of a left coronary artery reconstructed from the DFTS projections of Fig. 5a. Because the slice thickness is about 1 mm only, the orientation and the diagnostic inspection is often very difficult due to small and disconnected vessel fragments (see arrow in Fig. 3a). In Fig. 3b, 16 slices have

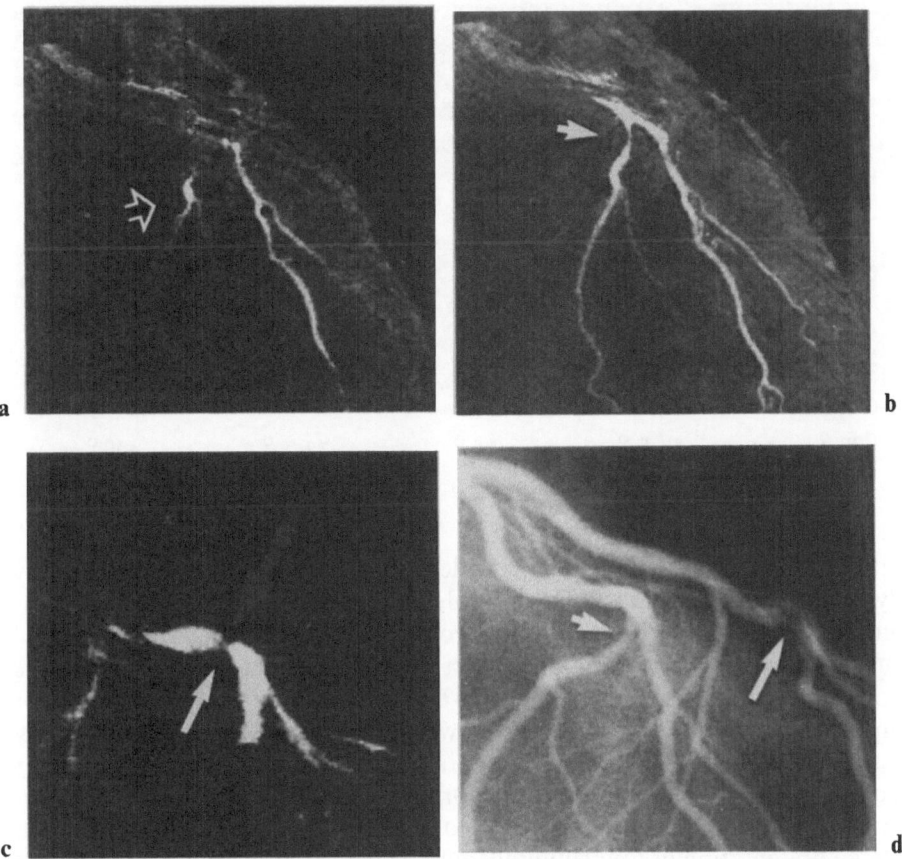

Fig. 3a–d. DFTS reconstructions. **a** Tomogram. **b** Zonogram (degree of stenosis $\simeq 80\%$). **c** Zonogram of a stenosis (degree of stenosis $\simeq 90\%$). **d** Corresponding 35-mm cineangiogram in right oblique anterios (ROA) projection with stenotic areas (*arrows*)

been summed up to a zonogram, in which the structure of the blood vessels is better visible. The stenotic area (arrow) was estimated to be about 80%. For the chosen number of slices, the zonogram is free of superposition from adjacent vessels. Figure 3c shows a zonogram with a left anterior descending (LAD) stenosis (arrow) obtained by summing up 12 slices. The degree of stenosis was estimated to be about 90%. The stenosis is free of disturbing neighboring structures, whereas in the original DFTS projections (Fig. 5a) and 35-mm cineangiograms (Fig. 3d), the stenosis is partly obscured by other vessel branches.

Figure 4 shows a set of computed projections perpendicular to the patient axis, spaced at intervals of 2.5°. A virtual rotation of the vessel tree can be performed by displaying these images sequentially on a cathode ray tube (CRT). The field of view is about ± 30°.

In Figure 5, we have combined synthesized projections (Fig. 5b) with the original projections (Fig. 5a) to four pairs of stereo images. These images are presented, e.g., on a color-display system, and the stereo impression can be achieved

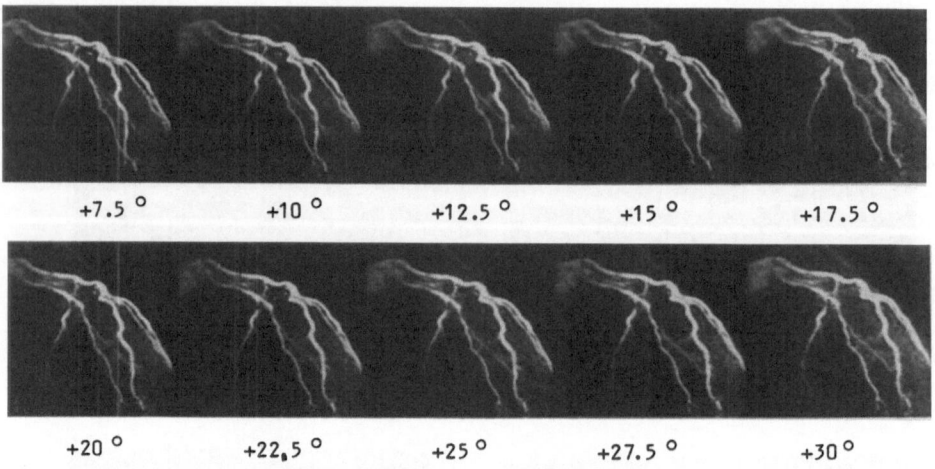

Fig. 4. Selection of synthesized projections for a virtual rotation

using red-green glasses. The observer's depth perception can be improved by newly developed polarizing liquid crystal spectacles which are switched synchronously with a CRT displaying the two perspective views alternately.

In addition to stereo viewing, the object can be measured in three dimensions by using a stereo-cursor controlled by a 3-D joystick. Figure 5 demonstrates for example a 3-D distance measurement between two blood vessels. The properly adjusted starting points (FIX) and the current positions (MOVE) of the cursor are connected by straight lines, and the corresponding 3-D coordinates are continuously displayed on the right-hand side of the display (Fig. 5c). In our opinion, the stereo presentation of four simultaneously generated perspective views is well suited to analyse the complex geometry of the heart.

In order to get more clinical experience, we have built the DFTS system shown in Fig. 6. It consists of an array of four simultaneously flashed X-ray tubes and a 14-in. X-ray image intensifier with a TV chain. The tubes are positioned in the corners of a square with a distance of 800 mm. The focus-object distance is 1050 mm, the object-detector distance is 150 mm, the object field is 80×80 mm^2, and the tomographic angle is 29°. The exposure time is less than 40 ms. The X-ray tube in the centre is used for the positioning of the patient and the catheter.

Geometric distortions of the imaging system mainly caused by the curved input screen of the image intensifier are corrected by software. This is done in real time, in addition to the subtraction, the extreme-value reconstruction, and the 3-D procedures on a 68 020/68 881 microprocessor system. The computing time for a slice is less than 0.5 s, and a synthetic projection can be generated in less than 1 min.

Discussion

New angiographic methods should be evaluated with respect to the following aspects.

770

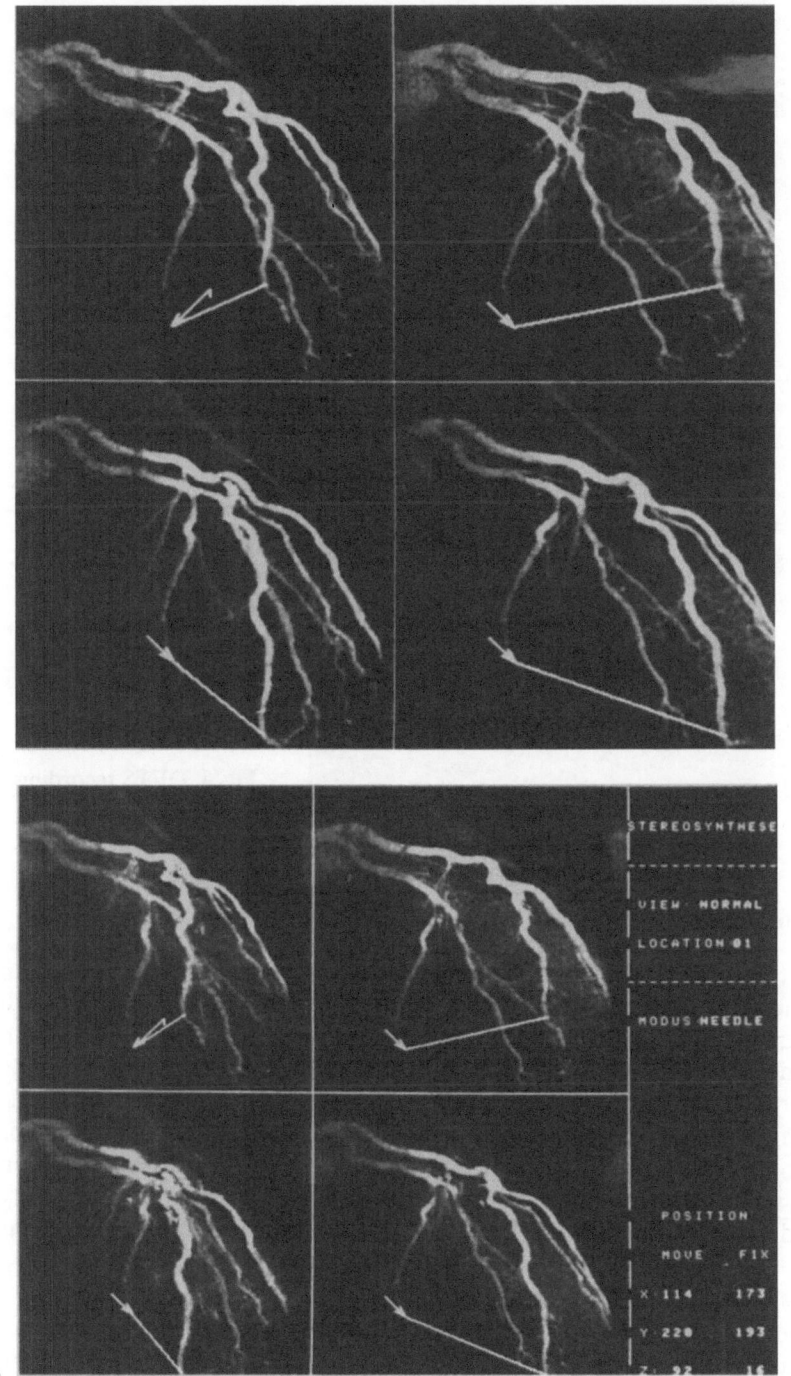

Fig. 5 a–c. Stereosynthesis of a left coronary artery system. **a** DATOS original projections for the left eye, and **b** synthesized projections for the right eye. **c** Measured data with the stereo cursor

771

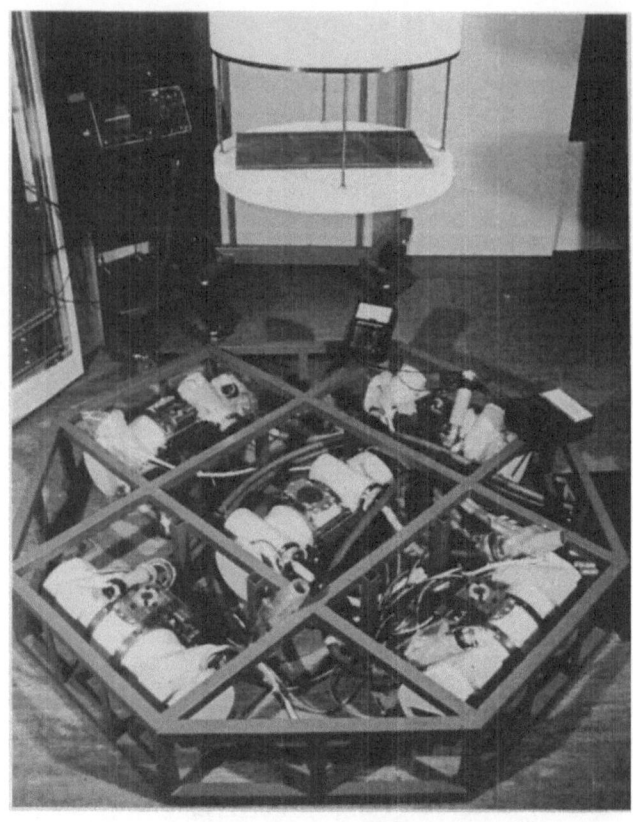

Fig. 6. DFTS recording system

Diagnostic Information

Coronary artery stenosis detected with conventional 35-mm cineangiography can also be found with tomosynthesis. The degrees of stenosis determined by both techniques are in good agreement [5, 7]. The elimination of overprojections from adjacent structures leads to a better visualization of the lesions. In general, the slice reconstruction is well suited for detailed diagnosis, e.g., the estimation of the degree of stenosis. The 3-D presentations are better suited for an overview, for finding stenotic areas, and for angiographic procedures, e.g., to define the balloon position in space during a percutaneous transluminal coronary angioplasty (PTCA) and surgical planning, which can be especially helpful for vascular abnormalities. To check these techniques with regard to usefulness, detailed clinical investigations are necessary.

In addition to heart applications, stereosynthesis with its cursor facilities can also be applied for stereotactic procedures, e.g., in radiosurgery, where a puncture canal through the vascular tree has to be planned for an implantation of a radio-nuclide in a brain tumor.

Table 1. Methodological comparison of 35-mm cineangiography and DFTS

Items \ Method	35-mm Cineangiography	DFTS
LCA	Five projections[a]	One recording[b]
RCA, bypass	Two projections[a]	One recording[b]
Exposure time	7–10 s per projection	40 ms per recording
Amount of contrast agent	5–8 ml per projection 45 ml total	3–4 ml per recording 7 ml total
Patient dose	$54\text{–}90 \times 10^{-4}$ C kg^{-1}	$\sim 0.5 \times 10^{-4}$ C kg^{-1}
Physician dose	High ($\geqq 3.5$-times)	Low
Investigation time (Retention time of catheter)	> 20 min	< 10 min

[a] Time sequentially.   [b] Four simultaneous projections for pre and post injection.

Risk to the Patient

Tomosynthesis requires only a single injection of contrast medium. Therefore, the investigation time, the amount of contrast medium, the retention time of the catheter, and the patient skin dose are significantly reduced (Table 1).

Practicability in Clinical Work

The new DFTS prototype (Fig. 6) was used for postmortem heart studies and now clinical tests are planned. This is a pure research project and does not imply plans to commercial deliveries. Compared with other methods with 3D reconstructions, DFTS is very simple in its concept. The recording system has no moving parts and can be mounted in the floor. The image intensifier allows dynamic studies, which can be obtained during a single injection of contrast medium.

References

1. Ziedses des Plantes GB (1932) Eine neue Methode zur Differenzierung in der Röntgenographie. Acta Radiol (Stockholm) 13:182–192
2. Maravilla KR, Murry RC, Diehl JT et al. (1984) Digital tomosynthesis: technique modifications and clinical applications for neurovascular anatomy. Radiology 152: 719–724
3. Kruger RA, Sedaghati M, Roy DG et al. (1984) Tomosynthesis to digital subtraction angiography. Radiology 152:805–808
4. Nadjmi M, Weiss H, Klotz E, Linde R (1981) Kurzzeittomosynthese-klinische Erfahrungen. Röntgenpraxis 34:247–252
5. Becher H, Schlüter M, Mathey DG et al. (1985) Coronary angiography with flashing tomosynthesis. Eur Heart J 6:399–408
6. Haaker P, Klotz E, Koppe R, Linde R, Möller HA (1985) A new digital tomosynthesis method with less artifacts for angiography. Med Phys 12(4):431–436
7. Haaker P, Klotz E, Koppe R, Linde R, Mathey DG (1985) First clinical results with digital flashing tomosynthesis in coronary angiography. Eur Heart J 6:913–920
8. Mistretta CA (1982) Digital subtraction angiography. The shape of things to come. Diagnostik Imaging 130:36–40
9. Hamasaki J, Yokota K (1978) Direct recording and reconstruction of 3-D X-ray images. Appl Opt 17:3125–3132

Densitometric Correction of Vessel Diameter from Digital Arteriograms

H. Oswald, E. Fleck, and J. Beier

Summary

Based on a cylindrical X-ray phantom ranging in diameter from 0.5 to 5.0 mm, the accuracy of digitally measured diameters (Dm) was tested. It was found that the relations of true (Dt) to detected diameters could be improved by using density information. Uncorrected, the correlation was $r = 0.9903$, $Dm = 0.9 + 0.8\,Dt$; after correction, the correlation was $r = 0.9998$, $Dm = 0.91 + 1.0\,Dt$. A method is presented to evaluate coronary stenosis geometry with an accuracy of approximately 0.17 mm from digitally subtracted arteriograms.

Introduction

The digital evaluation of coronary artery geometry based on diameter measurements from digitally recorded and subtracted arteriograms (Fig. 1) depends mainly on edge detection algorithms [1–6]. The accuracy of the detected diameter measurement is limited by poor lumen edge definition, especially in small-vessel

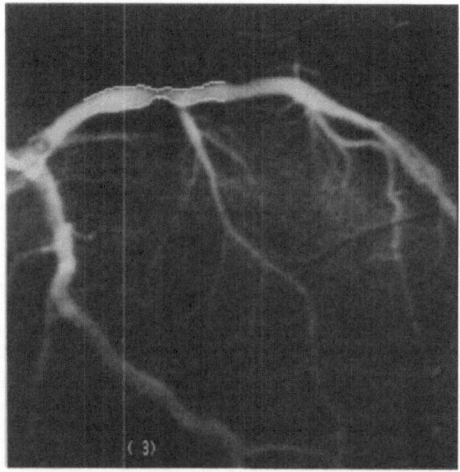
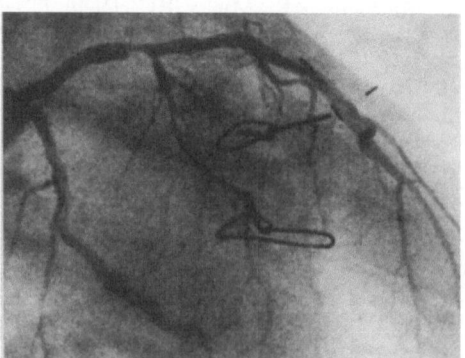

a

b

Fig. 1. a A digitally subtracted coronary angiogram and the detected vessel borders for a stenotic lesion. **b** Cineframe relating to **a**

areas [7–9]. The reasons are manifold, with a combination of effects such as finite focal spot size of the X-ray tube, radially outward decrease of contrast medium within the artery, quantum noise, motion artefacts, and the distortion of sharp edges by the point spread function of the digitization system. Although many efforts to design very efficient edge detection algorithms have been undertaken, the accuracy of small-vessel diameter measurements is still poor. To overcome this restriction, density information can be used to give us more accurate diameter measurements.

Method

In many digital and/or video systems for computer-based evaluation of stenotic lesions, the ratio of the density integral of normal to that of stenotic vessel is used to estimate the severity of vessel lesion.

Densitometry

If one looks at the relation between the true diameter of a known object – a cylindrical X-ray phantom ranging in diameter from 0.5 to 5.0 mm filled with 50% contrast medium – and the density integral, a quadratic increase can be recognized. The relation between true diameter (Dt_1, Dt_2) and density (D_1, D_2) can be expressed as

$$D_1/D_2 = [C_1*(Dt_1/2)^2*]/[C_2*(Dt_2/2)^2*] \tag{1}$$

where C_1, C_2 are constants. It was found that these constants are nearly equal: $C_1 - C_2 < e$. Therefore, Eq. 1 indicates a direct quadratic relation between density and diameter.

The study of the measured diameters (Dm) of the phantom shows that the relations of detected to true vessel diameters are nonlinear. Down to about 2.0 mm, the points lay near the identity line ($r = 0.999$, Dm = Dt); for smaller diameter sizes (from 2.0 to 0.0 mm), they become increasingly independent of the diameter. The density-to-diameter relation combined with the Dm of a vessel greater than 2.0 mm (Dm_2) gives a good correction of smaller vessel diameters (Dm_1) (Fig. 2). The correction equation is

$$Dm_1 = (D_1/D_2)^{1/2}*Dm_2 . \tag{2}$$

Image Acquisition

For the acquisition of the phantom images, quasi-clinical conditions were used. The phantom was first filled with 50% contrast medium. Then a 17 cm water bag was placed between the object and the 9″/6″ image intensifier. The imaging mode was a serial run on a Philips DVI-CV system with one frame per second. The focal spot size was 0.8 mm². After making two images of the contrast-filled phantom, the contrast medium was washed out, and two more images for subtraction were

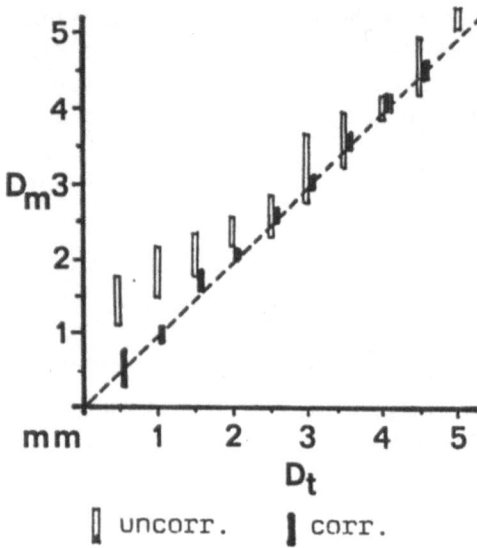

Fig. 2. Plot of true (*Dt*) vs measured (*Dm*) diameters of the cylindrically shaped phantom. The *solid bars* are the ranges of diameters after correction with Eq. 2. The correlation of the uncorrected diameters is $r = 0.9903$, $Dm = 0.9 + 0.8\ Dt$. After correction, the correlation is $r = 0.9998$, $Dm = 0.91 + 1.0\ Dt$

acquired. The digital image size is a 512×512 pixel array. Pixel resolution was obtained by known distances between pass points on the phantom and is about 0.33 mm/pixel.

Results

For the cylindrical phantom – as described above – recorded under quasi-clinical conditions, the corrected diameter values have an accuracy less than half of the spatial resolution (< 0.17 mm) of the system. The relative error, $(Dm-Dt)/Dt * 100$, decreases from 220% to 20% at 0.5-mm diameter (Fig. 3).

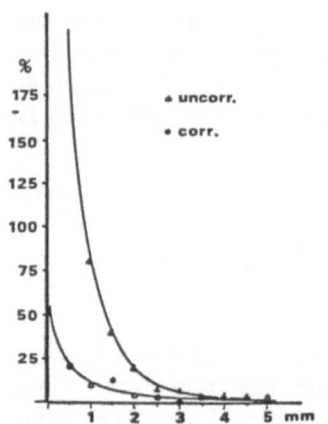

Fig. 3. Relative error, $(Dt-Dm)/Dt*100$, for the cylindrical phantom before and after correction

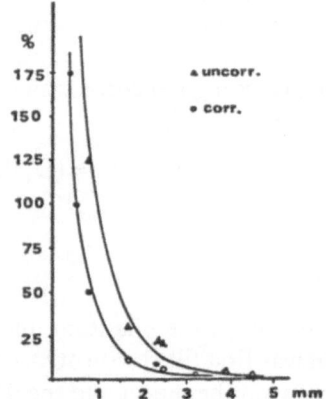

Fig. 4. Relative error, $(Dt-Dm)/Dt*100$, for the clinical study before and after correction

776

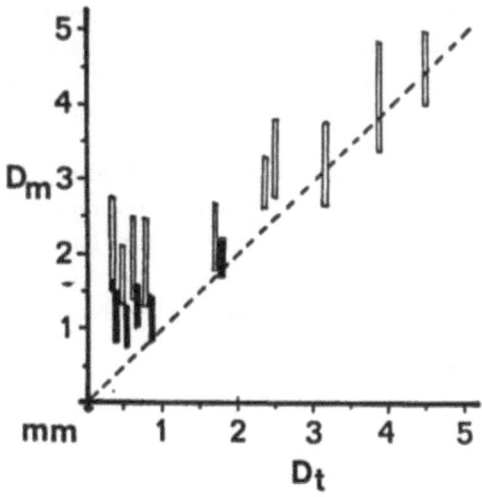

Fig. 5. Plot of (*Dt*) vs digitally (*Dm*) measured diameters of coronaries. The *solid bars* are the diameters after correction

The test of the algorithm for correction of diameter by density under clinical conditions was to compare the same vessel parts measured first manually with cineangiographic films and secondly by computer estimated from digitally subtracted angiograms. The relative error of the uncorrected diameters was over 220% in the range 0.4–0.6 mm, which means that the diameter is about four times overestimated (Fig. 4). For the uncorrected vessel diameter greater than 2.0 mm, the relative error tends to zero. For the diameter corrected by density, the absolute error is not greater than 1.5 times the resolution limits of the system (<0.5 mm) (Fig. 5).

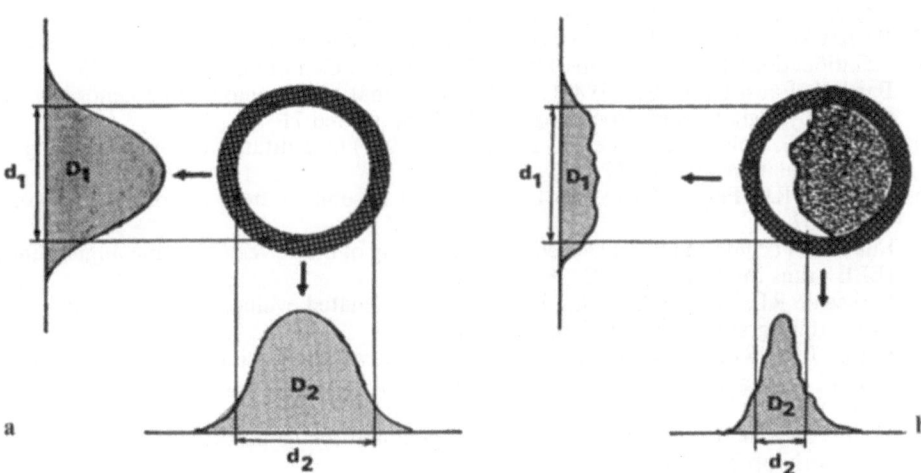

Fig. 6. a Normal arterial segment in cross section. Projected diameter (*d*) and densitometric cross section area (*D*) are independent of the projection angle. **b** Stenotic segment in cross section. Projected diameter ($d_1 = d_2$) is highly dependent on projection angle; the densitometric cross section ($D_1 = D_2$) is more adequate

The difference between the accuracy of the phantom studies (<0.17 mm) and that of the clinical studies (<0.5 mm) is the result of small motion of the vessel during recording, opaque medium not being equally distributed and mixed with blood in all vessel parts, and also a nonerror-free procedure for manual measurement of vessels frome cinefilms.

Because coronary vessels, especially in stenotic areas, are usually not cylindrically shaped, a further limiting factor is the use of a single viewing plane instead of biplane views (Fig. 6). The correction procedure is at present based on cylindrical cross sections. It could be essential for clinical use to make further biplane tests for vessels having nonsymmetric cross-sectional geometries.

Conclusions

An algorithm has been developed which uses the diameter of greater vessels (>2.0 mm) and their densitometric values to correct the diameter of small vessels found by edge detection algorithms in digitally subtracted angiograms. The accuracy in phantom studies is not less than 0.17 mm – half of the spatial resolution. In actual clinical applications, the accuracy of measured vessels is within a range of 0.0–0.5 mm. Major errors in digital diameter evaluation can be corrected by the relation of density to diameter. The results appear reasonable for cylindrically shaped vessels. A similar procedure has to be developed for biplane views, to increase the accuracy in nonsymmetrically shaped vessel cross sections.

References

1. Alderman EL, Berte LE, Harrison DC, Sanders W (1981) Quantitation of coronary artery dimensions using digital image processing. Proc SPIE 314:273–278
2. Barrett W, Seibert T, Hines H (1984) Automated detection of coronary arteries and quantification of percent stenosis from DSA images. Comput Cardiol 123–126
3. Barth K, Faust U, Both A (1982) A critical examination of angiographic stenosis quantitation by digital image processing. IEEE Comput Med 71–76
4. Brown BG, Bolson E, Frimer M, Dodge HT (1977) Quantitative coronary arteriography. Circulation 55:329–337
5. Feldman RL, Pepine CJ (1983) Evaluation of coronary artery stenosis. Cardiology 4:185–187
6. Fukui T, Yachida M (1980) Detection and tracking of blood vessels in cine-angiograms. IEEE Trans Med Imaging 383–385
7. Kirkeeide RL, Fung P, Smalling RW (1982) Automated evaluation of vessel diameter from arteriograms. Comput Cardiol 283–294
8. Reiber JHC, Kooijman CJ, Slager CJ (1985) A novel approach to the accurate assessment of coronary arterial dimensions from cineangiograms. Diagnost Imaging 87–89
9. Wong WH, Kirkeeide RL, Gould KL (1986) Computer application in angiography. In: Collins SM, Skorton DJ (eds) Cardiac imaging and image processing. McGraw-Hill, New York, pp 206–238

Diagnostik und Verlaufskontrolle bei lokaler Lysetherapie von Lungenembolien mittels DSA

D. Busch, E. Gmelin, H.-D. Weiss

Einleitung

Die Inzidenz der jährlichen Lungenembolien wird in den USA auf ca. 630 000 geschätzt [2], die konsekutive Letalität auf 38%. Bei schnell eingeleiteter Diagnostik und Therapie kann die Letalität auf 7–8% gesenkt werden. Für die komplikationsbehaftete Thrombolysetherapie ist die frühe und zuverlässige Diagnose zwingend erforderlich. Unter diesem Aspekt erscheint der Einsatz der Pulmonalis-DSA als Methode der Wahl zur Primärdiagnostik oder Verlaufskontrolle gerechtfertigt.

Patienten und Methode

Im Zeitraum von Januar 1984 bis November 1986 wurde bei 23 Patienten die klinische Verdachtsdiagnose einer Lungenembolie mittels einer Pulmonalis-DSA gesichert. Nach klinischer Symptomatik und Lokalisation wurden 4 Stadien der pulmonalen Embolie differenziert [3]:

1. Die fulminante Lungenembolie, 2. die subakute Makroembolie, 3. die periphere Makroembolie sowie 4. die Mikroembolie. Bei 8 von 23 Patienten wurde aufgrund der Klinik, des Allgemeinzustandes, des Alters sowie des angiographischen Befundes auf eine Lysetherapie verzichtet. Die Gruppe der thrombolytisch therapierten Patienten umfaßt 7 Männer und 8 Frauen im Durchschnittsalter von 48 Jahren (19–71). Alle wiesen Embolien im Sinne einer fulminanten Embolie oder Makroembolie auf (Tabelle 1). In 11 Fällen war eine Becken- bzw. Beinvenenthrombose als vermutliche Emboliequelle phlebographisch und klinisch nachweisbar, in 4 Fällen konnten keine peripheren Thrombosen nachgewiesen werden. Die Anamnesedauer lag im Mittel bei 2–3 Tagen (0,5–14).

Die Pulmonalis-DSA wurde über einen zentralvenös lokalisierten (5 F pigtail) Katheter mit 30 ml Kontrastmittel und einem Flow von 12 ml/s durchgeführt. Zur Befundung wurden die von der konventionellen Pulmonalisangiographie bekannten direkten und indirekten Zeichen der Lungenembolie (Tabelle 2) herangezogen, die indirekten angiographischen Zeichen jedoch nur im Zusammenhang mit den direkten Zeichen als Folge der Lungenembolie bewertet. Die therapeutische Erfolgsbeurteilung erfolgte anhand folgender Kriterien: vollständige Rekanalisation, Teilrekanalisation, keine Rekanalisation. Die lokale thrombolytische Therapie erfolgte über den zur DSA benutzten Katheter, der im Anschluß an die

Tabelle 1. Alter, Geschlecht, Dauer der Anamnese, phlebographische Befunde sowie Stadium der Lungenembolie bei 15 Patienten

Patient	Alter (Jahre)	Geschlecht	Anamnesedauer (Tage)	Stadium der Lungenembolie	Phlebographie
1.	63	Männlich	2	Subakute Makroembolie	Tiefe Beinvenenthromb.
2.	46	Weiblich	2	Fulminante Lungenembolie	Tiefe Beinvenenthrombose
3.	37	Männlich	2	Fulminante Lungenembolie	Kein Nachweis periph. Thrombosez.
4.	66	Männlich	1	Fulminante Lungenembolie	Tiefe Beinvenenthrombose
5.	71	Männlich	1	Fulminante Lungenembolie	Tiefe Beinvenenthrombose
6.	19	Weiblich	14	Subakute Makroembolie	Tiefe Beckenvenenthrombose
7.	41	Weiblich	6	Subakute Makroembolie	Tiefe Beinvenenthrombose
8.	67	Weiblich	3	Subakute Makroembolie	Kein Nachweis periph. Thrombosez.
9.	61	Männlich	1	Fulminante Lungenembolie	Tiefe Beinvenenthrombose
10.	59	Männlich	2	Subakute Makroembolie	Tiefe Beckenvenenthrombose
11.	27	Männlich	0,5–1	Subakute Makroembolie	Kein Nachweis periph. Thrombosez.
12.	56	Weiblich	1	Subakute Makroembolie	Tiefe Beckenvenenthrombose
13.	31	Weiblich	3–4	Subakute Makroembolie	Kein Nachweis periph. Thrombosez. [a]
14.	36	Weiblich	1	Fulminante Makroembolie	Tiefe Beckenvenenthrombose
15.	32	Weiblich	2	Subakute Makroembolie	Tiefe Beinvenenthrombose

[a] Risikofaktoren: Adipositas, Nikotinabusus, Antikonzeptiva.

Tabelle 2. Kriterien zur Beurteilung der DSA-Befunde

1. Direkte Zeichen:
   1.1 Gefäßverschluß mit Abbruch der Kontrastmittelsäule
   1.2 Inkompletter Verschluß im Sinne von intraluminären Füllungsdefekten
2. Indirekte Zeichen:
   2.1 Regionale Minderperfusion
   2.2 Regional verspätete arterielle Anflutphase und verspätete Venenkontrastierung
   2.3 Asymmetrische Kontrastmittelflußverteilung

primäre Angiographie pulmonal arteriell plaziert wurde. Alle Patienten erhielten initial einen Bolus von 250 000 IE Urokinase sowie eine Dauerinfusion von 2 000 IE Urokinase/kg/h für den Zeitraum der ersten 12 h. Gleichzeitig wurde Heparin in einer Dosierung von 15–20 IE/kg/h infundiert. Die weitere Urokinasedosierung orientierte sich an der Fibrinogenkonzentration. Die Lysetherapie fand unter intensivmedizinischen Bedingungen statt. Die mittlere Lysedauer lag bei 6 Tagen. In Abhängigkeit von klinischen, laborchemischen und angiographischen Befunden zeigten die individuellen Therapiezeitspannen eine entsprechende große Variationsbreite (2–14 Tage).

Ergebnisse

Eine angiographische Befundverbesserung konnte bei 13 von 15 Patienten verzeichnet werden. 10 dieser 13 Patienten zeigten einen Lysetherapieerfolg im Sinne

Tabelle 3. Therapiedauer, Komplikationen und Resultate

Pat.	Lyse-dauer (Tage)	Komplikationen	Kontroll-Pulmonalis-DSA [a]	pO_2 art. [Torr] Vor Lyse	Nach Lyse
1	12	–	Teilrekanalisation, i	51	81
2	3	Hämatom li. Ellenbg.	Teilrekanalisation, a	42	88
3	2	–	Teilrekanalisation, a	48	75
4	3	–	Teilrekanalisation, a	38	72
5	14	–	Teilrekanalisation, i	55	80
6	4	–	Teilrekanalisation, a	53	75
7	6	Intest. Blutung [b]	Teilrekanalisation, a	78	89
8	4	–	Teilrekanalisation, a	57	83
9	5	–	Teilrekanalisation, i	58	81
10	6	–	Teilrekanalisation, a	52	76
11	3	–	Kein Lyseerfolg, a	63	84
12	5	–	Kein Lyseerfolg, a	61	76
13	12	–	Vollst. Rekanalisat., i	71	88
14	3	Leistenhämatom [b]	Vollst. Rekanalisat., a	50	95
15	7	–	Vollst. Rekanalisat., a	62	93

[a] i = intermittierend, a = abschließend;
[b] = Abbruch der Lysetherapie.

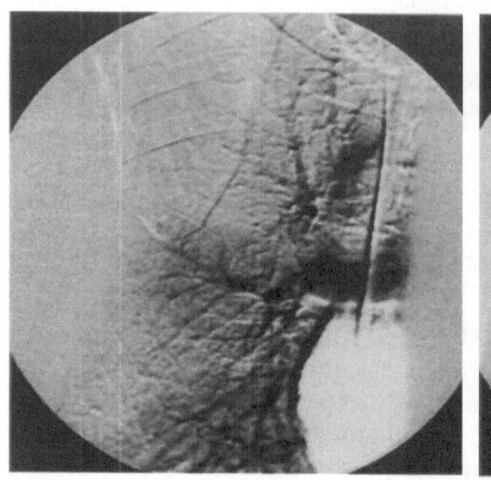
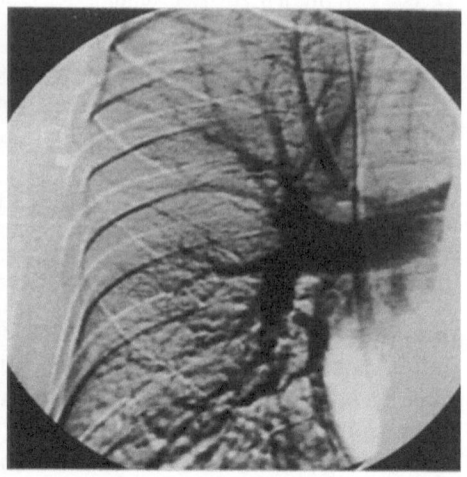

a b

Abb. 1 a, b. 67jährige Patienten, Anamnesedauer 3 Tage. **a** Kein Nachweis peripherer Thrombosezeichen, DSA Pulmonalisangiogramm vor Lysetherapie. **b** DSA-Pulmonalisangiogramm nach 4tägiger Lysetherapie. Angiographische Befundverbesserung im Sinne einer Teilrekanalisation

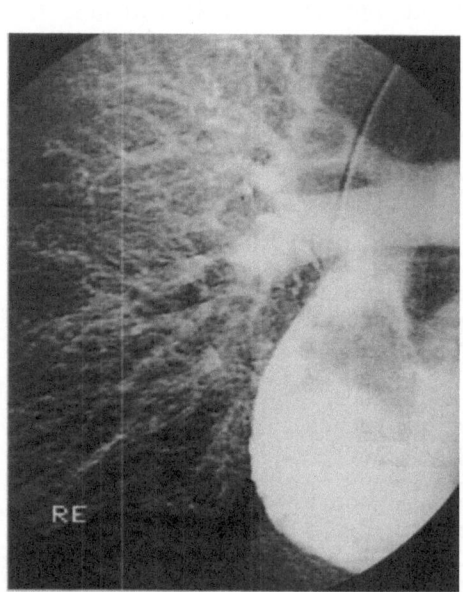
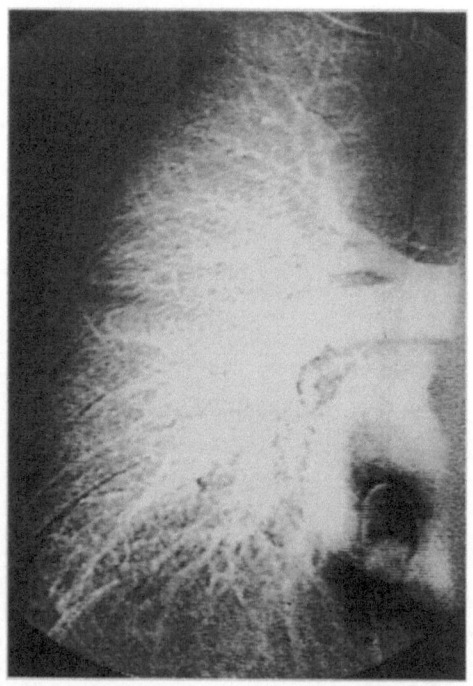

a b

Abb. 2 a, b. 31jährige Patientin, Anamnesedauer 3–4 Tage. **a** Kein Nachweis peripherer Thrombosezeichen. Risikofaktoren: Adipositas, Nikotinabusus, Antikonzeptiva. DSA-Pulmonalisangiogramm vor Lysetherapie. **b** DSA-Pulmonalisangiogramm nach 11tägiger Lysetherapie. Angiographische Befundverbesserung im Sinne einer vollständigen Rekanalisation

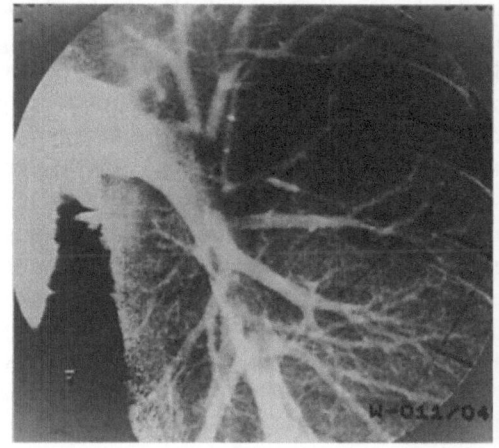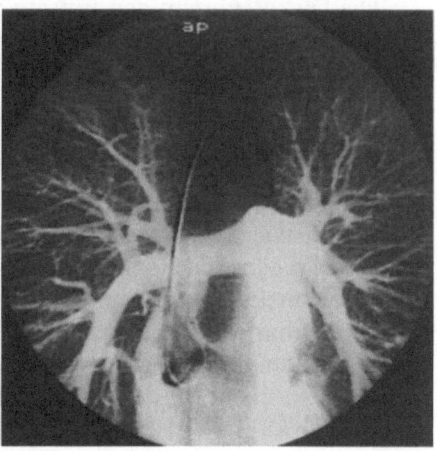

a

Abb. 3 a, b. 36jährige Patientin, Anamnesedauer 1 Tag. **a** Tiefe Beckenvenenthrombose. DSA-Pulmonalisangiogramm vor Lysetherapie. **b** Vorzeitiger Abbruch der Thrombolyse wegen Leistenhämatom. DSA-Pulmonalisangiogramm nach 3tägiger Lysetherapie. Angiographische Befundverbesserung im Sinne einer vollständigen Rekanalisation

einer Teilrekanalisation, die weiteren 3 Patienten wiesen eine vollständige Rekanalisation auf. Bei 2 von 15 Patienten lag keine angiographische Befundverbesserung vor (Tabelle 3). Blutungskomplikationen traten in 3 Fällen auf. Sie zwangen bei 2 Patienten zum Abbruch der Lysetherapie. Eine klinisch deutliche Besserung konnte während der fibrinolytischen Therapie bei allen Patienten erreicht werden (Abb. 1–3).

Diskussion

Die Urokinase bietet gegenüber der Streptokinase die Vorteile der fehlenden Antigenität, der einfachen Steuerbarkeit sowie der nicht limitierten Therapiedauer [7]. Wirksamere Verbindungen wie z. B. Streptokinase-Plasminogen (im molaren Verhältnis 1:2) befinden sich im Stadium der klinischen Erprobung [5].

Bemerkenswert ist, daß unter der Lysetherapie trotz klinischer Besserung und deutlichem Anstieg der Blutgase (pO_2 art.) bei 2 von 15 Patienten keine angiographische Befundverbesserung sowie bei 10 von 15 Patienten nur eine Befundverbesserung im Sinne einer Teilrekanalisation eintrat. Ähnliche Ergebnisse zeigen die Untersuchungen von Schwarz [9] und Lohri [4], die persistierende inkomplette Gefäßobstruktionen angiographisch nach Lyse bei 4 von 9 bzw. 3 von 10 Patienten nachwiesen. In einer Langzeitstudie von Schwarz [8], in der unmittelbar nach Ende der Lysetherapie und 15 Monate später eine Kontrollangiographie durchgeführt wurde, lag bei 6 von 7 Patienten erst nach 15 Monaten ein normales pulmonales Angiogramm vor. Hervorzuheben ist der angiographisch dokumentierte Lyseerfolg einer Teilrekanalisation sowie einer weiteren vollständigen Rekanalisation in den beiden Fällen der durch Komplikationen erzwungenen vorzeitigen Beendigung der Urokinasetherapie.

Die Diskussion um den Einsatz der DSA als erste angiographische Methode zum Nachweis der Lungenembolie ist derzeit noch kontrovers. Noch wird häufig die konventionelle Angiographie als Methode der Wahl bevorzugt [1]. Insbesondere bei dyspnoeischen Patienten entstehen Probleme, die die Indikationsstellung zur Lysetherapie entscheidend behindern können. In dem von uns untersuchten Patientengut dagegen konnte der Stellenwert der Pulmonalis-DSA als Primärmethode bestätigt werden. Dies entspricht Vergleichsuntersuchungen zwischen konventioneller und DSA-Angiographie von Witte [10] und Pond [6], die die ausreichende diagnostische Sicherheit der DSA in 47 von 49 bzw. 31 von 35 Untersuchungen belegen konnten. Besonders unter dem Gesichtspunkt der therapiebedürftigen Lungenembolien erscheint uns der primäre DSA-Einsatz gerechtfertigt, da mittels Pulmonalis-DSA embolische Verschlüsse im Bereich der Haupt-, Lappen- und Segmentarterien sowie z. T. auch der Subsegmentarterien zu erfassen sind. Darüber hinaus ist die Pulmonalis-DSA mit ihren weiteren Vorteilen der geringen Invasivität, kurzen Untersuchungszeit, sofortigen Verfügbarkeit der Befunde und geringen Kontrastmittelmengen neben klinischen und labortechnischen Parametern eine geeignete Methode zur Verlaufskontrolle einer Lysetherapie.

Literatur

1. Alderson PO, Martin EC (1987) Pulmonary embolism: diagnosis with multiple imaging modalities. Radiology 164:297–312
2. Dalen JE, Alpert JS (1975) Natural history of pulmonary embolism. Progr Cardiovasc Dis 17:259–270
3. Felix R (1977) Pulmonale Gefäßerkrankungen. In: Teschendorf WH, Anacker P, Thurn (Hrsg) Röntgenologische Differentialdiagnostik, Bd I/2, Thieme, Stuttgart
4. Lohri A, Lämmle B, Marbet GA, Ritz R, Schmitt HE, Duckert F (1985) Fibrinolysetherapie bei massiver Lungenembolie. Schweiz Med Wochenschr 115:1074–1079
5. Pilger E, Lammer J, Bertuch H, Steiner H (1986) Intraarterial fibrinolysis: in vitro and prospective clinical evaluation of three thrombolytic agents. Radiology 161:597–599
6. Pond GO, Ovitt TW, Capp MP (1983) Comparison of conventional pulmonary angiography with intravenous digital subtraction angiography for pulmonary embolic disease. Radiology 147:345
7. Riess H (1986) Die fibrinolytische Therapie der Lungenembolie. Fortschr Med 104:667–670
8. Schwarz F, Stehr H, Zimmermann R, Manthey I, Harenberg I, Kübler W (1985) Langzeitergebnisse nach lokaler Thrombolyse bei akuter massiver Lungenembolie. Dtsch Med Wochenschr 110:293–297
9. Schwarz F, Zimmermann R, Stehr H, Harenberg I, Kübler W (1984) Lokale Thrombolyse mit Urokinase bei akuter massiver Lungenembolie. Dtsch Med Wochenschr 109:55–58
10. Witte G, Grabbe E, Bücheler E (1983) Digitale Subtraktionsangiographie (DSA) bei akuter Lungenembolie. RÖFO 139:616–619

Overview of Interventional Uroradiologic Techniques

E. K. Lang

Interventional uroradiologic techniques can be divided into two major categories: (a) those addressing problems of the vascular system supplying the genitourinary tract and (b) those addressing problems involving the collecting system. This discussion will be limited to the latter group.

The advent of percutaneous nephrostomy has initiated the era of interventional percutaneous uroradiologic procedures. Percutaneous nephrolithotripsy and stone extraction; antegrade percutaneous placement of stents in the management of injury of the ureter, ureteropelvic, or ureterovesical junction, and management of urinomas; and antegrade percutaneous transluminal dilatation of ureteric strictures have evolved as direct extension of percutaneous nephrostomy.

Percutaneous Nephrostomy

Originally, percutaneous nephrostomy was conceived as a temporizing measure and an alternative to surgical nephrostomy. Advances in technique making conversion of a temporary nephrostomy into a permanent nephrostomy possible have established this technique as the method of choice when performing nephrostomy.

Obstruction and/or infection remain the principle indications for decompression by percutaneous nephrostomy [1, 2]. Administration of chemicals or antibiotics and assessment of recoverable renal function after long-standing obstruction are other important indications for percutaneous nephrostomy.

Technique

The collecting system is opacified by administration of intravenous contrast medium or contrast medium introduced into the collecting system via a 22-gauge needle. Thereafter, utilizing a posterolateral approach, a guided puncture of the posterior interpolar calyx is carried out with an 18-gauge needle. This approach is advocated to take advantage of entry through the avascular zone of the kidney. A guide wire is then advanced through the infundibulum into the pelvis, the tract dilated with a Teflon dilator, and a pigtail catheter seated in the kidney pelvis.

Clinical Indications for Percutaneous Nephrostomy

Obstruction of the collecting system is the principal indication for percutaneous nephrostomy. Decompression by percutaneous nephrostomy preserves renal function and parenchyma. Once this is accomplished, correction of the underlying cause of obstruction can be carried out at a later date.

Early establishment of a percutaneous nephrostomy is particularly important in the presence of obstruction complicated by infection (Fig. 1). Consequent to obstruction, the renal plasma flow rate is reduced. Thus, perfusion of renal parenchyma is curtailed, and concentration of antibiotics in both renal parenchyma and urine compromised. Decompression by percutaneous nephrostomy immediately increases renal plasma flow rate, thereby increasing concentration of antibiotics in renal parenchyma and urine. Moreover, increased urine flow has a mechanical flush effect, reducing surface colonization of bacteria.

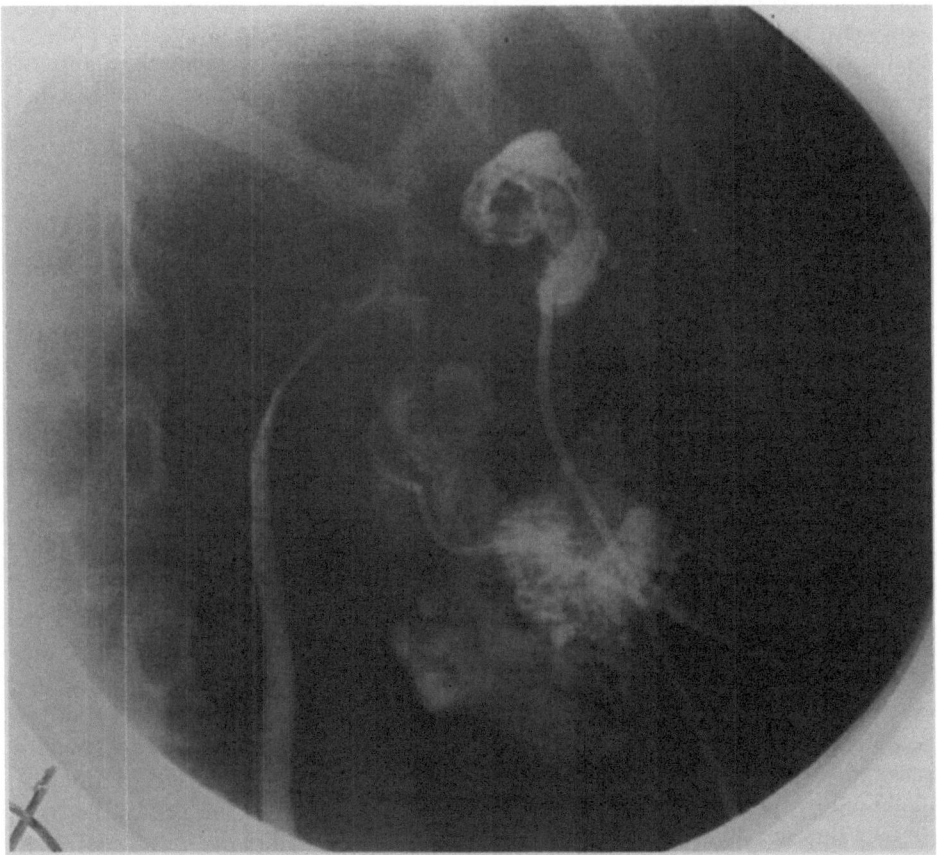

Fig. 1. An antegrade pyelogram demonstrates massive destruction of the pyramids attendant on a fulminating inflammatory process. Two nephrostomy tubes have been seated for effective drainage, lavage to reduce debris and surface colonization, and application of topical antibiotics

Moreover, topical antibotics such as amphotericin B, a substance poorly tolerated by parenteral administration, can be infused directly into the system. This technique has been found particularly useful in the management of fungal infections [1].

Percutaneous Nephrolithotomy, Nephrolithotripsy, and Extraction of Calculi

The access to the collecting system provided by percutaneous nephrostomy can be utilized for extraction of calculi and nephrolithotripsy. A tract of adequate caliber must be prepared to allow entry of a variety of instruments used for removal or fragmentation of calculi.

Preparation of Tract

Depending on the location of the calculi, an appropriate entry into the respective area of the collecting system is attained. Utilizing an exchange system, two guide wires are advanced into the ureter. The tract can then be prepared with the patient under either general anesthesia or appropriate local anesthesia. Olbert balloon catheters can be utilized to dilate the tract, or the same can be accomplished with graduated Amplatz or coaxial dilators. After successful dilatation, a sheath is introduced over a Teflon dilator. This minimizes bleeding and allows exchange of different instruments without jeopardizing entry to a given point in the collecting system [3, 4].

Depending on the size, calculi may then be extracted in toto or after electrohydraulic or ultrasonic fragmentation. Ultrasonic waves are produced by electrical excitation of a piezoelectric ceramic crystal, which vibrates at a frequency of about 25 000 Hz. The ultrasonic shock wave is transmitted to the stone through the probe tip, which is brought into direct contact with the stone.

Even in the era of ESWL, percutaneous ultrasound lithotripsy has an important place in the management of large calculi and/or for debulking of, particularly, staghorn calculi. Remaining fragments in calyces can then be opportunely handled by ESWL [3].

Ureteral Stents

Partial dehiscence of the ureter and obstruction caused by encasement by inflammatory or neoplastic tissues are treatable by insertion of a stent across the impeded segment. Traditionally such stents have been placed by a retrograde approach. However, many lesions are refractory to retrograde placement of the stent, and an antegrade approach deploying angiographic tools is recommended under these circumstances [5, 6].

The morphology of the lesion is first studied by an antegrade ureterogram. Entry into the collecting system via a posterior, interpolar, or superior calyx is sought on the basis of this information. A catheter with an angled tip is advanced

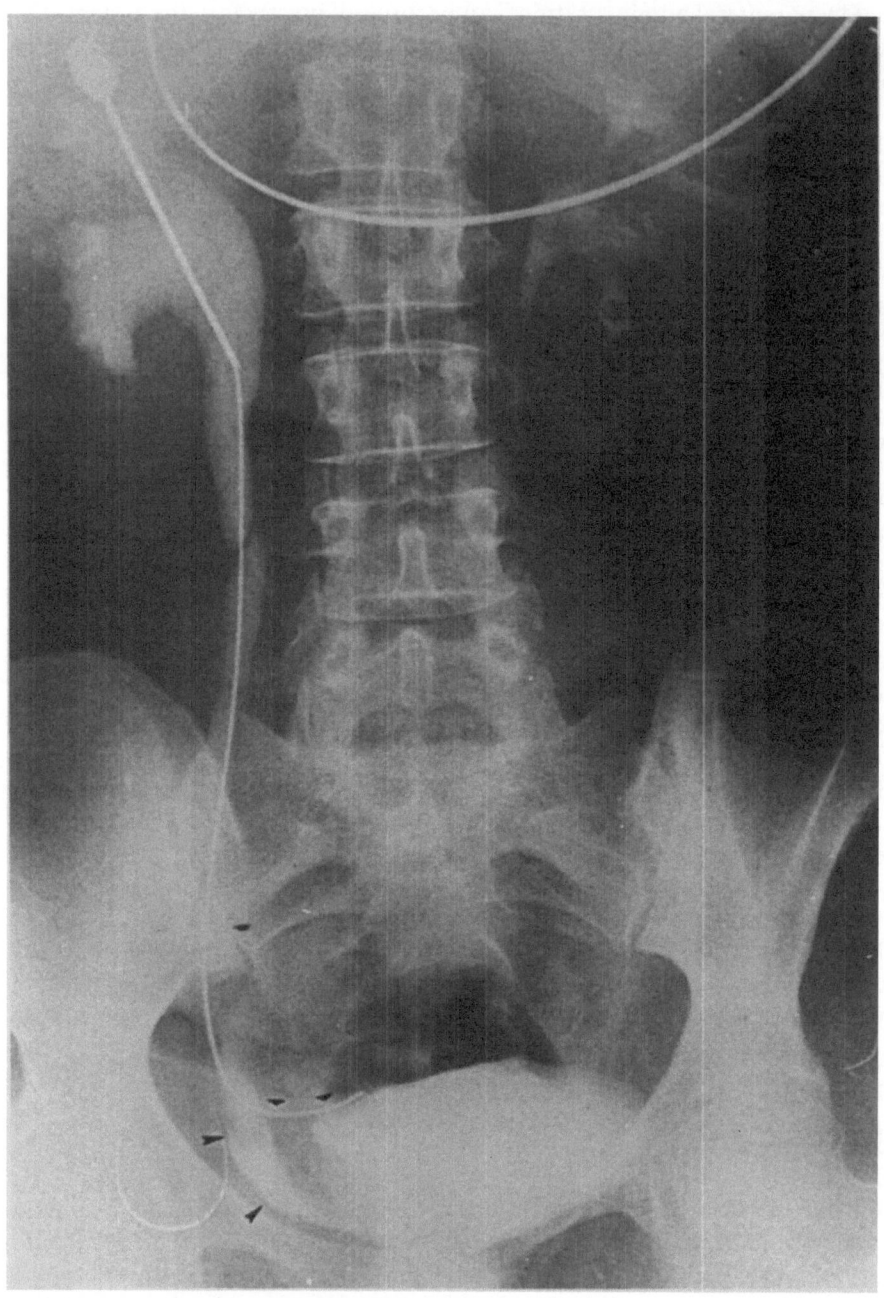

Fig. 2. A ureterovaginal fistula (*long arrowheads*). A steerable guide wire (*short arrowheads*) has been advanced along existing tissue bridges of a prior ureteroneocystostomy into the bladder. A stent will be placed to effect drainage and healing

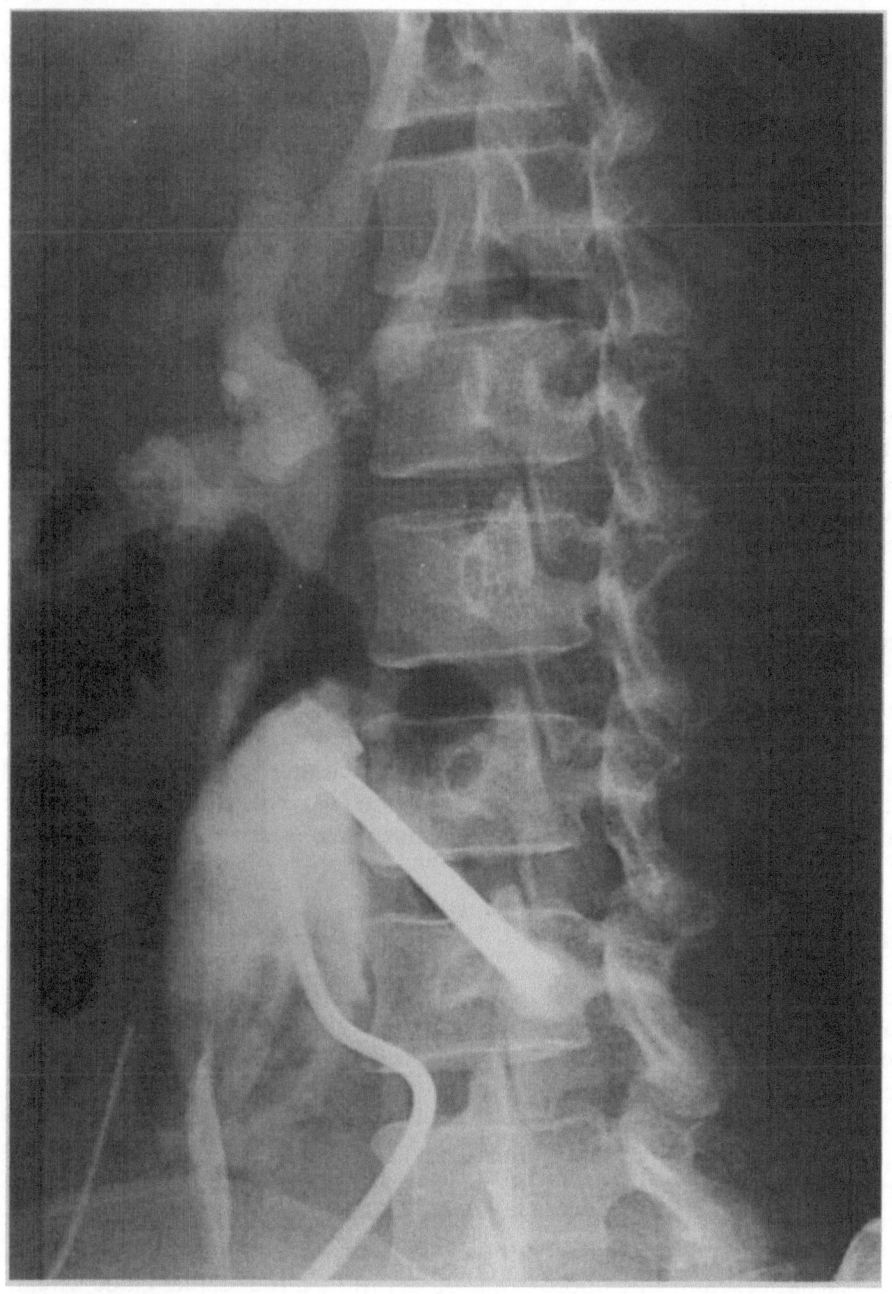

Fig. 3. Two large-bore percutaneous drainage catheters have been placed into a retroperitoneal urinoma and have substantially reduced this in size. This improved the alignment of partially severed ureteral segments and facilitates subsequent passage of a guide wire and, ultimately, seating of a double-J stent to bridge the defect

into the kidney pelvis to facilitate engagement of the ureteropelvic junction and manipulation of the guide wire through highly tortuous segments of the ureter (Fig. 2). Even complete loops formed by the ureter are readily negotiated by manipulating the catheter into the first portion of the loop and then advancing a guide wire with a highly flexible tip but movable core (Bentsen). This guide wire will buckle off the back wall and redirect its tip into a downstream position. Once the guide wire has been advanced, it can be stiffened by adjustment of the movable core, and the catheter made to follow the guide wire. This maneuver is repeated until the guide wire has reached the bladder.

A partial dehiscence of the ureter may be difficult to traverse because of angulation of the segments attendant on the resultant retroperitoneal urinomas (Fig. 3). Percutaneous aspiration of the urinoma reduces the separation and splaying of the ureteral segments and thereby facilitates passage of the guide wire along intact segments of the wall of the ureter.

Placement of ureteral stents is intended to reestablish or improve drainage of urine from the kidney to the bladder, prevent leakage of urine into the retroperitoneal space, and provide a trail for growth or uroepithelium. During the phase of cicatricial healing, it may also curtail compromise of the lumen.

Percutaneous Ureteroneocystostomy

Percutaneous ureteroneocystostomy is advocated in patients with complete severance of the pelvic ureter [5, 6]. Patients with recent and iatrogenic trauma, such as severance of the ureter during vaginal hysterectomies, appeared to respond best to this type of intervention. Ureters devitalized as a consequence of radiation therapy and then severed in the course of cancer surgery are not well handled by this technique.

Technique

The site of severance of the ureter and morphology are studied by antegrade ureterogram (Fig. 4). Free mobility of the ureteral segment and severance at a distance no greater than 3–4 cm proximal to the ureterovesical junction are prerequisites for this procedure.

Via a percutaneous nephrostomy, a steerable catheter is introduced into the ureter in the customary fashion. The catheter is then advanced into the distalmost segment of the ureter and maneuvered into close proximity to the bladder. To reduce the distance between bladder and ureter, the bladder is distended with dilute contrast medium infused through a Foley catheter. After interposition of bowel loops has been excluded by fluoroscopic observation, a transseptal guide wire introduced into the catheter is advanced into the bladder. Once this is accomplished, a pigtail stent catheter is placed; the loop is located in the bladder, and side holes are placed in the catheter at a position to be located in the kidney pelvis. The stent is retained for 6–10 weeks to allow coverage of the defect by uroepithelium and formation of a cicatricial scar between bladder wall and severed end of the ureter.

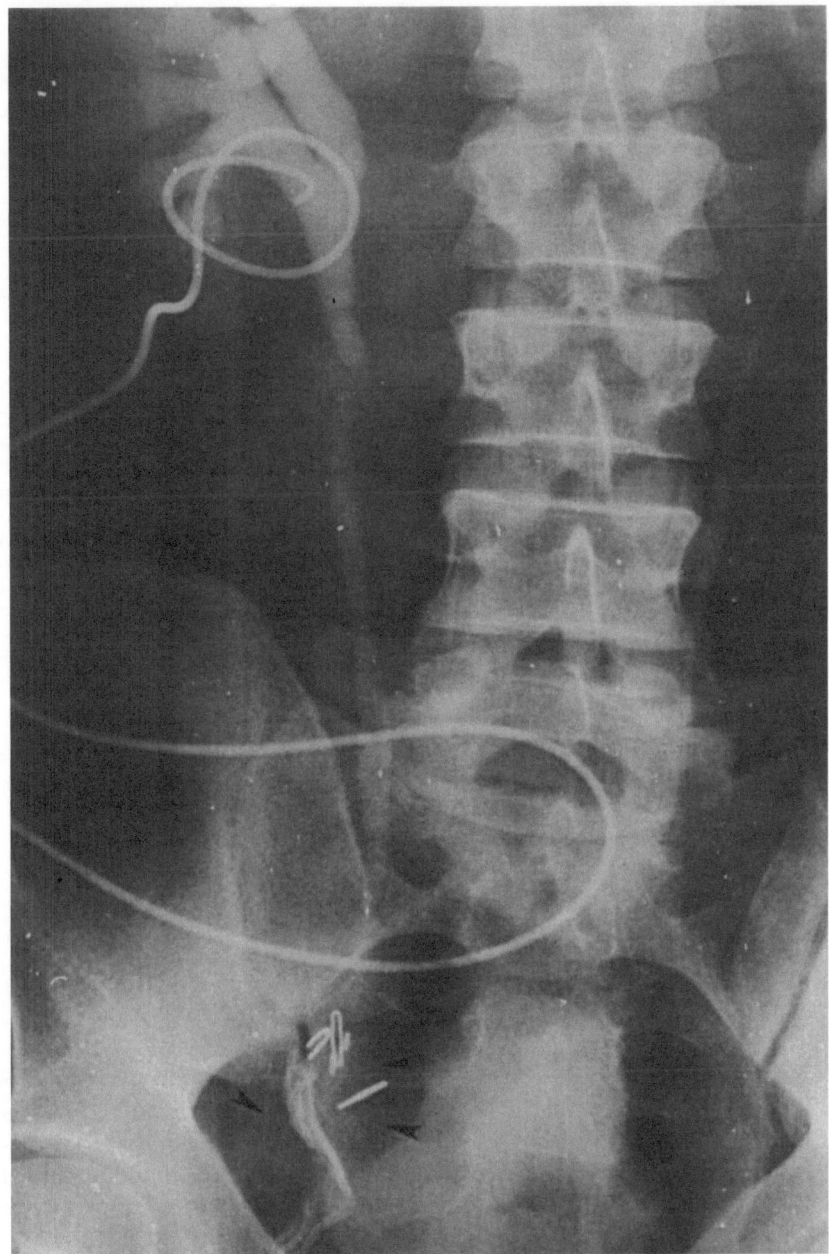

Fig. 4a

Fig. 4. a An antegrade ureterogram demonstrates extravasation of contrast medium from a free-floating severed ureter (*arrowheads*). **b** A steerable catheter has been advanced into the severed right ureter (*arrowhead*), and the bladder has been distended. Reentry into the bladder is effected by perforating a transseptal guide wire through the wall of the bladder. (Courtesy of E. K. Lang and *Radiology*)

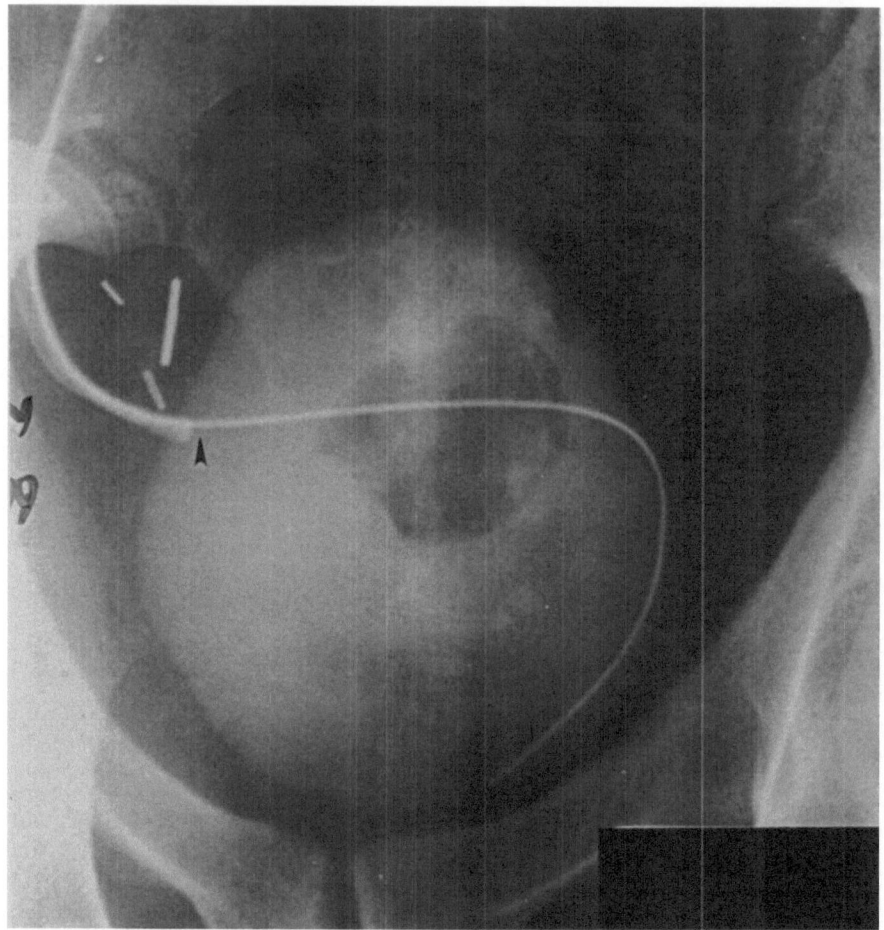

Fig. 4 b

An identical procedure is deployed to reanastomose separated ureteral segments from a Boari flap. The bladder fixed against the psoas is reentered with a transseptal guide wire, after the floating ureteral end has been brought into proximately utilizing an angled tip catheter. Because of fixation of the bladder against the psoas muscle, the ureteroneocystostomy is subjected to less stress and despite a prior failed surgical intervention tends to heal promptly and uneventfully.

Percutaneous ureteroneocystostomy obviates a major surgical intervention and usually allows such patients to be discharged with an indwelling stent after only a few days in hospital. The procedure has proven highly effective when attempting reanastomosis of a viable ureteral segment that has been severed only recently from the bladder.

Antegrade Percutaneous Transluminal Dilatation of Ureteral Strictures

Retrograde transluminal dilatation of ureteral strictures is a time-honored procedure [7]. However, in many instances, strictures cannot be approached via a retrograde route. Almost all structures are amenable to an antegrade approach. Moreover, after cytoscopic recovery of the guide wire from the bladder, this approach makes possible bidirectional bougie dilatation.

Technique

The collecting system is once again entered via a posterior, interpolar, or superior calyx. The tract must be straight and is dilated to 8 F to minimize resistance to subsequent catheter manipulation. An angled tip catheter is advanced over the guide wire into the dilated segment above the ureteral stricture (Fig. 5). Eccentrically located strictures are engaged by rotating the catheter around its own axis and probing for the stricture opening with the angled tip.

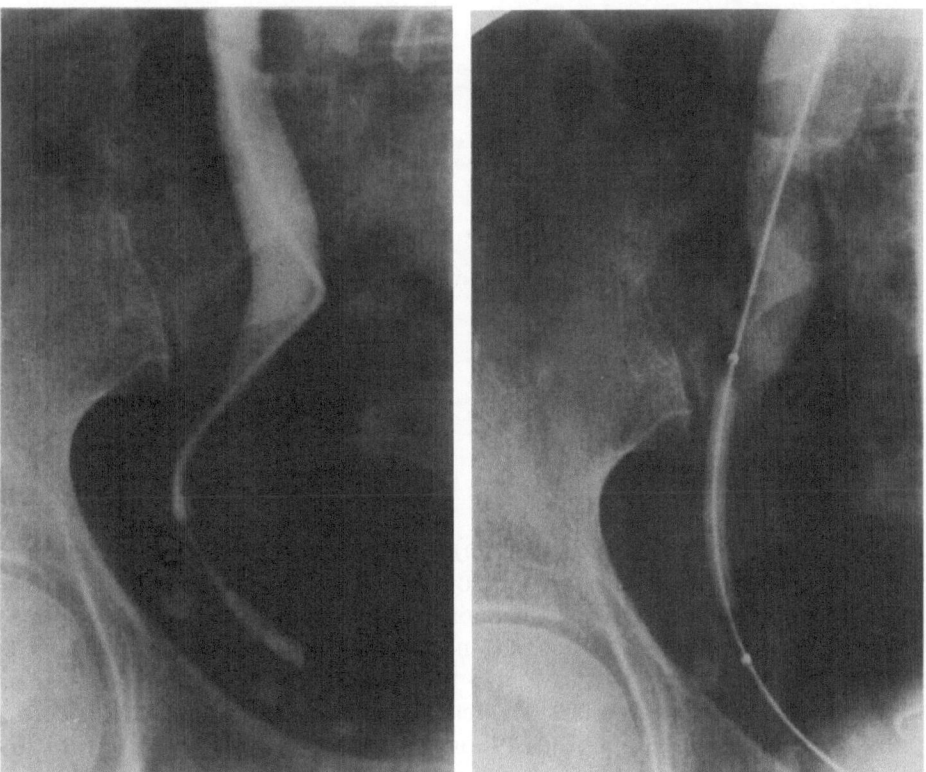

a   b

Fig. 5. a A catheter with an angled tip has been advanced into the pelvic ureter, and the orifice of a stricture (*arrowhead*) is engaged. The injection demonstrates the stricture, and, to some degree, hydrodilates the same. **b** A 6-mm diameter balloon catheter is seated across the stricture and distended. Complete divulsion of the stricture is apparent

793

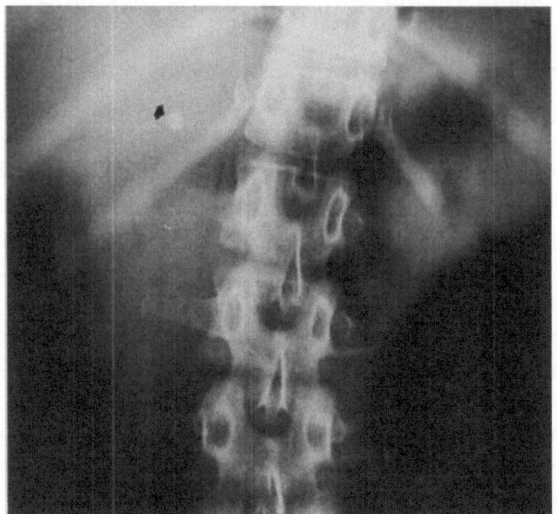

a

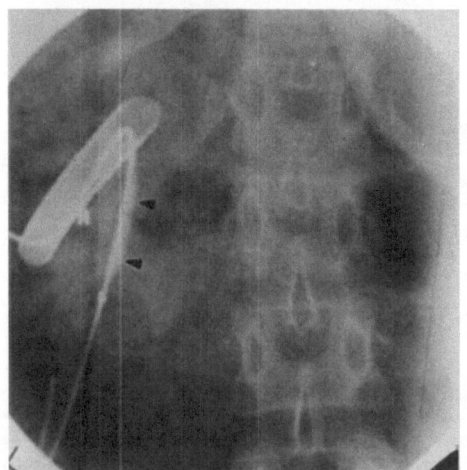

b

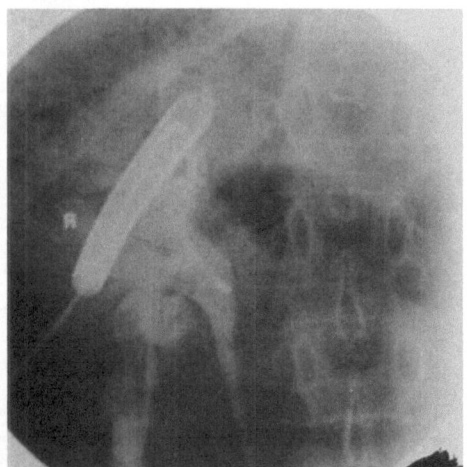

c

Fig. 6. a A calculus is shown (*arrowhead*) in a calyceal diverticulum that no longer fills with contrast medium on intravenous urogram. **b** An access route has been developed, an Amplatz sheath (*arrowheads*) has been advanced into the calyceal diverticulum, and the calculus removed. Under direct vision, a transseptal guidewire has been advanced into the kidney pelvis and exchanged for a Lunderquist guide wire. A balloon is seated to dilate a tract. **c** A stent catheter is placed, connecting the diverticulum with the kidney pelvis. Uroepithelium will bridge the defect, and the diverticulum will remain effectively drained

A floppy-tipped guide wire (Bentsen) is passed across the stricture, advanced into either bladder or ileal loop, and coiled. The coil is important to retain the position of the subsequently used balloon catheter.

High-pressure balloon catheters (6-mm lumen size for ureteral strictures, 8-mm for ureterovesical strictures, and 8- to 10-mm for ureteroileal strictures) are then placed across the stricture. The length of the balloon is determined from prior antegrade ureterograms; the balloon should extend to either side of the stricture by at least 0.5 cm. The balloon is distended with the aid of the mechanical pressure device, utilizing dilute contrast medium. Initially, the stricture is manifested as a waist or narrowed segment of the balloon. After several distensions of 30–60 s each, the waist will disappear, and the stricture will be divulsed. Lack of recurrence of the waist when deflating the balloon is the most sensitive criterion indicating complete divulsion of the stricture. Following dilatation, a 7- or 8-F stent is placed across the stricture. To reduce the impact of cicatricial narrowing, this stent is exchanged for progressively larger ones up to a 10-F size over the next 3 weeks.

Strictures causing a redundant and tortuous ureter proximal to the site of obstruction may prove refractory to antegrade dilatation. Dual control of the guide wire and bidirectional bougie dilatation is advocated for the management of such strictures. For this purpose, the guide wire is recovered from the bladder or ileal loop with a cystoscope, and the end brought to the outside. Loops and redundancies are reduced by introducing a straight catheter and advancing it in an antegrade fashion, with concomitant traction applied to the exiting guide wire. Once the loops are reduced, bougie dilatation in antegrade and retrograde direction may commence. Combined push-and-pull action facilitates dilatation of the stricture. However, the exiting ends of the guide wire from either flank or urethra or ileal loop must be protected with a sleeve to prevent saw action upon soft tissues when applying traction. After initial dilatation with a bougie dilator, the dilatation can be completed with an appropriately seated high-pressure balloon catheter.

Interventional uroradiologic and endourologic techniques have had a major impact upon the practice of urology in the past 2 decades. These procedures have proven to be highly cost-effective [8]. In many instances, hospitalization time for treatment of a given condition has been decreased by 90%. Moreover, convalescence time is also frequently reduced by about 75%. This translates into major savings in hospitalization costs and reduction of loss of earned income attendant on prolonged convalescence.

References

1. Lang EK (1985) Percutaneous nephrostomy in categorical cours in interventional radiology. American Roentgen Ray Society, April 21–25, 1986, Syllabus
2. Lang EK, Price ET (1983) Redefinition of indications of percutaneous nephrostomy. Radiology 147:419–426
3. LeRoy AJ, May GR, Segura JW, Patterson DE (1984) Percutaneous ultrasound and lithotripsy. Radiol Clin NA 22:427–433
4. Lang EK (1987) Percutaneous nephrolithotomy and lithotripsy: a multi-institutional survey of complications. Radiology 162:25–30
5. Lang EK (1984) Antegrade ureteral stenting with dehiscence in strictures and fistulate. Am J Roentgen 143:795–801
6. Lang EK, Glorioso L (1986) Management of urinomas by percutaneous drainage procedures. Radiol Clin NA 24:551–559
7. Witherington R, Shelor WC (1980) Treatment of postoperative ureteral stricture by catheter dilatation, a forgotten procedure. Urology 16:592–595
8. Clayman RV, Suryo V, Hunter D et al. (1984) Renal vascular complications associated with percutaneous removal of renal calculi. J Urol 132:228–230

Perkutane Manipulationen im oberen Harntrakt in Kombination mit Lithotriptoren der zweiten Generation

W. Hruby, Ch. Türk, M. Marberger

Einleitung

Mit Einführung der berührungsfreien Stoßwellenlithotripsie seit 1980 und der Entwicklung der Geräte der zweiten Generation (1986, 1987) hat sich die Behandlung des Steinleidens grundlegend gewandelt. Es haben sich aber auch die Indikationen für perkutane Eingriffe an Niere und Harnleiter signifikant verändert.

Die extrakorporale und perkutane Lithotripsie sind einander ergänzende Verfahren, die beide zur optimalen Steintherapie zur Verfügung stehen sollten. Durch diese Kombinationstherapie reduziert sich die Indikation zur offenen Operation bei Nieren- und Harnleitersteinen auf weniger als 1% [1].

Material

Perkutane Harnsteinmanipulationen haben sich als Teil der therapeutischen interventionellen Radiologie in der Uroradiologie etabliert. Erfahrungen aus ca. 3 100 perkutanen Eingriffen an Niere und Harnleiter seit Jänner 1980 – davon ca. 2 500 Steinmanipulationen – ergaben, daß ca. 92% der chirurgisch zu behandelnden Konkremente perkutan entfernt werden können.

Seit dem Einsatz der extrakorporalen Stoßwellenlithotripsie (ESWL) der zweiten Generation ist die Steintherapie in 80% der Fälle ausschließlich durch die ESWL, in ungefähr 10% durch die Kombination von ESWL und perkutaner Nephrolithotripsie und in weiteren 10% ausschließlich durch perkutane Maßnahmen durchgeführt worden. Offen chirurgische Steinoperationen sind, abgesehen von der Entfernung von durch die Steinerkrankung zerstörten Nieren, obsolet geworden.

Die Wahl des Behandlungsverfahrens richtet sich nach der Art, Größe und Lage des Steins und nach dem Zustand der Niere und des ableitenden Hohlsystems. Der Erfolg hängt nicht so sehr von der technischen Geschicklichkeit des Operateurs, sondern von der optimalen Indikationsstellung für den Einsatz der verschiedenen Techniken und den Begleitmaßnahmen ab. Die positiven Auswirkungen der neuen Behandlungsverfahren auf das Harnsteinleiden sind bereits jetzt erkennbar: große, die Niere gefährdende Steine werden seltener, da erstmals mehr Steine zertrümmert als neu gebildet werden [2].

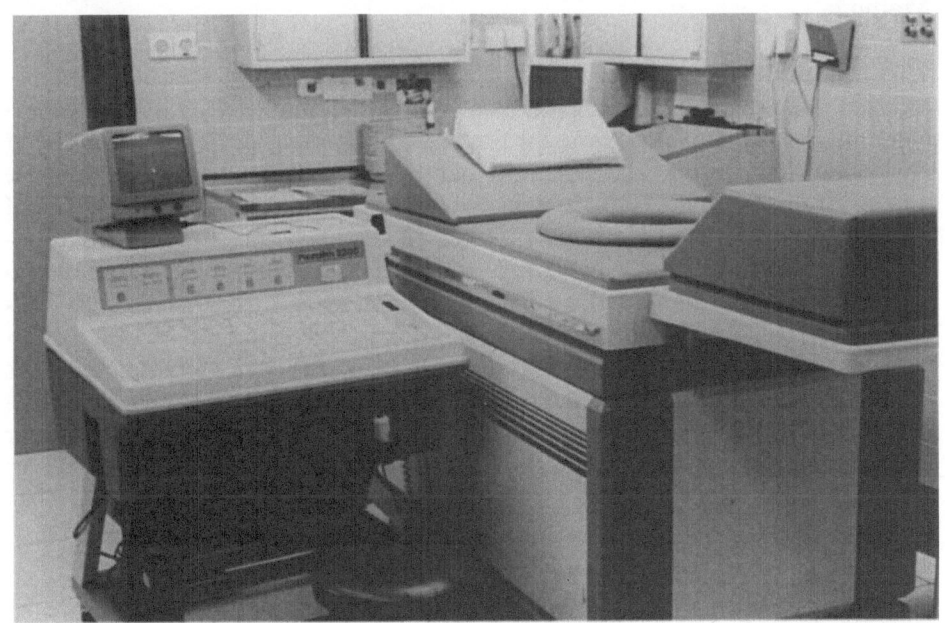

Abb. 1. Piezolith 2200 (Richard Wolf, Knittlingen)

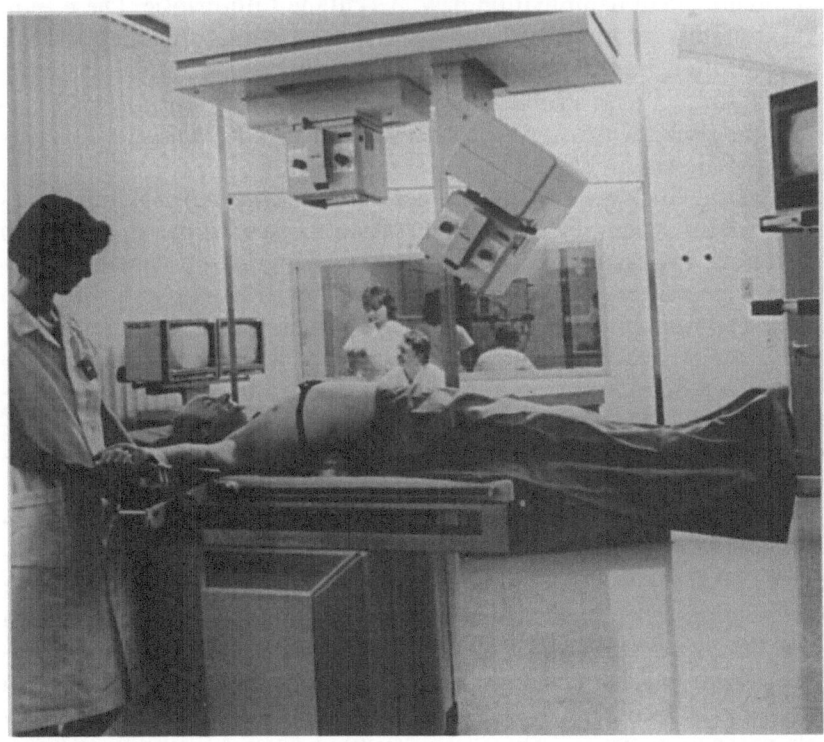

Abb. 2. Lithostar (Siemens, Erlangen)

Methode

Wirkt auf den Stein eine Stoßwelle von extrem kurzer Dauer, aber hoher Amplitude mit Druckwerten zwischen 400 und 1000 bar, kommt es über derzeit weitgehend ungeklärte Abplatzeffekte zur Steinzertrümmerung. Da Stoßwellen dieser Größenordnung durch Funkenstreckenentladungen, piezoelektrische Impulse und elektromagnetische Entladungen erzeugt und berührungsfrei von außen auf den Stein fokussiert werden können, lassen sich Nierensteine durch extrakorporale Stoßwellenlithotripsie (ESWL) zertrümmern. Der Vorteil liegt bei der geringen Invasivität, die zumindest bei der piezoelektrischen Lithotripsie zudem völlig schmerzfrei ist und keine Anästhesie erfordert (Abb. 1 und 2).

Die Hauptnachteile ergeben sich aus der Notwendigkeit des Spontanabganges des Steinsandes per vias naturales, wobei die Morbidität an Nierenkoliken, Fieber und der Notwendigkeit auxiliärer Interventionen bei einem Steindurchmesser über 2 cm schlagartig ansteigt [3, 4].

Ergebnisse

Vor Einführung der extrakorporalen Stoßwellenlithotripsie waren die perkutanen Manipulationen an Niere und Harnleiter in 80% der Fälle eine Vorbereitung für eine weiterführende Steinmanipulation bzw. perkutane Lithotripsie. Diese Indikation hat sich signifikant verändert, und die perkutanen Eingriffe, die entweder als primäre Maßnahme im Rahmen der Steintherapie bzw. als auxiliäre Maßnahme bei Komplikationen bzw. Problemen im Rahmen der extrakorporalen Stoßwellenlithotripsie gesetzt wurden, reduzierten sich auf ca. 60% der gesamten perkutanen Manipulationen im oberen Harntrakt.

Betrachtet man jedoch die Gesamtzahl der durchgeführten perkutanen renalen Manipulationen in einem vergleichbaren Zeitraum von 6 Monaten, so wurden im Jahre 1984 noch insgesamt 325 perkutane renale Eingriffe durchgeführt, wovon ca. 270 als Vorbereitung zur perkutanen Nephrolithotripsie dienten. In einem vergleichbaren Zeitraum im Jahre 1987 reduzierte sich die Gesamtzahl der perkutanen Eingriffe auf 91, das entspricht 28%. Die perkutanen Eingriffe im Rahmen der extrakorporalen Schockwellenlithotripsie wurden präoperativ bei 29 Patienten, postoperativ bei 13 Patienten durchgeführt. Bei 11 Patienten wurde eine antegrade Schienung angelegt. Bei einem Patienten wurde eine im Rahmen der perkutanen Nephrolithotripsie nach einer ESWL-Behandlung aufgetretene AV-Fistel im unteren Pol durch eine Spiralenembolisation perkutan therapiert. Die Indikationsliste der nicht im Rahmen der ESWL durchgeführten perkutanen auxiliären Eingriffe zeigte, daß die Indikationen gegenüber dem Zeitraum, als keine ESWL zur Verfügung stand, in etwa gleich geblieben sind, ihre Zahl jedoch auch hier drastisch zurückgegangen ist. Im einzelnen wurden bei 11 Patienten antegrade Splints postoperativ nach chirurgischen, gynäkologischen und urologischen Operationen gelegt, bei einem Patienten im Rahmen einer Kolonoperation präoperativ, als paranephristischer Abszeß bei Zustand nach Aortenbifurkationsprothese, eine Entlastung und Schienung einer Organ-Tbc mit Manifestation im

Tabelle 1. ESWL-Lithostar (n = 100)

	[%]
Auxiliäre Eingriffe (exklusive Splint)	5
Erfolgreiche Desintegration	92
Stein nicht einstellbar	6
Fieber postop.	8
Analgetika postop.	32
Perirenale Hämatome	–
Offene Chirurgie	–

Tabelle 2. PSWL-Piezolith (n = 596)

	[%]
Auxiliäre Eingriffe (exklusive Splint)	5
Desintegration	98
Stein nicht einstellbar	1
Fieber postop.	6
Analgetika postop.	30
Perirenale Hämatome	–
Offene Chirurgie	–

Tabelle 3. PSWL – postoperative auxiliäre Eingriffe

Ureterkatheter	4
Splint	23
Perkutane Nephrostomie	7
Perkutane Nephrolithotripsie	15
Ureterrenoskopie	11
Gesamt	60

Tabelle 4. Adjuvante perkutane Manipulationen

pcNL – Stein zu hart	15
pcNL – Afunktion, Schlamm	14
pcNL – vor PSWL (Ausgußstein)	18
Antegrade Ureterrenoskopie	3
Gesamt	50

Tabelle 5. Perkutane Eingriffe (PSWL und ESWL)

Präoperativ	29
Postoperativ	13
Splint (antegrad)	11
Embolisation (Spirale) AV-Fistel	1
Gesamt	54 [a]

[a] 3/87–8/87.

Tabelle 6. Perkutane renale Manipulationen (exklusive ESWL und Steintherapie)

Postoperativ (chirurg., gyn., uro.)	11 antegr. Splint
Präoperativ (chirurg.)	1 antegr. Splint
Paranephrit. Abszeß	1
Organ-Tbc	1
Dekompression bei Obstruktion	24
Gesamt	38[a]

[a] 3/87–8/87

Bereich der Niere sowie in 24 Fällen eine primäre Obstruktionsbehandlung ohne bekanntes Steinleiden (Tabellen 1–6).

Zusammenfassung

Die extrakorporale Stoßwellenlithotripsie mit Geräten der zweiten Generation hat die Gesamtzahl der perkutanen renalen Eingriffe signifikant reduziert. Sie betreffen die Therapie der Komplikationen während der ESWL auxiliär (ca. 5%). Die perkutanen renalen Eingriffe bei nichtsteintragenden Nieren sind davon nicht betroffen und stellen weiterhin ein wichtiges Spektrum für die nichtoperative Therapie schwieriger Situationen in der Urologie dar.

Literatur

1. Eisenberger F (1985) The combination of extracorporal shock-wave lithotripsy and endourology for treating difficult renal calculi. WJ Urol 3
2. Marberger M, Stackl W, Hruby W (1982) Percutaneous litholapaxy of renal calculi with ultrasound. Eur Urol 8:236
3. Marberger M, Türk C, Steinkogler I (1987) Painless Piezo-ESWL: Changing of the therapeutic concept of renal calculi. J Urol 137
4. Ziegler M, Kopper B, Riedlinger R, Wurster H, Ueberle F, Neisius D, Krauss W, Vallon P, Gebhard T (1986) Die Zertrümmerung von Nierensteinen mit einem piezoelektrischen Gerätesystem. Urologe 25:193

Perkutane diagnostische und therapeutische Maßnahmen bei Harntransportstörungen an transplantierten Nieren

W. Schöpke, W. Münster, P. Althaus

Alle perkutanen Behandlungsmethoden an den Nieren und ableitenden Harnwegen lassen sich auch bei der besonderen Risikogruppe der nierentransplantierten Patienten einsetzen. Für Funktionsstörungen von Nierentransplantaten, wie Harntransportstörungen und Leckagen, sind urologische Komplikationen in 5–10% verantwortlich [4].

Harntransportstörungen bei Nierentransplantaten

- Ureterstenose,
- Nieren- bzw. Harnleiterkonkrement,
- Nierentamponade,
- Rejektion am Transplantatureter,
- Ureterkompression (Lymphozele, Serom, Hämatom, Urinom).

Material und Methode

Von 1983 bis 1987 wurden interventionsradiologische Eingriffe am Urosystem selbst oder in seiner unmittelbaren Umgebung bei 447 Patienten notwendig. Un-

Tabelle 1. Patienten mit Harntransportstörung nach Nierenallotransplantation.

Patient	Alter	Geschlecht	Zeit seit Transplantation	Ursache der Harntransportstörung
1	51	m	6 Jahre	Nierenkelchstein (temporär obturierend)
2	41	m	14 Jahre	Ureterstein
3	44	m	7 Monate	Ureterstein
4	43	m	2 Jahre	Nierenbecken-Tamponade
5	43	w	17 Jahre	Nierenbecken-Tamponade
6	35	m	6 Jahre	Rejektion (?), distale Ureterstenose (?)
7	44	m	8 Monate	Komplette Ureterobstruktion
8	54	m	2 Jahre	Komplette Ureterobstruktion
9	52	m	3 Monate	Komplette Ureterobstruktion
10	37	m	11 Monate	Komplette Ureterobstruktion
11	47	m	8 Jahre	Distale Ureterstenose
12	13	m	6 Monate	Distale Ureterstenose
13	36	m	3 Monate	Distale Ureterstenose
14	25	w	4 Monate	Lymphozele
15	26	w	2 Monate	Lymphozele
16	29	m	6 Monate	Lymphozele

ter diesen befanden sich 16 Patienten mit einem Nierenallotransplantat (3,6%). Die Transplantationen lagen 2 Monate bis 17 Jahre zurück. Die 3 Frauen und 13 Männer waren zwischen 13 und 54 Jahre alt (Tabelle 1).

Indikationen zum interventionsradiologischen Eingriff waren

● der klinische Befund im Zusammenhang mit der Anamese und laborchemische Parameter oder/und

● das Ergebnis nichtinvasiver Voruntersuchungen, speziell der Ultraschalldiagnostik.

Nur 3mal bestanden Harnabflußstörungen bei raumfordernden perirenalen bzw. -ureteralen Prozessen mit Kompressionswirkung. Bei 13 Patienten war die Ursache für die Abflußstörung durch Veränderungen des harnableitenden Systems selbst gegeben.

5 Patienten erforderten eine Soforttherapie: 1 litt unter einer „akuten Niere" und 4 unter einer Anurie (Abb. 1). In 3 Fällen waren den akuten Eingriffen Transplantatbiopsien bei Verdacht auf Rejektion vorausgegangen; 2mal mit nachfolgender Nierenbeckentamponade (Abb. 2). Die exakten Ursachen der Harntransportstörungen konnten bei 15 der 16 Patienten bereits durch die erste interventionsradiologische Maßnahme ermittelt werden:

Abflußstörung (Harnstauung) durch Lymphozele	3 Patienten
Akute Obstruktion durch Steinverschluß oder Nierenbecken-tamponade nach Biopsie	4 Patienten
Rezidivierende Harnstauung bei Kelchkonkrementen	1 Patient
Ureterstenosen	3 Patienten
Komplette Ureterobstruktion	4 Patienten
	15 Patienten

Nur einmal blieb die differentialdiagnostische Frage nach chronischer Rejektion oder Obstruktion auch nach der antegraden Urographie offen. „Erste Inter-

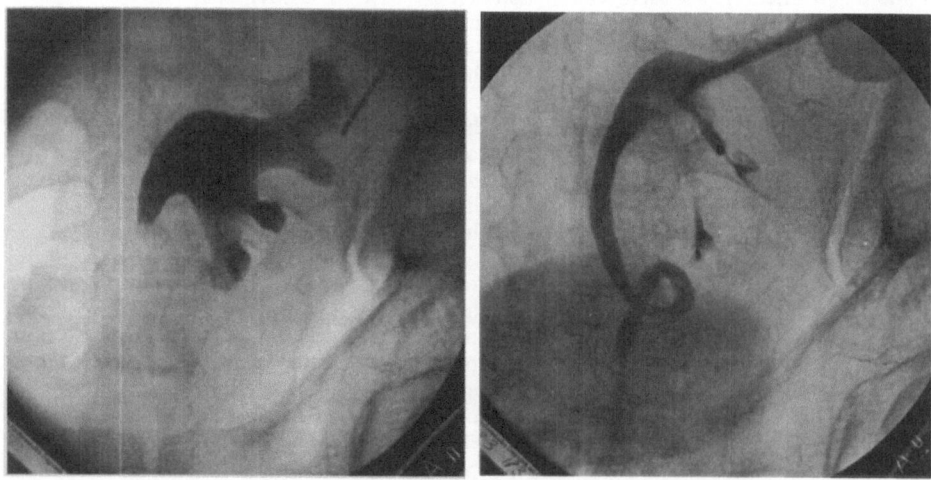

a   b

Abb. 1 a, b. Anurie bei obturierendem Stein im Ureterabgang. Antegrades Pyelogramm: **a** kompletter Abflußstopp, **b** unbehinderter Abfluß nach Steinabgang

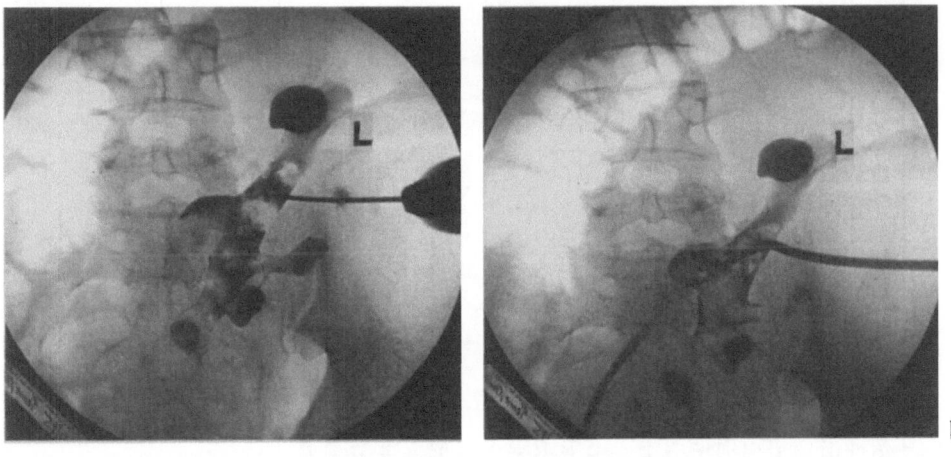

Abb. 2a, b. Anurie nach Transplantatbiopsie-Nierenbeckentamponade. Antegrade Pyelographie (**a**) und perkutane Transplantatnephrostomie (**b**)

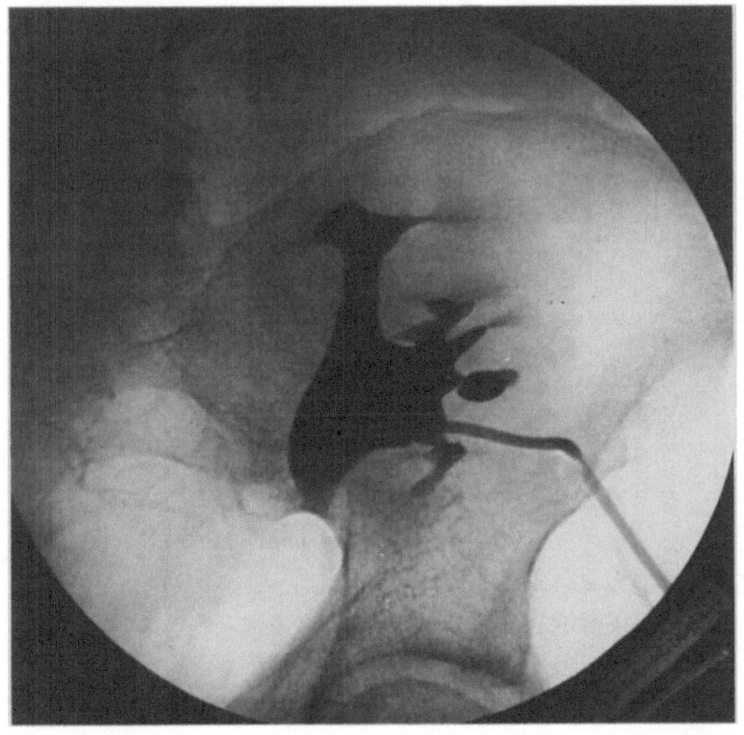

Abb. 3. Perkutane Ableitung seit 4(!) Jahren. Mehrfache vergebliche Rekonstruktionsversuche bei kompletter Ureterobstruktion. Stabile Transplantatfunktion

Tabelle 2. Perkutane Interventionen an Nierenallotransplantaten bei 16 Patienten

Patient	Initialtherapie	Weitere Maßnahmen	Nachbeobachtung
1	Perkutane Nephrostomie	Perkutane Steinentfernung	Stabile Transplantatfunktion (1 Jahr) +
2	Perkutane Nephrostomie	–	Stabile Transplantatfunktion (3 Jahre)
3	Perkutane Nephrostomie	–	Eingeschränkte Transplantatfunktion (2 Jahre)
4	Perkutane Nephrostomie	–	Eingeschränkte Transplantatfunktion (8 Wochen) – Hämodialyse
5	Perkutane Nephrostomie	–	Transplantatektomie – Hämodialyse
6	Perkutane Nephrostomie	Anastomosenschienung postoperativ	Stabile Transplantatfunktion (2 Jahre)
7	Perkutane Nephrostomie	–	Stabile Transplantatfunktion (Dauerableitung – 4 Monate)
8	Perkutane Nephrostomie	–	Stabile Transplantatfunktion (Dauerableitung – 4 Jahre)
9	Perkutane Nephrostomie	–	Stabile Transplantatfunktion (4 Jahre)
10	Perkutane Nephrostomie	Anastomosenschienung postoperativ	Eingeschränkte Transplantatfunktion (2½ Jahre)
11	Perkutane Nephrostomie	Ureterdilatation	Funktionsverlust – Hämodialyse
12	Perkutane Nephrostomie	Ureterdilatation	Stabile Transplantatfunktion (1 Jahr)
13	Perkutane Nephrostomie	Ureterdilatation	Stabile Transplantatfunktion (2 Jahre)
14	Lymphozelendrainage	–	Stabile Transplantatfunktion (2 Jahre)
15	Lymphozelendrainage	–	Stabile Transplantatfunktion (2 Jahre)
16	Perkutane Nephrostomie	Lymphozelendrainage	Stabile Transplantatfunktion (2 Jahre)

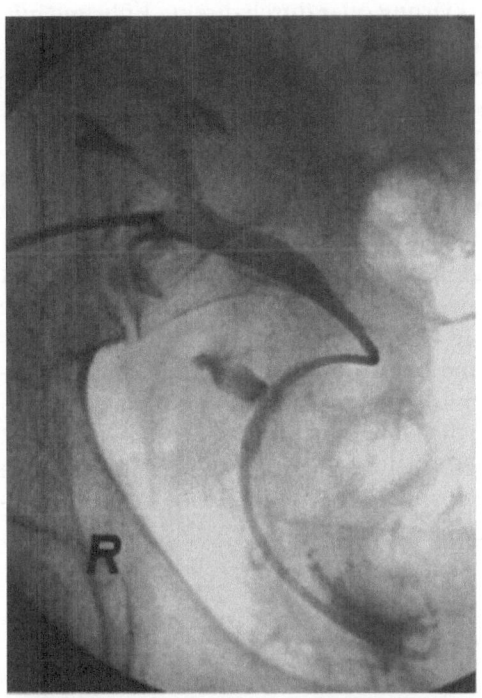

a

Abb 4 a–c. Anastomose zwischen Transplantatpyelon und körpereigenem Ureter bei kompletter Obstruktion des Transplantatureters. Antegrade perkutane Anastomosenschienung bei Verlust der operativ installierten Schiene (**a**). Normale Abflußverhältnisse 4 Wochen postoperativ (**b, c**)

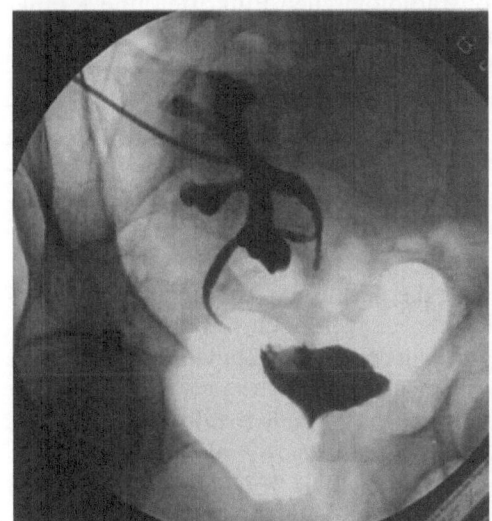

b

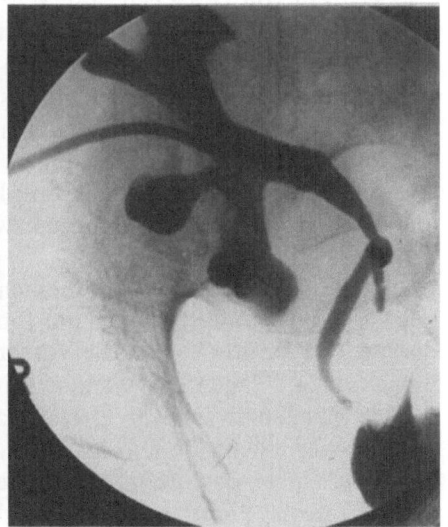

c

vention" bedeutet: 1. Patienten mit Transportstörung am ableitenden System selbst wurden mit einer perkutanen Harnableitung versorgt, 2. Patienten mit extrarenalem Abflußhindernis wurden einer möglichst kausalen Therapie unterzogen; einer der 3 Patienten mit Lymphozele erhielt jedoch von diesem Konzept abweichend zunächst eine perkutane Ableitung aus dem Hohlsystem. Der Zugang zum Pyelon wurde nach vorheriger Markierung oder durch direkte Führung mittels Ultraschall erreicht; es wurde dabei ein möglichst breiter Weg durch das Nierenparenchym gewählt. Die Dimensionen der Ableitungskatheter betrugen in Abhängigkeit von der Erkrankung (Verweildauer) 9–18 Charriere.

Als zweite interventionsradiologische Schritte wurden Ureterdilatationen bei 3 Patienten mit Ureterstenosen (2mal ureterovesikale Enge) und eine perkutane Steinentfernung bei einem Patienten mit rezidivierenden Stauungen bei Kelchkonkrementen vorgenommen.

Mehrfache operative Sanierungsmaßnahmen bei einem Transplantierten mit Ureternekrose blieben erfolglos; die Dauerableitung als Ultima ratio machte eine Dilatation des Nephrostomiekanals bis 18 Charriere nötig, um ambulante Katheterwechsel zu ermöglichen (Abb. 3). Eine bereits eingeschränkte Transplantatfunktion bei einem weiteren Patienten mit Ureternekrose war als Kontraindikation zur operativen Revision anzusehen; die Dauerableitung blieb als Alternative. Die Dislokation operativ installierter Harnleiterschienen nach pyeloureteralen Anastomosen (Transplantatpyelon – körpereigener Ureter) zwang zum perkutanen Ersatz bei 2 präoperativ Nephrostomierten (Tabelle 2) (Abb. 4).

Ergebnisse

Die Vielzahl von Ursachen, interventionsradiologischen Eingriffen und Krankheitsverläufen erschwert eine zusammenfassende Bewertung. Die perkutanen Methoden sind effektiv: bei 10 von 16 Patienten wurde eine stabile Transplantatfunktion innerhalb von Beobachtungszeiten zwischen 8 Wochen und 4 Jahren erreicht. 8 dieser 10 Patienten sind allein mit perkutanen Mitteln behandelt worden (3 Lymphozelen, 2 Dauerableitungen, 1 Steinentfernung, 1 Ureterstein, 1 Ureterstenose). Eine eingeschränkte Transplantatfunktion besteht bei 2 Transplantierten, die wegen einer Ureterstenose bzw. Nierenbeckentamponade behandelt wurden.

Von 5 akut behandelten Patienten war die perkutane Therapie bei 4 erfolgreich; 1 Transplantierter starb am Linksherzversagen noch während der Hämodialyse, die unmittelbar an die Versorgung mit einer prekutanen Nephrostomie wegen seit 3(!) Tagen bestehender Anurie anschloß.

Die Ergebnisse unserer Ureterdilatationen bestätigen Erfahrungen anderer Untersucher: bleibende Erfolge sind vor allem bei ureterovesikalen Obstruktionen in der frühen postoperativen Phase zu erwarten, bei Obstruktionen der späten postoperativen Phase möglich und bei Ureterrejektionen (Fehleinschätzung) nicht zu erhoffen [3, 5]. Eine Erfolgsquote von um 50%, entsprechend der bei Eingriffen am nichttransplantierten Ureter, berechtigt und fordert den Versuch einer Dilatation [1].

Die perkutane Therapie von perirenalen und periureteralen zystischen Raumforderungen mit Auswirkung auf die Nierenfunktion ist eine notwendige und dankbare Aufgabe. Bei einer Drainagedauer von 2–8 Wochen normalisiert sich die Transplantatfunktion; die Lymphozelen zeigten bei der Nachbeobachtung eine anhaltende oder fortschreitende Größenreduktion.

Komplikationen

Eine Alteration des Peritoneums bei der Anlage des Nephrostoma zur perkutanen Steinentfernung konnte konservativ beherrscht werden; ein neuer Zugang erlaubt die komplikationslose perkutane Steinextraktion.

Zusammenfassung

Die perkutane Therapie von akuten und chronischen Harntransportstörungen ist für sich oder als notwendiger Vorläufer operativer Maßnahmen hocheffektiv auch an transplantierten Nieren. Nach unseren Erfahrungen liegt die Komplikationsrate entgegen anderen Ansichten [2] nicht zwangsläufig höher als bei nicht-transplantierten Nieren.

Literatur

1. Banner MP, Pollack HM (1984) Dilatation of ureteral stenoses: techniques and experience in 44 patients. AJR 143:789–793
2. Beer M, Fornara P, Laible V, Land W (1987) Stellenwert perkutaner Diagnostik – und Therapieverfahren bei obstruktiver Uropathie nach Nierentransplantation. Urologe (A) 26:137–141
3. Glanz S, Gordon DH, Butt K, Rubin B, Hong J, Sclafani SJA (1983) Percutaneous transrenal balloon dilatation of the ureter. Radiology 149:101–104
4. Hunter DW, Castaneda-Zuniga WR, Coleman CC, Herrera M, Amplatz K (1983) Percutaneous techniques in the management of urological complications in renal transplant patients. Radiology 148:407–412
5. Lang EK (1984) Antegrade ureteral stenting for dehiscence, strictures, and fistula. AJR 143:795–801

Die Bedeutung der Embolisationstherapie für die Prognose des Nierenzellkarzinoms (NZK)

S. Basche, W. Leisering, R. Kachel

Einleitung

Die Prognose der NZK ist schlecht. Nach Angaben der UICC überleben nur 20% der Erkrankten 5 Jahre. Hauptverantwortlich dafür sind die hohen Tumorstadien zum Zeitpunkt der Diagnosestellung, bedingt durch die Symptomarmut zu Beginn der Erkrankung und die daraus resultierende Verzögerung der Diagnostik durch Patienten und medizinisches Personal.

Mit den modernen bildgebenden Verfahren können diese Tumoren frühzeitig diagnostiziert werden – vorausgesetzt, es wird an einen Nierentumor gedacht.

Eine weitere Verbesserung der Prognose ist durch optimale Zusammenarbeit der radiologischen und operativen Fachgebiete zu erreichen.

Der Arbeit liegen Erfahrungen bei nahezu 500 Katheterembolisationen und eigene experimentelle Untersuchungen zugrunde.

Material und Methode

Im Zeitraum von 1968 bis 1975 wurden 146 Patienten retrospektiv und von 1976 bis 1982 221 Patienten prospektiv erfaßt, die in unseren Einrichtungen wegen eines NZK behandelt wurden. 137 Frauen stehen 230 Männern gegenüber, Durchschnittsalter für beide Geschlechter 57 Jahre (17–77 Jahre). Pro Patient wurden ca. 100 Daten erfaßt. Es erfolgte keine Selektion. Wir betrachten die Operation als letzten Schritt der diagnostischen Sicherung und haben für die TNM-Klassifikation bei allen operierten Kranken postoperative Stadien verwendet (pTNM).

Ergebnisse

Symptomatologie und Prognose

Die „typischen" Symptome des NZK sind Hämaturie (60%), Schmerzen (40%) und ein palpabler Tumor (35%), die zusammen in etwa 15% aller Fälle auftreten (Tabelle 1). „Atypische" Symptome sind meist Zeichen eines fortgeschrittenen Tumors mit entsprechend schlechter Prognose (Tabelle 2).

808

Tabelle 1. "Typische" Symptome und Prognose

Symptom	5-Jahres-Überlebenszeit (%)
Hämaturie	40
Schmerzen	36
Palpabler Tumor	30
Trias	28

Tabelle 2. "Atypische" Symptome und Prognose

Symptom	5-Jahres-Überlebenszeit (%)
BSG	
Normal	54
100 mmHg/h	8
Anämie	18
Gewichtsverlust	22
Fieberschübe	20
Varikozele (symptomatisch)	–
Metastasensymptome	–
Polyglobulie	15
Leistungsknick	5

Tabelle 3. Tumorstadium und Prognose

T-Stadium	1. Jahr	2. Jahr	3. Jahr	4. Jahr	5. Jahr	n
	%					
T_1	86	71	71	71	67	10
T_2	85	82	78	75	64	97
T_3	72	53	46	42	38	143
T_4	34	15	9	8	6	115
T_x	–	–	–	–	–	2

T-Stadium und Prognose

Die Prognose des NZK ist eindeutig stadienbezogen. Es sterben nur wenige Erkrankte mit Tumoren T_1 aber fast alle mit Tumoren T_4. Tumoren T_1 machen jedoch weniger als 5% des Gesamtkrankengutes aus (Tabelle 3).

Präoperative Embolisation und Prognose

Zum Vergleich der Prognose mit und ohne präoperative Embolisation konnten 228 Fälle ausgewertet werden, bei denen die Operation als radikal betrachtet wurde und keine weiteren Tumorlokalisationen vorhanden waren. Als Embolisationsmaterial fanden hauptsächlich Gelasponpartikeln in Suspension mit Röntgenkontrastmittel Verwendung.

Tabelle 4. Vergleich der Überlebenszeiten von präoperativ embolisierten und nicht embolisierten Patienten

	Embolisierte Nierentumoren			Nichtembolisierte Nierentumoren		
	T_2	T_3	T_4	T_2	T_3	T_4
	(%)					
3-Jahres-Überlebenszeit	89	68	50	92	56	29
5-Jahres-Überlebenszeit	60	60	50	80	44	7
Verstorben am Tumor	11	39	50	19	46	73

Tabelle 5. Überlebenszeit von 139 nicht radikal behandelten Patienten in Abhängigkeit von der Therapie

Therapie	n	Durchschnittl. Überlebenszeit i. Monaten	Länger als 5 Jahre
Palliative Nephrektomie	57	10,6	0
Embolisation	48	15	5
Probelaparotomie	10	6	0
Symptomatisch	24	4,5	0

Für Tumoren T_1 und T_2 hat die präoperative Embolisation keinen Einfluß auf die Prognose, sie kann jedoch operationstechnische Vorteile bringen.

Bei Tumoren T_3 wurde die 5-Jahres-Überlebenszeit von 44% auf 60% und bei Tumoren T_4 von 7 auf 50% verbessert (Tabelle 4).

Palliative Embolisation und Prognose

139 Patienten konnten nicht mehr radikal operiert werden. Bei 57 erfolgte die palliative Nephrektomie, bei 48 Patienten wurde die Tumorniere embolisiert. 10 Patienten wurden probelaparotomiert und 24 nur symptomatisch behandelt. Die beste Prognose hatten die nur palliativ embolisierten Patienten, sie überlebten durchschnittlich 15 Monate. 5 Patienten überlebten davon bisher 5 Jahre, und zur Zeit leben noch 7 Patienten mit dem Tumor (längste Überlebenszeit 7 Jahre). Die palliativ nephrektomierten Patienten überlebten durchschnittlich 10,6 Monate, kein Patient 5 Jahre.

Die Überlebenszeit der übrigen Patienten lag bei 6 Monaten (Tabelle 5).

Durch die palliative Embolisation werden die Überlebenszeiten bei guter Lebensqualität der Patienten verbessert. Im Einzelfall kann durch die einsetzende Tumorschrumpfung die kurative Nephrektomie zu einem späteren Zeitpunkt möglich sein. So haben wir bei 4 Patienten erfolgreich eine Spätnephrektomie ausgeführt (Abb. 1).

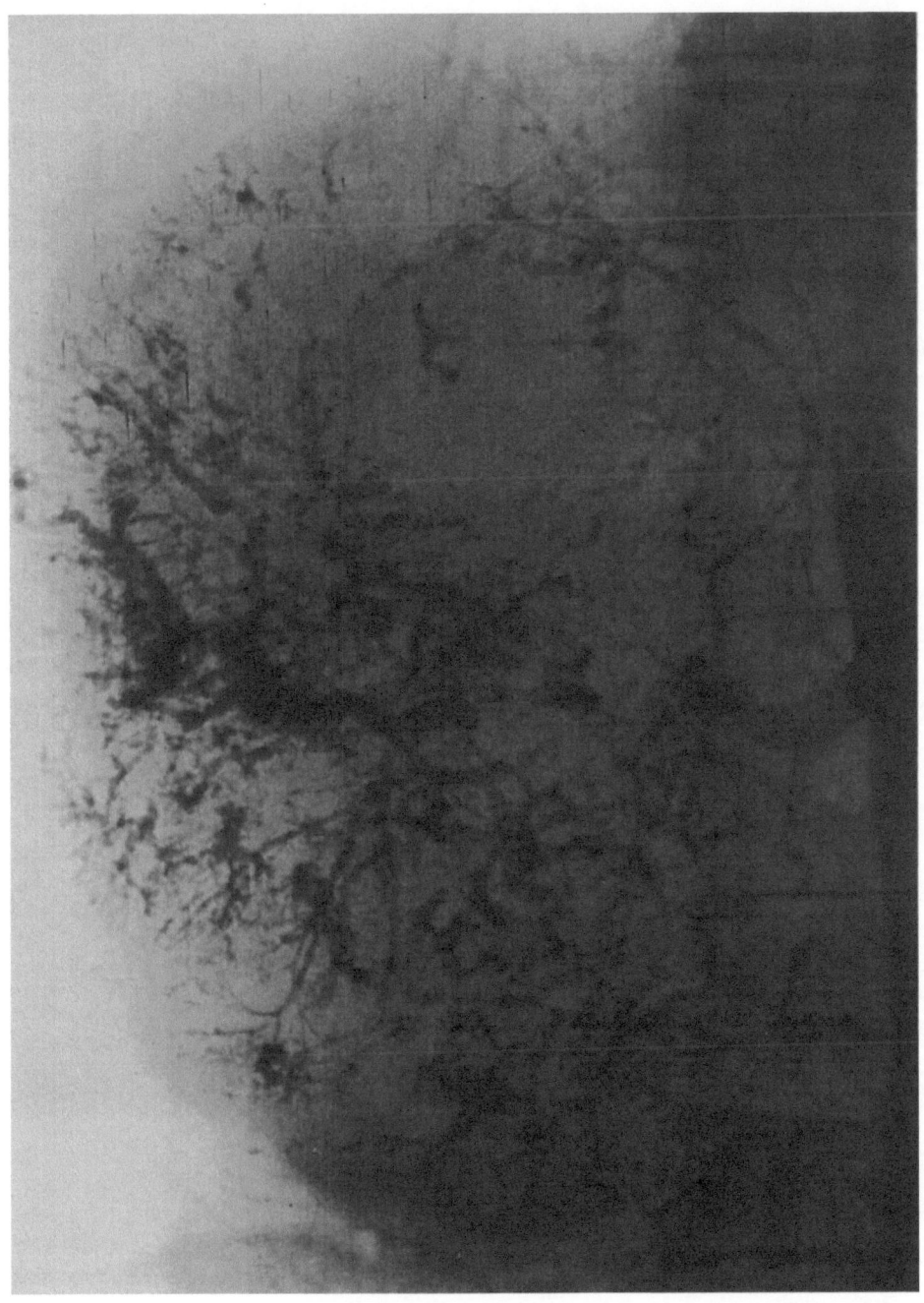

Abb. 1a

Abb. 1. a Lokal inoperabler, 25 × 18 cm messender rechtsseitiger maligner Nierentumor. Zustand nach Embolisation mit Histoacryl-Lipiodol. **b** Kontrolle nach 6 Monaten. Schrumpfung des Tumors auf 15 × 12 cm. Radikale Tumornephrektomie

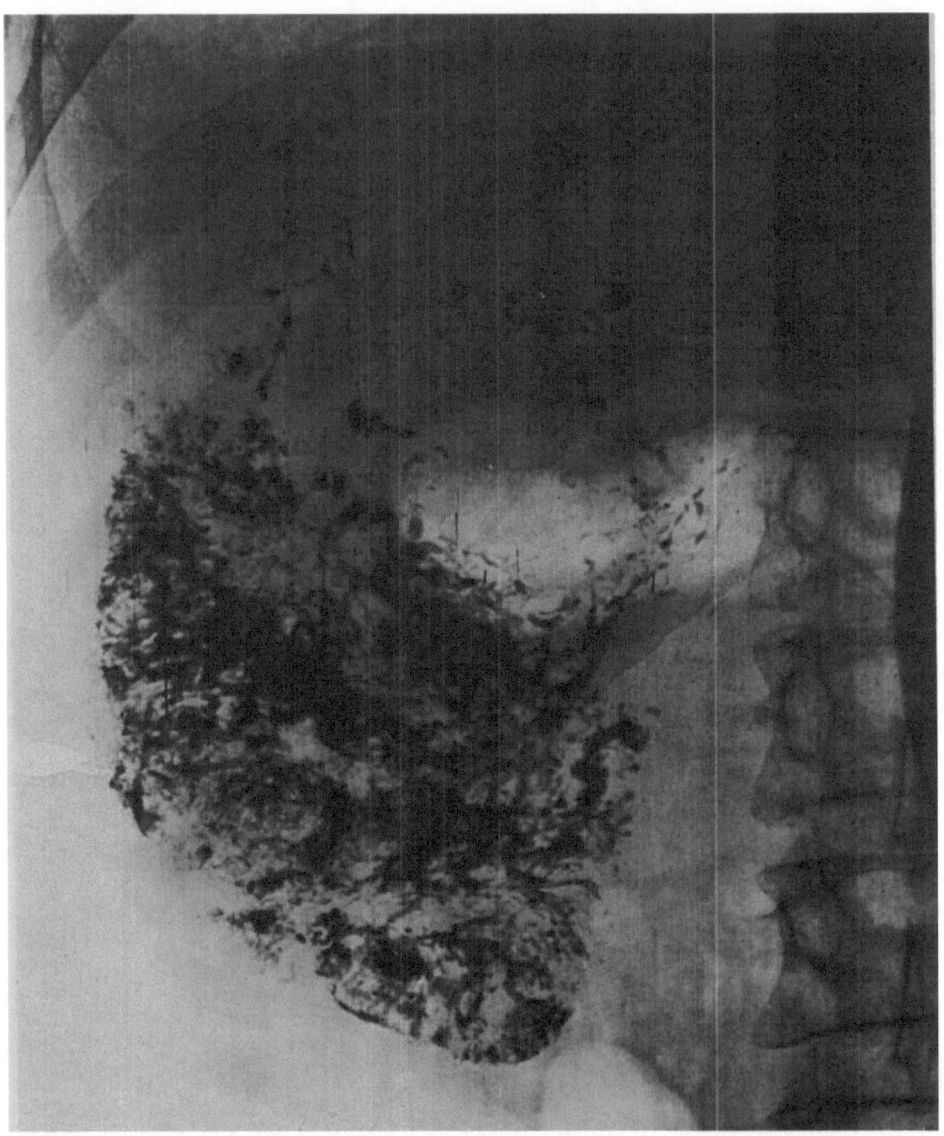

Abb. 1b

Zur palliativen Embolisation sind nur Gewebeklebergemische sinnvoll einsetzbar. Wir verwenden Histoacryl und Lipiodol im Mischungsverhältnis von 1:3 bis 1:5.

Die Applikation erfolgt über koaxiale Kathetersysteme oder mittels Swan-Ganz-Ballonkathetern. Zur Beurteilung des Embolisationseffektes halten wir eine Kontrollangiographie nach 14 Tagen bis 4 Wochen für indiziert. Die weiteren Kontrollen erfolgen mittels dynamischer CT-Untersuchungen.

812

Tabelle 6. Zusammenfassende Therapieplanung

Stadium	Operation	Adjuvante Therapie
$T_1/T_2\ N_0\ M_0$	Tumornephrektomie ohne Lymphadenektomie	–
$T_3/T_4\ N_0\ M_0$	Tumornephrektomie	Präoperative Embolisation, postoperative Strahlentherapie (60 Gy)
N_+	Tumornephrektomie und regionale Lymphadenektomie	Postoperative Strahlentherapie (60 Gy)
M_+ (solitär)	Tumornephrektomie, operative Entfernung der Metastase	Postoperative Strahlentherapie (60 Gy), Strahlentherapie der Metastase (Knochen)
M_+ (diffus)	–	Palliative Tumorembolisation
V_1 und V_2	Gezielte Gefäßeröffnung und Entfernung der Thromben, Tumornephrektomie	Präoperative Embolisation, postoperative Strahlentherapie (60 Gy)
Lokale Inoperabilität Schlechter Allgemeinzustand (kardiopulmonal)	–	Palliative Tumorembolisation

Schlußfolgerungen

Die Therapie der Wahl bei NZK ist die operative Entfernung der Tumorniere. Sie stellt derzeit die einzig kurative Maßnahme dar. Die präoperative Embolisation verbessert die Prognose bei Tumoren T_3 und T_4 und ist deshalb zu fordern. Bei Patienten mit nicht operablem Tumor oder in sehr schlechtem Allgemeinzustand sollte die Tumorniere nur noch embolisiert werden. Dies stellt den effektivsten, ökonomischsten und am wenigsten belastenden Eingriff dar. Unsere Stellungnahme zur Therapie ist in Tabelle 6 dargestellt.

Differentialdiagnose der fokalen Raumforderung der Niere in der Kernspintomographie

D. Uhlenbrock, S. Sehlen, C. Fischer

Der Einsatz der Kernspintomographie bei der Diagnostik fokaler Nierenraumforderungen wird bisher eher zurückhaltend betrachtet [1, 6]. Computertomographie und Sonographie gelten nach wie vor als Methoden der Wahl, auch bei Hypernephromen haben sich bisher eindeutige Vorteile im Vergleich zu den etablierten Verfahren nicht ergeben [2, 6]. Allerdings erscheint die Zahl der bisher publizierten Fälle als zu gering, als daß schon eine abschließende Beurteilung möglich wäre.

Material und Methodik

Wir möchten im folgenden über Erfahrungen mit insgesmat 74 MR-Untersuchungen von Patienten mit fokalen Nierenraumforderungen berichten. Es handelt sich um 41 Hypernephrome, 13 Blutungen, 7 fokale Entzündungen, 5 Angiomyolipome, 2 Metastasen, 2 Nierenbeckenkarzinome, 2 atypische Nierenzysten und 2 Fälle von Pseudotumor renalis (Tabelle 1). Die Patienten wurden mit einem 0,35/0,5-Tesla-System sowie mit einem 1,5-Tesla-Gerät untersucht, dabei wurden bei allen Patienten Spinecho-Sequenzen in T1-betonter (TR 400–500 und TE 25–35 ms), protonenbetonter (TR 1 600–2 000, TE 30–35 ms) sowie T2-betonter Meßweise (TR 1 600–2 000, TE 80–120 ms) angewandt. Die Schichtdicke betrug 10 mm bei den Geräten mittlerer Feldstärke und 8 mm bei Untersuchungen mit

Tabelle 1. Nierenuntersuchungen bei fokalen Raumforderungen

		n
Hypernephrome		41
Blutungen		13
davon: Tumorblutungen	2	
Zystennieren	4	
Entzündungen		7
Angiomyolipome		5
Metastasen		2
Nierenbeckenkarzinome		2
Atypische Nierenzysten		2
Pseudotumor renalis		2
Gesamt		74

dem Hochfeldsystem. In allen Fällen wurden axiale Schichten angefertigt, in einzelnen Fällen ergänzend auch frontale. Die Matrix betrug 256 × 256. Die Auswertung der Untersuchungen bezog sich auf das Signalverhalten der fokalen Raumforderung im Vergleich zum gesunden Nierengewebe bei Verwendung der verschiedenen Meßsequenzen. Dabei wurde zwischen geringer, mittelgradiger und deutlicher Kontrastdifferenz unterschieden. Für die einzelnen Erkrankungen konnten charakteristische Signalintensitätsverläufe festgestellt werden.

Ergebnisse

Hypernephrome wiesen überwiegend eine geringe Signalabschwächung auf den T1-betonten Aufnahmen gegenüber gesundem Nierengewebe auf, die protonenbetonten zeigten eine weitgehende Kontrastnivellierung, auf den T2-betonten Aufnahmen war der Tumor in den überwiegenden Fällen mittelgradig signalintensiver dargestellt als das Nierengewebe (Abb. 1). Waren die Kontraste zwischen Tumor und Niere in den meisten Fällen gering bis mittelgradig ausgeprägt, fanden sich hiervon abweichende Signalverhältnisse und Blutungen. Alte Nierenblutungen wiesen sowohl im T1-betonten als auch T2-betonten Bild eine mittelgradige bis deutliche Signalverstärkung auf, wobei insbesondere die T2-betonten Blutungen ein Signal erkennen ließen, was als charakteristisch bezeichnet werden kann und eine problemlose differentialdiagnostische Abgrenzung von Hypernephromen erlaubt (Abb. 2). Frische Blutungen hingegen wiesen wie die intrakraniellen frischen Blutungen ein Isosignal auf, unabhängig von den gewählten Meßsequenzen, so daß eine gute Differenzierung zwischen Blutung und Niere nicht gegeben war (Abb. 3). Die entzündlichen Veränderungen wiesen ebenfalls ein Signalverhalten auf, das abhängig vom Alter war. Die frischeren entzündlichen Veränderungen (frische Abszedierungen bzw. frische Herdnephritis) zeigten eine mäßig abgeschwächte Signalintensität auf den T1-betonten Aufnahmen und eine mäßige bis mittelgradige Signalverstärkung auf den T2-betonten Aufnahmen, so daß vom Signalverhalten her keine Unterschiede zum Hypernephrom bestanden, lediglich insbesondere bei der Herdnephritis aufgrund der Lokalisation

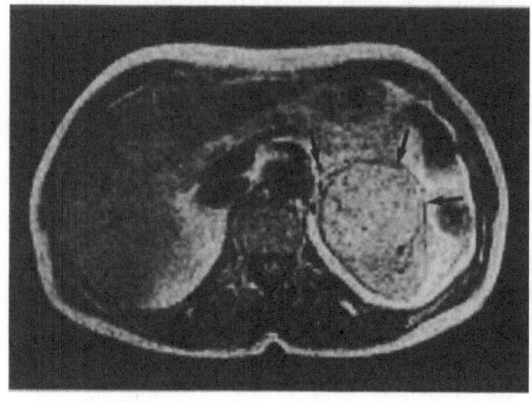

Abb. 1. T2-betontes Bild (TR 1 600, TE: 120 ms) eines linksseitigen Hypernephroms, das sich leicht hyperintens zum gesunden Nierengewebe hin darstellt. Deutliche Pseudokapsel, die aus der verdickten Faserkapsel der Niere und zahlreichen Gefäßstrukturen besteht

815

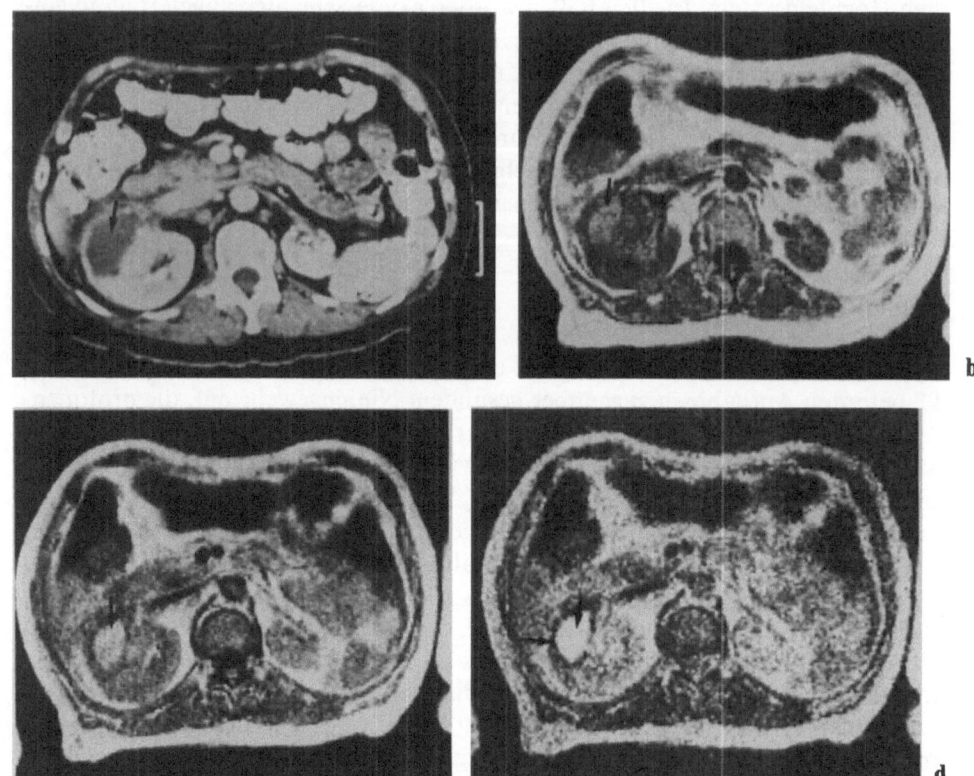

Abb. 2 a–d. Raumfordernder Prozeß rechte Niere, histologisch alte Blutung. **a** Computertomogramm mit hypodenser Raumforderung rechts, von einem Hypernephrom nicht sicher zu unterscheiden. **b** T1-betontes MR-Bild (TR: 0,5; TE: 30) mit mäßiger bis mittelgradiger Signalanhebung der Blutung gegenüber dem gesunden Nierengewebe, untypisch für ein Hypernephrom. **c** Zunahme der Signalintensität auf der protonenbetonten Aufnahme (TR: 1,6; TE: 35). **d** Deutlicher Signalkontrast der alten Blutung im Vergleich zum Nierengewebe; Darstellung der signallosen Kapsel, was im CT nicht zu erkennen ist

(Abb. 4). Alte entzündliche Veränderungen, wie alte Abszesse, wiesen wiederum ein Signalverhalten auf, das sich deutlich von dem der Hypernephrome unterschied, insofern, als eine mäßige Signalverstärkung auf T1-betonten Bildern und ausgeprägte auf T2-betonten Bildern festzustellen war (Abb. 4). Darüber hinaus konnte bei alten Blutungen und alten Abszessen auch eine typische Membran als signalarme Zone auf den SE-Sequenzen abgegrenzt werden, was nicht identisch war mit der Pseudomembran der Nierentumoren. Die Pseudomembran der Nierentumoren erstreckte sich überwiegend zum Fettgewebe hin und bestand histologisch in der Regel aus einer verdickten Fascia Gerota bzw. aus der verdickten und irregulär geformten Faserkapsel der Niere, eine Membran zum gesunden Nierengewebe fand sich in der Regel im Gegensatz zur Blutungs- und Abszeßkapsel nicht.

Angiomyolipome wiesen ein dem Fettgewebe entsprechendes Signalverhalten auf, wie auch vom CT her bekannt. Metastasen waren in ihrem Signalverhalten

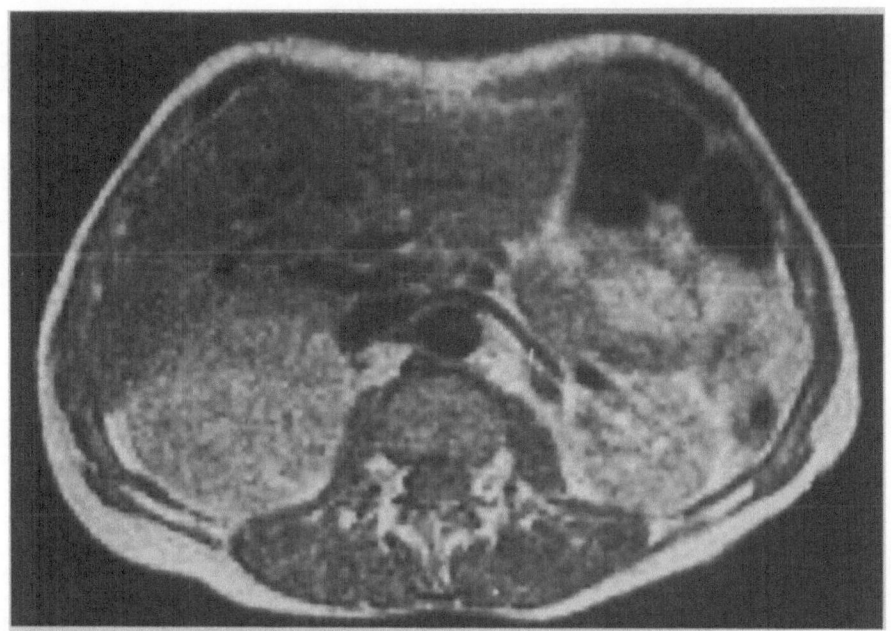

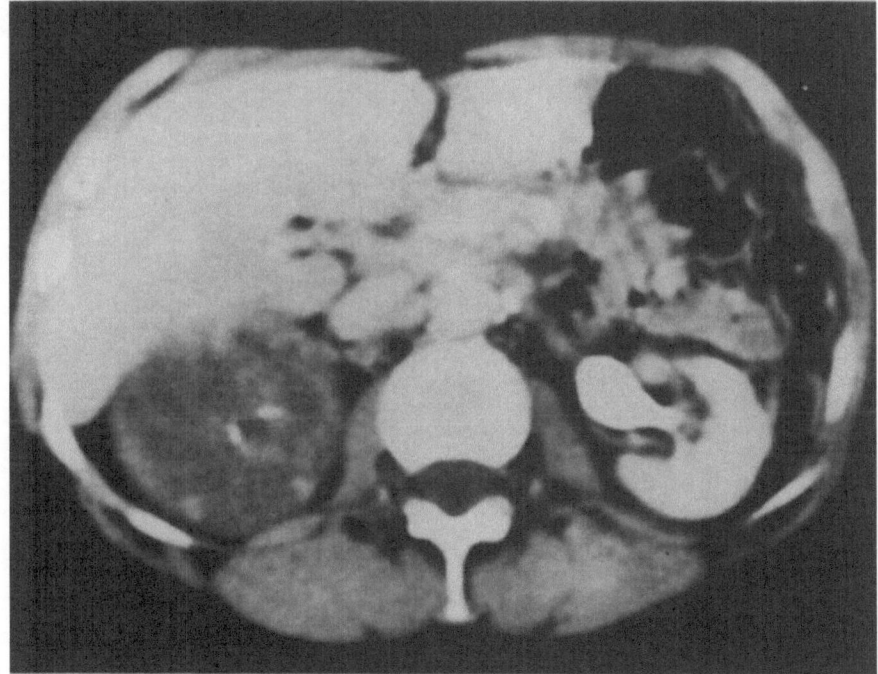

Abb. 3. a Frische, wenige Tage alte Blutung auf der rechten Seite im protonenbetonten SE-Bild (TR: 1,6; TE: 35), vom Signalverhalten her mit der linken Niere identisch. **b** Computertomogramm der Blutung rechts, wobei sich eine Hypodensität im Dichteverhalten gegenüber der nach KM-Gabe dichteangehobenen linken Niere zeigt

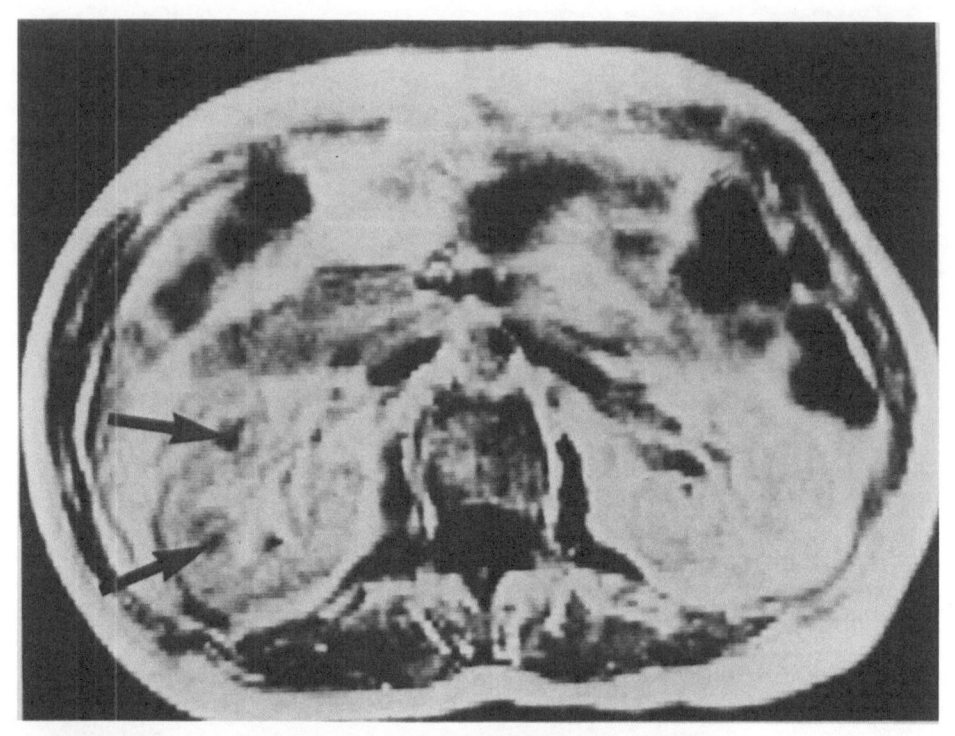

a

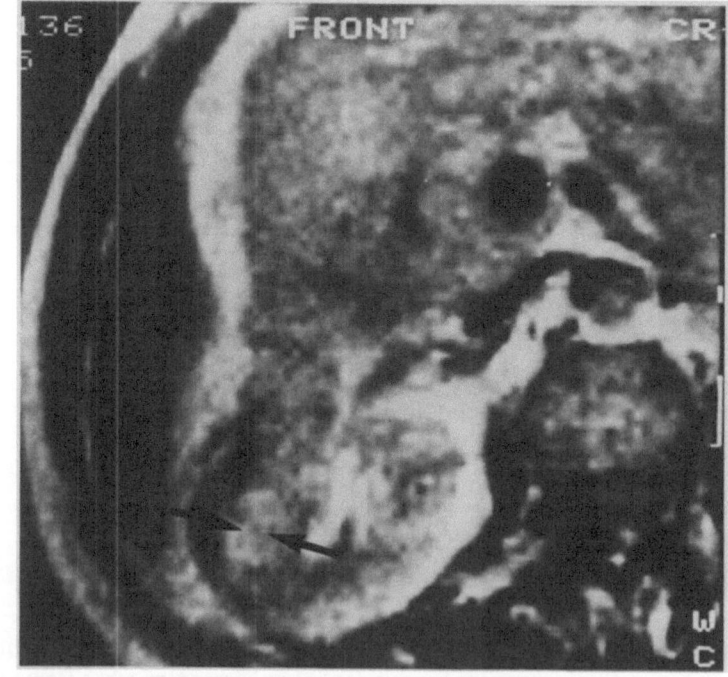

b

818

uncharakteristisch, überwiegend fanden sich Signalabschwächungen gegenüber gesundem Nierengewebe, in einzelnen Fällen auf T2-betonten Aufnahmen auch Signalverstärkungen. Ihre Abgrenzung war mehr anhand der geringen Größe und Multilokalität möglich als aufgrund der Signalcharakteristik. Nierenbeckenkarzinome waren von ihrem Signalverhalten her schlecht abzugrenzen, es fanden sich weitgehend isointense Verhältnisse, wobei auch eine Kontrastmittelapplikation die Kontrastverhältnisse nicht verbessern konnte. Durch die KM-Applikation ergab sich auch keine wesentliche Signalanhebung im Nierenbecken, was für die Computertomographie der Fall ist und zur guten Abgrenzung des Nierenbeckentumors beiträgt. In einem Fall wurde daher auch die Infiltration des Nierenbeckenkarzinoms in das Nierengewebe übersehen, computertomographisch allerdings nachgewiesen. Die Untersuchungen der atypischen Nierenzysten ließen ein Signalverhalten erkennen, das von dem der typischen Nierenzyste abwich, insofern, als eine Kontrastreduzierung zum gesunden Nierengewebe sowohl auf den T1- als auch T2-betonten Aufnahmen zu verzeichnen gewesen war, entsprechend der Dichteanhebung der atypischen Zysten auf 20–40 Hounsfield-Einheiten in der Computertomographie. Die Patienten mit Pseudotumor renalis zeigten keine Kontrastdifferenz des raumfordernden Prozesses zum Nierengewebe.

Diskussion

Aufgrund unserer Untersuchungen können für zahlreiche fokale Nierenprozesse charakteristische Signalintensitätsverhältnisse im Vergleich zum gesunden Nierengewebe beschrieben werden (Tabelle 2). Dabei ergeben sich im Einzelfall Vorteile zur Computertomographie oder Sonographie, wie auch in der Literatur beschrieben [1, 3, 4]. Computertomographisch stellen sich die weitaus meisten fokalen Nierenprozesse als hypodense Raumforderungen dar, sonographisch als echoarme Bezirke. Dies gilt insbesondere für die Hypernephrome, aber auch für die älteren Blutungen, für die Abszeßbildungen sowie für Metastasen und atypische Nierenzysten. Ein charakteristisches Kontrastverhalten kann im CT und in der Sonographie lediglich für die Angiomyolipome sowie für frische Blutungen gefunden werden, Dichte und Echogenität der Angiomyolipome entsprechen der von Fettgewebe, die frischen Blutungen zeigen eine homogene Dichte, die höher ausfällt als für Nierengewebe. Aufgrund des ähnlichen Dichteverhaltens und Echoverhaltens zahlreicher Tumoren ergeben sich nicht selten sowohl in der Sonographie als auch in der Computertomographie differentialdiagnostische Probleme bei der Abgrenzung der älteren Blutungen von einem Hypernephrom bzw. der Abszedierungen vom malignen Nierentumor. Auch die atypischen Nierenzy-

---

Abb. 4. a T1-betontes MR-Bild (TR: 500; TE: 30) nach Gadoliniumgabe mit Darstellung von zwei signalarmen Zonen in der rechten Niere im Sinne einer Herdnephritis. Der Kontrast konnte durch Gadolinium verstärkt werden. **b** Das T2-betonte Bild (TR: 1 600; TE: 90) zeigt nur den weiter dorsal gelegenen Prozeß als Zone vermehrter Signalintensität. Vom Signalverhalten her sind diese Veränderungen von einem malignen Tumor nicht zu unterscheiden

Tabelle 2. Signalintensität fokaler Nierenprozesse im Vergleich zum gesunden Nierengewebe in Spine-Echo-Sequenzen

	T$_1$-betont	Protonen-betont	T$_2$-betont
Unkomplizierte Zyste	⇩⇩⇩	⇩⇨	⇧⇧(⇧)
Hypernephrom	⇩	⇩⇨	⇧(⇧)
Alte Blutung	⇧⇧	⇧⇧	⇧⇧⇧
Frische Blutung	⇨	⇨	⇨
Alter Abszeß	⇧(⇧)	⇧⇧	⇧⇧(⇧)
Frischer Abszeß	⇩	⇩⇨	⇧(⇧)
Angiomyolipom	⇧⇧⇧	⇧⇧⇧	⇧⇨

⇧⇧⇧ Deutlich höher als für gesundes Nierengewebe.
⇧⇧ Mittelgradig höher als für gesundes Nierengewebe.
⇧ Leicht höher als für gesundes Nierengewebe.
⇨ Keine Kontrastdifferenz.

sten sind nicht selten von einem zystisch eingeschmolzenen Hypernephrom schwer zu unterscheiden, ausschlaggebend ist dabei weniger das Dichteverhalten als die Kontur und Dicke der Grenzmembran dieser Raumforderungen. Für die atypischen Nierenzysten wird eine glatte Begrenzung entsprechend den Nierenzysten beschrieben, die zystisch eingeschmolzenen Hypernephrome lassen hingegen eher eine verdickte Grenzmembran mit z. T. irregulärer Kontur erkennen.

Die Kernspintomographie kann bei allen nicht eindeutig abklärbaren hypodensen oder echoarmen fokalen Nierenraumforderungen indiziert sein. Alte Blutungen können mit dem MR gut von malignen Tumoren abgegrenzt werden, das Signalverhalten basiert auf einer T1-Zeitverkürzung und T2-Zeitverlängerung [5]. Hieraus ergibt sich eine mäßige bis mittelgradige Signalverstärkung auf T1-betonten Aufnahmen und eine deutliche Signalzunahme im T2-betonten Bild. Das Hypernephrom geht demgegenüber mit einer geringen bis mittelgradigen Kontrastdifferenz im Vergleich zum gesunden Nierengewebe über, dabei mit einer Signalabschwächung im T1-betonten und Verstärkung im T2-betonten Bild. Alte Blutungen mögen im Einzelfall schlecht von alten Abszessen im MR abgrenzbar sein, wie unsere Erfahrungen besagen. Hier sind weitere Erfahrungen erforderlich, um differentialdiagnostische Kriterien zu finden. Angiomyolipome stellen sich im MR, CT und Ultraschall gleichermaßen gut dar, so daß sich für die Kernspintomographie keine primäre Indikation ergibt. Ebenso fanden sich keine Vorteile beim Nachweis von Metastasen. Nierenbeckenkarzinome sind unserer Erfahrung nach besser mit dem CT zu erfassen. Zysten mit atypisch hohen Dichtewerten um 20–40 HE im CT sind offensichtlich auch mit dem MR artdiagnostisch nicht besser zu erfassen, die Diagnose ergibt sich eher aus der charakteristischen Form und glatten Zystenmembran als aus Dichtewerten oder Signalintensitätsverlauf im MR. Wie zu erwarten, läßt sich für den Pseudotumor renalis keine Signaldifferenz zum gesunden Nierengewebe beschreiben.

Insgesamt ergeben sich also Vorteile für die Kernspintomographie im Vergleich zu den etablierten Verfahren, so daß die Methode als weiteres Untersuchungsverfahren im Rahmen der Stufendiagnostik nach dem Einsatz von Sonographie und Computertomographie ihre Berechtigung hat. Dies gilt vorwiegend in all jenen Fällen, wo mit Ultraschall und CT ein maligner Tumor weder hinreichend sicher nachgewiesen noch ausgeschlossen werden kann. Hingegen sehen wir aufgrund unserer Erfahrungen keine Indikation für einen primären Einsatz der Kernspintomographie an Stelle der Computertomographie, da in den meisten Fällen mittels CT und Sonographie eine Abklärung der fokalen Raumforderungen möglich ist.

Literatur

1. Choyke PL, Kressel HJ, Pollack HM, Arger PM, Axel L, Manourian AC (1984) Focal renal masses: magnetic resonance imaging. Radiology 152:471–478
2. Fein AB, Lee JKT, Ralfe DM, Heiken JP, Ling D, Glazer HS, Mc Clennan BL (1987) Diagnosis and staging of renal cell carcinoma: a comparison of MR imaging and CT. Amer J Roentgenol 148:749–753
3. Hricak H, Crooks L, Sheldorn PH, Kaufman L (1983) Nuclear magnetic resonance imaging of the kidney. Radiology 146:425–432
4. Hricak H, Williams RD, Moon KL, Moss AA, Alpers Ch, Crooks LE, Kaufman L (1983) Nuclear magnetic resonance imaging of the kidney: renal masses. Radiology 147:765–772
5. Rubin JI, Gomori JM, Grossman RI, Gefter WB, Kressel HY (1987) High-field MR imaging of extracranial hematomas. Amer J Roentgenol 148:813–817
6. Uhlenbrock D, Fischer C, Rühl G, Beyer HK, Hummelsheim P (1987) Kernspintomographie und Computertomographie des malignen Hypernephroms. RÖFO 146:664–674

Radiologic Triage Examinations to Determine Conservative Versus Interventional Management of Renal Trauma Patients

E. K. Lang

During the past decade, substantial changes have occurred in the concepts determining management of renal trauma. In the past, surgical exploration of all suspected renal injuries due to penetrating trauma was held obligatory. Suspected parenchymal tears extending into the collecting system, resulting urinomas, or compromising hematomas attendant on blunt trauma were likewise slated for surgical exploration and intervention [1]. The current concepts advocate a conservative approach for patients who sustain blunt trauma resulting only in minor renal injury without apparent violation of the collecting system and who have stable vital signs. Conversely, patients with catastrophic renal injury, such as pedicle injury or shattered kidneys, or patients with rapidly deteriorating vital signs are handled by immediate surgical intervention. There exists, however, a third group of patients for whom opinion is divided as to proper management. Prompt and accurate evaluation of the type of injury is therefore of paramount importance to determine therapy. Parenchymal lacerations communicating to the collecting system, enlarging urinomas, or hematomas and lacerations compromising viability of the fracture margins are examples for this category of injury [2].

Assignment to a conservative or surgical management group is based not only on clinical observations and knowledge of injury mechanism but to a large degree on morphologic and functional assessment of the kidneys by radiologic modalities [3–6].

The ability of imaging examinations to categorize renal injury morphologically and provide criteria for assessing the functional status of compromised parenchyma is credited with making possible a more conservative approach [4–6]. Moreover, the more concise knowledge of renal injury permits institution of temporizing palliative therapy, to be followed by later definitive surgical correction.

Triage Examinations

The intravenous urogram and radionuclide urogram are advocated as triage examinations. Although the excretory urogram can distinguish various types of renal injury with only moderate success, documentation of a normal urogram eliminates the need for further investigation (in 30–40% of all patients).

A normal radionuclide urogram, with normal estimated renal plasma flow rate and lack of extravasation of radionuclide-containing urine into retroperitoneal structures, likewise permits assignment to the conservative management group. Decreased or absent function, a striate or abnormal nephrogram, or suggestion on the urogram of an intrarenal mass mandate further evaluation.

Catastrophic renal injuries comprise about 5%, minor renal injuries approximately 80%, and serious parenchymal injuries approximately 15% of all renal injuries. At least 40% of all patients suspected of renal injury can be exonerated by the triage examinations and do not appear to have sustained any renal injury.

Computed Tomography and Dynamic Computed Tomography

Computed Tomographie (CT) and dynamic CT are advocated for all patients with a history suggesting renal injury and an abnormal excretory or radionuclide urogram [4–6]. The remarkable sensitivity of the computed tomogram for detecting differences in attenuation coefficients makes possible identification of even minute extravasation of contrast medium (Fig. 1a). Thus, parenchymal tears extending into the collecting system, even if intermittently occluded, are best seen on late postenhancement computed tomograms.

CT can readily differentiate minor renal contusion from serious intraparenchymal tears with extravasation of contrast medium (Fig. 1 b). While minimal extravasation of contrast medium-laden urine in the interstitial space is readily seen on postenhancement scans in patients with renal contusion, the dynamic scan demonstrates normal enhancement of parenchymal during the capillary transit phase of contrast medium. With this knowledge, conservative management can be pursued with confidence. The viability of parenchymal margins or of parenchyma subjected to compression by abutting hematomas or urinomas is also assessable on dynamic computed tomograms (Fig. 2). A normal staining quality during the phase of capillary transit indicates normal perfusion of the margins and hence an excellent potential for healing per primam. Conversely, mottled parenchymal enhancement indicates reduced perfusion due either to compression of small vessels or more likely to thrombosis of some of the smaller vessels along the fringe of the compromised margin (Fig. 3). Such compromised parenchyma is subject to sloughing and, if associated with interposed or abutting hematomas, may result in late formation of urinomas. Early recognition of this complicating feature is an indication for surgical intervention and correction.

Conversely, compromised parenchymal perfusion attendant on compression by subcapsular or sometimes perirenal hematomas may be amenable to a more conservative form of management. Guided percutaneous drainage of such urinomas or hematomas may remove the compression and restore normal perfusion of the parenchyma.

The magnitude of collateral perfusion of traumatic renal infarcts is likewise readily assessable with CT. A wedge-shaped area of decreased enhancement, with the base of the wedge oriented toward the periphery and the apex toward the renal hilum, is seen both during the phase of capillary transit of contrast medium and on postenhancement computed tomograms (Fig. 4). Recovery potential and hence conservative versus surgical management are determined by the magnitude of enhancement of the cortical rim by collateral perfusion from perforating

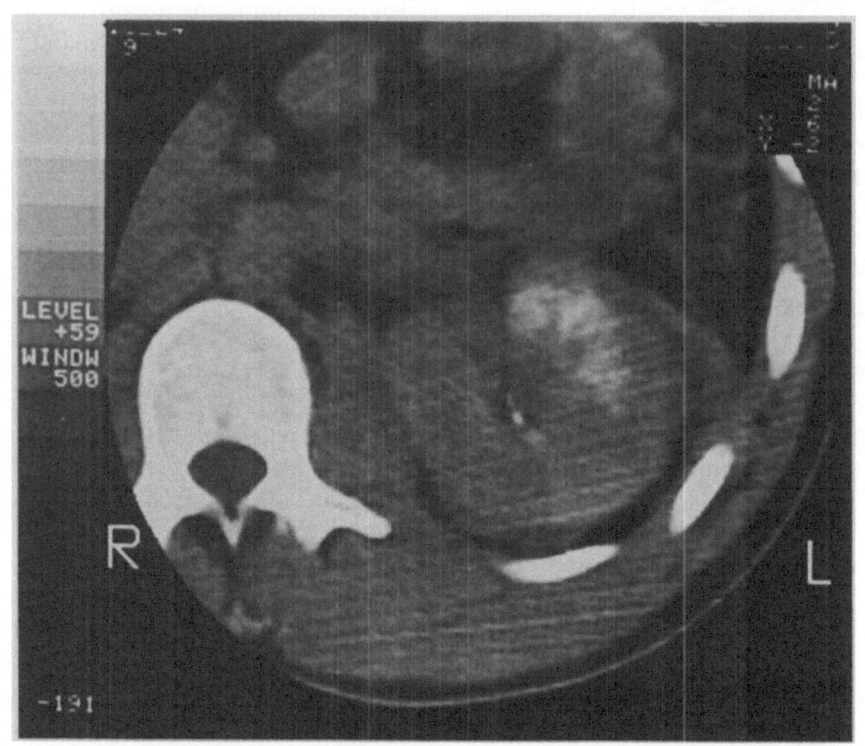

a

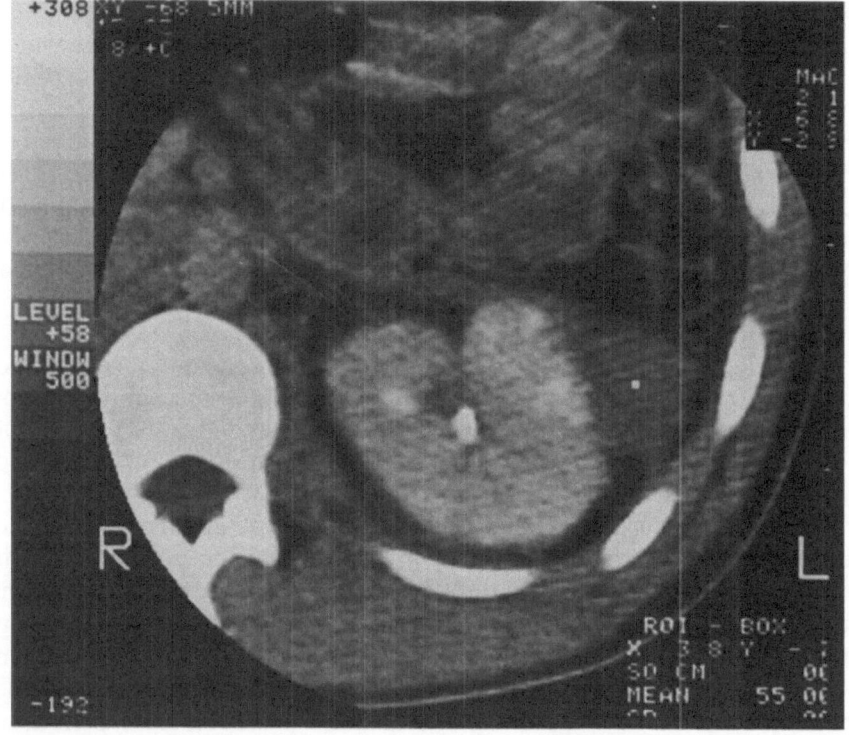

b

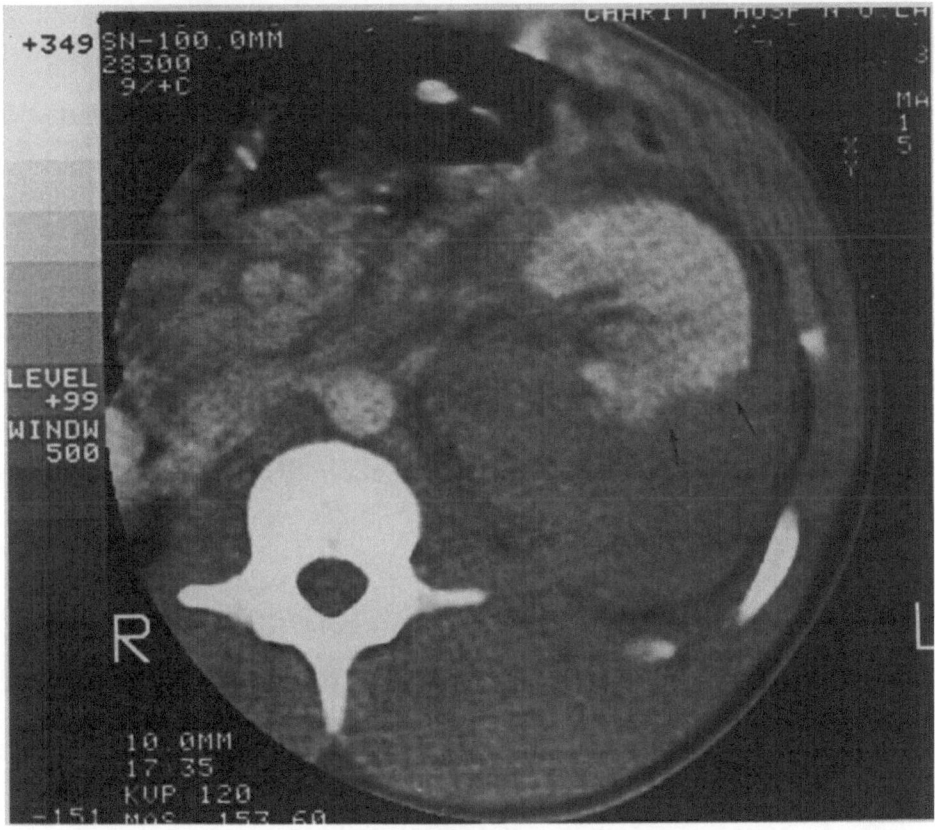

Fig. 2. A dynamic computed tomogram demonstrates a bite deformity (*arrows*) of the posterior aspect of the lower pole of the left kidney. This indicates a nonperfused free-floating fragment. A large hematoma in the perirenal space is seen. A slightly mottled enhancement of the free margin during the capillary transit phase of contrast medium suggests slight impairment of perfusion

branches of the capsular arteries and the enhancement of medullary components by collateral perfusion from the pelvic arteries, as well as the size of the infarct.

Vascular injury is not definitively categorizable on computed tomograms. Severance or thrombosis of the renal artery causes nonenhancement of the kidney both during the phase of capillary transit and on postenhancement computed tomograms. However, intimal flaps or even traumatic arteriovenous fistulae may show only nonspecific findings of decreased capillary and postcontrast enhance-

Fig. 1. a Extravasation of contrast medium-laden urine in the interstitial spaces is noted on a computed tomogram obtained some 8 h after an intravenous urogram was performed. **b** A dynamic computed tomogram demonstrates normal enhancement of the kidney during the phase of capillary transit. This establishes the diagnosis of renal contusion. A small hematoma is seen in the perinephric space. (Courtesy of E. K. Lang and *Radiographics*)

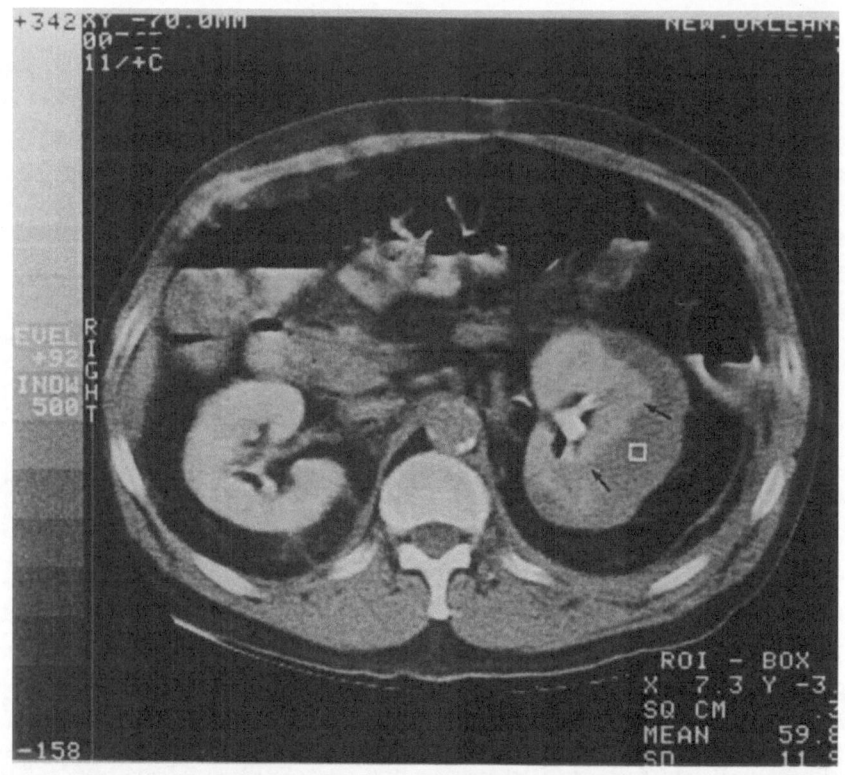

a

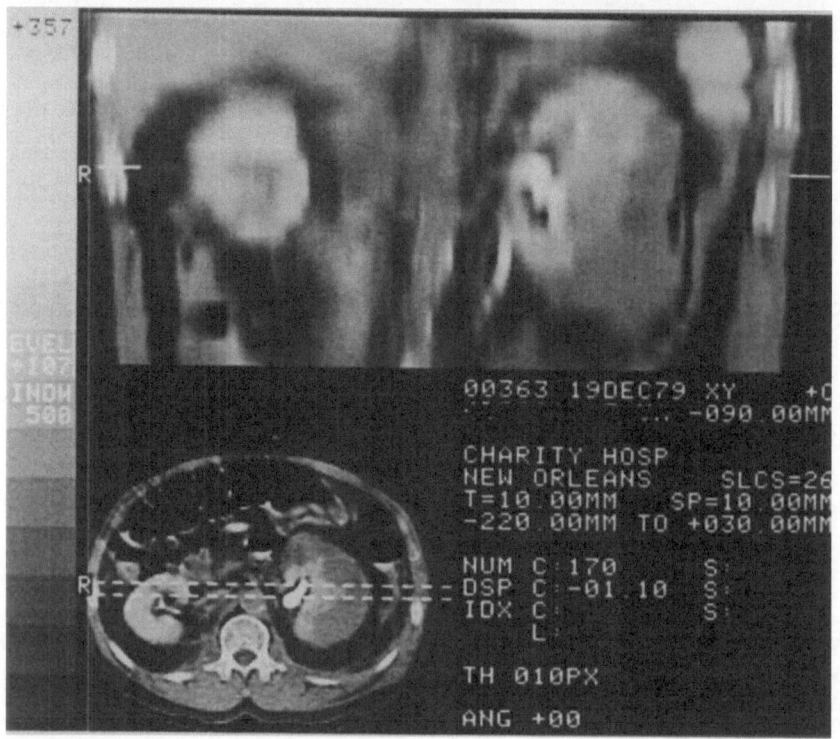

b

826

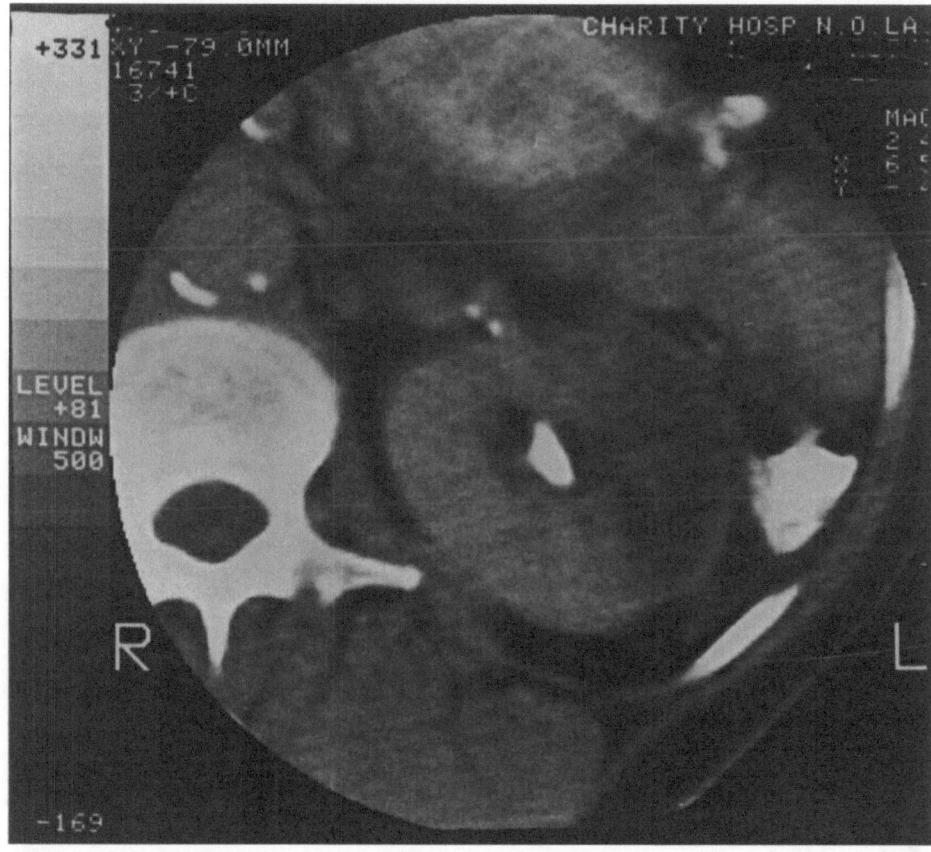

Fig. 4. A postenhancement computed tomogram demonstrates a classical wedge-shaped segment of kidney lacking enhancement, with the apex directed toward the hilum and the base to the periphery. Minimal enhancement of a thin rim of cortex is noted. These findings are characteristic for a traumatic infarct

ment (Fig. 5). Arteriography, and preferably digital arteriography, is advocated for categorization of vascular injuries.

Arteriography and Digital Arteriography

Arteriography and digital arteriography are recommended for categorization of all vascular injuries. Digital arteriography is preferred because of reduced use of contrast medium in potentially compromised patients at risk of acute tubular ne-

---

Fig. 3. a A large subcapsular hematoma (*arrows*) compresses renal parenchyma. Decreased enhancement suggests compromise of vascular perfusion. **b** A coronal reconstruction once again demonstrates compromise of parenchymal enhancement by the subcapsular hematoma; this suggests formation of a page kidney. A small perirenal hematoma is also proven

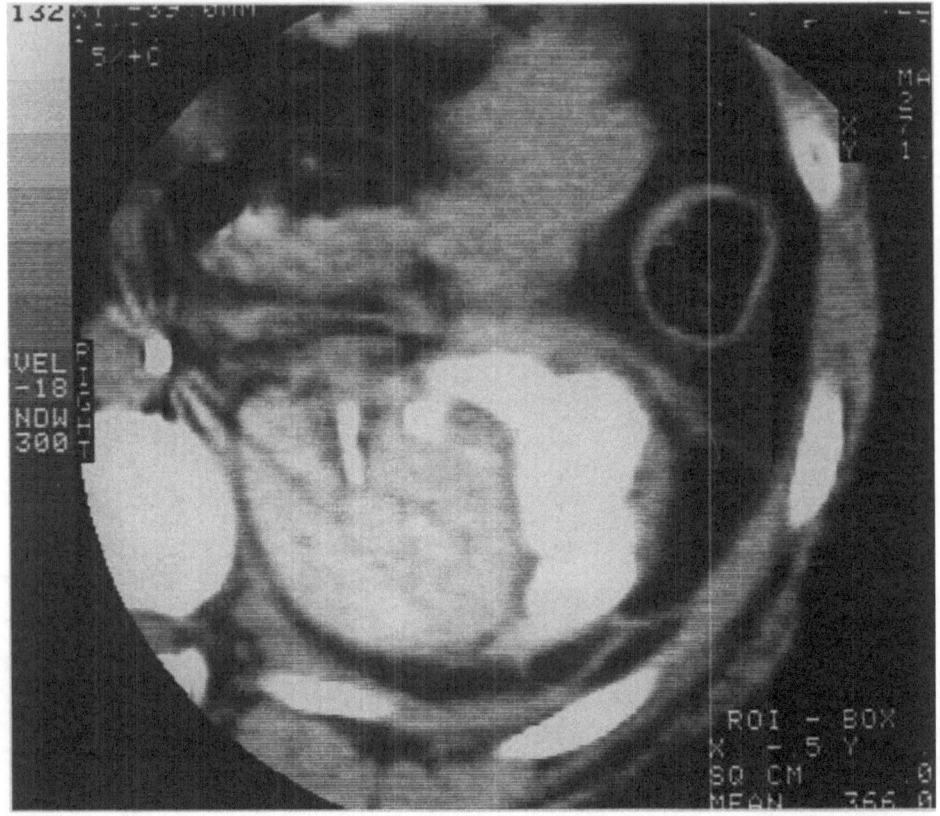

Fig. 5. A postenhancement angiographic computed tomogram demonstrates massive extravasation of contrast medium-laden urine into the subcapsular and perinephric space. This proves injury extending into the collecting system and formation of a urinoma. (Courtesy of E. K. Lang and *Radiology*)

crosis. Arteriography is recommended for the examination of kidneys in all patients whose history indicates an injury mechanism prone to produce vascular injury and in all patients suspected of vascular injury on the basis of preceding intravenous urograms or computed tomograms.

Digital aortography, readily performed by injection of a bolus of approximately 10 ml contrast medium diluted in 10 ml saline, is useful to identify contusion or severance of the renal arteries at their point of origin, as well as injury to the aorta or other of its branches. Even the inferior vena cava and renal veins can be studied by this technique. Routine selective angiography may become necessary to define intimal flaps. The production of a digital image combining several opacified frames and reducing the sum total by the mask may artifactually blur a small intimal flap. For this reason, routine angiographic recording are favored, made on large films after injection of about 7 ml undiluted contrast medium into the main renal artery at a rate of 4 ml/s. Even small intimal flaps or subintimal

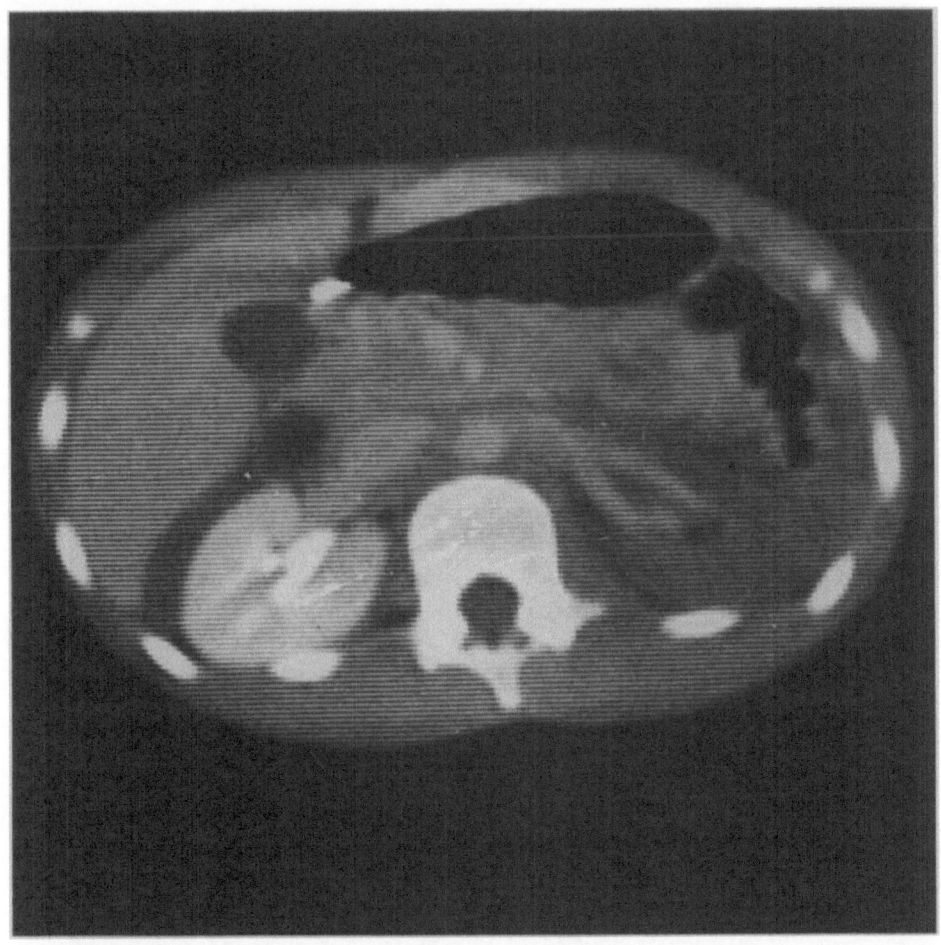

Fig. 6. A dynamic computed tomogram demonstrates absence of enhancement of parenchyma of the left kidney, with normal enhancement on the right side. A stationary contrast column is seen in the major branches of the left renal artery. Thrombosis attendant on a flap in the renal artery and compressing hematoma are suggested on the basis of this findings. (Courtesy of E. K. Lang and *Radiology*)

hematomas compromising renal arteries are readily demonstrated by this technique (Fig. 6, 7).

The presence of arteriovenous fistulae, traumatic aneurysms, or pseudoaneurysms is again best demonstrated on digital renal arteriograms, utilizing a bolus of about 6 ml (comprised of 3 ml contrast medium and 3 ml saline). Late phase recordings will readily demonstrate segmental or main renal vein thrombosis.

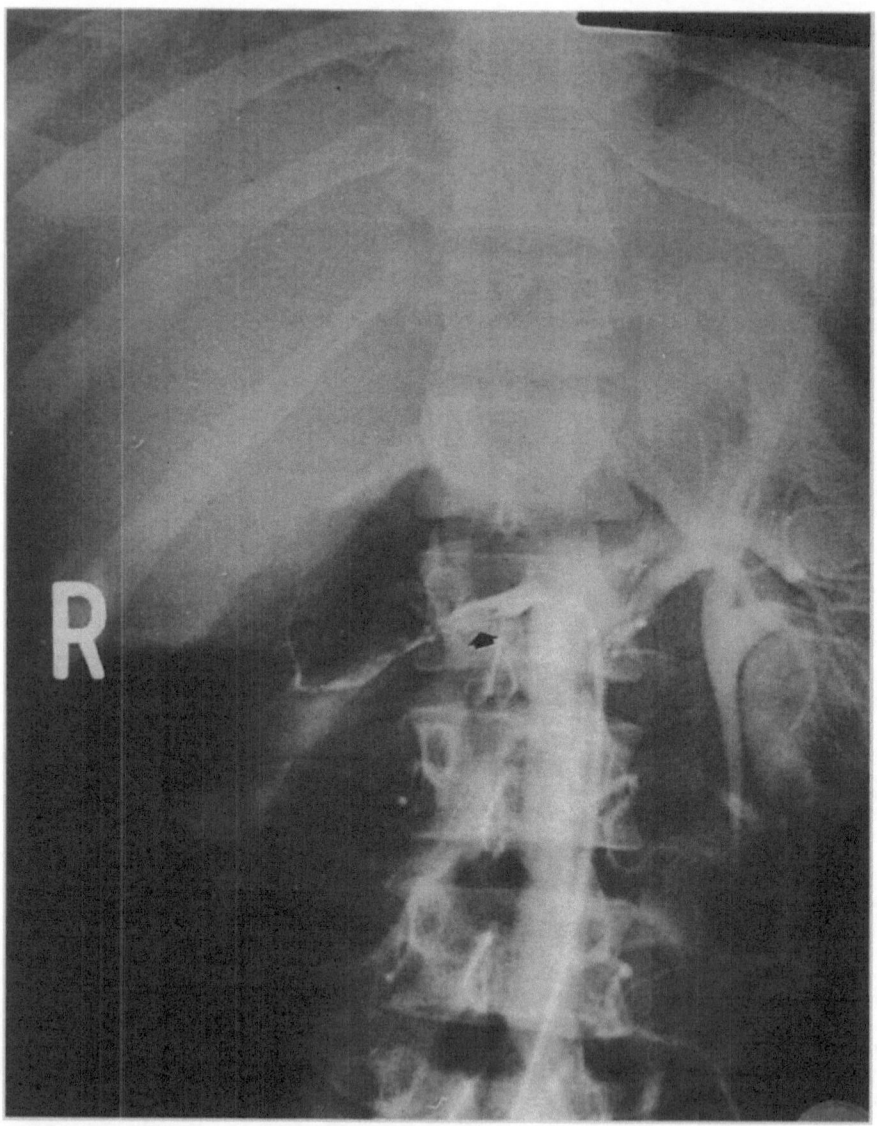

Fig. 7. A selective angiogram of the right renal artery confirms the presence of an intimal flap (*arrowhead*) and resultant thrombosis of the main and most renal branch vessels. Immediate surgical intervention is mandatory to salvage the kidney

Summary

The judicious deployment of one triage examination, either the excretory or radionuclide urogram, will readily establish normal and abnormal categories. In the presence of normal vital signs and in the absence of significant symptomatology, the normals account for about 40% of all patients with suspected renal trauma. These are usually discharged within 24 h.

Those patients with abnormal excretory or radionuclide urograms need to be assessed further. In the presence of a clinical history indicating an injury mechanism prone to produce vascular injury, arteriography or digital angiography should be the next examination. In the vast majority of patients suspected of parenchymal injury, CT and dynamic CT are the procedures of choice for further categorization of the type of parenchymal injury. Depending on the viability of the parenchyma at risk, conservative or surgical management is then instituted. In some instances, interventional uroradiologic procedures may suffice to correct an abnormality such as hematoma or urinoma and permit conservative management thereafter.

Judicious use of the intravenous or radionuclide urogram triage examination, the digital or routine arteriogram, and dynamic and postenhancement computed tomograms insure early and definitive diagnosis of renal injury and assignment to the appropriate management group, which in turn insures maximal preservation of renal parenchyma. CT is also of great importance in the assessment of multiorgan injury, which occurs in up to 25% of all patients presenting with renal trauma.

References

1. Cass AS (1975) Renal trauma in the multiple injured patient. J Urol 114:495–497
2. Cass AS, Susset J, Kahn A, Godec CJ (1979) Renal pedicle injury in multiple injured patient. J Urol 122:728–732
3. Evins SC, Thomason WB, Rosenblum R (1980) Non-operative management of severe lacerations. J Urol 123:247–251
4. McDonald EJ Jr, Korobkin N, Jacobs RP, Minaji H (1976) The role of emergency excretory urography in the evaluation of blunt abdominal trauma. Am J Roentgen 126:739–742
5. Lang EK (1985) Imaging examinations in the management of renal trauma. Sem Ultrasound CT MR 6:100–108
6. Lang EK, Sullivan, Frentz G (1985) Renal trauma: a radiologic study. Radiology 154:1–6
7. Lang EK (1983) Assessment of renal trauma by dynamic CT. Radiographics 3(4):566–584
8. Lang EK (1975) Arteriography in the assessment of renal trauma. J Trauma 15:553–559

Diagnostic and Interventional Radiology of Liver Tumors

E. Boijsen

The present-day approach in radiology to reveal liver tumors is with noninvasive techniques. Numerous investigations have shown that ultrasonography (US) and computed tomography (CT) with and without intravenous contrast enhancement give a high accuracy. Radionuclide scanning, previously the most common technique, has therefore become practically obsolete despite the fact that the relatively new single-photon emission tomography has improved the sensitivity and specificity. Magnetic resonance imaging (MRI) is improving in resolution and speed and may very well soon replace conventional CT as a complement to US [6, 7]. The invasive technique of angiography has also been replaced as a diagnostic tool for detecting tumors with one exception, i.e., highly vascularized lesions such as hepatomas and metastases of endocrine origin. In these latter cases, the noninvasive methods cannot compete with angiography in detecting small nodules.

At present, the only reliable way to cure a patient with liver metastases or hepatoma is by hepatic resection. The main problem is, therefore, to find lesions early enough to justify operative removal of the involved part of the liver. It is true that a primary tumor or a hepatic metastasis may be situated in one lobe of the liver and be large enough to be detected by the noninvasive conventional technique, but these are exceptional cases. In order to make progress in early diagnosis, we must improve our diagnostic capability.

From our research on the vascularity of hepatic metastases less than 5 mm in diameter, it is clear that these small nodules often have a rich supply both from

Table 1. Lesion-by-lesion analysis of tumor nodules in 15 patients observed at surgery compared with findings at preoperative examinations

Nodules at surgery		No. of nodules identified				
Site (lobe)	No.	Angiography	US	CT	CTA	
					Arterial phase	Venous phase
Right	21	12	17	13	18	19
Left medial	7	1	3	4	5	5
Left lateral	11	0	7	7	7	6
Total	39	13	27	24	30	30
Percentage		33	69	61	76	76

the hepatic artery and the portal vein [4]. Despite this fact, we know empirically from high-quality angiography that these small vascular lesions pass undetected. The main reason for this might be that the contrast accumulation is not high enough in the nodules, relative to the accumulation in the hepatic parenchyma; therefore, there is reason to improve contrast resolution by using CT in combination with angiography (CTA). Despite the high accuracy of US and conventional CT (90%–95%), we know that the sensitivity of CT is only about 40% when a lesion-by-lesion analysis is made with meticulous palpation and histology of the liver lesions during surgery as a gold standard [8]. In our own series of 39 lesions in 15 patients operated upon for intended hepatic resection, we compared angiography, US, CT, and CTA prospectively. CTA was performed by injecting contrast medium into the coeliac axis and obtaining two 12-mm-thick slices at the same level in arterial and venous phases [5]. As can be seen from Table 1, CTA was the most sensitive technique and about equally informative in the two phases.

Two lesions, each with a diameter of 1 cm, were observed only in the portal venous phase, and two of the same size only in the arterial phase of CTA, so that the total percentage of the combined CTA detection was 82%. The left lateral lobe was most difficult to evaluate. Angiography is performed routinely in patients for whom hepatic resection is planned. CTA at the conclusion of the angiographic procedure is therefore to be recommended.

CT performed after intravenous injection of ethiodized oil emulsion (EOE-13) is at present the best noninvasive diagnostic technique, giving a sensitivity of the same order as CTA (77%) [4]. However, EOE-13 is considered too toxic and is therefore not available. At present, we have experimental and clinical evidence that intravenous injection of Intralipid to which iodine has been added will be an excellent fat emulsion for contrast enhancement of the liver [1]. Intralipid is commonly used for intravenous nutrition, and vital microscopic examination has shown that the substance not only is accumulated in the reticuloendothelial system (RES) but also passes directly into the hepatocytes.

Interventional radiology of liver tumors also includes therapeutic methods. For more than a decade, i.a. infusion of cytotoxic substances has been tested with or without temporary or permanent occlusion of the hepatic artery or its branches. Since the overall effect is extremely limited, this technique has almost disappeared and remains only for the treatment of inoperable hepatoma and metastases from endocrine tumors. Many brilliant variations of the technique have been tested experimentally and clinically – particularly in Japanese centers [2, 3] – sometimes with obvious effects on survival time, but at present there is no definite solution of the problem.

References

1. Ivancev K, Lunderquist A (1987) Personal communication
2. Kobayashi H, Hidaka H, Kajiya Y et al. (1986) Treatment of hepatocellular carcinoma by transarterial injection of anticancer agents in iodized oil suspension or of radioactive iodized oil solution. Acta Radiol (Diagn) 27:139–147

3. Konno T, Maeda H, Iwai K et al. (1983) Effects of arterial administration of high molecular-weight anticancer agent SMANCS with lipid lymphographic agent on hepatoma. Europ J Cancer Clin Oncol 19:1053–1065
4. Lin G (1984) Microvascular patterns and blood supply of hepatic tumours. Thesis, Lund
5. Lundstedt C (1987) Radiological diagnosis of liver tumours. Evaluation of angiography and intravenous and intra-arterially enhanced computed tomography. Thesis, Lund
6. Reinig JW, Dwyer AJ, Miller DL et al. (1987) Liver metastasis detection: comparative sensitivities of MR-imaging and CT scanning. Radiology 162:43–47
7. Stark DD, Wittenberg J, Edelman RR et al. (1986) Detection of hepatic metastases: analysis of pulse sequence performance in MR imaging. Radiology 159:365–370
8. Sugarbaker PH, Vermess M, Doppman JL et al. (1984) Improved detection of focal lesions with computerized tomographic examination of the liver using ethiodized oil emulsion (EOE-13) liver contrast. Cancer 54:1489–1495

Interobserverstudie zur diagnostischen Treffsicherheit der CT bei Leberraumforderungen

M. Lüning, A. Mühler

Einleitung

Es existieren nur vereinzelte und darüber hinaus wenig verläßliche Literaturangaben über die Treffsicherheit der computertomographischen Art- und Dignitätsdiagnostik von Raumforderungen (RF) der Leber [1]. Vorwiegend sind es globale Aussagen, meist auch nicht in erforderlichem Maße mit histologischen Befunden untersetzt, nach denen beispielsweise Zysten durch eindeutige Densitätswerte, die fokalen nodulären Hyperplasien und kavernöse Hämangiome durch typische Densitätsverhalten, evtl. gestützt durch morphologische Kriterien relativ sicher diagnostiziert werden können [7]. Angaben über Prozentsätze korrekt zu diagnostizierender Läsionen fehlen gänzlich.

Mit einer Modellstudie auf der Basis eines ausgewählten, histologisch gesicherten Materials wurde versucht, einen Beitrag zu diesen Fragestellungen sowie über die diagnostischen Leistungen unterschiedlich trainierter Beurteiler von CT-Befunden bei RF der Leber zu liefern.

Material und Methode

In früheren Analysen erarbeiteten wir die CT-Kriterien von Nativbildern und dynamischen Studien bei über 150 histologisch gesicherten RF der Leber. Entsprechend ihrer diagnostischen Relevanz wurden sie als für diese Tumorart typische (z. B. periphere Blutpools und „Iris-Blenden-Phänomen" bei kavernösen Hämangiomen) bzw. atypische Kriterienmuster aufgelistet und mit der Frequenz ihres Nachweises ausgewiesen [2–6, 8]. Aus diesem Material wurden von jedem der 7 RF-Arten[1] 5 (3 mit typischen, 2 mit atypischen Kriterienmustern) ausgewählt (Abb. 1–3). Damit handelte es sich um 15 Befunde mit Malignomen, 20 mit benignen RF. Diese 35 Befunde hatte jeder der 10 Diagnostiker aus 7 radiologischen Zentren der DDR[2] ohne Verfügbarkeit anamnestischer Angaben in maximal 3 h zu beurteilen. Die Ergebnisse wurden, differenziert in Dignitäts- und Artdiagno-

---

[1] Hepatozelluläre Adenome, fokale noduläre Hyperplasien (FNH), Abszesse, kavernöse Hämangiome, Adenokarzinommetastasen, Metastasen sonstiger Primärtumoren, hepatozelluläre Karzinome (HCC).
[2] Real hatten sich 12 Diagnostiker aus 7 Zentren an dieser Studie beteiligt. Zwei unter ihnen verfügten allerdings über eine noch zu geringe CT-Erfahrung, so daß ihre Ergebnisse nicht berücksichtigt werden konnten.

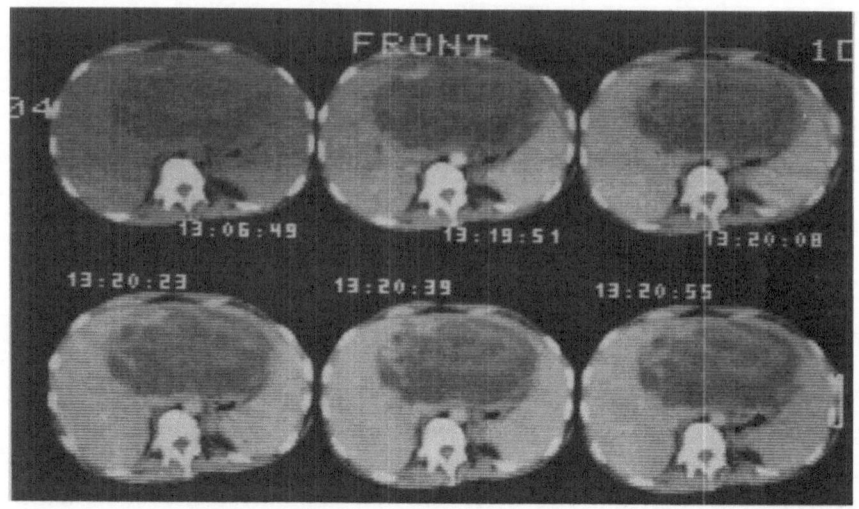

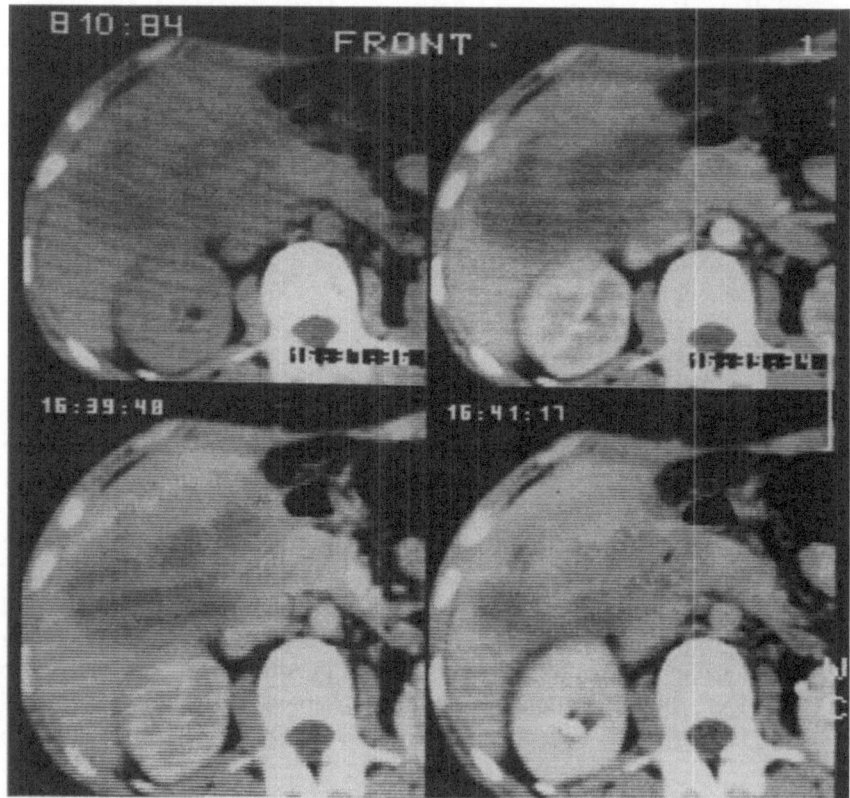

Abb. 1a, b. Dynamische Studien bei eingeblutetem hepatozellulärem Adenom. **a** Typisches Bild mit weitestgehendem Fehlen eines Enhancement. **b** Atypisches Bild (DD: Abszeß, HCC)

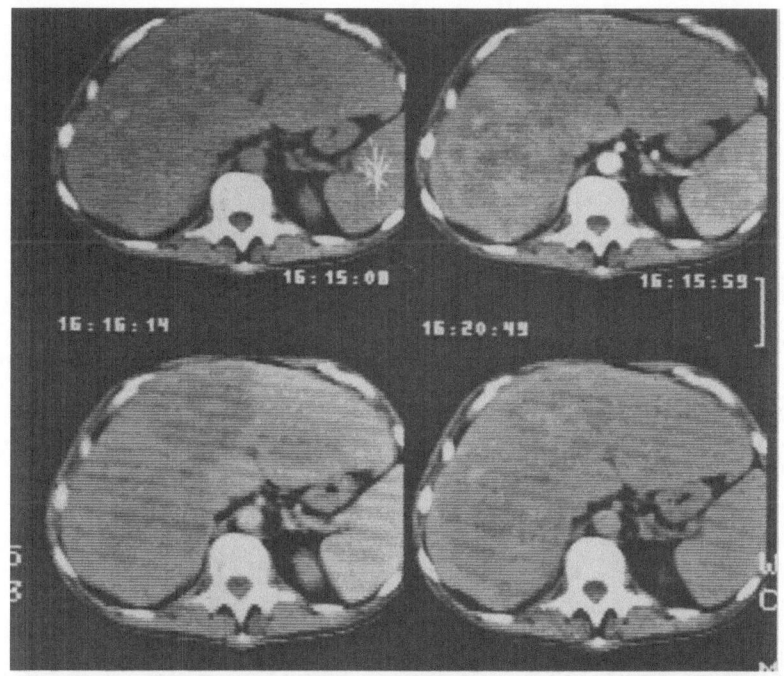

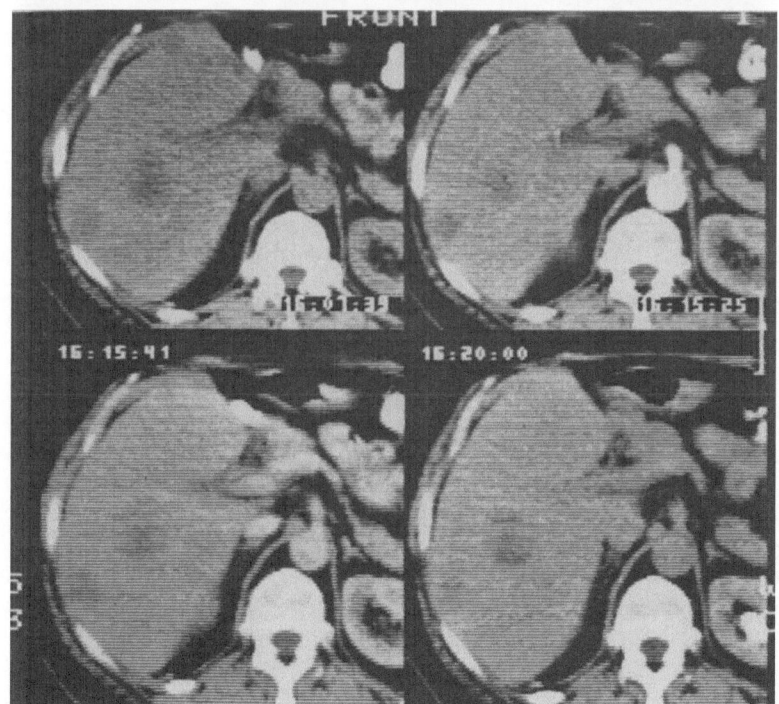

Abb. 2a, b. Dynamische Studien bei Metastasen von kolorektalen Malignomen. **a** Typisches Bild mit multiplen amorphen Verkalkungen und peripherem Enhancement in der arteriellen Phase. **b** Atypisches Bild (DD: kleine Abszesse)

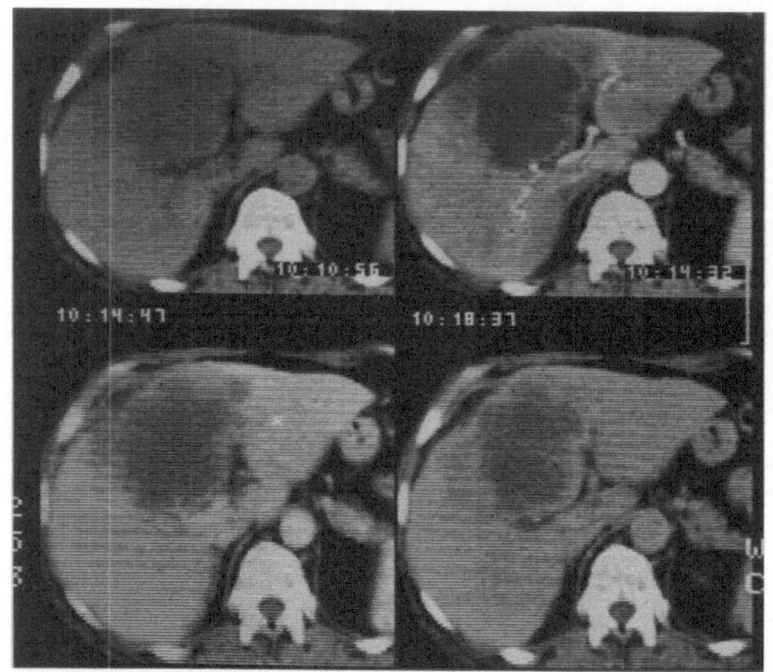

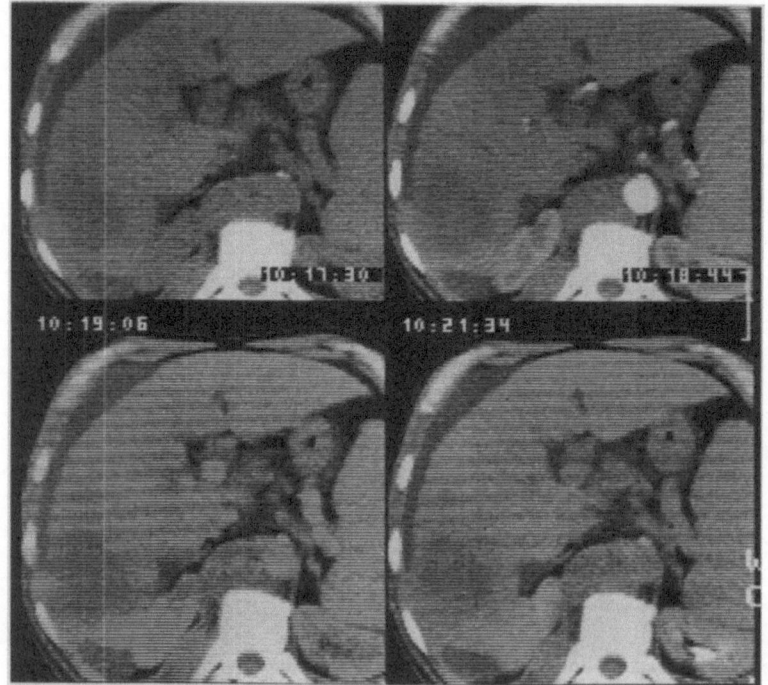

Abb. 3a, b. Dynamische Studien bei hepatozellulärem Karzinom. **a** Typisches Bild mit starker peripherer Gefäßkontrastierung in der arteriellen Phase. **b** Atypisches Bild (DD: Abszeß)

se, mit gestuftem Sicherheitsgrad („sicher", „Verdacht", „nicht entscheidbar") in Fragebögen eingetragen.

Ergebnisse

Die Treffsicherheitsrate der Beurteiler bei der Einschätzung der *Dignität* lagen bei 34–83% (Abb. 4) mit einem Durchschnittswert von *66%* (232/350), einer durchschnittlichen Rate der Fehlbeurteilung von 16% (56/350; s = 2,44) und der nicht entscheidbaren Befunde von 18% (62/350; s = 5,47). Die entsprechenden Treffsicherheitswerte bei der *Artdiagnostik* waren, mit Ausnahme eines Beurteilers, alle schlechter. Sie lagen bei 43–66% mit einem Durchschnittswert von *52%* (183/350), bei 43% (150/350; s = 3,51) Fehlbeurteilungen und 5% (17/350; s = 1,58) nicht entscheidbaren Befunden.

Die 6 Untersucher mit den besten Treffsicherheitsergebnissen (Abb. 4; Nr. 5–7, 9, 11, 12) verfügten über Erfahrungen in der CT-Diagnostik von über 3–6 Jahren, während die restlichen 4 mit den schlechteren Resultaten (Nr. 1–3, 10) lediglich seit 1–2 Jahren auf diesem Gebiet gearbeitet hatten.

Während sich die schlechten Dignitätsergebnisse der Unerfahreneren bei 2 Beurteilern (Nr. 10, 3) durch auffallend geringe Entscheidungsfreudigkeit, d. h. durch hohe Raten nicht entscheidbarer Befunde von 34% bzw. 54% erklären lassen, sind bei den anderen 2 Beurteilern dieser Gruppe (Nr. 1, 2) durch einen hohen Prozentsatz (26% bzw. 29%) Fehldiagnosen zu begründen. Insbesondere diese Werte haben zu einer Beeinflussung der oben angeführten Streuungsgebiete geführt.

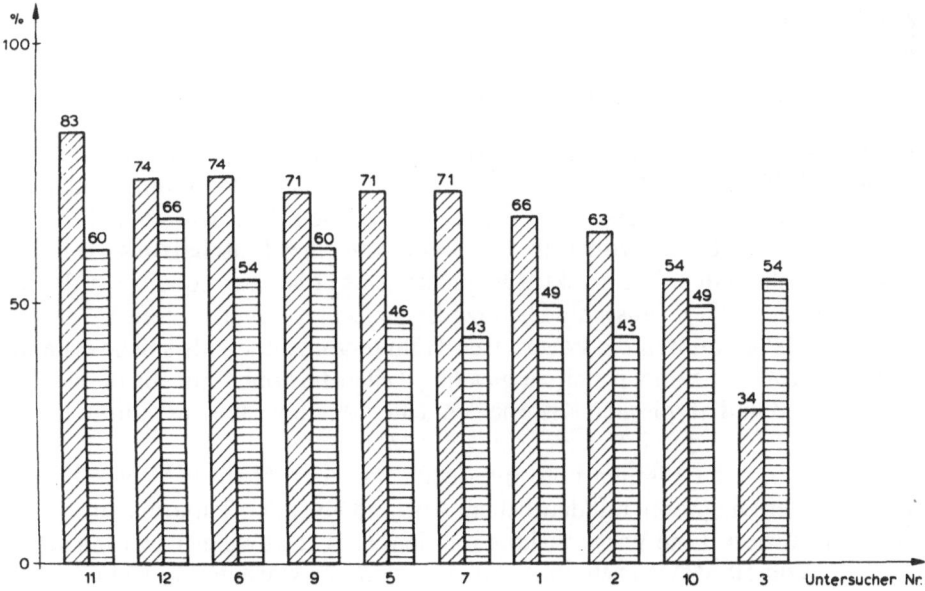

Abb. 4. Korrekte Dignitätsentscheide ▨ und artdiagnostische Zuordnungen ▤ von 10 Untersuchern bei jeweils 35 Tumoren

Von den 200 *benignen* Läsionen (20 RF mal 10 Beurteiler) wurden 127 (*64%*) und von den 150 *malignen* (15 mal 10 Beurteiler) 105 (*70%*) korrekt eingeordnet.[3] 19% der benignen RF wurden fälschlicherweise als Malignome, 12% der Malignome als benigne RF angesehen.

Treffsicherheit bei typischen und atypischen Kriterienmustern

Mit der Ausnahme von Adenomen und Metastasen war bei allen Läsionen eine deutlich höhere Rate (50–93%) korrekt eingeordneter Befunde bei Existenz von typischen gegenüber atypischen (10–30%) Kriterienmustern zu registrieren (Tabelle 1). Bei Vorliegen dieser Kriterien wurden korrekte Diagnosen auch deutlich häufiger (89%) mit der Kategorie „sicher" diagnostiziert, als bei Befunden mit atypischen Kriterien (53%).

Tabelle 1. Frequenz korrekter Artdiagnosen von Raumforderungen mit typischen (n = 30) und atypischen (n = 20) Kriterienmustern

Art	Bei typischen Kriterien		Bei atypischen Kriterien		Gesamt n
	n	[%]	n	[%]	
Adenom	5/30	17	2/20	10	7
FNH	21	70	2	10	23
Abszeß	28	93	3	15	31
Hämangiom	15	50	4	20	19
Metastasen[a]	49	82	27	68	76
HCC	20	67	6	30	26

[a] Adenokarzinommetastasen und sonstige Metastasen zusammengefaßt (n = 100).

Treffsicherheit bei den einzelnen Raumforderungen (Tabelle 1 und 2)

Die Diagnose der 5 hepatozellulären Adenome von 10 Beurteilern (n = 50) lauteten nur in 14% auch wirklich Adenom. Die meisten dieser Tumoren wurden als FNH (30%) und als Abszesse (28%) gedeutet. Von den FNH wurden nahezu die Hälfte (46%) exakt eingeordnet. In 18% kam es zu einer Einschätzung als HCC. Abszesse erfuhren in 62% korrekte Diagnosen. Mit höherer Frequenz wurden sie als Metastasen (20%) – ausschließlich bei Existenz atypischer Kriterien – gedeutet. Nur in 38% konnten die kavernösen Hämangiome auch als solche erkannt werden. Darunter befanden sich zu gleichen Teilen Läsionen mit für diesen Tumor typischen und atypischen Kriterien. Zur Fehldiagnose kam es nahezu bei jedem dritten Befund durch Verwechslung mit Metastasen.

Metastasen mit typischen und atypischen Kriterien (Tabelle 1) wurden mit 76% korrekter Diagnosen mit deutlichem Abstand von allen Tumoren am sichersten diagnostiziert. Eine Verwechslung mit dem HCC trat wider Erwarten selten (7%) auf. Von 50 Metastasen eines Adenokarzinoms wurden 9 korrekt und 28

---

[3] Bei dieser Bewertung wurden die Diagnosekategorien „sicher" und „Verdacht" als gleichwertig behandelt.

Tabelle 2. Artdiagnosen bei je 5 Leberraumforderungen von 10 Beurteilern (n/Tumortyp = 50)

Histologische Diagnose	CT-Diagnose Adenom	FNH	Abszeß	Hämangiom	Metastasen[a]	HCC	Nicht entschieden
Adenom	7 (14%)	15 (30%)	14 (28%)	3	2	5	4
FNH	5	23 (46%)	–	6	3	9 (18%)	4
Abszeß	3	–	31 (62%)	1	10 (20%)	1	4
Hämangiom	7	5	–	19 (38%)	14 (28%)	1	4
Metastasen	1	2	5	7	76 (76%)	7	2
HCC	–	1	9 (18%)	–	12 (24%)	26 (52%)	2

[a] Adenokarzinommetastasen und sonstige Metastasen (n = 100).

Tabelle 3. Treffsicherheitsergebnisse für die Artdiagnosen (10 Untersucher und jeweils 5 Tumoren jedes der 6 Typen)

Art	Frequenz der gestellten Artdiagnose	Frequenz korrekt diagnostizierter Befunde	
	n	n	[%]
Adenom	22	7	14%
FNH	47	23	46%
Abszeß	58	31	62%
Hämangiom	34	19	38%
Metastasen[a]	120	76	76%
HCC	49	26	52%

[a] Adenokarzinommetastasen und sonstige Metastasen (n = 100).

als „sonstige" Metastasen ohne Hinweis auf eine solche Primärtumorhistologie angesehen. Dagegen stellten die Beurteiler bei den „sonstigen" Metastasen 33mal auch diese Diagnose, 6mal nahmen sie fälschlicherweise eine Adenometastase an. Nach dem X^2-Test (Mc Nemar) kann auf der Basis dieser Ergebnisse eine Diskriminierungsmöglichkeit der beiden Metastasengruppen nicht angenommen werden.

In 52% ordnete man das HCC korrekt ein. Häufigste Verwechslung trat bei diesem Tumor mit Metastasen (24%) und Abszessen (18%) auf.

Tabelle 3 sind die Relationen von insgesamt diagnostizierten zu korrekt diagnostizierten Befunden bei den verschiedenen Raumforderungstypen zu entnehmen.

Diskussion und Schlußfolgerungen

Die Selektion von jeweils 3 Befunden mit typischen und 2 atypischen CT-Kriterienmustern von jeder Leberraumforderung sowie die Nichtverfügbarkeit anamnestischer Daten charakterisieren die Interobserverauswertung als Modellstudie. Exakte Informationen zur diagnostischen Treffsicherheit in der klinischen Routinetätigkeit stehen damit noch nicht zur Verfügung. So sind die erzielten durchschnittlichen Treffsicherheitswerte der Dignitätsbestimmung von 66% und der Artdiagnostik von 52% zu verstehen. Interessant ist die Übereinstimmung der unterschiedlichen Ergebnisse mit dem unterschiedlichen CT-Erfahrungsstand der zwei Beurteilergruppen. In der repräsentativen Gruppe der Beurteiler mit besseren Ergebnissen lassen die Treffsicherheitswerte keine wesentliche Streuung erkennen. Es erstaunt und erscheint unlogisch, daß sich die Beurteiler häufiger bei der Dignitätsdiagnostik als bei der Artdiagnostik einer Befundentscheidung entziehen (höherer Prozentsatz nicht entscheidbarer Befunde). Das bedeutet, daß sie relativ häufig zwar nicht darüber befinden, ob es sich um einen malignen oder benignen Prozeß handelt, aber sich oft zur Art gerade dieser Raumforderung festlegen. Malignome und benigne RF wurden in etwa gleicher Frequenz korrekt diagnostiziert. Wie erwartet, findet sich eine eindeutig höhere Treffsicherheit hinsichtlich der Dignitäts- wie auch der Artdiagnostik bei Vorliegen typischer Kriterien.

Ganz offensichtlich werden hepatozelluläre Adenome, gleichgültig ob sie typische oder atypische Kriterienmuster bieten, am schlechtesten diagnostiziert. Große hypodense Areale mit Densitätswerten < 30 HE, wie sie als Folge von Einblutungen bei Adenomen als typisch angesehen werden sollten, werden offensichtlich mit Abszedierungen verwechselt. Das andere Kriterienmuster von Adenomen mit schnellem Enhancement in der arteriellen Phase (aber langsamen Kontrastabfall) wird offensichtlich mit dem der FNH trotz des schnellen Kontrastabfalls bei diesem Tumor verwechselt. Gerade diese Tumorart, das Adenom, verdient wegen der Notwendigkeit einer operativen Therapie besondere Beachtung bei der CT-Diagnostik.

Die korrekte Metastasenzuordnung gelingt dagegen in einem unerwartet hohem Prozentsatz. Ansonsten unterscheiden sich die diagnostischen Treffsicherheiten bei den anderen Arten der Leberraumforderungen nicht wesentlich. Auch diese Tatsache erstaunt, wenn man, wie einleitend bemerkt, an die Angaben des Schrifttums denkt, nach denen sich lediglich fokale noduläre Hyperplasien und kavernöse Hämangiome durch ein typisches Zeit-Dichte-Verhalten auszeichnen und damit diagnostiziert werden können.

Die Ergebnisse der Studie widerspiegeln den Erfahrungsstand der Beurteiler, nicht aber die Möglichkeiten der computertomographischen Diagnostik unter Einbezugnahme dynamischer Studien. Wir sind der Auffassung, daß bei besserer Informiertheit über verfügbare „typische" Kriterienmuster der verschiedenen Arten von Leberraumforderungen eine deutlich bessere Art- und Dignitätsdiagnostik auf diesem Gebiet zu erzielen ist.

Literatur

1. Freeny PC, Mards WM (1986) Patterns of contrast enhancement of benign and malignant hepatic neoplasms during bolus dynamic and delayed CT. Radiology 160:613–618
2. Lüning M, Simon C, Wolff H, Decker T, Dewey Ch (1987) CT-Symptomatologie von Lebermetastasen kolorektaler Karzinome. Radiol Diagn 28:169–182
3. Lüning M, Simon C, Wolff H, Decker T (im Druck) CT-Symptomatologie des kavernösen Hämangioms der Leber. Radiol Diagn 28
4. Lüning M, Simon C, Dewey Ch, Decker T, Sperling P (1987) CT diagnosis of hepatic adenoma. Europ J Radiol 7:30–36
5. Lüning M, Wolff H, Simon C, Dewey Ch, Decker T (1986) CT-Diagnostik der fokalen nodulären Hyperplasie. Fortschr Röntgenstr 145:456–463
6. Lüning M, Wolff H, Herpolsheimer F, Jordan O (1985) Dynamische Computertomographie – Eine Hilfe zur artdiagnostischen Differenzierung von Leberraumforderungen? Radiol Diagn 26:501–508
7. Majewski A, Hendrickx Ph, Brölsch Ch, Wiese H (1983) Computertomographische Densitometrie primärer Lebertumoren. Fortschr Röntgenstr 138:8–15
8. Simon C, Lüning M, Wolff H, Decker T, Dewey Ch (im Druck) CT-Symptomatologie des hepatozellulären Karzinoms. Radiol Diagn 28

Transhepatische Behandlung benigner Gallenwegsstenosen

J. Lammer, E. Deu, K. Neumayer, H. Steiner

Benigne Strikturen der Gallenwege sind seltene, jedoch wegen der hohen Rezidivneigung schwer zu behandelnde Erkrankungen [1, 7]. Die Ursachen sind in den meisten Fällen vorangegangene Operationen [1, 7], seltener die chronische Pankreatitis, die Sklerose des Sphincter Oddi und die primär chronische Cholangitis [4]. In vielen Fällen wird die Erkrankung durch zusätzlich vorhandene Konkremente kompliziert [3, 4].

Patienten

Seit 1983 wurden von uns bei 18 Patienten im Alter zwischen 29 und 86 Jahren (im Mittel 62 Jahre) benigne Gallenwegsstenosen über den perkutanen transhepatischen Zugang dilatiert. Zwölf Patienten (66%) hatten zurückliegende Operationen an den Gallenwegen in der Anamnese, davon wurden fünf (28%) mehrmals operiert, bei vier Patienten wurde eine Choledocho- bzw. Hepatikojejunostomie angelegt, bei einem eine Cholezystojejunostomie. Die Ursache für die Stenose war in acht Fällen (44%) die vorangegangene Operation, in sechs Fällen (33%) eine chronische Pankreatitis und in vier Fällen eine Papillensklerose.

Die Stenose war viermal an der biliodigestiven Anastomose, sechsmal an der Papille oder papillennahe, viermal im innerpankreatischen Anteil des Ductus choledochus, dreimal im Bereich des Zystikusstumpfes, einmal an der Hepatikusgabel und zweimal intrahepatisch gelegen. Bei elf Patienten (61%) lagen intraduktale Konkremente vor. Bei allen Patienten bestand eine ausgeprägte Cholestase mit Gesamtbilirubinwerten zwischen 6 und 18 mg/dl (Mittel 12,1 mg/dl).

Methodik

Bei allen Patienten wurde in typischer Weise eine perkutane transhepatische Cholangiographie unter antibiotischer Abschirmung zur Vermeidung septischer Komplikationen durchgeführt, anschließend wurden die gestauten Gallenwege drainiert. Nach Besserung des Allgemeinzustandes, Senkung des Serumbilirubinspiegels und Rückgang der akuten Entzündung wurde, in der Regel 2–4 Tage später, die Dilatation der Stenosen durchgeführt. Zur Dilatation wurden Angioplastieballonkatheter mit hoher Druckbelastbarkeit (Olbert, Surgimed; Blue-Max-Medi-Tech) verwendet. Der Ballondurchmesser richtete sich nach dem Durchmesser der angrenzenden Gallenwege – im Bereich der intrahepatischen Gallenwege er-

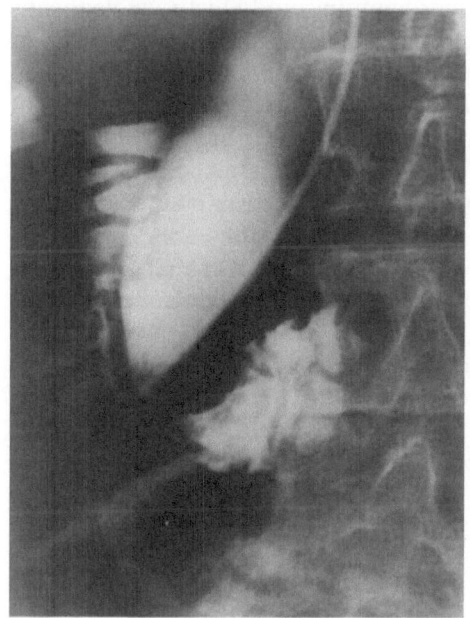

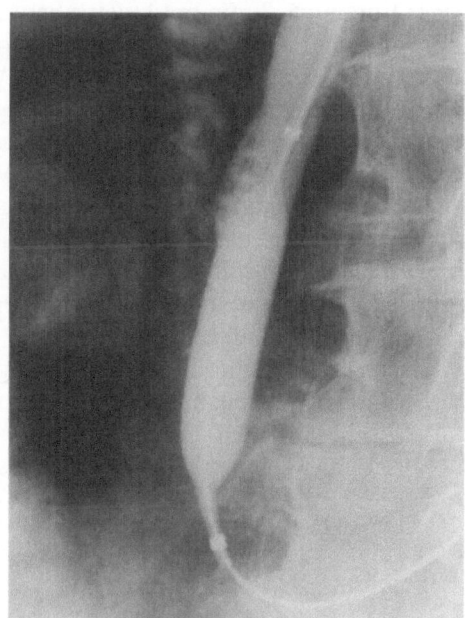

Abb. 1   **Abb. 2**

Abb. 1. Papillenstenose bei Choledocholithiasis mit ausgeprägter prästenotischer Erweiterung des Ductus choledochus

Abb. 2. Ballondilatation der Stenose; multiple kleine Konkremente oberhalb des Ballons

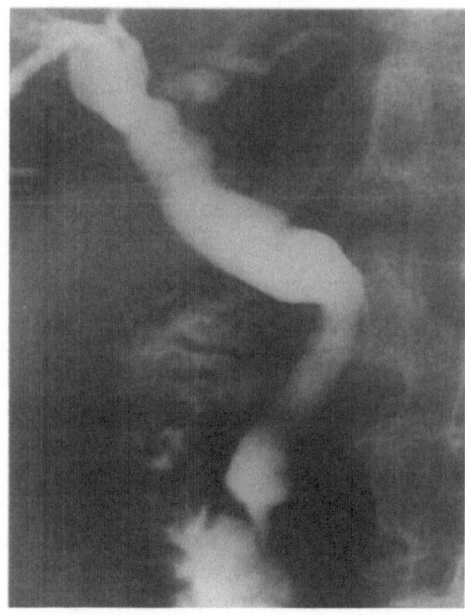

Abb. 3. Nach Dilatation: Der Ductus choledochus steinfrei, der Abfluß unbehindert

845

ster Ordnung 6–7 mm, im Ductus hepaticus communis und Ductus choledochus 6–10 mm und an biliodigestiven Anastomosen 8–18 mm. In Fällen derber biliodigestiver Anastomosen hat sich die Verwendung von Mehrkammerballonen (Trifoil, Schneider) bewährt. Anzahl der Dilatationen, Inflationsdruck und Dauer wurden durch die Härte und die Widerstandsfähigkeit der Stenosen bestimmt, wobei wir normalerweise mit wenigen Minuten Dauer (maximal 5 min) und einzelnen Wiederholungen auskamen. Zehnmal dilatierten wir nur einmal, sechsmal wiederholten wir nach unzureichendem Ergebnis oder erfolgloser Steinentfernung nach durchschnittlich 2 Tagen und nur in zwei Fällen wurden mehrere Dilatationen vorgenommen. Galledruckmessungen und Druckkontrollen führten wir nur in Einzelfällen durch.

Nach erfolgreicher Dilatation gelang es in sieben von elf Fällen, Steine – teilweise nach vorhergegangener chemischer oder mechanischer Steinzerstörung mittels Dormiakörbchen – zu entfernen.

Bei sechs Patienten wurde die Stenose mit einem 12F-Katheter geschient.

Ergebnisse

Alle Patienten wurden von uns weiterhin beobachtet und kontrolliert, wobei wir zur Beurteilung unseres Therapieerfolges den weiteren klinischen Verlauf, im besonderen in bezug auf Zeichen eines cholangitischen Schubes oder einer Gallenstauung im Zusammenhang mit Laboruntersuchungen sowie Sonographie-, CT- und vereinzelt ERCP-Kontrollen heranzogen.

Patienten ohne Langzeitschienung

Bei sieben Patienten wurde zwischen 1 und 7 Tagen nach der Dilatation bzw. Steinentfernung bei befriedigendem Kontrollergebnis und unauffälliger Klinik ein vorerst belassenes Spüldrain entfernt. Fünf dieser Patienten blieben vollkommen beschwerdefrei, und alle nachfolgenden Untersuchungen ergaben normale Befunde. Bei einer Patientin trat unmittelbar nach Drainentfernung kurzfristig eine Verschlechterung unter dem Bild einer Cholangitis auf, außerdem gab sie nach Diätfehlern gelegentlich Druckschmerzen im rechten Oberbauch an. Ein Patient gab rezivierende kolikartige Schmerzen an, es konnte jedoch kein Hinweis auf eine Gallenwegsobstruktion oder Cholangitis gefunden werden.

Patienten mit Langzeitschienung

In fünf Fällen wurde zur Prävention einer Restenose für 6 Monate eine Gallengangsendoprothese implantiert. Zwei Patienten verstarben mit liegenden Endoprothesen nach 11 bzw. 16 Monaten, wobei bei beiden kein Zusammenhang zwischen der Todesursache und der Gallenwegserkrankung bestand.

Bei einer Patientin, bei der wir multiple intra- und extrahepatische Stenosen bei Zustand nach iatrogener Gallenwegsverletzung dilatiert haben, wurde die externe-interne Drainage (12 F) vorerst über 3 Monate belassen und nach einem weiteren Monat guten klinischen Verlaufes auch das vorerst belassene externe Spül-drain entfernt. Nach 3 cholangitischen Schüben mußte die Patientin 14 Monate später mit einer 90%igen Restenose bei Verschlußsymptomatik wiederaufgenom-men werden, und es wurde erneut auf 7 mm dilatiert und ein 10 F externer-inter-ner Drain für inzwischen weitere 3 Monate belassen.

Drei Patienten wurden nach der Strikturdilatation operiert, weil begleitende intraduktale Konkremente weder zu entfernen, noch zu zerkleinern, noch che-misch aufzulösen waren. Zusammenfassend erzielten wir in zwölf Fällen (66,6%) auch auf längere Sicht ein gutes und ausreichendes Therapieergebnis.

Komplikationen

Ein Patient, bei dem vorerst eine rasche Besserung des Zustandsbildes nach einer durch Steine und einen Leberabszeß komplizierten Cholangitis bestand, verstarb plötzlich an einer massiven Lungenembolie. Bei einem Patienten war trotz kurz-fristiger Besserung die akute Cholangitis mit nachfolgendem Leberkoma nicht zu beherrschen.

Diskussion

Dilatationen von Stenosen der Gallenwege werden über den perkutanen transhe-patischen Zugang seit 1978 in zunehmender Zahl durchgeführt. Dabei ergaben sich im Vergleich zur chirurgischen Therapie vergleichsweise weniger Komplika-tionen. Schwere Komplikationen treten in weniger als 5% auf, die Mortalität, be-dingt durch den Eingriff, liegt unter 3% [1, 2, 5, 7]. Dabei hat sich in unserem Krankengut gezeigt, daß bei 50% inoperablen oder nur mit erhöhtem Risiko ope-rablen Patienten eine negative Auslese bestand. Hinsichtlich der Erfolgsrate er-scheint die perkutane Behandlung mit durchschnittlich 70–80% [5, 7] nicht we-sentlich schlechter als die chirurgische Alternative [6]. Vergesellschaftete Steine von mehr als 15 mm setzen aus unserer eigenen Erfahrung dem Therapieerfolg manchmal Grenzen, im besonderen, wenn eine mechanische Zerstörung oder eine Chemolyse mit Monooktanoin oder MTB-Äther ebenfalls erfolglos bleibt. Die Laser-induzierte Stoßwellenzertrümmerung scheint hier jedoch in Zukunft er-folgversprechend zu sein. Nach Möglichkeit sollte einem antegraden Extraktions-versuch die endoskopische Papillotomie vorangehen [3].

Unsere Erfahrung hat gezeigt, daß in unkomplizierten Fällen mit guter primä-rer Rekonstitution auf eine längerdauernde Schienung durchaus verzichtet werden kann. In manchen Fällen kann von einer längerdauernden Schienung ein günsti-ger Einfluß hinsichtlich einer Restenose erwartet werden, diese ist jedoch sicher-lich kein Garant zur Vermeidung derselben. Dabei bevorzugen wir wegen der ge-ringeren Morbidität die Implantation von Endoprothesen, selbst auf die Gefahr einer neuerlichen Intervention bei Prothesen-induzierten Komplikationen. Die Prothesen sollten mindestens 12F stark sein, und die Möglichkeit einer endosko-pischen Entfernung der Prothese muß gegeben sein.

Literatur

1. Gallacher DJ, Kadir S, Kaufmann SL, Mitchell SE, Kinnison ML, Chang R, Adams P, White RI, Cameron JL (1985) Nonoperative management of benign postoperative biliary strictures. Radiology 156:625–629
2. Hamlin JA, Friedman M, Stein MG, Bray JF (1986) Percutaneous biliary drainage: complications of 118 consecutive catheterizations. Radiology 158:199–202
3. Martin, EC, Fankuchen EI, Laffey KJ, Sibley RE (1984) Percutaneous management of benign biliary disease. Gastrointest Radiol 9:207–212
4. May GR, Bender CE, LaRusso NF, Wiesner RH (1985) Nonoperative dilatation of dominant strictures in primary sclerosing cholangitis. AJR 145:1061–1064
5. Moore AV, Illeascas FF, Mills SR, Wertman DE, Heaston DK, Newman GE, Zuger JH, Salmon RB, Dunnick NR (1987) Percutaneous dilation of benign biliary-strictures. Radiology 163:625–628
6. Mueller PR, van Sonnenberg E, Ferrucci JT, Weyman PJ, Butch RJ, Malt RA, Burhenne HJ (1986) Biliary-stricture dilatation: multicenter review of clinical management in 73 patients. Radiology 160:17–22
7. Williams HJ, Bender CE, May GR (1987) Benign postoperative biliary strictures: dilation with fluoroscopic guidance. Radiology 163:629–634

Ultraschall-Cholelithotripsie: Erste experimentelle Ergebnisse

W. Golder, K. Knyrim, H. Reichenberger, W. Erhardt, P. Gerhardt

Die extrakorporale Applikation akustischer Stoßwellen zur Zertrümmerung von Nierensteinen hat sich bereits wenige Jahre nach ihrer Einführung in die klinische Praxis weltweit fest etabliert. Mehr als 250 000 Patienten [3] sind erfolgreich damit behandelt worden. Die invasiven Methoden einschließlich der offenen chirurgischen Therapie wurden weit zurückgedrängt.

Diese guten Erfahrungen haben die Hoffnung genährt, auch Konkremente der Gallenblase und Gallengänge durch den Einsatz von Stoßwellen unblutig zu entfernen. Die bisher gesammelten Erfahrungen [2, 6] sind vielversprechend. Vor dem klinischen Einsatz der Ultraschall-Cholelithotripsie (US-CLT) auf breiter Basis ist jedoch umfangreiche Entwicklungs- und Forschungsarbeit sowohl im Tierexperiment [1] als auch mit Patienten zu leisten.

Die ursprünglich für die extrakorporale Stoßwellen-Lithotripsie eingesetzten Geräte arbeiten nach dem Prinzip der Kondensatorentladung über eine Unterwasserfunkenstrecke. Die in einem Brennpunkt eines als Rotationsellipsoid ausgebildeten Reflektors erzeugte akustische Stoßwelle wird auf das zu zerstörende Konkrement im zweiten Fokus des Ellipsoids fokussiert. Diesem Verfahren haften jedoch Probleme (z. B. die Lagerung des Patienten in einer Wasserwanne) an, die die Suche nach und Entwicklung von alternativen Methoden zur Erzeugung akustischer Stoßwellen zweckmäßig erscheinen lassen. Uns hat sich das Prinzip der elektromagnetischen Impulsschallquelle als vielversprechend erwiesen [4, 5].

Kernstück einer Schallquelle dieser Bauart sind eine flache Spule und eine dicht davor liegende isolierte Metallmembran. Die Entladung eines Hochspannungskondensators über die Spule induziert in der Metallmembran Wirbelströme. Die Abstoßung zwischen Spule und Membran lenkt letztere kurzfristig aus und führt so zur Abgabe eines ebenen akustischen Impulses in die Flüssigkeit. Da die Schallgeschwindigkeit vom Druck abhängt, ändert sich die Form des Druckpulses mit seiner Ausbreitung. Wenn der ursprüngliche Impuls genügend kurz und intensiv ist, kann diese Veränderung zur Ausbildung einer Stoßwelle mit steiler Wellenfront führen. Mit einer akustischen Linse wird die Strecke bis zur Bildung einer Stoßwelle verkürzt und der Impuls auf eine für die extrakorporale Lithotripsie geeignete Amplitude und Zone fokussiert. Bei Kondensatorspannungen von 16–20 kV messen wir im Fokus Spitzendrücke von 20–50 mPa. Diese Drücke sind relativ niedrig. Wenn die Stoßwellenimpulse aber etwas länger andauern, wird die Fokuszone vergrößert und die Zerstörung von Konkrementen möglich. Intensität, Zeitverlauf und räumliche Verteilung der Stoßwellen sind gut reproduzierbar. Das nach diesem Prinzip konstruierte Gerät zur Zerstörung von Nierensteinen (Lithostar) hat in die Praxis Eingang gefunden. Im Klinikum rechts

Tabelle 1. Ergebnisse der In-vitro-Cholelithotripsie. (*Chol* Cholesteringehalt; *Imp* Zahl der Stoßwellen)

Nr.	Steincharakteristik	Chol (%)	kV	Imp	Fragmente <1 mm	Fragmente 1–5 mm	Fragmente >5 mm
1	Facettierter CPK-Stein	50	18	500	>100		
2	CPK-Stein	65	20	1000	>100	8	
3	Kalziumbilirubinatstein	0	18	1000	>50	17	3
4	Pigmentkalkstein	50	18	1000	>50		1
5	Kombinationsstein	50	20	2000	>100	10	3
6	Cholesterinstein	82	20	1000	>50	20	1
7	CPK-Stein	55	20	500	>100	>50	3
8	CPK-Stein	50	17	500	>100	>60	7
9	Cholesterinstein	100	18	1000	>100	13	
10	Kombinationsstein	62	16	500	>100	>25	2
11	Kombinationsstein	39	16	200	Grieß		
12	Kombinationsstein	70	16	500	10	2	4

Tabelle 2. Ergebnisse der In-vivo-Cholelithotripsie

Nr.	Volumen (ml)	kV	Imp	Desintegrationserfolg	Ätherlyse
1	3,6	20	1000	Randkantenabsprengung; in vitro nach 200 Imp. Grieß	Nein
2	0,5	20	2000	Grieß + Fragmente bis 7 mm Durchmesser	Nein
3	0,5	18	1000	Fragmente von maximal 5 mm Durchmesser	Nein
4	2,0	20	2000	Grieß + mehrere kleine Fragmente	Nein
5	2,3	18	2000	Randkantenabschilferung	Nein
6	0,8	18	1500	Ca. 30% des Steins am Rand abgeschilfert	Nein
7	2,2	20	2000	Risse im Steingefüge + Absprengung eines Ecks	Nein
8		20	1500	Grieß + mehrere Fragmente von 1–2 mm Durchmesser	Ja
9		20	1500	Restkonkrement von 4 mm Durchmesser	Ja
10		20	1500	Kleines Restkonkrement	Ja
11	1,0	20	1500	Kein Konkrement mehr nachweisbar	Nein
12	1,7	20	1500	Großes kantiges + mehrere kleine Fragmente	Ja

der Isar der TU München konnten in den vergangenen Monaten mit dem Funktionsmuster eines Arbeitsplatzes zur US-CLT erste experimentelle Erfahrungen gewonnen werden.

In vitro-Versuche (Tabelle 1)

Zwölf menschliche Gallenblasensteine wurden zunächst makroskopisch beurteilt, gewogen, vermessen, konventionell radiographiert, z. T. computertomographiert und chemisch analysiert. Danach wurden sie in Plastiksäckchen eingelassen, in ein Wasserbad versenkt und mit akustischen Stoßwellen behandelt. Die Lithotripsie wurde bei einer Energie von 16–20 kV und mit 200–2 000 Impulsen durchgeführt. Wir beurteilten die Resultate sowohl makroskopisch als auch röntgenographisch.

Die meisten Konkremente konnten in der beschriebenen Versuchsanordnung erfolgreich desintegriert werden. In einem Fall blieben jedoch selbst nach 2000 Impulsen noch Fragmente von mehr als 5 mm Durchmesser zurück. Es ließ sich keine eindeutige Beziehung zwischen dem Cholesteringehalt und der Desintegrierbarkeit der Steine finden. Auch der radiologisch nachgewiesene Kalkgehalt und die computertomographisch ermittelte Dichte der Steine korrelierten nicht mit der Reaktion auf die Ultraschalltherapie. Es ergab sich lediglich, daß die Steine um so therapieresistenter sind, je größer ihr Volumen ist.

In vivo-Versuche (Tabelle 2)

18 Schweine, denen man menschliche Gallenblasensteine implantiert hatte, wurden etwa eine Woche nach der Operation mit dem Ultraschall-Cholelithotriptor behandelt. Die Tiere befanden sich in Allgemeinnarkose und wurden z. T. assistiert beatmet. Sie lagen während der Behandlung leicht rechtsgedreht mit dem Bauch auf einer Tischplatte, in die eine runde Öffnung eingelassen war. Der Applikator wurde mit Hilfe einer Kontaktscheibe zuverlässig an die (rasierte) Bauchhaut angekoppelt. Die Cholelithotripsie wurde mit einer Energie von 18–20 kV und 1 500–2 000 Impulsen unter permanenter sonographischer Kontrolle durchgeführt. Bei vier Tieren war eine Nachortung nötig, da sich die Steine unter der Behandlung aus dem Fokus entfernt hatten. In zwei Fällen wurde die Behandlung atemgetriggert durchgeführt. Neun Tiere wurden unmittelbar nach der Behandlung geopfert, die übrigen sezierten wir nach einer Woche. Bei fünf Tieren wurde im Anschluß an die Lithotripsie eine Litholyse mit tertiärem Methyl-Butyl-Äther via perkutanen Gallenblasenkatheter durchgeführt (Abb. 1). Die Resultate von zwölf Tieren konnten ausgewertet werden.

Die Darstellung der steintragenden Gallenblase nach Gabe eines Cholegraphikums (Abb. 2) bereitet keine Probleme. Mit dem handgeführten US-Applikator konnten sowohl die Gallenblase als auch der Stein ebenfalls einwandfrei dargestellt werden. Die Ortung mit dem im Stoßkopf eingebauten Ultraschallkopf verlief dagegen zumindest anfangs problematisch (Abb. 3). Die exakte Fokussierung des Konkrements gelang oft erst nach zusätzlicher Drehung und Kippung

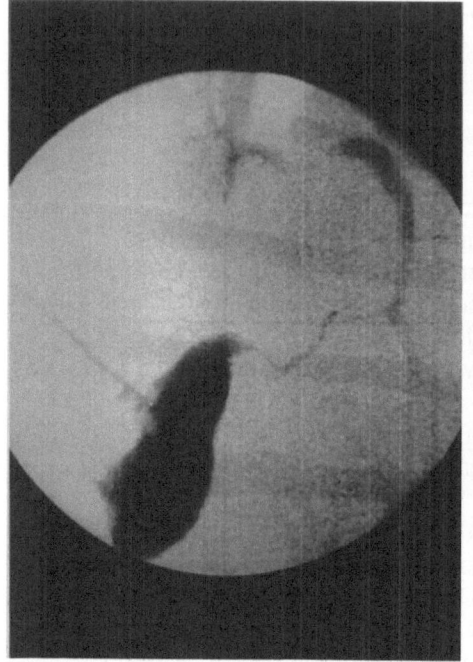 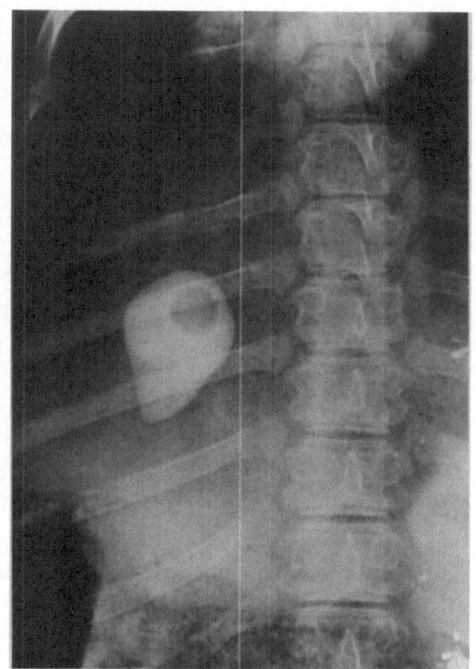

Abb. 1   Abb. 2

Abb. 1. Cholegramm nach perkutaner Gallenblasenpunktion zur Äther-Litholyse beim Schwein. Das instillierte Kontrastmittel fließt über die Gallenwege in den Darm ab

Abb. 2. Abdomenübersicht (Ausschnitt) eines Versuchstiers. Gallegängiges Kontrastmittel wurde 4 h zuvor appliziert. Die steintragende Gallenblase stellt sich klar dar

des Schallkopfs. Es war nicht möglich, den Erfolg der Stoßwellentherapie im US-Bild fortlaufend zu beurteilen. Als Ursachen dafür sehen wir an:
- Ungenügende örtliche Auflösung des Ultraschallkopfs.
- Lageänderungen des Konkrements während der Beschallung. Der Stein verläßt die Fokuszone bzw. wird an verschiedenen Stellen seiner Oberfläche getroffen.
- Die fortschreitende Desintegration. Das Konkrement gelangt im Laufe der Behandlung mehr und mehr in den Schatten der von ihm abgelösten Fragmente, die in den Fundus der Gallenblase absinken. Dadurch wird sowohl die Ortung als auch die Effizienz der Lithotripsie beeinträchtigt.

Bei vier Tieren wurden die Konkremente in Bruchstücke von maximal 7 mm Durchmesser zerlegt, bei vier anderen zeigten die Steine nur oberflächliche Abtragungen. Auch bei den vier Tieren, die zusätzlich eine Litholyse erhielten, wurden autoptisch Reststeine nachgewiesen.

Bei der Akutsektion fanden wir umschriebene Hämatome an der Haut, in der Bauchwand, der Leber, der Gallenblase und teilweise auch am Darm. Sie lagen perlschnurartig aneinandergereiht in der Richtung des applizierten Ultraschalls. Die nach einer Woche sezierten Tiere zeigten keine wesentlichen Hämatome an den

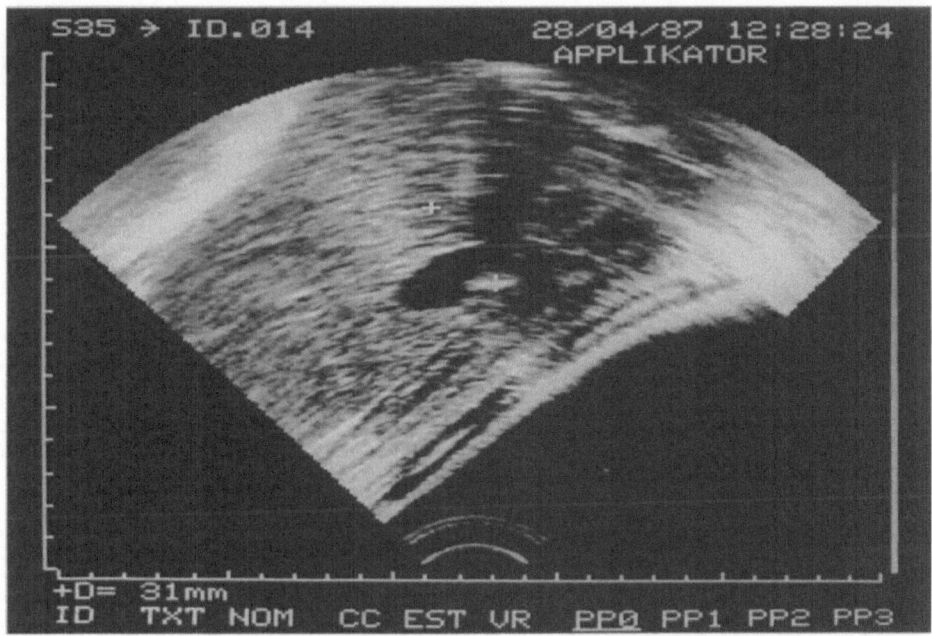

Abb. 3. Ultrasonogramm der steintragenden Gallenblase. Das Bild wurde mit dem in die Schallquelle integrierten diagnostischen Schallkopf aufgenommen

parenchymatösen Oberbauchorganen. Hingegen fanden wir bei allen Tieren Einblutungen in den basalen Abschnitten beider Lungenunterlappen, die auch histologisch eindeutig verifiziert wurden.

Ausblick

Das nach dem Prinzip der elektromagnetischen Stoßwellenerzeugung konstruierte Funktionsmuster eines Arbeitsplatzes zur US-CLT hat seine Fähigkeit zur Desintegration menschlicher Gallensteine in vitro und in vivo bewiesen. Mit einer Energie von 18–20 kV und 1 500–2 000 Impulsen können Gallensteine jeglicher Zusammensetzung zerstört werden. Ihre radiologischen Merkmale haben keinen bisher faßbaren Einfluß auf den Therapieerfolg. Große Bedeutung für die Prognose der Behandlung hat jedoch das Steinvolumen. Für die Planung der US-CLT am Menschen dürfte daher der i. v.-Cholangiographie, mit deren Hilfe die Größe eines Gallensteins am besten zu beurteilen ist, eine wichtige Rolle zufallen. Eine Real-time-Beurteilung des Desintegrationserfolgs ist bisher nicht möglich. Der Einsatz hochauflösender US-Geräte wird diesem Mangel vielleicht abhelfen.

Die akuten Hämatome entlang der Schallstraße ähneln denen, die man von der Nierensteinbehandlung kennt. Überrascht hat das Ausmaß der Läsionen an den basalen Abschnitten beider Lungen, die auch für den frühzeitigen Tod mehrerer Versuchstiere verantwortlich gemacht werden können. Aufgrund der unter-

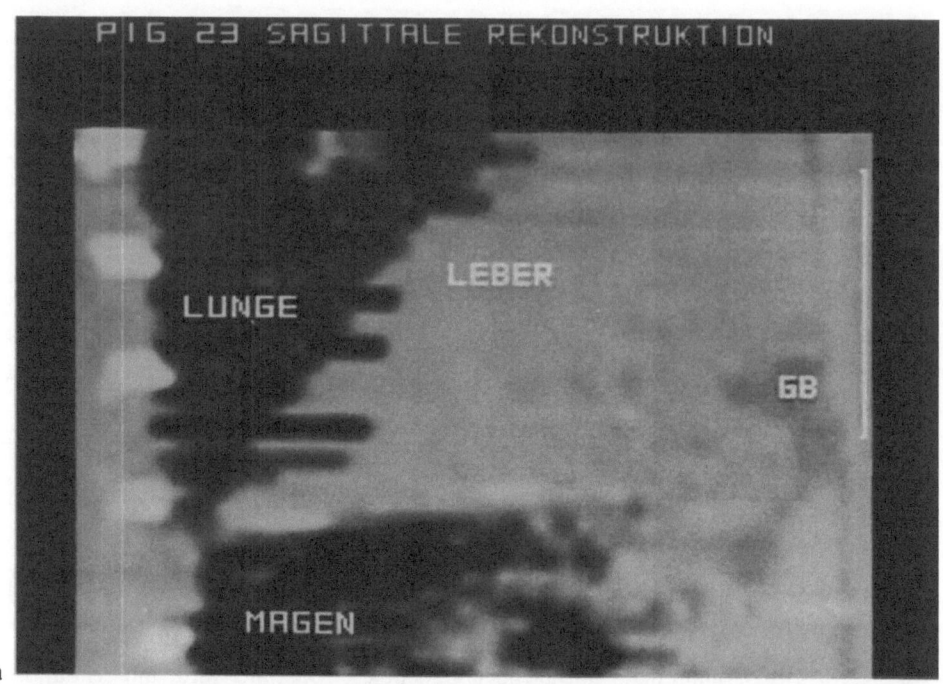

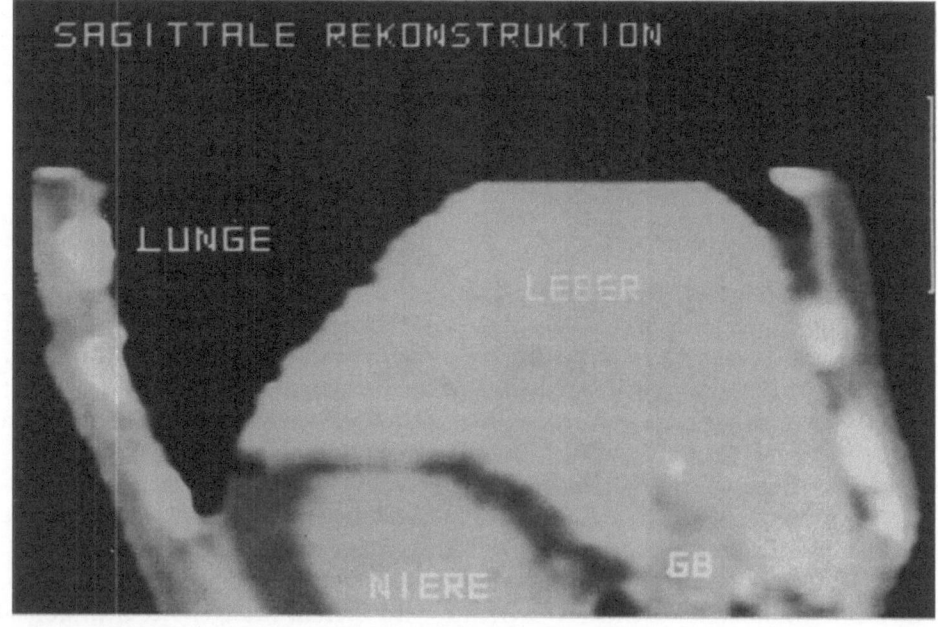

Abb. 4a, b. Sagittale Rekonstruktion eines Oberbauch-CT in der Gallenblasenebene. **a** Beim Schwein, **b** beim Menschen. Man erkennt deutlich, daß der dorsale Recessus phrenicocostalis beim Tier tiefer steht als beim Menschen

schiedlichen topographisch-anatomischen Verhältnisse (Abb. 4) – beim Menschen steht der dorsale Recessus phrenicocostalis weniger tief als beim Schwein – sind Schäden solchen Ausmaßes bei der therapeutischen Anwendung des Ultraschalls an der menschlichen Gallenblase jedoch nicht zu befürchten. Über entsprechende Schäden haben die Anwender [2, 6] auch nicht berichtet. Man muß jedoch darauf achten, daß der Ultraschall möglichst senkrecht zur Körperlängsachse und nicht von ventrokaudal nach dorsokranial gekippt appliziert wird. Bequeme und reproduzierbare Lagerung des Patienten, Applikation des Ultraschalls lediglich in Exspiration und möglicherweise die Neigung der Tischplatte um 15–30° gegenüber der Horizontalen werden wesentliche Schäden an den basalen Lungenabschnitten vermeiden helfen.

Für die Nachbehandlung des lithotripsierten Kranken bietet sich die Litholyse an. Man geht dabei von der Vorstellung aus, daß desintegrierte Steine oder solche mit zerstörter Kristallstruktur sich rascher auflösen lassen als intakte Konkremente. Sauerbruch und Mitarbeiter [6] führen die adjuvante Behandlung mit Urso- und Chenodesoxycholsäure in oraler Form durch. Der bei den Schweinen unternommene Versuch, durch eine Äther-Litholyse die nach der Beschallung verbliebenen Fragmente aufzulösen, hat nur zu einem Teilerfolg geführt. Hinzu kamen Probleme bei der perkutanen Gallenblasenpunktion, die nach Ansicht der Pathologen ätherbedingte Induktion eines Gallenblasenwandödems und die Vertiefung der Narkose durch den Äther.

Für die Erprobung des Geräts an Gallensteinträgern streben wir die Erstellung eines individuellen, einem Bestrahlungsplan ähnlichen, möglichst dreidimensionalen „Beschallungsplans" auf der Basis von CT- bzw. MR-Untersuchungen an. Außerdem prüfen wir derzeit sowohl konventionell-radiologisch wie computertomographisch, wie sich die Lage der Gallenblase mit der Körperposition und Atemlage des Probanden ändert. Wir hoffen, daraus die für die US-CLT optimale Lagerung des Patienten prognostizieren zu können, d. h. jene, bei der Gallenblasen- und Gallengangskonkremente so zuverlässig wie möglich getroffen und zugleich die basalen Lungenabschnitte so gut wie möglich geschont werden.

Literatur

1. Brendel W, Enders G (1983) Shock waves for gallstones: animal studies. Lancet I:1054
2. Greiner L, Wenzel H, Jakobeit Ch (1987) Stoßwellen-Lithotripsie von Gallenblasensteinen. DMW 112:238–239
3. Jocham D (1987) Historical development of ESWL. In: Riehle RA Jr (ed) Principles of extracorporeal shock wave lithotripsy. Churchill Livingstone, New York Edinburgh London Melbourne, S. 13–27
4. Reichenberger H, Wilbert D, Naser G, Noske E (1986) Ein System für die extrakorporale Stoßwellenlithotripsie mit elektromagnetischer Quelle und lokaler Ankopplung. Vortrag am 26. September 1986 bei der 17. Wissenschaftlichen Tagung der Deutschen Gesellschaft für Medizinische Physik e. V. (DGMP), Lübeck
5. Reichenberger H, Naser G (1986) Electromagnetic acoustic source for the extracorporeal generation of shock waves in lithotripsy. Siemens Forsch.- u. Entwickl.-Ber. 15:187–194
6. Sauerbruch T, Delius M, Paumgartner G, Holl J, Wess O, Weber W, Hepp W, Brendel W (1986) Fragmentation of gallstones by extracorporeal shock waves. N Engl J Med 314:818–822

Ergebnisse der perkutanen transhepatischen Embolisation varizenversorgender Gefäße bei portaler Hypertonie

K. Lackner, B. Schneider, V. Nikolas, P. Landwehr

Die indirekte Spleno- und Mesenterikoportographie [1] ermöglichten eine umfassende Diagnostik der morphologischen und hämodynamischen Veränderungen des Pfortaderabstromgebietes bei Patienten mit portaler Hypertension und Ösophagusvarizen. In der Erweiterung der direkten perkutanen transhepatischen Portographie wurden in den 70er Jahren Verfahren beschrieben [2–4, 6–8], bei denen nach selektiver Sondierung mit unterschiedlichen Embolisationsmaterialien eine Okklusion der varizenversorgenden Venen bei Patienten mit Ösophagusvarizen durchgeführt wurde mit dem Ziel, entweder eine akute Varizenblutung zu stoppen oder das Auftreten von Rezidivblutungen zu verhindern. Die ersten Ergebnisse dieser Embolisationsbehandlung bei akuter Ösophagusvarizenblutung oder zur anhaltenden Prophylaxe von Rezidivblutungen waren nicht so überzeugend, daß die Methode breite Anwendung fand. In vielen Fällen wurde anhaltender Erfolg durch die Rekanalisation der primär verschlossenen Venen, aus technischen Gründen inkomplette Embolisationen der gesamten varizenversorgenden Venengruppe oder durch eine rasche Eröffnung neuer Venen mit Abstrom zu den Ösophagusvarizen verhindert. Mit der zunehmenden Verbreitung der endoskopischen Sklerosierungsbehandlung von Ösophagusvarizen verlor die perkutane transhepatische Embolisationsbehandlung an Bedeutung.

Mit der vorliegenden prospektiven Untersuchung sollte geprüft werden:
– ob mit der Embolisationsbehandlung eine Beeinflussung der Häufigkeit rezidivierender Ösophagusvarizenblutungen möglich ist,
– ob durch die Embolisationsbehandlung eine signifikante Senkung des Druckes innerhalb der Ösophagusvarizen erreicht werden kann,
– ob die Komplikationsrate gesenkt werden kann.

Methodik

Unter sonographischer Kontrolle wurde der rechte Pfortaderhauptast punktiert und in Seldinger-Technik nach Bougierung ein F5-Angiographiekatheter eingeführt. Nach Sondierung der V. lienalis erfolgte in Höhe des Milzhilus eine direkte Portographie, die alle zum Zeitpunkt der Untersuchung hepatofugal durchströmten spontanen portokavalen Anastomosen bei portaler Hypertension darstellten (Abb. 1a, 2a). Über den Angiographiekatheter erfolgte anschließend eine Druckmessung des Pfortaderdrucks. Gleichzeitig wurde nach endoskopischer Einstellung distaler Ösophagusvarizen und Punktion einer Varize der Druck innerhalb

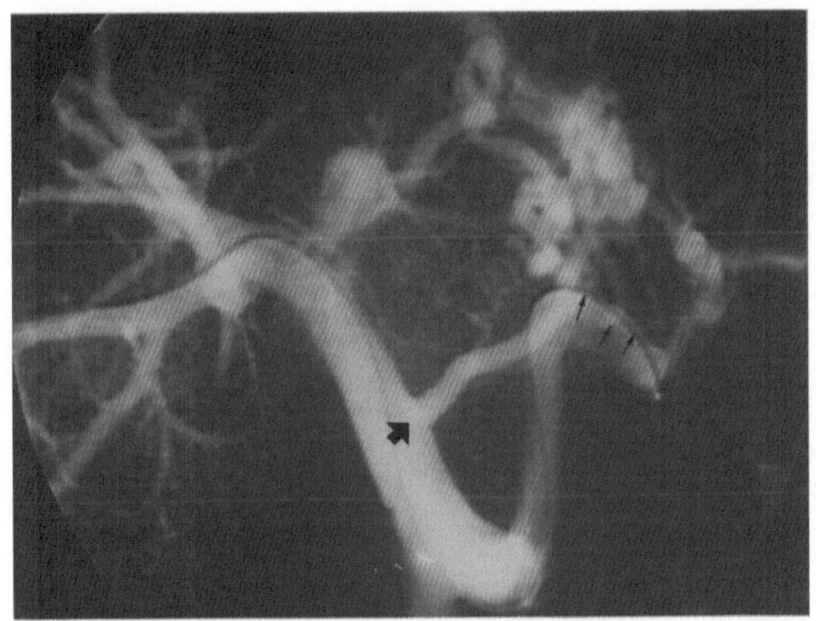

a

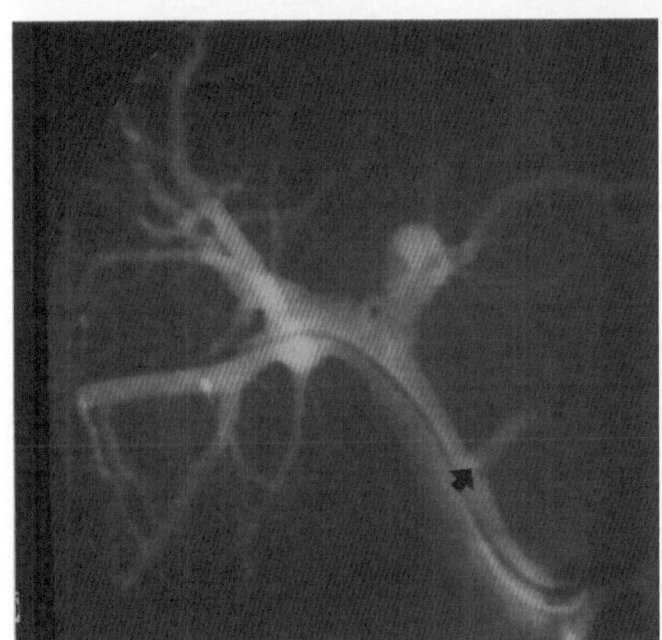

b

Abb. 1. a Versorgung der Magenfundus- und Ösophagusvarizen durch eine erweiterte V. coronaria ventriculi (⬆) und mehrere gering erweiterte Vv. gastricae breves (↑). **b** Nach Embolisation Verschluß der V. coronaria ventriculi (⬆)

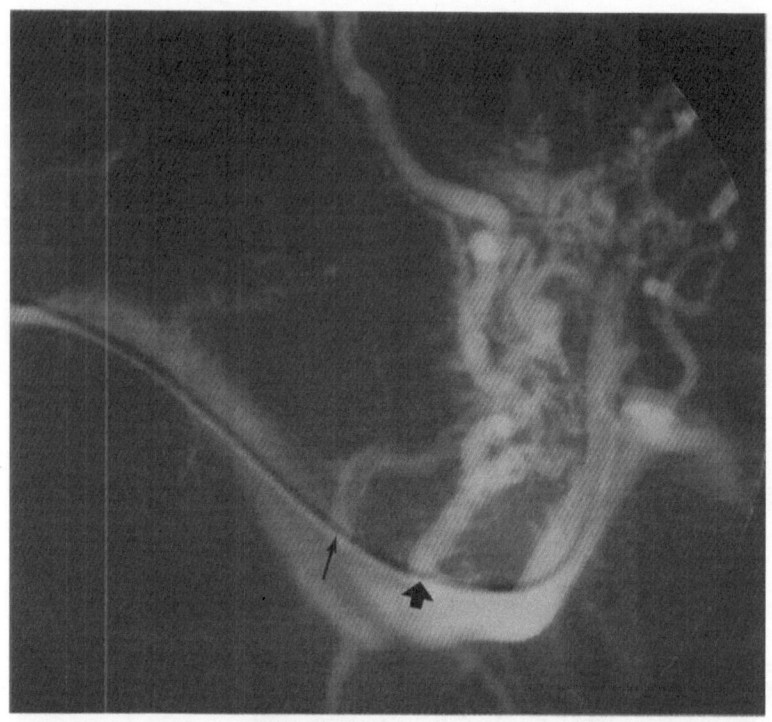

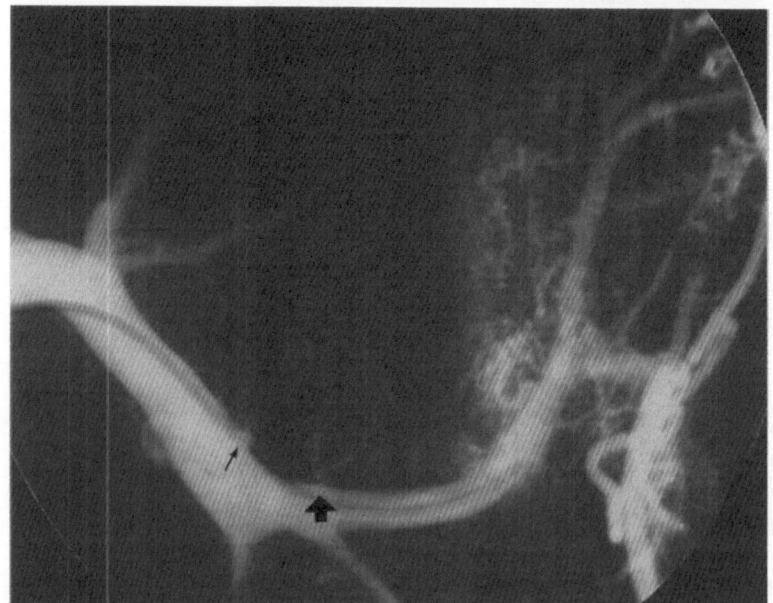

Abb. 2. a Versorgung der Magenfundus- und Ösophagusvarizen durch eine V. gastrica dextra (↑) und sinistra (⬆). **b** Nach Embolisation Verschluß der V. gastrica dextra (↑) und sinistra (⬆)

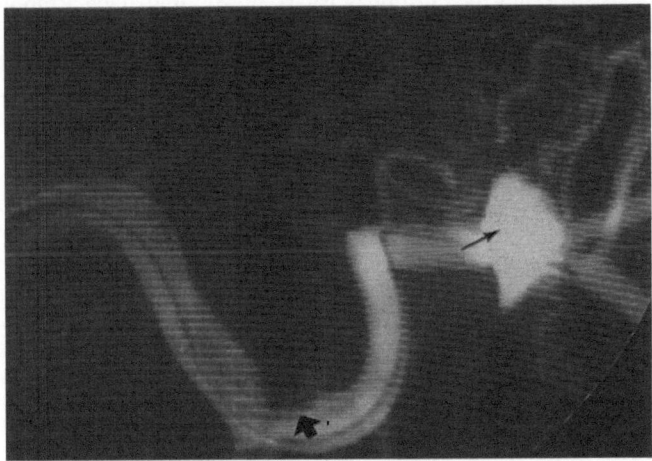

Abb. 3. Zustand nach Embolisation einer weiten V. coronaria ventriculi. Parietaler Thrombus auf dem Embolisationsmaterial mit Vorwölbung in die V. lienalis (⬆). Paravasat um die Katheterspitze im Bereich des Milzhilus (↑)

der Ösophagusvarizen vor der Embolisationsbehandlung gemessen. Im weiteren Verlauf wurde, je nach angiographischem Befund, eine möglichst vollständige Embolisation aller Venen durchgeführt, die hepatofugal durchströmt wurden und an der Versorgung der Ösophagusvarizen beteiligt waren. Die übrigen druckentlastenden spontanen portokavalen Anastomosen wurden geschont. Als Embolisationsmaterial wurde Histoakryl eingesetzt. Nach der Embolisation erfolgten eine Kontrollangiographie mit erneuter KM-Injektion in die V. lienalis sowie eine Kontrolldruckmessung in den Ösophagusvarizen, soweit diese nach Embolisatiosbehandlung noch sondierbar waren (Abb. 1 b, 2 b, 3).

Ergebnisse

Das Patientenkollektiv umfaßt 50 Patienten, 30 Männer, 20 Frauen, mittleres Lebensalter: 51 Jahre (20–74 Jahre). Bei 29 Patienten lag eine äthyltoxische Leberzirrhose vor, bei 16 Patienten war die Leberzirrhose Folge einer Virushepatitis. Bei 5 Patienten war die Ätiologie unklar. Die Stadieneinteilung nach Child ergab bei 23 Patienten ein Stadium A, bei 24 Patienten ein Stadium B und bei 3 Patienten ein Stadium C. Bei allen Patienten wurde angiographisch eine hepatofugal durchströmte und erweiterte V. coronaria ventriculi nachgewiesen, die Anschluß an die Ösophagusvarizen hatte. Bei 32 Patienten (64%) wurden angiographisch Vv. gastricae breves mit hepatofugaler Durchströmung und Anschluß an die Ösophagusvarizen nachgewiesen. Bei 21 Patienten bestand eine reverse Durchströmung der V. mesenterica inferior, bei 6 Patienten der V. umbilicalis und bei 3 Patienten spontane splenorenale Anastomosen. Das Ausmaß der Ösophagusvarizen wurde endoskopisch in 4 Stufen unterteilt (Tabelle 1).

Table 1. Endoskopische Klassifizierung der Ösophagusvarizen vor und nach Embolisationsbehandlung (n = 50)

Stufe	0	I	II	III	IV
Ausgangswert			23 (46%)	23 (46%)	4 (8%)
Nach Embolisation	3 (6%)	8 (16%)	31 (62%)	8 (16%)	

Tabelle 2. Endoösophagealer Varizendruck vor und nach Embolisationsbehandlung (n = 20)

Druck [mmHg]	< 15	> 15–20	> 20–25	> 25–30	> 30
Ausgangswert	2 (10%)	6 (30%)	4 (20%)	7 (35%)	1 (5%)
Nach Embolisation	7 (35%)	8 (40%)	4 (20%)	1 (5%)	
Indiv. Druckdiff.	0–20%	21–40%	41–60%	61–80%	
Nach Embolisation	8	5	5	2	

Tabelle 3. Komplikationsrate

Autor	Jahr	n	[%]
Lunderquist	1977	4/21	19
Viamonte	1977	36/73	50
Lunderquist	1978	4/23	18
Kunstlinger	1978	9/22	41
Deimer	1978	2/8	25
Frasson	1980	2/12	17
Keller	1983	6/15	40
Magotteaux	1983	11/48	23
Yune	1985	8/50	16
Lackner	1987	7/50	14

Tabelle 4. Häufigkeitsverteilung der Komplikationen (Lit., 322 Unters.)

	n	[%]
Pfortaderthrombose	14	10
Part. Pfortaderthrombose	5	4
Hämatothorax	9	7
Hämaskos	10	7
Leberhämatom	41	31
Bauchwandhämatom	1	1
Retroperit. Hämatom	2	2
Progred. Aszites	2	2
Sepsis	41	31
Anurie	3	2
Gallige Peritonitis	1	1
Paravasat	5	4

Bei 44 Patienten war es in der Anamnese zu Ösophagusvarizenblutungen gekommen, die in 3 Fällen konservativ behandelt wurden. Bei allen anderen Patienten wurden endoskopische Sklerosierungsbehandlungen durchgeführt. Bei 4 Patienten waren früher druckentlastende Stuntoperationen durchgeführt worden.

Bei 20 Patienten wurden endoskopisch Druckmessungen in Ösophagusvarizen vor und nach Embolisation durchgeführt (Tabelle 2). Die perkutane transhepatische selektive Sondierung und Embolisation gelang im Bereich der Vena coronaria ventriculi in 96% der Fälle und im Bereich der Venae gastricae breves in 61% der Fälle. Nach Embolisation war ein signifikanter Druckabfall in den Ösophagusvarizen meßbar (Tabelle 2) und auch eine morphologische Rückbildung der Ösophagusvarizen endoskopisch objektivierbar (Tabelle 1).

Komplikationen (Tabelle 3 und 4) traten bei 7 Patienten auf (14%), hierbei handelte es sich bei einem Patienten um einen Hämatothorax, einmal um ein Paravasat im Milzhilus, einmal um ein Bauchwandhämatom, einmal um einen Pleuraerguß, dreimal um eine Pfortaderthrombose.

Für die Patienten ergaben sich unterschiedliche Beobachtungszeiträume nach der Embolisationsbehandlung (Tabelle 5). 3 Patienten verstarben im Beobachtungszeitraum im Leberausfallskoma, ein Patient als Folge eines Kreislaufversagens, ein Patient als Folge einer Lungenembolie und ein Patient als Folge eines Autounfalls. Bei 23 Patienten traten im Beobachtungszeitraum Rezidivblutungen auf, wobei es sich in 2 Fällen jedoch nicht um Blutungen aus Varizen, sondern um arterielle Blutungen aus Magenerosionen und Ulzerationen handelte. Bei 21 Patienten (42%) handelte es sich um Rezidivblutungen aus Ösophagusvarizen oder Magenfundusvarizen, die soweit möglich, erneut endoskopisch sklerosiert oder operativ behandelt wurden. Die Mehrzahl der Rezidivblutungen trat in den ersten 3 Monaten nach der Embolisationsbehandlung auf (Tabelle 6). In der Auswertung der Patienten, die in der Anamnese einmal oder mehrfach aus Ösophagusvarizen geblutet hatten (Tabelle 7), zeigte sich, daß durch die Kombination von endoskopischer Sklerosierung und perkutaner transhepatischer Embolisation varizenversorgender Venen z. T. ein längeres blutungsfreies Intervall erreicht werden konnte.

Bei den Patienten ohne Varizenblutung in der Anamnese (n = 6) wurde in keinem Fall innerhalb des Beobachtungszeitraums nach der Embolisationstherapie

Tabelle 5. Kontrollzeitraum nach Embolisationsbehandlung (n = 50)

Monate	0–3	>3–6	>6–9	>9–12	>12–15	>15–18
n	11	7	7	10	9	6

Tabelle 6. Zeitintervall zwischen Embolisationsbehandlung und Rezidivblutung aus Ösophagus- oder Magenfundusvarizen (n = 21, 42%)

Monate	0–3	>3–6	>6–9	>9–12
n	13	7	–	1

Tabelle 7. Blutungsfreies Intervall nach Embolisationsbehandlung

---

A Patienten ohne Varizenblutung in der Anamnese
(n = 6)
Beobachtungszeitraum nach Embolisation

0–6	>6–12	>12–18 Monate
4	1	1

Keine Varizenblutung im Beobachtungszeitraum

B Patienten mit einer Varizenblutung in der Anamnese
(n = 24, 3 Todesfälle)
Beobachtungszeitraum nach Embolisation

0–6	>6–12	>12–18 Monate
3	10	8

Keine Rezidivblutung im Beobachtungszeitraum bei
17 Patienten (81%)

C Patienten mit mehr als einer Varizenblutung in der
Anamnese (n = 20, 3 Todesfälle)
Beobachtungszeitraum nach Embolisation

0–6	>6–12	>12–18 Monate
5	6	6

Keine Rezidivblutung im Beobachtungszeitraum bei
6 Patienten (35%)

(zwischen 2 und 13 Monaten) eine Varizenblutung beobachtet. In der Patientengruppe mit einer Varizenblutung in der Anamnese (n = 24) verstarben 3 Patienten kurze Zeit nach der Embolisation. Bei 17 der 21 übrigen Patienten dieser Gruppe (81%) wurde im Beobachtungszeitraum nach der Embolisation kein Blutungsrezidiv beobachtet. Bei 14 Patienten ohne Rezidivblutung nach Embolisation war der Beobachtungszeitraum größer als 6 Monate bis maximal 18 Monate. In der Patientengruppe mit mehr als einer Ösophagusvarizenblutung in der Anamnese (n = 20) verstarben 3 Patienten kurze Zeit nach der Embolisationstherapie. Von den übrigen 17 Patienten dieser Gruppe wurde in 6 Fällen (35%) innerhalb des Beobachtungszeitraums von mindestens 6 Monaten bis maximal 18 Monaten ein blutungsfreies Intervall beobachtet.

Diskussion

In keinem Fall der an unserer Klinik behandelten Patienten ergab sich die Notwendigkeit, eine akute Ösophagusvarizenblutung durch eine perkutane transhepatische Pfortadersondierung und Embolisationsbehandlung zu stoppen. Die endoskopische Sklerosierung in Kombination mit konservativen und medikamentösen Maßnahmen ist die Methode der Wahl in der Erstversorgung. Lediglich in Ausnahmefällen, bei denen mit den genannten Maßnahmen die Ösophagusvarizenblutung nicht zum Stillstand gebracht werden kann, wäre an eine Embolisationsbehandlung zu denken. Die Untersuchungsergebnisse dieser Studie belegen, daß es durch eine möglichst vollständige Embolisation der die Ösophagusvarizen versorgenden Venen zu einer deutlichen Drucksenkung innerhalb der Ösophagusvarizen kommt und die endoskopisch kontrollierte Ausprägung der Ösophagusvarizen zumindest graduell, in Einzelfällen sogar vollständig zurückgeht. Auch die klinischen Verläufe zeigen in den Beobachtungszeiträumen einen positiven therapeutischen Effekt der Embolisationsbehandlung in Kombination mit der Sklerosierungstherapie und medikamentösen Behandlungsformen. Aufgrund dieser Ergebnisse sollte die perkutane transhepatische Portographie und selektive Embolisation der Venen, die die Ösophagusvarizen versorgen, bei Patienten mit portaler Hypertension und Ösophagusvarizen in das Behandlungskonzept aufgenommen werden, zumal hierdurch bei ausbleibendem Therapieerfolg die Möglichkeit einer späteren elektiven Shuntoperation erhalten bleibt. Die technische Durchführung der perkutanen transhepatischen Portographie und der selektiven Sondierung der hepatofugal durchströmten Gefäße mit Versorgung der Ösophagusvarizen ist durch die sonographisch gezielte Punktion eines intrahepatischen Pfortaderastes und die Verwendung drehstabiler Katheter mit kleinem Außendurchmesser erheblich erleichtert worden. Mit dieser Technik sinkt die Zahl der Punktionsversuche bei der Punktion eines zentralen Pfortaderastes. Als Folge der relativ geringeren Traumatisierung konnte eine vergleichsweise geringe Komplikationsrate erreicht werden.

Literatur

1. Bücheler E, Frommhold H, Schulz D, Raschke E (1972) Die indirekte (arterielle) Spleno- und Portographie der Diagnostik des Pfortaderhochdruckes. ROFO 116:627–638
2. Deimer E, Funovics J, Müller M (1978) Zur transhepatischen Verödung blutender Ösophagusvarizen bei der Leberzirrhose. ROFO 128:119–124
3. Frasson F, Fugazzola C, Maso R, Marzoli GP, Vesentini S (1980) Embolizzazione trans-epatica delle varici esofagee. Radiol Med 66:97–108
4. Günther R, Georgi M, Kurtenbach P, Brünner H, Schmidt HD (1976) Perkutane transhepatische Pfortadersondierung mit Verödung blutender Ösophagusvarizen. Dtsch Med Wochenschr 101:1491–1493
5. Keller FS, Rösch J, Dotter CT (1983) Transhepatic obliteration of gastrooesophageal varices with absolute ehtanol. Radiology 146:615–619
6. Kunstlinger F, Harry G, Doyon D, Roche A, Dahan S (1978) The obliteration of gastro-oesophageal varices by veinous route: discussion of 22 cases. J Belge Radiol 61:99–107
7. Lunderquist A, Simert G, Tylèn U, Vang J (1977) Follow-up of patients with portal hypertension and esophageal varices treated with percutaneous oblite ration of gastric coronary vein. Radiology 122:59–63
8. Lunderquist A, Börjesson B, Owman T, Bengmark S (1978) Isobutyl 2-cyanoacrylate (Bucrylate) in obliteration of gastric coronary vein and esophageal varices. Am J Roentgenol 130:1–6
9. Magotteaux P, Trotteur G, Huet B, Delvigne J (1983) Emergency treatment of hemorrhages due to rupture of gastro-esophageal varices: continuous intra-arterial infusion of vasopressin and transhepatic embolisation: A prospective study of 81 cases. J Belge Radiol 66:15–24
10. Viamonte M, Pereiras R, Russel E, Lapage J, Hutson D (1977) Transhepatic obliteration of gastroesophageal varices results in acute and nonacute bleeders. A J R 129:237–241
11. Yune HY, O'Connor KW, Klatte EC, Olson EW, Becker GJ, Strickler SA (1985) Ethanol thrombotherapy of esophageal varices: further experience. A J R 144:1049–1053

Mikroembolisation von Lebermetastasen

K. J. Pfeifer, B. Eibl-Eibesfeldt, R. M. Huber, R.-W. Kenn, E. Mangel, B. Mayr

Patienten mit einer diffusen Lebermetastasierung haben nach der Diagnose eine mediane Überlebenszeit zwischen 5 und 9 Monaten [7]. Als Therapie kommt eine systemische oder intraarterielle Chemotherapie, eine Unterbrechung der Tumordurchblutung durch operative arterielle Ligatur oder permanente arterielle Embolisation in Frage [1, 2, 4].

Die chirurgische Unterbindung und die permanente Embolisation haben den Nachteil, daß sich innerhalb von Tagen wieder Kollateralen ausbilden [6]. Eine zusätzliche i. a. Chemotherapie kann nicht durchgeführt werden.

Deshalb wurde von uns versucht, durch Mikroembolisation mit auflösbaren Stärkemikrosphären [5] eine ischämische Schädigung der Lebermetastasen zu erreichen und die Ergebnisse der zusätzlich durchgeführten i. a. Chemotherapie in einem sequentiellen Therapieansatz zu verbessern [3].

Methode

Nach exakter angiographischer Darstellung der Lebergefäßversorgung wird chirurgisch ein Katheter in die A. gastroduodenalis implantiert und mit einem subkutan gelegenen Reservoir verbunden. Über diesen arteriellen Zugang erfolgt i. a. Chemotherapie mit 5mal 30 mg Fluorouracil/kg/KG alle 4 Wochen. Zusätzlich wird über diesen Portkatheter die Embolisation der Leber mit Stärkemikrosphären (45 µm $\emptyset$ Spherex, Fa. Pharmica Uppsala) durchgeführt.

Unter angiographischer Kontrolle (Abb. 1) werden so lange Stärkemikrosphären injiziert, bis ein kompletter Stopp des Blutstromes eintritt. Da die Mikrosphären enzymatisch durch Serumamylase aufgelöst werden, werden Mikrosphären nachinfundiert und der arterielle Block über 4 h aufrechterhalten. Die Embolisation erfolgt in Intubationsnarkose. Zur kardiopulmonalen Überwachung werden ein Pulmonaliskatheter, zur Bestimmung des Blutdrucks und der Blutgase ein arterieller Katheter, zur Bestimmung der Sauerstoffsättigung und Nachweis der Ischämie ein Lebervenenkatheter gelegt.

Patienten

Bis jetzt konnten 20 Patienten mit multiplen Lebermetastasen behandelt werden. Bei 14 Patienten lagen die Metastasen eines kolorektalen Karzinoms, bei 3 die Metastasen eines Karzinoids, bei je 1 Patienten die Metastasen eines malignen Thymoms, eines malignen Melanoms sowie eines Nierenkarzinoms vor.

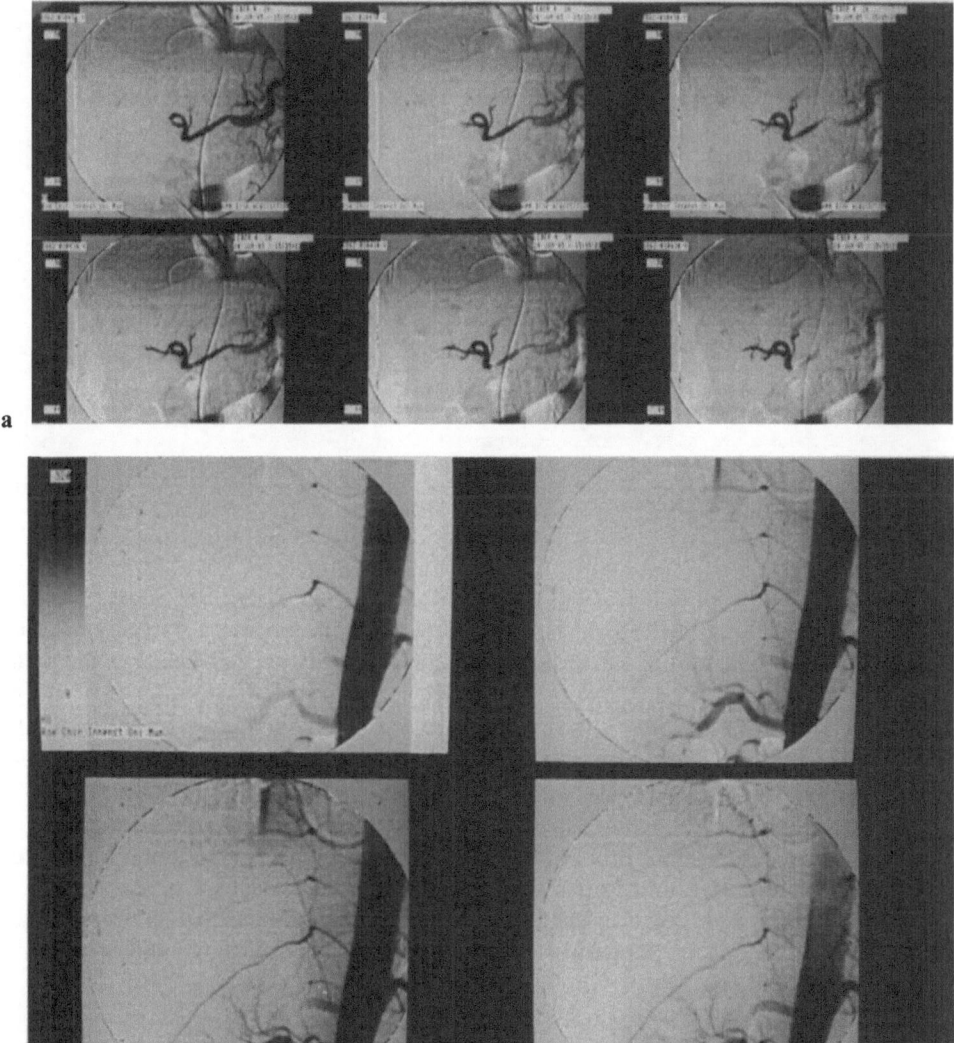

Abb. 1 a, b. Angiographische Kontrolle während der Embolisation. **a** Injektion von 2 ml KM über den Portkatheter, Stase in den intrahepatischen Lebergefäßen. Retrograder Fluß in die A. lienalis. **b** Aortenübersicht. Vollständiger Verschluß der A. hepatica communis

Ergebnisse

Durch die Injektion der Stärkemikrosphären über den Portkatheter ließ sich ein vollständiger Stopp der arteriellen Durchblutung der Leber bei 16 von 20 Patienten erreichen. Angiographisch ist dieser Stopp durch ein Stehenbleiben des Kontrastmittels in den größeren Gefäßen sowie eine retrograde Darstellung der A. lienalis gekennzeichnet. Bei 4 Patienten (Metastasen eines Nierenkarzinoms, Metastasen eines Karzinoids, 2mal bei Metastasen von kolorektalen Karzinomen)

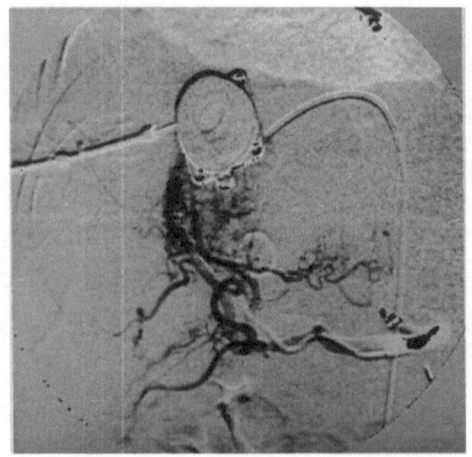
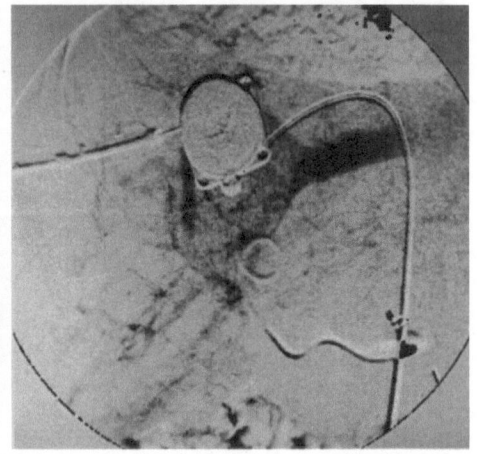

a

b

Abb. 2. Metastase eines Karzinoids. **a** Arterielle Phase. **b** Auftreten eines AV-Shunts mit Darstellung der Lebervene

zeigte sich angiographisch das Auftreten eines arteriovenösen Shunts mit Darstellung der Lebervenen (Abb. 2). Ein vollständiger Stopp ließ sich somit nicht erreichen. Unter der Ischämie sank die Sauerstoffsättigung in den Lebervenen von 80% bis auf 10% ab. Gleichzeitig zeigte sich immer ein Anstieg über 60 mmHg des arteriellen systemischen Drucks auf durchschnittliche Werte von 200 mmHg systolisch. Ein mäßiger Anstieg des Pulmonalarteriendruckes sowie des pulmonalen Wedge-Druckes wurde ebenfalls regelmäßig beobachtet.

Bei den ersten Embolisationen, die noch ohne Narkose durchgeführt wurden, klagten die Patienten über erhebliche Oberbauchschmerzen, einen zunehmenden Druck im Oberbauch, und es trat eine ausgeprägte motorische Unruhe auf. Regelmäßig kam es zu Übelkeit. Auch in hoher Periduralanästhesie ließen sich diese Schmerzen und das Druckgefühl sowie die motorische Unruhe nicht beherrschen.

Kurz- und langfristige Veränderungen am Tumor

Während der Embolisation zeigte sich bei CEA-positiven Patienten ein deutlicher Anstieg des Tumormarkers. Im langfristigen Verlauf über Monate erfolgte dann ein Abfall des CEA-Spiegels im Serum. Nach Embolisation fand sich im CT ein wechselndes Bild, z. T. zeigte sich eine Abnahme der Dichte der Metastasen, z. T. jedoch auch eine deutliche Zunahme mit schärferer Abgrenzung. Auch fanden sich z. T. vollständige Nekrosen mit Ausbildung von Gaseinschlüssen (Abb. 3). Im weiteren Verlauf wurden die Metastasen schärfer abgegrenzt, kleiner und verkalkten zum Teil.

Therapieergebnisse

Bei 7 von 20 Patienten versagte die Embolisationstherapie. Hiervon konnte bei 4 Patienten wegen des Auftretens eines arteriovenösen Shunts eine vollständige

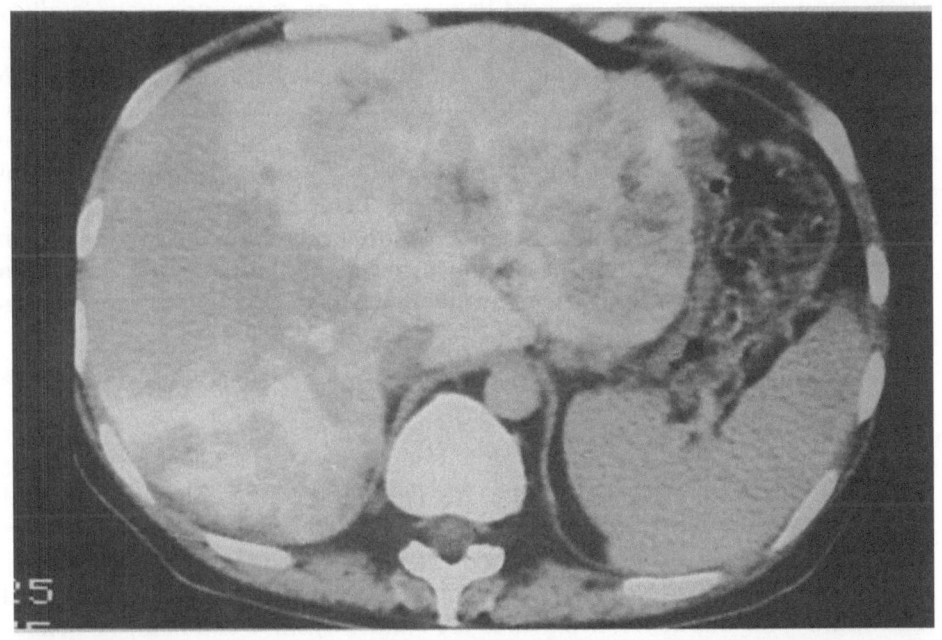

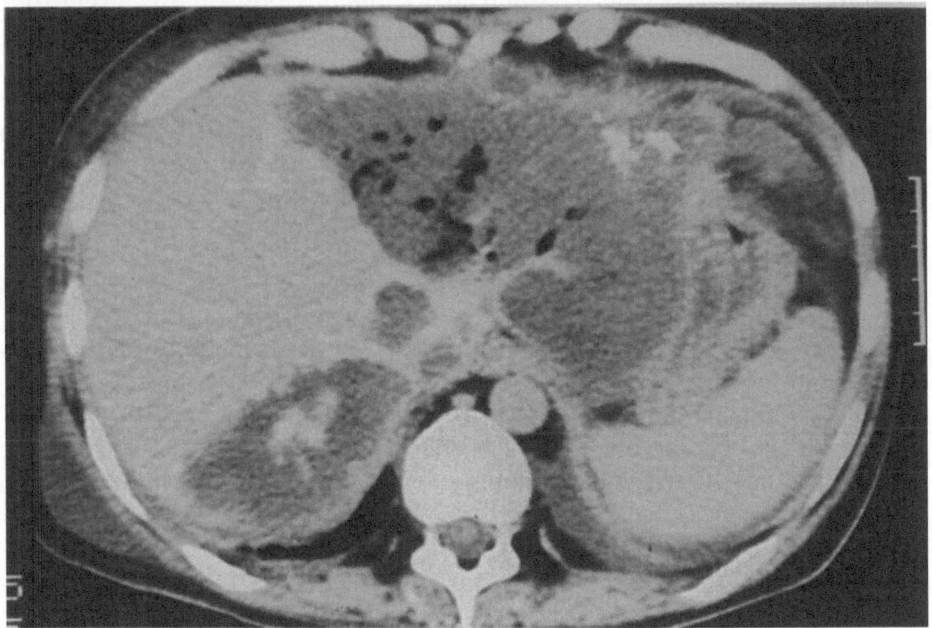

Abb. 3 a, b. Metastasen eines malignen Thymoms. CT-Darstellung mit i. a. Injektion von KM über den Portkather. **a** Stark hypervaskularisierte Metastasen im linken, jedoch auch rechten Leberlappen. **b** Nekrosen der Metastasen im linken Leberlappen mit Gaseinschlüssen. Keine Aufnahme von Kontrastmittel im linken und rechten Leberlappen. Unauffällige Darstellung des normalen Leberparenchyms

867

Ischämie nicht erreicht werden, bei 1 Patienten war bei einer doppelten Gefäßversorgung der Leber der Portkatheter nur in ein Gefäß gelegt worden, so daß nur ein Teil der Leber behandelt wurde. Eine Patientin verstarb am Tage der Embolisation an einer zerebralen Massenblutung. Bei 2 Patienten (Metastasen eines malignen und eines Kolonkarzinoms) fand sich trotz adäquater Therapie ein Fortschreiten der Metastasierung. Ein erfolgreiches Ansprechen ergab sich somit bei 13 Patienten (65%). Eine Remission bedeutet eine Reduktion der Tumormarker um mehr als 50% und eine Abnahme der Metastasendurchmesser im CT um ebenfalls mehr als 50%. Bei 2 Patientinnen trat eine vollständige Remission ein. Die mediane Überlebenszeit aller Patienten betrug 16,5 Monate, eine Patientin lebt derzeit 45 Monate.

Diskussion

Ziel der Embolisation von Lebermetastasen mit Stärkemikrosphären ist ein vollständiger Verschluß der Tumorkapillaren. Die Ischämie konnte durch eine Reduktion der Sauerstoffsättigung im Lebervenenblut auf 10% nachgewiesen werden. Eine so vollständige Embolisation mit Mikrosphären führt allerdings auch zu einem Reflux aus der A. hepatica in die Pankreasgefäße und in die A. lienalis. Es traten erhebliche Schmerzen während der Embolisation auf, so daß eine Intubationsnarkose durchgeführt werden muß. Da arteriovenöse Shunts sich eröffnen können, muß neben der angiographischen Kontrolle auch der zentrale Venendruck und der pulmonale Arteriendruck gemessen werden. Bei einem zu hohen Anstieg ist die Embolisation zu unterbrechen. Unter diesen Bedingungen ist eine Ischämiezeit der Leber bis zu 4 h möglich. Die durchschnittlichen Anstiege der Transaminasen am folgenden Tag bis auf über 1 100 E waren in der Folgezeit immer voll reversibel. Eine bleibende Schädigung des normalen Lebergewebes ließ sich nicht nachweisen.

Gegenüber der permanenten Embolisation mit Makropartikeln oder aushärtbaren Kunststoffen hat die Embolisation mit Mikrosphären den Vorteil, daß das Tumorbett selbst verschlossen wird und ein Restflow über Kollateralen nicht erfolgen kann. Auch eine Ausbildung einer Kollateralversorgung haben wir nie beobachtet. Während der Embolisation ließ eine Erhöhung der CEA-Ausschüttung bereits auf eine Tumorschädigung schließen, entsprechend fanden sich Frühveränderungen im CT, teils mit Einblutung, teils auch mit Ausbildung von Nekrosen. Die Langzeitergebnisse, zu werten sind erst 13 Patienten mit kolorektalen Karzinomen, deren Behandlung vor mehr als 1 Jahr begonnen hat, zeigen, daß eine Remission bei 9 von 13 Patienten (69%) zu erreichen ist. Eingeschlossen sind hierbei 3 Patienten die technisch nicht adäquat behandelt werden konnten (AV-Shunts, Fehlimplantation des Portkatheters).

Durch die Kombination von Mikrosphären und größeren Partikeln (z. B. Ivalon) kann die Möglichkeit erbracht werden, auch die Patienten mit dem Auftreten von AV-Shunts adäquat zu behandeln. Die wesentlichen Vorteile der Embolisation mit auflösbaren Mikrosphären bestehen weiterhin darin, daß der Behandlungsweg der i. a. Zytostase weiter offen bleibt und die Embolisation sich wiederholen läßt, außerdem, daß keine arteriellen Kollateralen auftreten.

Literatur

1. Bengmark S, Jeppsohn B (1986) Hepatic desarterialization and embolization in the treatment of primary and secondary liver tumors. In: Bengmark S, Blumgart LH (eds) Liver surgery. Churchill Livingstone, Edinburgh
2. Chuang, VP, Wallace S (1981) Hepatic Artery Embolization in the treatment of hepatic neoplasms. Radiology 140:51–58
3. Eibl-Eibelsfeldt B, Storz V, Kummermehr J, Schalhorn A (1986) Interaction of 5 fluorouracil (5 FU) with tumor ischemia. Blut 53:253
4. Eibl-Eibelsfeldt B, Bernutz C, Wilker D, Pfeifer KJ (1986) Prolonged temporary micro-embolisation with enzymatically degradable microspheres and metachronous intra-arterial chemotherapy in the treatment of solitary liver metastases: clinical results. Blut 53:249
5. Lindberg B, Lote K, Teder H (1984) Biodegradable starch microspheres – a new medical tool. In: Davies SS, Illum L, McVie JG, Tomlinson E (eds) Microspheres and drug therapy. Elsevier Amsterdam
6. Stridbeck H, Lorelius LE, Pirtle TE (1984) Development of collateral circulation following distal embolization of hepatic artery in pigs. Cardivasc Intervent Radiol 7:240–244
7. Wagner JS, Adson MA, Van Heerden JA, Adson MH, Ilstrup DM (1984) The Natural history of hepatic metastases from colorectal cancer. Ann Surg May 1984: 502–507

Lumbale Sympathektomie und Plexus coeliacus-Blockade: Perkutane Technik und Ergebnisse

P. Mildenberger, H. H. Schild, K.-J. Klose, M. Thelen

Die lumbale Sympathektomie bei peripheren Durchblutungsstörungen und die Plexus-coeliacus-Blockade bei chronischen Schmerzzuständen sind seit langem allgemein bekannt. Unter CT-Kontrolle ist die gezielte Neurolyse perkutan bei geringem Risiko einfach möglich.

Lumbale Sympathektomie

Anatomie

Der Truncus sympathicus (Grenzstrang) ist ein Nervenstrang mit segmental, paarweise angeordneten Ganglien, der linksseitig dorsolateral der Aorta und rechtsseitig dorsolateral der V. cava inferior verläuft. Im Lumbalbereich liegen 3–5 Ganglienpaare. Im Grenzstrang erfolgt die Umschaltung auf die postsynaptischen Fasern, die meist unmyelinisiert entweder direkt zu Iliakal- oder Femoralarterien oder unter Verwendung von Spinalnerven (Nn. ischiadicus, femoralis, obturatorius) als Leitschiene zu den peripheren Gefäßen ziehen.

Hautgefäße sind fast ausschließlich sympathisch inerviert und befinden sich in Abhängigkeit von Temperatur und anderen Faktoren in einer ständigen Kontraktion. Auch Muskelgefäße unterliegen einem geringen konstringierenden Einfluß des Sympathikus. Nach Sympathikolyse kommt es neben einer gesteigerten Hautdurchblutung auch zu einer Verbesserung der Muskeldurchblutung und nachgeschalteter Gefäßabschnitte [7, 9].

Technik

Allgemeine Voraussetzung für eine perkutane Neurolyse ist ein ausreichender Gerinnungsstatus mit Quick-Werten > 50% und Thrombozytenzahl > 80000/mm^3. Die Sympathektomie kann transabdominell oder translumbal erfolgen, das letztere Vorgehen empfiehlt sich bei adipösen oder wenig kooperativen Patienten.

Bei transabdomineller Punktion wird zunächst in Atemmittellage ein orientierender Schnitt in Höhe der Bogenwurzel L3 angefertigt und der gewählte Punktionsort mit einer Nadel markiert. Nach erneuter Lagekontrolle wird lokalanästhesiert. Anschließend nach erneuter Desinfektion erfolgt die Feinnadelpunktion (0,6 oder 0,7 mm, Nadellänge 15 cm), am besten unter ständiger Lokalanästhesiegabe zur Verhinderung einer Nadelverstopfung. Durch Darm kann bedenkenlos hindurch punktiert werden. Die Nadelspitze sollte lateroventral der LWK oder unmittelbar unter der Psoasoberfläche zu liegen kommen, von hier aus wird die Nadel vorsichtig bis an die Muskeloberfläche zurückgezogen. Nach negativer Aspiration (*cave* Lumbalarterie) wird, mit einem Zwischenschlauch zur Vermeidung ungewollter Nadelbewegungen, verdünntes Kontrastmittel (1 : 4 mit NaCl-Lösung) als Probelösung zur Kontrolle der Ausbreitung injiziert. Hierbei liegt die Nadel richtig, wenn ohne Widerstand injiziert werden kann und die KM-Lösung sich hinter Aorta bzw. V. cava inferior auf der Wirbelsäule und dem angrenzenden M. psoas ausbreitet. Anschließend wird die Blockadelösung injiziert. Diese besteht aus etwa 6–7 Teilen absolutem Alkohol, 3–4 Teilen eines langwirkenden Lokalanästhetikums (z. B. Bupivacain, Carbosthesin) und 1 Teil eines mischbaren Kontrastmittels (z. B. Solutrast). Durch diese etwa 50%ige Alkohollösung werden nicht/oder nur sehr dünn myelinisierte Nervenfasern, die Schmerz, Schweißsekretion und Vasomotorik vermitteln, ausgeschaltet, ohne daß es zu einer Affektion der Fasern für Motorik, taktiles Gefühl und propriozeptive Impulse kommt. Während der Injektion kann ein Schmerzgefühl tief im Bauch, Rükken, Hüft- oder Genitalbereich auftreten, auf Unterbrechung der Injektion geht dieses i.allg. deutlich zurück. Nach der Hälfte der geplanten Menge von etwa 15 ml kann eine CT-Kontrolle erfolgen. Eine Ausdehnung höher als L2 sollte wegen vermehrter Blasen-, Darm- oder Ejakulationsstörungen vermieden werden. Abschließend wird die kraniokaudale Ausdehnung der Blockadelösung dokumentiert, diese sollte etwa eine Strecke von 5–6 cm erfassen; ist der Erfolg unzureichend, kann ein erneuter Versuch in Höhe von L4 mit 6–8 ml Lösung stattfinden.

Nach Sympathektomie bleibt der Patient 12 h im Bett; innerhalb der ersten Stunden sollen wegen möglicher orthostatischer Beschwerden mehrfach Puls- und Blutdruckkontrollen durchgeführt werden [9].

Bei dickeren oder unkooperativen Patienten wird die FNP translumbal in ventral überdrehter Seitlage mit horizontaler Stichrichtung durchgeführt, wobei die Nadelspitze hinter der Aorta bzw. Cava liegen soll. Beidseits erforderliche Sympathektomien sollten sicherheitshalber zweizeitig erfolgen.

Indikationen

Drei Patientengruppen können von einer Sympathektomie profitieren [2, 6, 9]:
- Patienten mit Durchblutungsstörungen, die chirurgisch nicht angehbar sind, insbesondere mit Ruheschmerzen,
- Patienten mit Gefäßrekonstruktion oder PTA, bei denen das Verfahren als ergänzende Maßnahme dient,
- Patienten mit M. Sudeck, der durch Unterbrechung des Sympathikus ausheilen kann, Raynaud-Symptomatik oder Kausalgien.

Kontraindikationen und Nebenwirkungen

Schlechter Bluteinstrom bei bestehenden Stenosen in proximalen Gefäßabschnitten ist als Kontraindikation anzusehen, weil eine Dilatation der peripheren Gefäße zu einer Verlangsamung des distalen Blutflusses und damit einer möglichen Verschlechterung der nutritiven Situation führt. Aufgrund der Sympathektomie sind orthostatische Beschwerden zu erwarten, die allerdings fast stets nach einem Tag sistieren.

Allgemeine Komplikationen bei operativer oder chemischer Sympathektomie sind:

- neuralgische Beschwerden meist auf der medialen Oberschenkelseite, die i. allg. auf Analgetika gut ansprechen und gewöhnlich im Verlauf von einigen Wochen verschwinden,
- Darmmotilitätsstörung bis zum Ileus, besonders bei hoher Sympathektomie,
- Ejakulationsstörung und Blasenstörungen bei bilateraler Sympathikusausschaltung von L2 und höher.

Den operativen Komplikationen des chirurgischen Vorgehens stehen die Komplikationen einer transabdominellen/translumbalen Feinnadelpunktion gegenüber. Bei über 100 CT-gesteuerten Punktionen wurden keine ernsthaften Komplikationen beobachtet, bei zwei Patienten traten neuralgische Beschwerden auf, die unter konservativer Therapie nach 5–10 Wochen sich zurückbildeten. Um einen Gefäßprotheseninfekt zu vermeiden, sollte nicht in unmittelbarer Prothesennähe punktiert werden.

Wertung

Die Erfolgsrate der perkutanen Sympathektomie hängt von der Vermeidung von Fehlinjektionen ab, diese können bei Punktionen ohne oder unter Durchleuchtungsbedingungen nicht vermieden werden. Hierbei wurden u. a. Fehlinjektionen in Ureteren beobachtet, die eine nachfolgende Nephrektomie erforderten [3]. Berichtet wurde bei CT-kontrollierter Sympathikusausschaltung über Punktion einer Lumbalvene, Neuralgien, vorübergehende Peritonitis und Aszites, alle waren klinisch nicht relevant. Bei CT-gesteuerten Sympathikusausschaltungen werden objektive Verbesserungen zwischen 38% und 89% beobachtet [2, 9]. Die technisch richtigen Blockaden haben dem chirurgischen Vorgehen gleichwertige Ergebnisse. Darüber hinaus ist bei perkutaner Blockade durch die Diffusion des Alkohols auch eine Neurolyse alternativer und anormaler Nervenfasern möglich, die operativ nicht erfaßt werden würden.

Der Erfolg scheint u. a. auch vom Blutdruck abzuhängen: Ist bei Patienten im Stadium III und IV der Druck auf 30–40 mmHg gesunken, sind nur selten klinisch eindrucksvolle Ergebnisse zu erzielen. Warum Claudicatio-Beschwerden durch die Sympathektomie gebessert werden ist bislang unklar, möglicherweise ist die subjektive Besserung auf eine veränderte Schmerzschwelle zurückzuführen.

Ein Wiederauftreten der sympathischen Funktion nach Sympathektomie kann durch unvollständige Sympathikusausschaltung oder eine erhöhte Empfindlichkeit der glatten Gefäßwandmuskulatur auf zirkulierende Katecholamine zurückzuführen sein.

Durch die perkutane Blockade läßt sich vor allem bei isolierten Profundaplastiken ein zusätzlicher Eingriff vermeiden, zumal die chirurgische Sympathektomie mit einer deutlichen perioperativen Morbidität und Mortalität von 1–6% belastet ist [7].

Kritisch anzumerken ist, daß die Amputationsfrequenzen 5 und 10 Jahre nach Sympathektomie dem Spontanverlauf entsprechen und somit die Verbesserung der Langzeitergebnisse fragwürdig ist. Die risikoarme Form der CT-gesteuerten Sympathektomie kann jedoch eine temporäre Zustandsverbesserung für den Patienten erreichen.

Plexus-coeliacus-Blockade

Die Plexus-coeliacus-Blockade ist ein seit langem bekanntes Verfahren zur palliativen Therapie chronischer Schmerzzustände bei Erkrankungen der Oberbauchorgane. Dies kann intraoperativ, mit und ohne Durchleuchtungskontrolle, sonographisch oder computertomographisch kontrolliert erfolgen. In der CT ist die Lokalisation und Ausdehnung der Blockadelösung am genauesten beurteilbar [1, 4, 10].

Anatomie

Der obere dichteste Abschnitt des entlang der Aorta verlaufenden sympathischen Nervengeflechts liegt ventral und seitlich um den Truncus coeliacus und wird dementsprechend als Plexus coeliacus bezeichnet. Dieses Geflecht enthält afferente und efferente viszerale sympathische sowie durchziehende, präganglionäre parasympathische Fasern. Die durchschnittlich drei Ganglien liegen fast stets seitlich oder unterhalb des Truncus coeliacus, ihr Abstand zur Wirbelsäule beträgt meist weniger als 2,5 cm. Durch Alkoholapplikation ist eine irreversible Schädigung der Nervenzellen und eine z. T. reversible der Nervenfasern möglich.

Technik

Allgemeine Voraussetzung wie bei der Sympathektomie (Gerinnung, venöser Zugang, Kontrastmittelverträglichkeit).

In Atemmittellage wird der Truncus coeliacus dargestellt, indem von Th 11 nach kausal CT-Schichten angefertigt werden. Der vorgesehene Punktionsort wird mit einer Kanüle markiert und überprüft. Anschließend erfolgt eine tiefe Lokalanästhesie, die auch das Peritoneum miterfaßt. Die FNP (0,5–0,7 mm) wird so vorgenommen, daß die Nadelspitze idealerweise unmittelbar oberhalb des Truncus ventral der Aorta zu liegen kommt. Bei negativer Aspiration werden 2 ml verdünntes KM zur Beurteilung der Ausbreitung gespritzt. Die Verteilung ist ideal, wenn sich das KM zu beiden Seiten um die Aorta ausbreitet. Es kann auch eine Probeblockade mit einem Lokalanästhetikum angeschlossen werden. Insgesamt werden etwa 20 ml der neurolytischen Lösung (gleiche Zusammensetzung wie bei Sympathektomie) appliziert. Abschließend wird im CT die kraniokaudale Ausdehnung dokumentiert. Als alternativer Zugang, z. B. bei sehr adipösen Patienten, besteht die Möglichkeit der dorsalen Punktion, die allerdings zwei Einstichorte bedingt. In Bauchlage wird hierfür wieder der Truncus dargestellt und mit Feinnadeln punktiert, deren Spitzen unmittelbar seitlich des Truncus liegen sollten. Die rechts ventralen Plexusanteile sind dabei eventuell nur durch transvasale Punktion zu erreichen.

Indikationen

Chronische Schmerzzustände bei Oberbaucherkrankungen; u. a. wurde berichtet über Plexus-coeliacus-Ausschaltung bei Pankreaskarzinomen, chronischer Pankreatitis, Lebertumoren, Gallengangskarzinomen, Nebennierenmetastasen, M. Crohn.

Die Coeliacusblockade ist eingeschränkt oder unwirksam bei Ausdehnung der Grundkrankheit auf Bauchwand, Intercostalnerven oder Plexus lumbalis; bei ungenauer Nadelplazierung; anatomischen Varianten; unzureichender retroperitonealer Diffusion oder Narkotikaabusus.

Nebenwirkungen

Durch Irritation von Muskulatur, Bauchfell und Zwerchfell tritt ein Schmerz während und nach Injektion auf, daher wird der Blockadelösung ein langwirkendes Lokalanästhetikum beigemischt. Außerdem können orthostatische Beschwerden auftreten, die in der Regel nicht länger als einen Tag anhalten.

Wertung

Häufigste Indikation zur Plexus-coeliacus-Blockade ist das anders nicht beherrschbare Schmerzsyndrom beim Pankreaskarzinom, hierbei ist die Infiltration der die Bauchspeicheldrüse versorgenden Nerven anatomisches Korrelat. Im eigenen Krankengut besteht eine Besserung der Schmerzsymptomatik bei etwa 80%, wobei die Hälfte schmerzfrei ist. Die Angaben in der Literatur schwanken zwischen 38% und 94% [5, 10]. Die Erfolge scheinen beim Pankreaskarzinom besser zu sein als bei chronischer Pankreatitis [1]. Insgesamt ist die Indikation bei maligner Grunderkrankung großzügiger zu stellen, auch um den Schmerzmittelbedarf einschränken zu können.

Nur temporär wirksame Blockaden können erklärt sein durch eine nur reversible Schädigung der Nervenfasern, durch weitere Ausbreitung der Grunderkrankung oder Metastasierung. Eine Wiederholung der Blockade erscheint ggf. gerechtfertigt.

Die durchleuchtungsgezielte oder blinde Punktion mit dorsalem Zugang hat insgesamt neben einer nicht effizienten Nadelplazierung auch das Risiko einer Fehlinjektion (z. B. wurde eine Paraplegie beschrieben, vermutlich durch eine spinale Ischämie aufgrund eines Gefäßspasmus), intramuraler Injektion oder Injektion an einer Lumbalarterie. Bei Ausdehnung der Blockadelösung auf den Lumbalplexus besteht die Gefahr einer Beinparalyse. Die CT-gesteuerte transabdominelle Punktion in Rückenlage ist auch für Patienten in schlechterem Allgemeinzustand möglich, die Ausdehnung der Blockadelösung ist am exaktesten zu beurteilen und eine Punktion ist ausreichend [10]. Das Risiko der Punktion entspricht der üblichen FNP, bei der nur vereinzelt ernste Komplikationen beobachtet wurden [8].

Literatur

1. Buy J-N, Moss AA, Singler RC (1982) CT guided celiac plexus and splanchinc nerve neurolysis. JCAT 6:315–319
2. Cross FW, Cotton LT (1985) Chemical lumbar sympathectomy for ischemic rest pain. Am J Surg 150:341–345
3. Fraser I, Windle R, Smart JG, Barrie WW (1984) Ureteric injury following chemical sympathectomy. Br J Surg 71:349
4. Haaga JR, Kori SH, Eastwood DW, Borkowski DP (1984) Improved technique for CT-guided celiac ganglia block. AJR 142:1201–1204
5. Hegedüs V (1979) Relief of pancreatic pain by radiography-guided block. AJR 133:1101–1103
6. Jannof KA, Phinney ES, Porter JM (1985) Lumbar sympathektomy for lower extremity vasospasm. Am J Surg 150:147–152
7. Lindenauer SM (1982) What is the place of lumbar sympathectomy? Br J Surg 69:32–33
8. Otto R, Wellauer J (1980) Erfahrungen mit der ultraschallgezielten Feinnadelpunktion unter permanenter Sichtkontrolle. RÖFO 133:385–388
9. Schild H, Grönninger J, Thelen M, Schwab R (1984) Transabdominelle CT-gesteuerte Sympathektomie RÖFO 141:504–508
10. Schild H, Günther R, Hoffmann J, Goedecke R (1983) CT-gesteuerte Blockade des Plexus coeliacus mit ventralem Zugang. RÖFO 139:202–205